TRAUMA

Manual Prático

TRAUMA

Manual Prático

Andrew B. Peitzman, M.D., F.A.C.S.
Professor and Chief
Division of General Surgery
Department of Surgery
University of Pittsburgh School of Medicine;
Vice Chair for Clinical Services
Department of Surgery
University of Pittsburgh Medical Center, Presbyterian Hospital
Pittsburgh, Pennsylvania

Michael Rhodes, M.D., F.A.C.S.
Professor of Surgery
Thomas Jefferson University;
Chairman
Department of Surgery
Christiana Care Health Services
Wilmington, Delaware

C. William Schwab, M.D., F.A.C.S.
Professor of Surgery
Department of Surgery
University of Pennsylvania School of Medicine;
Chief
Division of Trauma & Surgical Critical Care
University of Pennsylvania Medical Center
Philadelphia, Pennsylvania

Donald M. Yealy, M.D., F.A.C.E.P.
Professor
Department of Emergency Medicine
University of Pittsburgh;
Attending Physician and Vice Chair
Department of Emergency Medicine
University of Pittsburgh Medical Center
Pittsburgh, Pennsylvania

Timothy C. Fabian, M.D., F.A.C.S.
Professor & Chairman
Department of Surgery
University of Tennessee Health Science Center;
Attending Surgeon
Department of Surgery
Regional Medical Center
Memphis, Tennessee

Revisão Técnica
Carlos Eduardo Rodrigues Santos
Cirurgião Oncológico do Hospital do Câncer I do Instituto Nacional de Câncer – INCA
Professor Assistente Mestre de Cirurgia da Faculdade de Medicina da UNIGRANRIO
Mestrado em Cirurgia Geral Abdominal pelo HUCFF – UFRJ
Especialização em Cirurgia Hepato-Biliar pelo Centro Hepato-Biliar do
Hospital Universitário Paul Brousse da Faculdade de Medicina de Paris-Sud

2ª Edição

REVINTER

Trauma – Manual Prático, Segunda Edição

ISBN 85-372-0017-4

Tradução:
MICHAEL SASSO
Médico, RJ
Membro da Association Démocratique des Français à l'Étranger

Revisor Responsável:
CARLOS EDUARDO RODRIGUES SANTOS
Cirurgião-Oncológico do Hospital do Câncer I – Instituto Nacional de Câncer
Editor-Chefe da Revista Eletrônica de Cirurgia www.cirurgiaonline.com.br
Professor Assistente Mestre de Cirurgia da Faculdade de Medicina da UNIGRANRIO
Mestrado em Cirurgia Geral Abdominal pelo Hospital Universitário Clementino Fraga Filho – Universidade Federal do Rio de Janeiro
Especialização em Cirurgia Videolaparoscópica pela Faculdade de Medicina de Paris-Sud e pela Autosuture Europe
Especialização em Cirurgia Hepato-Biliar pelo Centro Hepato-Biliar do Hospital Universitário Paul Brousse – Faculdade de Medicina de Paris-Sud
Fellow *do* Massachusetts General Hospital – Harvard Medical School, *Boston, EUA*
Ex-Membro do Comitê Científico em Cirurgia Hepática da International Association of Surgeons and Gastroenterologists
Membro Titular do Colégio Brasileiro de Cirurgiões
Membro da Association Française de Chirurgie
Membro Fundador e Secretário-Geral do Capítulo Brasileiro da International Hepato Pancreato Biliary Association

Revisores Auxiliares:
CARLOS AUGUSTO MARTINEZ MARINS
Membro Titular do Colégio Brasileiro de Cirurgiões
Cirurgião do Hospital Universitário Clementino Fraga Filho – Universidade Federal do Rio de Janeiro
Cirurgião do Hospital Municipal Lourenço Jorge, RJ
Mestrado em Cirurgia Geral Abdominal do Hospital Universitário Clementino Fraga Filho – Universidade Federal do Rio de Janeiro

LUCIANA DAMAS
Cirurgiã-Oncológica do Hospital do Câncer II – Instituto Nacional de Câncer

LUIZ CARLOS VELHO SEVERO JUNIOR
Médico pela Universidade Federal do Rio Grande do Sul
Especialização em Cirurgia pelo MEC
Residente de Cirurgia Plástica do Instituto Nacional de Câncer

Título original:
The Trauma Manual, Second Edition

Livraria e Editora REVINTER Ltda.
Rua do Matoso, 170 – Tijuca
20270-131 – Rio de Janeiro – RJ
Tel.: (21) 2563-9700 – Fax: (21) 2563-9701
livraria@revinter.com.br – www.revinter.com.br

Este livro é dedicado àqueles que deram a sua vida e
àqueles que diariamente põem em risco a sua vida
para o cuidado dos traumatizados.

PREFÁCIO

O objetivo desta obra é servir como uma consulta rápida para todos os que fornecem cuidados ao paciente de trauma. O formato desta publicação é o de um manual convidativo mais do que um detalhado livro-texto. Com isto dito, *Trauma – Manual Prático* contém um grande volume de informações que cobre todas as fases do cuidado do trauma. As principais modificações da segunda edição consistem em informação atualizada, quando necessária, e em tornar o livro mais compacto, para facilitar seu emprego como uma fonte de consulta.

Trauma – Manual Prático está organizado de modo cronológico, seguindo as fases e os eventos costumeiros de cuidados após trauma. Como na primeira edição, os capítulos foram escritos por autores dentro das especialidades apropriadas. As recomendações dadas são reforçadas pela extensa experiência clínica destes autores. Mais do que listar todas as opções em uma situação clínica, geralmente é apresentada uma recomendação de consenso. Gráficos de fluxo, listas seqüenciais e algoritmos são empregados por toda a obra como abordagens de problemas clínicos. Tentamos manter o seu conteúdo prático e direto. Os editores esperam que esta edição do *Trauma – Manual Prático* mais uma vez forneça uma abordagem clara e pragmática àqueles que provêem cuidados ao paciente traumatizado.

ANDREW B. PEITZMAN, M.D., F.A.C.S.
TIMOTHY C. FABIAN, M.D., F.A.C.S.
MICHAEL RHODES, M.D., F.A.C.S.
C. WILLIAM SCHWAB, M.D., F.A.C.S.
DONALD M. YEALY, M.D., F.A.C.E.P.

APRESENTAÇÃO DA PRIMEIRA EDIÇÃO

O advento de outro texto no importante campo da traumatologia deveria levar, prontamente, ao exame cuidadoso dos motivos dos editores e dos autores, a sua experiência neste campo, e as suas intenções em criar esta obra. Seus esforços deveriam ser pesados em uma balança que mede os elementos da base prática contra a base acadêmica, sobre a qual o cuidado clínico deve basear-se; em resumo, a inter-relação da arte e da ciência do cuidado do trauma.

Subjacente a qualquer manual que delineie o cuidado clínico do paciente traumatizado, deveria haver uma filosofia que definisse os fundamentos dos cuidados no trauma. A identificação da natureza multidisciplinar e a amplitude dos cuidados do trauma – da prevenção à reabilitação e a medida do resultado – bem com a filosofia básica da "abordagem em equipe" devem permear a tessitura da obra.

Tudo isto não é uma tarefa fácil; e se as intenções dos editores serão alcançadas, dependerá fortemente da sua experiência no suprimento do cuidado do momento, da sua exposição a estudantes e dos estudantes para elas, e da equipe que reuniram para compor o *Trauma – Manual Prático.*

Por estas razões, podemos esperar muito deste esforço. Os editores e os autores aqui representam um quadro jovem e vibrante de clínicos que tem sido útil, internacionalmente, na definição e na promoção da arte e da ciência dos cuidados no trauma. São fazedores e sonhadores que possuem um registro de viagem na pesquisa que é tão vital para a especialidade.

Este é, talvez, o primeiro manual de trauma completo, mas conciso, concebido durante e com base nos passos significativos, feitos durante a década passada no gerenciamento de pacientes na "*golden hour*". A equipe reunida pelos editores foi escolhida com um cuidado óbvio, representando clínicos que tanto fazem quanto ensinam. Do início ao fim, a filosofia de uma abordagem de sistemas ao gerenciamento do trauma e a importância de uma abordagem de equipe eficiente e ao mesmo tempo cuidadosa estão presente nesta obra. A importância conferida à identificação de padrões de trauma reflete a experiência clínica do quadro de autores, assim como a abordagem organizada do diagnóstico e do gerenciamento inicial. Tudo isto é apresentado contra um fundo de anatomia e fisiologia aplicadas, tecidas em um contexto clínico. A proeminência auferida aos cuidados pré-hospitalares e ao transporte é o testemunho da amplitude da visão e da experiência dos editores, refletindo o pensamento atual neste campo de cuidados cada vez mais reconhecido. A inclusão de uma revisão atualizada do manejo da dor, dos aspectos sociais e familiar do paciente criticamente traumatizado, do cuidado crítico, e da reabilitação ilustra a amplitude do *Trauma – Manual Prático* e o seu valor tanto para clínicos quanto para estudantes.

Em sua apresentação e intenção, este manual reflete, em seu todo, um respeito pelos estudantes e pelos clínicos, em todos os níveis de treinamento e experiência. *Trauma – Manual Prático* demonstra uma economia de estilo que é adequada para o volume prático que tenciona ser, o que não é uma pequena realização dos editores.

Se a medida do valor de um manual de ensino é a realização de uma balança entre a precisão e a natureza prática, entre a arte e a ciência de cuidado clínico, então esta obra é realmente valiosa. Deveria evocar dos estudantes e dos clínicos a admiração por um trabalho bem feito da parte dos editores e dos autores, se não um sentimento de gratidão no final de um longo plantão no centro de trauma ou pelo clínico em um pequeno hospital. Este texto pode permanecer com dignidade na carteira de um doutorando ou no bolso de um estudante na madrugada de uma primeira chamada noturna.

RONALD D. STEWART, O.C., B.A., Bsc., M.D., F.R.C.P.C., F.A.C.E.P., Dsc.
Professor of Emergency Medicine and Community Health and Epidemiology
Dalhousie University, Halifax, Nova Scotia, Canada
Adjunct Professor of Emergency Medicine
University of Pittsburgh
Pittsburgh, Pennsylvania

PREFÁCIO DA PRIMEIRA EDIÇÃO

Em 1966, dois centros de trauma foram formados simultaneamente em Chicago e em São Francisco. Três anos depois, o Dr. R. A. Cowley definiu o primeiro sistema abrangendo todo o estado de Maryland. O desenvolvimento e a maturação de sistemas de trauma têm produzido muitos subprodutos positivos. O Documento de Recursos Otimizados do *American College of Surgeons Committee on Trauma* especifica que os Centros de Trauma Nível I tenham um serviço de trauma separado e identificável, o que, por sua vez, levou ao desenvolvimento de bolsas de estudo de trauma e de cuidados críticos. Residentes e estudantes de medicina agora aprendem os princípios dos cuidados de trauma de maneira bem mais organizada e acadêmica.

Trauma – Manual Prático não é apenas um outro livro. Foi especificamente elaborado para o estudante de medicina, o residente e o traumatologista. Os editores criaram um livro pragmático, coerente, de consulta rápida para as pessoas nas *trincheiras*. Os editores capturaram os princípios de mecanismos de lesão, os cuidados pré-hospitalares, as manobras de reanimação, as prioridades operatórias e o cuidado crítico. Prevejo que *Trauma – Manual Prático* será usado com freqüência.

DONALD TRUNKEY, M.D., F.A.C.S.
Professor and Chairman
Department of Surgery
Oregon Health Sciences University
Portland, Oregon

COLABORADORES

LOUIS H. ALARCON, M.D.
Fellow, Department of Surgical Critical Care, University of Pittsburgh, Pittsburgh, Pennsylvania

HARRY L. ANDERSON, III, M.D., F.A.C.S., F.C.C.M.
Clinical Associate Professor, Department of Surgery, University of Pennsylvania School of Medicine, Philadelphia; Attending Surgeon, Department of Surgery and Trauma, St. Luke's Hospital, Bethlehem, Pennsylvania

RANDALL L. BEATTY, M.D.
Assistant Professor, Department of Ophthalmology, University of Pittsburgh; Chief Orbital and Oculoplastic Surgery, University of Pittsburgh Medical Center, Pittsburgh, Pennsylvania

TIFFANY K. BEE, M.D.
Assistant Professor, University of Tennessee Health Science Center; Attending Surgeon, Department of Surgery, University of Tennessee, Memphis, Tennessee

STEVEN L. BERNARD, M.D.
Assistant Professor of Surgery, Division of Plastic and Hand Surgery, School of Medicine, Case Western Reserve University; Department of Surgery, MetroHealth Medical Center, Cleveland, Ohio

TIMOTHY R. BILLIAR, M.D.
George Vance Foster Professor of Surgery/Chairman, Department of Surgery, University of Pittsburgh Medical Center, Pittsburgh, Pennsylvania

DARRELL C. BOONE, M.D.
Assistant Professor of Surgery, Discipline of Surgery, Memorial University of Newfoundland; Attending Surgeon/Critical Care Physician, Health Sciences Centre, St. John's, Newfoundland, Canada

MARILYN J. BORST, M.D.
Henry Ford Hospital, Detroit, Michigan

KIMBERLY K. CANTEES, M.D.
Director of Perioperative Services, St. Clair Hospital, Pittsburgh, Pennsylvania

KEITH D. CLANCY, M.D.
Medical Director, Trauma and Surgical Critical Care Services, York Hospital, York; Clinical Assistant Professor of Surgery, Pennsylvania State College of Medicine, Hershey, Pennsylvania

JOHN S. COLE, M.D., F.A.C.E.P.
Assistant Professor, Department of Emergency Medicine, University of Pittsburgh, Pittsburgh; Medical Director, STAT Med Evac, West Mifflin, Pennsylvania

MARTIN A. CROCE, M.D.
Professor and Chief Trauma and Critical Care, Department of Surgery, University of Tennessee Health Science Center, Memphis, Tennessee

G. PAUL DABROWSKI, M.D.
Assistant Professor, Department of Surgery, Division of Trauma and Surgical Critical Care, Hospital of the University of Pennsylvania, Philadelphia, Pennsylvania

JOSEPH M. DARBY, M.D.
Associate Professor, Department of Anesthesiology and Critical Care, University of Pittsburgh; Medical Director, Trauma Intensive Care Unit,
University of Pittsburgh Medical Center, Presbyterian Hospital, Pittsburgh, Pennsylvania

KIMBERLY A. DAVIS, M.D.
Assistant Professor, Department of Surgery, Loyola University Medical Center, Maywood, Illinois

THEODORE R. DELBRIDGE, M.D., M.P.H.
Assistant Professor, Department of Emergency Medicine, University of Pittsburgh School of Medicine; Director of Emergency Services, University of Pittsburgh Medical Center, Presbyterian Hospital, Pittsburgh, Pennsylvania

J. CHRISTOPHER DiGIACOMO, M.D.
Associate Professor, Department of Surgery, State University of New York – Stony Brook School of Medicine, Stony Brook; Associate Director of Trauma, Associate Program Director, Department of Surgery, Nassau University Medical Center, East Meadow, New York

WILLIAM F. DONALDSON, III, M.D.
Chief; Division of Spinal Surgery, Associate Professor, Departments of Orthopaedic & Neurological Surgery, University of Pittsburgh Medical Center, Presbyterian Hospital, Pittsburgh, Pennsylvania

TIMOTHY C. FABIAN, M.D., F.A.C.S.
Professor and Chairman, University of Tennessee Health Science Center; Attending Surgeon, Department of Surgery, Regional Medical Center, Memphis, Tennessee

KEVIN FARRELL, M.D.
Assistant Professor, Department of Surgery, Emory University School of Medicine; Co-Director of the Burn Unit, Department of Surgery, Grady Memorial Hospital, Atlanta, Georgia

MICHAEL P. FEDERLE, M.D., F.A.C.S.
Professor, Department of Radiology, University of Pittsburgh; Chief, Abdominal Imaging, University of Pittsburgh Medical Center, Pittsburgh, Pennsylvania

HENRI R. FORD, M.D.
Chief, Department of Pediatric Surgery, Children's Hospital of Pittsburgh; Benjamin R. Fisher Professor, Department of Surgery, University of Pittsburgh School of Medicine, Pittsburgh, Pennsylvania

HEIDI L. FRANKEL, M.D.
Associate Professor, Yale University School of Medicine; Surgical Intensive Care Unit, Department of Surgery, Yale New Haven Hospital, New Haven, Connecticut

PAUL T. FREUDIGMAN, M.D.
Director of Orthopaedic Trauma, Department of Orthopaedic Surgery, Baylor University Medical Center, Dallas, Texas

GERARD J. FULDA, M.D.
Director of Surgical Critical Care and Associate Director, Department of Trauma, Christiana Hospital, Newark, Delaware; Associate Professor, Department of Surgery, Jefferson Medical College, Philadelphia, Pennsylvania

FREDRICK GIBERSON, M.D.
Clinical Assistant Professor, Department of Surgery, Jefferson Medical College, Philadelphia, Pennsylvania; Attending Physician, Department of Surgery, Christiana Care Health Services, Newark, Delaware

GARY GOLDBERG, M.D.
Visiting Associate Professor, Department of Physical Medicine and Rehabilitation, University of Pittsburgh; Director, Department of Brain Injury Rehabilitation, University of Pittsburgh Medical Center Rehabilitation Hospital, Pittsburgh, Pennsylvania

MICHAEL D. GROSSMAN, M.D.
Assistant Professor of Surgery, Department of Surgery, University of Pennsylvania, Philadelphia; Chief, Division of Traumatology and Surgical Critical Care, St. Luke's Regional Trauma Center, Bethlehem, Pennsylvania

GARY S. GRUEN, M.D.
Vice Chairman and Associate Professor, Department of Orthopaedic Surgery, University of Pittsburgh School of Medicine; Chief, Orthopaedic Trauma, Department of Orthopaedic Surgery, University of Pittsburgh Medical Center, Pittsburgh, Pennsylvania

LINWOOD R. HAITH, JR., M.D.
Clinical Associate Professor, Department of Surgery, Temple University Hospital, Philadelphia; Director, Burn Treatment Center, Crozer Medical Center, Upland, Pennsylvania

C. WILLIAM HANSON, III, M.D., F.C.C.M.
Professor of Anesthesia, Surgery and Internal Medicine, University of Pennsylvania School of Medicine; Medical Director, Surgical Intensive Care Unit, Section Chief, Critical Care Medicine, Department of Anesthesia, Hospital of the University of Pennsylvania, Philadelphia, Pennsylvania

BRIAN G. HARBRECHT, M.D.
Professor, Department of Surgery, University of Pittsburgh; Director of Trauma Program, Department of Surgery, University of Pittsburgh Medical Center, Presbyterian Hospital, Pittsburgh, Pennsylvania

WILLIAM S. HOFF, M.D., F.A.C.S.
Chairman, Department of Traumatology, Brandywine Hospital, Coatesville; Assistant Professor, Department of Surgery, Division of Traumatology and Surgical Critical Care, University of Pennsylvania, Philadelphia, Pennsylvania

JOHN A. HORTON, III, M.D.
Assistant Professor, Department of Physical Medicine and Rehabilitation, University of Pittsburgh; Director, Spinal Cord Injury Program, University of Pittsburgh Medical Center Rehabilitation Hospital, Pittsburgh, Pennsylvania

JON W. JOHNSON, M.D.
Assistant Professor, Department of Surgery, University of Florida, Jacksonville; Surgeon, Department of Surgery and Trauma, Holmes Regional Medical Center, Melbourne, Florida

JOHN M. KANE, III, M.D.
Assistant Professor, Department of Surgery, University of Pittsburgh Medical Center, Pittsburgh, Pennsylvania

DONALD R. KAUDER, M.D., F.A.C.S.
Vice Chief, Hospital of the University of Pennsylvania; Associate Professor, Division of Traumatology and Surgical Critical Care, University of Pennsylvania, Philadelphia, Pennsylvania

JAMES W. KRUGH, M.D.
Associate Professor, Staff Anesthesiologist, Department of Anesthesiology, University of Pittsburgh Medical Center, Pittsburgh, Pennsylvania

RAMON LLULL, M.D.
Researcher, Department of Cell Biology, University of Barcelona Medical School, Barcelona, Spain

JAMES M. LYNCH, M.D., F.A.C.S.
Associate Professor of Clinical Surgery, Department of Pediatric Surgery, University of Pittsburgh School of Medicine; Attending Surgeon, Department of Pediatric Surgery, Children's Hospital of Pittsburgh, Pittsburgh, Pennsylvania

AJAI K. MALHORTRA, M.D.
Assistant Professor of Surgery, Department of Surgery, Virginia Commonwealth University Health Systems, MCV Hospitals & Physicians; Medical College of Virginia, Richmond, Virginia

DONALD W. MARION, M.D., F.A.C.S.
Professor, University of Pittsburgh; Associate Chief; Department of Neurological Surgery, University of Pittsburgh Medical Center Presbyterian Hospital, Pittsburgh, Pennsylvania

ROBERT A. MAXWELL, M.D.
Assistant Professor, University of Tennessee – Chattanooga Unit; Trauma Staff, Department of Surgery, Erlanger Medical Center, Chattanooga, Tennessee

PRESTON R. MILLER, III, M.D.
Assistant Professor, Department of Surgery, Wake Forest University Baptist Medical Center, Winston-Salem, North Carolina

GAYLE MINARD, M.D.
Associate Professor, Department of Surgery, University of Tennessee Health Science Center; Attending Physician, Regional Medical Center, Memphis, Tennessee

VINCENT N. MOSSESSO, JR., M.D.
Assistant Professor, Department of Emergency Medicine, University of Pittsburgh; Medical Director, Department of Prehospital Care, University of Pittsburgh Medical Center Health System, Pittsburgh, Pennsylvania

N. AKE NYSTRÖM, M.D., PH.D.
Hand Surgeon /Associate Professor, Department of Plastic and Reconstructive Surgery and Orthopedics, University of Nebraska Health Systems, Omaha, Nebraska

JUAN B. OCHOA, M.D.
Associate Professor, Department of Surgery, University of Pittsburgh Medical Center, Pittsburgh, Pennsylvania

MARK W. OCHS, D.M.D., M.D.
Chair and Program Director, Department of Oral & Maxillofacial Surgery, University of Pittsburgh; Chief, Department of Hospital Dentistry, University of Pittsburgh Medical Center, Pittsburgh, Pennsylvania

KEVIN S. O'TOOLE, M.D., F.A.C.E.P.
Associate Professor, Department of Emergency Medicine, University of Pittsburgh School of Medicine; Associate Director, Department of Emergency Services, University of Pittsburgh Medical Center, Presbyterian Hospital, Pittsburgh, Pennsylvania

MICHAEL D. PASQUALE, M.D.
Assistant Professor, Pennsylvania State University, Hershey; Chief of Trauma/Surgical Critical Care, Department of Surgery, Lehigh Valley Hospital, Allentown, Pennsylvania

GARY T. PATTERSON, M.D.
Assistant Clinical Professor, Department of Surgery, University of Pittsburgh School of Medicine, Pittsburgh, Pennsylvania

ANDREW B. PEITZMAN, M.D., F.A.C.S.
Professor & Chief; Division of General Surgery, University of Pittsburgh School of Medicine; Vice Chair for Clinical Services, Department of Surgery, University of Pittsburgh Medical Center, Presbyterian Hospital, Pittsburgh, Pennsylvania

LOUIS E. PENROD, M.D.
Assistant Professor, Department of Physical Medicine and Rehabilitation, University of Pittsburgh School of Medicine, Pittsburgh, Pennsylvania

MICHAEL J. PRAYSON, M.D.
Assistant Professor, Department of Orthopaedic Surgery, University of Pittsburgh Medical Center, Pittsburgh, Pennsylvania

JOHN P. PRYOR, M.D.
Assistant Professor of Surgery, Department of Surgery, University of Pennsylvania Health System; Faculty Member, Division of Traumatology and Surgical Critical Care, Hospital of the University of Pennsylvania, Philadelphia, Pennsylvania

JAMES F. REILLY, M.D., F.A.C.S.
Clinical Assistant Professor, Department of Surgery, University of Pennsylvania, Philadelphia; Associate Director – Trauma Program, Department of Traumatology, St. Luke's Hospital, Bethlehem, Pennsylvania

PATRICK M. REILLY, M.D., F.A.C.S.
Associate Professor of Surgery, Department of Surgery, Division of Traumatology and Surgical Critical Care, Hospital of the University of Pennsylvania, Philadelphia, Pennsylvania

MICHAEL RHODES, M.D., F.A.C.S.
Professor, Department of Surgery, Thomas Jefferson University; Chairman, Department of Surgery, Christiana Care Health Services, Wilmington, Delaware

THERESE S. RICHMOND, PH.D., C.R.N.P., F.A.A.N.
Associate Professor, Department of Trauma and Critical Care Nursing, School of Nursing, University of Pennsylvania; Researcher, Division of Traumatology and Surgical Critical Care, University of Pennsylvania Health System, Philadelphia, Pennsylvania

KATHY J. RINNERT, M.D., M.P.H.
Assistant Professor of Emergency Medicine, Department of Surgery, University of Texas Southwestern Medical Center; Emergency Medicine Faculty, Department of Emergency Services, Parkland Health and Hospital System, Dallas, Texas

MICHAEL RODRICKS, M.D.
Anesthesiologist and Intensivist, Department of Anesthesiology and Critical Care Medicine, Florida Hospital, Orlando, Florida

RONALD N. ROTH, M.D., F.A.C.E.P.
Associate Professor, Department of Emergency Medicine, University of Pittsburgh; Chief; Division of Emergency Medical Services, Department of Emergency Medicine, University of Pittsburgh Health System, Pittsburgh, Pennsylvania

MICHAEL F. ROTONDO, M.D., F.A.C.S.
Professor and Vice Chair, Department of Surgery, Brody School of Medicine at East Carolina University; Chief, Department of Trauma and Surgical Critical Care, Pitt County Memorial Hospital, Greenville, North Carolina

JAMES M. RUSSAVAGE, M.D., D.M.D.
Assistant Professor, Department of Surgery, Division of Plastic and Maxillofacial Surgery, University of Pittsburgh, Pittsburgh, Pennsylvania

MICHAEL RUSSELL, M.D.
Assistant Professor, Department of Anesthesia, University of Pennsylvania; Staff Anesthesiologist and Intensivist, Department of Anesthesia and Surgical Critical Care, Hospital of the University of Pennsylvania, Philadelphia, Pennsylvania

MICHAEL G. SCHEIDLER, M.D.
Chief Resident, Department of General Surgery, Allegheny General Hospital, Pittsburgh, Pennsylvania

C. WILLIAM SCHWAB, M.D., F.A.C.S.
Professor, Department of Surgery, University of Pennsylvania School of Medicine; Chief, Division of Traumatology and Surgical Critical Care, University of Pennsylvania Medical Center, Philadelphia, Pennsylvania

MICHAEL B. SHAPIRO, M.D., F.A.C.S.
Assistant Professor, Department of Surgery, Division of Traumatology and Surgical Critical Care, Hospital of the University of Pennsylvania, Philadelphia, Pennsylvania

BRADLEY S. TAYLOR, M.D., M.P.H.
Chief Resident, Department of Cardiothoracic Surgery, University of Pittsburgh, Pittsburgh, Pennsylvania

GLEN TINKOFF, M.D.
Medical Director of the Trauma Program, Christiana Care Health Services, Newark, Delaware; Clinical Associate Professor, Department of Surgery, Thomas Jefferson University Medical College, Philadelphia, Pennsylvania

SAMUEL A. TISHERMAN, M.D.
Associate Professor, Departments of Surgery and Anesthesiology /Critical Care Medicine, University of Pittsburgh, Pittsburgh, Pennsylvania

RICARD N. TOWNSEND, M.D.
Associate Professor, Department of Surgery, University of Pittsburgh School of Medicine, University of Pittsburgh Medical Center, Presbyterian Hospital, Pittsburgh, Pennsylvania

OWEN T. TRAYNOR, M.D., F.A.C.S.
Instructor, Department of Emergency Medicine, University of Pittsburgh; Director of Emergency Medical Services, Department of Emergency Medicine, St. Clair Memorial Hospital, Pittsburgh, Pennsylvania

RADE B. VUKMIR, M.D.
Clinical Associate Professor, Departments of Emergency Medicine, University of Pittsburgh, Pittsburgh; Director, Department of Emergency, Northwest Medical Center, Franklin, Pennsylvania

WILLIAM C. WELCH, M.D., F.A.C.S.
Associate Professor, University of Pittsburgh School of Medicine; Director of Spine Specialty Center and Neurological Spine Services, Department of Neurosurgery, University of Pittsburgh Medical Center, Presbyterian University Hospital, Pittsburgh, Pennsylvania

DONALD M. YEALY, M.D., F.A.C.E.P.
Attending Physician & Vice Chair, Department of Emergency Medicine, University of Pittsburgh Medical Center; Professor, Department of Emergency Medicine, University of Pittsburgh, Pittsburgh, Pennsylvania

BRUCE H. ZIRAN, M.D.
Assistant Professor, Department of Orthopaedic Surgery, University of Pittsburgh, Presbyterian Hospital, Pittsburgh, Pennsylvania

SUMÁRIO

1. INTRODUÇÃO AOS CUIDADOS NO TRAUMA

Michael D. Grossman

O trauma pode ser definido como uma lesão corporal suficientemente grave a ponto de colocar em risco a vida ou um membro.

I. **Epidemiologia: a abrangência do trauma como um problema nos Estados Unidos**

A. O trauma representa a primeira causa de morte evitável em pessoas abaixo dos 44 anos nos Estados Unidos. Em 1988, as mortes acidentais – 97.835 – foram responsáveis por 4% do número total de mortes. O trauma é a primeira causa de perda de vida produtiva. Intencionais ou não, a maioria das lesões é evitável.

1. **Acidentes automobilísticos** são a primeira causa de morte não intencional e relacionada a trabalho para todos os cidadãos americanos entre as idades de 1 a 34 anos. Anualmente, cerca de 42.000 pessoas morrem de lesões por acidente automobilístico, acima de 3 milhões sofrem ferimentos e 500.000 são hospitalizadas. As taxas de mortalidade estão diminuindo, entretanto, devido a exaustivos programas de segurança e prevenção.

2. **As quedas** vêm após os acidentes automobilísticos como uma causa de morte não intencional; 13.986 mortes foram causadas por quedas em 1997. Em crianças, as quedas são uma causa comum de trauma craniano; a incidência é maior no primeiro ano de vida e declina de forma constante até a idade de 14 anos.

3. **Queimaduras e lesões por fogo** nos lares estão diminuindo de freqüência, possivelmente devido ao uso generalizado de equipamentos de segurança, como detectores de fumaça. Em 1997, queimaduras provocaram 3.761 mortes; a incidência é mais elevada em áreas urbanas.

4. **Trauma intencional** inclui todos os aspectos de violência: homicídios, agressões não-fatais e suicídios. A maior parte dos traumas intencionais nos Estados Unidos é provocada por violência interpessoal; atualmente, a maior morbidade e mortalidade está relacionada a armas de fogo, a maioria provocada por armas de mão. Aproximadamente 80% das 40.000 mortes por trauma penetrante ocorrem na área urbana, das quais 80% por armas de fogo. Destas mortes por armas de fogo, um pouco menos da metade são homicídios e o restante são suicídios.

5. A distribuição trimodal de mortes por trauma se relaciona à ocorrência de morte após o trauma como uma função do tempo. Os três picos de ocorrência são imediata, precoce e tardia. O trauma cranioencefálico (TCE) grave, a lesão de tronco cerebral e lesão importante do sistema cardiovascular provocam morte imediata. Metade de todas as mortes por trauma são imediatas; a maioria dos pacientes não sobrevive. As mortes precoces ocorrem nas primeiras horas. O trauma importante de tronco e o trauma craniano fechado, responsáveis pela maioria das mortes precoces, são tratáveis em modernos centros de traumatismo. As mortes por falência múltipla de órgãos podem representar 20% de todas as mortes intra-hospitalares provocadas por trauma. A falência múltipla de órgãos após o trauma tem sido recentemente descrita como ocorrendo como conseqüência precoce e tardia de lesão. A morte precoce por falência de órgãos é mais comum em pacientes com alto escore de severidade de lesão (ISS – *injury severity score*), maior necessidade de transfusão e hipoperfusão mais intensa. A idade avançada parece mais importante para falência tardia de órgãos, que é comumente precipitada por infecção.

B. O trauma é a principal causa de incapacidade nos Estados Unidos. Aproximadamente 50 milhões de lesões ocorrem a cada ano, metade das quais necessitam atenção médica. Das que requerem cuidados médicos, um pouco mais de 10% necessita de hospitalização. Quase 20% das vítimas de trauma mantêm alguma forma de incapacidade; pequena incapacidade (p. ex., uma fratura de extremidade) ocorre mais freqüentemente; incapacidade importante, inclusive dano neurológico permanente, atinge 340.000 americanos por ano.

C. Nos Estados Unidos, em 1995, o trauma custou $260 bilhões. O custo é tanto direto, pelos gastos com cuidados de saúde, quanto indireto, pela perda de produtividade por morte e incapacidade.
   1. Trauma não-fatal corresponde a 69% do custo total. A morte ocorre em apenas 1% dos casos, mas responde por 31% dos custos.
   2. A lesão de medula espinhal é a lesão diagnosticada à admissão mais dispendiosa nos Estados Unidos: $56.800 por hospitalização, com uma permanência no hospital média de 16 dias.

II. **Sistemas de atendimento ao trauma**

A. **O trauma é um problema de saúde nacional**, com o qual se lida melhor com um sistema coordenado assegurando rápido acesso a cuidados e reabilitação otimizados.
   1. Os sistemas de atendimento ao trauma têm evoluído e demonstram que:
      a. Tornam uniforme o acesso de pacientes tanto em ambientes urbanos quanto nos rurais para níveis semelhantes de cuidados.
      b. Reduzem os óbitos e a incapacidade.
      c. Criam um *continuum* formalizado desde a cena do acidente até a reabilitação.
      d. Fornecem um mecanismo de melhora contínua de qualidade do sistema.
      e. Coleta de dados e análise de tendências.

III. **Principais componentes de um sistema de atendimento ao trauma**

A. **Cuidados pré-hospitalares**
   1. **Descoberta de lesão.** Um cidadão "comum" ou um passante pode descobrir a lesão, com períodos variáveis de tempo, dependendo da densidade populacional.
   2. Acesso e ativação de cuidados pré-hospitalares podem ocorrer através do número de telefone de emergência ou algum sistema alternativo de transporte baseado em hospital ou no município.
   3. Cuidados médicos pré-hospitalares de salva-vidas, incluindo:
      a. **Medidas básicas de suporte vital**, incluindo administração de oxigênio, controle de hemorragia por compressão direta, e realização de reanimação cardiopulmonar (RCP). Além disso, prover retirada e mobilização seguras do paciente, assim como entalar e imobilizar fraturas.
      b. **Medidas avançadas de suporte vital** são fornecidas por socorristas que receberam treinamento avançado na avaliação e no tratamento do paciente traumatizado. Estes socorristas fornecem serviços de suporte vital básico (SVB), mas também podem realizar intubação de vias aéreas e compressão torácica; estabelecem acessos venosos (e.v.), administram agentes farmacológicos, e realizam outras manobras terapêuticas sofisticadas. Essas medidas são realizadas de acordo com o protocolo definido ou ordens regulares dirigidas por um comando médico.
      c. **Comando médico** geralmente é dirigido pelo médico responsável pelos cuidados médicos assegurados pelas equipes de resgate em uma determinada área geográfica.
   4. **Triagem ou avaliação de lesões**
      a. A triagem determina a severidade da lesão, lesão de partes corporais específicas e as circunstâncias especiais envolvendo o mecanismo de lesão; identifica "populações especiais" (p. ex., as idades extremas e presença de importantes condições médicas comórbidas) e orienta estes pacientes em alto risco para as instalações regionais mais adequadas, geralmente um centro de traumatismo.
   5. O **transporte destes pacientes criticamente traumatizados** é feito pelos meios mais eficazes e rápidos possíveis.
      a. Baseia-se em considerações de tempo e distância, estabilidade do paciente e da habilidade dos fornecedores de cuidados pré-hospitalares. Meios de transporte médico, tanto em terra quanto no ar (geralmente helicópteros), devem estar disponíveis.

B. **Cuidados hospitalares agudos**
   1. Instalações especializadas e abrangentes de cuidados agudos, chamados de "centros de trauma" são designadas de acordo com critérios estabelecidos.
      a. Pessoal e serviços especializados devem estar disponíveis 24 horas por dia.
         (1) Cirurgiões com habilidades especiais para tratar pacientes traumatizados facilitam um diagnóstico imediato, cirurgia e cuidados de suporte críticos.

(2) Salas de cirurgia, anestesia, banco de sangue, tomografia computadorizada (TC) e assim por diante.
(3) Emergencistas.
(4) Neurocirurgiões, cirurgiões ortopédicos e outros especialistas em cirurgia e clínicos rapidamente disponíveis, e outros especialistas cirúrgicos e especialistas médicos.
(5) Os registros do trauma facilitam a melhora de desempenho contínua (MDC), integrados com todos os componentes do sistema de trauma.
(6) Médico, enfermeira e liderança administrativa para o programa de trauma.

2. Cada centro de trauma tem seu próprio sistema de ativação da equipe de trauma que responde a critérios de triagem predeterminados, que destaca aqueles pacientes suspeitos de apresentar lesão grave confirmada, e assegurando que sejam contatados pela equipe de trauma. Os indivíduos da equipe de trauma têm papéis e responsabilidades definidos.
3. O ideal é que, após a resposta inicial, cada hospital tenha um *continuum* de serviços para facilitar a recuperação e a reabilitação do paciente de traumatismo.
   a. Fisioterapia e terapia ocupacional, assistência social, fisiatria e reabilitação.
4. Cada hospital tem um mecanismo para avaliar seus profissionais e os serviços de cuidados e tratamento. Esse processo é empregado para a melhora contínua do desempenho.
   a. O sistema de atendimento ao trauma avalia a si mesmo da mesma maneira.

C. **Cuidados e reabilitação de longo prazo**
   1. Um vínculo específico é estabelecido entre a reabilitação do paciente interno e os cuidados agudos para assegurar uma transição suave para a recuperação de longo prazo.

IV. **Sistemas regionais**
   A. Sistemas regionais são aqueles que incluem equipes de resgate pré-hospitalares e hospitais.
   B. São de ordem política, na medida em que devem determinar como os recursos serão direcionados e para onde os pacientes serão encaminhados.
   C. Devem conter os seguintes componentes administrativos:
      1. Liderança (médica, política, econômica, de saúde pública), geralmente encontrada em uma autoridade-chefe, como um Departamento de Saúde.
      2. Desenvolvimento e planejamento contínuo do sistema para o futuro.
      3. Legislação. Leis que assegurem que o sistema de atendimento ao trauma funcione como uma parte integrada dos Serviços Médicos de Emergência (SME), mas também como um grande sistema abrangente para gerenciar todos os aspectos dos cuidados de trauma.
      4. Financeiro: alocação de fundos públicos.
      5. Educação pública e informação sobre prevenção de acidentes (p. ex., capacetes para ciclistas, cintos de segurança, leis sobre armas de fogo).
      6. Recursos humanos.
      7. Comunicações: telefone de emergência, sistemas de comunicação, acesso aos sistemas.
      8. Hospitais e outras instalações.
         a. Centros de Traumatismos desenvolvidos e aprovados por organizações de revisão externa objetiva empregando orientações nacionais definidas (p. ex., o Colégio Americano de Cirurgiões e o Colégio de Médicos de Emergência).
         b. Revisão periódica continuada para assegurar obediência ao que se requer para a designação e a aprovação.
         c. Coordenação com outros componentes de sistema para assegurar as necessidades de todos os pacientes acidentados.

Axiomas

- Os cuidados do paciente politraumatizado requerem um compromisso com os cuidados com o paciente que independe da circunstância do acidente.
- Intervenções terapêuticas significativas podem ser necessárias com dados limitados para apoiá-las.
- Prioridades para procedimentos diagnósticos e terapêuticos com freqüência competem entre si, devido aos complexos padrões de lesão.

2. PADRÕES DE TRAUMA CONTUSO

Michael D. Grossman

Mecanismo de Lesão

O trauma é uma grave lesão física que resulta da dissipação de energia em direção à vítima e dentro da mesma, provocada por um mecanismo penetrante ou contuso. A lesão anatômica e a desordem física subseqüentes dependem da localização da lesão e do volume de energia dissipada. De maneira geral, as divisões amplamente empregadas para o padrão de lesão são: contuso contra penetrante; intencional contra não-intencional; alta energia contra baixa energia, e daí por diante. Neste manual, a divisão é entre lesão contusa e penetrante, e a ênfase é sobre a freqüência de lesões associadas a vários mecanismos de lesão.

Com o ganho de experiência nos cuidados de vítimas de traumatismo, os padrões de lesão associados com um mecanismo específico de lesão se tornam aparentes. Baseando-se no relato recebido da cena do acidente, as lesões da vítima do trauma devem ser previstas.

Trauma Contuso

I. **Tipos**: acidentes automobilísticos, acidentes com motocicletas, impactos pedestre-veículo, quedas, agressões.
   A. **A chance de lesão importante aumenta de 300 a 500% em um acidente automobilístico com ejeção.**
      1. **O risco de lesão de coluna vertebral é de 1 em 13 quando uma vítima é ejetada** do veículo.
   B. As lesões são produzidas por uma rápida diminuição de velocidade em uma distância curta (**desaceleração**). A severidade da lesão depende da **energia transferida** durante a desaceleração que ocorre durante o impacto ou queda.
   C. Os acidentes automobilísticos incluem três colisões separadas.
      1. Impacto do veículo contra outro objeto – colisão primária.
      2. A vítima colide com as partes internas do carro – colisão(ões) secundária(s).
      3. Tecidos moles contra estruturas de sustentação do corpo.
         a. A deformação causada pela desaceleração provoca movimento diferencial de partes fixas contra partes não fixas (p. ex., ruptura do cérebro ou transecção da aorta torácica).

II. Colisão de automóvel: determinantes de lesão.
   A. Risco de lesão de ocupante(s) inversamente relacionado a **tamanho e peso** do carro.
   B. **Localização da vítima no carro**
      1. Os padrões de lesão variam baseando-se no assento anterior contra o assento posterior, condutor contra passageiro.
   C. **Emprego e tipo de dispositivos de contenção**. Os dispositivos de contenção são eficientes se usados corretamente. Os dispositivos de contenção indevidamente aplicados podem levar a lesões incomuns. O risco de lesão é maior em vítimas sem contenção. Os cintos abdominais por si só diminuem a mortalidade em 50%, mas aumentam a taxa de lesão abdominal. Cinto de segurança de três pontos e *air bag* diminuem a mortalidade ainda mais, especialmente em colisões frontais.
      1. A contenção de três pontos minimiza as colisões secundárias do ocupante com o veículo, diminui substancialmente a mortalidade e evita a ejeção. A cabeça do condutor pode entrar em contato com o volante (lesão menor de cabeça), mas a maioria das contenções evita que a cabeça do passageiro entre em contato com a estrutura do automóvel. Fraturas de esterno e de costelas são comuns. As lesões de extremidades não são evitadas. **Não há nenhum efeito em padrões de lesão importantes em colisões laterais.**
      2. Cinto de ombro. Desaconselhável usá-lo isoladamente. Os passageiros do banco posterior podem mergulhar sob o cinto. O cinto abdominal é projetado para se ajustar sobre as espinhas ilíacas ântero-superiores da pelve. **Quando aplicado sobre o abdome, podem ocorrer fraturas de Chance (hiperflexão da coluna lombar); lesões de vísceras ocas (principalmente ruptura de intestino delgado) também estão associadas ao uso inadequado.**

3. O *air bag* tem um papel primordial em colisões frontais. Desaceleração mais suave do que a contenção de três pontos, menos lesões de costelas e do tórax, ausência de contato com o volante. **A proporção e a gravidade de lesões de extremidades inferiores são maiores em relação a lesões de tronco e crânio.** O *air bag* pode causar lesões a ocupantes que estão "fora de posição": olhando para baixo, apoiados sobre o volante, inclinados no compartimento de passageiros.

D. **Direção do impacto**

1. **Impactos frontais** são a direção de impacto mais comum (64%). Muitas vítimas não estão usando o cinto de segurança; estão mais freqüentemente intoxicadas e apresentam uma mortalidade geral mais baixa do que aquelas que sofrem impacto lateral. Os padrões de lesão associados a esta direção de impacto estão demonstrados no Quadro 2.1. As lesões faciais e de tórax são as mais freqüentes. As lesões de extremidade inferior são três vezes mais comuns do que em impactos laterais.
2. **Colisões de impactos posteriores** geralmente não produzem lesões suficientemente severas para justificar uma internação em um centro de trauma. Apenas 8% dos acidentes que produzem lesão séria são de impactos posteriores. Impactos frontais secundários podem ser produzidos por impactos posteriores em alta velocidade. Distensões cervicais ou lesões de rebote são comuns.
3. **Colisões com capotagem** são difíceis de apresentar um modelo porque as forças vetoriais variam. A energia cinética do carro é freqüentemente dissipada por uma longa distância enquanto o veículo rola, o que pode minimizar as lesões dos ocupantes, principalmente se a vítima estiver contida. O colapso do teto pode produzir trauma grave de crânio. São comuns as fraturas por compressão da coluna vertebral por carga axial. Ocupantes não contidos podem ser ejetados ou esmagados pelo veículo.
4. **Colisões laterais** do lado do condutor do veículo provocam impacto direto entre a vítima e o veículo que colide; nem espaço nem metal estão presentes para reduzir a velocidade do veículo que se aproxima. Os padrões de lesão associados com esta direção de impacto estão listados no Quadro 2.1. **As colisões de impacto lateral estão associadas com o dobro da mortalidade dos impactos frontais.** As lesões torácicas e abdominais são as mais prevalentes. As vítimas tendem a ter mais idade que as vítimas **de impactos frontais. Se não estiver contido, o condutor será projetado dentro do compartimento de passageiros.**

Quadro 2.1 Padrões de lesão em colisões frontais e laterais

Lesão	Colisões frontais Nº (%) (n = 2.804)	Colisões laterais esquerdas Nº (%) (n = 376)	Valor P
Cérebro	488 (17,4)	68 (18,1)	NS
Face	1.268 (45,2)	102 (27,1)	< 0,05
Tórax	680 (24,3)	137 (36,4)	< 0,05
Abdome (total)	693 (21,2)	138 (28,7)	< 0,05
Fígado	77 (2,8)	16 (4,3)	NS
Baço	72 (2,6)	30 (8,0)	< 0,0001
Pelve	154 (5,5)	75 (20,0)	< 0,05
Extremidade inferior (total)	508 (18,1)	26 (6,9)	< 0,05
Fêmur	208 (7,4)	17 (4,5)	< 0,05
Tíbia/fíbula	84 (4,5)	4 (1,1)	< 0,001
Tornozelo/pé	138 (4,9)	4 (1,1)	< 0,001

NS = não significativo.
(Adaptado de Dischinger PC, Cushing BM, Kerns TJ. Injury patterns associated with direction of impact: drivers admitted to trauma centers. *J Trauma* 1993;35:454, com autorização.)

III. Impacto pedestre–automóvel

A. O impacto de pedestre–automóvel é responsável por 2% de lesões de trânsito e 13% das mortes relacionadas ao trânsito. Este mecanismo de lesão é mais comum em crianças e pessoas idosas. A Figura 2.1 retrata o padrão comum de lesão em impactos pedestre–automóvel. As lesões musculoesqueléticas (35%) e intracranianas (27%) são as mais comuns. As lesões de tronco comprometendo tórax, abdome ou pelve ocorrem em poucas vítimas (6%).

1. O contato inicial se dá entre o pára-choques e uma extremidade inferior. Um veículo freando colide distalmente na tíbia enquanto a dianteira se move para baixo durante a rápida desaceleração. A cabeça, o tronco ou ambos percutem o capô ou o pára-brisa, resultando em trauma craniano fechado. Ocorre, em seguida, colisão com o chão.

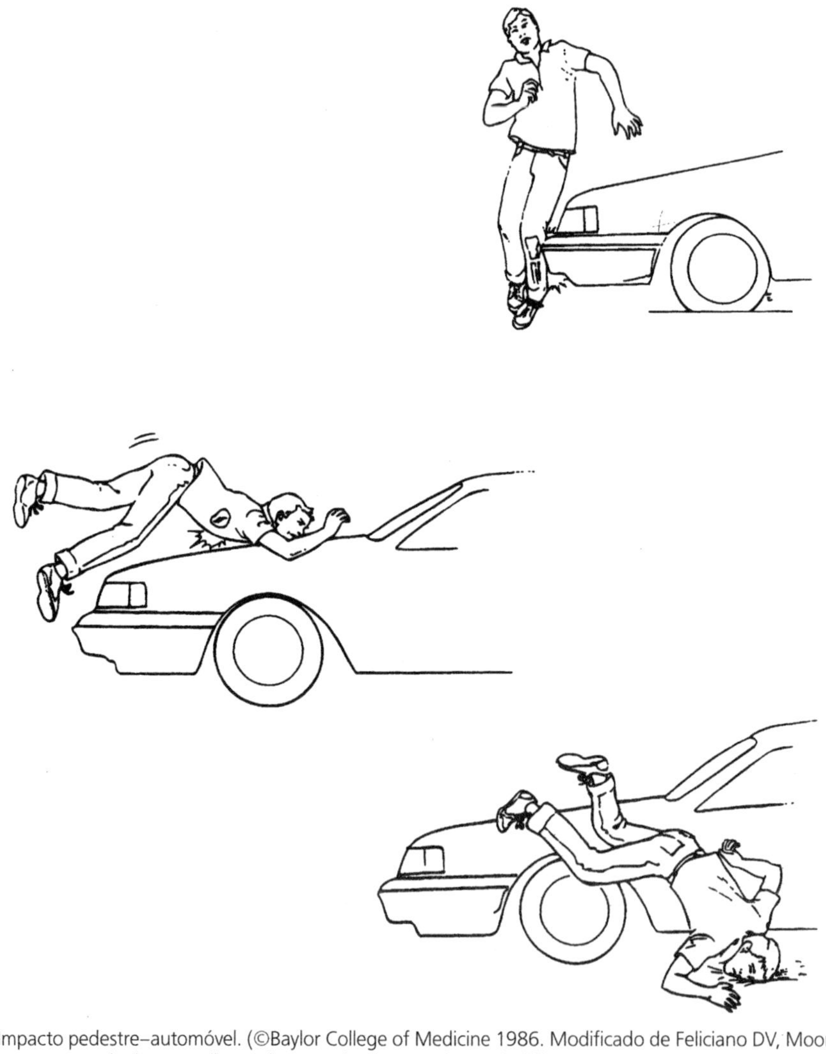

FIG. 2.1. Impacto pedestre–automóvel. (©Baylor College of Medicine 1986. Modificado de Feliciano DV, Moore EE, Mattox KL. *Trauma*, 3rd ed., Norwalk: Appleton and Lange, Englewood Cliffs, N.J., 1996:97, com autorização.)

a. Pacientes com este mecanismo de impacto podem experimentar a **tríade de Waddle** de lesão: fratura de tíbia-fíbula ou de fêmur, lesão de tronco e lesão craniofacial.
b. As crianças tendem a ser atropeladas com o automóvel lhes passando por cima.
c. Os adultos tendem a ser colididos na parte inferior dos membros inferiores pelo automóvel, novamente sofrem contato com o carro, e então caem embaixo ou são jogados sobre o carro com impacto na via pública. O contato entre o quadril e o pára-lama pode produzir forças de impacto semelhantes com fraturas pélvicas laterais de compressão.

IV. **Colisões com motocicleta.** Vítimas de colisões com motocicletas, ao contrário das colisões com automóveis, geralmente absorvem todo o impacto e a energia cinética. As lesões dependem da velocidade do veículo e a localização anatômica do impacto. Lesões cranianas são responsáveis por 75% das mortes de motocicleta; o risco diminui pela metade quando um capacete é usado. Lesões de coluna vertebral, pelve, incluindo pelve aberta, e extremidades também são comuns. As lesões da tíbia e da fíbula são com freqüência abertas ou severas, com alto risco de perda de membro. As fraturas escapulares podem ser vistas em vítimas após impacto com o solo.

V. **Quedas.** Dois padrões básicos de lesão ocorrem após quedas. Uma lesão importante, de um único sistema com risco de vida pode acompanhar quedas da própria altura ou de pequenas alturas. Estas lesões são freqüentes em idosos com comorbidade, gerando um impacto importante na evolução do caso. Nos idosos, as comorbidades (p. ex., artrite e distúrbios visuais) também podem contribuir para *provocar* a queda. O idoso pode cair enquanto anda em casa, resultando em fraturas de colo femoral, e lesões cranianas da coluna cervical. As quedas de uma altura podem envolver um mecanismo de tropeço ou "queda livre". Os idosos, os lactentes e as crianças pequenas podem cair nas escadas e tropeçar uma distância de 3 a 5 metros. Lesões múltiplas – mais comuns do que em uma queda da própria altura – incluem fraturas de costelas e fraturas da coluna toracolombar. As quedas livres significam uma queda de uma altura diretamente ao solo. As taxas de mortalidade de 50% estão associadas a quedas de 8 a 10 metros (três andares). A sobrevivência é rara além de cinco andares.

A. As lesões sofridas em quedas dependem da distância da queda, da superfície de impacto e da posição ao impacto.

B. A energia no impacto é o produto do peso da vítima vezes a distância da queda vezes a força gravitacional.

1. No impacto, a energia cinética é dissipada através do esqueleto e tecidos moles da vítima.
2. A duração do impacto (isto é, o quão rápido a vítima pára) é crítica na determinação da severidade da lesão.
   a. A força de impacto em um tempo mais curto aumenta a magnitude da lesão.
   b. Uma superfície mais dura aumenta a severidade da lesão devido à imediata desaceleração e à transferência de toda a energia ao corpo (p. ex., concreto contra grama ou neve).
3. **As quedas são comuns em crianças abaixo de 5 anos.** A cabeça, sendo a parte do corpo mais pesada nas crianças pequenas, tende a sofrer o impacto primeiro.
4. As quedas de uma altura acima de 3 a 5 metros têm um padrão de lesão variável em adultos (Fig. 2.2). Os adultos podem tentar aterrissar sobre seus pés com um padrão de lesões que incluem fraturas de calcanhares, fraturas de extremidades inferiores, fraturas de bacia, trauma pélvico com vetor vertical e fraturas de coluna vertebral (todos os segmentos). A lesão renal é uma lesão visceral comum. A dissipação de energia pode ser maior com menos lesões quando a vítima aterrissa em uma orientação horizontal. Estas lesões ocorrem em um padrão menos previsível e incluem trauma craniofacial, fraturas de mão e punho, e lesões viscerais abdominais e torácicas (principalmente estruturas retroperitoneais, ruptura na raiz da aorta).
5. As quedas de vários degraus de escada, que produzem padrões de lesão imprevisíveis, são cada vez mais observadas na população geriátrica. Uma energia significativa pode ser conferida. Deve-se suspeitar de fraturas de coluna vertebral.

VI. **Agressões** (soco, chute, pisoteio, taco de *baseball*, cano).

A. Homens jovens são mais comumente atingidos. Os padrões de lesão podem ser imprevisíveis, dependendo da arma utilizada, da posição do paciente e da intensidade da agressão.

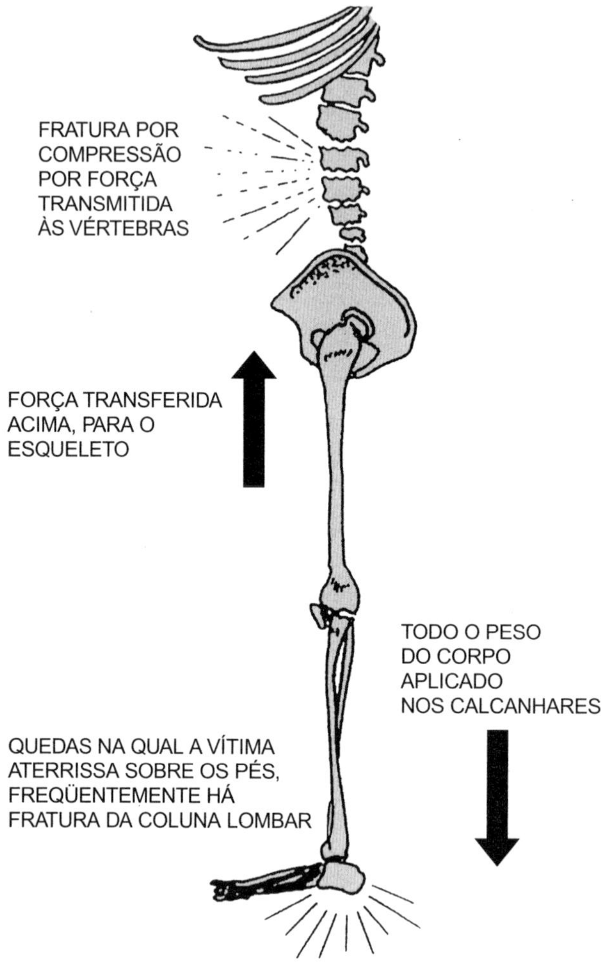

FIG. 2.2. Padrões de lesão para quedas. (De Campbell JE, ed. *Basic trauma life support*, 3rd ed. Prentice-Hall, 1988, com autorização.)

1. Lesões do crânio e face ocorrem em 72%.
   a. Lesões de extremidade superior (5%) e inferior (4%) podem ser encontradas por realização de movimentos defensivos.
   b. Pontapés e chutes a vítimas caídas podem resultar em grave lesão do tronco. Lesões pancreáticas e de vísceras ocas predominam no abdome.
   c. Vítimas de agressão intoxicadas com nível diminuído de consciência **apresentam lesões intracranianas até prova em contrário.**

Axiomas

- Lesões são com freqüência previsíveis, baseadas em vetor e força envolvidas no impacto.
- Pense em padrões de lesão mais do que em lesão isolada.
- Impactos laterais provocam duas vezes a mortalidade de colisões frontais.

Bibliografia

Daffner RH, Deeb ZL, Lupetin AR, et al. Patterns of high-speed impact injuries in motor vehicle occupants. *J Trauma* 1988;28:498.

Dischinger PC, Cushing BM, Kerns TJ. Injury patterns associated with direction of impact: drivers admitted to trauma centers. *J Trauma* 1993;35:454.

Feliciano DV, Wall MJ Jr. Patterns of injury. In: Moore EE, Mattox KL, Feliciano DV, eds. *Trauma*. Norwalk: Appleton & Lange, 1988:81-96.

Lowenstein SR, Yaron M. Carrero R, et al. Vertical trauma: injuries to patients who fall and land on their feet. *Ann Emerg Med* 1989;18:161-165.

Peng RY, Bongard F. Pedestrian versus motor vehicle accidents: an analysis of 5000 patients. *J Am Coll Surg* 1999;189:343.

Wladis A, Bostrom L, Nilsson B. Unarmed violence-related injuries requiring hospitalization in Sweden from 1987 to 1994. *J Trauma* 1999;47:733.

3. MECANISMOS DE LESÃO/TRAUMA PENETRANTE

J. Christopher DiGiacomo e James F. Reilly

Objetos que penetram o corpo humano laceram, rompem, destroem e contundem tecidos. É imperativo que os médicos tenham um conhecimento detalhado de como diferentes projéteis provocam uma lesão. As decisões de conduta se baseiam na ferida e na localização, na trajetória, no grau de lesão tecidual e em uma profunda compreensão tridimensional de anatomia. De maneira geral, o aforismo para lesão penetrante é: **a determinação da trajetória define a lesão anatômica!**

ARMAS DE FOGO: uma arma de fogo é definida como sendo qualquer arma, principalmente uma pistola ou um rifle, capaz de disparar um projétil e empregando uma carga explosiva como propelente.

I. Ferimentos por disparo de arma de fogo

A. **Balística.** Balística, estritamente definida, é a ciência de projéteis propelidos por pólvora em movimento. Entretanto, em medicina veio significar o estudo do ferimento do corpo pelo projétil. A biomecânica de dano tecidual se baseia na **energia cinética do projétil** e nas **densidade e elasticidade do tecido.** O potencial lesivo de um míssil pode ser descrito pelas cavidades permanentes e temporárias que produz, que é o perfil do ferimento.

1. **A balística interna** se refere ao movimento dentro da arma.
   a. **Calibre** é o diâmetro do projétil ou do cano da arma, definido em frações decimais de uma polegada. O calibre do projétil não se correlaciona com o tamanho do ferimento.
   b. **Velocidade de boca** é a velocidade do projétil ao deixar o cano da arma, que é a velocidade máxima que o projétil atinge e, de maneira geral, se aproxima de sua velocidade quando atinge o alvo.
   c. **Estriamento** se refere aos sulcos espirais fresados no cano de uma arma de fogo para estabilizar o vôo de um projétil e melhorar a precisão.
   d. **Comprimento do cano.** Aumentar o comprimento do cano de uma arma permite mais tempo para a pólvora propelente queimar enquanto está em contato com o projétil, o que caracteristicamente aumenta a velocidade de boca do projétil.
   e. **Cartucho.** Um único tiro de munição é composto de caixa de cartucho, pólvora propelente, cápsula, espoleta (espingardas) e projétil(eis).
2. **Balística externa** se refere ao movimento do projétil no ar.
   a. **Desvio errático** é o desvio do eixo longitudinal da bala de sua linha de vôo, o que é diminuído pelo estriamento dentro do cano da arma de fogo, o que confere rotação e estabiliza o projétil em vôo. É análogo ao vôo estável de uma bola de futebol quando um passe longo é lançado com uma espiral "perfeita", se comparado com a oscilação quando lançada imperfeitamente.
   b. **Cambalhota** se refere a desvio por 180°, ponto em que o projétil pode se estabilizar em um vôo com base para frente. Isto também é minimizado pelo estriamento.
   c. Pela resistência contra o ar, o projétil começa a diminuir a velocidade assim que sai da boca.
3. **A balística terminal** se refere ao movimento e ao efeito de um projétil ao colidir com um sólido ou um líquido.
   a. **Energia cinética.** Os projéteis de armas de fogo dissipam uma enorme quantidade de energia cinética (EC) nos tecidos através dos quais passam (Quadro 3.1). Esta energia é responsável por um grau significativo de lesão provocada pelo projétil. Aumentar a velocidade de um projétil possui um efeito muito maior na EC do que aumentar sua massa.

      $EC = \frac{1}{2} mv^2$

      (EC = energia cinética em *joules*; m = massa em gramas; v = velocidade em pés/segundo).

Quadro 3.1 Comparação de peso, velocidade, energia cinética e cavitação temporária máxima de bala

Cartucho/bala	Peso (gramas)	Velocidade (m/s)	Velocidade (pés/s)	Energia cinética (*joules*)	Cavidade máxima temporária (cm)
Armas de mão					
– .38	82-158	214-384	693-1.244	200-390	4,0-8,3
– 9 mm	82-115	372-430	1.205-1.393	500-700	8,2-10,6
– .45	140-255	241-421	781-1.364	480-800	4,0-12,3
– **.357**	110-125	425-479	1.377-1.522	730-810	9,4-11,0
Espingardas					
– 12 g, #4 tiros (27 pelotas) @ 3 m	540	412	1.335	2.970	12,0
– 12 g bala estriada	437	461	1.494	3.018	11,0
Rifles					
– .22 rifle longo	37-40	342-388	1.122-1.272	152-181	4,0-5,0
– 30-30	170	615	2.017	2.089	18,0
– 30 carabina	110	619	2.030	1.370	14,0
– 223 fogo central	50-55	943-960	3.094-3.150	1.475-1.600	13,0-14,0
Rifles militares					
– 5,56 mm (M16)	50-55	853-1000	2.800-3.250	1.350-1.670	13,0-14,0
– 5,45 mm (AK-74)	53	935	3.029	1.486	14,0
– 7,62 mm (AK-47)	150-170	615-891	1.993-2.887	2.010-3.850	14,0-23,0

b. **Características teciduais.** De maneira geral, quanto maior a densidade do tecido, maior a energia transferida.

(1) **Cavidade permanente** – o orifício ou trajeto do míssil em si no qual o projétil destruiu tecido esmagando-o ao mover-se através dele. Corresponde à área de seção transversal do projétil e é influenciada pela deformação do projétil, por seu desvio errático e sua fragmentação (Fig. 3.1).

(2) **Cavidade temporária** é o deslocamento lateral máximo das paredes da cavidade permanente resultando da dissipação da EC quando o projétil interage com o tecido, o que também é influenciado pela deformação do projétil, seu desvio errático e sua fragmentação. A lesão ocorre nesta área de *efeito de explosão* como resultado da distensão dos tecidos; uma função da elasticidade intrínseca do tecido, sua tolerância à distensão e a taxa de dissipação de energia (Fig. 3.1).

II. **Tipos de arma de fogo**

A. **Arma de mão** é uma arma de fogo que pode ser disparada com apenas uma das mãos. O comprimento do cano geralmente é menor que 8 polegadas e não apresenta coronha de ombro.

1. **Revólver** é uma arma de mão que utiliza um cilindro giratório para avançar os cartuchos em linha com o cano para disparo.

2. **Pistola** pode se referir a qualquer arma de fogo de mão. Comumente, o termo pistola se refere a armas de fogo de mão semi-automáticas que empregam um carregador com mola para armazenar cartuchos, que posiciona o próximo cartucho na câmara de disparo.

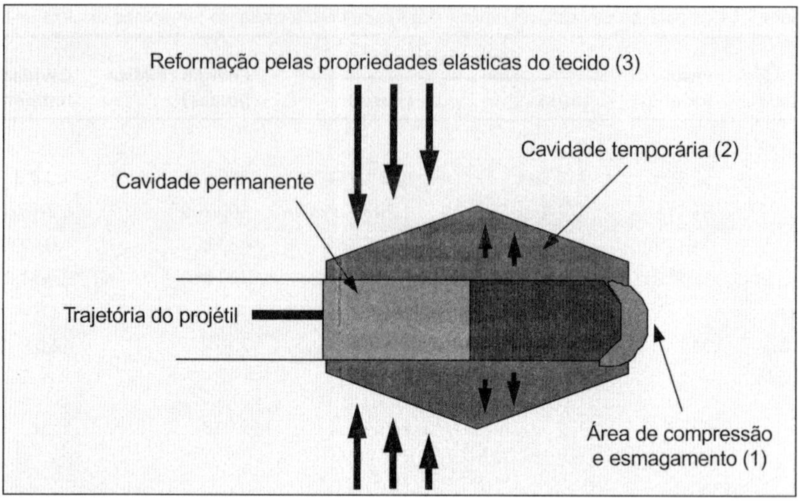

FIG. 3.1. Representação conceitual e gráfica do perfil do ferimento. Quando o projétil passa através do tecido, a cavidade permanente é criada por esmagamento. 1. A cavitação é criada em volta da cavidade permanente por distensão do tecido circundante. 2. Esta propriedade elástica do tecido retrocede e fecha a cavidade temporária. 3. Tudo isso ocorre em microssegundos. (Modificado de McSwain NE. Ballistics. In: Ivatury R, Cayton C, eds. *Textbook of penetrating trauma.* Philadelphia: Williams & Wilkins, 1996:105-120.)

3. **Calibre 22.** Baixa velocidade de boca. O tecido é rompido por esmagamento direto e é maior quando a bala se desloca de lado, inclinada. A cavitação temporária é insignificante.
4. **38 Especial.** Revólver urbano comum. Produz a maioria de sua destruição tecidual por esmagamento direto. A cavidade temporária máxima ocorre em uma profundidade tecidual de 20 a 25 cm, mas é muito pequena para produzir lesão tecidual significativa através da distensão.
5. **Pistola 9 mm.** Pistola urbana popular. A ação semi-automática (dispara um único projétil tão rapidamente quanto o atirador pode apertar o gatilho) permite o disparo mais rápido de disparos seqüenciais e apresenta o potencial para um grande número de ferimentos à bala por paciente se comparado com revólveres. O perfil de ferimento é semelhante ao do .38 Especial, mas com uma cavitação temporária maior, resultando em lesão por distensão (rupturas radiais) em tecidos menos elásticos.
6. **Calibre 45.** Possui uma grande bala que produz destruição tecidual por esmagamento direto.
7. ***Magnum* 357.** O termo "magnum" se refere à adição de explosivos suplementares no cartucho da bala para aumentar a velocidade de boca e a EC da bala. São armas de mão maiores e mais pesadas do que a maioria.

B. **Armas longas**

1. **Escopeta** é uma arma longa que pode disparar um cartucho contendo vários projéteis. Cada cartucho contém 8 a 400 ou mais pelotas esféricas (comumente chamadas de chumbos) ou uma bala estriada. As escopetas apresentam um ou dois canos, que podem ser encurtados até 12 a 16 polegadas para aumentar a dispersão da carga a curta distância. Os cartuchos são carregados com um mecanismo manual, de bomba ou semi-automático. O tamanho do cano é designado por calibre. As escopetas geram uma EC do projétil no alcance de rifles de alta velocidade e militares, apesar de a energia das pelotas se dissipar rapidamente com o aumento da distância do alvo. A uma distância de **menos de 4 ou 5 metros**, o padrão de lesão é semelhante aos ferimentos de rifles de alta veloci-

dade com destruição maciça de parte mole. A pequenas distâncias, múltiplos fragmentos da cápsula, do cartucho e da espoleta são impelidos para dentro do ferimento e o contaminam. A maior parte da destruição tecidual da cavitação temporária ocorre entre 5 e 10 cm da superfície corporal e resulta das pelotas e dos gases em expansão do cano, com as lesões mais profundas como resultado de lesão por esmagamento pelas próprias pelotas, o que geralmente resulta em destruição maciça das partes moles com lesão óssea mínima. Dada a extensa lesão de partes moles, o salvamento de tecido viável é da maior importância e, portanto, o debridamento na exploração operatória inicial deve ser evitado. Ao invés disso, uma lavagem inicial limitada e um debridamento para remover corpos estranhos, pedaços de roupas e daí por diante deve ser realizado, seguido por irrigação e debridamento diários na sala de cirurgia. A reconstrução geralmente requer a perícia de um cirurgião plástico. Estes pacientes apresentam as internações hospitalares mais longas e custosas.

2. **Rifle** é uma arma de fogo comprida com estrias espiraladas, fresadas no interior do cano. Os rifles geralmente disparam um único projétil utilizando um mecanismo de ação de ferrolho manual, alavanca, bomba ou semi-automático para carregar. A maioria das balas disparadas por rifles cai em um alcance de velocidade maior e produzirá cavidades temporárias muitas vezes maiores do que o próprio projétil. A lesão por distensão dos tecidos pela cavidade temporária tende a iniciar dentro de 5 a 10 cm de profundidade tecidual (e pode incluir a própria pele), podendo se estender a uma profundidade de 40 a 45 cm.
3. Uma **metralhadora** utiliza um mecanismo completamente automático para carregar e disparar cartuchos tipo rifle. As metralhadoras podem disparar vários tiros com um aperto do gatilho. A arma continuará a disparar enquanto o gatilho estiver apertado e até gastar a munição.
4. Uma **submetralhadora** utiliza um mecanismo inteiramente automático para carregar e disparar munição de calibre de arma de mão, tornando-a facilmente disparada por uma única pessoa.
5. Um **rifle de assalto** pode descarregar cartuchos de rifle no modo inteiramente automático ou no modo semi-automático. O modo inteiramente automático permite que a arma dispare continuamente enquanto o gatilho estiver apertado, ao contrário do modo semi-automático, que automaticamente coloca na câmara o próximo cartucho para disparo, mas que requer que o gatilho seja apertado cada vez que um cartucho for disparado. O modo automático é de uso militar restrito. O termo "rifle de assalto" é comumente mal empregado no vernáculo para se referir a armas que se assemelham às de uso militar, mas são, pela lei, apenas capazes de serem usadas no modo semi-automático.

III. **Cartuchos.** O termo cartucho é empregado para descrever uma única carga de munição usada em uma arma de fogo. Os elementos básicos de um cartucho incluem a cápsula, a bucha (escopetas), a espoleta, o propelente e o(s) projétil(eis).

A. A **cápsula** é um invólucro metálico que abriga o propelente, a espoleta e o projétil, e que é ejetada da arma de fogo após ser disparada.

B. Uma **bala** é um único projétil disparado de uma arma de fogo. No caso das escopetas, os projéteis são em geral várias pelotas esféricas.

C. A **camisa** é um revestimento metálico mais resistente sobre uma bala de chumbo elaborada para aumentar alimentação da arma de fogo e controlar ou evitar a sua deformação ao atingir o alvo.

D. **Bala de camisa metálica inteira.** Uma bala com camisa metálica inteira sem ponto oco ou ponto macio exposto geralmente não se deforma ao entrar em impacto com o alvo. É o único tipo de bala permitida pela Convenção de Genebra.

E. **Balas com ponto oco** apresentam uma ponta côncava ou oca que permite que o projétil se expanda ou se achate ("cogumelo") quando atinge o alvo. Em alguns modelos, a camisa metálica pode se descascar da ponta da bala, formando esporões ou garras metálicas na extremidade externa da bala.

F. Uma **bala de ponto macio** tem camisa parcial, mas apresenta chumbo exposto no nariz para promover uma deformação ou formação de "cogumelo" ao atingir o alvo.

G. **Núcleo.** O núcleo de uma bala com camisa geralmente é feito de chumbo.

H. **Diâmetro da bala.** O sistema dos Estados Unidos mede o diâmetro da bala em centésimos ou milésimos de uma polegada (p. ex., .32, .357, .45), enquanto o sistema europeu emprega milímetros. Uma bala de 9 mm tem aproximadamente o mesmo diâmetro de uma bala de calibre .35.

I. O **pó propelente** é geralmente pólvora não-produtora de fumaça, apesar de a pólvora negra ou várias cargas explosivas serem às vezes utilizadas. O termo *magnum* se refere a cartuchos com quantidades elevadas de pólvora de melhor qualidade para aumentar a velocidade da bala.

J. A **bucha** é o material usado em uma cápsula de escopeta, para separar a pólvora do(s) projétil(eis), e no disparo, para conter os gases da pólvora atrás das pelotas do disparo. A bucha se encontra na cápsula da espingarda entre o propelente e os projéteis.

IV. **Pistolas, rifles e espingardas de ar comprimido** são qualquer tipo de armas que empregam ar comprimido, gás comprimido ou molas para descarregar o projétil. Geralmente, o gás é liberado atrás do projétil, que então é propelido pelo cano e para fora da arma. Utilizados principalmente para esporte e tiro ao alvo, ou como brinquedos para crianças, estas armas podem gerar velocidades de boca comparáveis a armas de fogo de mão. Os projéteis podem penetrar os olhos, a pele, a calota craniana e o tronco, especialmente em crianças, provocando lesões viscerais.

A. **Três tipos:**

1. **Pneumático.** Duas categorias de armas pneumáticas usam um ou vários golpes de uma alavanca ou uma bomba para preencher o reservatório de ar. O ar é liberado por um mecanismo de válvula que está conectado ao gatilho. Quando o gatilho é apertado, o ar escapa do cano, propelindo o projétil. Produz velocidades de boca de 99 a 270 m/s.

2. **Mola.** O tipo mais comum e mais barato. O mecanismo de engatilhamento retrai um pistão dentro de um cilindro vedado. Quando acionado, o gatilho libera o pistão e força o ar comprimido contra a base do projétil. Produz velocidades de boca de 84 a 307 m/s.

3. **Cartucho de dióxido de carbono.** Um mecanismo de válvula é usado para liberar CO_2 atrás do projétil. Em alguns modelos, vários cartuchos podem ser disparados sem a necessidade da ação de alavanca manual ou recarga entre os disparos. Produz velocidades de boca de 120 a 192 m/s.

B. **Projéteis**

1. **BB** são projéteis esféricos descarregados de armas sem pólvora ou de ar comprimido. A maioria é feita de aço com revestimento de cobre. BBs de chumbo ricocheteiam menos; pesam 5,5 grãos (0,36 g).

2. **Pelotas** se referem a qualquer número de diferentes projéteis que variam entre a forma esférica e cilíndrica, cônica ou em vidro de relógio. Podem ser diferenciadas de balas e cartuchos, e são propelidas por uma carga de pólvora. O tamanho mais comum é calibre 0,177 (peso 15,3 grãos ou 0,99 g).

V. **Ferimentos cortantes/penetrantes** são o resultado de armas manuais, como facas, agulhas, furador de gelo, e assim por diante.

A. As **feridas do tipo cortante** geralmente são longas lacerações de profundidade relativamente pequena. As feridas tendem a se abrir, permitindo fácil inspeção visual de sua profundidade.

B. **Tipo cortante/empalamento.** A arma geralmente é impelida dentro da vítima ao longo do eixo da lâmina, resultando em pequeno ferimento puntiforme da pele e de profundidade desconhecida. O tamanho do ferimento e a história do tipo da arma não se correlacionam à profundidade do ferimento ou da trajetória do ferimento porque a percepção da vítima e das testemunhas pode não ser precisa, dados os estados altamente emotivos no momento do ataque. "Corte" significa o uso de uma faca, enquanto "empalamento" denota um grande objeto dirigido para dentro do tronco. Se o agente do ferimento ainda estiver dentro da vítima ao chegar à unidade de tratamento, provavelmente não deve ser removido fora de sala de cirurgia. Dos ferimentos cortantes, a taxa de mortalidade de 4% se deve principalmente à lesão direta de grandes vasos ou do coração.

VI. **O empalamento** geralmente ocorre secundário a uma queda sobre um objeto penetrante ou sustentado de maquinaria ou ferramentas pneumáticas (pistolas de pregos), mas também inclui mísseis de baixa velocidade que não de arma de fogo, como flechas. Um objeto de empalamento pode estar tamponando grandes vasos e, por isso, **só podem ser removidos em sala de cirurgia sob visão direta** após minuciosa dissecção do trato do ferimento. O ferimento pode estar complicado por abrupta desaceleração da queda, por lesões secundárias resultantes de extração por pessoal não treinado, ou deslocamentos não intencionais do objeto de empalamento durante o transporte.

VII. **Balistas.** Geralmente usadas para a caça. Origina uma velocidade de flecha de 61-84,4 m/s. As flechas geralmente não conseguem atravessar osso de sustentação, mas facilmente costelas, esterno, elementos vertebrais posteriores e calota craniana. O ferimento deve ser tratado como empalamento.

VIII. **Arco e flecha.** Arcos de arco e flecha e de caça podem produzir velocidades de até 74 m/s. A penetração da flecha é uma função do *momentum* da flecha (peso e velocidade) e tipo de ponta (alvo ou caça). Estes ferimentos devem ser tratados como empalamento.

IX. **Medicina legal/descrição de ferimentos.** Devido ao fato de que o registro médico é um documento legal que pode ser citado nos tribunais, é essencial que todos os ferimentos sejam descritos com precisão de maneira acurada e objetiva e a evidência preservada. Os tamanhos dos ferimentos devem ser medidos – não estimados – e suas posições relatadas para se reconhecer os marcos anatômicos. **Esboços são muito úteis.** A vestimenta representa evidência física importante e deve ser preservada. Por exemplo, furos por balas devem ser preservados ao se cortar as roupas do paciente. Destruindo-se a evidência, o médico ou a enfermeira não está agindo como defensor e pode prejudicar a capacidade do sistema judiciário para condenar o perpetrador e determinar a responsabilidade.

A. **Ferimentos de bala.** A diferenciação entre ferimentos de entrada e ferimentos de saída é excessivamente difícil e não é vital para os cuidados do paciente. A documentação incorreta de um ferimento como sendo de entrada ou de saída pode prejudicar a capacidade de se condenar o perpetrador e, assim, deve ser deixada a peritos forenses. Realmente, dois orifícios podem representar dois ferimentos de entrada. **A documentação dos ferimentos deve apenas descrever o aspecto e a localização.** Os médicos devem sempre evitar empregar termos como ferimentos de entrada e saída. Entretanto, o relato operatório ditado deve incluir descrições dos órgãos lesionados e suas lesões na narrativa; pode também incluir uma avaliação da trajetória e da direcionalidade se os achados intra-operatórios tornarem tal opinião possível.

B. **Radiografias.** Quando empregadas em conjunto com o exame físico, as radiografias podem com freqüência ser usadas para determinar a trajetória. O calibre da bala, entretanto, **não pode** ser determinado radiograficamente e não deve ser tentado. Não existe nenhuma certeza de que o objeto radiodenso é de fato uma bala e não algum outro objeto de forma semelhante à de uma bala. Além disso, não é possível assegurar-se da idade da bala vista na radiografia. Pode, na realidade, ser uma bala de um evento anterior e não relacionado e não ser a bala "atual". Portanto, a documentação da interpretação das radiografias no registro médico deve consistir de termos como "corpo estranho" ou "objeto radiopaco com formato de bala".

C. **Balas recuperadas.** Deve-se ter cuidado para não danificar qualquer bala recuperada porque as marcações na lateral da bala são as impressões digitais da arma e podem ser comparadas com a arma que a disparou. A sua extração do corpo deve ser feita com instrumentos com pontas emborrachadas para evitar arranhaduras e alteração da assinatura da bala. Marque a bala em sua base com a ponta de um bisturi, com uma marca simples como X, +, =, ou ++. A marca deve ser registrada no resumo operatório do registro médico e então deve passar através de uma corrente de protocolo de evidência, sendo submetido à patologia ou à polícia. O calibre da bala não deve ser estimado pelas mesmas razões delineadas acima. Entretanto, qualquer característica especial ou estranha pode ser anotada (p. ex., quatro frisos metálicos na lateral).

Bibliografia

DiMaio VJM. Gunshot wounds: practical aspects of firearms, ballistics, and forensic techniques (CRC Series in Practical Aspects of Criminal and Forensic Investigation). Boca Raton, CRC Press, 1992.

Fackler ML. How to describe bullet holes. *Ann Emerg Med* 1994;23:386-387.

Fackler ML, Bellamy RF, Maliniwski JA. The wound profile: illustration of the missile-tissue interaction. *J Trauma* 1988;28(Suppl 1):S21-S29.

Karlson TA, Hargarten S. Reducing firearm injury and death: a public health sourcebook on guns. New Brunswick, NJ: Rutgers University Press, 1997.

McGonigal MD, Cole J, Schwab CW, et al. Urban firearm homicides: a five-year perspective. *J Trauma* 1993;35:532-537.

Mendelson JA. The relationship between mechanisms of wounding and principles of treatment of missile wounds. *J Trauma* 1991;31:1181-1202.

Missile-caused wounds. In: Bowen TE, Bellamy RF, eds. *Emergency war surgery.* Washington, DC: United States Government Printing Office, 1988.

Nuzumlali ME, Kése H, Demirel D. Primary closure of gunshot wounds caused by high-velocity rifles. *Mil Med* 1993;158:563-565.

Rouse DA. Patterns of stab wounds: a six-year study. *Med Sci Law* 1994;34:67-71.

Swan KG, Swan RC. Principles of ballistics applicable to the treatment of gunshot wounds. *Surg Clin North Am* 1991;71:221-239.

4. RESPOSTA FISIOLÓGICA AO TRAUMA

Bradley S. Taylor e Brian G. Harbrecht

I. **Introdução.** O trauma tem como resultado alterações fisiológicas importantes em quase todos os sistemas e órgãos. O sistema nervoso simpático e os sistemas de resposta neuro-humoral, atuando local e sistemicamente, controlam as compensações fisiológicas que normalmente ocorrem com lesão traumática. Medo, dor, hemorragia, hipovolemia, hipoxemia, hipercapnia, acidose e lesão tecidual podem contribuir para a resposta ao estresse da lesão, que é desenvolvida para restabelecer a homeostase. A resposta é proporcional à extensão da lesão. Doença crítica e morte podem resultar quando a resposta de estresse é mantida após trauma extenso.

   A. **Síndrome da resposta ao estresse.** As percepções psicológicas e físicas de dor, lesão e choque podem contribuir à resposta ao estresse. Impulsos aferentes do local da lesão são transmitidos ao sistema nervoso central, onde são processados. Sinais eferentes controlam a resposta fisiológica desenvolvida para corrigir o evento provocador.

II. **Estímulos aferentes (eixo simpaticoadrenal e eixo hipotalâmico-pituitário-adrenal).** Os sinais neurais aferentes por via dos nervos sensoriais periféricos convergem no cérebro e ativam os arcos reflexos, que iniciam a descarga do sistema nervoso simpático e a estimulação hipotalâmica. A epinefrina e a norepinefrina são liberadas do sistema nervoso simpático, resultando em um aumento imediato da pressão sangüínea, freqüência cardíaca, contratilidade miocárdica e ventilação. A liberação hipotalâmica de hormônio liberador de corticotropina resulta na produção de corticotropina da glândula pituitária anterior, o que estimula o córtex adrenal para sintetizar e liberar cortisol. Os efeitos do hipercortisolismo, desenvolvido para restaurar a perda de volume circulatório e fornecer substratos de energia para manter a função de órgãos vitais, incluem a gliconeogênese, a lipólise, a resistência à insulina, a retenção de sódio e o catabolismo protéico. O eixo simpaticoadrenal e o eixo hipotalâmico-pituitário-adrenal são desenvolvidos para iniciar respostas corretivas para manter a perfusão e a função de órgãos essenciais.

   A. **Estímulo sensorial neural (dor).** A percepção de dor e a dor em si são ativadores importantes do sistema nervoso simpático e do eixo hipotalâmico-pituitário. Os sinais aferentes do tecido lesionado se projetam ao tálamo pelas vias espinotalâmicas e resultam na ativação do eixo hipotalâmico-pituitário-adrenal e a liberação subseqüente de cortisol. Além disso, a liberação de catecolamina pela medula adrenal está aumentada por estimulação neural direta.

   B. **Barorreceptor (hipovolemia).** A hemorragia e a hipovolemia estimulam os barorreceptores na aorta e nos corpos carotídeos e receptores de volume nos átrios, que assinalam para o sistema nervoso central. Os barorreceptores atriais são ativados primeiro por hemorragia de baixo volume, enquanto que barorreceptores arteriais respondem à hemorragia mais severa. Os barorreceptores normalmente provocam inibição tônica do sistema nervoso autônomo. Com a hipovolemia, há uma redução nos impulsos barorreceptores, o que resulta em aumento da atividade neural e da vasoconstrição mediada centralmente.

   C. **Quimiorreceptores (hipoxia, acidose, hipercapnia, hipotermia).** Os quimiorreceptores localizados nos corpos carotídeos e na aorta são ativados por hipoxia, acidose e hipercapnia, que ativam os sistemas de resposta ao estresse mediados centralmente. Além disso, a hipotermia é sentida na área pré-óptica do hipotálamo e dispara o eixo hipotalâmico-pituitário-adrenal.

   D. **Mediados por ferimentos (citocinas).** Os tecidos feridos e isquêmicos produzem uma variedade de mediadores atuando tanto local quanto sistemicamente. A extensão destas respostas, que depende do tamanho e grau de lesão isquêmica tecidual, serve para iniciar mecanismos importantes da coagulação, do metabolismo e da inflamação. Esses mediadores são uma resposta menos rápida à lesão do que os estímulos neurais mencionados anteriormente, e com freqüência representam um papel na comunicação célula para célula (p. ex., citocinas como a interleucina-6).

III. **Estímulos eferentes.** O propósito da resposta eferente é restabelecer a homeostase pela restituição do volume plasmático circulante efetivo, para fornecer combustível e para manter a função de órgãos vitais.

A. **Sistema nervoso autônomo.** O aumento do débito simpático diretamente estimula artérias e veias, produzindo vasoconstrição, diminuição da capacitância venosa e aumento da resistência arterial. Estas respostas são rapidamente iniciadas para corrigir a hipovolemia e manter a perfusão do órgão final. Além disso, a estimulação simpática resulta em liberação de catecolamina da medula adrenal, que produz um efeito mais sustentado.

1. **Catecolaminas.** A tirosina da dieta ou por conversão endógena de fenilalanina serve como substrato para a síntese de catecolamina. A tirosina é hidroxilada pela tirosina-hidroxilase para formar diidroxifenilalanina (Dopa), que sofre descarboxilação para formar dopamina. A norepinefrina então é convertida pela hidroxilação de dopamina. A epinefrina é subseqüentemente produzida pela metilação de norepinefrina pela feniletanolamina-N-metiltransferase encontrada na medula adrenal.
   a. A norepinefrina é liberada de neurônios e se difunde na circulação a partir das sinapses.
   b. A epinefrina é liberada da medula adrenal.
   c. A vasoconstrição periférica α_1-mediada está aumentada.
   d. Freqüência e a contratilidade cardíacas β_1 estão aumentadas.
   e. A disponibilidade de glicose está aumentada por estimulação de glicogenólise, gliconeogênese e cetogênese hepáticas.
   f. A glicogenólise do músculo esquelético está aumentada e a absorção de glicose pelo músculo esquelético está diminuída.
   g. A secreção de glucagon está aumentada.
   h. A liberação de insulina está suprimida.
   i. Os ácidos graxos estão mobilizados.

B. **Resposta hormonal.** O trauma inicia várias respostas endócrinas.

1. **A corticotropina** é liberada da glândula pituitária após estimulação pelo hormônio liberador de corticotropina hipotalâmica.
   a. A corticotropina estimula a liberação adrenal de cortisol, que estimula a gliconeogênese hepática e aumenta a liberação de aminoácidos do músculo esquelético.
2. **Vasopressina (hormônio antidiurético).** A glândula pituitária posterior libera vasopressina em resposta a aumentos da osmolalidade plasmática que ocorre com hemorragia (grande estímulo) e diminui com volume de plasma circulante efetivo.
   a. Aumenta a vasoconstrição.
   b. Aumenta a absorção de água pelo túbulo renal distal.
   c. Aumenta a gliconeogênese e a glicogenólise hepáticas.
   d. Diminui a cetogênese hepática.
3. **Hormônio do crescimento.** O hormônio do crescimento é liberado da glândula pituitária anterior em resposta à liberação hipotalâmica do hormônio liberador de hormônio do crescimento.
   a. Aumenta a absorção de aminoácido e a síntese protéica hepática.
   b. Medeia a atividade biológica do hormônio do crescimento pela somatomedina.
   c. Diminui o transporte de glicose hepática.
4. **Tiroxina (T_4).** A liberação de T_4 da tireóide em resposta ao hormônio estimulante da tireóide da glândula pituitária anterior aumenta após lesão. A conversão de T_4 para T_3 (forma mais potente) diminui após o trauma.
   a. Aumenta o consumo de oxigênio e o débito simpático.
   b. Aumenta a glicólise e a gliconeogênese.

5. **Renina, angiotensina, aldosterona.** O principal regulador da produção de aldosterona é o sistema renina-angiotensina. Diminuições do fluxo sangüíneo arterial renal e da concentração do sódio tubular renal, e o aumento da estimulação β-adrenérgica servem para estimular a secreção de renina das células justaglomerulares da arteríola renal aferente. A liberação de renina resulta na conversão enzimática de angiotensinogênio do fígado para a inativa angiotensina I. A enzima conversora de angiotensina produzida pelo pulmão converte a angiotensina I em angiotensina II. Além de atuar como um potente vasoconstritor, a angiotensina II também estimula a liberação de aldosterona.
   a. **Angiotensina II**
      (1) Aumenta a vasoconstrição periférica.
      (2) Aumenta a vasoconstrição esplâncnica.
      (3) Diminui a excreção renal de sal e água.
   b. **Aldosterona**
      (1) É produzida na zona glomerular adrenal.
      (2) Aumenta a reabsorção tubular distal de sódio e cloro.
      (3) Aumenta a secreção de potássio.
6. O **glucagon** é liberado das células α pancreáticas em resposta à estimulação α-adrenérgica, hipoglicemia e níveis elevados de aminoácidos.
   a. Aumenta a glicogenólise e a gliconeogênese.
   b. Aumenta a lipólise.
7. A **insulina** é liberada das células β pancreáticas em resposta à estimulação β-adrenérgica, glucagon, glicose plasmática elevada e níveis de aminoácidos.
   a. Aumenta a glicólise e a glicogênese.
   b. Aumenta a síntese protéica.
   c. Diminui a gliconeogênese.
   d. A hiperglicemia inicial vista após a lesão é secundária a um aumento da relação glucagon-insulina e resistência insulínica periférica.

C. **Mediadores sistêmicos.** Vários mediadores são liberados após lesões e apresentam efeitos tanto locais quanto sistêmicos. Além disso, muitos destes mediadores são liberados como um resultado de reperfusão e podem levar à amplificação da resposta inflamatória. Muitos destes mediadores também são liberados em infecção, sepse e inflamação.

1. **Complemento.** A isquemia e as lesões endoteliais resultam na ativação desta cascata de proteínas plasmáticas, que inicia a resposta inflamatória e resulta na destruição e na lise de organismos invasores. A ativação do complemento, que resulta em aderência leucocitária, ativação e desgranulação, pode contribuir para a lesão e destruição tecidual, como visto em síndrome do sofrimento respiratório agudo.
2. **Radicais de oxigênio.** Radicais de oxigênio altamente reativo e de vida curta são produzidos por leucócitos e vários tecidos em resposta à isquemia e hipoxia. A ativação da xantino-oxidase endógena pela lesão produz peróxido de hidrogênio (H_2O_2), superóxido (O_2^-) e radical hidroxila (OH^-). As defesas antioxidantes endógenas (superóxido dismutase, catalase, glutationa) servem para evitar lesão celular.
3. **Citocinas.** Tanto os tecidos locais quanto as células inflamatórias migratórias liberam vários mediadores polipeptídicos que possuem efeitos parácrinos e servem para amplificar a resposta inflamatória e assinalar a reparação do ferimento. Muitas destas substâncias alcançam a circulação sistêmica e iniciam uma resposta inflamatória sistêmica, estimulam a produção de febre e governam a fase de resposta aguda. Estes fatores incluem as interleucinas (IL-1, IL-2, IL-6), fator de necrose tumoral e os interferons.
4. Os **eicosanóides** são um grupo de mediadores lipídicos (prostaglandinas, tromboxanos e leucotrienos) derivados de fosfolipídios da membrana plasmática pela fosfolipase A_2 (PLA_2). A PLA_2 produz ácido araquidônico, que é em seguida metabolizado nas isoformas específicas (prostaglandina

$[PGE]_2$, PGE_1, prostaciclina $[PGI]_2$, tromboxano A_2 $[TxA_2]$, leucotrieno C_4 $[LTC_4]$). Diferentes compostos possuem propriedades vasoativas e induzem à vasodilatação (PGI_2) ou à vasoconstrição (TxA_2). Podem também influenciar a função leucocitária (LTC_4). Alguns (PGE_2), ao que se sabe, modulam a resposta imune, mas seu papel na lesão e na hemorragia não é inteiramente conhecido.

5. **Óxido nítrico (NO).** Normalmente o NO essencialmente produzido nas células endoteliais é um regulador homeostático da pressão sangüínea que fornece vasodilatação segundo a segundo. A inflamação produz aumento de NO de várias células e pode contribuir para a profunda hipotensão típica de pacientes com choque hemorrágico descompensado.
6. **Outros mediadores.** Vários fatores de crescimento e outros mediadores são expressos após lesão traumática, que serve para regular a restauração do ferimento. Incluem fator de crescimento derivado das plaquetas, fator de crescimento epidérmico, fatores de crescimento de transformação, bradicininas, endotelina e fator ativador de plaquetas.

IV. **Resposta metabólica.** A resposta metabólica ao trauma e ao choque hemorrágico está diretamente relacionada à resposta neuroendócrina mencionada acima. O consumo de oxigênio e a produção de dióxido de carbono aumentam conforme o aumento da produção de catecolamina, aumento da atividade simpática e o aumento da expressão dos mediadores inflamatórios produzidos a nível tecidual. As respostas metabólicas vistas após traumatismo têm sido tradicionalmente definidas de acordo com as definições descritas por Cuthbertson.

A. **As duas fases de Cuthbertson**

1. **Fase de refluxo**, que ocorre inicialmente após o traumatismo, é caracterizada por respostas fisiológicas desenvolvidas para restaurar a perfusão tecidual e o volume circulante.
2. **Fase de fluxo** que se inicia quando o paciente é reanimado com sucesso.
   a. A fase de fluxo pode ainda ser subdividida em fases catabólica e anabólica.
      (1) A fase catabólica, que se caracteriza pela resposta hiperdinâmica ao traumatismo, inclui hipermetabolismo, hiperglicemia e retenção de sódio e água. Essa resposta pode durar de dias a semanas.
      (2) A fase anabólica, que se inicia após o fechamento dos ferimentos, se caracteriza pelo retorno à homeostase normal.

B. A resposta metabólica ao trauma também pode ser dividida dentro das quatro fases seguintes.

1. **Fase de choque.** Caracterizada por hipoperfusão secundária à hemorragia e à lesão tecidual.
2. A **fase de reanimação** é observada com reanimação de volume ativo e manobras para controlar a hemorragia. Caracteriza-se pela elaboração de muitos dos mediadores inflamatórios.
3. A **fase hipermetabólica (após lesão)**, semelhante à fase catabólica descrita por Cuthbertson, caracteriza-se por um aumento da resposta simpática e adrenal. O aumento da secreção de catecolaminas, cortisol e insulina provoca aumento de catabolismo protéico, balanço nitrogenado negativo, e lipólise. Agudamente, esta resposta serve para proteger o indivíduo. Entretanto, com hipermetabolismo mantido e prolongado, o paciente pode desenvolver a síndrome de resposta inflamatória sistêmica (SRIS). A persistência de SRIS pode levar à síndrome de disfunção de vários órgãos (SDVO).
4. **SDVO** pode ser provocada pela sobre-expressão mantida de mediadores inflamatórios induzidos por lesão ou pelo desenvolvimento de complicações infecciosas. A SDVO é a causa mais comum de morte tardia na unidade de tratamento intensivo de trauma. A mortalidade aumenta de aproximadamente 20 a 25% por órgão que falha.

V. **Resumo da resposta de sistema de órgãos ao estresse.** As respostas fisiológicas observadas após o trauma são projetadas para preservar o fluxo sangüíneo do órgão e, se necessário, desvia o débito cardíaco para o coração e para o cérebro.

A. **Sistema cardiovascular**

1. Aumento de débito cardíaco por aumento da freqüência cardíaca e da contratilidade ($DC = FC \times SV$).

2. Manter a perfusão para o coração e para o cérebro por desvio de sangue dos leitos vasculares esqueléticos e esplâncnicos.
3. Aumento da vasoconstrição secundária ao aumento da atividade da angiotensina II e da vasopressina.
4. Preservação de volume plasmático circulante efetivo por aumento do movimento transcapilar de fluido do interstício para o espaço intravascular.

B. **Sistema renal**
1. Manutenção da taxa de filtração glomerular secundária ao aumento da vasoconstrição arteriolar eferente.
2. O aumento da secreção de aldosterona e vasopressina resulta em aumento de absorção de sódio e água.
3. Fluxo sangüíneo desviado do córtex para a medula.

C. **Sistema adrenal**
1. Regula a resposta ao estresse através do aumento da produção de catecolamina, do cortisol e da aldosterona.

D. **Sistema pulmonar**
1. Aumento da ventilação por minuto de hiperventilação e aumento de fluxo de volume.
2. Produz enzima conversora de angiotensinogênio.

E. **Sistema nervoso central**
1. As respostas fisiológicas ao trauma são primeiramente interpretadas e então se iniciam as respostas fisiológicas.
2. Os estímulos aferentes são coordenados em uma resposta multissistêmica.
3. Aumento da atividade do sistema nervoso simpático.
4. Governa a resposta neuroendócrina.

F. **Sistema esplâncnico**
1. Diminuição do fluxo sangüíneo secundário ao desvio de sangue para preservar o fluxo sangüíneo para coração e cérebro.
2. Fornece glicose do glicogênio hepático e gliconeogênese, assim como da conversão de aminoácidos e ácidos graxos livres.
3. Produz mediadores secundários ao estado de baixo fluxo sangüíneo, o que pode contribuir para a resposta inflamatória.

VI. **Respostas fisiológicas**

A. **Alteração do estado mental**. Agressividade, ansiedade, imobilização, retraimento e antagonismo são comumente observados após trauma grave. É importante estar consciente de que isto pode significar severa hipovolemia, hipoxemia, ou ambos.

B. **Alteração de sinais vitais**. Pode ser observada febre após reanimação hídrica, que pode ser provocada pela manutenção da resposta inflamatória. É importante estar atento a causas infecciosas.

C. A **pressão sangüínea** pode não diminuir significativamente até que o paciente tenha perdido 30 a 40% do volume sangüíneo circulante. Portanto, a pressão sangüínea se correlaciona pouco ou com o volume ou com o fluxo sangüíneos.

D. A **taquicardia** pode persistir mesmo após a reanimação hídrica e o manejo adequadamente controlado da dor.

E. O **aumento do volume–minuto** respiratório secundário tanto por taquipnéia quanto por aumento de volume corrente é comum.

F. O **edema generalizado** é comumente secundário ao aumento de sal e água corporais totais dentro do interstício, o que é um resultado do aumento da vasoconstrição simpática, a alteração da permeabilidade capilar e da hipoproteinemia. Além disso, a inflamação no local da lesão leva à formação de edema secundário à liberação de quimiocinas atuando localmente.

G. **Aumento do débito cardíaco**. A freqüência cardíaca e a contratilidade aumentam com o trauma; entretanto, com a hipovolemia a pré-carga pode estar diminuída a um grau que significativamente diminui o débito cardíaco.

H. **Hipermetabolismo.** As demandas de energia, o consumo de oxigênio e a produção de dióxido de carbono estão elevados após o trauma.

I. **Alteração do metabolismo protéico, de glicose e de lipídios.** As necessidades energéticas estão aumentadas após o trauma, com a magnitude da necessidade energética adicional dependendo da gravidade da lesão, da magnitude da destruição tecidual e da massa corporal magra do paciente.

1. A **perda protéica** é de aproximadamente 300 a 500 g/dia de massa corporal magra, com proteínas viscerais poupadas à custa das proteínas musculares esqueléticas.
2. As **proteínas** são partidas em aminoácidos, que são catabolizados em amônia (forma uréia) e precursores do ciclo tricarboxílico (TCA).
3. Os **carboidratos** fornecem 4 kcal/g quando oxidados. O glicogênio muscular (forma armazenada de glicose) é utilizado apenas por músculo esquelético (isto é, não liberado sistemicamente), enquanto o glicogênio hepático fornece glicose para tecidos glicose-dependentes (cérebro, leucócitos).
   a. A **gliconeogênese** pode ocorrer a partir de aminoácidos, glicerol, lactato ou piruvato por via do TCA ou do ciclo de Krebs.
4. **Lipídios**, que são utilizados pelos tecidos que não são glicose-dependentes, são a maior fonte de energia (9,4 kcal/g) no corpo. Os lipídios são catabolizados para formar corpos cetônicos no fígado junto com CO_2 e energia do glicerol e dos ácidos graxos.

J. **Leucocitose.** A elevação da contagem de leucócitos pode ser observada após traumatismo.

VII. **Resumo.** O efeito fisiológico da resposta ao estresse é manter a perfusão e a função do coração e do cérebro. Agudamente, isto resulta em uma vantagem de sobrevivência; entretanto, com a ativação prolongada da resposta inflamatória, os efeitos deletérios podem ser observados inclusive SRIS, SDVO e mesmo óbito.

Bibliografia

Cuthbertson DP. Post-shock metabolic responses. *Lancet* 1943;433-442.

Demling R, Lalonde C, Saldinger P, et al. Multiple organ dysfunction in the surgical patient: pathophysiology, prevention and treatment. *Curr Probl Surg* 1993;30:345-424.

Guyton AC. *Textbook of medical physiology.* Philadelphia: WB Saunders, 1981.

Peitzman AB, Billiar TR, Harbrecht BG et al. Hemorrhagic shock. *Curr Probl Surg* 1995;32:925-1012.

Richardson JD, Rodriguez JL. The metabolic consequences of injury. In: Richardson JD, Polk HC Jr., Flint LM, eds. *Trauma: clinical care and pathophysiology.* Chicago: Year Book Medical Publishers, 1987.

Waxman K. Physiologic response to injury. In: Ayres SM, Grenvik AK, Shoemaker WC, eds. *Textbook of critical care.* Philadelphia: WB Saunders, 1995.

Wilmore DM. Homeostasis: bodily changes in trauma and surgery. In: Sabiston DC, Lyerly KH, eds. *Textbook of surgery: the biological basis of modern surgical practice.* Philadelphia: WB Saunders, 1997.

5. CHOQUE

Brian G. Harbrecht e Timothy R. Billiar

O choque tem sido reconhecido como um elemento fisiopatológico importante em cirurgia e no trauma desde o final do século 19. Os estudos pioneiros de Wiggers e Blalock, na década de 1940, lançaram o fundamento para os estudos científicos atuais no campo de pesquisa do choque. Apesar de a definição de choque poder ter mudado muito desde estas primeiras investigações, a síndrome clínica e seu profundo impacto nos cuidados de pacientes com trauma permanecem essencialmente os mesmos.

I. **Definição e classificação.** Apesar de as síndromes clínicas responsáveis pelo choque poderem se originar de várias causas, as diferentes formas de choque possuem algumas características em comum.

   A. **Definição.** Choque é uma condição de perfusão tecidual inadequada para manter a função e a estrutura celular normal. Mesmo a lesão celular podendo se tornar evidente, sua contribuição para as seqüelas de choque não está clara. A disfunção celular pode se tornar evidente de várias maneiras. Nunca é o bastante enfatizar que **choque não é igual à hipotensão** e, inversamente, uma pressão sangüínea "normal" **não exclui** a presença de hipoperfusão.

   B. **Classificação**

      1. O **choque hipovolêmico** pode ser provocado por diminuição de volume circulante por perda de massa de eritrócitos, plasma e líquido extracelular, ou uma combinação destes. A causa mais comum de choque em pacientes traumatizados, o choque hipovolêmico, geralmente é o resultado de perda aguda de sangue.
      2. O **choque cardiogênico** é o resultado da diminuição da perfusão periférica devido à função de bomba ineficaz. O choque cardiogênico pode ser o resultado de lesão cardíaca direta (contusão miocárdica) ou doença cardíaca intrínseca (infarto do miocárdio, arritmia).
      3. O **choque vasogênico** é provocado por mudanças na resistência vascular de tal maneira que o volume sangüíneo normal falha em manter a perfusão circulatória adequada.
         a. **Choque neurogênico** é uma forma de choque vasogênico, no qual uma lesão alta de medula (ou anestesia medular) resulta em perda do tônus vascular simpático, produzindo vasodilatação periférica. A bradicardia com freqüência o acompanha.
         b. **Choque séptico** é uma forma de choque vasogênico no qual a liberação do mediador pró-inflamatório resulta em vasodilatação periférica, diminuição da resistência arterial periférica e aumento da capacitância venosa periférica. A taquicardia freqüentemente o acompanha.
      4. **Choque obstrutivo.** A obstrução mecânica da função cardíaca (tamponamento cardíaco, pneumotórax hipertensivo) resulta em diminuição da perfusão periférica.
      5. **Choque traumático** inclui componentes das causas acima mencionadas que podem não ser suficientes para induzir hipoperfusão isoladamente, mas notavelmente prejudicam a perfusão periférica quando combinados. Geralmente, inclui as seqüelas de hipovolemia da perda sangüínea e da ativação dos mediadores pró-inflamatórios elaborados como resultado de lesão óssea ou de tecido mole.

II. **Fisiopatologia**

   A. **Resposta cardiovascular.** A resposta corporal normal para manter a perfusão tecidual se dá por ajuste da resistência arterial periférica, do débito cardíaco e da freqüência cardíaca para manter a perfusão de órgãos essenciais como o coração e o cérebro.

      1. A **resistência arterial periférica** aumenta em resposta à diminuição do volume circulatório ou da função alterada de bomba e diminui como contribuinte do choque em estados sépticos e com a perda do tônus simpático.
      2. O **débito cardíaco** estará intrinsecamente diminuído devido à falha de bomba no choque cardiogênico. Pode também estar diminuído por baixo volume circulatório ou impedimentos mecânicos (tamponamento cardíaco). Freqüentemente aumentado em resposta à diminuição da resistência arterial periférica no choque séptico.

3. A **freqüência** cardíaca estará aumentada em resposta à diminuição do volume circulatório, diminuição da resistência arterial periférica e impedimentos mecânicos da função cardíaca. Freqüentemente inalterada em choque neurogênico devido à perda de aporte cardíaco simpático. A alteração reflexa normal à hipovolemia pode estar ausente ou danificada em pacientes idosos com doença cardíaca intrínseca significativa ou naqueles recebendo medicações selecionadas (β-bloqueadores). Se o choque é mantido, a taquicardia pode evoluir para bradicardia como um evento pré-terminal.

B. **Resposta neuroendócrina.** A resposta neuroendócrina ao choque, que é semelhante à da lesão, está explanada detalhadamente no Capítulo 4.

C. **Mediadores inflamatórios.** Os mediadores pró-inflamatórios, que podem ser produzidos em resposta a produtos bacterianos, levam à diminuição da resistência arterial e à alteração da perfusão tecidual (choque séptico). Além disso, outras formas de choque podem resultar na produção de vários mediadores sistêmicos e locais como as citocinas, os eicosanóides e radicais livres (ver Capítulo 4).

D. **A resposta celular** ao choque é o resultado da diminuição de distribuição de oxigênio da hipoperfusão e das alterações diretas da função celular provocadas por mediadores neurais (adrenérgicos), humorais (corticotropina, vasopressina, glucagon) e pró-inflamatórios (citocina). Os radicais de oxigênio, derivados intrinsecamente (isto é, xantino-oxidase) ou extrinsecamente (isto é, neutrófilos), que são produzidos no choque, podem alterar a função celular. As alterações no ambiente microcirculatório, as alterações metabólicas e a hipoxia a nível celular levam à despolarização da membrana celular, ao aumento de água intracelular e ao edema celular, à disfunção da bomba de Na-K-adenosina trifosfatase (ATPase), ao aumento do metabolismo anaeróbio, à desconjugação da fosforilação oxidativa e ao aumento do cálcio intracelular. Têm sido descritas alterações na expressão do gene celular em resposta ao choque. O desenvolvimento de apoptose em modelos animais de choque tem sido descrito mas o seu significado é desconhecido.

III. **Diagnóstico e tratamento.** Enquanto que as manifestações de órgãos finais podem ser as mesmas independentemente da causa específica, o tratamento do choque depende da causa específica, levando à alteração da perfusão.

A. **O choque hipovolêmico,** que representa a causa mais comum de choque em pacientes com traumatismo, é provocado por perda sangüínea aguda. A severidade do dano por choque depende da profundidade e da duração do choque. Um choque leve de grande duração pode ser tão letal quanto um choque agudo e profundo.

1. **Diagnóstico.** Os sinais de perfusão inadequada de órgão-alvo dependem do grau de perda de volume. A hipotensão pode ser uma manifestação relativamente tardia da diminuição do volume circulante se os mecanismos compensatórios forem adequados. Taquicardia, diminuição de débito urinário, diminuição da pressão do pulso, inquietação e ansiedade, e extremidades frias e úmidas podem ser manifestações de diminuição do volume circulante. A letargia e o estupor provocados por hipovolemia representam uma profunda perda de volume e podem sinalizar que os mecanismos compensatórios foram ultrapassados, mas, em si, podem ser um prognóstico relativamente inadequado da perda de volume sangüíneo. Pacientes em choque podem não estar hipotensos, mas pacientes que estão hipotensos devem ser sempre considerados como estando em choque.

2. **Tratamento.** O tratamento da hipovolemia se focaliza simultaneamente na reposição do volume sangüíneo circulatório e na interrupção da hemorragia vigente. O tratamento da hipovolemia geralmente é instituído antes que a causa seja identificada.

a. **ABCs.** As vias aéreas devem estar desobstruídas e os ruídos respiratórios bilaterais presentes. A reposição volêmica deve ser instituída com solução cristalóide balanceada através de dois cateteres endovenosos de grande calibre. Para adultos que não respondem a 1 ou 2 l de solução salina, considerar o emprego de sangue e a necessidade de intervenção cirúrgica. Os pacientes que respondem brevemente ou não respondem às medidas acima apresentam uma alta probabilidade de necessitar de uma intervenção cirúrgica para controle da hemorragia.

b. **Origem.** A origem da perda sangüínea em vítimas de lesão penetrante depende da natureza, da localização e do trajeto do projétil. Para vítimas de trauma contuso, as origens potenciais de perda sangüínea a serem consideradas podem ser maiores. Para ambas, a procura por locais de hemorragia é idêntica. Existem quatro grandes locais de grande perda sangüínea.

(1) Tórax. Pode ser identificado por ausência ou redução de ruídos respiratórios ou pela presença de hemotórax à radiografia.

(2) Abdome. O exame físico é um método relativamente insensível para se detectar um hemoperitônio significativo, que pode ser identificado na área de reanimação por ultra-sonografia ou lavagem peritoneal diagnóstica ou na sala de cirurgia por laparotomia.

(3) Retroperitônio ou pelve. Geralmente devido à fratura pélvica associada.

(4) Externa. Visível à inspeção, como lesões vasculares importantes de lesões de extremidade, lesões de grande área de superfície, ou lesões não controladas em áreas de grande vascularização (face, couro cabeludo).

(5) Outras origens de perda sangüínea incluem fraturas de ossos longos e lesão extensa de tecido mole. Se não for identificado nenhum local de sangramento, considerar as causas alternativas de choque (tamponamento cardíaco, neurogênico, cardiogênico). Considerar também repetir a avaliação do tórax, abdome e pelve para ter certeza de que nenhuma origem possível deixou de ser vista.

B. **Choque cardiogênico.** Em pacientes com traumatismo, o choque cardiogênico pode ser provocado ou por lesão cardíaca significativa (contusão miocárdica) ou por doença cardíaca intrínseca (infarto do miocárdio, arritmia cardíaca).

1. **Diagnóstico.** A suspeita de choque cardiogênico deve ser realçada quando o choque hipovolêmico for excluído ou fatores de risco forem identificados (paciente idoso, doença cardíaca preexistente conhecida, arritmias presentes no eletrocardiograma (ECG) ou no monitor, presença de fratura esternal). O diagnóstico de falência de bomba cardíaca como origem do choque em curso em pacientes com traumatismo requer a exclusão de outras causas e a demonstração de diminuição da função cardíaca (diminuição do débito cardíaco, evidência ecocardiográfica de disfunção cardíaca).

2. **Tratamento.** O tratamento do choque cardiogênico em pacientes com politraumatizados compreende a restauração da função cardíaca em conjunção com o tratamento das lesões traumáticas agudas.

a. ABCs. As vias aéreas devem estar desobstruídas e os ruídos respiratórios bilaterais presentes de forma igual. A reposição volêmica deve ser instituída criteriosamente em pacientes com disfunção cardíaca conhecida.

b. Monitoração hemodinâmica invasiva. Uma punção arterial e um cateter arterial pulmonar podem ajudar a orientar a terapia e chegar ao sucesso.

c. Agentes inotrópicos. O uso seletivo pode ser orientado pelos resultados da monitoração hemodinâmica invasiva.

d. Suporte circulatório. Considerar balão intra-aórtico para disfunção cardíaca refratária.

C. **Choque neurogênico,** em pacientes com politraumatizados, geralmente é provocado por lesões na coluna cervical ou torácica superior. Raramente lesões de coluna vertebral com anormalidade (hematoma epidural da medula) podem resultar em choque neurogênico.

1. **Diagnóstico.** A descrição clássica de choque neurogênico inclui hipotensão e bradicardia, com extremidades quentes e perfundidas e presença de um déficit sensorial ou motor consistente com lesão medular. Pode haver taquicardia. A hipovolemia, além do componente neurogênico, pode contribuir para a hipotensão. O diagnóstico é freqüentemente feito uma vez que a hipovolemia foi excluída e identificada uma fratura vertebral na área apropriada.

2. **Tratamento**
   a. ABCs. As vias aéreas devem estar desobstruídas e os ruídos respiratórios bilaterais presentes de forma igual. A reposição volêmica deve ser instituída e a restauração do volume intravascular deve ser suficiente para restaurar a pressão sangüínea e a perfusão.
   b. Se o diagnóstico de choque neurogênico é certo e a hipotensão persiste, um suporte vasopressor pode ser útil. Fenilefrina ou norepinefrina pode ser administrada em uma infusão contínua. Se o suporte vasopressor for necessário, sua duração será geralmente breve (24 a 72 horas). Se o suporte vasopressor for indicado, a monitoração hemodinâmica invasiva (p. ex., uma punção arterial, monitor de pressão venosa central ou cateter pulmonar) deverá ser considerada, baseada na idade do paciente, lesões associadas e condição médica preexistente.

D. **Choque séptico** em pacientes com traumatismo é uma causa improvável de choque no setor de emergência ou no início da internação. O choque séptico pode se desenvolver mais tarde na hospitalização devido ao desenvolvimento de complicações infecciosas após traumatismo.

1. **Diagnóstico.** Um perfil hemodinâmico hiperdinâmico está freqüentemente presente, com hipotensão apesar de taquicardia e aumento do débito cardíaco. Febre, leucocitose e taquipnéia estão freqüentemente presentes. Sinais de infecção localizada (pneumonia, infecção do trato urinário, abscesso intra-abdominal, empiema, infecção de partes moles) devem ser investigados. Bacteremia pode estar presente e a infecção secundária das vias de monitoramento (acesso venoso profundo, monitores de pressão intracraniana) talvez tenha que ser excluída.
2. **Tratamento**
   a. ABCs. As vias aéreas devem estar desobstruídas e a mecânica ventilatória adequada estabelecida. O volume intravascular deve ser restaurado inicialmente. Se a hipotensão persistir, talvez seja necessário suporte farmacológico. Monitoramento hemodinâmico invasivo deve ser considerado para orientar a terapia. Um cateter de artéria pulmonar pode contribuir na decisão de se instituir um suporte inotrópico ou vasopressor.
   b. O tratamento da infecção primária é essencial. Devem ser instituídos antibióticos sistêmicos, as coleções líquidas purulentas devem ser drenadas (percutânea ou cirurgicamente), aparelhos de monitoramento ou próteses infectados devem ser removidos e tecido necrótico não viável deve ser debridado. A terapia antibiótica deve ser suficiente para cobrir: os organismos responsáveis mais prováveis, baseado na causa infecciosa; organismos comuns na unidade ou instituição específica; e a história pregressa de episódios infecciosos do paciente. Os antibióticos devem ser escolhidos por dados adequados de cultura, quando disponível, e o emprego empírico de antibióticos de longo prazo deve ser desencorajado para evitar o desenvolvimento de organismos resistentes.
   c. O uso de estratégias antiendotoxinas, citocinas e antagonistas anticitocina deve ser considerado como experimental. Seu emprego não foi comprovado em testes clínicos.

E. **Choque obstrutivo.** A obstrução mecânica da perfusão geralmente é provocada pelo desenvolvimento de pneumotórax hipertensivo ou tamponamento cardíaco. O diagnóstico destas entidades está detalhada no Capítulo 26A e B. A correção da causa primária deve restaurar a perfusão ou causas adicionais devem ser investigadas.

F. **Choque traumático:** geralmente é provocado por uma combinação de choque hipovolêmico, cardiogênico, neurogênico, séptico e obstrutivo. O tratamento dos componentes contribuintes podem necessitar de tomada de decisão médica coordenada. Após assegurar a permeabilidade das vias aéreas, o controle imediato da hemorragia é geralmente o objetivo mais importante.

IV. **Resumo.** O termo "choque" representa um estado de perfusão tecidual e celular anormal. Confiar em critérios predeterminados de pressão sangüínea pode levar-nos a subestimar substancialmente a freqüência de ocorrência de estados de choque. Em pacientes com trauma, a perda sangüínea aguda representa a forma mais comum de choque, mas outras causas devem ser mantidas em vista. Freqüentemente o tratamento do choque deveria ser instituído antes ou em conjunção com os passos para se identificar a causa subjacente. Os pacientes que estão sangrando ativamente necessitam de intervenção cirúrgica imediata e a necessidade de tratamento cirúrgico deve ser estabelecida precocemente para se evitar a disfunção potencial de órgão final e morte associadas com hipoperfusão tecidual contínua.

Bibliografia

Gutierrez G, Brown SD. Response of the microcirculation. In: Schlag G, Redl H, eds. *Pathophysiology of shock, sepsis, and organ failure*. Berlin: Springer-Verlag, 1993:215-229.

Hierholzer C, Harbrecht BG, Meneze J, et al. Essential role of induced nitric oxide in the initiation of the inflammatory response following hemorrhagic shock. *J Exp Med* 1998;187:917-928.

Mullins RJ. Management of shock. In: Mattox KL, Feliciano DV, Moore EE, eds. *Trauma*. New York: McGraw-Hill, 2000:195-231.

Peitzman AB, Billiar TR, Harbrecht BG, et al. Hemorrhagic shock. *Curr Probl Surg* 1995;32:925-1012.

6. MEDIDAS DA GRAVIDADE DO TRAUMA

Theodore R. Delbridge

I. **Introdução.** Os sistemas de serviço médico de emergência (SME) estão encarregados de fazer avaliações rápidas de pacientes nas cenas do trauma para efetuar as decisões adequadas de triagem. A equipe de resgate deve determinar a extensão das lesões, ou em pacientes individuais ou situações de várias vítimas a fim de maximizar a utilização de recursos e a conseqüência para o paciente. A **subtriagem** ocorre quando um paciente com lesões severas é transportado para unidades sem os recursos adequados de cuidados. A **supertriagem** ocorre quando um paciente com lesões menos graves, que poderia ser adequadamente atendido em unidades de recursos menos intensos, é transportado para um centro de trauma quando uma unidade adequada mais próxima existe. O objetivo da triagem é levar o paciente para a unidade apropriada em tempo adequado.

Para facilitar os processos de tomada de decisão, vários sistemas de graduação de gravidade do trauma foram elaborados. De forma ideal, as escalas de gravidade devem ser de fácil emprego e requerer apenas dados prontamente disponíveis. Quando aplicadas no resgate, providenciam estimativas amplas de gravidade de lesão e não devem ser interpretadas como valores absolutos.

Estes sistemas de graduação também fornecem uma base mais objetiva para comparar pacientes, seguindo iniciativas de melhora de qualidade, e realizando avaliações epidemiológicas. Os sistemas de graduação também enfatizam nossa habilidade em reconhecer distribuições de lesões associadas a segmentos da população e identificar seus fatores de risco. As escalas de gravidade podem ser caracterizadas pelo tipo de informação que requerem que seja calculada. As técnicas atuais de graduações se baseiam predominantemente em dados anatômicos ou fisiológicos.

II. **Escalas fisiológicas**

A. Estas escalas dependem das alterações na pressão sangüínea, na freqüência cardíaca, na freqüência respiratória e no nível de consciência que ocorre na presença de lesões sérias. A informação necessária para seu cálculo está rotineiramente disponível para a equipe de resgate. Na teoria, as escalas fisiológicas são úteis para medida pré-hospitalar da gravidade da lesão e durante os processos de tomada de decisão na triagem.

1. **Escala Glasgow de Coma.** A Escala Glasgow de Coma (EGC) é um índice clínico para se avaliar o grau de perturbação da consciência.

   a. A EGC é calculada pela determinação das melhores respostas motoras, verbais e de abrir os olhos (Quadro 6.1). Estes parâmetros refletem a função do sistema nervoso central (SNC), seu grau de integração e a função do tronco cerebral, respectivamente.

   b. As graduações variam de 3 a 15, aumentando com a melhora do nível de consciência e a capacidade de integração. Graduações ≤ 8 indicam coma.

   c. Como descrito inicialmente, a EGC não levava em conta o paciente intubado ou paralisado farmacologicamente. O paciente com uma graduação EGC de 3 devido a trauma craniano pode ser muito diferente do paciente que está paralisado farmacologicamente e intubado para controle de vias aéreas, que também apresentam uma graduação EGC de 3. Na última circunstância, a graduação EGC deveria ser registrada como 3TP, indicando que o paciente está intubado (T) e farmacologicamente paralisado (P).

   d. O componente motor é o valor mais importante na EGC. O grau do componente motor se correlaciona estreitamente com a graduação EGC total.

2. **Escala de trauma de Champion.** A escala Champion de trauma (TS – trauma *score*) se baseia em avaliações de freqüência e esforço respiratórios na pressão sangüínea sistólica, no enchimento capilar e na EGC. As graduações variam de 1 (trauma mais grave) a 16 (trauma menos grave). Semelhante à EGC, a TS tem origem nos dados do paciente internado e não como uma ferramenta pré-hospitalar. Não obstante, é amplamente empregada como uma regra de previsão pré-hospitalar para facilitar as decisões de triagem.

Quadro 6.1 Escala Glasgow de Coma

Abertura de olhos	Espontânea	4
	– À voz	3
	– À dor	2
	– Nenhuma	1
Resposta verbal	Orientada	5
	Confusa	4
	Inadequada	3
	Incompreensível	2
	Nenhuma	1
Resposta motora	Obedece comando	6
	Localiza dor	5
	Retirada (dor)	4
	Flexão	3
	Extensão (dor)	2
	Nenhuma	1
Nota total		3–15

3. **Escala revisada de trauma.** A escala revisada de trauma (RTS – *revised trauma score*) foi elaborada para limitar a necessidade de se avaliar alguns achados ambíguos incluídos na TS, como a expansão respiratória e o enchimento capilar. Além disso, a TS subestimava o efeito de lesão de cabeça no resultado. A RTS melhora a precisão das previsões de resultado e requer a avaliação de menos parâmetros fisiológicos. Incorpora a EGC, a pressão sangüínea sistólica e a freqüência respiratória, empregando valores codificados variando de 4 (normal) a 0 para cada um dos parâmetros fisiológicos. A RTS final varia de 12 (normal) a 0 (Quadro 6.2). Um valor codificado menor que o normal (≤ 3) para qualquer variável sugere a necessidade provável de cuidados em um Centro de Traumatismo.
   a. A RTS é limitada em sua capacidade de prever resultados quando empregada no ambiente pré-hospitalar. Entretanto, é empregada com freqüência para prever a evolução na internação, quando os componentes da RTS são avaliados para enfatizar alterações na graduação da EGC (RTS = [0,9368] valor codificado de EGC + [0,7326] valor codificado de pressão sangüínea + [0,2908] valor codificado da freqüência respiratória; valor máximo = 7,8408).
4. Outras escalas, como a escala CRAMS (circulação, respiração, abdome, motor, fala), o *Índice Pré-Hospitalar* e a *Regra de Triagem de Trauma* são descritas e empregadas em algumas áreas do país.
5. **Escala pediátrica de trauma:** é discutida no Capítulo 47, *Traumatismo Pediátrico.*

III. **Escalas anatômicas.** Índices anatomicamente baseados caracterizam a gravidade da lesão dentro de regiões anatômicas, individual ou coletivamente. As escalas anatômicas mais comumente empregadas são a **Escala Abreviada de Lesão** (**EAL**), que quantifica lesão dentro de regiões corporais individuais; e a **Escala**

Quadro 6.2 Escala revisada de traumatismo

A **Escala Glasgow de coma**	**B** **Pressão sangüínea sistólica (mmHg)**	**C** **Freqüência respiratória (VC)**	**Valor codificado**
13-15	> 89	10-29	4
9-12	76-89	> 29	3
6-8	50-75	6-9	2
4-5	1-49	1-5	1
3	0	0	0

de gravidade de lesão (EGL), que é derivada de múltiplos da EAL. Ambas requerem diagnósticos de lesões, incluindo aquelas que são aparentes apenas após avaliação definitiva. Cada uma serve como um instrumento para análises retrospectivas de cuidados, avaliações epidemiológicas e avaliações de resultados.

A. A **EAL** deriva de uma lista de várias centenas de lesões, que são categorizadas de acordo com seus sítios anatômicos. Cada lesão é estimada em uma escala de 1 (menor lesão) a 6 (lesão máxima – geralmente fatal). A graduação EAL acurada requer o reconhecimento e a inteira apreciação da extensão de todas as lesões. Assim, não pode ser determinada até o final da avaliação diagnóstica de um paciente. A EAL caracteriza a gravidade de cada lesão individualmente e não fornece um resumo de todas as lesões presentes em um dado paciente. Para este propósito, são necessários sistemas de graduação adicionais.

B. **Escala de gravidade de lesão.** A Escala de gravidade de lesão (EGL) resume várias lesões em um único paciente. Os valores da EGL variam de 1 (lesão menor com maior probabilidade de sobrevida) até 75 (lesão maior com a menor probabilidade de sobrevida). A EGL é calculada pela soma dos quadrados das três graduações EAL mais elevadas em diferentes regiões corporais: (*a*) cabeça e pescoço, face, tórax, conteúdos abdominais ou pélvicos; (*b*) extremidades ou cintura pélvica; e (*c*) estruturas externas. Por exemplo, se as três graduações EAL mais elevadas estiverem nas regiões da face, do tórax e do abdome, cada uma destas graduações seria levada ao quadrado e então somada para se chegar à EGL. Além disso, se qualquer graduação EAL for 6 (essencialmente uma lesão letal), então a EGL seria automaticamente 75. Por convenção, uma EGL > 15 é percebida como indicando a presença de lesão significativa que garante cuidados no Centro de Traumatismo.

   1. Devido ao fato de a EGL se basear nas graduações EAL, sofre limitações em termos de tempo com o qual pode ser determinada. Isto é, a EGL não pode ser calculada até que esteja claro que todas as lesões tenham sido identificadas. Além disso, a EGL engloba apenas os resultados mais elevados de cada região corporal e trata graduações EAL iguais a lesões de igual severidade. Assim, um valor EGL pode resultar de múltiplas combinações de padrões de lesão e representa grupos heterogêneos de pacientes com prognósticos diversos.

C. **Classificação Internacional de Doenças (CDI).** A *Classificação Internacional de Doenças,* 9ª revisão (CDI-9), é um sistema taxonômico aplicado a quase todos os pacientes hospitalizados nos Estados Unidos. O código CDI-9 atribuído a pacientes com traumatismo tem sido usado para prever mortalidade e, retrospectivamente, ajudar nos cálculos de EAL. Entretanto, tais previsões dependem de se determinar o risco de mortalidade para cada código diagnóstico. O código CDI-9 é atribuído no momento da alta hospitalar.

D. **Índice de Traumatismo Abdominal Penetrante (ITAP).** A escala anatômica ITAP tem sido aplicada a pacientes com feridas penetrantes do esôfago. O ITAP soma as graduações individuais de órgãos individuais multiplicando-se a estimativa de severidade para cada órgão (1-5) vezes o fator de risco (1-5) para lesão deste órgão (Quadro 6.3).

E. **Lesões de alto risco.** Algumas lesões anatômicas podem indicar uma probabilidade de trauma significativo, que incluem lesões penetrantes da cabeça, pescoço, tronco e extremidades proximais ao cotovelo e ao joelho; tórax instável; combinação de outros traumatismos com queimadura; duas ou mais fraturas de ossos longos proximais; fraturas pélvicas; paralisia de membro; e amputações proximais ao punho e tornozelo.

IV. Aplicações de escalas em cuidados de traumatismo

A. **Triagem pré-hospitalar.** Apesar da disponibilidade das técnicas de graduação com escalas, a mensuração objetiva da gravidade da lesão no ambiente pré-hospitalar permanece sendo problemática. Quando as escalas de gravidade se baseiam em lesões anatômicas, os dados necessários para calculá-las com freqüência não estão disponíveis até depois de extensa avaliação intra-hospitalar. As graduações fisiológicas têm uma sensibilidade limitada na predição da presença de trauma importante. Por natureza, os processos fisiológicos são dinâmicos e com freqüência se sobrepõem. Assim, os sistemas de graduação funcionam melhor com mensurações repetidas ou em casos de desvios extremos mais do que quando usados para se fazer uma única mensuração após uma lesão. O julgamento das equipes dos SME (p. ex., paramédicos) representa um papel importante. A combinação do julgamento da equipe

Quadro 6.3 Cálculo do Índice de Traumatismo Abdominal Penetrante (ITAP)*

Órgão lesionado	Fator de risco	Graduação
Duodeno	4	1. Uma parede 2. ≤ 25% de parede 3. > 25% de parede 4. Parede duodenal e fornecimento sangüíneo 5. Pancreatoduodenectomia
Pâncreas	5	1. Tangencial 2. Transfixação (ducto intacto) 3. Grande debridamento ou lesão ductal distal 4. Lesão de ducto proximal 5. Pancreatoduodenectomia
Fígado	4	1. Periférico não-hemorrágico 2. Sangramento, central ou pequeno debridamento 3. Grande debridamento ou ligadura de artéria hepática 4. Lobectomia 5. Lobectomia com reparação de cava ou extenso debridamento bilobar
Intestino grosso	4	1. Serosa 2. Uma parede 3. ≤ 25% de parede 4. > 25% de parede 5. Parede de cólon e suprimento sangüíneo
Grandes vasos	5	1. ≤ 25% de parede 2. > 25% de parede 3. Transecção completa 4. Implante de interposição ou *bypass* 5. Ligadura
Baço	3	1. Sem sangramento 2. Cautério ou agente hemostático 3. Pequeno debridamento ou sutura 4. Ressecção parcial 5. Esplenectomia
Rim	2	1. Sem sangramento 2. Pequeno debridamento ou sutura 3. Debridamento importante 4. De pedículo ou calicial maior 5. Nefrectomia
Biliar extra-hepático	1	1. Contusão 2. Colecistectomia 3. ≤ 25% de parede 4. > 25% de parede 5. Reconstrução entérica biliar
Intestino delgado	1	1. Uma parede 2. Transfixação 3. ≤ 25% de parede 4. > 25% de parede 5. Parede e suprimento sangüíneo ou mais de 5 lesões
Estômago	3	1. Uma parede 2. Transfixação 3. Pequeno debridamento 4. Ressecção em cunha 5. > 35% de ressecção

(Continua)

Quadro 6.3 Cálculo do Índice de Traumatismo Abdominal Penetrante (ITAP)* *(Cont.)*

Órgão lesionado	Fator de risco	Graduacão
Ureter	2	1. Contusão
		2. Laceração
		3. Pequeno debridamento
		4. Ressecção segmentar
		5. Reconstrução
Bexiga	1	1. Uma parede
		2. Transfixação
		3. Debridamento
		4. Ressecção em cunha
		5. Reconstrução
Osso	1	1. Periósteo
		2. Córtex
		3. Transfixação
		4. Intra-articular
		5. Grande perda óssea
Pequenos vasos	1	1. Pequeno hematoma sem sangramento
		2. Grande hematoma sem sangramento
		3. Sutura
		4. Ligadura de vasos isolados
		5. Ligadura de vasos nomeados

*Baseado em atribuir-se um fator de risco de complicação (×) a cada sistema de órgãos envolvido e graduando cada lesão de órgão (1 = mínima, 2 = pequena, 3 = moderada, 4 = grande, 5 = máxima).
(Adaptado de Moore EE, Dunn EL, Moore JB, et al. Penetration Abdominal Trauma Index. *J Trauma* 1981:21:439-445; Borlase BC, Moore EE, Moore FA. The Abdominal Trauma Index – a Critical Reassessment and Validation. *J Trauma* 1990;30:1340-1344; com autorização.)

de SME e os sistemas objetivos de graduação de traumatismo podem melhorar a eficácia dos critérios de triagem de traumatismo.

B. **Avaliação de resultados.** Previsões mais precisas de resultados podem ser feitas combinando-se os critérios anatômicos e fisiológicos.

1. **EGLRT** (Escala de Gravidade de Lesão Relacionada ao Trauma) é uma combinação de EGL, ERT, mecanismo de lesão e idade. A probabilidade de sobrevida para qualquer paciente pode ser prevista. Ainda mais importante, a EGLRT fornece uma avaliação objetiva que facilita a comparação de qualquer resultado particular da instituição contra um padrão ou uma norma. Monitoramento de desempenho ou programas de melhoria de qualidade podem empregar EGLRT para ajudar a identificar sobreviventes inesperados (aqueles que sobreviveram mas que poderiam morrer) e mortes inesperadas (aqueles que morreram mas que se poderia esperar que sobrevivessem).

   a. A probabilidade de sobrevivência (Ps) é dada pela fórmula:

   $$Ps = 1/(1 = e^{-b})$$

   onde $b = b_0 + b_1$ (ERT) + b_2(ESL) + b_3(idade); b_0, b_1, b_2 e b_3 são coeficientes derivados da análise de regressão de Walker Duncan de milhares de pacientes de traumatismo listados no Estudo de Resultado de Traumatismo Múltiplo (ERTM) (Fig. 6.1).

2. **Uma caracterização de gravidade do trauma** (*a severity characterization of trauma* – **ASCOT**). A ASCOT foi elaborada para melhorar a capacidade de predição da EGLRT. A EGLRT combina a ERT, a idade do paciente e um perfil anatômico com quatro valores com valores para a cabeça e a

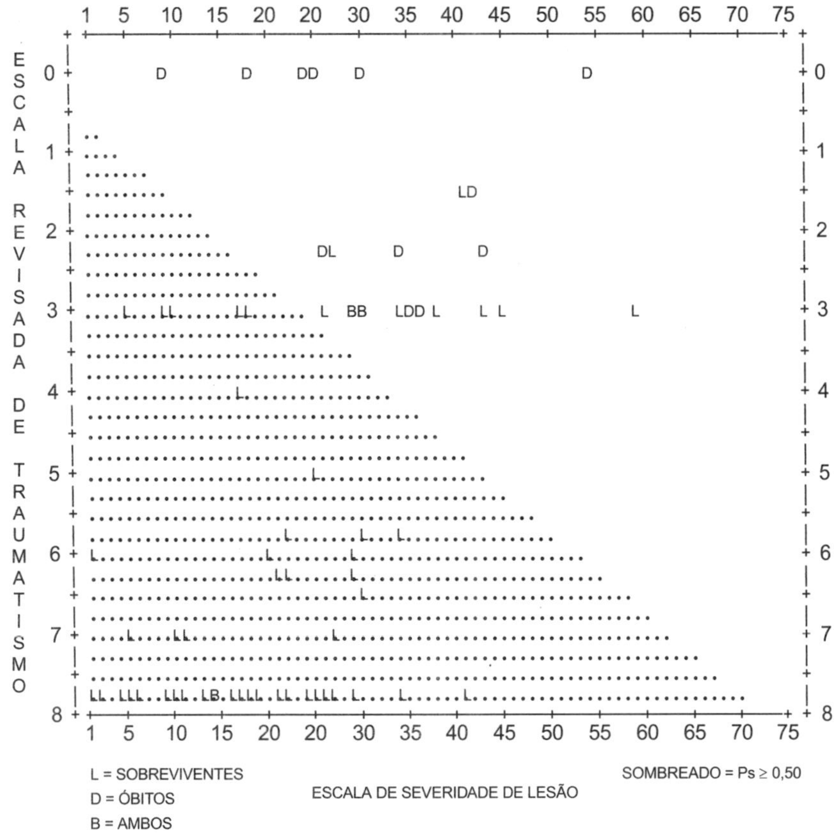

FIG. 6.1. Diagrama da EGLRT (Escala de Gravidade de Lesão Relacionada a Traumatismo).

medula espinhal (A), o tórax e a região anterior do pescoço (B), outras regiões com EAL 3 a 5 (C), e outras regiões com EAL 1 a 2 (D).

Bibliografia

The Abbreviated Injury Scale–1990 Revision. Des Plaines, IL: American Association for Automotive Medicine, 1990.

Baker SP, O'Neill B, Haddon W, et al. The injury severity score: a method for describing patients with multiple injuries and evaluating emergency care. *J Trauma* 1979;14:187-196.

Baxt WG, Berry CC, Epperson MD, et al. The failure of prehospital trauma prediction rules to classify trauma patients accurately. *Ann Emerg Med* 1989;18:1-8.

Baxt WG, Jones G, Fortlage D. Trauma triage rule: a new, resource-based approach to the prehospital identification of major trauma victims. *Ann Emerg Med* 1990;19:1401-1406.

Boyd CR, Tolson MA, Copes WS. Evaluating trauma care: the TRISS method. *J Trauma* 1987;27:170-375.

Cayten CG, Stahl WM, Murphy JG, et al. Limitations of the TRISS method for interhospital comparisons: a multihospital study. *J Trauma* 1991;31:471.

Champion HR, Sacco WJ, Carnazzo AJ, et al. Trauma score. *Crit Care Med* 1981;9:672-676.

Champion HR, Sacco WJ, Copes WS. A revision of the trauma score. *J Trauma* 1989; 29:623-629.

Champion HR, Sacco WJ, Copes WS. Trauma scoring. In: Moore EE, Mattox KL, Feliciano DV, eds. *Trauma,* 2nd ed. Norwalk: Appleton & Lange, 1991.

Gormican SP. CRAMS scale: field triage of trauma victims. *Ann Emerg Med* 1982;11:132-135.

Koehler JJ, Baer LJ, Malafa SA, et al. Prehospital index: a scoring system for field triage of trauma victims. *Ann Emerg Med* 1986;15:178-182.

Moore EE, Dunn EL, Moore JB, et al. Penetrating abdominal trauma index. *J Trauma* 1981;21:439-445.
Sacco W, Copes W, Bain L, et al. Effect of preinjury illness on trauma patient survival outcome. *J Trauma* 1993;35:538.
Simmons E, Hedges JR, Irwin L, et al. Paramedic injury severity perception can aid trauma triage. *Ann Emerg Med* 1995;26:461-468.
Teasdale G, Jennett B. Assessment of coma and impaired consciousness: a practical scale. *Lancet* 1974;2:81-84.

7. TRIAGEM PRÉ-HOSPITALAR

Ronald N. Roth e Vincent N. Mossesso, Jr.

I. **A triagem de campo** envolve a classificação de pacientes baseada na **gravidade de suas lesões** e na **disponibilidade de recursos.** A triagem de campo torna-se necessária quando o número de vítimas supera as capacidades das equipes de resgate de cuidados de campo ou os recursos das unidades receptoras locais.

A. Existem dois tipos de situações de triagem

1. A primeira situação ocorre quando o número de pacientes e suas lesões **não** excedem os recursos das equipes de campo ou unidades locais de tratamento. Nesta situação, todos os pacientes com traumatismo são tratados e transportados imediatamente e a triagem se focaliza em identificar a prioridade das necessidades de tratamento para cada paciente.
2. Quando o número de pacientes e suas lesões excedem os recursos das equipes de resgate ou as unidades locais de tratamento, é necessária a triagem para identificar pacientes que podem ser potencialmente salvos com condições de risco de vida que necessitam de tratamento e transporte imediatos.

B. **A triagem de campo** é iniciada pela primeira unidade a chegar em cena. Entretanto, a responsabilidade da triagem de paciente pode ser delegada a pessoal mais experiente quando chega ao local. A triagem de campo funciona melhor quando as vítimas estão limitadas em uma pequena área geográfica. Locais de grandes desastres (p. ex., terremotos, enchentes) podem necessitar de muitos locais de triagem.

C. **Princípios.** Os pacientes com lesões mais críticas são transportados primeiro. Entretanto, a triagem deve ser um processo contínuo durante um grande evento com monitoramento constante de estado do paciente. As alterações do estado do paciente pode necessitar de uma alteração na categorização do paciente.

D. **Diretrizes de triagem de campo.** O conhecimento da lesão, do mecanismo e da existência de fatores comórbidos é mandatório para todos os que participam de triagem de trauma. Infelizmente, nenhum fator isolado que garantirá o sucesso da triagem existe. Os tópicos que seguem devem ser incorporados no processo de tomada de decisão da triagem (Quadro 7.1).

1. **Avaliação do paciente.** A inspeção inicial do paciente pode freqüentemente identificar pacientes com lesões com risco de vida imediato.
   a. **Sinais fisiológicos anormais** sugerem fortemente a necessidade para tratamento e transporte rápidos para uma unidade adequada.
   b. **Localização anatômica das lesões:** pode antecipar necessidade de cuidados cirúrgicos emergenciais ou de especialidade.
2. **Mecanismo de lesão.** Apesar de não ser um fator de previsão tão forte para a necessidade de cirurgia imediata ou de cuidados intensivos como os critérios anatômicos e fisiológicos, a análise em campo do mecanismo de lesão pode melhorar a precisão da triagem, o que leva em consideração interferências das forças envolvidas e a energia cinética transferida durante o evento.
3. **Condições mórbidas pregressas.** Não existe nenhum sistema formal de escalas para graduar as condições mórbidas pregressas, entretanto sua inclusão na tomada de decisão da triagem é amplamente aceita.
4. **Outros problemas** incluem fatores de recursos médicos e ambientais que devem ser incluídos na decisão de triagem.

II. **Instrumentos de triagem.** Vários instrumentos de triagem podem auxiliar a equipe de resgate em campo nas decisões de triagem de trauma. Não existe nenhum sistema de escalas aceito universalmente para a triagem fora do hospital de numerosas vítimas de trauma.

A. **Escalas de triagem de trauma.** Várias escalas de trauma têm sido elaboradas para se determinar a gravidade das lesões de vítimas de trauma tanto no hospital quanto na cena do ocorrido (ver Capítulo 6). A escala precisa de trauma depende de habilidades diagnósticas e pode ser limitada por condições de campo, de intoxicação do paciente e dos mecanismos fisiológicos compensatórios, mascarando lesões importantes. As escalas de trauma tendem a incluir combinações do seguinte:

Quadro 7.1 Diretrizes da triagem em campo

Avaliação do paciente

- **Fisiológica**
  - Pulso < 60 ou > 100/min
    - Freqüência respiratória < 10 ou > 29/min
    - Pressão sangüínea sistólica < 90 mmHg
    - Graduação da Escala Glasgow de Coma < 14
  - Escala Revisada de Trauma < 12
- **Anatômica**
  - Lesões penetrantes de cabeça, pescoço, tronco ou extremidades proximais ao cotovelo, ou:
    - Tórax instável
    - Duas ou mais fraturas de ossos longos proximais
    - Queimaduras sobre mais de 15% de área de superfície corporal, face ou vias aéreas
    - Fraturas pélvicas
    - Paralisia
    - Amputação de extremidade
- **Mecanismo de lesão**
  - Ejeção de automóvel
    - Morte de vítima no mesmo compartimento de passageiros
    - Tempo de retirada > 20 min
    - Queda > 7 m
    - Capotagem
    - Choque de veículos em alta velocidade
    - Atropelamento > 8 km/h
    - Acidente de motocicleta > 32 km/h ou separação de ciclista da bicicleta
- **Condições mórbidas prévias ou coexistentes**
  - Idade < 5 anos ou > 55 anos
  - Doença cardíaca ou respiratória
  - *Diabetes mellitus* (especialmente se em uso de insulina)
  - Cirrose ou doença hepática
  - Câncer/neoplasia ativos
  - Obesidade mórbida
  - História de distúrbio de coagulação ou anticoagulantes
- **Outros problemas**
  - Potencial para declínio da condição do paciente
  - Disponibilidade de recursos
    - Equipe e nível de treinamento
    - Equipamentos e estoque
    - Veículos de transporte (terra ou ar)
    - Tempo de manobra dos veículos
  - Disponibilidade de unidades e leitos locais
    - Centros de trauma pediátricos e para adultos
    - Centros de queimados
    - Outros centros de cuidados especializados (p. ex., descontaminação de exposição de risco, obstétrico, psiquiátrico)
  - Presença de perigos ambientais ou risco em curso

1. **Sistema cardiovascular.**
2. **Sistema respiratório.**
3. **Sistema nervoso central.**
4. **Tipo e localização de lesão.**
5. **Exame do abdome.**

B. **Sistema de triagem simples e de tratamento rápido** (START – *simple triage and rapid treatment system*): baseia-se unicamente na apresentação clínica. Os pacientes são classificados como prioridade imediata ou tardia, baseando-se na avaliação de três parâmetros: ventilação, perfusão e estado mental. Uma anormalidade com qualquer dos parâmetros coloca a vítima na categoria de transporte imediato.

C. **Apreciação do provedor em campo.** Sem o emprego de técnicas formais de graduação de trauma, a apreciação da equipe de resgate em campo tem-se mostrado sensível, mas não específica na identificação de pacientes com lesões com risco de vida.

D. **Rótulos de triagem:** são empregadas com mais eficiência em sistemas que empregam rótulos rotineiramente para grandes e pequenos incidentes com várias vítimas.

1. **Os problemas** que podem ocorrer com os rótulos de triagem incluem:
   a. Separação do rótulo da vítima.
   b. Contaminação por sangue ou fluidos corporais.
   c. Espaço limitado para documentação.
2. **Códigos de cores:** identificam a classificação do paciente por gravidade de lesão e necessidade de transporte.
   a. **Vermelho.** Traumas mais críticos. Inclui pacientes com lesões importantes da cabeça, do tórax e do abdome para os quais são necessários cuidados cirúrgicos ou especializados imediatos.
   b. **Amarelo.** Traumas menos críticos. Inclui pacientes que apresentam lesões menos graves, que ainda necessitam cuidados cirúrgicos ou especializados, mas não imediatamente.
   c. **Verde.** Nenhuma lesão com risco para a vida ou um membro identificada.
   d. **Preto.** Morto. Pacientes mortos ou com lesões obviamente fatais.

III. **Limitações de triagem.** Muitos fatores interferem na triagem; a triagem perfeita é difícil de ser alcançada. A supertriagem de até 50% pode ser necessária para se alcançar uma taxa de subtriagem de 10%.

A. **A supertriagem** ocorre quando as equipes de resgate superestimam a gravidade das lesões de um paciente.

1. A supertriagem pode sobrecarregar potencialmente os recursos existentes com pacientes portadores de lesões não críticas.
2. A supertriagem pode evitar que pacientes com lesões graves recebam cuidados adequados.

B. **A subtriagem** ocorre quando a equipe de resgate subestima a gravidade das lesões de um paciente.

1. A subtriagem pode provocar atrasos no tratamento e na transferência de pacientes com lesões com risco de vida ou de perda dos membros.
2. A subtriagem pode fazer com que pacientes com lesões com risco de vida ou complicadas sejam levados a hospitais que carecem de recursos adequados.

IV. **Parada traumática.** O termo "parada pós-trauma" se refere ao resultado final de vários processos patológicos em resposta à lesão e não representa uma entidade única. Apesar de o termo parecer se autodefinir, *nuances* sutis dentro desta categoria conferem diferenças significativas no prognóstico. Os médicos e paramédicos envolvidos em cuidados de trauma devem abordar os pacientes com trauma em parada cardiorrespiratória (PCR) de uma forma organizada a fim de permitir tratamento e triagem eficazes e racionalizados.

A. **Etiologia.** A reanimação bem-sucedida do paciente em PCR pós-trauma requer identificação e intervenção para processos de risco de vida específicos. Para alcançá-la, é importante rever as várias causas que podem levar a colapso cardiopulmonar pós-trauma.

1. **Vias aéreas. A perda de vias aéreas pérvias é a razão mais comum para colapso cardiopulmonar imediato pós-trauma.** As seguintes causas devem ser pesquisadas e tratadas:
   a. **Oclusão pela língua ou epiglote**
      (1) **Perda da tonicidade** (disfunção do sistema nervoso central [SNC] provocada por traumatismo craniano, hipoxia, fármacos, acidente vascular cerebral).
      (2) **Fratura facial.**

b. **Oclusão por corpo estranho** (considerar especialmente sangue, perda de dente ou partes moles e vômitos).

c. **Rompimento traumático direto** (fratura laríngea, colapso traqueal).

2. **Respiração.** Mesmo frente a vias aéreas superiores permeáveis, a troca gasosa inadequada pode levar rapidamente à morte, que pode ser o resultado de:

a. **Perda do esforço respiratório**, provocado por:

(1) Trauma de crânio grave.

(2) **Rompimento alto de medula espinhal** (as raízes do nervo frênico saem em C_{2-5}).

(3) Depressão do SNC por toxinas ou drogas (inclusive álcool).

b. **Disfunção mecânica:**

(1) Pneumotórax hipertensivo.

(2) Pneumotórax aberto grande ou bilateral (ferida torácica de sucção).

(3) Tórax instável.

(4) Esmagamento ou compressão torácicos.

(5) Rompimento diafragmático.

(6) Grande hemotórax.

c. **Outros:**

(1) Afogamento.

(2) Toxinas sistêmicas (inclusive fármacos, álcool, monóxido de carbono e cianureto de inalação de fumaça).

3. **Circulatória.** A oferta alterada de sangue oxigenado para órgãos vitais de forma semelhante provocará rápida deterioração clínica, que pode ocorrer de:

a. **Hemorragia severa**

(1) Externa.

(2) Intratorácica (inclui rompimento de grandes vasos).

(3) Intra-abdominal.

(4) Pélvica ou retroperitoneal (fratura pélvica).

(5) Vários ossos longos.

(6) Exclui perda sangüínea intracraniana (exceto crianças com menos de 1 ano de idade).

b. **Obstrução de fluxo sangüíneo** (impede retorno venoso ao coração)

(1) Pneumotórax hipertensivo.

(2) Tamponamento pericárdico.

c. **Disfunção miocárdica**

(1) Contusão.

(2) Ruptura.

(3) Infarto ou isquemia.

(4) Arritmia.

(a) Choque elétrico.

(b) *Commotio cordis* (golpe de alta energia no tórax).

(c) Hipoxemia ou isquemia global (p. ex., choque hemorrágico).

4. Apesar de ser uma lista longa, os socorristas devem ser treinados para **reconhecer as três causas tratáveis mais comuns de colapso cardiorrespiratório** no ambiente **pré-hospitalar:**

a. **Obstrução de vias respiratórias.**

b. **Hipoventilação ou hipoxemia.**

c. **Pneumotórax hipertensivo.**

B. Determinação de viabilidade

1. **Probabilidade de sobrevivência.** A pesquisa neste tópico com freqüência inclui um misto de condições clínicas, tornando difícil a interpretação. As publicações incluem tanto pacientes com trauma contuso quanto penetrante; aqueles que param antes e depois da chegada dos SME na cena e após chegada no hospital; e pacientes com presença variável de outros sinais de vida (p. ex., resposta pupilar ou atividade elétrica cardíaca). Apesar de todos os estudos relatarem um prognóstico

sombrio (com taxas de sobrevivência de 0 a 18%), apenas algumas regras podem ser geradas dos dados disponíveis.

a. **Vítimas de trauma penetrante** apresentam uma probabilidade maior de sobrevivência após PCR do que vítimas de trauma contuso.
   (1) A sobrevivência de PCR é mais provável após ferimentos cortantes (15 a 40%) do que após ferimentos por arma de fogo (7 a 17%). A sobrevivência de pacientes em PCR após ferimentos cortantes do coração se aproxima de 40% em áreas com cuidados pré-hospitalares e sistemas de trauma agressivos.
   (2) A PCR antes da chegada dos SME diminui significativamente a probabilidade de sobrevivência.
   (3) A presença de tamponamento pericárdico reconhecido e rapidamente tratado é um fator prognóstico positivo (isto é, associada com resultados melhores).
b. **Vítimas de trauma contuso** que sofrem PCR apresentam uma baixa probabilidade de sobrevivência (0 a 3%).
   (1) Aqueles encontrados pela equipe pré-hospitalar em PCR sem sinais de vida (ausência de movimento ou respirações espontâneas, e ausência de reflexos intactos incluindo pupilar) e sem atividade elétrica no eletrocardiograma (ECG) apresentam uma chance ínfima de sobrevivência. A reanimação pré-hospitalar **não** é indicada para estes pacientes.
   (2) A presença de algum sinal de vida (movimento ocular, reação pupilar, reflexo corneano, ritmo cardíaco organizado) em pacientes sem pulso, sem respiração confere uma probabilidade de sobrevivência de cerca de 2 a 3%. Devido ao fato de que intervenções agressivas (p. ex., intubação, ventilação, drenagem de pneumotórax hipertensivo e reanimação hídrica) resultam em sobrevivência a longo prazo ocasional, deve ser tentada a reanimação. A persistência de falta de pulso (principalmente assistolia) na chegada ao hospital é uniformemente fatal e a reanimação posterior não é indicada, a não ser para confirmar a ausência de pulso e outros sinais de vida.
   (3) A deterioração para PCR após a chegada dos SME, mas antes da chegada ao hospital, também apresenta prognóstico sombrio, mas todos os esforços de reanimação devem ser empreendidos. Alguns estudos sugerem que não há nenhum benefício de toracotomia na sala de emergência por PCR pré-hospitalar em trauma contuso.

C. **Critérios para se tentar a reanimação.** A reanimação deve ser tentada em **todos** os pacientes em PCR provocada por trauma contuso ou penetrante grave, **a menos** que um dos critérios seguintes seja atendido:
   1. Lesão obviamente incompatível com a vida (p. ex., decapitação, evisceração de conteúdo torácico).
   2. Ausência de sinais de vida (sem esforço respiratório, sem resposta pupilar ou movimento ocular, sem resposta à dor profunda) e ritmo de assistolia ao ECG.
   3. Falta de pulso e apnéia documentados e não tratados por mais de 10 min (p. ex., encarceramento prolongado, cena de risco) em um paciente normotérmico.
   4. Rigor *mortis.*

D. **Condições especiais**
   1. **Choque elétrico ou relâmpago.** A PCR, por ser geralmente provocada por uma arritmia cardíaca com freqüência reversível, deve ser tratada agressivamente em todos os pacientes. Em casos de numerosas vítimas de um incidente elétrico, aqueles em PCR devem receber a primeira prioridade.
   2. **Afogamento ou enforcamento.** A PCR geralmente é provocada por asfixia nestas situações. Apesar dos cuidados de trauma adequados, como imobilização de coluna vertebral, deverem ser instituídos, a decisão de reanimar pode se basear em critérios para PCR clínicas. A hipotermia deve ser considerada em vítimas de afogamento.
   3. **Hipotermia.** A presença de hipotermia (temperatura interior < 35°) pode resultar de ou levar a um evento traumático. A hipotermia pode tornar difícil detectar sinais de vida. Os pacientes gravemente hipotérmicos merecem reaquecimento interno ativo antes da cessação dos esforços de

reanimação, a menos que as lesões sejam claramente incompatíveis com a vida. Referir-se ao Capítulo 42 para mais detalhes para esta doença e seu tratamento.

4. **Parada secundária à causa clínica.** Deve-se tomar cuidado para reconhecer pacientes que podem ter sofrido parada devido a uma condição clínica, como o condutor de um automóvel que desenvolve fibrilação ventricular com o acidente resultante. A menos que forte evidência sugira uma lesão fatal, estes pacientes merecem esforços de reanimação semelhantes a qualquer outra PCR por causa clínica.

E. **Protocolos de gerenciamento**

1. **Na cena. Nota:** O tempo na cena (excluindo extricação complicada) deveria ser < 10 minutos.
   a. **Certificar-se de que a cena é segura antes de entrar.**
   b. **Reconhecer a parada cardíaca:**
      (1) Determinar se se inicia a reanimação (ver Seção III).
      (2) Avaliar a presença de condições especiais como a hipotermia ou uma causa clínica primária que pode influenciar a decisão ou o curso da reanimação.
   c. **Manter a imobilização manual da coluna vertebral.**
   d. **Vias aéreas abertas empurrando a mandíbula sem inclinação da cabeça.** Inspecionar a cavidade oral; remover fragmentos por aspiração ou manualmente.
   e. **Ventilar o paciente** com uma freqüência de 12 a 16 respirações/minuto; usar oxigênio (100%) assim que possível.
   f. **Realizar compressões torácicas a uma freqüência de 100/minuto.**
   g. **Controlar hemorragia externa grave.**
   h. **Determinar ritmo ao ECG:**
      (1) Desfibrilar até três vezes (200, 300, 360 J) para fibrilação ventricular.
      (2) Observar a presença de um ritmo organizado (a atividade elétrica sem pulso [PEA – *pulseless electrical activity*]), pois possui uma probabilidade maior de uma condição reversível.
   i. Tentativa de se realizar intubação endotraqueal (referir-se ao Capítulo 8).
      (1) Se for possível intubar, confirmar a posição adequada do tubo, determinar a eficácia da ventilação empregando técnicas básicas.
      (2) Se não for possível realizar intubação, determine a eficácia de ventilação usando técnicas básicas:
         (a) Se for possível ventilar adequadamente (subida e descida do tórax), continuar a ventilação com manobras básicas.
         (b) Se não for possível ventilar adequadamente e o socorrista for convenientemente treinado e qualificado, realizar a cricotireoidotomia; senão, iniciar o transporte rápido e continuar a tentativa de ventilação com manobras básicas.
   j. Procurar por pneumotórax hipertensivo.
      (1) Sinais: ruídos respiratórios unilaterais (ou bilaterais) diminuídos, complacência pulmonar pobre ou em declínio (especialmente com ventilação com pressão positiva), desvio traqueal, enfisema subcutâneo.
      (2) Se houver suspeita de pneumotórax, realizar descompressão com agulha.
   k. Imobilizar o paciente na tábua de suporte com correias, colar cervical rígido e aparelho de imobilização da cabeça.
   l. Transferir o paciente rapidamente para a ambulância e iniciar o transporte.
2. **A caminho do hospital**
   a. Reconfirmar o posicionamento do tubo endotraqueal e a capacidade de ventilar.
   b. Reavaliar pneumotórax hipertensivo.
   c. Entrar em contato com o Comando Médico e unidade receptora, baseando-se em protocolo local.
   d. Considerar calça pneumática antichoque.
   e. Iniciar acesso endovenoso (e.v.) e administrar solução salina e.v. toda aberta (usar bolsa de pressão se possível):
      (1) Dois cateteres de grande calibre e.v. (≥16 g) são o ideal.

3. **Intervenções avançadas** por **médicos e outros socorristas avançados** podem ser indicadas em algumas situações, principalmente quando o tempo de transporte é > 15 a 20 minutos:
   a. **Vias aéreas cirúrgicas:**
      (1) **Cricotireoidectomia.**
      (2) **Ventilação translaríngea a jato.**
   b. **Acesso venoso:**
      (1) **Punção percutânea de veia central.**
      (2) **Acesso de veia safena na virilha ou no tornozelo.**
      (3) **Punção intra-óssea em crianças de até 6 anos de idade.**
   c. **Toracostomia com tubo:**
      (1) A descompressão com agulha pode produzir descompressão inadequada ou apenas temporária de pneumotórax e não é adequada para drenagem de hemotórax.
      (2) O posicionamento de tubos torácicos bilaterais deve ser fortemente considerado antes de transferir de outras unidades médicas ou durante transportes longos (>20 minutos) da cena para o Centro de Traumatismo em todos os pacientes com parada traumática.

Axiomas

- Os pacientes com traumatismos mais críticos são transportados primeiro.
- As alterações fisiológicas na avaliação do paciente se correlacionam com alto risco de lesão importante → critérios de triagem anatômica → mecanismo de lesão.
- A supertriagem, até 50%, é necessária para alcançar níveis aceitáveis de subtriagem (10%).
- A perda de vias aéreas é a causa mais comum de parada cardiorrespiratória após traumatismo, seguida de hipoventilação ou hipoxemia e pneumotórax hipertensivo.

Bibliografia

Aprahamian C, Darin JC, Thompson BM, et al. Traumatic cardiac arrest: scope of paramedic services. *Ann Emerg Med* 1995;14(6):583-586.

Baxt WG, Jones G, Fortlage D. The trauma triage rule: a new resource based approach to the prehospital identification of major trauma victims. *Ann Emerg Med* 1990;19(12):1401-1406.

Committee on Trauma, American College of Surgeons. *Advanced trauma life support manual.* Chicago: American College of Surgeons, 1993.

Durham LA, Richardson RJ, Wall MJ, et al. Emergency Center thoracotomy: impact of prehospital resuscitation. *J Trauma* 1992;32(6):775-779.

Esposito TJ, Offner PJ, Jurkovich GJ, et al. Do prehospital trauma center triage criteria identify major trauma victims? *Arch Surg* 1995;130(2):171-176.

Fries GR, McCalla G, Levitt MA, et al. A prospective comparison of paramedic judgment and the trauma triage rule in the prehospital setting. *Ann Emerg Med* 1994;24(5):885-889.

Lilja GP, Madsen MA, Overton J. Multiple casualty incidents. In: Kuehl AE, ed. *Prehospital systems and medical oversight.* St. Louis: Mosby, 1994.

Lorenz HP, Steinmetz B, Lieberman J, et al. Emergency thoracotomy: survival correlates with physiologic status. *J Trauma* 1992;32(6):780-788.

Maslanka AM. Scoring systems and triage from the field. *Emerg Med Clin North Am* 1993;11(1):15-27.

Priest ML, Campbell JE. The trauma cardiopulmonary arrest. In: Campbell JE, ed. *Basic trauma life support for paramedics and advanced EMS providers,* 3rd ed. Englewood Cliffs, NJ: Brady, 1995:292-300.

Rosemurgy AS, Norris PA, Olson SM, et al. Prehospital traumatic cardiac arrest: the cost of futility. *J Trauma* 1993;35(3):468-474.

8. TERAPIA PRÉ-HOSPITALAR

Kathy J. Rinnert e Kevin S. O'Toole

I. **Manutenção das vias aéreas**

A. **Introdução.** A manutenção eficaz das vias aéreas é a habilidade a ser dominada pelos socorristas com maior impacto na evolução do paciente. As circunstâncias especiais encontradas pelos socorristas contribuem para o desafio de se estabelecer uma via aérea, incluindo condições ambientais adversas (chuva, neve, escuridão); acesso limitado ao paciente (encarceramento); falta de pessoal (freqüentemente limitado a dois socorristas); preocupação com lesão de coluna cervical (impedindo certas manobras de vias aéreas); e pacientes com estômago cheio, trauma craniano ou intoxicação aguda (cada um dos quais pode aumentar as taxas de complicação).

B. **Avaliação do paciente.** As vias aéreas são abordadas por avaliação simultânea de vários aspectos clínicos simples, que incluem o nível de consciência, achados físicos e sinais vitais.

1. **Nível de consciência.** A condição geral de vigília é o melhor preditor da capacidade de proteger as vias aéreas de aspiração ou oclusão. Devem ser pesquisados pequenos aspectos simples: O paciente está **desperto**, olhos abertos e conversando? O paciente está reagindo a estímulos **verbais**? O paciente é despertado apenas com estímulos **dolorosos** ou nocivos? O paciente **não responde**? As alterações do estado mental podem ter várias causas: hipoventilação e hipoxemia são duas causas comuns de alteração da consciência, junto com a hipoperfusão, intoxicação por drogas ou álcool, e trauma craniano. Se há suspeita de que a capacidade do paciente de manter oxigenação, ventilação ou vias aéreas permeáveis adequadas sofreu dano, são necessárias intervenções nas vias aéreas.
2. **Achados físicos.** Pesquisar por achados que indiquem oferta pobre de oxigênio para os tecidos: pele pálida, fria, úmida; atraso no enchimento capilar (> 2 segundos); respirações ruidosas e forçadas (muito rápidas ou muito lentas). Estes achados podem resultar de diminuição do conteúdo de oxigênio alveolar (hipoxia), alteração do conteúdo sangüíneo de oxigênio (hipoxemia), ou fornecimento inadequado de sangue oxigenado (hipovolemia e choque). Outros achados físicos mais específicos de uma alteração respiratória pura incluem excursões torácicas assimétricas ou curtas, crepitação, equimose torácica, batimento de asa de nariz, emprego do músculo escaleno, respiração abdominal ou retração subcostal.
3. **Sinais vitais.** Deve-se dar atenção a sinais vitais irregulares – freqüência respiratória e freqüência cardíaca anormais, pressão sangüínea e, se disponível, oximetria de pulso – e a terapia adequada ser instituída. É importante observar que achados **normais** não garantem ventilação adequada ou proteção de vias aéreas; por exemplo, uma leitura de oximetria de pulso de 99% em um paciente inconsciente requer intubação para assegurar a proteção das vias aéreas.

C. **Reanimação.** A reanimação ventilatória compreende posicionar e desobstruir as vias aéreas, oferecendo oxigênio suplementar, usando instrumental auxiliar ou de assistência, e técnicas de intubação traqueal.

1. **Posicionando as vias aéreas.** As técnicas manuais para abrir as vias aéreas incluem a inclinação da cabeça/elevação do mento, tração da mandíbula, e elevação da mandíbula. Cada um atua para deslocar e afastar manualmente os tecidos moles orofaríngeos e a língua da parte posterior da garganta, permitindo assim a permeabilidade das vias aéreas superiores. No paciente traumatizado, a presença de uma lesão de coluna cervical deve sempre ser suspeitada; portanto, a inclinação da cabeça/elevação do mento está **contra-indicada** na maioria dos pacientes politraumatizados, exceto aqueles com lesões isoladas de extremidade.

   A **tração da mandíbula** é realizada colocando-se as duas mãos nos ângulos da mandíbula e elevando a mandíbula para frente. A **elevação da mandíbula** é executada colocando-se um polegar dentro da boca sobre os incisivos mandibulares e dedos sob a ponta do queixo. A mandíbula e seus tecidos moles agregados são então elevados para frente. Pacientes semiconscientes ou combativos podem morder os socorristas impedindo o uso da elevação da mandíbula. De outra maneira, quando realizada com imobilização de coluna cervical, a tração e a elevação da mandíbula oferecem resultado bom e de baixo risco para pacientes necessitando de assistência para manter a permeabilidade das vias aéreas. Estas manobras também são acessórias para intervenções mais avançadas, incluindo ventilação assistida e intubação traqueal.

2. **Oxigênio suplementar.** Para maximizar a concentração alveolar de oxigênio, deve ser administrado oxigênio suplementar para todos os pacientes politraumatizados, o que pode ser realizado por vários instrumentos. As taxas de fluxo e distribuição estimada de FiO_2 estão exibidas no Quadro 8.1.

   Os aparelhos de alto fluxo, incluindo as máscaras parciais e de via única, são os melhores para distribuir oxigênio para o paciente consciente e alerta. A oferta de FiO_2 por cânula nasal é variável e limitada por sangue ou secreção nas narinas e fossas nasais; por esta razão, a suplementação de oxigênio por cânula nasal não deve ser empregada no lugar de instrumentos com máscara de alto fluxo.

3. **Acessórios de vias aéreas** são instrumentos ou manobras que auxiliam na manutenção da permeabilidade das vias aéreas.
   a. **Aspiração.** A limpeza de secreções, muco, sangue ou vômito é essencial para se estabelecer a permeabilidade das vias aéreas, embora freqüentemente se esqueça de portar o equipamento apropriado para realizá-lo. Corpos estranhos (p. ex., dentadura, dentes, fragmentos de osso ou material estranho) devem ser removidos. A aspiração é realizada com um instrumento de abertura plástico, de ponta larga e rígida (p. ex., uma ponta Yankauer ou tonsilar) para permitir a rápida remoção de materiais sem a obstrução do instrumento. Instrumentos manuais de bombeamento ou tubos de aspiração de grande calibre sem uma ponta também podem ser usados para limpar as vias aéreas de fragmentos. Deve-se ter cuidado para evitar induzir ou exacerbar um sangramento orofaríngeo enquanto usando qualquer instrumento de aspiração. Instrumentos de pequeno calibre não são recomendados para emprego em pacientes politraumatizados.
   b. **A ventilação nasofaríngea** é um auxílio para se manter a permeabilidade das vias aéreas no paciente semiconsciente ou inconsciente. A via aérea nasal deve ser usada em conjunto com o posicionamento das vias aéreas (tracionar ou elevar a mandíbula). O tamanho do V dedo pode ajudar a guiar a escolha para ventilação nasal, e a narina mais aberta deve ser usada para inserção. A ventilação é feita com um tubo sem manguito, maleável, de borracha com uma ponta em bisel e um topo em forma de funil. O instrumento é inserido no nariz, estendendo-se da narina à nasofaringe, vindo a repousar atrás da base da língua. As **vantagens** da via aérea nasofaríngea são facilitar a inserção; auxiliar na manutenção da permeabilidade das vias aéreas atrás da língua; a capacidade para aspiração repetida sem estimulação intensa; e a utilidade em pacientes com um reflexo de náusea ou dentes cerrados. As **desvantagens** incluem a incapacidade de se isolar a traquéia e a obstrução por sangue ou secreções.

Quadro 8.1 Concentração estimada de oferta de oxigênio de vários instrumentos de oferta

Instrumento	Taxa de fluxo (l/min)	FiO_2 (%)
Cânula nasal	2	25
	4	35-38
	6	45
Máscara simples	5-10	35-55
Máscara com reservatório	10-15	60-70
Máscara Venturi	4	28
	8	40
Tubo endotraqueal (conectado a aparelho de válvula de demanda e bolsa)	NA	80-90

NA = não aplicável.

c. **Via aérea orofaríngea** (ou cânula de Guedel) é um aparelho rígido, plástico, de forma semicircular com orifícios laterais para aspiração. **É utilizado em pacientes inconscientes que não apresentam reflexo de vômito.** As vias aéreas orofaríngeas devem ser usadas conjuntamente com o posicionamento manual da via aérea. O aparelho é colocado dentro da boca seguindo a curvatura da língua (enquanto se segura a língua com um tampão de gaze ou usando um abaixador de madeira) com a ponta repousando atrás da base da língua. De forma alternativa, a via aérea pode ser inserida com a parte aberta do "C" virada cefalicamente ou lateral, com a ponta rodada para seguir a curva natural da língua após o posicionamento. A chave em ambos os métodos de inserção é aumentar a permeabilidade. Empurrar a língua posteriormente ocluirá a via aérea. O tamanho da via aérea orofaríngea é escolhido baseando-se na distância do ângulo do lábio até o lobo da orelha. Além de manter ou restaurar a permeabilidade da via aérea, as **vantagens importantes** de uma via aérea orofaríngea incluem a facilidade de aspiração e da assistência à ventilação. As **desvantagens** são a estimulação do reflexo do vômito no paciente semiconsciente, a incapacidade de usá-la em pacientes com dentes cerrados e a incapacidade de se isolar a traquéia.

d. ***Combitube*** **esofagotraqueal** (ETC) (Fig. 8.1):

(1) Semelhante à via aérea obturadora esofagiana (EOA – *esophageal obturator airway*) e via aérea por tubo gastroesofágico (EGTA – *esophagogastric tube airway*), a ETC é posicionada através da boca sem visualização hipofaríngea ou glótica direta. Normalmente, a extremidade se situa no esôfago superior e hipofaringe. Após inflar o balonete para obstruir o fluxo de gases para o esôfago, a porta esofágica é ventilada. O gás sai por orifícios acima do balonete esofágico e é direcionado por uma curta distância (comparado com os aparelhos EOA/EGTA) para a glote, resultando em volumes correntes quase normais oferecidos aos pulmões, acompanhados de ruídos respiratórios e CO_2 expirado.

(2) Cerca de 10 a 15% das tentativas de inserção resultam em entrada na glote mais do que no esôfago superior; a ventilação resultante da porta esofágica não produz excursão torácica ou ruídos respiratórios, **o que deve ser reconhecido**; nesta situação, a segunda porta deve ser

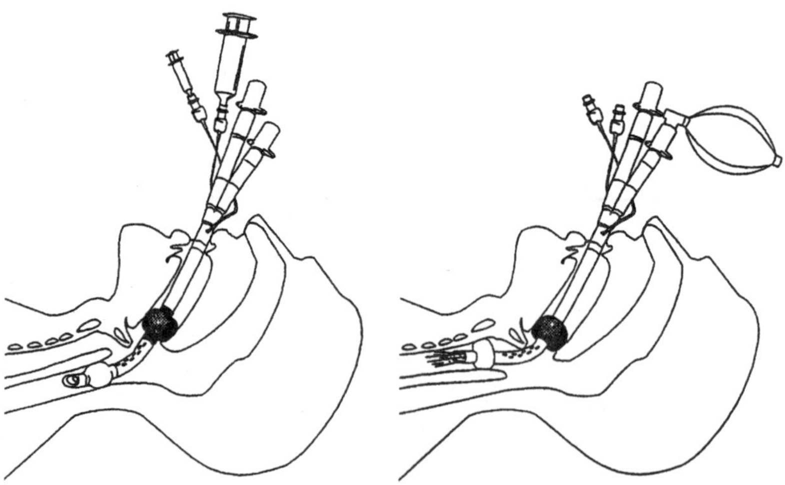

FIG. 8.1. *Combitube* esofagotraqueal (ETC). (Modificado da Sheridan Catheter Corporation, Argyle, NY, com autorização.)

ventilada. Semelhante a uma cânula endotraqueal-padrão, isto deve fornecer oxigênio diretamente para a traquéia e produzir ruídos respiratórios simétricos, CO_2 na expiração, e um epigástrio quieto. Como o balonete orofaríngeo evita perda de vedação de ar, não é necessária uma máscara facial. Os dados clínicos mostram que estes aparelhos são superiores a EOA/EGTA na facilidade de uso e adequação de oferta de oxigênio. Além disso, é necessário pouca manipulação do pescoço com a inserção cega. As maiores desvantagens incluem falta de isolamento traqueal na maioria dos casos e a necessidade de se identificar os casos nos quais entrou-se na glote (para permitir a ventilação através do orifício correto).

e. **EOA e EGTA** são cânulas de grande calibre, de extremidade cega com máscaras faciais atadas que são colocadas através da boca, vindo a repousar no esôfago. São projetadas para ocluir o esôfago com um balonete inflado.

Se presentes no Setor de Emergência ou no Centro de Trauma, o manejo consiste em inserir uma cânula endotraqueal enquanto o aparelho EOA/EGTA permanece em posição. Após assegurar a via aérea, a EOA/EGTA pode ser removida com um aspirador de grande calibre prontamente disponível. Esta seqüência é importante, porque o vômito é uma complicação freqüente da remoção destes aparelhos. Devido a estes riscos e limites, a EOA/EGTA não deve ser usada em pacientes com trauma e são mencionadas aqui apenas para familiarizar a equipe com seu uso.

f. **Máscara laríngea (LMA – *laryngeal mask airway*)** (Fig. 8.2). A LMA é um diafragma maleável, de silicone, em forma de "gota de lágrima", com uma borda inflável, com manguito e um tubo de ventilação proximal. O diafragma é colocado através da orofaringe e repousa acima da glote, com sua extremidade no esôfago. O diafragma atua isolando as estruturas esofágicas loca-

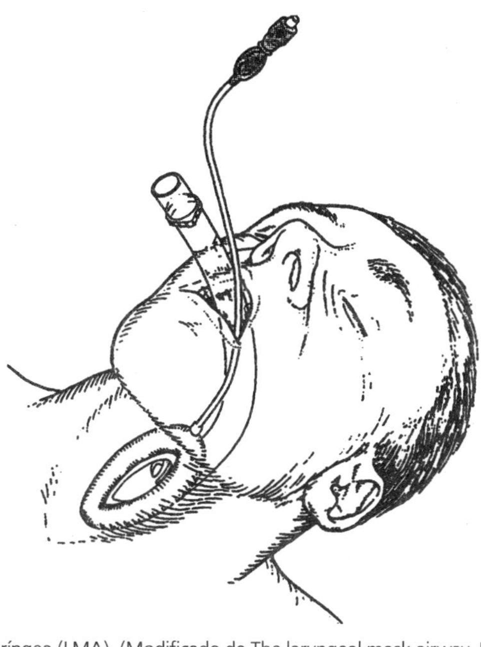

FIG. 8.2. Cânula de máscara laríngea (LMA). (Modificado de The laryngeal mask airway. Its uses in anesthesiology. *Anesthesiology* 1993;79:144-183, com autorização.)

lizadas posteriormente à abertura laríngea anterior. O orifício proximal é ventilado utilizando um ambu. **As vantagens** da LMA incluem a rapidez e a facilidade de colocação, altas taxas de sucesso com treinamento, e manutenção de posicionamento em linha cervical durante a inserção. Sua capacidade de evitar aspiração é controversa. **As desvantagens** incluem necessidade de treinamento inicial, poucos dados sobre seu uso fora do centro cirúrgico ou do hospital, a necessidade de um paciente inconsciente, e a necessidade de se "empunhar" o aparelho.

g. **Manobra de Sellick.** Realiza-se uma suave pressão na cartilagem cricóide, ocluindo o esôfago que se encontra diretamente atrás. Quando corretamente realizada, a pressão cricóide limita o risco de aspiração por insuflação gástrica oclusiva e o movimento de material vomitado para a hipofaringe e para a glote (força de até 15 cm de H_2O). Pode também facilitar a intubação deslocando as estruturas laríngeas anteriores à vista durante a laringoscopia. Deve-se exercitar o cuidado, pois uma pressão agressiva pode transmitir forças à coluna cervical subjacente. Por outro lado, esta manobra oferece pouco risco e um grande benefício potencial. Um erro comum é exercer pressão na cartilagem tireóide em vez da cartilagem cricóide, o que não altera o risco de aspiração e pode inclinar a glote fora de vista durante a laringoscopia.

4. **Técnicas avançadas de intubação em campo**
   a. Todas as técnicas avançadas, desde a intubação oral direta até a intubação cirúrgica, requerem um investimento em treinamento, equipamento e retreinamento (para manter a habilidade). Cada técnica pode ser realizada por médicos, paramédicos e enfermeiras após treinamento adequado e com diretrizes específicas. É improvável que qualquer equipe de resgate ou sistema dominará todas as opções. O mais importante é que um plano com pelo menos duas opções seja disponibilizado e capaz de ser implementado. O Capítulo 14 discute tópicos gerais de intubação no trauma; aqui, enfatizamos aqueles específicos no ambiente pré-hospitalar.
   b. **Intubação endotraqueal.** Este procedimento é a colocação de uma cânula de extremidade aberta, com manguito (exceto para crianças pequenas) dentro da traquéia, fornecendo uma rota direta para a ventilação pulmonar e aspiração da árvore brônquica e permitindo a proteção contra aspiração. **A intubação orotraqueal** é o método de escolha para a maioria dos pacientes, com a **intubação nasotraqueal** como método alternativo em alguns pacientes respirando espontaneamente com dentes cerrados ou incapacidade de abrir suas bocas. Em campo, a taxa de sucesso de intubação nasal é inferior à da intubação oral (ver Capítulo 14).
   c. **A intubação digital** é útil quando existe acesso limitado ao paciente ou incapacidade de se visualizar diretamente as estruturas das vias aéreas. Em campo, as capacidades limitadas de se aspirar torna esta uma opção atraente para equipes avançadas de resgate. A intubação digital requer um paciente inconsciente e um aparelho contra mordedura (ou outro instrumento protetor) para evitar lesão dos dedos do socorrista. O 3° dedo da mão não dominante "caminha" até a base da língua até se encontrar uma membrana cartilaginosa (epiglote). Enquanto se empurra a língua para baixo com o 3° dedo e se eleva à epiglote com o indicador, o tubo endotraqueal é guiado cegamente entre os dedos para dentro da abertura glótica. A intubação digital tem a vantagem de ser possível em casos onde uma lesão ou material estranho limita a visualização direta da glote. Entretanto, a técnica requer destreza, tem o risco de ferir o socorrista e provoca uma movimentação incerta da coluna cervical.
   d. **Intubação com transiluminação (estilete luminoso).** Instrumentos de intubação recém-desenvolvidos lançam mão da vantagem da tecnologia da fibra óptica para auxiliar na intubação traqueal. Uma luz forte introduzida na laringe se transmitirá através dos tecidos moles do pescoço anterior para permitir que o operador visualize o posicionamento correto do estilete e a intubação endotraqueal subseqüente.

(1) Este procedimento leva à colocação de um estilete maleável, revestido de plástico com uma luz distal de alta intensidade dentro do tubo endotraqueal. O conjunto estilete/tubo é inclinado em uma forma de "taco de *hockey*" nos 3 a 4 cm inferiores, com a luz na extremidade (mas não protruindo). Com um movimento de concha ou "colherada", enquanto a mão não-dominante suavemente puxa a língua para frente, o conjunto estilete/tubo é inserido através da boca e para dentro da hipofaringe e da glote. Quando o brilho da linha média luminosa for observado, o estilete é mantido em posição enquanto o tubo é avançado para dentro da traquéia. Se se penetra no esôfago, não se observará nenhum brilho ou então apenas um brilho de baixa intensidade; deve-se retirar o conjunto estilete/tubo e tentar a reintubação. Ocasionalmente, a intubação da valécula ou da hipofaringe lateral produzirá um brilho lateral, permitindo o reposicionamento na linha média.

(2) **As vantagens** da intubação com transiluminação incluem a habilidade de se intubar pacientes com material estranho ou outros impedimentos à visualização direta, rápida colocação da cânula, e manipulação mínima do paciente. **As desvantagens** incluem dificuldades em se confirmar o posicionamento com muita luz ambiental e treinamento para ganhar e manter destreza.

e. **O cateter de insuflação (jato) percutâneo translaríngeo** é útil tanto na intubação oral ou nasal sem sucesso quanto naqueles pacientes com obstrução incompleta de vias aéreas superiores sem alívio com manobras-padrão. O que é discutido no Capítulo 14.

f. **Cricotireoidotomia.** Paramédicos, enfermeiras de vôo e outros socorristas podem realizar a cricotireoidotomia para pacientes após insucesso de intubação ou com distorção anatômica que impede outros métodos de se obter controle de vias aéreas. O que é discutido no Capítulo 14.

5. **Aparelhos de assistência.** A equipe pré-hospitalar fornece assistência ventilatória por vários métodos, que incluem ventilação com ambu, válvula de demanda e ventiladores automáticos.

a. **Ambu.** O ambu é uma bolsa oblonga, auto-inflável, de borracha com duas válvulas unidirecionais. A bolsa tem uma conexão-padrão (15 mm) que pode ser acoplada a uma máscara facial e cânula endotraqueal para ventilação. Quando usada com ar ambiente, a FiO_2 fornecida é de 21%. Oxigênio de alto fluxo entre 12 a 15 l/min fornecido por uma entrada suplementar de oxigênio pode fornecer oxigênio de até 90 a 95%. O ambu pode ser usado para assistir respirações espontâneas ou para ventilar pacientes apnéicos.

b. **Aparelhos de válvula de demanda.** A válvula de demanda (aparelho respiratório movido a oxigênio disparado manualmente) fornece oxigênio a 100% em taxas de alto fluxo (40-60 l/minuto). Uma válvula com botão de apertar permite que o oxigênio flua para o paciente. **As vantagens** incluem facilidade de manuseio e alta concentração de oxigênio fornecido. **As desvantagens** incluem barotrauma pulmonar, incapacidade de se avaliar a complacência pulmonar, distensão gástrica e incapacidade de uso em pacientes pediátricos. Por causa destas desvantagens, o emprego da válvula de demanda é desencorajado em pacientes politraumatizados requerendo ventilação assistida.

c. **Os ventiladores automáticos** são aparelhos de ciclo com tempo, fluxo constante, movidos a gás. São portáteis e geralmente apresentam pelo menos dois controles – um para freqüência respiratória e um para volume corrente. Um adaptador-padrão (15 mm) permite seu uso com um tubo endotraqueal.

D. **Confirmação em campo do posicionamento do tubo traqueal.** A confirmação de intubação endotraqueal adequada é alcançada por vários métodos – **nenhum método é infalível.**

1. A **avaliação física** inclui a **visualização** das pregas vocais e da traquéia durante a intubação e a **auscultação** de ruídos respiratórios bilaterais nos campos pulmonares axilares. A falta de ruídos ventilatórios sobre o estômago (epigástrio) também é indicativa de posicionamento adequado. Estes são os métodos iniciais e mais fáceis de confirmação para muitos pacientes.
2. **Detectores de dióxido de carbono de volume final** (aparelhos eletrônicos e colorimétricos) são colocados entre a cânula endotraqueal e o aparelho de ventilação. Detectam o CO_2 expiratório final, com níveis de 2% ou maiores indicando posicionamento endotraqueal. Detectores de CO_2 semiquantitativos podem não ser precisos em estados de baixa perfusão pulmonar como parada cardíaca, embolia pulmonar maciça, choque grave ou tamponamento cardíaco. Fora estas situações, o CO_2 expirado é muito útil para se confirmar a localização correta do tubo.
3. **Aparelhos em bulbo e de aspiração** podem ser colocados sobre a extremidade do tubo endotraqueal, criando uma pressão expiratória negativa. O posicionamento esofagiano é indicado se o aparelho em bulbo permanece plano, enquanto que a rápida reinsuflação do bulbo indica localização intratraqueal.
4. **Oximetria de pulso** (monitoramento da saturação de oxigênio) é um acessório para se avaliar a adequação respiratória; entretanto, a dessaturação arterial pode ser um achado tardio na insuficiência respiratória, o que, junto com as dificuldades técnicas de sensoriamento em campo, principalmente com um paciente hipotenso, limita sua utilidade na confirmação rápida do posicionamento do tubo traqueal, apesar de ser de valor na identificação de oxigenação arterial adequada.

II. Outros procedimentos e terapias

A. Acesso endovenoso e hidratação

1. O acesso endovenoso (e.v.) permite a administração de soluções salinas, derivados sangüíneos e medicações. A cateterização venosa por paramédicos em pacientes politraumatizados é feita rotineiramente, embora dados objetivos apoiando esta prática não existam. Atualmente, o pragmatismo sugere que o acesso e.v. deve ser tentado se não se atrasar o transporte e outras intervenções (especialmente manejo de vias aéreas e controle de hemorragia). Para limitar o intervalo na cena do trauma, deve-se tentar o acesso e.v. durante a extricação, enquanto se espera o transporte, ou a caminho do hospital. Duas vias e.v. de grande calibre (calibre $\geq$ 16) periféricas são excelentes se a reposição volumétrica for necessária ou prevista.
2. **Insucessos.** Deve ser lembrado que os paramédicos não estão trabalhando em condições ideais. Iniciar uma via e.v. em um paciente combativo na traseira de uma ambulância em movimento requer uma grande dose de habilidade. Vários pacientes chegarão sem um acesso e.v. devido aos curtos tempos de transporte, dificuldades técnicas, pacientes não colaboradores, ou outras prioridades mais urgentes (p. ex., manejo de vias aéreas, proteção de coluna vertebral ou controle de hemorragia).
3. **Hidratação em campo.** Existe controvérsia sobre a composição, a quantidade e os objetivos clínicos definitivos de hidratação em pacientes com traumatismo. Tanto o sub quanto o supertratamento são indesejáveis, e os alvos específicos de freqüência cardíaca e pressão sangüínea para orientar a quantidade de líquido são pouco compreendidos. O item não parece centrar-se em uma questão "líquidos: sim ou não"; mais do que isso, a reanimação controlada parece benéfica, apesar de o ponto final e a constituição líquida ainda serem incertos. Em vista destas incertezas, a recomendação de tratamento de choque hemorrágico presumido se baseia em um simples algoritmo (Capítulo 4). Estes princípios são discutidos em detalhe no Capítulo 4.

B. Calça pneumática antichoque (RPA)

1. **Conhecimentos.** A roupa pneumática antichoque tem sido usada pelos Serviços Médicos de Emergência por mais de 20 anos. Seu uso cresceu a partir das experiências durante a Guerra do Vietnã e de efeitos clínicos documentados sobre pressão sangüínea no paciente politraumatizado hipotenso. Entretanto, poucos dados (principalmente no que diz respeito à mortalidade ou à morbidade) são disponíveis para apoiar o uso de RPA.

2. **Efeitos.** Vários mecanismos de ação são propostos para a pressão sangüínea elevada observada com a inflação da RPA. O efeito mais importante é aumentar a resistência vascular periférica, alcançada pela diminuição da perfusão dos leitos capilares das extremidades inferiores pela pressão externa fornecida pela RPA inflada, o que permite um aumento de fluxo sangüíneo para órgãos mais vitais, principalmente o coração e o cérebro. A RPA pode ajudar estabilizar fraturas pélvicas e de fêmur e limitar a perda de sangue.
3. **Indicações**
   a. A hipotensão associada com perda de sangue ou perda do tônus vascular (p. ex., lesão de medula espinhal) com tempos de transporte > 20 minutos.
   b. Fraturas pélvicas ou de extremidade inferior como auxílio para estabilizar as fraturas e diminuir a perda sangüínea.
4. **Contra-indicações**
   a. Insuficiência respiratória ou edema pulmonar.
   b. Lesões penetrantes do tronco.
   c. Trauma craniano: a RPA pode aumentar a pressão intracraniana.
   d. Gravidez: se usada nos segundo ou terceiro trimestres, inflar apenas as seções das pernas.
   e. Suspeita de ruptura de diafragma.
5. **Aplicação e retirada**
   a. O protocolo para **aplicar** a RPA é de fácil compreensão. Remover quaisquer objetos no segmento inferior do corpo do paciente que pode perfurar a RPA ou o paciente, especialmente vidro, chaves ou facas. A RPA é deslizada sob o paciente e as seções presas circunferencialmente. Freqüentemente, a RPA é colocada sobre a prancha de imobilização da coluna vertebral antes de se colocar o paciente dentro dela, permitindo eficiência com ambos os procedimentos. Após a RPA ser atada com faixas de Velcro, as seções das pernas são infladas primeiro, usando uma bomba de pé. A inflação continua até que o Velcro crepite ou o manômetro de pressão da RPA indique 100 mmHg. A seção abdominal então é inflada de maneira semelhante. Os esforços respiratórios devem ser observados de perto porque a inflação da seção abdominal pode limitar a reserva pulmonar. Um aspirador com cânula de grande calibre deve estar disponível porque o risco de vômitos também está aumentado com a inflação da RPA abdominal.
   b. **A retirada** da RPA **deve** ser feita corretamente; desinflar prematuramente pode levar à hipotensão que pode não responder à reinsuflação da RPA. **Cada paciente com uma RPA inflado colocado deve ser devidamente reanimado com volume antes de se tentar retirar o dispositivo.** Quando a reanimação é alcançada, a seção abdominal deve ser esvaziada primeiro, de maneira lenta e cautelosa. Uma pequena quantidade de ar é removida e a pressão sangüínea do paciente é verificada. Se uma queda de > 5 a 10 mmHg ocorre na pressão sangüínea diastólica, o esvaziamento é suspenso e administra-se mais líquidos ao paciente. Não havendo diminuição da pressão sangüínea, pode-se continuar o esvaziamento. Uma vez a seção abdominal esvaziada, esvazia-se as seções das pernas, uma de cada vez, de forma semelhante. Sob nenhuma circunstância deve a RPA ser cortada de um paciente, pois é desnecessário e tornará à RPA inutilizável.
6. **Complicações.** A complicação mais comum do uso da RPA é **a interferência com o exame físico** ou permitir o acesso venoso da virilha. Outras complicações incluem:
   a. Choque após retirada inadequada.
   b. Síndrome compartimental.
   c. Acidose lática.
   d. Mioglobinúria.
   e. Comprometimento ventilatório.
   f. Hipercalemia.
   g. Edema cerebral pronunciado.

C. **Toracostomia com agulha**

1. **Indicações.** A toracostomia com agulha deve ser realizada quando se desenvolveu um pneumotórax hipertensivo ou na sua suspeita, o que pode levar a colapso cardiovascular dentro de minutos. **Qualquer paciente traumatizado com grave sofrimento respiratório deve ser avaliado imediata-**

mente para pneumotórax hipertensivo. O diagnóstico é clínico e deve ser tratado antes da chegada no Centro de Trauma. O pneumotórax hipertensivo deve ser suspeitado no paciente traumatizado que apresenta respiração curta ou está hipotenso e com **qualquer** das características seguintes:

a. Diminuição de ruídos respiratórios.

b. Desvio traqueal (contra o lado comprometido).

c. Veias do pescoço distendidas (o que pode não ser visto se o paciente estiver hipovolêmico).

d. Hiper-ressonância à percussão do tórax (do lado comprometido).

e.1 Se o paciente estiver intubado, um aumento na dificuldade da ventilação com ambu pode ser a primeira ou a única indicação do desenvolvimento de um pneumotórax hipertensivo

2. **Procedimento.** O tratamento deve ser realizado rapidamente uma vez suspeito o diagnóstico; se incorreto, o único dano é criar a necessidade para uma toracostomia formal com tubo na unidade receptora; enquanto que a falha em reconhecer e tratar pode levar à morte. Descomprimir o lado afetado do tórax colocando-se um cateter e.v. (calibre 12 ou 14) no hemitórax. Colocar o conjunto agulha/cateter perpendicularmente à pele no segundo ou terceiro espaço intercostal na linha hemiclavicular ou no terceiro ou quarto espaço intercostal na linha axilar anterior; avançá-lo até que ocorra um fluxo de ar do orifício distal aberto ou até que o eixo atinja a pele. O grande fluxo de ar para fora da agulha inserida e a melhora imediata do estado cardiorrespiratório do paciente confirmam o diagnóstico. Um erro comum, com risco de vida potencial, é colocar a agulha ou muito perto do esterno ou cefalicamente no segundo espaço intercostal, tornando provável uma punção de coração ou de grande vaso. Após a colocação, retirar a agulha, mas deixar o cateter em posição para evitar o reacúmulo de gás pleural. Se a condição do paciente piorar, suspeitar a oclusão do primeiro cateter e colocar uma segunda agulha (Fig. 8.3).
3. **Descompressão bilateral.** Ocasionalmente, principalmente no paciente com ventilação com pressão positiva ou com severa doença pulmonar obstrutiva, pode-se desenvolver um pneumotórax de tensão bilateral. A chave é reconhecer este potencial, porque a assimetria descrita acima em relação a achados traqueais e torácicos podem não estar presentes enquanto uma ameaça extrema à vida existe. Se incerto, ambos hemitórax devem ser descomprimidos.
4. **Terapia após toracostomia com agulha.** No Centro de Trauma ou na unidade receptora, um tubo torácico é colocado para tratamento definitivo uma vez realizada a descompressão com agulha (mesmo que esta tenha ou não sucesso clínico). Uma vez o tubo torácico posicionado, o(s) cateter(es) pode(m) ser retirado(s).

D. Talas

1. **Indicações.** Os objetivos da colocação de talas são de evitar mais lesões, diminuir a perda de sangue e limitar a intensidade de dor que o paciente terá com o movimento daquela extremidade. A extremidade deve receber uma tala na posição anatômica, com a tala se estendendo acima e abaixo do local de fratura para estabilização. Se o paciente se recusa ou há resistência ao alinhamento, colocar a tala em uma posição confortável. Deve-se aplicar curativos em qualquer ferimento aberto antes de colocar a tala.
2. **Tipos de tala.** Uma grande variedade de desenhos e sofisticação de talas aparecerá em pacientes trazidos a um centro de trauma ou um setor de emergência. Podem ser simples como um jornal enrolado ou avançado como uma tala a vácuo ou de tração. Eis uma lista geral de talas:

a. Talas de papelão são feitas de papelão endurecido e devem ser usadas apenas uma vez.

b. Talas em placas, que são comuns e duráveis, são feitas de pedaços retos de madeira, metal ou plástico cortadas de vários tamanhos.

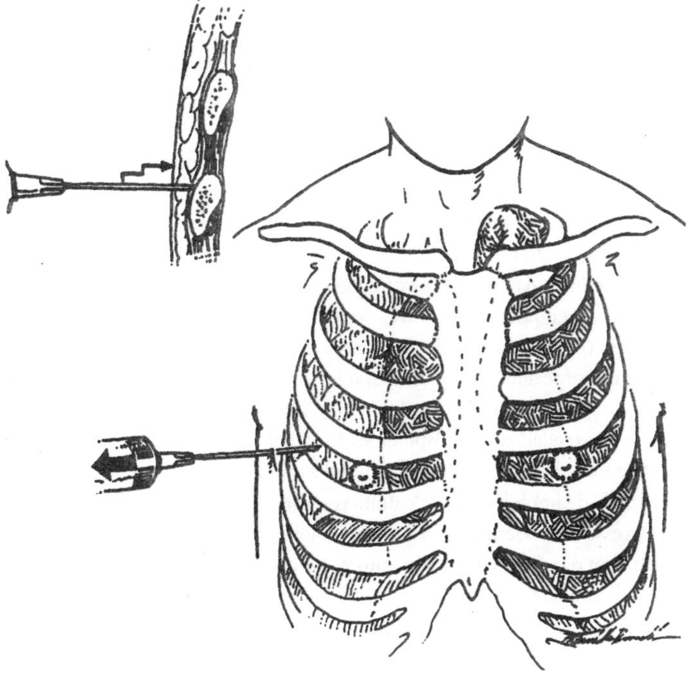

FIG. 8.3. Técnica para toracostomia com agulha. (Modificado de Champion HR, Robbs JV, Trunkey DD. Trauma surgery. In: *Rob and Smith's operative surgery.* London: Butterworth, 1989:57, com permissão.

c. Talas infláveis, que envolvem a extremidade comprometida, são infladas com ar para conferir rigidez. Geralmente são transparentes para permitir a visualização das estruturas subjacentes.

d. Talas a vácuo também envolvem o membro afetado. Em vez de se colocar ar nelas, este é retirado e é produzido um vácuo, que enrijece a tala.

e. Talas de tração são usadas para fraturas de fêmur. Talas meio anel de Thomas e talas de tração Hare© são as mais comumente usadas. Sua aplicação requer treinamento específico para posicionamento adequado.

f. Talas em escada são feitas de fio de grosso calibre em forma de escada. São úteis para colocar talas em extremidades que não podem ser alinhadas. Por serem dobráveis, essas talas podem assumir a forma da extremidade, qualidade exclusiva destes dispositivos.

3. **Complicações.** Apesar da colocação de talas ser segura e eficaz na maioria dos pacientes, podem desenvolver-se complicações, incluindo:

a. Comprometimento neurovascular. Qualquer que seja a tala usada, o quadro neurovascular distal deve ser verificado antes e depois da aplicação da tala. Além disso, se ocorre qualquer movimento do paciente, o paciente relata mais dor, ou observa-se que a extremidade está cianótica ou edemaciada distalmente à tala, deve-se reexaminar a extremidade. Também é aconselhável verificar periodicamente o quadro neurovascular, mesmo sem nenhuma das ocorrências acima. Quando o quadro neurovascular alterado é observado distalmente à lesão, a tala deve ser afrouxada e o quadro neurovascular reavaliado.

b. Dor. Quando sentida, procurar por comprometimento neurovascular ou mau posicionamento. O reposicionamento suave deve resolver esta condição.

E. **Imobilização axial da coluna**

1. **Indicações pré-hospitalares.** É realizada sempre que o mecanismo do traumatismo, o padrão do traumatismo ou o exame físico indicarem a **possibilidade** de traumatismo de coluna. A maioria dos pacientes traumatizados sofreram forças cinéticas que justificam a aplicação preventiva de dispositivos de imobilização de coluna até que exames clínicos e radiográficos definitivos possam ser realizados no Setor de Emergência. Os pacientes com achados físicos óbvios (p. ex., crepitação óssea, deslocamentos palpáveis) ou aqueles com achados neurológicos (p. ex., parestesia, fraqueza, paralisia) consistentes com lesão de coluna vertebral ou medula devem sempre receber completa imobilização antes do transporte.
2. **"Liberação" clínica da coluna** com freqüência não pode e não deve ser realizada pela equipe de campo devido a tempo, espaço, desvio de atenção por outra lesão, alteração da consciência e outras preocupações (p. ex., controle de vias aéreas, de sangramento, acesso venoso) que podem impedir avaliação em campo adequada para afastar lesão de coluna. A conseqüência de não se observar uma lesão de coluna vertebral e a subseqüente lesão medular com freqüência é devastadora e permanente. A regra nos cuidados pré-hospitalares é manter um alto índice de suspeita para tais lesões e é dada ênfase na aplicação generosa de imobilização de coluna vertebral.
3. **A necessidade de imobilização de coluna vertebral** ocorre na cena do trauma e continua através da retirada (acesso ao paciente), transporte e estabilização no Setor de Emergência. A imobilização é executada com o mínimo de movimento possível do pescoço e termina apenas quando os achados físicos e radiográficos definitivamente afastam a lesão.
4. **Tipos de dispositivos de imobilização.** Nenhum método isolado ou nenhuma combinação de métodos de imobilização consistentemente colocam a coluna vertebral em posição neutra ou evitam a movimentação da coluna axial. Os dispositivos de imobilização (colares cervicais, dispositivos de imobilização cervical e pranchas de coluna) serão discutidos em progressão cefalocaudal.
   a. **Colares cervicais** (*c-collars*) são vários em desenho e eficácia. Os dispositivos rígidos de duas peças (p. ex., Philadelphia Cervical Collar, Stifneck, Nec-Loc) envolvem a coluna cervical e os tecidos moles do pescoço, efetuando um ajuste confortável entre a ponta do mento e a fúrcula supra-esternal do tórax anterior, e o occipital e a região supra-escapular do dorso. Estes colares limitam o movimento da cabeça nos planos coronal e transverso, minimizando o movimento lateral e rotatório. Entretanto, não provêm imobilização adequada no plano sagital (movimento de flexão-extensão). Por esta razão, **um colar cervical por si só é inadequado para imobilização efetiva da coluna vertebral** e é sempre usado em conjunto com um colar de contenção cervical e uma prancha de coluna (longa ou curta). Colares cervicais macios (suportes cobertos de espuma com material tecido livre) são ineficazes para se limitar o movimento da cabeça em todos os planos e não são feitos para uso na imobilização da coluna.
   b. **Colar de contenção cervical** (CCC): são feitos de plástico, papelão ou espuma. Agem para acolchoar as faces laterais da cabeça (limitando tanto o movimento lateral quanto o rotatório) e possuem faixas de contenção que são posicionadas sobre a testa e o queixo do paciente, envolvendo a parte posterior de uma prancha de coluna curta ou longa. O CCC fixa a cabeça do paciente e o colar cervical em uma prancha rígida de coluna, limitando os movimentos da cabeça de flexão e extensão. O CCC pode ser elaborado de rolos de cobertos, blocos ou sacos de areia colocados ao longo dos lados da cabeça, com fixação à prancha de coluna por meio de fita adesiva larga (2 a 3 polegadas) colocado sobre a testa e o queixo. Durante vários dos últimos anos, o uso de sacos de areia caiu em desfavor devido ao peso exercido sobre a cabeça e coluna imobilizadas se o manejo de vômitos ou secreção requer virar o paciente de lado.
   c. **Pranchas de coluna** são denominadas "curtas" ou "longas", dependendo da parte mais distal do paciente imobilizado. Pranchas curtas dão estabilidade no plano sagital (limitando a flexão e a extensão) da cabeça até os quadris; servem para minimizar o movimento em todas as partes da colu-

na vertebral (cervical, torácica, lombar). Pranchas curtas são em princípio usadas se o acesso ao paciente é limitado (por exemplo, encurralamento, extricação de espaço reduzido) e a estabilidade na coluna axial é necessária antes e durante o processo de retirada. Pranchas curtas utilizam várias faixas cruzadas no meio do tórax, abdome e virilhas para fixar o paciente na prancha. Uma vez realizada a retirada e completo o acesso ao paciente, a prancha curta e o paciente são mantidos firmemente a uma prancha de coluna grande. As grandes pranchas de coluna fornecem estabilidade no plano sagital (limitando os movimentos de flexão e de extensão) da cabeça aos pés. As faixas fornecem pontos de fixação no tórax, nos quadris e extremidades inferiores (acima dos joelhos). Achou-se que incluir as extremidades inferiores no processo de imobilização auxilia na estabilização da coluna lombossacra e limita o movimento lateral do tronco se for necessária a inclinação da prancha para controle de vômitos. O acolchoamento entre as extremidades inferiores e sob os joelhos aumenta a estabilização e o conforto do paciente.

(1) **Dor secundária após imobilização.** Com qualquer destes dispositivos em posição, a imobilização em si pode produzir sintomas ou desconforto (p. ex., cefaléia occipital; dor de pescoço, costas, cabeça e mandíbula) em pessoas de outra forma saudáveis, o que não impede a aplicação generosa de dispositivos de imobilização de coluna na maioria dos pacientes traumatizados. O acolchoamento atrás do occipital e nas áreas de lordose e cifose fazem sentido intuitivo e são especialmente importantes na população pediátrica e idosa, dadas suas peculiaridades anatômicas.

Axiomas

- A manutenção das vias aéreas é a habilidade mais importante para se desenvolver quando manejando pacientes traumatizados; os planejamentos devem incluir a formulação e a prática tanto de intervenções básicas quanto das avançadas.
- Nunca remover um EOA/EGTA antes de intubar com sucesso a traquéia com um tubo com balonete.
- Nenhum método de intubação e nenhuma confirmação de intubação é infalível; esteja preparado para o insucesso.
- O acesso endovenoso deve ser tentado em todos os pacientes seriamente traumatizados, em campo, mas principalmente durante o transporte ou a extricação para evitar atrasos excessivos na chegada ao Centro de Trauma.
- A roupa pneumática antichoque não tem nenhum papel no traumatismo penetrante de tronco e um papel muito limitado nos cuidados de traumatismo em curtos tempos de transporte.
- A imobilização em campo da coluna vertebral e cervical deve ser realizada com vários dispositivos em qualquer paciente suspeito de apresentar uma lesão e mantida até que a liberação clínica ou radiográfica seja completa.

Bibliografia

Ali J, Qi W. Fluid and electrolyte deficit with prolonged pneumatic antishock garment application. *J Trauma* 1995;38(4):612-615.

Aprahamian C, Thompson B, Finger WA, et al. Experimental cervical spine injury model: evaluation of airway management and splinting techniques. *Ann Emerg Med* 1984;13(8):584-587.

Bledsoe BE, Porter RS, Shade BR. *Brady paramedic emergency care.* Englewood, NJ: Prentice-Hall, 1991:199-269.

Campbell JE. *Basic trauma life support: advanced prehospital care,* 2nd ed. Englewood, NJ: Prentice-Hall, 1988:42-90.

Cayten CG, Berendt BM, Byrne DW, et al. A study of pneumatic antishock garments in severely hypotensive trauma patients. *J Trauma* 1993;34(5):728-733.

Cline JR, Scheidel E, Bigsby EF. A comparison of methods of cervical immobilization used in patient extrication and transport. *J Trauma* 1985;25;649-653.

Dalton AM. Prehospital intravenous fluid replacement in trauma: an outmoded concept? *J R Soc Med* 1995;88(4):213P-216P.
Graziano AF, Scheidel EA, Cline JR, et al. A radiographic comparison of prehospital cervical immobilization methods. *Ann Emerg Med* 1987;16(10):1127-1131.
Huerta C, Griffith R, Joyce SM. Cervical spine stabilization in pediatric patients: evaluation of current techniques. *Ann Emerg Med* 1987;16(10):121-1126.
Jones SA, et al. *Advanced emergency care for paramedic practice.* Philadelphia: JB Lippincott, 1992:129-174.
Kaweski SM, Sise MJ, Virgilio RW. The effect of prehospital fluids on survival in trauma patients. *J Trauma* 1990;30(10):1215-1218.
Podolsky S, Baraff LJ, Simon RR, et al. Efficacy of cervical spine immobilization methods. *J Trauma* 1983;23(6):461-465.
Pollack CV. Prehospital fluid resuscitation of the trauma patient. An update on the controversies. *Emerg Med Clin North Am* 1993;11(1):61-70.
Sanders MJ. *Paramedic textbook.* St. Louis: Mosby Year Book, 1994:242-281.
Sasada MP, Gabbott DA. The role of the laryngeal mask airway in pre-hospital care. *Resuscitation* 1994;28:97-102.
Schriger DL, Larmon B, LeGassick T, et al. Spinal immobilization on a flat backboard: does it result in neutral position of the cervical spine? *Ann Emerg Med* 1991;20:(8) 878-881.

9. EQUIPES DE RESGATE: COMPOSIÇÃO, DIREÇÃO E COMUNICAÇÃO COM O CENTRO DE TRAUMA

Owen T. Traynor

I. **Introdução.** Os cuidados com o trauma se inicia com as equipes de resgate na cena do trauma. Além de seu treinamento especializado nos cuidados do paciente traumatizado, a equipe de campo dos Serviços Médicos de Emergência (SME) podem ajudar a melhorar os cuidados fornecidos na unidade receptora, comunicando-se com os membros da equipe de trauma. A unidade de trauma deve ajudar a manter e dar suporte às equipes pré-hospitalares e ao sistema de comunicação para facilitar os cuidados e a notificação inicial para todos os pacientes de traumatismo.

II. **Equipes de resgate dos SME**

A. Apesar de o Departamento de Transporte dos Estados Unidos (DOT – *Department of Transportation*) ter estabelecido currículos nacionais padronizados para treinamento dos SME, cada estado instituiu sua própria certificação de equipe de resgate de SME. Apesar de existirem muitos níveis diferentes de certificação e diversidade de tipos de procedimentos realizados por estas equipes de SME, o treinamento e as capacidades de uma equipe de resgate podem ser agrupados em algumas classes gerais.

1. **Primeiros socorros.** Estas equipes de SME são freqüentemente oficiais de polícia ou bombeiros. Receberam aproximadamente 40 horas de treinamento para se prepararem a prover cuidados básicos de salva-vidas, o que inclui ensinamentos de reanimação cardiopulmonar (CPR – *cardiopulmonary resuscitation*), primeiros socorros básicos, uso de oxigênio suplementar e, em algumas áreas selecionadas, uso de desfibrilador automático. Os primeiros socorristas têm uma familiaridade básica com o equipamento usado por técnicos e paramédicos de SME.

2. **Técnico médico de emergência (EMT – *emergency medical technician*).** Existem vários níveis de certificação de EMT. A terminologia empregada para se referir a estas certificações pode variar.

   a. **Técnico médico de emergência-ambulância ou básico (EMT-A ou EMT-B)** são níveis semelhantes de certificação, com EMT-B substituindo o termo mais antigo. São socorristas em nível de acesso e os únicos socorristas pré-hospitalares, atualmente orientados por um *curriculum* nacional de treinamento. O EMT-A/B recebeu cerca de 100 horas de treinamento em suporte vital básico (BLS- *basic life support*), uso de acessórios de vias aéreas e suplementação de oxigênio, primeiros socorros avançados e uso de talas. Têm uma noção básica de alguns problemas médicos como *diabetes mellitus*, doença pulmonar obstrutiva crônica (DPOC) e doença cardíaca.

   b. **Técnico médico de emergência-intermediário (EMT-I – *emergency medical technician-intermediate*).** Este nível de treinamento varia entre os estados, requerendo de 30 a 100 horas de treinamento além do nível AMT-B. Em alguns estados, estes EMT são também conhecidos como EMT avançados (advanced EMT – AEMT) ou EMT de cuidados críticos (critical care EMT – EMTCC). Um EMT-I tem toda a habilidade e o treinamento do EMT-A/B, mais habilidades avançadas de manutenção de vias aéreas (p. ex., intubação endotraqueal), habilidades de inserção endovenosa periférica, administração de medicação, interpretação de eletrocardiogramas e treinamento em desfibrilação de pacientes.

   c. **Técnico médico de emergência-paramédico (EMT-P – *emergency medical technician-paramedic*).** Estes socorristas de SME têm um treinamento adicional de 350 a 1.000 horas além do treinamento básico de EMT. Os paramédicos apresentam todas as habilidades do EMT-A e do EMT-I junto com habilidades mais avançadas de manutenção de vias aéreas, que podem incluir técnicas cirúrgicas de vias aéreas; além disso, em algumas áreas, o EMT-P pode iniciar acessos venosos centrais. O EMT-P tem uma noção maior de anatomia e fisiologia do que os socorristas anteriormente mencionados.

3. **Outros profissionais de cuidados de saúde.** Em alguns sistemas enfermeiros e médicos registrados servem como socorristas de SME. São, mais provavelmente, parte de uma equipe de transporte aeromédico.

III. **Controle médico de equipes de resgate**

A. O controle médico geralmente é definido como a direção dos cuidados do paciente por um médico que não está presente no local do paciente e o EMT. O controle médico pode assumir duas formas gerais: direta e indireta. Os sistemas de SME empregam uma mistura de ambos para dirigir os cuidados com o paciente.

B. **Controle médico direto:** é mais bem definido como a direção em tempo real, *online*, de cuidados pré-hospitalares por um médico ou por representante médico. O controle médico direto geralmente é fornecido por rádio de um Setor de Emergência local, onde os médicos de emergência dirigem os cuidados de pacientes que serão transportados para sua unidade. Uma alternativa comum é o uso de um comando médico centralizado, onde os médicos dirigem os cuidados de pacientes que serão transportados para outras unidades. Em alguns sistemas de SME, os médicos respondem quanto à localização da emergência e fornecem comando médico em cena.

C. **Controle médico indireto:** é a soma de atividades *off-line* que são usadas em cuidados diretos. Estas atividades incluem o projeto, treinamento e certificação de sistema de equipes de resgate de SME, desenvolvimento de protocolos de tratamentos, e orientações, observação de cuidados pré-hospitalares, e implementação de programas de melhoria de qualidade. Todos os programas usam controle indireto de alguma forma.

IV. **Notificação inicial da equipe de traumatismo pelas equipes de resgate em campo.** O EMT em todos os níveis deve tentar fazer uma notificação inicial assim que é sabido que um paciente preenche todos os critérios de ativação da equipe de traumatismo. Esta notificação inicial deve ser breve para evitar atraso ou comprometer os cuidados do paciente.

A. **A informação inicial crucial** deve incluir o mecanismo de lesão, o número de pacientes, quaisquer solicitações para recursos adicionais (unidades de SME, bombeiros ou polícia), probabilidade de retirada ou intervalos pré-hospitalares prolongados, e exposições tóxicas em potencial.

B. **A coordenação de recursos** permite que o centro de comunicação dos SME coordene a resposta de emergência e a utilização de recursos, incluindo a ativação do plano local de desastre. Este relato preliminar pode ajudar a equipe de traumatismo a mobilizar os recursos baseados no hospital, as unidades e a equipe de radiologia, salas de cirurgia, produtos sangüíneos, e assim por diante, assim economizando um tempo precioso uma vez que chegue o paciente.

c. **Tipos de dispositivos de comunicação.** Vários dispositivos de comunicação são comumente usados por sistemas de SME.

1. **A radiotransmissão** é o método mais amplamente usado devido à facilidade de uso e baixo custo. Freqüências de rádio específicas UHF e VHF têm sido separadas para uso médico. Apesar da radiocomunicação funcionar bem, a qualidade de sinal pode ser ruim em ambientes urbanos e terreno montanhoso remoto. Os sinais de rádio não passam através de paredes de metal ou grandes massas de terreno. Além disso, um número limitado de freqüências está disponível. A confidencialidade está limitada pela amplamente difundida disponibilidade de antenas de varredura.
2. **Telefones fixos.** Os telefones particulares oferecem o meio mais fácil e menos dispendioso para comunicação. A qualidade de sinal é excelente. O uso de telefone fixo está limitado por não ser portátil e pela dificuldade de interface com as unidades de eletrocardiograma (ECG) portáteis sem equipamento adicional.
3. **Telefones celulares:** combinam a facilidade do uso do telefone fixo com a portabilidade da radiocomunicação. O equipamento é de relativo baixo custo e de fácil manutenção. Devem ser feitas combinações com prestadores de telefonia celular locais para garantir prioridade de acesso de celulares às unidades de SME.
4. **Telemetria.** Dados de ECG podem ser transmitidos via rádio, telefone fixo ou telefone celular. Esta capacidade está se tornando uma opção-padrão em muitos dos mais recentes monitores de ECG. Um dispositivo de gravação ou fax é necessário para receber estes dados. No futuro, outros dados ou imagens poderão ser transmissíveis empregando-se estas tecnologias.

D. **Relato do paciente.** Um relato mais detalhado do paciente deve ser dado quando for prático. Os EMT e os paramédicos devem estar treinados na transmissão de informação pertinente. De forma semelhante, a unidade receptora deve ter pessoal de enfermagem ou médico que possa assimilar a informação e fazer perguntas dirigidas apenas quando necessário para assegurar uma preparação adequada sem atraso de cuidados ou transporte. Se não for bem controlado, o uso de comando médico *online* (o médico ou a enfermeira interagem com diretrizes verbais) pode aumentar o intervalo em cena para os pacientes traumatizados. Este relato típico de paciente deve incluir o seguinte:

1. **Descrição do paciente:** é uma frase-título que inclui os dados de identificação e a razão para a chamada (isto é, idade, sexo, queixa principal e o mecanismo de lesão).
2. **A história da doença atual** fornece uma breve história do evento atual. Para colisões envolvendo dispositivos motorizados, se o paciente estava usando um cinto de segurança ou um *air bag* foi inflado, grau de dano veicular, ejeção do veículo, tempo de extricação e velocidade estimada dos veículos envolvidos; para quedas, altura e superfície, mais condições ambientais; para agressões ou lesões penetrantes, tipo de arma, localização dos ferimentos, e a natureza do evento; e para incêndios ou outras exposições, os dados acima mencionados (se aplicáveis) mais intervalo e intensidade de exposição a fogo, fumaça ou gás ou fluidos tóxicos.
3. **História médica pregressa:** lista a história médica pregressa relevante, medicação atual, e alergias a medicamentos. Pequenas enfermidades não devem ser revisadas neste momento (p. ex., infecções respiratórias altas, problemas médicos não ativos e procedimentos cirúrgicos distantes sem seqüelas fisiológicas).
4. **Achados do exame físico:** é uma descrição focalizada das inspeções primária e secundária, iniciando com a descrição do aspecto e dos sinais vitais do paciente, e então progredindo através de uma avaliação breve da cabeça aos pés. **Apenas dados pertinentes positivos e pertinentes negativos selecionados** (p. ex., sem distensão venosa jugular) devem ser apresentados.
5. **Diagnóstico presumível.** Uma frase curta considera que lesões prováveis estão presentes.
6. **Intervenções terapêuticas:** contêm intervenções específicas dadas e a resposta à terapia (p. ex., toracostomia com agulha para pneumotórax hipertensivo presumível com restauração de pulso e respiração adequada, hidratação e resposta hemodinâmica).
7. **Instituição de admissão:** identifica a unidade receptora e a hora estimada de chegada (ETA – *estimated time of arrival*).
8. **Ordens adicionais:** fornece quaisquer ordens adicionais para cuidados do paciente.

E. **Evitando relatos insatisfatórios.** Os problemas mais comuns com relatos orais de casos são organização insatisfatória e extensão excessiva.

1. **Organização.** As equipes de resgate dos SME podem evitar esses problemas desenvolvendo um formato-padrão para seus relatos. A declaração de abertura fornece uma visão geral, orientando o ouvinte para o restante da apresentação.
2. **Brevidade.** A equipe de resgate dos SME deve selecionar a informação essencial de todos os dados disponíveis e evitar uma apresentação prolongada. A informação útil simplesmente comunica a gravidade da doença ou da lesão e que recursos imediatos serão necessários à internação. Do lado da recepção, as perguntas devem se limitar àqueles dados necessários para influenciar os cuidados ou assegurar recursos adequados à chegada; outra interação deve ser limitada para não interferir com os cuidados na cena ou no transporte.

Axiomas

- A chefia da equipe de trauma deve estar familiarizada com a constituição e as capacidades de todas as equipes de resgate que entregam pacientes ao Centro de Trauma.
- Os médicos de todas as disciplinas envolvidas nos cuidados de traumatismo devem estar envolvidos em ensinar, projetar e melhorar a qualidade dos SME.
- A comunicação, breve mas direcionada, deve ser praticada e premiada para assegurar a continuidade dos cuidados do trauma.

Bibliografia

Coonan PR. Oral case presentations. In: Traynor OT, Coonan PR, Rahilly TJ, eds. *The streetmedic's handbook.* Philadelphia: FA Davis, 1996:379-382.

Erder MH, Davidson SJ, Cheney RA. On-line medical command. In theory and practice. *Ann Emerg Med* 1989;18:261-268.

Kuehl K, MacClean T, Pepe PE. Medical control. In: Schwartz GR, Cayten CG, Mangelsen, et al., eds. *Principles and practice of emergency medicine,* 3rd ed. Philadelphia: Lea & Febiger, 1992:3150-3154.

10. TRANSPORTE MÉDICO AÉREO E INTER-HOSPITALAR

John S. Cole

Transporte Médico Aéreo

Baseando-se na experiência das Guerras da Coréia e do Vietnã, o transporte médico aéreo tem crescido para se tornar uma parte integrante dos cuidados do trauma nos Estados Unidos. Aproximadamente 300 programas médicos aéreos de helicópteros particulares, baseados em hospitais, de serviços públicos e militares transportam mais de 250.000 pacientes por ano. Dois terços dos transportes são inter-hospitais, e o terço restante transportado diretamente a partir da cena.

I. **Equipamento**

A. A maior parte do transporte médico aéreo hoje em dia é cumprido com helicópteros de dois motores especificamente configurados para missões médicas. Alguns programas de vôo realizam missões com regras de vôo por instrumento (IFR – *instrument flight rules*), permitindo o transporte de pacientes politraumatizados em condições de tempo que anteriormente impediam o transporte por helicópteros. A maioria das aeronaves com reconfiguração podem transportar dois pacientes, além de dois membros de equipe de vôo e o piloto.

B. O ambiente do vôo é barulhento, tornando procedimentos simples como a auscultação de pressão sangüínea e ruídos respiratórios difícil ou impossível. Portanto, é usado monitoramento não dependente de audição. A maioria das equipes de vôo conta com monitoramento não invasivo de pressão sangüínea, capnografia e oximetria de pulso para monitorar os pacientes durante o vôo. Os helicópteros raramente voam em altitudes acima de 600 metros acima do nível do solo (AGL – *above ground level*). Nestas altitudes, as alterações de pressão apresentam um impacto pequeno no volume de espaços preenchidos de ar como um pneumotórax.

C. Os membros da equipe de vôo se comunicam entre si e com o paciente através de fones de ouvido ou capacetes conectados aos sistemas internos de comunicação. A equipe deve ser capaz de se comunicar com o hospital receptor. A notificação antecipada da avaliação do paciente e das alterações da condição do paciente no caminho permite que o Centro de Traumatismo receptor esteja mais bem preparado.

II. **Triagem**

A. O transporte de pacientes traumatizados diretamente da cena deve ter o suporte do controle médico *online* ou por protocolos pré-aprovados baseados nos fatores de tempo, distância, geografia, estabilidade do paciente e recursos locais. O atraso indevido do transporte da cena até o hospital mais próximo enquanto se espera por um helicóptero deve ser evitado. O encontro no heliponto do hospital seria mais adequado em termos de aproveitamento de tempo.

B. O transporte inter-hospital de pacientes politraumatizados geralmente envolve transportar o paciente para uma unidade com um nível maior de cuidados. Vários estudos demonstraram que a habilidade da equipe de vôo é mais importante no resultado do paciente do que a velocidade e o tamanho do helicóptero.

C. A *National Association of Emergency Medical Service Physicians* (NAEMSP) recomenda diretrizes de triagem para o transporte de helicóptero (Quadro 10.1).

D. O tempo, a geografia, a logística e outros fatores determinam a adequação do vôo. A decisão final para aceitar a missão deve estar somente nas mãos do piloto. **A segurança da equipe é soberana.**

III. **Equipe de vôo**

A. Mais de 70% das equipes médicas de vôo consistem de uma equipe de enfermeiro e paramédico. Aproximadamente 20% dos programas usam dois enfermeiros, e apenas 3% dos programas usam um vôo com um médico. Os terapeutas respiratórios também são combinados com enfermeiros em uma pequena porcentagem de programas.

IV. **Intervenções**

A. A maioria das intervenções terapêuticas (p. ex., intubação endotraqueal, descompressão torácica, acesso endovenoso (e.v.) e controle de hemorragia) são completadas antes da decolagem.

Quadro 10.1 Triagem de helicóptero em cena

Candidato ao Centro de Trauma baseado em critérios de triagem
> 15 minutos até o Centro de Trauma por terra
> 20 minutos de tempo de retirada
Ambulância local fora de uso
Acesso difícil ao paciente
Salvamento em região selvagem
Várias vítimas
Nenhum suporte vital avançado disponível

B. Analgesia endovenosa, sedação e paralisia química, assim como administração de substâncias vasoativas e produtos sangüíneos podem ser feitas em vôo. Estas intervenções devem ser realizadas sob estrita orientação médica *online* ou por protocolos predeterminados aprovados.

V. Equipe de acesso do heliponto

A. Uma equipe de heliponto treinada em segurança de helicóptero geralmente é designada para assistir à equipe de vôo na descarga e no transporte do paciente do helicóptero para o Setor de Emergência. Os helipontos devem estar a pequena proximidade da área de reanimação, limitando a necessidade de intervenções terapêuticas no heliponto.

B. Quando os helipontos se encontram longe da área de reanimação (p. ex., telhado com transporte em elevador e corredor), podem ser necessárias intervenções terapêuticas no heliponto. Apenas um número limitado de procedimentos de reanimação deve ser realizado no heliponto. O foco deve ser na identificação da necessidade de procedimentos imediatos de salvamento de vida; estabelecer uma via aérea, descomprimir um pneumotórax hipertensivo, aplicar pressão direta sobre um ferimento que sangra, ou administrar drogas de reanimação e choque para arritmias. Outras intervenções (colocação de cateter e.v. para hidratação ou toracotomia) são mais bem realizadas do Setor de Emergência.

VI. Segurança

A. A decisão do piloto de completar a missão deve se basear apenas em fatores de aviação e não influenciada por critérios do paciente.

B. De maneira geral, um teto de 150 metros e visibilidade de 1,5 km são necessários para vôo com regras de vôo visual (VFR – *visual flight rules*) diurnas, o que pode depender da geografia, da presença de montanhas e bolsões de neblina. O local-dia é definido como < 25 milhas náuticas (< 46 km) a partir do ponto de partida até o ponto de destino, geralmente com a mesma elevação de terreno.

C. Programas abrangentes de orientação de segurança para pessoal local de SME de terra que incluam instrução cobrindo comunicação em helicóptero, definindo zonas de aterrissagem, preparação de paciente e conduta em volta da aeronave são parte essencial de qualquer programa de SME médico aéreo (Fig. 10.1).

D. O Quadro 10.2 define o comportamento em torno do helicóptero.

Transporte Inter-hospital

I. Introdução. O transporte inter-hospital emergencial geralmente ocorre após a estabilização inicial do paciente politraumatizado e a determinação pela unidade de referência de que as necessidades do paciente de cuidados definitivos estão além da abrangência das capacidades locais. Esta prática vem em resposta à evidência apoiando o ponto de vista de que a evolução do trauma é melhorada se pacientes com lesões críticas são tratados em unidades preparadas para e dedicadas às necessidades dos severamente traumatizados. Um Centro de Trauma deve ter centros de referência que facilitem transferências, equipes de extensão para prover as unidades referentes com educação continuada, e programas de educação pública acerca de sistemas de traumatismo e prevenção de acidentes.

A. A transferência do paciente politraumatizado ocorre com a expectativa de que os cuidados continuarão a caminho da unidade receptora e de que alterações no estado do paciente serão identificadas e tratadas. Estes objetivos com freqüência requerem pessoal e equipamento especializados. A coordena-

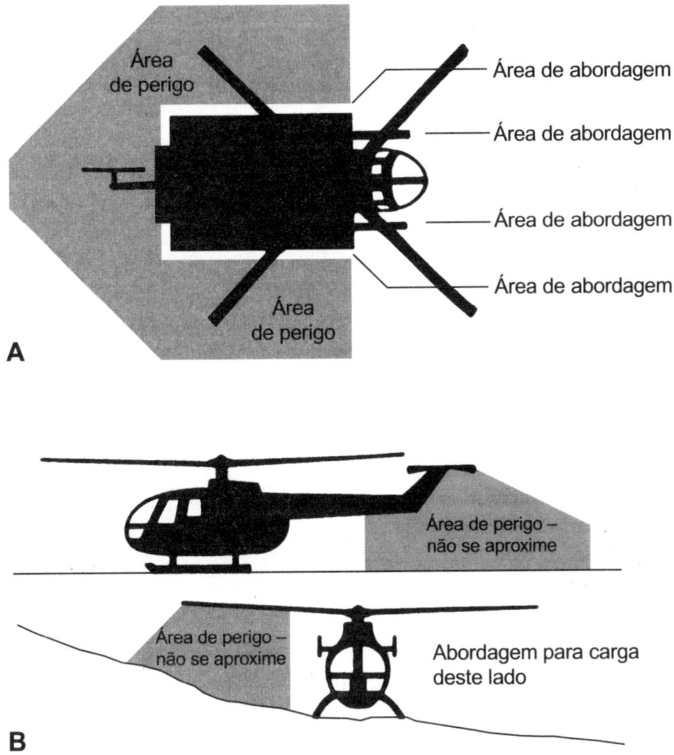

FIG. 10.1. Vista aérea **(A)** e vista de solo **(B)** de abordagens seguras.

ção entre as instituições solicitantes e receptoras e a direção médica durante o transporte são fundamentais para garantir a continuidade dos cuidados.

II. **Antes do transporte.** O transporte inter-hospital pode ser realizado por uma equipe de transporte da unidade solicitante, da unidade receptora, ou por uma terceira parte. É a responsabilidade do **médico solicitante** decidir o melhor modo de transporte (ar ou terra) e assegurar que o pessoal de transporte tem a experiência e o equipamento necessários para lidar com a condição do paciente e possíveis complicações.

Quadro 10.2 Segurança em volta do helicóptero

Os mesmos padrões de segurança devem ser praticados se os motores do helicóptero estiverem em funcionamento ou não

- Não se aproxime do helicóptero a menos que seja sinalizado por um membro da equipe de vôo
- Permaneça longe do helicóptero a todo momento a menos que esteja acompanhado de um membro da equipe de vôo
- Quando abordar o helicóptero, sempre aproximar-se da frente da aeronave e afaste-se na mesma direção
- Quando abordar um helicóptero em uma inclinação, nunca se aproxime de cima da inclinação
  - Sempre aproxime-se do lado baixo da inclinação porque o espaço entre o rotor e o solo é muito maior Sempre tome cuidado com o espaço livre das pás
- **Nunca** caminhe em volta da área do rotor traseiro
- Nenhum pessoal não autorizado dentro de uma área de 100 pés (± 35 metros) da aeronave
- Nenhum dispositivo endovenoso ou outros objetos deve ser carregado acima da cabeça, e objetos compridos devem ser carregado paralelos ao solo

Por exemplo, uma equipe não baseada em hospital pode não estar treinada no uso de certo equipamento hospitalar (bombas infusoras ou outros aparelhos); isto deve ser reconhecido e resolvido antes do transporte.

A. A equipe de transporte pode ser qualquer combinação de paramédicos, enfermeiros ou médicos, dependendo da condição do paciente e das diretrizes locais. Se ao médico solicitante couber a direção médica durante o transporte, as ordens de transferência devem ser discutidas antes da partida.

B. A documentação completa de todos os registros dos cuidados do paciente devem ser enviados, o que inclui os resultados de todas as intervenções terapêuticas e diagnósticas, cópias de todos os estudos de imagem realizados e o consentimento do paciente para a transferência. A telerradiologia permite que um Centro de Trauma faça a revisão dos estudos do paciente antes de sua chegada, o que também permite que o centro auxilie as unidades referentes a gerenciar pacientes que não necessitam transferência a um Centro de Trauma.

C. É essencial que a equipe de transporte estabeleça uma comunicação direta tanto com os médicos solicitantes quanto com os médicos receptores. A comunicação com o médico solicitante deve detalhar a informação seguinte:
   1. **Identificação** do paciente e sua história médica.
   2. **O mecanismo de lesão** e as circunstâncias acerca do incidente.
   3. **Gerenciamento pré-hospitalar** antes de chegar ao Setor de Emergência.
   4. **Intervenções** realizadas durante a estabilização inicial e a resposta do paciente.
   5. **Achados pertinentes do exame físico.**
   6. **Terapia em curso.**
   7. **Complicações potenciais** que podem ocorrer durante o transporte.

D. A equipe de transporte deve então realizar sua própria avaliação direcionada, equivalente a uma primeira inspeção, sem atrasar o transporte. Esta avaliação deve incluir, mas não se limitar ao seguinte:
   1. **Vias aéreas**
      a. **Reavaliar as vias aéreas** ou avaliar a posição adequada do tubo endotraqueal com métodos apropriados que incluem visualização direta, capnografia, ausculta, sensor esofágico ou radiografia de tórax.
   2. **Respiratório**
      a. **Documentar o estado respiratório** antes do transporte.
      b. **Verificar o funcionamento adequado do equipamento ventilatório.**
      c. **Verificar ou colocar tubo nasogástrico** para evitar aspiração em pacientes obnubilados ou intubados.
      d. **Verificar a posição de qualquer tubo** ou dispositivo (p. ex., toracostomia). Tubos torácicos, de forma ideal, devem apresentar *pleuravacs* aderidos e colocados em sucção para transporte.
   3. **Cardiovascular**
      a. **Documentar a freqüência cardíaca, pulso, oximetria de pulso e pressão sangüínea** antes de iniciar o transporte.
      b. **Controlar hemorragia externa** e reavaliar ataduras aplicadas para controle de hemorragia.
      c. **Assegurar dois cateteres e.v. de grande calibre.**
      d. **Assegurar suprimento adequado de produtos sangüíneos** para transferência.
      e. **Vias invasivas** (p. ex., vias arteriais, vias de pressão venosa central [PVC], e cateteres de artéria pulmonar) devem ser conectadas ao monitor de transporte para permitir monitoramento hemodinâmico contínuo durante o transporte.
      f. **Conectar o paciente a monitor eletrocardiográfico.**
   4. **Sistema nervoso central**
      a. **Documentar o exame neurológico e a Escala Glasgow de Coma** (EGC) antes de se iniciar o transporte ou administração de agentes paralisantes ou sedativos.
      b. **Manter seguros a cabeça e a coluna cervical, torácica e lombar** com dispositivos de imobilização, de acordo com a necessidade.

III. **Durante o transporte.** A equipe de transporte deve saber, antes do transporte, qual médico será responsável pela direção médica *online*. A responsabilidade pela direção médica irá variar, baseando-se nas práticas locais e as diretrizes do serviço de transporte. O médico receptor, entretanto, deve ser sempre colocado a par das alterações da condição do paciente a caminho.

A. Uma vez que o paciente tenha sido estabilizado, o transporte deve ser completado sem atraso. É esperado que os cuidados durante o transporte sejam do mesmo nível do recebido na instituição referente, dentro de óbvias limitações do ambiente fora do hospital. Pacientes instáveis devem ser acompanhados por uma equipe de resgate capaz de intervenções médicas apropriadas, podendo necessitar de um médico.

B. A unidade de transporte deve ter condições de dar suporte contínuo cardiorrespiratório e reposição de volume sangüíneo. É necessário o monitoramento hemodinâmico constante. A comunicação por rádio ou telefone celular deve ocorrer para se obter orientação médica e para fornecer atualizações para a unidade receptora.

C. Quando as ordens ou protocolos regulares (o componente essencial de orientação médica *off-line*) são dados à equipe de transporte, o médico solicitante deve estar seguro de que as ordens estejam de acordo com as capacidades da equipe e que as medicações e os equipamentos adequados estejam presentes.

IV. **Após o transporte.** Ao chegar à unidade receptora, a equipe de transporte deve fornecer um relato completo para a equipe de trauma receptora, o que deve incluir um resumo breve da história e tratamentos iniciais, seguido de uma atualização de quaisquer alterações no caminho e quaisquer intervenções. Além disso, toda a documentação da instituição solicitante deve ser entregue ao chefe da equipe receptora. Se o paciente foi transferido para procedimentos diagnósticos para ser transferido de volta à instituição original, os mesmos regulamentos de transferência se aplicam agora ao hospital receptor. Se os procedimentos diagnósticos revelam nova evidência de instabilidade presente ou potencial, o paciente não pode ser transferido de volta sem a estabilização apropriada.

V. **Considerações legais.** A transferência de pacientes de uma instituição para outra está regulamentada por estatuto federal. A legislação que criou os requisitos da estabilização e da transferência do paciente para hospitais e médicos é o **Decreto Consolidado de Reconciliação de Orçamento Geral (COBRA – *Consolidated Omnibus Budget Reconciliation Act*) de 1985**, também conhecido como "lei antidespejo". Este é o padrão legal atual. Um dos principais objetivos desta resolução é garantir acesso equânime a tratamento de emergência a todos os cidadãos, sem levar em consideração sua capacidade de pagar.

A. **O COBRA atribui a responsabilidade da transferência do paciente ao hospital e ao médico solicitantes.**

1. As violações podem resultar em cessação de privilégios da Medicare para o médico e para o hospital.
2. Um hospital pode receber multa variando entre $25.000 e $50.000 por violação.
3. Um médico pode receber multa de $50.000 por violação.
4. Um paciente pode processar o hospital por dano pessoal em corte civil.

B. **O Decreto de Tratamento e Trabalho Médicos de Emergência (EMTALA – *Emergency Medical Treatment and Labor Act*)** estabelecido pela legislação COBRA define como os pacientes podem ser transferidos de um hospital para outro. Os hospitais não podem transferir pacientes a menos que a transferência seja "apropriada", o paciente consinta com a transferência após ser informado dos riscos da transferência, e o médico solicitante certifique que os benefícios médicos esperados pela transferência pesem mais que os riscos. As transferências apropriadas devem acompanhar os seguintes critérios:

1. O hospital transferente deve fornecer cuidados e estabilização dentro de suas capacidades.
2. Cópias dos registros médicos e estudos de imagem devem acompanhar o paciente.
3. A unidade receptora deve apresentar espaço disponível e pessoal qualificado e concordar em aceitar a transferência.
4. O transporte inter-hospital deve ser feito por pessoal qualificado com o equipamento necessário.

Axiomas

- O resultado do transporte médico aéreo para pacientes politraumatizados depende de triagem adequada e da habilidade da equipe de vôo.
- A segurança da equipe e do paciente é soberana.
- Nunca aborde um helicóptero sem a assistência da equipe de vôo.
- As transferências devem ser feitas por necessidade médica e não por razões financeiras.
- Os benefícios médicos previstos no fornecimento de cuidados especializados de trauma na unidade receptora devem ser mais importantes do que o risco de transferência.

Bibliografia

American College of Emergency Physicians (ACEP). *Appropriate utilization of air medical transport in the out-of-hospital setting.* Dallas: American College of Emergency Physicians, 1999.

American College of Surgeons (ACS). Stabilization and transport. In: *Advanced trauma life support (ATLS) student manual,* 7th ed. Chicago: American College of Surgeons, 2001.

Blumen IJ, Rodenberg H, eds. *Air medical physician handbook.* Salt Lake City: Air Medical Physician Association (AMPA), 1996.

National Association of EMS Physicians (NAEMSP). *Air medical dispatch: guidelines for trauma scene response.* Lenexa, Kansas: National Association of EMS Physicians, 1992.

Rau W. 2000 annual transport statistics and fees survey. *AirMed* July/August, 2000.

Swor RA, Storer D, Domier R, et al. *Emergency medical services (EMS) committee policy resource and education paper: medical direction of interfacility patient transfers.* Dallas: American College of Emergency Physicians (ACEP), 1997.

11. ATIVAÇÃO DA EQUIPE DE TRAUMA

Theodore R. Delbridge

I. **Introdução.** As unidades de cuidados de saúde definidas como Centros de Trauma abrigam os recursos para fornecer cuidados definitivos iniciais, sem levar em conta a gravidade do trauma.

A. Como definido pelo Colégio Americano de Cirurgiões, **um centro de trauma nível I** possui as condições e os recursos físicos necessários para cuidados amplos do trauma, incluindo componentes de pesquisa, educação, prevenção e reabilitação. **Os centros nível II** possuem recursos clínicos semelhantes, sem necessitar de componentes de pesquisa e educação. **Os centros nível III** podem possuir equipe e recursos limitados para cuidados clínicos, fornecer cuidados para muitos pacientes e identificar aqueles com lesões mais graves que são mais bem tratados em um centro nível I ou II.

B. **A equipe de trauma** está no ponto central das atividades do Centro de Trauma. Manter uma equipe de trauma qualificada disponível representa um investimento custoso para o Centro de Trauma, indicando seu compromisso em fornecer cuidados no trauma de qualidade para a comunidade.

II. **Critérios de ativação**

A. A equipe de trauma é um recurso que pode se tornar disponível a todos os pacientes no Centro de Trauma. Entretanto, é importante que a equipe de trauma seja ativada para pacientes cujo espectro de lesões, como relatado pelo pessoal do SME (Serviço Médico de Emergência), provavelmente necessitando de gerenciamento multidisciplinar, cuidados críticos ou uma cirurgia imediata.

B. Até um determinado ponto, o "empilhamento", ou a graduação das respostas ocorre em todas as unidades que cuidam de pacientes traumatizados. Nem todas as lesões necessitam de atenção de toda a equipe de trauma (p. ex., fraturas simples de extremidade resultando de mecanismos de lesão de baixa força). Para melhor equiparar a utilização e a necessidade de recursos, pode-se elaborar critérios de ativação de vários níveis de respostas. Devem ser específicos para a instituição, baseados nos recursos, na experiência e nas necessidades.

C. Muitos centros níveis I e II atualmente empregam critérios de triagem para guiar a avaliação inicial das vítimas de trauma, incluindo distribuição de pessoal e equipamento. O desenvolvimento de tais critérios segue o reconhecimento de que primariamente três categorias de pacientes chegam ao Centro de Trauma.

1. A equipe de trauma deve ser ativada antes da chegada ao centro para **pacientes cujas lesões são obviamente graves** e exigem uma abordagem multidisciplinar imediata. Estes pacientes apresentam evidência clara de lesão com risco de vida, como evidenciado por fisiologia alterada (sinais vitais e sensório) ou lesão penetrante de tronco. Além disso, os pacientes com menos evidência de lesões graves, mas que estão chegando a números tais que os recursos poderiam se encontrar sobrecarregados, são com freqüência colocados nesta categoria mais séria.

2. **Pacientes cujas lesões, ou potencial para lesão, podem não parecer imediatamente como estando em risco de vida,** mas em que a deterioração é possível, podem não necessitar da ativação imediata da equipe de trauma inteira e são avaliados mais apropriadamente por equipe qualificada do Setor de Emergência, junto com alguns dos outros membros da equipe de trauma. São tratados onde os recursos multidisciplinares estão imediatamente disponíveis, se for necessário. São com freqüência pacientes com mecanismos significantes de lesão, mas sem anormalidades anatômicas ou fisiológicas óbvias.

3. **Pacientes que poderiam ser tratados em unidades de cuidados mais agudos** por uma equipe qualificada de setor de emergência, incluindo consulta com outras equipes de acordo com as necessidades, requerem os recursos semelhantes aos utilizados para se avaliar e tratar a maioria dos outros pacientes não traumatizados, agudamente afetados.

D. Variações nos critérios de ativação e respostas

1. Os critérios de ativação da equipe de trauma, de maneira geral, incluem componentes semelhantes aos do Plano de Decisão de Triagem do Colégio Americano de Cirurgiões. Os fatores fisiológicos e anatômicos, como forte prognóstico da necessidade de cuidados críticos ou operação imediata, devem ser componentes proeminentes. A informação acerca do mecanismo de lesão, por si, é menos preditivo da necessidade de cuidados críticos ou cirurgia, mas devem ser uma consideração nos critérios de ativação.
2. Os critérios de ativação da equipe de trauma refletem o volume de pacientes e recursos. De maneira geral, os critérios de ativação identificam os recursos e o pessoal agrupado inicialmente para cuidar de um paciente seriamente traumatizado. Alguns centros escolhem uma resposta singular ("todos ou nenhum"), que facilita a implementação, mas que pode expor o sistema ao uso ineficiente de recursos. Um sistema graduado de ativação pode auxiliar a assegurar resposta imediata sem perda.
3. Um exemplo de critérios de ativação de equipe de trauma se encontra no Quadro 11.1. **A ativação total da equipe** ocorre para pacientes cujas lesões, como relatado por pessoal de SME, apresentam

Quadro 11.1 Amostra de critérios de ativação de equipe de traumatismo

Resposta total: Médico de emergência e cirurgião do trauma de plantão, residente do trauma ou residente de cirurgia, técnico em radiologia, técnico respiratório, três enfermeiros (anestesiologista de plantão ou residente imediatamente disponível), pessoal de banco de sangue com sangue

Fisiológica
- Sofrimento respiratório
- Intubado ou questão de estabilidade de vias aéreas
- Diminuição de nível de consciência em qualquer tempo
- Pressão sangüínea sistólica < 100 mmHg em qualquer tempo

Anatômica
- Ferimento penetrante de cabeça, pescoço, tórax, abdome ou extremidades proximais a joelho ou cúbito
- Amputação ou lesão em desenluvamento proximal a joelho ou cotovelo
- Lesões múltiplas
- Tórax instável
- Suspeita de lesão de medula espinhal
- Suspeita de fratura pélvica
- Duas ou mais fraturas de ossos longos
- Vários pacientes com lesões significativas

Mecanismo
- Pedestre sofre choque de veículo a mais de 30 km/h
- Ejetado de veículo
- > 20 minutos de tempo de extricação

Resposta parcial: Médico de emergência de plantão, residente do trauma ou residente de cirurgia, dois enfermeiros, técnico em radiologia, notificação de cirurgião do trauma de plantão, outros solicitados conforme as necessidades

Vários pacientes sem lesões significativas

Mecanismo de lesão (não respondem aos critérios nível I)
- Queda de > 5 metros
- Grande deformação do veículo
- Intrusão no compartimento de passageiros do veículo
- Morte de um outro ocupante do veículo
- Capotagem

Vôo de helicóptero à cena do acidente

Solicitação de pessoal de serviço médico de emergência (não responde a critérios nível I)

ou não potencial para serem graves. Nestes casos, toda a equipe de trauma, incluindo o cirurgião do trauma presente, responde ao Setor de Emergência. Ativações parciais de equipe não necessitam de anestesista, terapia respiratória e alguns plantonistas cirúrgicos para responder. Além disso, o cirurgião do trauma de plantão é notificado imediatamente por *pager*, mas não é solicitado a responder inicialmente pela ativação parcial da equipe. A qualquer momento, uma resposta parcial pode progredir para uma resposta total, se necessário.

4. **Resultados de respostas em níveis.** Os centros de trauma nível I usando níveis de ativação de equipes de trauma têm relatado que 52 a 57% dos pacientes traumatizados respondem aos critérios de respostas menores. Além disso, tais diretrizes têm alcançado 85 a 95% de sensibilidade em termos de solicitação de resposta total de equipe de trauma para aqueles pacientes que solicitam operações iniciais ou admissão a uma unidade de cuidados críticos. Os pacientes inicialmente vistos por uma equipe parcial que subseqüentemente necessitam de uma resposta de equipe total têm resultados comparáveis aos recebidos inicialmente por toda a equipe de trauma. Assim, os centros de trauma têm relatado que a disponibilidade imediata de peritos e recursos multidisciplinares é crucial, mas que sua distribuição durante a avaliação inicial de todos os pacientes traumatizados não é sempre necessária.
5. **Critérios de ativação e triagem em outros centros de traumatismo.** Para centros de trauma nível II, que são freqüentemente hospitais comunitários com o cirurgião do trauma alcançável fora da unidade, o tópico de critérios de triagem de equipe de trauma também é importante. Os recursos, incluindo cirurgiões qualificados, podem não ser tão abundantes como em unidades médicas terciárias. Sua manutenção para aquelas situações em que são realmente necessários, enquanto se minimiza a subtriagem, é uma preocupação importante. Quando o pessoal de SME relata que um paciente traumatizado sofre de comprometimento respiratório, alteração de consciência (p. ex., grau de Escala Glasgow de Coma < 13), ou hipotensão, a equipe qualificada de médicos de emergência e de cirurgiões do trauma deve estar preparada para cuidar da vítima à sua chegada. Para outros pacientes, a avaliação por médico de emergência e equipe de apoio, em consulta com um cirurgião do trauma de plantão, pode ser adequada. Quando estas diretrizes não são empregadas, nenhuma diferença é encontrada entre a mortalidade observada e a prevista.

III. **Resumo.** A equipe de trauma traz as capacidades multidisciplinares abrangentes do Centro de Trauma para a avaliação e o gerenciamento de emergência de pacientes traumatizados. Sua ativação é crucial se o Centro de Trauma tiver que efetivar resultados favoráveis para pacientes criticamente traumatizados. A utilização racional deste recurso é adequada. Como nenhum critério-padrão existe para a ativação de equipe de trauma, é importante para todos os centros avaliar seus componentes de sistema de trauma, a qualidade e a disponibilidade dos recursos, e prospectivamente criarem diretrizes de ativação de equipe de trauma que sejam adequadamente distribuídas e avaliadas em uma base contínua. Tais esforços aumentam a eficiência dos cuidados do paciente traumatizado.

Axiomas

- Os critérios de ativação de equipe de trauma devem ser elaborados localmente; deve-se considerar as capacidades de resposta e a disponibilização de SME, medicina de emergência, cirurgia do trauma, anestesiologia e outros especialistas relacionados.
- A graduação das respostas da equipe de trauma pode ajudar a fornecer recursos sob medida, mas as diretrizes devem ser planejadas, monitoradas e ajustadas conforme as necessidades.

Bibliografia

Khetarpal S, Steinbrunn BS, McGonigal MD, et al. Trauma faculty and trauma team activation: impact on trauma system function and patient outcome. *J Trauma* 1999;47(3):576-581.

Moore EE, Moore JB, Moore FA. The in house trauma surgeon-paradigm or paradox. *J Trauma* 1992;32(4):413-414.

Phillips JA, Buchman TG. Optimizing prehospital triage criteria for trauma team alerts. *J Trauma* 1993;34(1):127-132.

Plaisier BR, Meldon SW, Super DM, et al. Effectiveness of a 2-specialty, 2-tiered triage and trauma team activation protocol. *Ann Emerg Med* 1998;32(4):436-441.

Shatney CH, Sensaski K. Trauma team activation for "mechanism of injury" blunt trauma victims: time for a change? *J Trauma* 1994;37(2):275-282.

Simon BJ, Legere P, Emhoff F. Vehicular trauma triage by mechanism: avoidance of the unproductive evaluation. *J Trauma* 1994;37(4):645-649.

Singh R, Kisson N, Singh N, et al. Is a full team required for emergency management of pediatric trauma? *J Trauma* 1992;33(2):213-218.

Terregino CA, Reid JC, Marburger RK, et al. Secondary emergency department triage (supertriage) and trauma team activation: effects on resource utilization and patient care. *J Trauma* 1997;43(1):61-64.

Thompson CT, Bickell WH, Siemens RA. Community hospital level II trauma center outcome. *J Trauma* 1992;32(3):336-343.

12. ORGANIZAÇÃO ANTES DA CHEGADA DO PACIENTE TRAUMATIZADO

William S. Hoff

I. A resposta ao trauma

A. A capacidade institucional. A capacidade de um hospital em responder às necessidades de pacientes traumatizados é específica de cada instituição. O Comitê sobre Trauma do Colégio Americano de Cirurgiões elaborou a seguinte classificação de centros de trauma:

1. **Nível I.** Provê uma equipe de 24 horas, residente, especializada em trauma com a capacidade de reanimar inteiramente pacientes traumatizados e fornece cuidados cirúrgicos acurados e abrangentes. Estes centros geralmente servem áreas de grande densidade populacional. A equipe de trauma geralmente é liderada por um cirurgião geral de trauma de plantão, médico de emergência, assistente de trauma ou um residente de cirurgia. Os centros nível I demonstram um compromisso com educação através de treinamento de médicos, pesquisa e prevenção comunitária e programas abrangentes.
2. **Nível II.** O compromisso com cuidados de pacientes é semelhante ao dos centros nível I. Entretanto, os recursos como cirurgia cardíaca, cirurgia de reimplante e cirurgia microvascular podem variar. Os centros nível II freqüentemente fornecem cuidados de trauma a regiões com uma densidade populacional menor. Programas de pesquisa, educação e aprendizado de residentes não são requeridos. A equipe de traumatismo não se encontra necessariamente de plantão, mas pode estar disponível para encontrar o paciente à sua chegada.
3. **Nível III.** Designação específica para hospitais em áreas rurais que não são acessíveis a centros níveis I e II. A cobertura cirúrgica de plantão não é requerida em uma base de 24 horas, mas deve estar disponível em tempo hábil. A disponibilidade de certas subespecialidades cirúrgicas e de tecnologia avançada pode ser limitada. Portanto, o funcionamento adequado requer transferência de acordos formais para centros de nível superior.
4. **Nível IV.** Projetados para fornecer avaliação inicial de pacientes traumatizados em áreas mais rurais e remotas, estes centros podem se localizar em um pequeno hospital ou clínica. Geralmente estão disponíveis médicos com treinamento em reanimação do trauma para cuidar destes pacientes. Entretanto, a cobertura cirúrgica não é mandatória. A maioria dos pacientes necessitará de transferência para níveis superiores de cuidados.
5. A maioria dos hospitais nos Estados Unidos não é designada Centros de Trauma. Muitos pacientes traumatizados chegarão a hospitais não especializados e necessitarão de avaliação inicial rápida, reanimação e transferência potencial para um Centro de Trauma.

B. Níveis de resposta. Uma resposta definida a pacientes traumatizados é essencial a todos os hospitais. Em centros não especializados, onde uma equipe completa para trauma não está disponível, um procedimento definido (p. ex., pessoal, tarefas) facilitará a reanimação e otimizará a evolução do paciente. Muitos centros de trauma empregam níveis graduados de resposta baseados em critérios de triagem de campo. A composição da equipe de trauma varia de acordo com o nível de resposta ao trauma:

1. **Resposta total** ("código trauma", "código vermelho", "resposta a trauma nível I") é projetada para o paciente que se apresenta fisiologicamente instável ou que apresenta lesões com risco de vida ou para um membro (p. ex., ferimento torácico por arma de fogo). O paciente recebe avaliação imediata de uma equipe de trauma (isto é, cirurgião do trauma, anestesiologista, e daí por diante).
2. **Resposta modificada** ("alerta de trauma", "resposta ao trauma nível II") é projetada para o paciente com o potencial para lesão séria baseada no mecanismo de lesão, mas sem critérios fisiológicos ou anatômicos definindo uma lesão com risco de vida ou de um membro. A composição da equipe de trauma variará de acordo com os recursos do hospital, com médicos de emergência freqüentemente representando um papel de liderança.
3. **A consulta de trauma** é projetada para pacientes triados para um Centro de Trauma baseada somente no mecanismo de lesão sem sinais físicos de lesão significativa. Estes pacientes são ini-

cialmente avaliados pelo médico de emergência e transferidos ao serviço de trauma ou um subespecialista apropriado.

II. **Área de reanimação do trauma**

A. **Considerações sobre a planta física**

1. Em hospitais que recebem um volume significativo de pacientes traumatizados, ou onde pacientes traumatizados chegam sem notificação prévia, uma área dedicada à reanimação do trauma (TRA – *trauma resuscitation area*) deve estar disponível no Setor de Emergência. Apesar de uma TRA exclusiva ser impraticável para a maioria dos hospitais, todo esforço deve ser feito para assegurar que a reanimação do trauma se efetue fora da área de trabalho do Setor de Emergência geral.
2. A TRA deve ser segura, com acesso limitado para pessoal não-médico.
3. O acesso adequado para a sala de cirurgia (OR – *operating room*), unidade de radiologia, unidade de tratamento intensivo (ICU – *intensive care unit*) e salas de reunião da equipe são outras considerações importantes no projeto de uma TRA.
4. A TRA deve ser bastante espaçosa para acomodar todos os membros da equipe de trauma (aproximadamente 5 a 10 pessoas). Deve haver também amplo espaço para permitir procedimentos completos de reanimação, avaliação radiográfica básica, estabilização ortopédica e vários procedimentos cirúrgicos de emergência:
   - Intubação rápida.
   - Cricotireoidotomia ou vias aéreas cirúrgicas.
   - Inserção de cateteres venosos centrais.
   - Toracostomia.
   - Colocação de cateteres urinários.
   - Toracotomia de reanimação.
   - Lavagem peritoneal diagnóstica (DPL – *diagnostic peritoneal lavage*).
   - Ultra-sonografia (sonografia abdominal focalizada para traumatismo [FAST – *focused abdominal sonography for trauma*]).
   - Talas para fraturas.
   - Orifícios de broca de emergência*.
   - Colocação de dispositivos de monitoramento intracraniano (ICP – *intracraneal placement*)*.
   - Colocação de dispositivos de fixação pélvica externos*.
5. **Outras considerações relativas à TRA incluem:**
   a. **Iluminação.** A iluminação suficiente é importante, mas as fontes luminosas devem permitir acesso livre ao paciente e fácil movimentação de pessoal e equipamento através do espaço de trabalho.
   b. A **hipotermia** deve ser ativamente evitada durante a fase de reanimação. As medidas para evitar hipotermia (p. ex., termostatos individuais em cada sala, elementos aquecedores elevados) devem ser consideradas no projeto da TRA.
   c. **Múltiplos pacientes.** Cada instituição deve ter diretrizes para reanimação de vários pacientes dentro da TRA definida ou no Setor de Emergência.

B. **Barreira de precaução na área de reanimação do trauma**

1. **Fluidos corporais** de todos os pacientes com trauma são fontes potenciais de doença transmissível. Portanto, barreiras de precaução devem ser mandatórias para todos os membros da equipe de trauma durante a reanimação. Especificamente, luvas não-estéreis, um capote impermeável, máscaras cirúrgicas, sapatilhas e óculos de proteção são necessários para todos os membros da equipe que potencialmente podem entrar em contato com o paciente.
2. **Os itens de barreira de proteção** devem estar disponíveis em um área definida adjacente à TRA, bem à vista daqueles que poderão entrar na área. É responsabilidade do líder da equipe ou do registrador monitorar e impor a obediência às barreiras de precaução.
3. **A chegada de pacientes traumatizados sem notificação prévia suficiente é uma ocorrência inevitável.** Portanto, devem elaborar-se diretrizes para substituir o pessoal que entrou na TRA sem bar-

*A adequação desses procedimentos dependerá de protocolos locais, pessoal disponível e acesso à OR.

reiras de precaução. O objetivo deve ser minimizar o número total de indivíduos não protegidos; os membros da equipe protegidos devem se revezar rapidamente com os que não tiveram a oportunidade de se prover de equipamento protetor.

C. **Equipamento e colocação.** Deve-se armazenar na TRA o mínimo de volume de equipamento e suprimentos necessários para ressuscitar com eficiência. Apesar de uma renovação freqüente de estoque poder ser necessária, eliminar estoque supérfluo otimiza o espaço de reanimação e facilita a padronização dos cuidados.

1. **As bandejas de equipamento devem conter apenas aqueles instrumentos e material absolutamente necessário para se realizar um determinado procedimento.** As bandejas devem ser de fácil acesso, dispostas abertamente e claramente identificadas com rótulos simples em letras de forma. O equipamento deve ser armazenado de tal forma que o esforço despendido é minimizado durante a reanimação. Uma abordagem lógica é arrumar os suprimentos em uma configuração da cabeça aos pés, como o equipamento de vias aéreas e colares cervicais são armazenados perto da cabeça da maca, bandejas de toracostomia perto da porção média da maca, e materiais para tala no pé da maca.
2. **Uma maca de reanimação,** equipada com freios de quatro pontos, deve estar localizada no centro da área de trabalho. Os itens estocados sob a maca estão listados abaixo:
   - Camisolas para paciente.
   - Cobertores.
   - Pequeno cilindro de oxigênio.
   - Tubos nasogástricos e orogástricos.
   - Bandeja de irrigação.
   - Manguito automático de pressão sangüínea.
   - Eletrodos de eletrocardiograma (ECG).
   - Eletrodos de oximetria de pulso.
3. O equipamento necessário para manejar imediatamente condições de risco de vida deve estar instalado perto da maca, próximo ao membro da equipe de trauma que mais provavelmente o usará (Quadro 12.1; Fig. 12.1).
4. O equipamento adicional e o material listados abaixo podem ser estocados ao longo das paredes da área de trabalho. O equipamento portátil de grande volume deve ser facilmente visível e acessível. Itens menores podem ser estocados em prateleiras e bancadas ou em bandejas definidas. Armários não são recomendados, pois portas fechadas impedem a identificação rápida e a facilidade de acesso.
   - Respirador mecânico.
   - Aquecedor de líquidos: estocado com soluções cristalóides.
   - Dispositivo de aquecimento rápido de infusão.
   - *Kits* de cateter venoso central, de artéria pulmonar (PA).
   - Bandejas de instrumentos (p. ex., toracotomia, via aérea cirúrgica, básicos de cirurgia).

Quadro 12.1 Equipamento e suprimento imediatamente acessíveis

Cabeceira de maca	Equipamento para manejo de vias aéreas, incluindo vários tubos endotraqueais, oxigênio, dispositivos de aspiração, vias aéreas nasais/orais, bolsas de ambu e laringoscópios
Bandeja #1	Equipamento para acesso endovenoso, tubos endovenosos, flebotomia, gases sangüíneos arteriais
Bandejas #2 e #3	Bandejas de toracostomia, tubos torácicos (36 F, 40 F), material adequado para sutura
Bandeja #4*	Equipamento de lavagem peritoneal diagnóstica
Pé de maca	Sistema de drenagem torácica (por exemplo, Pleurovac®)
Lado esquerdo	Manguito de pressão sangüínea manual, cabos de eletrocardiograma, monitor de oximetria de pulso

*Aparelho de ultra-sonografia.

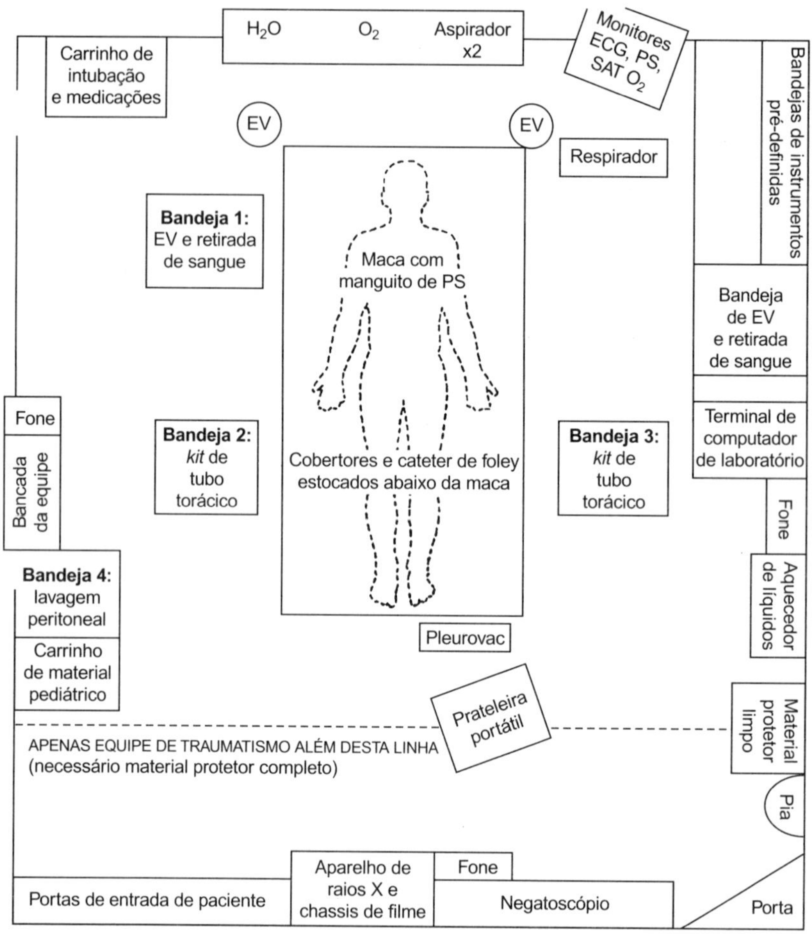

FIG. 12.1. Esboço da área de reanimação de trauma. (De Comitê de Traumatismo, Colégio Americano de Cirurgiões. *Resources for the optimal care of the injured patient.* Chicago: Colégio Americano de Cirurgiões, 1993, com autorização.)

- Monitores portáteis.
- Carrinho de sutura.
- Material de tração (p. ex., tração-tala).
- Talas pré-moldadas de extremidades.
- Negatoscópios.

5. Um modesto inventário de equipamentos e suprimentos para substituir itens usados de outras áreas (p. ex., angiocateter, tubos endovenosos) deve estar prontamente disponível.
6. Equipamentos e suprimentos devem ser estocados em um dispositivo portátil (p. ex., "*kit* trauma") que pode ser transportado com o paciente fora da TRA – para a radiologia, por exemplo. O conteúdo sugerido inclui:
   - Cânula aérea nasal, cânula aérea oral, bloqueador de mordida.
   - *Kit* de cricotireoidotomia.

- Equipamento e tubos de aspiração.
- Sonda de oximetria de pulso.
- Manguito de pressão sangüínea manual.
- Angiocateteres (calibres 14, 16, 18).
- Tubos e conexões endovenosos.
- Seringas (3, 5 e 10 ml).
- Equipamento de flebotomia e tubos de laboratório.
- Seringas para gases sangüíneos arteriais (ABG – *arterial blood gas*).
- Seringa de irrigação (60 ml).
- Curativos, gaze, esparadrapo.
- Medicação (ver II.E. abaixo).
- Formulários de continuidade para documentação.
- Telefone e listas de *pagers*.

7. Equipamento e medicação específicos para reanimação pediátrica devem ser guardados em um carrinho separado. O carrinho deve ser equipado com um adesivo de Broselow para cálculo rápido de dosagens e seleção de equipamento de tamanho apropriado.

D. **Comunicação na área de reanimação de traumatismo.** É essencial a comunicação confiável entre os membros da equipe de traumatismo e através da instituição. A comunicação na TRA pode ser facilitada pelo que se segue:

1. Um pódio fornece um lugar definido para documentar os eventos de ressuscitação. Em muitos centros de traumatismo definidos um indivíduo é primeiro responsável pelos documentos (ver III.D, abaixo). Um pódio também serve como uma área a partir da qual a atividade geral da reanimação pode ser observada.
2. Um quadro de marcador ou um quadro negro podem ser úteis para registrar história, achados físicos e resultados de exames, assim como exibir números de *pager* pertinentes a consultores alcançáveis e pessoal auxiliar.
3. A comunicação eficiente para outras áreas da instituição é essencial para facilitar a reanimação. Extensões dedicadas à sala de cirurgia, unidade de tomografia computadorizada, banco de sangue e a ICU devem estar disponíveis. O uso destas extensões deve ser restrito a membros da equipe de traumatismo. Um terminal de computador do laboratório e um aparelho de raios X digital podem ser considerados em um Centro de Trauma de grande volume.
4. A comunicação entre a equipe de traumatismo e a equipe da sala de cirurgia pode ser facilitada por um sistema de classificação de paciente. Tal sistema permite que as equipes da sala de cirurgia e do banco de sangue organizem recursos e atribua pessoal. O sistema de classificação de paciente traumatizado descrito na Quadro 12.2 fornece um padrão.

Quadro 12.2 Sistema de classificação de paciente traumatizado

Classe A	Paciente instável: necessita de intervenção cirúrgica imediata; nenhuma avaliação adicional de lesão (por exemplo, estudos radiológicos ou laboratoriais) solicitados
	Acesso imediato à sala de cirurgia necessário
	Iniciar protocolo de transfusão maciça para sangue e produtos sangüíneos (por exemplo, plasma congelado fresco, plaquetas)
Classe B	Paciente instável: alta probabilidade de intervenção cirúrgica dentro dos próximos 15-30 minutos
	Alguma avaliação de lesão em progresso
	Transfusão maciça provável
Classe C	Paciente estável: probabilidade de intervenção dentro das próximas 2 horas
	Avaliação completa de lesão (por exemplo, tomografia computadorizada) em progresso
	Grupo sangüíneo e *screening* suficientes
Classe D	Paciente estável: mínima probabilidade de intervenção cirúrgica (lesões menores)

E. **Medicamentos na área de reanimação do trauma.** Além das drogas-padrão estocadas no carrinho de código, um pequeno inventário de medicamentos deve ser mantido na TRA.

1. **Medicamentos instantaneamente disponíveis** devem incluir aqueles para rápida seqüência de indução (p. ex., succinilcolina, tiopental sódico, etomidato, vecurônio, midazolam), disponíveis no momento em que o paciente chega (ver Capítulo 14). O ideal é que esses agentes sejam estocados em seringas rotuladas para administração instantânea.
2. Sedativos, analgésicos e antimicrobianos que devem estar **imediatamente disponíveis** incluem lorazepam, sulfato de morfina, fentanil, naloxona, toxóide tetânico, cefazolina e aminoglicosídeo.
3. Medicamentos que devem estar prontamente disponíveis incluem difenil-hidantoína, dextrose a 50%, metilprednisolona (para lesão abrupta de medula espinhal), manitol, tiamina, magnésio e cálcio.

III. **A equipe de trauma**

A. **Definição.** A equipe de trauma é um grupo organizado de profissionais que realizam avaliação e reanimação iniciais de pacientes criticamente traumatizados. A composição da equipe de traumatismo, o nível de resposta e as responsabilidades de cada membro são específicos de cada hospital e devem ser predeterminados através de diretrizes, políticas e procedimentos definidos.

B. **Membros da equipe de trauma.** A real composição da equipe varia, dependendo da instituição. Os membros específicos geralmente incluem:

1. **Cirurgião do trauma** – um cirurgião que demonstrou interesse, habilidades e treinamento nos cuidados do trauma. Em alguns centros de trauma, o cirurgião do trauma geralmente funciona como o líder da equipe de trauma.
2. **Médico de emergência** – com habilidades demonstradas na avaliação e certificado na reanimação de pacientes traumatizados e suporte vital avançado de traumatismo (ATLS – *advanced trauma life support*). Em muitos hospitais, o médico de emergência funciona como o líder da equipe de trauma ou é responsável pela manutenção das vias aéreas.
3. **Anestesiologista** – um médico com habilidades especiais em manejo de vias aéreas, intubação endotraqueal e analgesia. Em muitas instituições este papel é preenchido por um enfermeiro anestesista registrado com certificado (CRNA – *certified registered nurse anesthetist*).
4. **Enfermeiros de trauma** – enfermeiros do Setor de Emergência com treinamento especializado e interesse demonstrado em cuidados de trauma.
5. **Médicos residentes.** Em hospitais com programas de treinamento, residentes de clínica, de cirurgia ou de emergência e assistentes de trauma assumem papéis ativos na equipe de trauma. Em centros de trauma níveis I e II, residentes seniores podem funcionar como líderes de equipe de trauma sob a supervisão de assistentes de trauma.
6. **Terapeuta respiratório** – treinado para prever as necessidades do paciente traumatizado – deve estar disponível para assessorar na avaliação e no manejo do estado respiratório do paciente.
7. **Técnicos em radiologia** – com habilidade em técnicas portáteis de imagem – são importantes para uma pesquisa secundária eficiente.
8. **Cirurgiões subespecialistas.** Apesar de geralmente não estarem envolvidos na avaliação inicial, os consultores cirúrgicos (p. ex., cirurgiões ortopédicos, neurocirurgiões) são membros vitais da equipe de trauma.
9. **Outro pessoal.** A equipe de trauma também pode incluir enfermeiros de sala de cirurgia, técnicos em laboratório, técnicos em ECG, capelão, assistentes sociais, pessoal de transporte e gerenciadores de casos.

C. Durante a reanimação de pacientes gravemente traumatizados ou durante a reanimação de várias vítimas deve estar disponível algum mecanismo para mobilizar pessoal adicional de dentro da instituição. Além disso, pessoal alcançável adequado deve estar disponível.

D. **Funções e responsabilidades.** De forma ideal, a equipe de trauma pode ser organizada e posicionada antes da chegada do paciente. Um esquema genérico para **posicionamento** dos vários membros da equipe de traumatismo está ilustrado na Figura 12.2. As responsabilidades específicas de cada membro da equipe estão delineadas no Quadro 12.3.

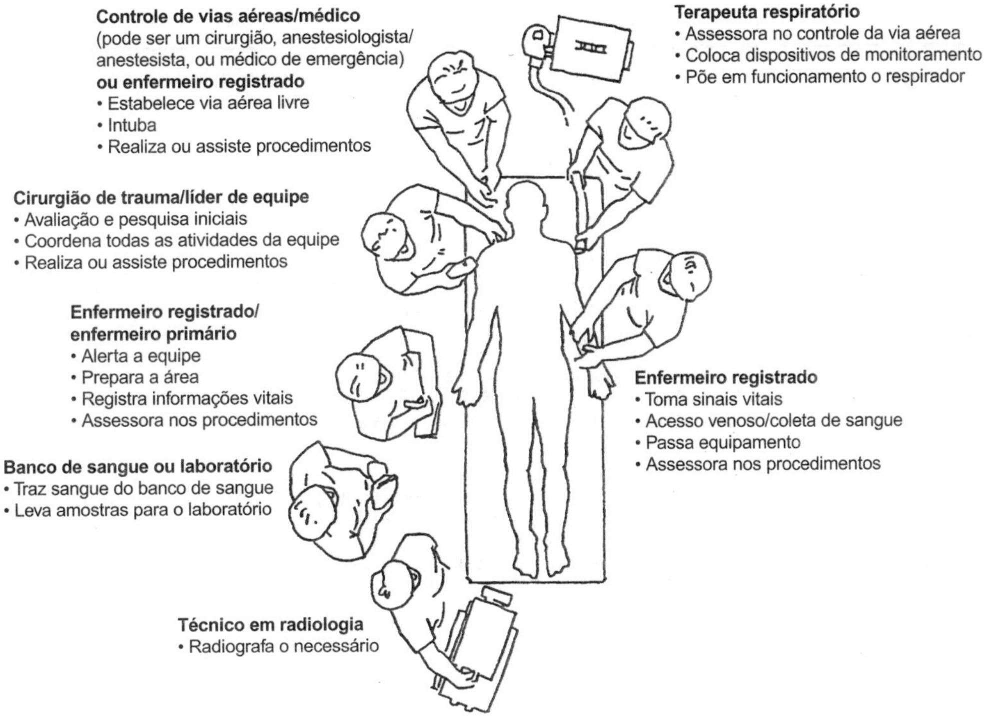
Controle de vias aéreas/médico
(pode ser um cirurgião, anestesiologista/ anestesista, ou médico de emergência)
ou enfermeiro registrado
• Estabelece via aérea livre
• Intuba
• Realiza ou assiste procedimentos
Terapeuta respiratório
• Assessora no controle da via aérea
• Coloca dispositivos de monitoramento
• Põe em funcionamento o respirador
Cirurgião de trauma/líder de equipe
• Avaliação e pesquisa iniciais
• Coordena todas as atividades da equipe
• Realiza ou assiste procedimentos
Enfermeiro registrado/ enfermeiro primário
• Alerta a equipe
• Prepara a área
• Registra informações vitais
• Assessora nos procedimentos
Enfermeiro registrado
• Toma sinais vitais
• Acesso venoso/coleta de sangue
• Passa equipamento
• Assessora nos procedimentos
Banco de sangue ou laboratório
• Traz sangue do banco de sangue
• Leva amostras para o laboratório
Técnico em radiologia
• Radiografa o necessário

FIG. 12.2. Posições e funções dos membros da equipe de trauma. (De *Resources for the optimal care of the injured patient.* Chicago, American College of Surgeons, 1993, com autorização.)

E. Cenário com vários pacientes

1. Todos os hospitais devem estar preparados para a chegada de vários pacientes traumatizados. Esta situação pode superar os recursos até mesmo do Centro de Trauma melhor preparado. A definição de "vários pacientes" é específica de cada instituição, baseada na definição de Centro de Trauma, tamanho, pessoal, e outros fatores primariamente relacionados à disponibilidade de recursos.
2. O líder da equipe de trauma é responsável em atribuir pessoal disponível para assegurar a reanimação efetiva de cada paciente.
3. Um plano de triagem para posicionamento de pacientes e alocação de recursos e pessoal deve ser formulado, baseado no relatório pré-hospitalar e nos primeiros achados clínicos, por exemplo:
   a. Posicionar os pacientes baseando-se nas necessidades observadas (p. ex., pacientes com lesão craniana grave devem ser posicionados perto do respirador mecânico).
   b. Atribuir um ressuscitador primário para cada paciente. Cada ressuscitador deve estar diretamente supervisionado pelo líder da equipe de trauma. Uma comunicação eficaz entre estes indivíduos é da maior importância.
   c. Recrutar pessoal adicional para assessorar na ressuscitação dos pacientes. Enfermeiros adequadamente treinados, pessoal pré-hospitalar e técnicos são fontes internas potenciais de pessoal. Outro pessoal cirúrgico alcançável (p. ex., cirurgiões ortopédicos) também podem ser mobilizados para assessorar na fase de reanimação.
   d. Realocar pessoal e recursos, baseando-se na pesquisa primária.
   e. Reposicionar pacientes estáveis fora da área de reanimação de trauma para outras áreas do Setor de Emergência, baseando-se em avaliação clínica rápida, porém minuciosa.

Quadro 12.3 Funções e responsabilidades da equipe de traumatismo

Líder da equipe de trauma	Essencialmente responsável por dirigir os membros individuais da equipe de trauma, coordenando os eventos da reanimação e formulando os planos para o gerenciamento definitivo. Em centros maiores, especialmente aqueles com programas de treinamento, o líder da equipe de trauma pode ser um cirurgião de trauma assistente, médico de emergência, assistente de trauma ou residente de cirurgia sênior ou chefe (isto é, médico de comando)
Primeiro reanimador	Um cirurgião ou clínico de emergência responsável pela avaliação inicial e realização de procedimentos cirúrgicos, dependendo das necessidades. Em hospitais menores este indivíduo também assume o papel de líder da equipe
Manutenção de via aérea	Anestesiologista, enfermeiro anestesista registrado com certificado (CRNA), médico de emergência ou cirurgião primeiramente responsável pela avaliação e o gerenciamento da via aérea. Os procedimentos requeridos podem incluir intubação endotraqueal, inserção de tubos nasogástricos ou orogástricos, e assessorar com a imobilização da coluna cervical. Também deve manejar substâncias paralisantes, sedativos e analgésicos relativos à intubação e assistir o manejo médico durante situações codificadas
Assistente	O assistente é responsável em expor o paciente, posicionando eletrodos eletrocardiográficos e oxímetro de pulso, e assistir as transferências de paciente. Além disso, pode ser solicitado a assistir quaisquer procedimentos necessários. Dependendo da instituição, o assistente pode ser um médico (por exemplo, residente cirurgião) ou, em hospitais sem programas educacionais, um enfermeiro de trauma ou técnico de medicina de emergência
Enfermeiro de traumatismo	Prepara a área de reanimação de trauma (TRA) para a chegada do paciente. Serve como o enfermeiro primário do paciente durante a fase de reanimação dos cuidados. Responsável por monitorar os sinais vitais e realizar procedimentos selecionados (p. ex., acesso endovenoso, flebotomia, cateteres urinários). Assiste transferências de paciente, acompanha o paciente fora da TRA e faz relatório para a unidade receptora
Registrador	Deve ser um enfermeiro com longa experiência em reanimação de trauma, responsável pela documentação de eventos da reanimação em um fluxograma adequado
Técnico respiratório	Responsável pela avaliação da via aérea e respiração e colocação de dispositivos apropriados de monitoramento (por exemplo, oxímetro de pulso). Assiste o gerenciamento de via aérea com intubação e funcionamento de respirador
Técnico em radiologia	Realiza estudos radiográficos necessários. Assessora o posicionamento do paciente para os estudos necessários. Processa os filmes e retorna filmes completos para a TRA
Técnico em laboratório	Coleta amostras de sangue e transporta as amostras para o laboratório para o processamento. Entrega sangue para a TRA antes da chegada do paciente. Transporta sangue adicional e produtos sangüíneos para o paciente dependendo das necessidades
Capelão/Assistente social/Gerenciador de casos	Assessora na identificação do paciente. Comunicação entre a equipe de traumatismo e a família do paciente

IV. Transferência de paciente para a equipe de trauma

A. Um relatório formal no momento da chegada do paciente significa a transição de cuidados do provedor pré-hospitalar para a equipe de trauma. De forma ideal, esta equipe se agrupou antes da chegada do paciente e recebeu informação pré-hospitalar pertinente do indivíduo fornecendo comando médico para a unidade de transferência.

B. Com várias exceções (por exemplo, comprometimento agudo da via aérea), os pacientes devem ser mantidos na maca de transporte até que um relato pré-hospitalar seja completado. Uma vez iniciado o movimento da maca de reanimação, a equipe de trauma não pode devotar atenção total ao relatório.

C. O relatório pré-hospitalar deve ser um resumo conciso (isto é, 30 a 45 segundos) fornecido por uma única equipe de resgate pré-hospitalar, dirigido para toda a equipe de trauma.

D. Após o relatório e a transferência do paciente, um membro designado da equipe de trauma (p. ex., Registrador) deve tentar obter uma história mais detalhada das equipes pré-hospitalares.

Axiomas

- A notificação prévia da chegada do paciente facilita uma resposta organizada.
- Precauções de barreira devem ser empregadas para todos os provedores baseados no hospital na TRA.
- O posicionamento de equipamento e pessoal na TRA deve ser rápido e padronizado.
- Durante a reanimação de trauma, a comunicação verbal entre os membros da equipe de trauma deve ser minimizada.
- A presença de um líder identificado da equipe de trauma promove eficiência e facilita a formulação de um plano definido.
- O líder da equipe de trauma deve tentar uma visão panorâmica da reanimação.

Bibliografia

American College of Surgeons Committee on Trauma. *Resources for the optimal care of the injured patient.* Chicago: American College of Surgeons, 1998.

Centers for Disease Control. Recommendations for prevention of HIV transmission in health-care settings. *MMWR* 1987;36(Suppl 2S):15-185.

DiGiacomo JC, Hoff WS. Universal barrier precautions in the emergency department. *Hospital Physician* 1997;33:11.

Driscoll PA, Vincent CA. Organizing an efficient trauma team. *Injury* 1992;23:107.

Fernandez L, McKenney MG, McKenney KL, et al. Ultrasound in blunt abdominal trauma. *J Trauma* 1998;45:841.

Hoff WS, Reilly PM, Rotondo MF, et al. The importance of the command-physician in trauma resuscitation. *J Trauma* 1997;43:772.

Maull KI, Rhodes M. Trauma center design. In: Feliciano DB, Moore EE, Mattox KL, eds. *Trauma,* Norwalk: Appleton & Lange, 1996.

Moore EE. Resuscitation and evaluation of the injured patient. In: Zuidema GD, Rutherford RB, Ballinger WF, eds. *The management of trauma.* Philadelphia: WB Saunders, 1985.

Morgan T, Berger P, Land S, et al. Trauma center design and the OR. *AORN J* 1986; 44:416.

Trauma Alert Policy, The Ohio State University Hospitals, May 22, 1984. In: Chayet NL, Reardon TM, eds. *Trauma centers and emergency departments.* Clifton, NJ: Law and Business, Inc., Harcourt Brace Jovanovich, 1985.

13. REANIMAÇÃO DE TRAUMATISMO NO ADULTO

Michael Rhodes

I. **Introdução**

A. **Reanimação é um período intenso de cuidados médicos** no qual a avaliação inicial e contínua do paciente orienta procedimentos diagnósticos e terapêuticos concorrentes. Sendo um período dinâmico, a reanimação requer que a equipe de trauma desenvolva rapidamente um diagnóstico diferencial baseando-se na eficácia de tratamento e resultados disponíveis de estudos diagnósticos. Quando possível, o cirurgião e o médico de emergência devem dirigir esta atividade crucial. O médico supervisor deve assegurar-se de que o espaço otimizado de reanimação, pessoal e equipamento estejam presentes.

B. A reanimação do paciente traumatizado requer uma abordagem organizada, sistemática, empregando um protocolo bem ensaiado. O Suporte Vital Avançado de Trauma (ATLS – *Advanced Trauma Life Support*) é um curso de reanimação personalizado do Colégio Americano de Cirurgiões que descreve a abordagem de avaliação inicial a um paciente instável com lesão com risco de vida (Quadro 13.1). Os princípios de reanimação ATLS também são aplicáveis a um ambiente de centro de trauma e devem ser suplementados por uma **abordagem de equipe** ao paciente traumatizado. A abordagem de uma equipe de trauma deve ser multidisciplinar e o protocolo baseado na "**estabilidade**" do paciente e o mecanismo de lesão (contuso contra penetrante) (Fig. 13.1). O tratamento definido das lesões de um paciente será ditado pela lesão anatômica e a fisiologia do paciente (estabilidade). Este capítulo apresenta uma abordagem de equipe para a reanimação de traumatismo.

II. **Estabilidade do paciente**

A. O termo "**instável**" tem classicamente se referido a parâmetros fisiológicos como sinais vitais (pulso, pressão sangüínea, freqüência respiratória, temperatura). Entretanto, no contexto da reanimação do trauma, a definição de instabilidade pode ser expandida para incluir alguns fatores subjetivos, objetivos ou anatômicos que podem predizer a necessidade de cuidados especializados no Centro de Trauma. Os critérios para o paciente traumatizado instável (Quadro 13.2) são liberais e se referem ao potencial necessário para intervenção cirúrgica ou admissão na unidade de tratamento intensivo (UTI). Os pacientes instáveis que respondem a esses critérios expandidos geralmente apresentam lesões com risco de vida ou de membro. Uma subcategoria de pacientes instáveis, aqueles que se apresentam *in extremis* (às vezes denominados como "agonizantes"), requerem uma abordagem particular.

B. **Resposta ao desafio hídrico inicial** também é uma medida de estabilidade. Pacientes hipotensos que mantêm uma resposta normotensa aos primeiros 1 a 2 l de líquidos são respondedores e considerados estáveis. **Respondedores transitórios** e **não-respondedores** são **instáveis** e devem ser tratados de acordo.

C. **Uma lesão significativa também pode ser suspeitada** a partir da interpretação de frases-chave verbalizadas por pacientes.

- "Estou sufocando": disfunção respiratória.
- "Não consigo engolir": disfunção respiratória.
- "Não consigo respirar": disfunção ventilatória.
- "Deixe-me sentar": disfunção ventilatória, hipoxia, tamponamento cardíaco.
- "Por favor, me ajude": perda sangüínea, hipoxemia.
- "Vou morrer": perda sangüínea, hipoxemia.
- "Estou com sede": perda sangüínea.
- "Minha barriga está doendo": irritação peritoneal.
- "Preciso fazer necessidade": hemoperitônio.
- "Não consigo mexer as pernas": lesão de medula espinhal.
- "Por favor, faça alguma coisa para minha dor": lesão significativa.

III. **Manejo do adulto ESTÁVEL com traumatismo contuso**

A. Avaliar disfunção de vias aéreas, respiratória, circulatória e neurológica.

B. Imobilizar coluna cervical.

Quadro 13.1 Fases de avaliação inicial

Pesquisa primária (15 segundos)

- **V**ia aérea com controle de coluna cervical
  Voz, troca gasosa, obstrução, imobilização cervical
- **R**espiração
  Ruídos respiratórios, parede torácica, veias do pescoço
- **C**irculação
  Nível de consciência, cor da pele, pulso, pressão sangüínea, veias do pescoço, sangramento externo
- **D**isfunção (neurológica)
  Pupilas, movimento de extremidades (local e tipo), voz
- **E**xpor o paciente

Reanimação

- Genérica: eletrodos de eletrocardiograma, oximetria de pulso, endovenoso, coletar líquido para estudos laboratoriais
- Junto com lesões com risco de vida identificadas na pesquisa primárias
- Incluir cateteres gástricos e uretrais, ou realizar com pesquisa secundária

Pesquisa secundária

- Exame dos pés à cabeça (incluindo coluna vertebral)
- História AMPLA (AMPLE – A = alergias, M = medicamentos atualmente em uso, P = doenças passadas, L = última refeição, E = eventos relacionados ao trauma)
- Estudos de imagens
- A pesquisa secundária pode ser adiada até após a sala de cirurgia de paciente instável ou paciente *in extremis*

Cuidados definidos

- Cirurgia (pode ser na fase de reanimação)
- Talas
- Medicações (3 As): analgésicos, antibióticos, antitetânicos
- Consultores
- Transferência

Pesquisa terciária

- Repetir pesquisas primária e secundária dentro das 24 horas seguintes para lesões ocultas ou despercebidas
- Criar lista de "problemas" com identificação específica do médico lidando com cada um

(Modificado do Comitê sobre Traumatismo do Colégio Americano de Cirurgiões: *Advanced trauma life support manual.* Chicago: Colégio Americano de Cirurgiões, 2001, com autorização.)

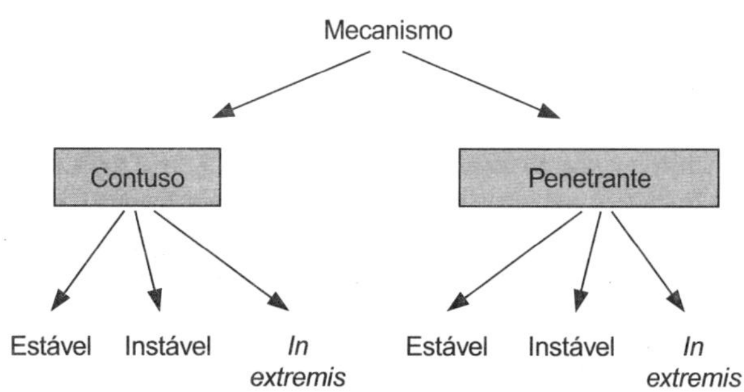

FIG. 13.1. Triagem inicial do setor de emergência.

Quadro 13.2 Critérios para paciente adulto traumatizado instável* (trauma contuso ou penetrante)

Alteração de fisiologia
- Escala Glasgow de Coma (GCS) graduação ≤14
- Pulso < 60 ou > 120 batimentos/min
- Pressão sangüínea < 90 mmHg após reidratação com 2 l
- Pressão sangüínea sistólica > 190 mmHg
- Freqüência respiratória < 12 ou > 24 incursões/min
- Troca gasosa insatisfatória (por exemplo, SaO_2 < 90%)
- Temperatura < 33°C (92°F)

Alterações de achados físicos
- Paralisia
- Rouquidão/incapacidade de falar
- Respirações laboriosas
- Dor severa
- Local(is) de hemorragia externa
- Combativo

Anatômicos
- Deformidade(s) severa(s): coluna vertebral, pescoço, tórax, extremidades
- Ferimento penetrante da cabeça à fossa poplítea

***Aumento de índice de suspeição**
- Idade > 55 anos
- Doença arterial coronariana
- Doença pulmonar obstrutiva
- Doença hepática
- *Diabetes mellitus* insulino-dependente
- Anticoagulante ou história de coagulopatia
- História de doença mental
- Gravidez

C. Administrar O_2 nasal ou por máscara.
D. Inserir ao menos uma via endovenosa periférica (e.v.) (calibre ≥ 18).
E. Realizar estudos laboratoriais de "paciente estável".
F. Extremidades deformadas por talas.
G. Avaliar para lesão oculta.
   1. Cabeça, pescoço, tórax, abdome, pelve, coluna vertebral e extremidades.
   2. Exames seletivos de reto e pelve.
H. Inserir tubo nasogástrico (desnecessário na maioria dos pacientes estáveis).
I. Inserir cateter urinário (se o paciente estiver incapaz de urinar ou fratura pélvica).
J. Limitar hidratação e.v. (p. ex., 1 l nos primeiros 30 minutos).
K. **Selecionar** estudos radiológicos como indicado por mecanismo de lesão e exame físico.
   1. Radiografia de tórax (geralmente rotina).
   2. Coluna cervical – não radiografar se não houver sintomas ou sinais e não estiver intoxicado (ver Capítulo 30).
   3. Pelve – não radiografar se não houver sintomas ou sinais.
   4. Tomografia computadorizada (TC) de cabeça com qualquer alteração da consciência, cefaléia, amnésia ou história de anticoagulante.
   5. TC de abdome – se houver dor, hematúria macroscópica ou microscópica com sinais e sintomas (ver Capítulo 31).

6. Ultra-sonografia (US) de abdome (seletiva) – se houver dor abdominal.
7. Radiografias de coluna vertebral e extremidade (seletivas) – se houver dor.

IV. **Manejo do adulto INSTÁVEL com traumatismo contuso**

A. **Avaliar via aérea** (com imobilização de coluna cervical).

1. Obstrução, voz, estridor, corpo estranho, língua, lacerações, saturação de O_2.
2. **Opções** de tratamento (ver Capítulo 14 para indicações específicas). **Se em dúvida, intubar o paciente.**
   a. Administração de O_2 a 100% (por máscara).
   b. Aspiração.
   c. Elevação do queixo.
   d. Via aérea oral (se obnubilado).
   e. Via aérea nasofaríngea.
   f. Via aérea com máscara laríngea – muito seletiva.
   g. Intubação endotraqueal.
   h. Via aérea cirúrgica.

B. **Avaliar respiração**

1. Expressão facial (sofrimento, angústia, apatia), profundidade e qualidade da respiração (superficial ou laboriosa), palidez cutânea ou cianose, emprego de músculos acessórios (pescoço e abdome).
2. Traquéia (linha média, crepitação), veias do pescoço (planas ou distendidas), ruídos respiratórios (diminuídos ou ausentes), simetria de tórax (procurar frouxidão anterior ou lateral, ou lascas), freqüência respiratória, cianose central, saturação de O_2 (oximetria de pulso).
3. **Opções** de tratamento (ver Capítulo 26a para indicações específicas).
   a. Tubo endotraqueal.
   b. Descompressão do tórax com agulha, unilateral ou bilateral.
   c. Tubo(s) torácico(s), unilateral ou bilateral.
   d. Respirador (manual ou mecânico).
   e. Toracotomia.
   f. Analgesia (opióides sistêmicos titulados, bloqueio intercostal, epidural).

C. **Avaliar a circulação**

1. Cor da pele, nível de consciência, pulso palpável.
2. Qualidade do pulso, pressão sangüínea, preenchimento capilar, cianose periférica, temperatura da pele, hemorragia externa, agitação, monitoramento eletrocardiográfico (ECG), saturação de O_2.
3. **Opções** de tratamento (ver Capítulos 5 e 15 para indicações específicas).
   a. Dois acessos e.v. periféricos de grande calibre, coletar fluidos de "paciente instável" para laboratório.
   b. Acesso e.v. central se o acesso periférico for indisponível – subclávia ou femoral.
   c. Lactato de Ringer aquecido (1-2 l) e.v. tão rápido quanto possível (monitorar resposta).
   d. Com hipotensão profunda ou persistente – imediata transfusão sangüínea.
   e. Se houver sinais de hipovolemia (p. ex., sede, déficit de bases, taquicardia ou hipotensão), verificar perda de sangue oculto em uma das seis áreas.
      (1) **Externa:** (olhar sob curativos), dorso, nádegas, occipital, axilas.
      (2) **Cavidade torácica:** traquéia, veias do pescoço, estetoscópio, radiografia de tórax rapidamente, tubo torácico.
      (3) **Cavidade abdominal:** palpação, lavagem peritoneal diagnóstica, US, laparotomia exploratória.
      (4) **Pelve:** exame físico, laceração perineal, anel pélvico instável, radiografia de pelve, arteriografia, ou fixação externa.
      (5) **Extremidades:** fraturas, principalmente se bilaterais ou femorais.
      (6) **Coluna vertebral:** extensas fraturas com hemorragia (toracolombares).
4. Se a **procura por sangramento não é reveladora,** outras **causas de hipotensão** incluem o seguinte:
   a. Pneumotórax hipertensivo.
   b. Tamponamento cardíaco.

c. Choque distributivo (neurogênico, por exemplo, lesão de medula espinhal).
d. Lesão cardíaca contusa grave com insuficiência cardíaca aguda (muito incomum).

D. **Incapacidade neurológica**
1. Realizar e documentar exame neurológico focalizado (ver Capítulos 19 e 20) **antes** que o paciente seja **intubado** e paralisado: graduação da Escala Glasgow de Coma (EGC), pupilas, movimento e sensação grosseira de **todas** as extremidades.
2. Palpação da cabeça e da coluna vertebral (passar rolo).
3. **Opções** de tratamento (ver Capítulos 19 e 20 para indicações específicas).
a. Administração de O_2.
b. Intubação.
c. Manitol.
d. Considerar metilprednisolona (para lesão contundente de medula espinhal com déficit neurológico).
e. Imagens de emergência de cérebro e coluna vertebral.
f. Monitoramento da pressão intracraniana.
g. Ventriculostomia.
h. Craniotomia.

E. **Extremidades**
1. Palpação de extremidades e articulações.
2. Palpação de pulsos (Doppler).
3. Realizar exame focalizado motor e sensorial.
4. **Opções** de tratamento (ver Capítulo 32 para indicações específicas)
a. Cobrir ferimentos abertos com curativo estéril.
b. Aplicar pressão direta para controlar hemorragia.
c. Realinhar deformidades grosseiras.
d. Tala.
e. Aplicar tração (fraturas de fêmur).

F. Colocar **tubo nasogástrico ou orogástrico** e **cateter urinário** na primeira oportunidade **se não for contra-indicado** ou **interferir** na avaliação ou na estabilização de via aérea, respiração, circulação ou disfunção neurológica.

G. **Imagens** no **paciente instável de lesão contusa**
1. **Sugerido conforme o tempo e a situação clínica permitirem (na área de reanimação)**
a. **Radiografia de tórax:** preferível chassi sob o paciente a chassi sob a prancha; câmera em distância máxima (abaixar o leito de reanimação); prender ar na inspiração.
b. **Coluna cervical:** lateral (para afastar apenas deformidade grosseira), adiar toda a coluna cervical até a estabilidade.
c. **Pelve: ântero-posterior** (AP).
2. **Seletiva** (baseando-se na avaliação)
a. Extremidades.
b. Coluna torácica e lombar.
3. De maneira geral, **as imagens** devem ser **adiadas até que as disfunções de via aérea, respiração e circulatória** tenham se **estabilizado.** As exceções ocorrem quando uma radiografia de tórax ou de pelve é necessária para identificar perda de sangue "oculta" (ver acima).
4. **Tomografia computadorizada** (se estabilizado hemodinamicamente). **A tomografia computadorizada realizada em um paciente instável pode ser perigosa.** Os estudos no paciente traumatizado devem ser feitos apenas em unidades de TC com toda a capacidade de monitoramento, fácil visão de todo o corpo do paciente, e uma equipe de médico-enfermeira capaz de realizar qualquer e todo procedimento salva-vida se surgir uma crise (p. ex., cricotireoidotomia, descompressão torácica, decisão de operar). *Scanners* mais recentes e rápidos helicoidais podem fazer imagens de cabeça, tó-

rax e abdome rapidamente, permitindo que se realizem estudos em **respondedores transitórios selecionados** para hidratação quando apoiados por julgamento e logística médicos.

a. Cabeça: se EGC < 15.
b. Tórax: se suspeita de contusão ou incerteza de anatomia mediastinal.
c. Abdome e pelve: se há sinais ou sintomas ou impossibilidade de examinar.
d. Coluna vertebral: se há suspeita a partir de radiografias convencionais ou exame físico.

V. **Manejo do adulto ESTÁVEL com trauma penetrante**

A. Avaliar o paciente para disfunção de via aérea, respiração, circulatória e neurológica.
B. Documentar **número** e **locais** de ferimentos penetrantes.
C. **Determinar a trajetória** – isto é vital na determinação das estruturas anatômicas em risco por projéteis.
D. **Opções** de tratamento
1. Administrar O_2.
2. Assegurar ao menos um acesso e.v. periférico.
3. Colocação seletiva de tubo nasogástrico e cateter urinário (p. ex., ferimento penetrante de tronco).
4. Estudos **laboratoriais** de "paciente estável".

E. Avaliar o paciente para lesão significativa, dependendo dos locais de lesão: exame físico e estudos radiográficos; tanto radiografias convencionais quanto TC são complementares para determinar precisamente a trajetória exata. As **opções** diagnósticas incluem:
1. **Cabeça:** TC sem contraste.
2. **Pescoço:** TC com contraste e.v. e oral, radiografias em AP e lateral, estudo com ingesta baritada, endoscopia, arteriografia, exploração do pescoço. **(Cuidado: verificar via aérea repetidamente durante as avaliações diagnósticas com baixo limiar para intubação.)**
3. **Tórax:** radiografia de tórax; se transmediastinal, TC com contraste e.v. e oral, ou angiografia, broncoscopia, contraste esofágico, janela cardíaca, ecocardiografia.
4. **Abdome, dorso ou flanco:** exploração de ferimentos locais, lavagem peritoneal diagnóstica, US, TC com contraste e.v. e oral (inclusive retal), laparoscopia, laparotomia.
5. **Extremidades:** pulsos, exame motor e sensorial, índice braquial do tornozelo, US dúplex, arteriografia, exploração operatória.

VI. **Manejo do adulto INSTÁVEL com trauma penetrante**

A. Avaliar paciente para via aérea, trocas gasosas adequadas, disfunção circulatória ou neurológica.
B. Avaliar número e locais de ferimentos penetrantes.
C. **Determinar a trajetória** – isto é vital na determinação de risco de estruturas anatômicas por mísseis.
D. **Opções de tratamento** (ver Capítulo 14 para indicações específicas)
1. **Via aérea**
a. Administrar O_2 a 100%.
b. Aspiração.
c. Elevação do queixo.
d. Via aérea oral (se obnubilado).
e. Via aérea nasofaríngea.
f. Intubação endotraqueal.
g. Via aérea cirúrgica (isto é, para ferimentos por arma de fogo na face).
2. **Respiração**
a. Descompressão com agulha de tórax, unilateral ou bilateral.
b. Tubo(s) torácico(s), unilateral ou bilateral.
c. Respirador (manual ou mecânico).
d. Toracotomia ou esternotomia.
3. **Circulatória**
a. Inserir dois acessos e.v. de grande calibre, coletar **estudos laboratoriais** de paciente **instável,** considerar dois acessos centrais de grande calibre, lactato de Ringer aquecido (1-2 l) e.v., transfusão de sangue com hipotensão profunda ou persistente.

b. IV **acima** e **abaixo** do diafragma em trauma penetrante do **tronco.**
c. **Evitar colocação de e.v.** tal que o ferimento por arma de fogo (FAF) esteja entre o local de e.v. e o coração.
d. **Se ocorrerem sinais de hipovolemia (p. ex., sede, déficit de bases, taquicardia ou hipotensão), procurar por locais de perda sangüínea**
   (1) **Cavidade torácica:** desvio traqueal, veias do pescoço, ruídos respiratórios bilaterais iguais, estudo radiológico do tórax, tubos torácicos (bilaterais se a trajetória precisa não for conhecida).
   (2) **Cavidade abdominal:** laparotomia exploratória, US ou lavagem peritoneal diagnóstica (ferimentos por arma branca).
   (3) Se a hipotensão continuar, procurar por tamponamento cardíaco, pneumotórax hipertensivo.
   (4) Lesão oculta de medula espinhal.

4. Colocar tubo nasogástrico ou orogástrico e cateter urinário na primeira oportunidade adequada.

E. **Paciente instável** hemodinamicamente com um ferimento **penetrante** do **tórax** pode necessitar de tubo(s) torácico(s) e toracotomia no setor de emergência ou na sala de cirurgia (OR).
1. Tubo torácico pode ser diagnóstico ou terapêutico.
2. Se o paciente estiver hemodinamicamente instável após tubos torácicos, realizar toracotomia em setor de emergência ou OR.
3. Se estável após tubos torácicos e trajetória mediastinal ou transmediastinal (ver Capítulos 26a e 26b), então proceder ao seguinte:
   a. Janela pericárdica.
   b. Ecocardiograma (transtorácico ou transesofágico).
   c. Aortografia.
   d. Broncoscopia.
   e. Estudo contrastado do esôfago.
   f. TC com contraste em pacientes selecionados.

F. O paciente hemodinamicamente **instável** com um ferimento **penetrante** de pescoço, abdome ou extremidade necessita de controle de hemorragia na **sala de cirurgia.**

VII. **Manejo do paciente *in EXTREMIS***

A. O paciente *in extremis* se apresenta com achados anatômicos ou fisiológicos que resultarão em **morte dentro de minutos** se não corrigidos imediatamente. Estes pacientes geralmente apresentam sinais de vida como reação pupilar, esforço respiratório espontâneo, movimentos espontâneos ou pulso palpável, mas de outra forma se apresentam com choque profundo ou insuficiência respiratória, o que requer uma abordagem **trate, depois diagnostique;** geralmente com necessidade de **cirurgia imediata.**

B. Se não intubado, **intubar.**
1. Se impossível de intubar, **obtenha uma via aérea cirúrgica.**

C. **Lesão penetrante, paciente *in extremis*** (Fig. 13.2)
1. **Pescoço**
   a. Pressão digital direta se hematoma em expansão ou sangramento ativo.
   b. Hidratação e sangue endovenosos.
   c. Sala de cirurgia.
2. **Tórax**
   a. Tubos torácicos bilaterais.
   b. Hidratação e sangue endovenosos.
   c. Toracotomia esquerda ou bilateral.
   d. Sala de cirurgia.
3. **Abdome**
   a. Hidratação e sangue endovenosos, evitar pressão sangüínea sistólica > 80 mmHg até a OR.
   b. Transferir para a OR imediatamente.

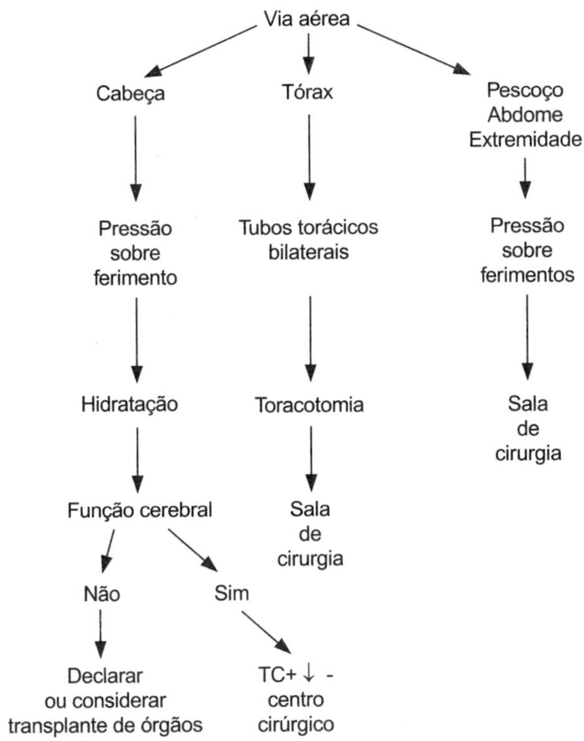

FIG. 13.2. Paciente de trauma penetrante *in extremis.*

(1) Toracotomia esquerda para controle aórtico dentro do tórax se o abdome estiver expandindo e a pressão sangüínea permanecer baixa apesar da reposição de volume. Alguns preferem controlar a aorta através de uma incisão abdominal na linha média alta.

4. **Virilha e extremidades**
   a. Aplicar pressão se hematoma em expansão ou sangramento ativo.
   b. Hidratação e sangue endovenosos.
   c. Sala de cirurgia.
5. **Vários ferimentos penetrantes**
   a. Aplicar pressão em locais de sangramento ativo.
   b. Tubos torácicos bilaterais.
   c. Hidratação e sangue endovenosos.
   d. Sala de cirurgia.
   e. Toracotomia (ver 3. Abdome, acima).

D. **Lesão contusa, paciente *in extremis*** (Fig. 13.3)
   1. **Aplicar pressão sobre hemorragia externa.**
   2. Hidratação e sangue endovenosos.
   3. Tubos torácicos bilaterais.
      a. Se hemorragia em curso ou > 1.500 ml na inserção inicial de tubos torácicos, para a OR ou toracotomia ressuscitativa.
   4. **Lavagem peritoneal diagnóstica (DPL) ou US** de abdome
      a. Se grosseiramente positivas, transferir para OR.
      b. Se aspirado de DPL negativo ou US com mínimo ou sem líquido, estudo radiográfico da pelve.

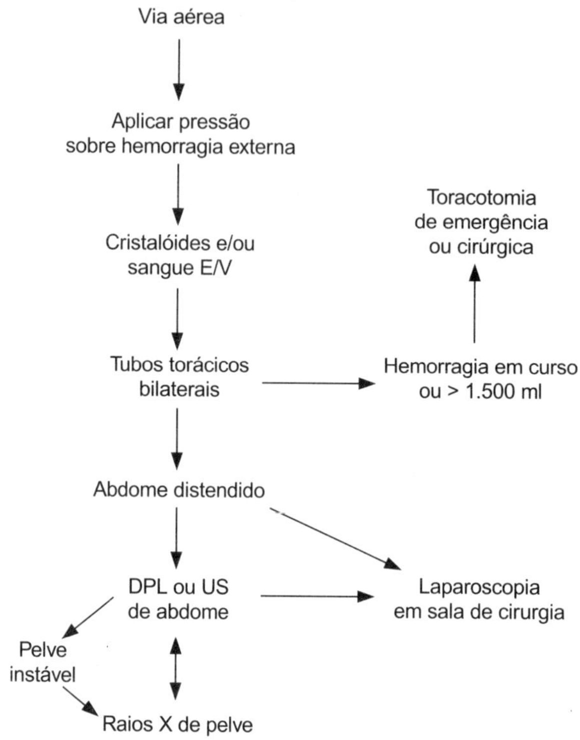

FIG. 13.3. Paciente com trauma contuso *in extremis.*

5. **Radiografias da pelve.** O paciente exsangüinando com fratura pélvica precisa ser identificado (Uma pequena proporção de pacientes apresentará lesão vascular importante associada à fratura pélvica e deve ser levado à OR).
   a. Se positiva e se nenhuma evidência de sangramento ativo a partir do tórax ou do abdome for detectada, mudar para angiografia (considerar aortografia após a pelve).
6. **Prioridades com várias lesões**
   a. **Primeiro** → hemorragia ou tamponamento torácico.
   b. **Segundo** → hemorragia abdominal.
   c. **Terceiro** → hemorragia pélvica.
   d. **Quarto** → hemorragia de extremidade.
   e. **Quinto** → lesão intracraniana.
   f. **Sexto** → lesão de medula espinhal.

VIII. **Estudos laboratoriais**

A. Dados recentes têm sugerido uma abordagem mais seletiva e eficiente quanto aos custos para estudos laboratoriais tanto no trauma contuso quanto no penetrante.

1. **Paciente estável**
   a. Hemoglobina (Hb) e hematócrito (Hct).
   b. Etanol sangüíneo (ETOH), dependendo do protocolo do hospital.

c. Fita urinária para sangue, gonadotropina coriônica humana (HCG) em mulheres em idade reprodutiva (urina ou sangue).
d. Triagem sangüínea sem prova cruzada a menos que a situação mude.
e. Outros estudos a partir de indicações da história da doença.

2. **Paciente instável**
   a. **Necessário**
      (1) Tipo sangüíneo e prova cruzada.
      (2) Gases sangüíneos arteriais.
      (3) Hb/Hct.
      (4) Tempo de protrombina, tempo de tromboplastina parcial, contagem de plaquetas.
      (5) Fita urinária para sangue, HCG para mulheres em idade reprodutiva.
      (6) ECG.
   b. **Seletivos** (baseando-se em protocolo do hospital)
      (1) Na, K, CO_2, Cl, nitrogênio de uréia sangüínea (BUN), creatinina, Ca^{++}, Mg^{++}
      (2) Amilase ou lipase séricas.
      (3) ETOH sérico.
   c. **Ponto de testagem de cuidados** está disponível em muitos centros de trauma

IX. **Várias vítimas**
   A. Quando várias vítimas de trauma chegam à área de ressuscitação simultaneamente, a prioridade deve ser dada às vítimas instáveis de trauma.
   B. O líder da equipe de trauma (médico mais antigo) deve atribuir médicos e enfermeiros a áreas específicas, e os designados não devem cobrir várias áreas simultaneamente.
   C. O líder da equipe deve rodar de paciente para paciente para supervisionar o manejo, priorizar cuidados, e supervisionar ações de equipes individuais de traumatismo.
   D. O líder da equipe deve decidir a necessidade para assistência de retaguarda ou levantar um plano de desastre quando a demanda supera os recursos imediatos. O líder da equipe deve direcionar-se a solicitar assistência adicional.

Axiomas

- O **paciente traumatizado instável** pode ser definido como apresentando necessidade potencial para cirurgia ou para a UTI assim como disfunção cardiopulmonar.
- O paciente traumatizado que permanece instável após reanimação inicial geralmente necessita intervenção cirúrgica.
- O paciente traumatizado ***in extremis*** pode necessitar de tratamento antes do diagnóstico.

Bibliografia

American College of Surgeons Committee on Trauma. *Advanced trauma life support manual.* Chicago: American College of Surgeons, 2001.

Moore FA, Moore EE. Trauma resuscitation. In: *American College of Surgeons Scientific American Surgery.* Section I.2, 2000. New York: Scientific American.

14. MANUTENÇÃO DE VIA AÉREA NO PACIENTE TRAUMATIZADO

Rade B. Vukmir, Kathy J. Rinnert e Donald M. Yealy

Assegurar uma adequada oxigenação, ventilação e proteção de aspiração são passos fundamentais do manejo de via aérea e a primeira prioridade quando se tratar de pacientes traumatizados. A manutenção adequada da via aérea depende da combinação de bom julgamento, equipamento correto e habilidades apropriadas para realizar todos os procedimentos necessários. Apesar de as discussões sobre via aérea freqüentemente se focalizarem na mecânica da intubação, muitos pacientes podem ser tratados com intervenções básicas.

I. **Equipamento e habilidades para via aérea.** Uma vasta gama de equipamentos e habilidades é necessária para a manutenção otimizada de via aérea. Incluem:

A. **Básicos**

1. Posicionamento de via aérea, incluindo manobras de elevação de queixo e extensão de mandíbula, para aliviar obstrução provocada pela língua ou tecidos moles.
2. Aplicação de oxigênio suplementar (oxigênio a 100% por máscara parcial ou não re-respiradora).
3. Emprego de aspiração de grande calibre e vias aérea oral e nasal para manter ou restaurar o livre trânsito da via aérea superior (cada uma discutida no Capítulo 8).

B. **Avançados (não-cirúrgicos)**

1. Ambu com máscaras.
2. Disponibilidade e conhecimento de via aérea esofagotraqueal (Combitube, Sheridan, Argyle, NY)(ver Capítulo 8).
3. Visualização direta da glote e intubação oral.
4. Alternativas para a visualização glótica direta e intubação oral, incluindo intubação nasal, transiluminação (ou "estilete luminoso"), e tátil (ou intubação "digital") intubação e colocação de máscara laríngea.
5. **Pressão cricóide** (ou "manobra de Sellick") para diminuir o risco de distensão gástrica durante a ventilação com máscara e aspiração durante a intubação (ver Capítulo 8).

C. **Via aérea cirúrgica**

1. **Cricotireoidotomia** (aberta ou percutânea com dilatadores).
2. **Ventilação translaríngea a jato.**
3. **Traqueostomia** (em casos selecionados, por exemplo, fratura laríngea).

II. **Indicações para intubação.** Em pacientes respirando espontaneamente, manobras simples (p. ex., remoção de corpos estranhos, aspiração de via aérea, manobras de elevação do queixo ou extensão da mandíbula) podem estabelecer o livre trânsito da via aérea e restaurar uma respiração adequada. A intubação está reservada para aqueles pacientes que continuam mostrando sinais de respiração inadequada após intervenções básicas, ou pacientes nos quais essas intervenções isoladamente não mostram probabilidade de manter respiração adequada.

A. **Indicações absolutas para intubação imediata de emergência.**

1. Obstrução de via aérea não aliviada com intervenções básicas.
2. Apnéia ou quase apnéia.
3. Sofrimento respiratório (sede de ar, taquipnéia severa, cianose, hipoxemia ou hipercarbia).
4. Déficits neurológicos severos ou diminuição de consciência (isto é, déficit focal ou graduação de Escala Glasgow de Coma [EGC] de 8) a partir de traumatismo de crânio ou qualquer outra causa

B. **Indicações urgentes (dentro de minutos) para intubação**

1. Lesão penetrante de pescoço (com qualquer sinal de comprometimento respiratório ou hematoma em expansão).
2. Hipotensão persistente ou refratária, especialmente se provocada por hemorragia aguda.
3. Lesão ou disfunção de parede torácica.

4. Alteração de consciência menos severa, porém proeminente, especialmente após trauma de crânio, incluindo tanto pacientes combativos como levemente obnubilados. (**Aviso:** causas reversíveis, incluindo hipoglicemia ou overdose de opióide ou benzodiazepínicos, devem ser consideradas e tratadas.)

C. **Indicações relativas para intubação não emergencial**
   1. Lesão oromaxilofacial.
   2. Contusão pulmonar ou insuficiência respiratória iminente.
   3. Necessidade de procedimentos diagnósticos ou terapêuticos em pacientes com risco de deterioração (p. ex., tomografia computadorizada ou arteriografia).
   4. Insuficiência respiratória potencial devida ao uso intensivo de analgésico sistêmico ou sedativo.

D. O paciente com lesão maxilofacial ou de tecido mole de pescoço significativa que está respirando espontaneamente, mas com alguma dificuldade, é mais bem tratado com intubação inicial, geralmente oral com visualização glótica direta, o que deve ser realizado pelo socorrista mais experiente com anestésico tópico e sedativo criterioso ou administração de analgésico. O uso de drogas de bloqueio neuromuscular ou agentes de indução para abolir todos os reflexos e o impulso respiratório nestes pacientes pode resultar em uma apnéia e em uma impossibilidade de intubar ou ventilar sob máscara; **esta situação pode ser rapidamente fatal.** Outros métodos para assegurar a via aérea, incluindo uma via aérea cirúrgica, deve estar imediatamente disponível na sala de ressuscitação de trauma nesta situação. Uma via aérea cirúrgica sob anestesia local é outra alternativa nestas situações, e é mais bem sucedida se realizada logo, antes que ocorra hipoxemia, hipercarbia, apnéia ou deformidade tecidual extensa.

III. **Abordagem à intubação**

A. **Intubação oral.** Se o paciente necessita de intubação, este procedimento geralmente é realizado usando visualização direta da glote através da boca enquanto se mantém a estabilização axial da coluna cervical. **Nenhum outro procedimento deve ser feito enquanto se tenta a intubação;** outras atividades podem interferir nesta intervenção primária. De todas as técnicas avançadas de se assegurar uma via aérea, a intubação oral geralmente está associada às maiores taxas de sucesso (devido à familiaridade) e à mais baixa freqüência de complicações. **A intubação oral requer três pessoas** (Fig. 14.1): um socorrista experiente para realizar a laringoscopia e intubar, outro para manter a imobilização cervical e um terceiro para aplicar pressão cricóide. Um aspirador de grande calibre deve estar prontamente disponível antes de qualquer tentativa de intubação. Podem ser administrados agentes farmacológicos como parte de uma abordagem sistemática a esses pacientes que requerem analgesia, sedação ou relaxamento muscular para intubação segura.

Para melhor visualizar a glote, o intubador tenta alinhar os eixos orofaríngeo e laringotraqueal. A "posição de fungar" usada para pacientes não traumatizados emprega flexão de pescoço e extensão da cabeça para facilitar o alinhamento. Entretanto, esta manobra é **absolutamente contra-indicada** no paciente traumatizado com suspeita de apresentar lesões de coluna cervical. Exceto aqueles com claras evidências de lesões isoladas de extremidade, todos os pacientes traumatizados são intubados com a cabeça mantida na linha média, posição neutra. Deve-se tomar cuidado para assegurar que **nenhuma** força direcional (distração ou tração) seja aplicada à coluna cervical.

B. **Intubação nasal,** uma alternativa à intubação oral, é geralmente realizada de uma forma "cega" em pacientes que estão respirando espontaneamente (ver Capítulo 8). **A intubação nasal está contra-indicada em pacientes apnéicos ou naqueles com fraturas de face média, nasal ou de base de crânio.** A intubação nasal é limitada pela inexperiência do operador, alta incidência de fracasso comparando-se com a intubação oral, e desenvolvimento freqüente de sinusite após > 48 horas de duração. Apesar de possível em muitos pacientes traumatizados, a intubação nasal oferece pouca vantagem sobre a intubação oral e pode ser tecnicamente muito difícil.

C. **Alternativas.** Em casos selecionados, quando a intubação oral e nasal não têm sucesso, outro método de intubação pode ser uma opção antes que uma via aérea cirúrgica seja obtida. As abordagens **tátil, a transiluminação e a combinação** são bem descritas; cada uma requer prática mas pode estabelecer uma via aérea sem a necessidade de visualizar diretamente a glote. Além disso, o uso de **vias aéreas com Combitube esofagotraqueal ou máscara laríngea** oferece uma alternativa para a intubação tra-

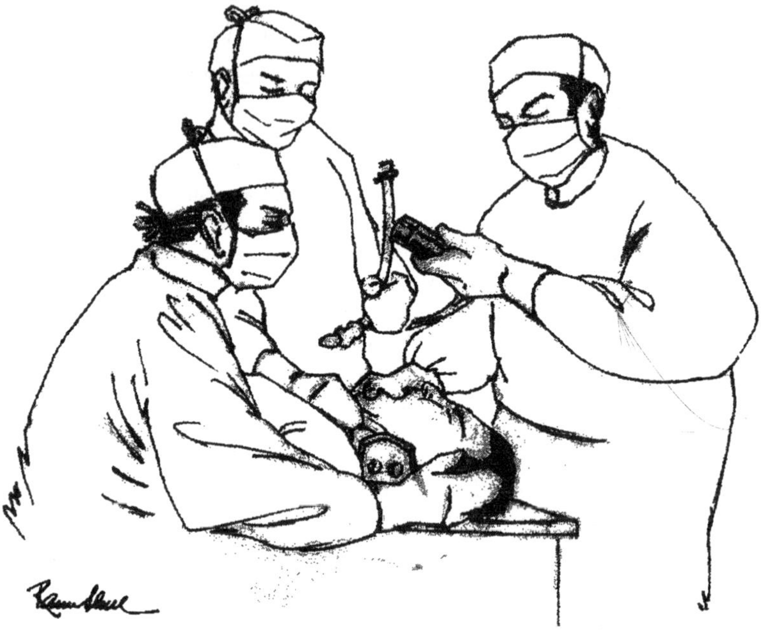

FIG. 14.1. Técnica para intubação com três pessoas.

queal. Estas alternativas são discutidas em detalhe no Capítulo 8. Finalmente, a intubação sobre um broncoscópio flexível é uma opção atraente que requer equipamento e habilidade especiais (Fig. 14.2).

D. **As vias aéreas cirúrgicas** são necessárias quando as intervenções básicas e a intubação parecem não ter sucesso (p. ex., distorção anatômica severa da via aérea superior a partir de traumatismo de face média ou inferior) ou falharam. A cricotireoidotomia e a ventilação translaríngea a jato são seguras e aplicáveis mais prontamente, sendo a primeira mais familiar para a maioria dos socorristas. O equipamento apropriado deve estar pronto para uso antes de qualquer tentativa e ambos os procedimentos devem ser capazes de serem levados a efeito rapidamente. A traqueostomia geralmente é reservada para situações não emergenciais (em favor da cricotireoidotomia), com a exceção de pacientes com fraturas laríngeas.

1. **Ventilação percutânea translaríngea com cateter (a jato)**

a. **Técnica.** A membrana cricotireóidea relativamente avascular se localiza entre a cartilagem tireóide em forma de escudo e a cartilagem cricóide, localizada interiormente, em forma de anel. Um cateter de grande calibre (calibre 12-14, de preferência projetado para este procedimento e com orifícios laterais) sobre a agulha (extra-*cath*) acoplada a uma seringa é direcionado caudalmente, penetrando a pele e a membrana cricotireóide até que se aspire ar. O cateter é então conduzido para dentro da via respiratória e reaspirado para assegurar o posicionamento intratraqueal (evidenciado por retirada de gás livre ou "bolhas", se houver líquido na seringa).

Então, a ventilação ocorre por meio de conexão a um dispositivo ventilando a jato, oferecendo oxigênio com alto fluxo a aproximadamente 40 a 50 libras/polegada quadrada (psi)(1 psi = 70 cmH_2O). Este dispositivo pode ser uma válvula unidirecional de alta pressão (para insuflar gás

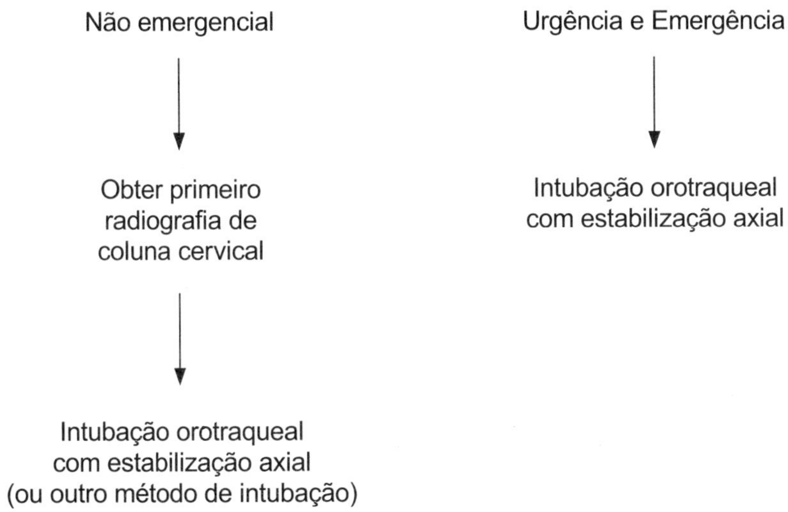

FIG. 14.2. Abordagem ao manejo de via aérea se houver lesão potencial de coluna cervical.

com cada disparo manual) ou um respirador mais elaborado (com vários controles).* O ponto chave é que **o dispositivo deve estar identificado e pronto para uso antes do procedimento previsto** mais do que "ajustá-lo na hora", porque isso freqüentemente não consegue oferecer volumes adequados ou manter a pressão.

A traquéia é usada como um porto passivo para a expiração; por causa disso, **a única contra-indicação absoluta é a completa obstrução da via aérea** (um evento raro). Usando a combinação de cateter acima mencionada e uma fonte de oxigênio, conseguem-se volumes correntes de 700 a 1.000 ml por 1 segundo de inspiração. A ventilação a jato oferece alguma proteção contra aspiração (porque uma porção do gás ventilado sai cefalicamente, desobstruindo a via aérea superior) e é uma rota excelente para a administração alveolar de medicação, se necessário.

Um **erro comum** quando da ventilação a jato é ventilar com um ambu ou válvula de demanda ou usando outra fonte de oxigênio não comprimido. Uma cânula de calibre 12 ou 14 acoplada a essas fontes de baixa pressão ou não-pressurizada não permitirá uma ventilação adequada, apesar de alguma (embora limitada) oxigenação possa ocorrer. Ao contrário de interpretações populares errôneas, a ventilação a jato **correta** usando uma fonte de alta pressão (40-50 psi – o que **NÃO** é o mesmo que uma válvula de fluxo de 10-15 l/min) a uma taxa de 1:3 segundos de inspiração:expiração permitirá oxigenação e ventilação adequadas e supernormais (**sem** acúmulo de CO_2) por períodos ilimitados de tempo. As fontes corretas de gás são muitas, apesar de com freqüência subestimadas: todos os cilindros de oxigênio e oxigênio de parede oferecem 40 a 50 psi se tiverem amostragem antes dos dispositivos costumeiros com regulação que oferecem fluxo de 1 a 15 l/min.

*Ver primeira citação no fim do capítulo para uma listagem das muitas opções possíveis.

b. As complicações da ventilação a jato incluem barotrauma, hemorragia local, hipotensão de hiperventilação e diminuição do retorno venoso, colocação inadvertida resultando em enfisema subcutâneo ou mediastinal, hipoxia, hipercarbia e disritmias por tentativas prolongadas. A freqüência destas complicações varia de 5 a 50%, dependendo da habilidade e preparação do operador e é semelhante à vista com cricotireoidotomia quando realizada por socorristas experientes.

2. **Cricotireoidotomia:** tem preferência sobre a ventilação a jato devido à familiaridade e à capacidade em fornecer ótima proteção otimizada contra aspiração e disponibilizar uma via aérea de grande calibre para aspiração.

   a. **Técnica.** (Fig. 14.3) O operador **palpa** a cartilagem tireóide e a membrana cricotireóide caudal, com uma depressão. Uma incisão da **pele** de 3 cm, na linha média, longitudinal (se os marcos anatômicos não estão claramente aparentes) ou transversa (no pescoço fino, com marcos anatômicos claros) é realizada sobre a membrana. A pele é afastada e os marcos anatômicos (cartilagem tireóide, membrana cricotireóide) restabelecidos por palpação. Uma incisão transversa (1,5 a 2 cm) é feita através da **membrana.** O procedimento é essencialmente realizado utilizando-se de informação tátil; se a membrana não pode ser vista, a incisão deve ser feita onde a membrana mole é palpada. Um tubo de traqueostomia ou tubo endotraqueal (com pelo menos 5 mm de diâmetro interno, mas um número menor do que seria escolhido para intubação oral em um adulto) é introduzido na via aérea e o balão inflado. A oxigenação e a ventilação adequadas são asseguradas por técnicas padrão.

   b. **Complicações:** incluem hemorragia (geralmente controlada com pressão direta e evitada, limitando-se o tamanho de todas as incisões), colocação inadequada, hipoxia secundária a tempo prolongado de procedimento, perfuração esofagiana, fratura laríngea e enfisema subcutâneo. A estenose é com freqüência um problema se deixada no lugar por períodos prolongados devido ao diâmetro estreito e contido da área cricóide. **As contra-indicações relativas** incluem traumatismo laríngeo ou idade do paciente < 10 a 12 anos.

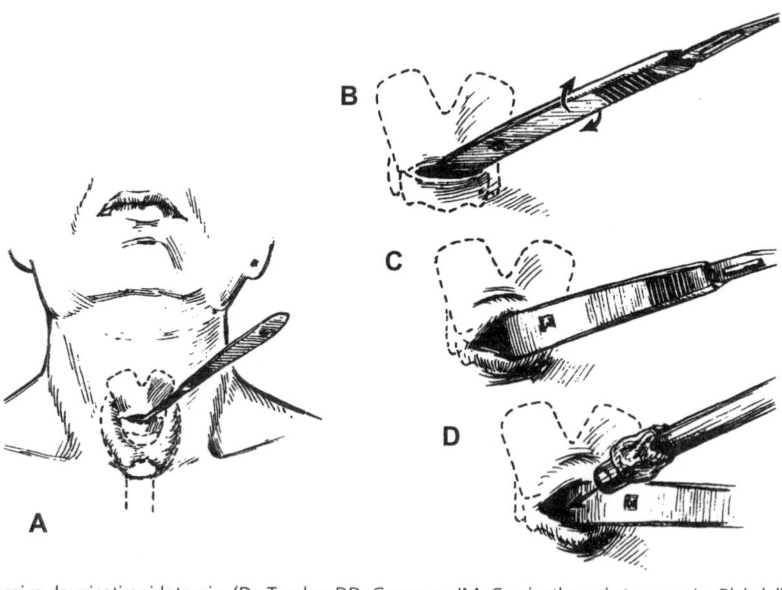

FIG. 14.3. Técnica de cricotireoidotomia. (De Trunkey DD, Guernsey JM. Cervicothoracic trauma. In: Blaisdell FM, Trunkey DD, eds. *Surgical procedures in trauma management.* New York: Thieme Inc. 1986:303, com autorização.)

c. *Kits* **com base de dilatadores percutâneos** são disponíveis e permitem que uma cânula de grande calibre seja colocada através da membrana cricotireóide. O paciente, em seguida, é ventilado usando fontes não comprimidas (geralmente um ambu). Estes *kits* oferecem pouca vantagem sobre a cricotireoidotomia tradicional.

IV. Assistência farmacológica durante a intubação

A. Alguns pacientes podem ser intubados sem medicação (p. ex., aqueles profundamente comatosos ou em parada cardíaca), enquanto outros podem ser tratados com anestésicos tópicos ou locais para permitir uma intubação ou a obtenção de via aérea cirúrgica com sucesso. Entretanto, a maioria dos pacientes deve receber sedação sistêmica, analgesia e um relaxante muscular para assegurar que a intubação ocorra com segurança e rapidez. Uma abordagem de **nunca** ou **sempre** usar acessórios farmacológicos é fortemente desencorajada por que cada abordagem expõe os pacientes a cuidados abaixo do esperado. Por exemplo, pacientes levemente obnubilados ou combativos podem se encontrar em risco maior de vômitos e aspiração, hipoxemia prolongada e hipercarbia, e complicações laringoscópicas se não lhes for administrada assistência farmacológica.

B. Antes de se atenuar ou remover quaisquer das respostas fisiológicas do paciente, o médico deve avaliar a probabilidade de facilidade de intubação e a habilidade de ventilar sob máscara. Se a laringoscopia parecer fracassar mesmo com indução sistêmica ou relaxantes musculares (p. ex., distorção ou impedimento anatômico severos), estes agentes não deverão ser usados para facilitar "uma olhada". Além disso **deve ser discutido um plano para lidar com o insucesso da intubação e da ventilação sob máscara,** o que inclui limitar o número de tentativas e proceder a uma obtenção rápida de uma via aérea cirúrgica.

C. **Escolhendo agentes farmacológicos**

1. Os socorristas devem escolher entre uma variedade de drogas sedativas, analgésicas, hipnóticas e de bloqueio neuromuscular. No paciente traumatizado é melhor assumir que existem tanto hipovolemia quanto uma lesão primária de sistema nervoso central (SNC) quando se escolhe um regime de medicamentos. Apesar de estas condições não estarem presentes com freqüência, esta abordagem permite maior margem de segurança porque cada condição pode ser difícil de excluir nos primeiros minutos após a chegada do paciente.
2. Além de pacientes com superdosagem de sedativos, o emprego de um agente indutor de ação curta e um agente de bloqueio neuromuscular é preferido, o que otimizará as condições de intubação, permitirá recuperação rápida se ocorrer uma falha, e limitará respostas hemodinâmicas e intracranianas, desconforto e a lembrança.
3. Baseando-se nos princípios acima mencionados, é recomendado um simples regime e que responda às necessidades tanto de eficácia quanto de segurança na maioria dos pacientes traumatizados, reconhecendo-se que outros regimes, baseados na experiência e nos recursos locais, são possíveis. Nós preferimos **etomidato (0,2-0,3 mg/kg) ou fentanil (2-4 μg/kg)** como sedativo ou agente de indução devido a seus efeitos colaterais clinicamente importantes mínimos nestas doses. A hipotensão pode ocorrer com qualquer destes agentes, principalmente se estiver presente severa hipovolemia, mas geralmente é menos freqüente e profunda quando comparada com outros esquemas. Apesar de os barbitúricos (especialmente para pacientes com lesões isoladas de crânio) e benzodiazepínicos serem usados como agentes sedativos ou de indução, seu uso deve ser desencorajado devido aos efeitos colaterais hemodinâmicos mais profundos e freqüentes que podem ocorrer.

   A succinilcolina (1-2 mg/kg e.v.) é o nosso agente de bloqueio neuromuscular preferido devido à sua longa história de rápida confiabilidade e curta duração. O pré-tratamento com um agente bloqueador neuromuscular não despolarizador antes da administração de succinilcolina para prevenir fasciculações oferece pequeno benefício pragmático e algum risco; por estas razões, nós não o empregamos rotineiramente em situações de emergência. Para pacientes com uma contra-indicação para a succinilcolina, **é administrado vecurônio (0,28 mg/kg e.v. em uma única dose ou 0,1 mg/kg em uma "primeira seqüência", onde 1/10 da dose total é dada primeiro, seguida após 2 minutos pelo resto)**, compreendendo que um efeito mais prolongado ocorrerá. Se é necessária paralisia após a intubação, ou o vecurônio ou o pancurônio (aumentos de 0,05 mg/kg e.v. conforme a necessidade) com sedação adicional é recomendado.

V. **Monitoramento durante e confirmação após a intubação.** Antes e durante a intubação, os pacientes devem ser monitorados para garantir que uma troca gasosa adequada esteja ocorrendo e problemas sejam reconhecidos e tratados. Além disso, após o estabelecimento de uma via respiratória, a localização do tubo deve ser confirmada. **Nenhum método de monitoramento ou confirmação de tubo é infalível**; os clínicos devem usar uma combinação de exame físico direto e dispositivos acessórios para garantir a segurança do paciente. Apesar de a radiografia de tórax poder ser usada para ajudar a confirmar o posicionamento do tubo, isto deve ser evitado. Os métodos que seguem são mais fáceis de se realizar ao leito.

A. **Monitoramento hemodinâmico**

1. Observar sinais de pouca troca gasosa: hipertensão e taquicardia (inicial e sensível), seguidas de hipotensão e bradicardia (tardia, porém específica).

B. **Exame físico direcionado**

1. Após a intubação, o tubo deve ser examinado para condensação e névoa; o epigástrio deve ser auscultado e permanecer quieto; os ápices e as bases de ambos os pulmões devem ser auscultados e mostrar ruídos respiratórios simétricos e o tórax deve se elevar normalmente. Se existir qualquer incerteza, deve ser realizada a laringoscopia para ver o tubo passando através das pregas vocais. Cada um destes achados pode enganar ou ser de difícil apreciação.
2. Apesar de não reconhecido com freqüência, um estado mental em declínio deve levar a uma imediata reavaliação da via respiratória.

C. **Medidas de saturação de oxigênio e dióxido de carbono expirado**

1. **A saturação de oxigênio** é mais bem estimada continuamente por oximetria de pulso. Para maximizar a oferta de O_2, deve ser procurada uma saturação > 95% em todos os pacientes traumatizados. Choque, disemoglobinemias (p. ex., relacionadas a monóxido de carbono ou outras substâncias que se ligam à hemoglobina), leito ungueal escuro e outras condições físicas podem limitar a precisão ou a aquisição de um sinal. Se não é possível a oximetria de pulso e qualquer sinal de pouca oferta de oxigênio estiver presente, uma gasometria arterial deve ser obtida. **Apesar da dessaturação de oxigênio arterial poder indicar posicionamento incorreto de tubo, este é um achado tardio.**
2. **A capnografia** é a medida das concentrações do CO_2 expirado, com os dispositivos qualitativos (forma da onda), quantitativo e semiquantitativo (geralmente colorimétrico, com a cor amarela indicando a presença de CO_2) disponíveis. Em pacientes não intubados a precisão da capnografia é variável porque se mistura com o ar ambiente. Entretanto, em pacientes intubados a capnografia corrente final mostra uma excelente correlação com as concentrações alveolares e arteriais de CO_2.

   Fora de estados de baixo fluxo ou sem fluxo (p. ex., embolia pulmonar maciça ou parada cardíaca), **a capnografia é o padrão atual para confirmar o posicionamento do tubo intratraqueal** e muito útil para guiar a ventilação-minuto. Em estados de baixo fluxo ou sem fluxo, o CO_2 expirado detectável por mais de quatro a seis respirações confirma que o tubo é uma estrutura de via aérea superior, geralmente a traquéia.

   No caso raro onde a extremidade do tubo **traqueal** está na hipofaringe, o CO_2 expirado será detectado, criando um "falso-positivo". Um capnógrafo exibirá uma forma de onda anormal para identificar isso, enquanto os dispositivos qualitativo ou semiquantitativo (colorimétrico) comumente empregados não farão a diferença desta da verdadeira localização traqueal. A ausência de CO_2 expirado significa ou posicionamento incorreto (isto é, esofagiano) ou pequena oferta de sangue ao leito vascular pulmonar.

D. **Outros dispositivos confirmatórios**

1. **Os dispositivos de bulbo e seringa** são utilizáveis para confirmar a localização intratraqueal do tubo; estes dispositivos são de uso simples e baratos, mas não oferecem outra informação. A rápida e completa reinflação do bulbo esvaziado (em 5-10 segundos) quando conectado ao tubo endotraqueal ou aspiração livre de uma seringa de 30-60 ml, conectada de forma semelhante ao tubo endotraqueal, sugere fortemente um posicionamento correto.

VI. **Procedimento geral de intubação**

A. **Garantir que todo o equipamento** – tubos, estiletes, lâminas, pegadores, aspirador, ambu, oxigênio, medicamentos, oxímetro de pulso e *kits* cirúrgicos – esteja disponível e funcionando **antes da chegada do paciente.**

B. **Oxigenar** com O_2 a 100% e ventilação assistida por 3 a 4 minutos (se possível) para diminuir o nitrogênio alveolar e o CO_2 arterial enquanto se maximiza as reservas de O_2. Este também é o tempo para avaliar a facilidade de intubação e a ventilação sob máscara e confirmar que um **cateter e.v. funcionante esteja presente** para a administração de medicamentos.

C. **Remover o colar cervical** e **iniciar a estabilização axial** pelo assistente.

D. Aplicar **pressão da cricóide.**

E. **Opcional em casos não emergenciais:** bloquear fasciculações com vecurônio (0,01 mg/kg e.v.) ou uma dose eqüipotente de outro agente não despolarizador 2 a 3 minutos antes do passo 5.

F. **Sedação/indução mais relaxamento:** administrar etomidato (0,2-0,3 mg/kg e.v.) ou fentanil (2-4 μg/kg) seguido de succinilcolina (1-2 mg/kg) ou vecurônio (0,28 mg/kg em uma única dose ou 0,01 mg/kg seguida de 0,1 mg/kg em 2 minutos).

G. **Realizar o procedimento de intubação** quando o relaxamento for ótimo (geralmente 60 a 90 segundos após a última dose de fármaco).

H. **Confirmar o posicionamento do tubo e a troca gasosa** empregando ao menos três dos seguintes: visualização, exame físico, capnografia, oximetria ou dispositivos de bulbo ou seringa.

I. **Aliviar a pressão da cricóide.**

J. **Recolocar os dispositivos de imobilização cervical.**

K. Colocar um tubo nasogástrico (oral, se traumatismo facial estiver presente), a menos que esteja contra-indicado.

VII. **Insucesso de intubação**

A. **Um planejamento claro deve existir para tentativas infrutíferas de intubação.** Para garantir a preparação, levar em consideração que todas as tentativas de intubação não terão sucesso. O planejamento deve estar de acordo com o líder da equipe e o médico que manipula a via aérea, e é mais bem decidido antecipadamente. Nós oferecemos uma abordagem básica, entendendo que a experiência local pode alterar este plano em cada instituição.

1. Reavaliar, oxigenar e ventilar seguido de uma segunda tentativa pelo mesmo operador ou um outro.
2. Se ainda não houver sucesso, um operador alternativo pode tentar a intubação ou pular para o passo 3 ou 4.
3. Se a ventilação e a oxigenação forem adequadas, tentar técnica alternativa (p. ex., tátil, transiluminação, via respiratória sob máscara laríngea).
4. Se ainda sem sucesso ou com troca gasosa inadequada, via respiratória cirúrgica imediata.

B. **A comunicação ajuda a evitar o conflito**, entretanto, **a decisão definitiva de intubar permanece com o líder da equipe de trauma.** Cada instituição deve empregar uma abordagem multidisciplinar para criar e praticar protocolos de via respiratória que sejam claros e bem compreendidos de todos os participantes, o que inclui atribuições de trabalho e tarefa, esquemas de fármacos, equipamento e alternativas para cada um.

Axiomas

- Todo o equipamento, incluindo oxigênio, aspirador, tubos, estiletes, laringoscópios e lâminas, deve estar preparado; as bandejas de cricotireoidotomia e insuflação a jato devem estar prontas antes da chegada do paciente.
- Um planejamento claro, com o acordo adiantado de todos os médicos envolvidos, detalhando as ações e os agentes farmacológicos a serem usados deve ser elaborado e empregado no manejo da via respiratória de pacientes traumatizados.
- Presumir que todos os pacientes traumatizados apresentam hipovolemia, mais lesões de crânio e de coluna cervical, a menos que exista evidência clara para refutá-lo; escolher esquemas de agentes farmacológicos em conformidade.

- A pessoa mais experiente deve realizar qualquer procedimento de via respiratória, sem procedimentos competindo ocorrendo durante as tentativas de intubação ou de via respiratória cirúrgica.
- Presumir que todas as tentativas fracassarão e estar preparado para converter para alternativas imediatamente.
- Se o bloqueio dos reflexos de via respiratória for necessário para realizar a intubação, uma combinação de um agente sedativo ou de indução e um bloqueador neuromuscular deverá ser administrada junta e na dose adequada; tentar limitar fármacos sem um deles ou com doses menores geralmente oferece mais risco de fracasso do que benefício.

Bibliografia

Benemouf JL, Scheller MS. The importance of transtracheal jet ventilation in the management of the difficult airway. *Anesthesiology* 1989;71:769-778.

Bivins HG, Ford S, Bezmalinovic Z, et al. The effect of axial traction during orotracheal intubation of the trauma victim with an unstable cervical spine. *Ann Emerg Med* 1988;17:25-30.

Woodard LL, Wolfson AB, Iorg EC, et al. Hemodynamic effects of etomidate for rapid sequence intubation (RSI) in emergency department trauma patients. *Acad Emerg Med* 1995;2:405.

Yealy DM, Paris PM. Recent advances in airway management. *Emerg Med Clin North Am* 1989;7:83-93.

Yealy DM, Plewa MC, Stewart RD. An evaluation of cannulae and oxygen sources for pediatric jet ventilation. *Am J Emerg Med* 1991;9:20-23

15. ACESSO VASCULAR

Michael D. Pasquale e Michael Rhodes

I. Acesso venoso

A. **O fluxo através de um cateter é determinado pela lei de Poiseuille:**

$$Q = \frac{r^4 \times (\Delta P)}{8 \times \text{viscosidade} \times L}$$

onde Q = fluxo em ml/min, r = raio, ΔP = gradiente de pressão e L = comprimento. O melhor fluxo é obtido quando um líquido diluído, aquecido (viscosidade diminuída), corre através de um cateter curto e largo sob pressão. O diâmetro do cateter é o fator mais importante (Quadro 15.1).

B. O acesso ao sistema vascular deve ser obtido a caminho do hospital ou coincidente com a avaliação inicial. A escolha para o local para uma via endovenosa (e.v.) depende da localização de uma lesão vascular potencial. Uma via e.v. não deve ser colocada com uma lesão vascular localizada entre o acesso e.v. e o coração. Por exemplo, se um paciente hipotenso apresenta um ferimento por arma de fogo no tórax superior direito, o acesso e.v. no braço direito pode exacerbar o sangramento de uma lesão de uma veia subclávia.

C. O acesso venoso é obtido em todos os pacientes traumatizados para amostragem inicial de sangue, reidradatação e administração de agentes farmacológicos.

D. **O acesso venoso geralmente é melhor obtido perifericamente**, antes de se considerar o estabelecimento de uma via central.

1. **Percutâneo**

a. De preferência, dois cateteres e.v. de grande calibre (calibre 14 ou 16) devem ser colocados em grandes veias dos braços (p. ex., na fossa antecubital). Deve ser coletado sangue antes da hidratação por meio do cateter se este não foi colocado proximalmente a uma via e.v. para infusão. Sempre deve ser empregada técnica estéril. A maioria das vias periféricas colocadas para reanimação no ambiente pré-hospitalar ou no setor de emergência deve ser removida em 24 a 48 horas. Estes locais de cateter precisam ser monitorados para complicações, principalmente celulite e flebite.

2. **Dissecção**

a. As dissecções cirúrgicas são pouco freqüentes em pacientes traumatizados, mas podem ser de grande valor em situações de acesso e.v. difícil, principalmente em crianças.

b. A **técnica correta para dissecção venosa** é essencial para canulação rápida e com sucesso. Cada local de dissecção deve ser selecionado por sua acessibilidade, tamanho de veia e urgência para acesso venoso.

c. As dissecções venosas para traumatismo têm uma incidência substancial de infecção; estas vias devem ser removidas quando o acesso alternativo estiver garantido.

d. **Princípios técnicos gerais**

(1) O local de dissecção deve ser imobilizado, preparado e coberto.

(2) Luz e instrumentos apropriados devem estar prontos.

(3) Pinças hemostáticas e uma lâmina nº 11 são sugeridas. Nas pequenas veias (< 2 mm), podem ser úteis elevadores e dilatadores de parede venosa.

(4) Após anestesiar a pele com anestésico local, uma incisão transversa na pele é feita, após o que a gordura e o tecido subcutâneo são afastados em uma direção longitudinal (isto é, ao longo do curso da veia). Um segundo hemóstato ou fórceps é freqüentemente necessário para segurar a veia enquanto ela está sendo mobilizada por uma distância de aproximadamente 1 a 2 cm.

Quadro 15.1. Taxas de fluxo através de cateteres ou sistemas de infusão comumente usados

Nível I ou sistema de infusão rápida	1.500 ml/min (tubo de alto fluxo sob pressão)
Tubo de alto fluxo*	250 ml/min
Tubo padrão*	165 ml/min
Bainha percutânea 7 F*	165 ml/min (tubo de alto fluxo)
Venoso central, 12 polegadas*	65 ml/min (calibre 14)
Venoso central, 12 polegadas*	35 ml/min (calibre 16)
Venoso central, 12 polegadas*	20 ml/min (calibre 18)
Angiocateter 1,5 polegadas*	75 ml/min (calibre 16)
Angiocateter 1,5 polegadas*	60 ml/min (calibre 18)

*Tubos-padrão com fluxo de gravidade a 1 m de altura.

(5) Duas suturas de seda são então colocadas sob a veia como tipóias, atando a distal, laçando a proximal, e mantendo ambas em tensão.

(6) Com retração distal, uma venotomia parcial é feita, através da qual o cateter pode ser colocado.

(7) Técnicas especiais para veias muito pequenas

(a) Considerar usar lentes de aumento ou lupas.

(b) Colocar um torniquete proximal.

(c) Usar mais uma venotomia longitudinal do que transversal.

(d) Tubos alimentadores pediátricos pequenos (cateter tamanho 3F ou 5F) têm uma extremidade arredondada que pode dilatar abruptamente a veia e negociar posicionamento venoso proximal.

(8) A incisão da pele deve ser cuidadosamente fechada e coberta como um ferimento cirúrgico.

e. **Locais de dissecção.** A veia safena é a preferida para dissecção venosa, com as veias do braço como um sítio secundário.

(1) **Veia safena no tornozelo**

(a) **Localização:** 1 cm anteriormente e 1 cm proximalmente ao maléolo medial (Fig. 15.1)

(b) **Vantagens**

(i) Realizada em local não sobrecarregado pelo resto da equipe de ressuscitação.

(ii) Região de baixa morbidade.

(iii) Região mais segura para o novato.

(c) **Desvantagens**

(i) Veias pequenas.

(ii) Distante da circulação central.

(iii) Freqüentemente inacessível devido a fraturas da perna inferior, gesso, talas ou roupa pneumática antichoque.

(2) **Veia safena proximal**

(a) **Localização:** 5 cm abaixo do ligamento inguinal e 5 cm medial ao pulso femoral (ou 5 cm medial ao ponto médio do ligamento inguinal em uma paciente sem pulso) (Fig. 15.2). Esta é uma incisão transversa **da coxa medial proximal** e **não uma incisão inguinal.** A localização da veia safena maior é algo variável devido à quantidade de gordura nesta área da perna.

(b) **Técnica.** Após completar uma incisão de 1 a 2 polegadas (3 a 6 cm) na pele e na gordura subcutânea, uma retração suave cefálica e caudal ajudará a expor a veia. Realizando este procedimento sozinho, um retrator pequeno, auto-sustentável, é útil.

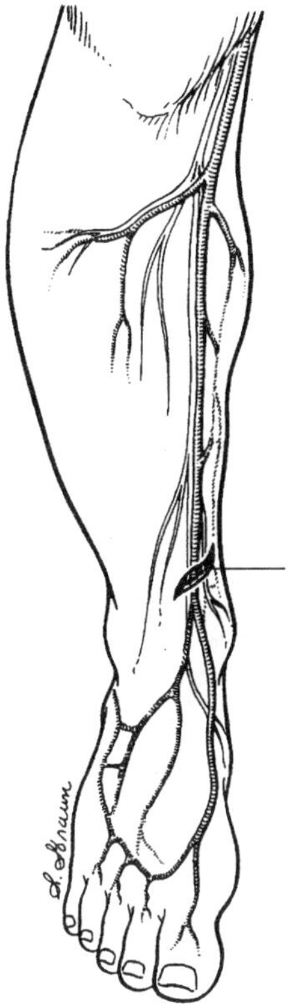

FIG. 15.1. Dissecção de veia safena no tornozelo. (De Moore EE, Eisman B, van Way CW III. *Critical decisions in trauma.* St Louis: Mosby, 1984, com autorização.)

Em um adulto a veia pode ser rapidamente identificada por palpação suave ao longo da fáscia medial da coxa. A veia pode, com freqüência, ser mobilizada longitudinalmente, abrindo o hemostato sob a veia enquanto o dedo indicador da outra mão está palpando a veia. A veia pode então ser imobilizada sobre o hemostato, que pode permanecer no seu lugar até que a cateterização esteja completa.

Grandes cateteres (8F a 10F) podem ser passados para rápido fluxo na veia ilíaca. Menos comumente, um cateter nasogástrico nº 10 ou 12 (com sua extremidade arredondada) pode ser introduzido na veia cava inferior a partir da veia safena porque a extremidade arredondada pode facilitar a passagem pela junção safenofemoral. Entretanto o fluxo pode ser reduzido pela extensão do tubo.

(c) **Vantagens**

- (i) Grandes cateteres podem ser colocados rapidamente na circulação central.
- (ii) O acesso pode ser obtido sem interferir com as atividades de reanimação na cabeça e no tronco.
- (iii) Acesso rápido em pacientes sem um pulso.
- (iv) Pode ser obtida intra-operatoriamente.
- (v) Útil em mãos experientes para lactentes e crianças pequenas quando nenhum outro acesso é obtido.

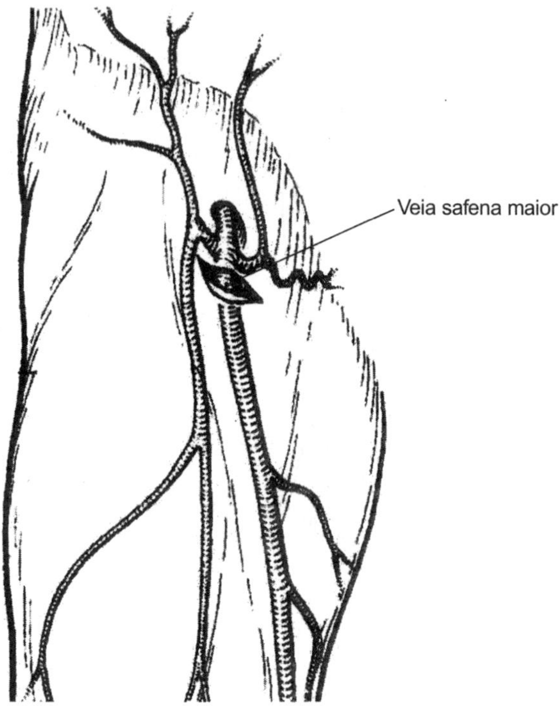

FIG. 15.2. A veia safena magna é alcançada em um local 3 cm abaixo do ligamento inguinal e 3 cm lateralmente ao tubérculo púbico.

(d) **Desvantagens**

(i) Requer experiência e familiaridade com a anatomia.

(ii) Pode ser difícil em lactentes e crianças devido à proximidade da artéria e da veia femorais.

(iii) É necessária uma incisão próxima à região inguinal.

(3) **Região antecubital**

(a) A dissecção no braço é melhor obtida em um local próximo à fossa antecubital. Apesar de as veias poderem ser identificadas na fossa antecubital, esta área é freqüentemente inacessível devido a (*a*) tentativas anteriores para obter acesso venoso e (*b*) porque podem ocorrer lesões inadvertidas da artéria braquial e do nervo mediano. Os locais preferidos são a veia basílica (localizada 3 cm proximalmente e 3 cm medialmente ao epicôndilo do cúbito) e a veia cefálica (localizada 3 cm superiormente e 3 cm medialmente ao epicôndilo lateral do úmero) (Fig. 15.3). A técnica de venotomia e colocação é semelhante à descrita para outros locais.

(b) **Vantagem**

(i) Acesso fácil, principalmente quando o paciente estiver coberto.

(c) **Desvantagem**

(i) De localização mais variável e de alguma forma mais difícil que a veia safena no tornozelo.

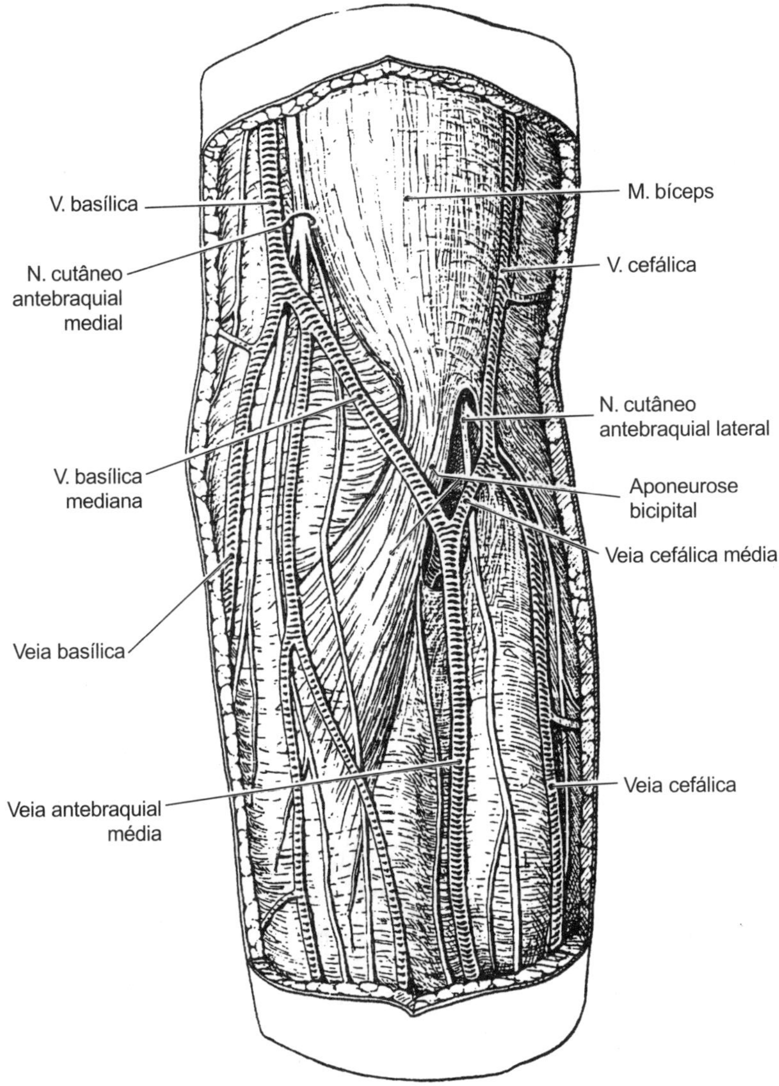

FIG. 15.3. Dissecção de região superior do braço. (De Woodburne RT. *Essentials of human anatomy.* London: Oxford University Press, 1969:95, com autorização.)

E. **Acesso central.** Apesar de o acesso venoso central ser inicialmente reservado para a estabilização pós-reanimação, a experiência de muitos centros de trauma levou o acesso central imediato para a reanimação de pacientes traumatizados instáveis. Com os avanços da técnica de Seldinger (fio-guia através de agulha, seguido por cateter sobre fio-guia), os cateteres de reanimação centrais (8F a 12F) colocados sobre a bainha de um dilatador tornou-se prática corrente. Estes cateteres fornecem taxas de fluxo muito altas devido a seus diâmetros largos (2,5 a 4 mm), que são especialmente úteis para dispositivos de infusão rápida.

1. **Local**
   a. **Veia subclávia**
      (1) **Vantagens**
         (a) Facilmente acessível e fornece imediato preenchimento do coração a partir da veia cava superior.
         (b) Permite medidas da pressão venosa central e acesso para colocação subseqüente de um cateter de artéria pulmonar.
         (c) O local é facilmente acessível a partir da cabeceira do leito para a equipe de anestesia (abordagem supraclavicular).
      (2) **Desvantagens**
         (a) A reanimação inicial não permite o ótimo posicionamento do paciente, como a posição de Trendelenburg, colocação de um rolo entre os ombros e rotação do pescoço.
         (b) A proximidade das estruturas do espaço pleural, grande vasos e nervos aumenta o risco de complicações; pneumotórax, punção arterial, hemotórax; e lesão do ducto torácico, da artéria frênica ou do plexo braquial.
         (c) A confirmação radiológica do posicionamento adequado pode ser adiada.
      (3) **Técnica** (Fig. 15.4)

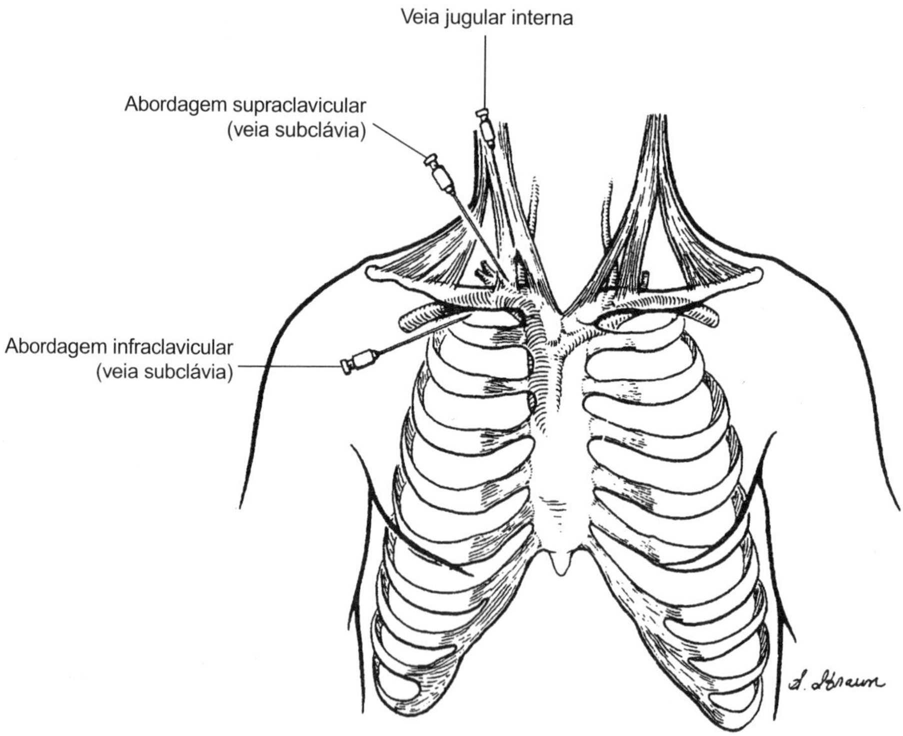

FIG. 15.4. Abordagens das veias subclávia e jugular interna. (De Moore EE, Eisman B, van Way CW III. *Critical dimensions in trauma.* St Louis: Mosby, 1984:513, com autorização.)

(a) De forma ideal, o paciente é colocado na posição de Trendelenburg com um rolo entre os ombros, apesar disso não ser possível em reanimação de trauma agudo.

(b) Se há um colar cervical colocado, a porção anterior deve ser removida e o pescoço imobilizado a fim de permitir um acesso com o dedo para palpar a chanfradura jugular. A área subclávia é preparada e é administrada anestesia local na pele e no tecido subcutâneo, usando a agulha para localizar a veia subclávia.

(c) A agulha é então penetrada sob a clavícula, entrando sob a junção do terço medial e o terço médio da clavícula e dirigindo-se em direção ao dedo indicador da outra mão, que é colocada na chanfradura jugular do esterno. A agulha avança lentamente, segura-se a superfície inferior da clavícula, puxando o êmbolo até que um fluxo sangüíneo livre seja obtido.

(d) O fio-guia não deve penetrar até que o sangue flua livremente na seringa. Geralmente é útil avançar a agulha aproximadamente 1 mm após obter-se um rápido fluxo sangüíneo na seringa antes de avançar o fio-guia. O fio-guia deve ser avançado lentamente em intervalos curtos, com o indicador perto do eixo da agulha. Se o fio-guia encontrar resistência, a agulha e o fio-guia devem ser removidos juntos para evitar rompê-lo.

(e) Se o fio-guia avança sem resistência, a agulha é removida, é feita uma pequena incisão da pele com o bisturi (lâmina 11 ou 15), e o dilatador e a bainha do cateter são avançados firme, mas suavemente sobre o fio-guia. **Alguma porção do fio-guia é visível e mantida todo o tempo.**

(f) Não é necessário avançar toda a extensão do fio-guia, pois uma vez que esteja na veia, a bainha do cateter pode ser avançada sobre ele, o que ajudará evitar perfuração da veia cava superior durante a colocação.

(g) A capacidade de retirar sangue livremente da bainha do cateter com pressão suave deve ser assegurada antes de se iniciar o fluxo e.v. De forma alternativa, o fluxo livre pode ser assegurado conectando-se o cateter no sistema de oferta e abaixando o frasco de solução em direção ao solo. Se for notado retorno de sangue, o fluxo e.v. pode iniciar. Ocasionalmente, a bainha deverá ser ligeiramente aberta para acertar o fluxo de sangue.

(4) **Complicações**

(a) **Perfuração arterial.** Quando isso ocorre deve-se retirar o cateter e aplicar pressão digital com o polegar abaixo da clavícula e o indicador acima dela por um mínimo de 5 minutos.

(b) **O pneumotórax** ocorre em até 5% dos pacientes, mesmo em mãos experientes. Retirar ar na seringa pode ser um sinal de alerta, mas está presente em apenas 20% dos casos nos quais ocorre pneumotórax.

(c) **Posicionamento inadequado dentro da veia jugular interna.** Enquanto ocorre um fluxo sangüíneo livre, este cateter ainda pode ser usado para reanimação mas deve ser reposicionado na primeira oportunidade, o que geralmente pode ser feito sem a necessidade de punção adicional. Soluções hipertônicas não devem ser infundidas até que um posicionamento adequado da extremidade do cateter na veia cava superior seja confirmado.

(d) **Saída da veia cava superior:** pode resultar em hemorragia com risco de vida e geralmente é reconhecida por sinais e sintomas de hemotórax, geralmente ocorrendo no lado oposto do tórax.

(e) **Disritmia**, principalmente se o fio-guia avança para dentro do coração. Nestes casos, o fio-guia deve ser ligeiramente retirado. Se a disritmia não resolve, o fio deve ser retirado mais um pouco. Deve-se tomar **cuidado** em pacientes com um **bloqueio de feixe de ramo esquerdo** conhecido porque a colocação de fio-guia pode precipitar um bloqueio de feixe de ramo direito levando a bloqueio de 3º grau, que requer marca-passo.

(5) **Seleção de local subclávio**

(a) Parece não haver diferença na incidência de sucesso ou complicação entre o posicionamento direito e esquerdo do cateter subclávio, o que é mais um resultado de julgamento, conforto e experiência para o médico que coloca o cateter. Tem sido sugerido que se uma lesão de tórax necessitando de dreno torácico já tiver sido identificada, o cateter deve ser colocado seletivamente naquele lado para evitar a possibilidade de um pneumotórax ou lesão contralateral iatrogênica. Esta abordagem intuitiva nunca foi confirmada na literatura. De maneira comum, a seleção do local subclávio é uma determinação prática baseada nas atividades de reanimação em progresso de um lado ou de outro do paciente. Por exemplo, se um dreno torácico está sendo colocado no lado direito, é mais fácil, simultaneamente, colocar um cateter subclávio no lado esquerdo.

b. **Veia jugular interna.** No trauma contuso o uso agudo de um cateter jugular interno é limitado por colar cervical, incapacidade de posicionar adequadamente, ou inacessibilidade à cabeça do paciente devido à equipe de via aérea. Entretanto, no **trauma penetrante remoto do pescoço,** essa abordagem tem se mostrado útil.

(1) **Técnica**

(a) **A técnica de Seldinger,** com as precauções observadas acima para a veia subclávia, é a mesma. A maioria dos clínicos usa a abordagem anterior através do triângulo supraclavicular entre as cabeças do músculo esternocleidomastóide em direção ao mamilo ipsilateral em um ângulo de 45° da horizontal.

(2) **Vantagem**

(a) Melhor acesso da cabeça quando o paciente está coberto ou apresentando oura atividade de reanimação a nível torácico.

(3) **Desvantagens**

(a) Incapacidade de posicionar o pescoço e a presença de um colar cervical.

(b) Difícil de imobilizar e manter curativo estéril.

(4) **Complicações**

(a) As mesmas complicações que ocorrem no cateter de veia subclávia (lesão de artéria carótida ao invés de artéria subclávia).

c. **Veia femoral**

(1) **Técnica**

(a) A técnica de Seldinger descrita acima, com colocação de cateteres de grande calibre através da veia femoral, é empregada com freqüência em ressuscitação de traumatizados. A veia femoral se localiza aproximadamente a 1 cm medialmente à artéria femoral, logo abaixo do ligamento inguinal.

(2) **Vantagens**

(a) **Fácil acesso,** principalmente quando outros esforços de reanimação estão ocorrendo na cabeça ou no tronco.

(b) **Morbidade aguda mais baixa** do que a abordagem subclávia ou jugular interna.

(3) **Desvantagens**

(a) Veia de difícil localização em paciente sem pulso.

(b) Não garante alto fluxo central com lesão vascular intra-abdominal ou pélvica.

(c) Pode desenvolver-se coágulo no local de punção (freqüentemente não-oclusivo).

F. **Acesso intra-ósseo**

1. Em crianças com 6 anos ou menos, o acesso intra-ósseo deve ser estabelecido se não se consegue um acesso venoso confiável percutaneamente após duas tentativas. Deve ser empregado para a reanimação inicial e deve ser removido quando a criança se estabilizar e um acesso alternativo for obtido.
2. De maneira geral, qualquer fármaco ou solução e.v. necessário durante a reanimação de crianças pode ser administrado com segurança pela via intra-óssea. Os líquidos geralmente precisam ser administrados sob pressão. Agulhas especificamente projetadas (agulhas de aspiração de medula óssea modificadas) têm sido desenvolvidas para este fim.
3. **Locais**
   - a. A superfície ântero-medial plana da tíbia proximal, aproximadamente 1 a 3 cm abaixo da tuberosidade tibial, é o local preferido para lactentes e crianças, porque a cavidade medular nesta localização é muito grande e o potencial para lesão de tecidos adjacentes é mínimo (Fig. 15.5).
   - b. A superfície anterior da tíbia distal, aproximadamente 2 cm acima do maléolo medial, é o segundo local preferido.
   - c. A superfície anterior do fêmur distal também tem sido utilizada.
4. **Técnica**
   - a. Identificar o local de inserção, preparar e cobrir de modo estéril.
   - b. Infiltrar a pele e o tecido subcutâneo com anestesia local.
   - c. Verificar a agulha para se certificar que o bisel da agulha externa e o estilete interno estejam adequadamente alinhados.
   - d. Estabilizar a extremidade sem colocar a mão atrás do local de inserção.
   - e. A agulha deve ser colocada através da pele sobre o local identificado, avançando a agulha através da córtex óssea, dirigindo a agulha perpendicularmente (90° em relação ao longo do eixo do osso). Empregar um movimento de torção suave, porém firme.
   - f. Parar o avanço da agulha quando uma súbita diminuição de resistência ou movimento adiante da agulha for sentido. Geralmente é possível aspirar medula óssea neste ponto. A aspiração da medula deve ser seguida por irrigação para evitar que a medula obstrua a agulha.

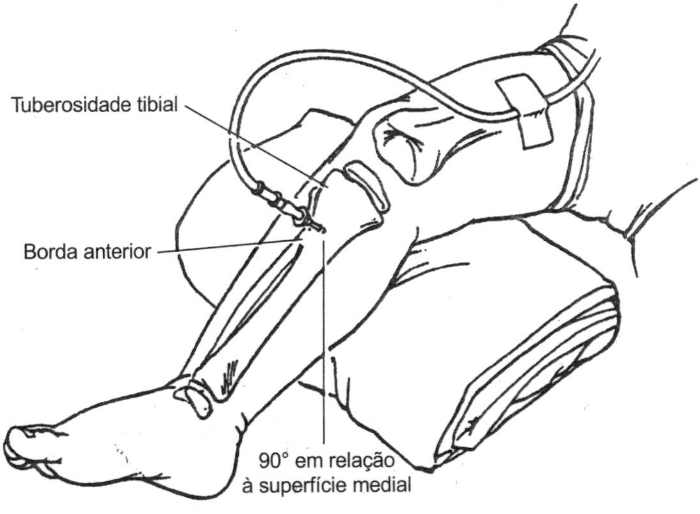

FIG. 15.5. Canulação intra-óssea.

g. Desenrosque o barrete, remova o estilete e estabilize a agulha. Um pequeno copo de medicamento invertido (com o fundo removido) fornece proteção para a agulha quando posicionada e mantida sobre o local com esparadrapo.
h. Injetar 10 ml de soro fisiológico normal através da agulha e verificar através de sinais de aumento de resistência à injeção, aumento da circunferência dos tecidos moles da panturrilha, ou aumento de firmeza do tecido.
i. Se a injeção-teste tiver sucesso, iniciar a infusão.
j. Se a injeção-teste fracassar, remover a agulha e tentar o procedimento na outra perna.

5. **Complicações** são raras mas incluem celulite e abscesso locais, osteomielite, fratura do osso, necrose da pele por pressão, síndrome de compartimento, lesão da placa da epífise e hematoma.

II. **Acesso arterial.** Após o paciente ter sido estabilizado ou durante a estabilização, a inserção de um cateter arterial permite monitoramento contínuo da pressão sangüínea e coleta freqüente de amostras de sangue. De maneira geral, a via arterial deve ser removida quando o paciente não necessitar mais de monitoramento contínuo de pressão e quando a coleta freqüente de amostras de sangue não for necessária.

A. **Locais**

1. **Artéria radial:** é o local preferido para colocação de cateter arterial, pois a incidência de complicação é mais baixa do que nos outros locais. Tem sido sugerido que o teste de Allen (compressão simultânea das artérias radial e ulnar, seguida pela liberação da artéria ulnar, procurando um jato de perfusão na mão) seja realizado antes da punção de artéria radial. Isso não é feito comumente na maioria dos centros porque a incidência de isquemia distal é rara, especialmente em pacientes jovens. Entretanto, este teste deve ser considerado nos idosos, principalmente sob condições mais eletivas.
2. **A artéria femoral** é uma via comum em pacientes traumatizados, mas requer um cateter um pouco mais longo. A incidência de infecção e isquemia distal não é maior do que um cateter de artéria radial quando usado na reanimação inicial. Entretanto, após estabilização, estas vias devem ser removidas porque a incidência de complicações aumenta com o tempo e a localização pode limitar a mobilidade do paciente.
3. **Artéria dorsal do pé:** é um local mais difícil para colocação percutânea e de difícil imobilização. Este local é mais útil em um ambiente eletivo, especialmente em pacientes mais jovens com acesso arterial limitado.
4. **Artéria axilar.** As vias arteriais axilares têm sido relatadas como sendo de muito sucesso em mãos experientes no ambiente de unidade de tratamento intensivo (UTI) eletivo com baixa incidência de complicação. Não têm sido empregadas rotineiramente como parte de reanimação inicial.
5. **Artéria braquial.** Não deve ser usada porque é uma artéria final com uma luz relativamente estreita e uma alta incidência de complicações isquêmicas.

B. **Técnica**

1. Imobilizar a extremidade e identificar o pulso. Doppler e ultra-sonografia de acesso vascular podem ser úteis neste aspecto.
2. Preparar e cobrir a área de modo estéril.
3. Anestesiar a pele com um anestésico local; mesmo no paciente inconsciente, pode reduzir o vasoespasmo.
4. Vários cateteres arteriais têm sido desenvolvidos e são geralmente de calibre 18 ou 20 para a artéria radial e de 16 ou 18 para a artéria femoral para um adulto. A incidência de trombose está relacionada ao diâmetro do cateter relativo ao tamanho da artéria.
5. Usando a técnica "cateter sobre a agulha", a agulha é avançada a um ângulo de 30° a 40° através da pele no local de máxima pulsação.
6. Duas técnicas aceitáveis têm sido descritas para a abordagem "cateter sobre a agulha".
   a. O cateter e a agulha podem ser passados através de ambas as paredes da artéria para transfixá-la, após o que a agulha é recuada, seguida por um lento recuo do cateter até que um fluxo pulsátil de sangue seja obtido. O cateter então é avançado lentamente através da luz da artéria. O cateter não deve ser avançado a menos que um fluxo pulsátil se estenda além do eixo da agulha.

b. Uma segunda técnica é puncionar apenas a parede anterior da artéria, após o que o cateter é lentamente avançado até que apareça sangue na agulha. A agulha é então abaixada até um ângulo de cerca de 10° da horizontal, e o cateter é lentamente avançado sobre a ponta da agulha para dentro da luz da artéria.
c. Ambas as técnicas podem ser facilitadas usando-se um fio-guia. A técnica de Seldinger modificada emprega um fio-guia passado através de uma agulha, seguida de colocação de cateter sobre um fio-guia. Também estão disponíveis cateteres comerciais contendo um fio-guia.

7. O cateter é conectado a uma infusão **contínua** de solução salina heparinizada (a heparina pode ser evitada em pacientes com coagulopatia ou trauma de crânio).
8. O cateter deve ser imobilizado com pontos de sutura e com aplicação de curativo estéril.
9. A dissecção para o acesso arterial às vezes é necessária, o que é aplicável apenas para as áreas da artéria radial e da artéria dorsal do pé. De maneira geral, uma incisão longitudinal da pele é mais útil do que a incisão transversa. A incidência de infecção para um local de dissecção arterial é alta, e este local deve ser usado apenas quando não existe outra alternativa. Pequenos fórceps curvados e dilatadores de vasos (encontrados em *kits* de cateterização cardíaca) facilitam uma dissecção arterial de sucesso.

C. A incidência de complicações a partir de acesso arterial é baixa mas pode ser séria. Inclui hematoma, celulite ou abscesso, septicemia sistêmica, isquemia, embolia, posicionamento inadequado e lesão de nervo. A incidência de trombose arterial é proporcional ao tamanho do cateter e à duração da canulação.

III. Reanimação líquida inicial

A. Os detalhes da reanimação líquida estão contidos nos capítulos 5 (*Choque*), 13 (*Reanimação de Adulto com Traumatismo*), 40 (*Anestesia para o Paciente Traumatizado*) e 43 (*Transfusão Sangüínea e Complicações*).

B. Uma lesão pode resultar em uma diminuição na massa de hemácias e volume intravascular, com uma redução de oxigênio celular e oferta de nutrientes, o que pode piorar devido ao aumento de demandas metabólicas do traumatismo. O objetivo da reanimação líquida inicial é de **restaurar volume sangüíneo circulante eficaz** e **evitar complicações pulmonares** e **cerebrais** de sobrecarga líquida.

C. **Os pontos-chave** da reanimação líquida inicial incluem:

1. Estabelecer acesso em ao menos dois locais venosos. Examinar todas as vias obtidas no ambiente pré-hospitalar para tamanho de cateter, localização e função. Os cateteres no dorso da mão envolvidas em gaze são comumente deslocados ou infiltrados.
2. Calcular os líquidos pré-hospitalares como parte da reanimação inicial.
3. Infundir líquido aquecido (40°). Soluções cristalóides (lactato de Ringer ou soro fisiológico normal) são os líquidos iniciais de escolha para a maioria dos pacientes traumatizados.
4. Em pacientes hemodinamicamente normais sem lesão óbvia, limitar a reposição líquida inicial (primeira hora) a 1 l em adultos.
5. Em adultos normotensos com taquicardia ou fontes óbvias de perda de sangue, infundir 2 l de solução cristalóide tão rapidamente quanto possível. (Tomar algum cuidado nesta categoria de pacientes em casos de trauma de crânio associado.)
6. Em adultos hipotensos que **respondem** à reposição líquida inicial, continuar manutenção de cristalóides (100-150 ml/h) após os 2 l iniciais.
7. Em adultos hipotensos que são **transitórios** ou **não respondedores** à reposição líquida inicial, infundir **sangue** assim que possível para evitar hemodiluição profunda por excesso de solução cristalóide.
8. A terapia com componente sangüíneo (plasma e plaquetas congelados frescos) como parte da reanimação líquida inicial deve ocorrer quando a evidência clínica ou laboratorial de coagulopatia for observada ou de acordo com o protocolo institucional de transfusão maciça. O crioprecipitado geralmente é reservado para hipofibrinogenemia documentada. A terapia **profilática** com componente como parte da ressuscitação líquida inicial **não** tem revelado ser de **valor.**

9. Os pacientes **pediátricos hipotensos** devem receber infusão de solução cristalóide usando bolus de 20 ml/kg, que pode ser repetida uma vez. Pacientes **transitórios ou não respondedores** devem receber sangue a **10 ml/kg.**
10. **Dispositivos de infusão rápida** são excelentes instrumentos para reposição líquida. Líquidos aquecidos, inclusive sangue, podem ser infundidos a taxas de até 1,5 a 2,0 l/min. Deve-se tomar cuidado para monitorar a pressão sangüínea, o pulso, as pressões da via respiratória e a saturação arterial de oxigênio para **evitar sobrecarga líquida inadvertida.**
11. A solução salina hipertônica tem mostrado que melhora o resultado em pacientes selecionados com trauma de crânio ou lesão térmica. Devem-se elaborar protocolos institucionais para uso seguro e eficaz.

Axiomas

- A maioria dos pacientes traumatizados pode ser reanimada apenas com acesso venoso periférico.
- Cateteres e tubos e.v. curtos e largos são preferidos.
- A tecnologia do acesso venoso central tem baixado o limiar para a colocação de cateteres de infusão rápida para reanimação.
- A colocação de cateteres de grande calibre através de acesso central durante a reanimação aguda deve ser realizada por pessoal experiente, limitando o avanço do dilatador para evitar hemorragia mediastinal ou intrapleural, que pode ser fatal.
- As vias arteriais podem ser colocadas como parte da reanimação inicial para permitir monitoramento e coleta de freqüente sangue. Entretanto, isto pode ser adiado até que o paciente esteja na sala de cirurgia ou na UTI, empregando outras técnicas não-invasivas de monitoramento e coleta na área de reanimação.
- Uma via venosa não deve ser colocada em um local tal que haja um ferimento penetrante entre a via e o coração. Se a trajetória de um ferimento torácico não for conhecido com precisão, colocar vias acima e abaixo do diafragma.
- Estabelecer uma dissecção em uma pequena veia pode ser difícil. Luz, lupas, instrumentos e cateteres apropriados são essenciais para o sucesso.
- A reanimação líquida inicial deve ser feita sob medida para evitar as complicações pulmonares e cerebrais da sobrecarga de líquidos.

16. IMAGENS DE PACIENTES TRAUMATIZADOS

Michael P. Federle

I. **Introdução.** O estado geral do paciente e o tipo específico de lesão suspeitada determinam a modalidade de imagens mais adequadas (p. ex., radiografia simples *versus* tomografia computadorizada [TC]). Além disso, a localização do equipamento de imagem e as capacidades clínicas de suporte, monitoramento e tratamento do paciente durante a realização dos exames por imagem são importantes para se decidir como realizá-los. Independentemente do tipo de imagem selecionado, o paciente necessita de monitoramento constante e a presença da equipe de trauma. **A equipe de trauma deve planejar a seqüência da reanimação para minimizar a perda de tempo e evitar radiografias que sejam provavelmente impossíveis tecnicamente ou que apresentem baixo resultado diagnóstico.**

A. **A radiografia simples** permanece sendo um componente essencial da avaliação imediata do paciente traumatizado, especialmente o paciente com lesões do tórax ou do esqueleto. Quando a estabilidade hemodinâmica permite, deve-se fazer radiografias da coluna cervical, do tórax e da pelve de um paciente seriamente traumatizado com trauma contuso como parte da avaliação inicial. Estas radiografias devem ser realizadas sem mover o paciente da sala de reanimação. A necessidade de outras radiografias ou estudos basear-se-ão no mecanismo de lesão e nos achados durante as avaliações inicial e secundária.

Os estudos radiográficos iniciais geralmente são realizados na posição supina; posteriormente, com a imobilização ou a liberação da coluna cervical, em posição sentada vertical para melhor avaliar lesão aórtica, pneumotórax ou derrame pleural. Deve-se colocar marcadores radiopacos sobre cada local da pele onde houve ferimentos penetrantes e obter radiografias para se determinar a trajetória (ver Capítulos 3 e 13) de projéteis ou fragmentos retidos.

B. **A tomografia computadorizada** trouxe progresso para o diagnóstico e o manejo do paciente traumatizado. O manejo das lesões do crânio, algumas do tórax e várias do abdome necessitam de TC precoce. A TC, que se tornou o padrão no diagnóstico precoce de trauma de crânio e de fratura pélvica, fornece uma avaliação mais completa das lesões do tórax e das fraturas maxilofaciais e permite o diagnóstico específico de lesões dos órgãos do abdome e do retroperitônio. A precisão e a velocidade das imagens de TC aumentaram com a evolução das unidades espiral e de cortes múltiplos.

C. **Ressonância magnética (RM):** apresenta várias vantagens sobre a TC, incluindo não ter necessidade de administração de contraste e a capacidade de se obter imagens nos planos sagital, coronal e oblíquo. A RM pode ser empregada para se definir lesões herniadas do cérebro, lesões da coluna vertebral e da medula espinhal, ou anormalidades vasculares que não são aparentes em outras radiografias. Entretanto, a RM consome tempo, permite acesso mínimo ao paciente durante o procedimento e tem uma aplicação limitada na avaliação inicial do paciente traumatizado.

D. **A ultra-sonografia** está sendo empregada com mais freqüência no manejo de pacientes traumatizados. A *focused abdominal sonography for trauma* (FAST – ultra-sonografia abdominal focalizada para traumatismo) é rotina na maioria dos centros de trauma. Um rápido diagnóstico de hemoperitônio pode ser feito de maneira não invasiva no paciente traumatizado; a sensibilidade deste aplicativo é de aproximadamente 85%. A ultra-sonografia (US) também pode ser usada para avaliar os dois hemitórax e, em mãos experientes, a lesão vascular periférica.

E. **A angiografia** é empregada para o diagnóstico definitivo de lesões vasculares. A angiografia com embolização é o procedimento de escolha para lesões de difícil acesso (p. ex., as da artéria vertebral, dos vasos pélvicos e do retroperitônio) e vasos selecionados do tórax, do abdome e de grandes massas musculares.

II. **Trauma de crânio e cérebro**

A. **A radiografia simples** (isto é, estudos radiográficos do crânio) tem indicações muito limitadas em pacientes com lesão contusa de crânio. As radiografias simples são, às vezes, indicadas para lesões penetrantes do crânio para determinar o curso, a localização ou o número de impactos de projéteis ou fragmentos de corpos estranhos, assim como de fragmentos deprimidos de crânio.

B. A maioria dos pacientes com trauma importante de crânio, história de perda de consciência (PDC), ou de seqüelas pós-concussivas necessita de avaliação imediata por TC. A TC de crânio deve ser o instrumento inicial de bateria de exames para pacientes com sintomas indicando risco moderado a alto de trauma fechado (ver Capítulo 19). Tecnicamente, as imagens de TC devem ser expostas com três janelas: cérebro (mostra edema, interface cinza-branca, ventrículos e cisternas), osso (delineia fraturas, fragmentos ósseos) e sangue (lesões em massa, hemorragia). A intensificação com contraste geralmente não é necessária no estudo inicial.

1. **Achados comuns de lesão cerebral à TC**

   a. **As fraturas de base do crânio** podem ocorrer em 20% das lesões craniofaciais e a TC é essencial para a avaliação completa. Entretanto, uma TC negativa não exclui fratura de base do crânio, principalmente com achados físicos positivos. As fraturas basilares de crânio apresentam morbidade associada significativa, incluindo vazamento de líquido cefalorraquidiano (LCR), lesão da artéria carótida interna e lesão de nervo facial.

   b. **Os hematomas epidurais** resultam do rompimento de artérias e de grandes seios venosos, resultando em um acúmulo de sangue que arranca a dura da tábua interna do crânio. A região temporal do crânio sofre lesão contusa, resultando em um rompimento da artéria meníngea média. O aspecto característico de um hematoma epidural é uma coleção líquida biconvexa (lentiforme) que não cruza as linhas de sutura craniana, mas podem cruzar a linha média se forem rompidos seios venosos.

   c. **Hematomas epidurais** resultam da dissecção de sangue de vasos rompidos que se interligam através do espaço subdural. Estes hematomas geralmente se localizam entre a dura e a membrana aracnóide. O hematoma subdural típico é uma coleção de líquido em forma de crescente que se amolda ao calvário e à córtex cerebral subjacente. A identificação de hematomas subdurais atípicos às vezes é auxiliada por TC coronal ou TC repetida com intensificação.

   d. **A hemorragia subaracnóide** é observada comumente nas cisternas basilares de pacientes após o trauma de crânio. A TC não intensificada com contraste detecta cerca de 90% dos sangramentos subaracnóides dentro das primeiras 24 horas, independentemente da causa, quando a densidade mais elevada do sangue substitui a densidade de água do LCR nas cisternas e nos sulcos.

   e. **Herniações ou lesão axonal difusa (LAD).** A maioria das lesões parenquimatosas do cérebro é provocada por lesões herniantes; são comuns as lesões múltiplas e bilaterais. Mecanismos lineares e rotativos de aceleração-desaceleração provocam lesões de laceração ao longo das interfaces de tecidos de densidades diferentes, como o LCR e cérebro e as junções cinza-brancas como cérebro e meninges. A TC não intensificada pode mostrar múltiplas e pequenas lesões hemorrágicas focais com mínimo efeito de massa, mas é um teste insensível. Em um paciente que se apresenta severamente deprimido neurologicamente com um estudo tomográfico relativamente normal, a possibilidade de lesão cerebral difusa (ou lesão cerebrovascular) deve ser considerada. A RM é muito mais precisa no diagnóstico de lesão cerebral axonal difusa.

   f. **Contusões cerebrais e hematomas intraparenquimatosos** são achados relativamente comuns na TC após lesão. Essas lesões podem coalescer ou aumentar e é recomendado TC de acompanhamento de rotina em pacientes em 24 a 48 horas.

III. **Trauma de face.** As lesões de face raramente apresentam risco de vida, mas com freqüência estão associadas a problemas mais agudos, como obstrução de via respiratória, lesão de crânio ou de coluna cervical, ou lesão de globo ocular. Ocasionalmente, a hemorragia do nariz, da nasofaringe ou da boca requerem atenção imediata.

A. **As radiografias simples** podem ser úteis para a triagem e o manejo inicial de lesões faciais, mas são menos completas e confirmatórias do que outras modalidades de imagem. Por causa disso, **a TC é a modalidade preferida para avaliar fraturas faciais.**

B. **A TC da face** pode ser obtida simultaneamente à TC do crânio, dependendo da condição do paciente. Os cortes axial e coronal de TC são obtidos rotineiramente no paciente estável. A reconstrução computadorizada tridimensional de cortes axiais finos fornece delineação otimizada de fraturas de face média e a relação espacial dos fragmentos.

IV. **Lesões de coluna vertebral.** Todo paciente com mecanismo apropriado de lesão (MAL) deve ser considerado como apresentando lesão de coluna vertebral, até que se prove o contrário, radiográfica ou clinicamente.

A. **Coluna cervical. Uma vítima adulta de traumatismo, desperta e comunicativa, sem lesão menosprezada que negue sintomas, como dor no pescoço, e não apresente sinais como sensibilidade do pescoço, pode ser liberada tendo como base o exame clínico.** Pacientes com trauma de crânio freqüentemente apresentam concomitantes lesões de coluna cervical e a avaliação radiográfica é essencial. O paciente inconsciente, intoxicado ou não comunicativo necessita de investigação radiográfica para esclarecimento. O colar cervical não deve ser removido até que a coluna cervical tenha sido avaliada e liberada (ver Capítulo 20).

1. **Técnicas para se obter radiografias adequadas para a liberação da coluna cervical**

a. A radiografia lateral da coluna cervical não é adequada, a menos que sejam visualizadas de C1 até T1. Se os ombros escurecem a coluna cervical inferior e a coluna torácica superior, uma tração em direção caudal dos braços deve ser aplicada durante o procedimento, a menos que contra-indicado por razões clínicas. As técnicas úteis para definir melhor a coluna cervical incluem a "vista do nadador", ou projeções oblíquas esquerda e direita. A impossibilidade de se visualizar adequadamente a junção cervicotorácica ou a junção craniocervical requererá TC.

b. **Radiografias laterais, ântero-posteriores (AP) e de boca aberta, de coluna cervical, são as projeções mínimas necessárias para se avaliar a coluna cervical radiograficamente.** Uma pequena porcentagem de pacientes com lesão de coluna cervical apresenta apenas lesão ligamentosa e radiografias estáticas grosseiramente normais. Outros estudos, como as projeções com flexão-extensão, oblíquas esquerda e direita, TC ou RM, podem ser necessárias para delinear estas lesões ou investigar áreas complexas ou áreas não vistas em radiografias simples.

(1) As projeções de flexão-extensão ativa são feitas voluntariamente pelo paciente desperto e colaborador apenas até o limite de tolerância à dor. No paciente inconsciente, o exame fluoroscópico da flexão e da extensão passivas da coluna cervical pode ser realizado. Este exame necessita de um médico familiarizado com a técnica fluoroscópica e da identificação da instabilidade ligamentar da coluna.

c. O objetivo da avaliação radiográfica é, com freqüência, identificar possível lesão óssea da coluna cervical que não provocou um déficit neurológico. No paciente hemodinamicamente instável, o objetivo é proteger e imobilizar a coluna, tratar a condição causadora de instabilidade e liberar a coluna quando a condição do paciente permitir. **Não desperdiçar tempo tentando liberar a coluna cervical em um paciente hemodinamicamente instável.**

d. A disponibilidade de uma TC dentro ou próximo ao Setor de Emergência facilita a avaliação emergencial de traumatismo de coluna cervical. A TC é a modalidade de imagem escolhida para suspeita de fraturas e de fraturas-deslocamentos da coluna nas quais as radiografias simples não são diagnósticas. Essas tomografias geralmente são realizadas em um plano axial com cortes finos (1-3 mm).

e. A RM é o procedimento de imagem de escolha para a avaliação de lesões da coluna vertebral e da medula espinhal, mas é uma técnica pobre de imagem para osso. Em pacientes com mielopatia, a RM pode estabelecer a localização, a extensão e a natureza da lesão medular, assim como demonstrar a localização e a natureza da lesão de raiz nervosa em pacientes com radiculopatia. Deve-se obter uma RM para se avaliar lesão de medula espinhal ou ligamentar suspeita, como o rompimento do complexo ligamentar posterior devido à subluxação anterior (lesão do chicote).

B. **Coluna torácica e lombar.** As radiografias de coluna torácica e lombar devem ser realizadas sempre que sinais ou sintomas sugiram uma lesão de coluna. No paciente com lesões às quais se dá mais atenção (p. ex., fraturas de tórax ou de pelve) ou com uma lesão de coluna cervical concomitante, uma série completa de radiografias torácicas e lombares é necessária. Certos mecanismos de lesão garantem avaliação radiográfica da coluna T e L: vítimas não protegidas como as envolvidas em batidas automóvel-pedestre, capotagens, ejeção de um veículo, projeção no interior de um automóvel no momento da batida, acidentes motociclísticos ou quedas de altura.

1. As radiografias devem incluir duas projeções da área merecendo atenção geralmente AP e lateral. As projeções oblíquas podem ser úteis, mas a TC dirigida a uma área de lesão suspeita é preferível. Algumas vezes os estudos portáteis não são possíveis devido ao grande tamanho do paciente. Nesta circunstância, deve-se realizar essas radiografias no departamento de radiologia, com monitoramento adequado e a presença da equipe de trauma.

V. **Trauma de tórax**

A. **A radiografia de tórax é o exame fundamental e inicial no trauma de tórax.** Deve ser obtida uma radiografia frontal em AP de tórax em todos os casos importantes de traumatismo. De maneira ideal, deve-se realizar uma radiografia de tórax em posição ereta porque as alterações anatômicas provocadas pela posição supina podem simular doença (p. ex., um mediastino alargado ou doença pulmonar intersticial) e mascarar derrames pleurais ou pneumotórax. Entretanto, a posição sentada vertical muitas vezes não é possível. Para diminuir os artefatos de ampliação, a distância do tubo catódico (câmera) até o chassi deve ser maximizada para aproximadamente 60 a 72 polegadas (5-6 pés ≅ 1,5 – 1,8 m) na posição supina ou na de Trendelenburg invertida.

1. **A lesão aórtica aguda** deve ser suspeitada em qualquer paciente que sofre uma lesão significativa de desaceleração. Entre aqueles pacientes que sobrevivem, o tipo e o local mais comuns de lesão aórtica é um rompimento incompleto através da íntima e da média da aorta torácica descendente, logo distalmente à artéria subclávia esquerda. A hemorragia mediastinal está presente na maioria dos pacientes com lesão aórtica. Entretanto, mesmo na retrospectiva, 7% dos pacientes com lesão aórtica torácica apresentam estudo radiológico de tórax normal na internação. Além disso, apenas 10 a 20% dos pacientes com achados nas radiografias simples de tórax de alargamento do mediastino demonstram ter uma laceração aórtica. No paciente instável e politraumatizado, a aortografia pode não ser apropriada; a TC helicoidal ou a ecocardiografia transesofagiana podem ser mais adequadas. Entretanto, a aortografia permanece sendo o melhor teste para o diagnóstico desta lesão na maioria dos hospitais.
   a. Um paciente que apresenta evidência radiográfica de sangramento mediastinal pode estar clinicamente estável o suficiente para permitir avaliação conclusiva por imagem da aorta. O Quadro 16.1 lista os achados radiográficos mais comuns na radiografia simples de tórax associados à lesão aórtica torácica contusa.
2. A TC empregando tecnologia espiral e de multicortes preliminarmente parece muito mais precisa do que a geração anterior de TC na avaliação da aorta torácica. Com a disponibilização da TC helicoidal, os relatos recentes têm expandido o papel da TC para avaliar o mediastino e a aorta torácica. Os achados à TC de suspeita de lesão aórtica devem ser considerados como representando:
   - Normal (sem sangue mediastinal, contorno aórtico normal).
   - Positivo (hemorragia mediastinal e contorno aórtico alterado).
   - Equívoco (hemorragia mediastinal sem alteração aórtica ou arterial aparente).

   Dependendo de outros fatores, incluindo a experiência e a perícia local e o grau de preocupação clínica, os pacientes com estudos inequivocamente negativos ou positivos podem ser manejados freqüentemente sem aortografia. Qualquer incerteza no que diz respeito à lesão aórtica ou de grandes vasos requer angiografia por cateter, assumindo estabilidade hemodinâmica adequada.

Quadro 16.1 Alterações radiográficas associadas à lesão aórtica torácica aguda

Alargamento de mediastino (> 8 cm)
Obliteração do arco aórtico
Opacificação da janela aortopulmonar
Capuz pleural apical esquerdo
Desvio da traquéia, do tubo endotraqueal ou do tubo nasogástirco para a direita
Depressão do brônquio principal esquerdo
"Faixa" paravertebral alargada
Hemotórax esquerdo

3. O diagnóstico de ruptura diafragmática é, às vezes, difícil de se fazer com radiografia simples. A elevação e a distorção aparentes do hemidiafragma (geralmente o esquerdo) podem ser evidentes junto a achados auxiliares, tais como derrame pleural ou fraturas costais. O rompimento do diafragma, a presença de conteúdo abdominal fora do contorno do diafragma, tubo nasogástrico no tórax, e o aspecto "beliscado" de um intestino herniado são sinais confiáveis. A TC empregando reformações sagitais e coronais pode ser útil na avaliação do contorno alterado do diafragma, mas mesmo com TC este diagnóstico pode ser difícil. O melhor procedimento de imagem para diagnóstico de ruptura diafragmática duvidosa é a RM nos planos sagital e coronal.

4. **A maioria das alterações parenquimatosas pulmonares e de espaço pleural** são adequadamente avaliadas por exames radiográficos simples. A TC pode revelar pneumotórax ou hemotórax insuspeitos, comumente observados em cortes superiores de uma TC abdominal.

VI. Trauma abdominal

A. **O trauma penetrante** associado com ferimentos por PAF ao abdome constitui um problema especial na avaliação pré-operatória. São necessárias radiografias simples de tórax e de abdome para se determinar a trajetória e a localização de corpos estranhos opacos e para identificar a lesão no paciente estável. Radiografias grandes são mais bem empregadas em conjunção com marcadores radiográficos sobre cada penetração da pele. Dois filmes são geralmente necessários, um sob o tórax e o segundo sobrepondo-se ligeiramente ao tórax, mas cobrindo o abdome e a pelve.

1. Alguns autores advogam uma única radiografia do abdome como uma "exposição de pielograma intravenoso", que pode auxiliar na avaliação de ferimento PAF se houver lesão de rim ou ureter. Talvez o mais importante seja poder comprovar tanto a presença quanto a função do rim contralateral. O resultado é muito baixo no paciente sem hematúria. A **técnica** para "uma exposição de pielograma intravenoso" é:

   a. Alergia ao iodo do contraste, marisco não presente.

   b. Cateteres endovenosos (e.v.) de grande calibre são empregados para injetar material de contraste.

   c. Do material de contraste, 60% (100 ml) são injetados rapidamente.

   d. Uma radiografia 2 minutos após a administração é realizada para mostrar um nefrograma bilateral.

   e. O material de contraste deve ser visualizado no sistema coletor renal e nos ureteres em uma radiografia aos 10 minutos.

2. **Os achados incluem:**
   a. Função e visualização retardadas podem ser observadas em contusão renal e pequenas fraturas parenquimatosas.
   b. A não visualização de uma parte do rim geralmente indica lesão nesta área específica e pode necessitar de estudos adicionais (p. ex., TC ou angiografia).
   c. A não visualização de um lado é típica de grande lesão vascular como lesão de artéria renal, trombose ou arrancamento de pedículo renal. A não visualização unilateral leva à arteriografia ou a cirurgias imediatas para se estabelecer o diagnóstico.

   Muitos centros preferem avaliação com radiografia simples e exploração cirúrgica com uma exposição de pielografia venosa na mesa cirúrgica, o que é mais eficaz se o abdome requer exploração e evita o uso desnecessário de contraste e atrasos na avaliação e reparo cirúrgicos conclusivos.
3. Os pacientes **estáveis** com ferimentos cortantes no dorso ou no flanco normalmente podem ser avaliados por **TC intensificada com triplo contraste.** Os ferimentos PAF que se acredita serem tangenciais ou extraperitoneais também podem ser avaliados com TC intensificada com triplo contraste. O material de contraste é administrado oral, endovenosa e retalmente e tem sido usado para se avaliar estruturas retroperitoneais suspeitas.

B. **Trauma contuso.** Selecionando-se os vários métodos diagnósticos para se avaliar trauma abdominal contuso, muitos fatores são levados em consideração: o estado clínico do paciente, a precisão dos resultados, a experiência e a perícia dos que realizam e interpretam o exame, o custo, a segurança e a disponibilidade do procedimento.

1. **A radiografia simples não é útil para a identificação de lesões abdominais significativas após trauma abdominal contuso.**
2. **A TC tem substituído o lavado peritoneal diagnóstico (LPD)** como o método para pesquisar traumatismo abdominal contuso em pacientes **estáveis.** (**A Sonografia Abdominal Focalizada para Traumatismo – SAFT** tem substituído o LPD como instrumento de pesquisa para lesão abdominal nos pacientes **instáveis.**) Um fator importante na avaliação tomográfica repousa no transporte e no posicionamento do paciente. O escaneamento e a reconstrução efetivos das imagens são feitos rapidamente. A TC é precisa na identificação e na quantificação de hemoperitônio, assim como na identificação do local e da extensão da lesão de órgão sólido; o diagnóstico tomográfico de lesão intestinal é mais desafiador. Um paciente que permanece hemodinamicamente instável após reanimação não é um candidato para TC ou outros estudos de imagem diagnósticos que consomem tempo. A proximidade do aparelho de TC da sala de trauma determinará a segurança do transporte. Nestes pacientes, é recomendável ultra-sonografia ou LPD.
   a. A TC fornece informação valiosa no que diz respeito à profundidade e à extensão das lesões viscerais abdominais, à extensão de hemorragia e outros critérios que se correlacionam bem com o grau de lesão e prognóstico da Associação Americana para a Cirurgia de Trauma (*American Association for the Surgery of Trauma* [AAST]). Uma TC adequadamente realizada e interpretada pode demonstrar com segurança sangramento ativo (extravasamento), que geralmente indica uma necessidade para cirurgia ou embolização angiográfica transcateter.
   b. A técnica para TC abdominal é:
      (1) Meio de contraste tanto e.v. quanto oral. Nenhum material de contraste e.v. deve ser administrado até que a TC de crânio seja completada. O contraste e.v. (100-150 ml de contraste a 60%) deve ser administrado a um fluxo de 2,5 a 3 ml/segundo.
      (2) O material de contraste oral é uma solução diluída (2%) de meio de contraste iodado aquoso (p. ex., Gastrografina ou Gastroview). Pacientes despertos podem beber a solução, enquanto que pacientes com alteração do sensório recebem a solução através de cateter nasogástrico ou orogástrico após a evacuação do conteúdo gástrico.
      (3) A administração de meio de contraste "oral" deve preceder a TC tanto quanto possível para facilitar a opacificação intestinal e para minimizar atrasos dentro do recinto de TC. O atraso na obtenção da TC para permitir a passagem gastrintestinal de material de contraste não é recomendável.

(4) Durante a tomografia é administrado o material de contraste e.v.

c. As tomografias de rotina são realizadas com cortes feitos com intervalos de 1 cm a partir da linha mamilar (coração superior) até a coxa superior (trocânter menor). Os aparelhos de TC helicoidais permitem a obtenção mais rápida de imagens de maior resolução; imagens contíguas de 7 mm são obtidas através do abdome e da pelve.

3. **A ultra-sonografia** é útil no diagnóstico de hemoperitônio. A US é uma alternativa para o LPD, principalmente se uma equipe com perícia na realização e na interpretação estiver prontamente disponível. A US é menos precisa do que a TC no diagnóstico de lesões de vísceras abdominais sólidas e não identifica lesões intestinais nem a fonte de hemorragia. O exame **SAFT** é empregado concomitantemente com reanimação precoce para rapidamente determinar hemoperitônio, hemopericárdio ou hemotórax.

VII. Trauma pélvico

A. **A radiografia simples de pelve em AP é determinante no diagnóstico precoce de fratura pélvica.** Se o paciente desperto e comunicativo está assintomático, sem lesões que chamem mais a atenção, este estudo radiográfico não é essencial. Este exame requer uma projeção pélvica frontal que inclua as cristas ilíacas, ambas juntas, de quadris e a porção proximal de ambos os fêmures, o que pode ser suplementado por projeções anguladas da pelve distal e proximal, porque fornecem um contorno mais preciso da extensão e da relação das fraturas pélvicas e dos rompimentos articulares.

B. **A TC tem um papel mínimo** na avaliação imediata da pelve agudamente traumatizada. Entretanto, a TC é o método mais preciso para traçar a necessidade de cirurgia. Imagens tridimensionais computadorizadas de cortes axiais tomográficos da pelve auxiliam na demonstração e na reconstrução pré-operatórias de fraturas pélvicas complexas. A TC pélvica é essencial para determinar:

1. Rupturas da cintura pélvica.
2. A orientação espacial e a relação de fragmentos complexos ou deslocados da cintura pélvica.
3. A presença de instabilidade articular.
4. Fragmentos intra-articulares.
5. Fraturas da superfície articular do acetábulo ou da cabeça femoral.

C. Pacientes com instabilidade hemodinâmica a partir de fratura pélvica devem ser considerados para angiografia pélvica imediata. A angiografia pélvica auxilia na identificação de locais de sangramento arterial pélvico secundário às fraturas que são passíveis de embolização transcateter percutânea. Entre 6 e 18% dos pacientes com ruptura instável de cintura pélvica apresentam lesões arteriais pélvicas que requerem embolização. Quando um sangramento arterial pélvico é encontrado na angiografia, a embolização oclui com sucesso a artéria que sangra em 80 a 90% dos casos. A angiografia de conclusão é necessária para assegurar o controle de hemorragia após embolização terapêutica. Se o paciente apresenta um plexo venoso lacerado ou se fragmentos ósseos esponjosos estão sangrando, não serão afetados pela embolização angiográfica e é necessária imediata intervenção cirúrgica (ver Capítulo 33).

D. **Uretrograma retrógrado** (UGR): é essencial na avaliação de lesões uretrais. A ruptura da bexiga ou a laceração uretral ocorre em cerca de 20% de pacientes com ruptura significativa da cintura pélvica; portanto, o UGR é o procedimento diagnóstico inicial em pacientes com ruptura de cintura pélvica e preocupação acerca de lesão geniturinária. Está indicado para qualquer paciente masculino que apresente sangue no meato uretral ou um hematoma escrotal ou perineal. Com estes achados, um UGR deve ser realizado antes da inserção de um cateter de Foley.

1. **Técnica de UGR**

a. Uma seringa de irrigação preenchida com material de contraste a 30% estéril (10 ml) é inserida no meato uretral.

b. O pênis é ligeiramente esticado para o lado.

c. A uretra é preenchida com *bolus* de 10 ml de material de contraste.

d. É feita a radiografia logo no final da injeção e deve estar em um ângulo oblíquo de 30° para demonstrar a uretra prostática e membranosa.

2. **Técnica alternativa**
   a. Passar um cateter de Foley 8F dentro do meato uretral (aproximadamente 3-4 cm).
   b. Posicionar o balonete do cateter de Foley na uretra distal com líquido suficiente para manter um ajuste justo (geralmente 2-4 ml).
   c. Injetar o material de contraste estéril não diluído (10 ml) de maneira retrógrada, permitindo um preenchimento fácil e completo da uretra.
3. **Achados**
   a. **O local mais comum de ruptura uretral** é a junção prostatomembranosa uretral.
   b. **Extravasamento de contraste:** será observado no ápice da uretra prostática, a partir da uretra membranosa no ligamento triangular.
   c. **A visualização parcial** indica ruptura incompleta.
   d. A ruptura completa é indicada pela ausência de material de contraste na bexiga ou na uretra prostática.

E. **Se o uretrograma é negativo, é realizado um cistograma.**
1. **Técnica para um cistograma**
   a. Passar um cateter de Foley 16F dentro da bexiga.
   b. A gravidade preenche a bexiga com 300 a 400 ml de material de contraste estéril não diluído.
   c. As radiografias frontal e oblíqua da bexiga são obtidas quando a bexiga estiver cheia.
   d. A bexiga é esvaziada e obtém-se uma radiografia simples em AP para se determinar se está presente uma ruptura extraperitoneal de bexiga.
2. **Achados**
   a. **Dor pélvica e de abdome inferior severa,** provocada por extravasamento do material de contraste, é uma indicação clínica de ruptura de bexiga.
   b. **No paciente inconsciente,** o fluxo livre de líquido de contraste diluído pode indicar ruptura de bexiga e extravasamento intraperitoneal.
   c. **Essas radiografias detectam ruptura de bexiga com precisão de 98%.**

VIII. **Estudos de imagens na unidade de tratamento intensivo.** As técnicas de imagem discutidas neste capítulo são aplicáveis ao paciente traumatizado na UTI. A localização da avaliação de traumatismo agudo não é tão importante quanto as questões que devem ser respondidas com estudos de imagens. Quaisquer pacientes traumatizados, que são mais bem cuidados (monitoramento, terapia farmacológica e assim por diante) na UTI, podem ter seus estudos radiográficos e outros estudos por imagens realizados na UTI ou como sua condição permitir.

A. **Radiografias de tórax**
1. **Uma radiografia diária** pode estar indicada em qualquer paciente que apresente um ou mais dos seguintes (pode variar com o protocolo do hospital):
   a. Insuficiência respiratória aguda.
   b. Intubação endotraqueal.
   c. Pressão expiratória final (PEEP) > 5 cm de H_2O.
   d. $FiO_2 > 0,5$.
   e. Dreno torácico colocado.
   f. Sob tratamento para doença ativa (p. ex., pneumonia, atelectasia etc.).
2. **Radiografias de tórax seletivas diárias na UTI** para os seguintes pacientes:
   a. Modo de desmame sem alteração do estado cardiopulmonar.
3. **A radiografia de tórax está indicada após o seguinte:**
   a. Qualquer deterioração cardíaca ou pulmonar aguda.
   b. Qualquer procedimento torácico invasivo (p. ex., colocação de um dreno torácico, novo acesso venoso central, cateter de alimentação ou endoscopia).

4. **As radiografias de tórax não são necessárias quando**
   a. Um acesso central foi mudado sobre um fio-guia sem dificuldade.

B. **Tomografia computadorizada**
   1. **TC de crânio:** pode estar indicada quando uma alteração inexplicável do estado neurológico ocorre ou como um seguimento para uma TC anterior para trauma de crânio. A TC para encefalopatia de falência múltipla de órgãos apresenta baixo resultado.
   2. **TC do tórax:** pode ser útil na determinação da patologia envolvida na insuficiência pulmonar aguda (p. ex., pulmão consolidado, coleções loculadas, empiema).
   3. **TC do abdome:** sem história ou exame físico sugerindo patologia intraperitoneal é de pouco benefício. A TC do abdome pode ser útil se:
      a. O paciente sofreu cirurgia anteriormente.
      b. É realizada para confirmar diagnóstico clínico presumido.
      c. É necessária para orientar um estudo ou um procedimento percutâneo.
      d. Suspeita de lesão intraperitoneal não observada.
      e. Suspeita de pancreatite.

C. **Ultra-sonografia**
   1. **A US ao leito na UTI** é útil para localizar coleções líquidas e para diagnosticar colecistite sem cálculos.
   2. **A ultra-sonografia dúplex** pode ser útil na detecção de trombose venosa ou lesão arterial.
   3. **Suspeita de tamponamento pericárdico.**

D. **Fluoroscopia**
   1. **A fluoroscopia está sendo usada na UTI** para orientar a colocação de dispositivos invasivos como cateteres arteriais pulmonares, acessos centrais, filtros de veia cava inferior, ou cateteres de alimentação enteral.

Axiomas

- Quanto mais severamente comprometido o paciente, menos tempo haverá disponível para a avaliação radiográfica inicial.
- Imagens específicas devem ser obtidas para responder às questões mais vitais e de maior prioridade.
- Não desperdiçar tempo tentando liberar a coluna cervical de um paciente instável.
- Podem não estar indicadas radiografias axial esquelética e pélvica em um paciente desperto sem sinais ou sintomas destas lesões.

Bibliografia

Boone DC, Federle MP, Billiar TR, et al. Evolution of management of major hepatic trauma: identification of patterns of injury. *J Trauma* 1995;39:344-350.

DiGiacomo JC, McGonigal MD, Haskal ZJ, et al. Arterial bleeding diagnosed by CT in hemodynamically stable victims of blunt trauma. *J Trauma* 1996;40:249-252.

Dyer DS, Moore EE, Ilke DN, et al. Thoracic aortic injury: how predictive is mechanism and is chest computed tomography a reliable screening tool? *J Trauma* 2000;48:673-683.

Fabian TC, Davis KA, Gavant ML, et al. Prospective study of blunt aortic injury: helical CT is diagnostic and antihypertensive therapy reduces rupture. *Ann Surg* 1998;227:666-677.

Federle MP, Courcoulas AP, Powell M, et al. Blunt splenic injury in adults: clinical and CT criteria for management, with emphasis on active extravasation. *Radiology* 1998;206:137-142.

Frankel H, Rozycki G, Ochsner M, et al. Indications for obtaining surveillance thoracic and lumbar spine radiographs in injured patients. *J Trauma* 1994;37(4):626-633.

Master SJ, McClean PM, Acarese JS. Skull x-ray examination after head trauma: recommendation by a multidisciplinary panel and validation study. *N Engl J Med* 1987;316:84-91.

McGonigal MD, Schwab CW, Kauder DK, et al. Supplemental emergent chest computed tomography in the management of blunt torso trauma. *J Trauma* 1990;30:1431-1435.

Mirvis SE, Shanmuganathan K, Miller BH, et al. Traumatic aortic injury: diagnosis with contrast-enhanced thoracic CT-five-year experience at a major trauma center. *Radiology* 1996;200:413-422.

Shackford SR, Wald SL, Ross SE, et al. The clinical utility of computed tomographic scanning and neurologic examination in the management of patients with minor head injuries. J *Trauma* 1992;33(3):385.

Shanmuganathan K, Mirvis SE, Sherbourne CD, et al. Hemoperitoneum as the sole indicator of abdominal visceral injuries: a potential limitation of screening abdominal US for trauma. *Radiology* 1999;212:423-430.

Shanmuganathan K, Mirvis SE, Sover ER. Value of contrast-enhanced CT in detecting active hemorrhage in patients with blunt abdominal or pelvic trauma. *AJR* 1993;161:65-69.

Shuman WP. CT of blunt abdominal trauma in adults. *Radiology* 1997;205:297-306.

Wechsler RJ, Spettell CM, Kurtz AB, et al. Effects of training and experience in interpretation of emergency body CT. *Radiology* 1996;29:1299-1310.

17. DOCUMENTAÇÃO, CODIFICAÇÃO E CONCORDÂNCIA, E EMTALA

Michael Rhodes, C. William Schwab e Donald M. Yealy

I. **Introdução.** A documentação, a codificação e a concordância apresentam implicações clínicas, legais, de reembolso e de melhora de desempenho. Estes três elementos de verificação de cuidados de paciente são definidos, interdependentes e necessitam de esforços específicos.

A. Anotar os acontecimentos no cuidado do traumatizado requer atenção ao detalhe para se evitar erros de codificação e de cobrança subseqüentes; estes últimos podem ser interpretados como fraude por pagadores, principalmente o governo federal.

B. As regras para documentação e cobrança progrediram e continuarão a fazê-lo. A falha em se documentar ou cobrar por serviços adequadamente (**discordância**) apresenta riscos legais e financeiros que podem provocar penalidades para médicos e hospitais. Estas regras, apesar de incômodas, são o resultado das preocupações governamentais e de outros pagadores no que diz respeito à cobrança precisa; os médicos estão mais bem equipados para segui-las quando a documentação dos cuidados é clara no que diz respeito a "quem fez o quê e quando". Codificadores autorizados e oficiais de cumprimento agora são parte de muitas equipes administrativas hospitalares para facilitar a interação entre as equipes de reanimação e pagadores ou reguladores. Com o surgimento de registros médicos eletrônicos, este processo provavelmente se tornará menos incômodo. Neste meio tempo, compreender as necessidades permite que algumas técnicas minimizem os desvios dos cuidados do paciente.

II. **Documentação.** A documentação deve ser levada a cabo a partir da situação pré-hospitalar através da reanimação, sala de cirurgia, unidade de cuidados intensivos, enfermaria e cuidados com paciente externo. As necessidades para a documentação nestas áreas diferem e devem ser moldados instrumentos para cada fase dos cuidados de trauma.

A. Em muitas instituições o **registro de reanimação de trauma** é um documento em separado da história do trauma e do exame físico. O registro de reanimação de trauma geralmente é um instrumento orientado por enfermeiro, enquanto a **história e o exame físico do trauma** são orientados por médico. Freqüentemente estes documentos se assemelham e contêm muitos dos mesmos dados, mas têm objetivos distintos. Com o emergir do registro médico eletrônico, esta duplicação pode não ser necessária porque o registro ideal de traumatismo incluiria a história, o exame físico e a reanimação. Entretanto, para os objetivos de discussão neste capítulo, serão considerados separadamente.

B. **Registro de reanimação de trauma.** O registro de reanimação de trauma tem a extensão de duas a três páginas e é um registro permanente (ver Apêndice C). Freqüentemente completado em duplicata por um registrador (funcionário ou enfermeiro), é projetado para minimizar a escrita. Apesar de a maioria ser específico de cada instituição, os seguintes elementos geralmente são incluídos:

1. **A informação demográfica** deve incluir o nome do paciente, idade, sexo, hora e modo de chegada, alergias, medicações e história médica significativa. Esta informação pode não estar disponível imediatamente, mas geralmente é disponível com a presença de membros da família.

2. **Avaliação inicial**

   a. Sinais vitais iniciais, junto com informação sobre o exame cardiovascular da via respiratória, da coluna cervical e da respiração.

   b. A Escala Revisada de Trauma (ERT) e a Escala Glasgow de Coma (EGC).

   c. Mecanismo de lesão.

   d. Os membros da equipe de trauma presentes, assim como os consultores.

   e. Um registro seriado de sinais vitais, EGC, ritmo cardíaco, oximetria de pulso, exame de pupila e tempos de procedimentos.

   f. Descrição da lesão (um diagrama anatômico do corpo, anterior e posterior, é útil).

g. Procedimentos e estudos iniciais.
h. Relato adequado deve ser feito sobre líquidos administrados e hemoderivados transfundidos.
i. Estado geral do paciente e contatos com familiares.

C. **História do trauma e exame físico** (ver Apêndice C)

1. A história do trauma e o exame físico podem ser anotados em um formato-padrão de história hospitalar e de exame físico, mas a maioria dos centros de trauma elaborou um formato impresso para minimizar a escrita.
2. Os componentes clássicos de uma história normalmente não podem ser obtidos durante a reanimação, principalmente a história social, a revisão dos sistemas e a história patológica pregressa. Em vez de ignorá-los (o que não auxiliará a codificação e a cobrança adequadas), deve-se identificar estes itens como "não obteníveis" uma vez que este é o caso (p. ex., "O paciente estava intubado", "O paciente não se expressava verbalmente", "O paciente estava em estado geral crítico."). Para evitar ambigüidades, não usar o termo "não-cooperativo".
3. Em muitos hospitais, uma lista de verificação ou formulário de tabela de fluxo formatado ou impresso é empregada para a história de internação e o exame físico. Apesar de uma nota ditada não ser mandatória, o ditado usando a tabela de fluxo como uma referência melhora a legibilidade e pode ampliar o reembolso. A história da doença atual deve incluir os elementos importantes da reanimação, incluindo as seguintes informações:
   a. Mecanismo de lesão.
   b. Hora do acidente.
   c. A presença ou a ausência de intrusão, encurralamento, contenção ou acionamento de *airbag*.
   d. Avaliação pré-hospitalar.
   e. Sinais vitais iniciais.
   f. Documentação cuidadosa de ferimentos penetrantes.
   g. Interpretação das radiografias e estudos laboratoriais pertinentes.
4. Um formato empregando a avaliação inicial *Advanced Trauma Life Support* (ATLS – Suporte de Vida Avançado no Trauma) é empregado em vários centros de trauma:
   a. Pesquisa inicial.
   b. Reanimação.
   c. Pesquisa secundária.
   d. Cuidados definitivos.
5. **Ensinando necessidades médicas.** Para dar início à cobrança de serviços em um ambiente de ensino – seja para avaliação e conduta ou para procedimentos (ver mais discussão sobre cada um na seção de codificação) – o médico atendente que supervisiona a equipe da instituição deve fornecer serviço pessoalmente ou estar presente enquanto este serviço for fornecido. Para a história e o exame, o médico atendente deve ou estar presente para tudo isso **ou** revisar a história e o exame do residente e afirmar os aspectos-chave independentemente, anotando em seu atestado médico de aprendizado, o que permite ao médico que ensina "ligar-se" à documentação do residente, possibilitando a cobrança adequada. **A frase "Visto e concordo com o acima" é inadequada para apoiar a cobrança de cuidados dispensados junto aos residentes.**
   a. O registro da história do trauma e o exame físico devem ter uma área separada para o médico de plantão assinar com uma declaração anexa: "Eu avaliei este paciente, incluindo uma revisão da história, exame físico e estudos laboratoriais e radiográficos, e realizei ou supervisionei os procedimentos descritos neste registro de reanimação." Entretanto, uma observação adicional (ditada ou escrita) é necessária e deve incluir os quatro componentes de diagnóstico (ou problema): história e medicações, exame físico, estudos e planejamento.
   b. Se é planejada uma cobrança para quaisquer procedimentos, o médico plantonista ou supervisor deve ou observar claramente que ele ou ela realizou o procedimento ou estava presente "ao lado" (ou empregando outra declaração clara de presença à beira do leito) com qualquer estagiário durante o procedimento. **Simplesmente declarar "Supervisionei a inserção de dreno torácico" é inadequado.** Para estes procedimentos que levam 5 minutos ou menos, o médico plantonista deve estar presente **e** documentar sua presença durante todo o procedimento. Para aque-

les que necessitam mais tempo, o médico plantonista deve observar as "partes-chave" de cada um e sua presença e também anotar a disponibilidade imediata para as partes restantes do procedimento. Por exemplo, abertura e fechamento da pele com freqüência não é uma parte-chave. Um médico supervisor não pode atestar duas partes-chave ocorrendo simultaneamente em diferentes pacientes (isto é, não pode "estar presente e supervisionando" em dois lugares simultaneamente).

c. O tempo de cuidados críticos é o gasto por um **médico monitor** nos cuidados de um paciente com risco de vida ou de membro ou doença ou lesão com risco iminente de vida ou de membro (ver posteriormente na seção de codificação). Inclui cuidados ao leito, consultas, interpretações laboratoriais e radiográficas, e discussão com família ou outras equipes de saúde. **Apenas o médico plantonista pode fornecer e documentar cuidados críticos passíveis de cobrança** e o tempo pode ser colocado em resumo. Qualquer observação deve ser específica (p. ex., "Gastei XX minutos de tempo de cuidados críticos fornecendo cuidados, revisando radiografias"). Semelhante aos procedimentos, o tempo de cuidados críticos não pode ser cobrado para dois pacientes no mesmo intervalo de tempo, apesar de poderem ocorrer seqüencialmente.

d. Todas as anotações devem ser desenvolvidas claramente pelo médico atendente – ou por manuscrito e assinado, ditado e assinado (algumas seguradoras aceitam assinatura eletrônica), ou verificado pessoalmente (se é usado um modelo) e assinado, com data e hora claras incluídas.

6. As diretrizes seguintes devem ser usadas para documentar lesões. Os diagnósticos devem ser o mais específico possível, porque as escalas de severidades atribuídas são afetadas pela documentação fornecida pelos médicos.

a. **Diagnósticos do sistema nervoso central** (SNC)

(1) Anotar o tamanho da lesão cerebral, em centímetros.

(2) Especificar o tipo de lesão cerebral – epidural, subdural, intraparenquimatosa.

(3) Indicar a duração da perda de consciência.

(4) Incluir déficits neurológicos.

(5) Anotar vazamento de líquido cefalorraquidiano (LCR), hemotímpano, tímpano perfurado, sinal de Battle, olhos de guaxinim.

(6) Especificar síndromes medulares como incompletas (anterior, posterior, central ou lateral) ou completas, e anotar o nível, se possível.

(7) Anotar fraturas com compressão de corpos vertebrais.

b. **Lesões externas**

(1) Anotar tamanho e localização de contusões e escoriações.

(2) Anotar extensão e profundidade de lacerações.

(3) Especificar comprometimento de dutos e vasos.

(4) Anotar o volume de perda sangüínea.

(5) Especificar avulsões e perda de tecido > 25 cm^2.

(6) Especificar perfurações de PAF por tamanho, localização e presença de fuligem ou queimaduras por pólvora. Não empregar os termos "**ferimento de saída**" ou "**ferimento de entrada**".

c. **Lesões de órgãos internos**

(1) Classificar extensão e profundidade de laceração ou perfuração de órgãos internos. Usar um sistema de graduação, se aplicável (ver Apêndice B).

(2) Especificar tamanho e localização de hematomas.

(3) Anotar comprometimento de sistema vascular.

(4) Especificar perda de sangue e volume (reconhecendo a variabilidade).

(5) Anotar qualquer extravasamento urinário ou contaminação fecal associadas a lesões de tratos urinário ou gastrintestinal.

d. **Lesões de vasos sangüíneos**
   (1) Especificar transecção completa e incompleta de vaso.
   (2) Anotar qualquer perda segmentar.
   (3) Nomear o vaso específico, se possível.
e. **Lesões ortopédicas**
   (1) Especificar fraturas, se são abertas ou fechadas.
   (2) Anotar cominução ou deslocamento, angulação.
   (3) Ao fazer o diagnóstico de lesão por esmagamento, anotar destruição maciça de osso, músculo, nervo e sistema vascular da extremidade.
f. **Lesões faciais**
   (1) Empregar a designação de fraturas de Le Fort I, II e III, quando aplicável.
   (2) Quando ocorrem lacerações intra-orais com fraturas faciais, indicar comunicação com a fratura; deveriam ser indicadas como lesões abertas.

D. **Ditado de sala cirúrgica.** O ditado de sala cirúrgica deve incluir os esforços da reanimação em curso e, ditada por um residente, deve ter uma anotação sobre a presença do cirurgião de plantão durante as partes importantes do caso. Um resumo operatório escrito deve ser colocado na papeleta para ajudar a orientar a equipe de unidade de tratamentos intensivos (UTI) e outros consultores, que podem ser solicitados para ver o paciente até que o relato operatório ditado seja devolvido.

E. **Unidade de Tratamento Intensivo**

1. As anotações de UTI devem seguir um modelo prescrito, descrevendo as complexidades dos cuidados. Todos os registros devem documentar a data e a hora. Se anotada por um residente, uma observação deve ser feita de que o paciente foi visto com o médico atendente quando isso ocorreu.
2. **A papeleta da UTI** deve ser estruturada para incluir
   a. Dia de hospital.
   b. Diagnósticos.
   c. Procedimentos cirúrgicos.
   d. Consultores.
   e. Problemas atuais.
   f. Revisão de sistemas.
      (1) SNC.
      (2) Pulmonar.
      (3) Hemodinâmico.
      (4) GI.
      (5) Musculoesquelético.
      (6) Doença infecciosa.
      (7) Pele e ferimentos.
   g. Estudos laboratoriais e outros estudos (não cobertos pela revisão de sistemas).
   h. Medicação.
   i. Planejamento.
3. A papeleta estruturada de UTI pode ser escrita ou digitada em um formulário de computador e anexada ao prontuário.
4. Uma anotação do residente de que o médico atendente estava presente nas visitas é útil, quando apropriado. Entretanto, uma anotação suplementar pelo médico atendente pode ser necessária para reembolso e deve incluir os seguintes componentes:
   a. **Diagnóstico ou problema.**
   b. **História,** incluindo medicação, eventos importantes e outras informações relacionadas ao curso hospitalar do paciente.
   c. **Exame físico,** mencionando especificamente a cabeça, o tórax, o abdome e as extremidades e inclusão de estudos laboratoriais e outros estudos diagnósticos.
   d. Planejamento, o que reflete a complexidade das tomadas de decisão.
   e. **O tempo gasto** é útil, exceto na área de reanimação ou de emergência.

f. Um exemplo de anotação:

Diagnóstico ou problema: LCC, contusão pulmonar, UTI, dependente ventilatório.

História: Febre, leucocitose, infiltrado pulmonar, dependência ventilatória continuada, necessitando propofol para sedação, sob PIP/Tazo.

Exame físico: Temp = 100, pulso = 94, grau de Escala Glasgow de Coma (EGC) = 9, secreção pulmonar abundante, cultura de *H. influenza*, pupilas apáticas, sem sinais de lateralização, abdome flácido, aceitando nutrição por sonda.

Planejamento: Traqueotomia hoje, mudar acesso central, continuar higiene pulmonar, substituir magnésio.

Tempo: 25 minutos.

F. **Enfermaria.** Registrar data e hora de todas as observações. A anotação de enfermaria também deve conter os cinco componentes listados acima e, quando escritas pela equipe da instituição, deve constar a presença do médico atendente, que precisa, entretanto, incluir uma nota detalhando seus cuidados e atos específicos. Exemplos de anotações de atendimento escritas ou ditadas:

1. **Exemplos:**

Diagnóstico: Fratura de baço – grau IV, fraturas de costelas esquerdas, pós-esplenectomia

História: DPO (dia de pós-operatório) 3, queixas mínimas, aceitando líquidos, OOB na cadeira, saturação de O_2 = 91%, analgesia controlada por paciente (ACP) = morfina

Exame físico (EF): Desperto, pulso = 94, Temp = 100, tórax limpo, tosse moderada, abdome flácido, incisão limpa

Planejamento: Aumentar mobilidade, converter APC para Perocet oral (v.o.), ultra-sonografia (US) de quadrante superior esquerdo (QSE) como base, hemograma completo (HC), radiografia de tórax

Tempo: 10 minutos

Diagnóstico: Ferimento abdominal por PAF, lesão de intestino delgado, lesão hepática, laparotomia exploratória, ressecção de intestino delgado

História: Dia de pós-operatório 4, OOB, aspiração nasogástrica (NG) mínima, dor abdominal moderada sem desconforto, Amp/sulbactam interrompidos no dia anterior

Exame físico: Temp = 100, pulso = 100, drenagem mínima de quadrante superior direito (QSD), tórax limpo, incisão ABD limpa, peristalse positiva

Planejamento: interromper NG, avançar dreno QSD, mobilizar, líquidos v.o.

Tempo: 15 minutos

Diagnóstico: Múltiplas contusões e lacerações, idade avançada, doença arterial coronária (DAC), um fibroma

História: Terceiro dia pós-queda, confuso, movimento doloroso de quadril, pouca mobilidade, pouca ingesta v.o., hidratação e.v., sob digitálico e furosemida

EF: desnorteado, pressão sangüínea = 140/70, pulso = 86 (marca-passo), múltiplas equimoses, tórax e abdome – exame normal, laceração de couro cabeludo e lacerações faciais limpas, exame neurológico – nenhum déficit motor ou sensorial grosseiro

Planejamento: Gelo ou calor no quadril, tomografia computadorizada (TC) de pelve, consulta ortopédica, verificar eletrólitos, codeína v.o., fisioterapia, discutir cuidados domiciliares com a família

Tempo: 20 minutos

III. Codificação

A. Visão geral

1. Basicamente, são usados dois sistemas de codificação (CPT e CID-9-CM); ambos são necessários para cobrança. **CPT** (***current procedural terminology*** **[terminologia de procedimentos atual]**), publicada pela Associação Médica Americana (AMA), é amplamente aceita no componente médico de cobrança. Três componentes dos códigos CPT: (*a*) procedimentos, (*b*) A & C (avaliação e conduta), e (*c*) modificadores. A CID-9-CM (CID – classificação internacional de doenças), elaborada pela Organização Mundial de Saúde, fornece os códigos de diagnósticos necessários tanto para a cobrança para médicos quanto para hospitais (os códigos de procedimentos CID-9 também são usados para cobrança hospitalar). A falta de compreensão pelos médicos de que um **código**

CPT (para procedimento ou avaliação e conduta por um médico) **deve ser acompanhado por um ou mais códigos de diagnóstico CID-9** é um obstáculo importante para o reembolso para cuidados de traumatismo e cuidados críticos.

2. A maioria dos códigos de procedimento CPT é de fácil compreensão. É o emprego dos **modificadores** para indicar situações especiais que é um desafio, pois os pagadores variam consideravelmente em seu reconhecimento e sua aceitação de modificadores. Exemplos dessas situações especiais incluem dois cirurgiões, procedimentos múltiplos ou bilaterais, procedimentos descontínuos, equipe cirúrgica, procedimento distinto, procedimento de repetição, procedimento compartilhado, apenas avaliação pré-operatória, apenas cirurgia, e daí por diante. Entretanto, é a **codificação E & C para cuidados de traumatismo e críticos** o que representa **o maior desafio para os fornecedores por causa das regras sempre mutantes e complexas para a documentação.** São os **componentes de documentação, mais do que a severidade de lesão ou doença,** que determinam o código. Com isso em mente, o que segue são exemplos típicos de pacientes e uso potencial de códigos E & C para cuidados de trauma e críticos, assumindo documentação apropriada (estas regras são muito extensas para serem incluídas).

B. **Codificação CPT para avaliação e conduta do paciente traumatizado**

1. **(99291):** Avaliação e conduta de um paciente criticamente traumatizado, necessitando assistência constante (inclui acesso e.v. periférico, coleta de sangue venoso e arterial, cateteres NG e urinários, gases sangüíneos arteriais, interpretação de monitoramento hemodinâmico ou cardiopulmonar e radiografia de tórax, e conduta ventilatória que pode, no futuro, deixar de ser uma sobrecarga).
2. **(99291**: 30-74 min, **99291, 99292**: 75-104 minutos). Estes códigos são usados quando um paciente criticamente traumatizado necessita de cuidados constantes ao leito durante a reanimação inicial ou cuidados críticos subseqüentes, o que inclui atenção médica constante durante o transporte para a unidade de TC, angiografia, sala de cirurgia ou UTI.
   a. Isto **não inclui** o **tempo** de um **procedimento operatório** a menos que o procedimento operatório seja realizado por outro cirurgião enquanto o cirurgião de internação está participando da reanimação em curso.
   b. Procedimentos como dreno torácico, acesso central, lavagem peritoneal diagnóstica e via arterial não estão incluídos neste código e devem ser cobrados separadamente.
   c. Estes códigos também são aplicáveis ao gerenciamento de cuidados críticos diários subseqüentes, empregando os mesmos parâmetros de tempo.

3. Se a reanimação inicial não chega ao nível de lesão crítica (pela avaliação e a documentação do cirurgião), então devem ser usados os códigos para **cuidados hospitalares iniciais (99221-23)**, dependendo da complexidade da decisão e o tempo despendido com o paciente.

4. **(99233): Cuidados hospitalares subseqüentes na UTI (geralmente 35 minutos).** Este código pode ser usado se os cuidados na UTI forem administrados por razões outras que os cuidados pós-operatórios específicos. Por exemplo, um paciente com uma lesão fechada do crânio, várias fraturas costais e uma fratura de fêmur, em quem foi feita uma laparotomia exploratória e uma esplenectomia, pode ter esse código usado para cuidados de UTI porque lá os cuidados são primariamente por motivos outros que não o pós-operatório de esplenectomia.
   a. Os cuidados pós-operatórios para uma esplenectomia seriam incluídos no código operatório.
   b. Os procedimentos como dreno torácico, acesso central, lavagem peritoneal diagnóstica e via arterial não estão incluídos neste código e devem ser cobrados separadamente (necessário modificador).
   c. Os 35 minutos incluem tempo ao leito mais outro tempo na unidade com a papeleta do paciente, imagens, condutas e família. **O tempo** despendido **fora da unidade** para a revisão dos dados do paciente **não pode ser relatado,** por isso é útil revisar estudos laboratoriais e imagens, escrever ou ditar observações, **coordenar cuidados de pacientes** (p. ex., discussão com consultores) e conduzir conferências com famílias **dentro ou perto da unidade** onde se localiza o paciente.

5. (99232): **Cuidados hospitalares subseqüentes, caracteristicamente realizados na unidade intermediária,** quando avaliados por razões outras que não os cuidados pós-operatórios (isto é, um paciente de pós-esplenectomia com trauma de crânio, contusão pulmonar e lesão pélvica que foi extubado está em uma unidade intermediária para monitoramento cardíaco ou neurológico). Este código tem geralmente 25 minutos de tempo total.
   a. Estes códigos não se aplicam aos cuidados de lesões pós-operatórias isoladas porque estas estão incluídas no código operatório.
6. (99231): **Cuidados hospitalares subseqüentes, geralmente executados no recinto ou na enfermaria.** Isto é para avaliação de *follow-up* no recinto médico cirúrgico do paciente traumatizado não-operado ou operado mas por razões outras que não os cuidados pós-operatórios. O tempo total geralmente é de 15 minutos.
7. (99223): **Cuidados hospitalares iniciais para paciente traumatizado estável com lesão significativa.** Inclui história e exame físico e tomada de decisão **complexa.** Por exemplo, um homem de 24 anos de idade com uma fratura e um deslocamento da coluna cervical, neurologicamente intacto, ou uma mulher de 54 anos de idade com sinais vitais estáveis, desperta, com múltiplas contusões e escoriações com um sinal de cinto de segurança, sem sinais peritoneais, que é submetida a uma TC abdominal. O tempo total geralmente é de 70 minutos.
8. (99222): **Cuidados hospitalares iniciais para um paciente traumatizado estável com uma lesão potencialmente significativa.** Inclui uma história e um exame físico e tomada de decisão moderada. Por exemplo, um homem de 65 anos de idade com uma concussão cerebral e múltiplas contusões e escoriações. O tempo total geralmente é de 50 minutos.
9. (99221): **Cuidados hospitalares iniciais para um paciente traumatizado estável que não apresenta lesão significativa ou potencialmente significativa aparente, mas necessita de hospitalização.** Isto inclui história e exame físico e tomada de decisão complexa. Por exemplo, um homem de 22 anos de idade, intoxicado, com múltiplas contusões e escoriações, triado para o Centro de Trauma primariamente pelo mecanismo de lesão. O tempo total geralmente é de 30 minutos.
10. Estes são apenas alguns dos códigos E & C mais comumente utilizados para pacientes traumatizados. Os códigos de consulta também podem ser usados. O procedimento-chave é seguir as regras de documentação para cada um destes códigos, para o que você necessitará de um pequeno guia portátil, e fornecer o diagnóstico apropriado para o qual os códigos E & C estão sendo gerados. Lembre-se, exceto para códigos de cuidados críticos (que requerem assistência contínua ao leito), o tempo despendido pelo médico para cada código inclui qualquer atividade relacionada ao paciente enquanto ocorrer dentro ou próximo da unidade na qual o paciente está localizado.

C. **Codificação diagnóstica CID de traumatismo**
   1. **Introdução.** A cobrança por serviços profissionais se inicia com diagnósticos para os quais foram dispensados cuidados. Desde 1988, a Administração Financeira de Cuidados de Saúde (agora chamada de Centro para Cuidados Médicos e Serviços de Auxílio Médico) tornou obrigatório o uso da Classificação Internacional de Doenças para relatório de diagnóstico e a maioria dos pagadores seguiu o exemplo. A codificação CID adequada pode diminuir o número de solicitações enviadas à revisão manual, otimizando assim o reembolso oportuno. Vários princípios devem ser aplicados sempre que possível à codificação CID.
   2. **Princípios e exemplos**
      a. A codificação CID está contida em dois volumes. O volume I (a lista tabular) e o volume II (a lista alfabética); usar ambas.
      b. Devem ser evitados códigos "não especificados" e "outros".
         (1) **Exemplo:** Você deseja codificar para lesão hepática contundente. O volume II revela "Lesão, interna, fígado 864.00" e "Laceração 864.09." O volume I, no entanto, lista o esquema da inteira classificação para lesão hepática fechada com descrições detalhadas para cada código (p. ex., "864.03 Lesão do fígado, laceração envolvendo parênquima, mas sem rompimento importante do parênquima; isto é, < 10 cm de comprimento e < 3 cm de profundidade"). Utilizar o Volume I permite-lhe escolher a melhor descrição e evita os códigos "outro" (864.09) ou "não especificado" (864.00).

c. Os diagnósticos devem refletir informação de seu conhecimento no momento em que o serviço cobrado foi executado. Cada código CPT está relacionado apenas aos códigos CID relacionados àquele código CPT.
   (1) **Exemplo:** Você é consultado a respeito de um paciente, AB, que foi atacado e também recebeu golpe cortante-perfurante no abdome. Estava, na cena, sem responder a solicitações mas está desperto, apesar de incoerente durante sua avaliação. Apresenta dor no quadrante inferior direito. Os diagnósticos que acompanham sua solicitação de consulta do Setor de Emergência são: (1) "879.2 ferimento aberto, parede abdominal anterior, sem complicações"; (2) "789.63 dor abdominal, quadrante inferior direito"; e (3) "850.1 concussão com breve perda de consciência." Você realiza lavagem peritoneal diagnóstica. Para este procedimento, seus diagnósticos são 1 e 2. A lavagem peritoneal diagnóstica é positiva e, à laparotomia, você repara duas perfurações ileais distais e uma perfuração de cólon ascendente. Para esta operação, você lista (1) "863.39 lesão aberta, intestino delgado, outro ou múltiplos para CPT 44603 (reparo múltiplo de intestino delgado)" e (2) "863.51 lesão aberta, cólon ascendente para 44604 (reparo de cólon)."

d. Os diagnósticos CID devem conter os quarto e quinto dígitos, quando solicitados. O não uso dos dígitos solicitados com freqüência leva à revisão manual.
   (1) **Exemplo:** 789.63 dor abdominal, quadrante inferior direito comparado com 789 dor e sensibilidade abdominal. 863.51 Lesão aberta, cólon ascendente comparado com 863.50 ferimento aberto, cólon.

e. A codificação CID meticulosa apóia a codificação CPT para serviços de cuidados críticos e para avaliação complexa e serviços de gerenciamento. Nem todos os pacientes de UTI necessitam de cuidados críticos diariamente e os auditores têm a probabilidade de visitar médicos com aparente excesso de cobranças de cuidados críticos e visita complexa.
   (1) **Exemplo:** Você interna EF na UTI após um acidente automobilístico no qual sofreu uma laceração hepática e uma contusão cardíaca. Ele apresentou hipotensão e desenvolveu uma taquicardia supraventricular logo após a chegada na UTI. O emprego de diagnósticos (1) "864.04 lesão hepática, fechada, grande laceração" (2) "958.4 choque traumático"; (3) "861.01 Contusão cardíaca"; e (4) "427.0 taquicardia supraventricular paroxística" apóia melhor um código CPT de cuidados críticos do que qualquer destes códigos utilizados sozinhos.

f. A seleção de código diagnóstico inicial pode ter um impacto no reembolso para serviços fornecidos posteriormente no curso do paciente.
   (1) **Exemplo:** Cuidados críticos realizados pelo cirurgião normalmente não são reembolsados durante um período pós-operatório global. Entretanto, se os códigos diagnósticos para a cirurgia são para lesão, fratura, queimaduras, ferimentos abertos ou outro traumatismo, este cirurgião também pode cobrar e receber para serviços de cuidados críticos (apesar de não ocorrerem outros serviços de avaliação e de conduta). O paciente AB (ver Exemplo 3) permanece algo obnubilado; ele aspira e desenvolve pneumonia e em seguida choque séptico. Você realiza intubação endotraqueal, inicia e maneja ventilação mecânica e institui e maneja vasopressores e antibióticos. Você agora cobra por serviços de cuidados críticos porque seus códigos CPT para a cirurgia de AB foram relacionados a códigos diagnósticos para lesões de intestino delgado e cólon. Você lista "482.89 pneumonia bacteriana" e "518.5 insuficiência respiratória após traumatismo e cirurgia" para CPT "31500 intubação endotraqueal, emergência." Você lista "482.89, 518.5 e 785.59 choque" sem mencionar trauma para os serviços de cuidados críticos.

g. O uso dos códigos E ou V como diagnósticos primários com freqüência leva à revisão manual ou negativa automática. Os códigos E ou V podem ser apropriadamente usados além de outros códigos CID, apesar de não poderem substituir códigos não E e não V. Os códigos V podem ser apropriados como diagnósticos primários para visitas "sem cobrança".
   (1) **Exemplo:** AB (ver Exemplo 3) volta a seu consultório para *follow-up* 6 semanas após a laparotomia. Você relaciona o diagnóstico "V67.09 *follow-up* pós-operatório" com um código

de visita a consultório "sem cobrança", o que documenta que você forneceu os cuidados pós-operatórios de paciente externo no pacote cirúrgico global.

IV. **EMTALA.** Iniciando no meio dos anos 1980, a legislação federal evoluiu para proteger pacientes procurando cuidados de emergência. Inicialmente conhecidas como leis "antidespejo", estas ações evoluíram para o "Ato de Tratamento Médico de Emergência e Trabalhista Ativo" (*Emergency Medical Treatment and Active Labor Act* – EMTALA). Todos os hospitais e provedores que oferecem serviços de emergência são ligados por EMTALA.

A. O EMTALA declara que qualquer pessoa procurando cuidados de emergência (incluindo trauma) deve receber um exame completo e estabilização, sem relação com sua capacidade de pagar. As equipes de resgate e hospitais devem fornecer e documentar estes cuidados, ou documentar a recusa por um paciente que apresenta a capacidade de fazê-lo e com o conhecimento de que os cuidados serão fornecidos sem implicações financeiras. Todas as lesões com risco de vida ou para membro devem ser pesquisadas e os cuidados iniciais fornecidos. Os hospitais devem ter diretrizes que assegurem a disponibilidade de pessoal médico (inclusive listas de médicos e equipes de resgate alcançáveis por especialidades) para fornecer estes cuidados iniciais de emergência.

1. Os atos de exame completo e estabilização não foram definidos no estatuto. Baseando-se em interpretações e lei de caso, entretanto, estes devem ser semelhantes àqueles fornecidos a qualquer paciente apresentando os mesmos sintomas e achados. Isto significa os mesmos ou semelhantes testes pelas mesmas ou semelhantes equipes (p. ex., um exame completo por um enfermeiro não será suficiente a menos que tenha sido o único exame feito rotineiramente para todos os pacientes com a mesma queixa). Cuidados definitivos não são administrados sob mandato. A única exceção para a necessidade de estabilização é quando as tentativas para fazê-lo colocariam a saúde ou o resultado do paciente em perigo.
2. A transferência para uma instalação mais adequada pode ocorrer depois que este exame e esta estabilização tenham ocorrido se a instalação receptora oferecer serviços não disponíveis no local original. Por esta razão, os centros de trauma com freqüência recebem pacientes de centros que não são de trauma ou centros de níveis inferiores. A transferência deve ser acompanhada de notificação e aceitação entre as instituições, acordo documentado pelo paciente (se capaz), e todos os registros médicos pertinentes. A política e a prática locais devem assegurar estes passos e a documentação.
3. O EMTALA cobre toda a propriedade hospitalar – incluindo clínicas e outros locais de cuidados – e a obrigação começa com a chegada do paciente na instituição. Isto inclui pacientes que chegam ao hospital pelo asfalto ou pela calçada (com o propósito de procurar cuidados). Além disso, os pacientes em uma ambulância solicitando transporte para um hospital são cobertos, sem levar em consideração sobre qual entidade possui ou opera a ambulância. Isto tem implicações profundas e incertas para as práticas divergentes de ambulâncias. Finalmente, pode estender-se ao solo do hospital, principalmente se acontece alta antes da identificação de lesões ou ocorre uma descompensação aguda sem cuidados.
4. As penalidades possíveis para a falha em obedecer ao EMTALA incluem detenção, multas (com violações múltiplas possíveis em um dado caso) e potencial exclusão do Medicare por até 5 anos. As multas podem ser triplicadas em circunstâncias selecionadas e não relacionadas a ações civis (isto é, imperícia).
5. As melhores diretrizes de setor de emergência e de recepção de traumatizado são as de avaliar e tratar todos os pacientes da mesma forma, e pedir informação do seguro apenas quando os cuidados iniciais e o planejamento estão completos.

Axiomas

- As anotações devem ser factuais. Evitar a tentação de expressar decepção (p. ex., "botas de compressão seqüencial encontradas ao pé do leito" ou "paciente não transportado para escaneamento devido ao número inadequado de pessoal no andar").
- Não empregue "**não contribuinte**" ou "**não aplicável**" para dados ausentes. Empregue a expressão "não obtenível", e declare a razão.
- Colocar a data e a hora das anotações é essencial por razões médico-legais e de reembolso.

- Médicos instrutores devem pessoalmente fornecer cuidados para cobrar honorários profissionais em um ambiente de ensino. Assim, devem claramente verificar os cuidados da equipe institucional e de forma independente confirmar achados para cobrar por cuidados e procedimentos **ou** proceder a um exame completo (este último sendo raro).
- As anotações do médico instrutor não precisam ser extensas e devem se relacionar a toda documentação de residente. Não escrever "Visto e de acordo com o acima" apenas se é planejada uma cobrança. Simplesmente colocar, para originar uma cobrança profissional por cuidados, que o médico instrutor deve ter "estado lá, feito e escrito isto."
- Para evitar problemas com o EMTALA, cuidar de todos pacientes primeiro, deixando questões de seguro até que os cuidados de reanimação e emergentes estejam completos.

Bibliografia

American College of Surgeons Committee on Trauma. *Resources for optimal care of the injured patient.* Chicago: American College of Surgeons, 1998.

American Medical Association. *International classification of diseases,* 9th revision, clinical modification (ICD-9-CM). Chicago: American Medical Association, 1999.

American Medical Association. *Physicians' current procedural terminology (CPT) 2000.* Chicago: American Medical Association, 1999.

American Medical Association and US Health Care Financing Administration. Washington, DC. *Documentation guidelines for evaluation and management services,* May 1997.

18. PRÁTICA DE SALA DE CIRURGIA

Michael Rhodes e Michael Russell

I. **Conduzindo uma cirurgia de trauma**

A. A localização ideal para uma sala de cirurgia (SC) de trauma é adjacente à área de reanimação. Isto, entretanto, depende da geografia específica do hospital e de seus recursos. De maneira geral, é mais prático ter a sala de cirurgia para trauma dentro do centro cirúrgico para maior flexibilidade de equipamento e pessoal. É **melhor levar** o **paciente** e a **equipe de reanimação** para uma **SC** do que tentar trazer a SC para o paciente. Um protocolo para ***stand by*** de elevador e de prioridade de transporte deve ser estabelecido. Quando possível, obter um consentimento operatório do paciente ou de sua família. Com um paciente hemodinamicamente instável ou paciente com trauma fechado do crânio, obter o consentimento pode não ser possível. Uma cirurgia para salvar uma vida não deve ser adiada a fim de se completar um consentimento operatório formal.

B. Uma SC para trauma deve ter um espaço mínimo de 13 a 15 m^2. O seguinte equipamento deve estar disponível:

1. Uma fonte luminosa de SC grande de alta qualidade com duas lâmpadas satélites periféricas para pacientes necessitando de procedimentos múltiplos e simultâneos.
2. Equipamento de raios X próprio (embutido, se possível) para mover dentro e fora do campo operatório.
3. Uma mesa de SC capaz de radiografia simples e fluoroscopia.
4. Um mínimo de quatro conexões de aspiração.
5. Um mínimo de oito tomadas elétricas.
6. Líquidos endovenosos (e.v.) aquecidos.
7. Um dispositivo de infusão rápida.
8. Um dispositivo de recuperação de sangue.
9. Um aparelho múltiplo de anestesia capaz de alta ventilação por minuto (até 30 l/min), 20 cm de H_2O de pressão positiva expiratória final (PEEP), e ventilação de pressão de suporte ou invertida.
10. Monitoramento de pressão multicanal com um monitor sujeito remoto.
11. Vários negatoscópios (mínimo de oito).
12. Dispositivos para aquecimento do paciente.
13. Eletrocautério com capacidade de feixe de argônio.
14. Uma bandeja de trauma geral que deve incluir compressor aórtico, afastador de costelas, retrator esternal e uma variedade de *clamps* vasculares.
15. Luz de cabeça, escudos faciais ou óculos de proteção, botas e capotes impermeáveis para a equipe de cirurgia.

C. **A equipe de reanimação deve acompanhar o paciente criticamente traumatizado para a SC.** A assistência adequada deve estar disponível para mover o paciente da maca de reanimação para a mesa cirúrgica; este movimento deve ser feito pela equipe de trauma. De maneira geral, o paciente deve ser retirado da prancha e da roupa pneumática antichoque antes do início da cirurgia.

D. Para a laparotomia exploradora urgente, o paciente deve ter ambos os braços disponíveis para acesso adequado durante o procedimento operatório. O acesso às veias centrais devem estar a postos para os pacientes mais criticamente traumatizados. Um **colar cervical** pode ser retirado após o paciente ser anestesiado e **substituído por dois sacos de areia de 2,5 kg** de cada lado da cabeça com **adesivo** largo atravessando a fronte, o que permite a exposição do pescoço inferior e a área da clavícula para acesso central ou incisões torácicas subseqüentes.

E. Devem ser aplicados oximetria de pulso, capnometria, monitoramento de pressão e eletrocardiográfico (ECG). Os transdutores de ECG devem estar estrategicamente posicionados para evitar interferência com a intervenção operatória subseqüente. Dispositivos de aquecimento devem ser posicionados sobre aquelas áreas que não se encontram no campo cirúrgico. O paciente deve ser **preparado** a partir do **meio das coxas até o pescoço médio** e **lateralmente à mesa** (Fig. 18.1). Em pacientes agoni-

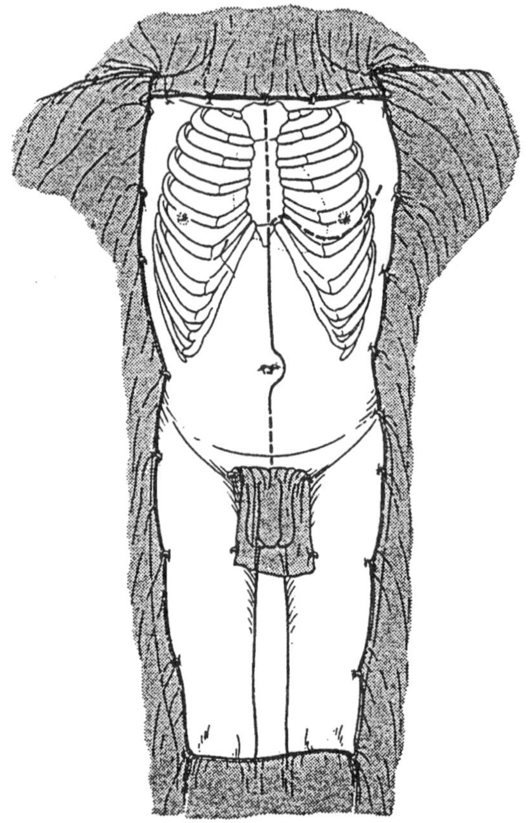

FIG. 18.1. Preparo do paciente na Sala de Cirurgia (De Champion MR, Robbs JV, Trumkey DD. Trauma Surgery, parts 1 and 2. In: Dudley M, Carter D, Russell RCG, eds Rob and Smith's operative surgery. Boston: Burtherworth, 1989:540, com autorização.)

zantes, mesmo uma pintura de 15 segundos ou um *spray* com anti-séptico é superior a nenhuma preparação da pele. A cobertura deve ser ampla e presa com pinças ou suturas.

F. Em um paciente **hipotenso** com uma pressão sangüínea mensurável, o **abdome não** deve ser **aberto até** que haja sangue disponível na sala, uma via e.v. esteja pronta e **a equipe de anestesia esteja preparada** para lidar com um possível colapso cardiovascular súbito.

G. Várias técnicas são empregadas na SC para cuidar do paciente traumatizado, dependendo da região do corpo e da estabilidade do paciente. De maneira geral, as seguintes diretrizes são úteis:

1. Assegurar ajuda, luz e aspiração adequadas.
2. A incisão deve ser ampla o bastante para exploração rápida e minuciosa. **A cirurgia não deve ser comprometida por exposição inadequada.**
3. A capacidade de infusão de sangue deve estar pronta antes da abertura de uma cavidade corporal suspeita de hemorragia maciça.
4. A hemorragia na maioria das áreas pode ser controlada por compressão precisa (*packing*) antes de se tentar reparo definitivo.

5. Em um paciente instável, é melhor monitorar freqüentemente o hematócrito, os gases sangüíneos arteriais, o cálcio ionizado e o potássio. Um analisador *point-of-service* pode ser útil.
6. A conduta para procedimentos específicos da SC é apresentada nos Capítulos de 19 a 37.

II. **Equipe de sala de cirurgia**

A. A equipe médica inclui o cirurgião de trauma, o cirurgião-residente ou assistente, e o anestesiologista. A comunicação contínua entre os membros médicos da equipe é essencial. Em um paciente **persistentemente instável** com lesões anatômicas complexas, **um segundo cirurgião de trauma** pode ser de grande valor nos aspectos de reanimação e técnicos dos cuidados do paciente.

B. Uma enfermeira de limpeza da SC, uma enfermeira circulante, uma enfermeira anestesista, uma enfermeira do setor de emergência e uma enfermeira de cuidados críticos podem ser participantes em uma importante reanimação de sala de cirurgia. Aos técnicos de sala de cirurgia, perfusionistas, técnicos de laboratório e terapeutas respiratórios podem ser atribuídas responsabilidades vitais como parte da reanimação da SC.

III. **Comunicação da sala de cirurgia**

A. A SC deve ser avisada de todos os pacientes traumatizados nível I que cheguem ao hospital, o que ocorre se a necessidade de intervenção cirúrgica imediata é sabida ou não. **O pessoal de SC** deve ser avisado e colocado em ***stand by*** quando a equipe de traumatismo é acionada. O pessoal de SC deve se comunicar com a equipe de trauma para determinar a necessidade de intervenção operatória.

B. Deve ser definido um sistema para a equipe de cirurgia fornecer atualizações periódicas aos membros da família.

C. Deve estar disponibilizada uma comunicação direta entre a SC e o banco de sangue ou o laboratório.

IV. **Prioridades para procedimentos múltiplos**

A. As decisões de priorização de procedimentos cirúrgicos podem ser um desafio. Aqui estão algumas diretrizes gerais:

1. Após o controle de via aérea e ventilatório, torna-se prioridade uma grande hemorragia, seja externa ou de cavidade corporal.
2. As hemorragias externa da face, couro cabeludo e extremidades podem ser controladas por pressão, tamponamento ou fechamento por sutura temporária até que a grande hemorragia de cavidade corporal seja controlada.
3. De maneira geral, uma hemorragia torácica descontrolada ou um tamponamento cardíaco assumem prioridade sobre hemorragia abdominal descontrolada.
4. Técnicas de controle de dano com controle de hemorragia, grampeamento de intestino e tamponamento devem ser seriamente consideradas no paciente maciçamente traumatizado que apresenta coagulopatia, acidose e frio (ver Capítulo 29).
5. Craniotomia sem estudo prévio por imagens é raramente requerida na SC, principalmente na ausência de sinais de lateralização.
6. Uma hemorragia de cavidade corporal (tórax, abdome, pelve) tem prioridade sobre lesão de crânio.
7. Um paciente com um mediastino alargado e uma hemorragia intra-abdominal deve ser submetido à laparotomia exploradora e avaliação simultânea de mediastino com ecocardiografia transesofagiana.

Axiomas

- A reanimação iniciada no setor de emergência deve ser prosseguida na SC.
- Identificar precocemente o paciente necessitando de uma abordagem de controle de dano.
- Pacientes sangrando ativamente devem ser reanimados na SC; o controle da hemorragia e a reanimação devem ocorrer simultaneamente.
- Pacientes severamente traumatizados podem necessitar de uma SC especialmente projetada com um time de médicos e enfermeiros treinados para responder de maneira flexível a uma variedade de desafios cirúrgicos e logísticos.

Bibliografia

Rhodes M, Brader A, Lucke J, Gillott A. Direct transport to the operating room for resuscitation of trauma patients. *J Trauma* 1989;29:907-915.

19. TRAUMA DE CRÂNIO

Donald W. Marion

Lesão Traumática do Crânio

A lesão de sistema nervoso central (SNC) é a causa mais comum de morte por trauma. Dois milhões de pessoas por ano sofrem lesões cerebrais traumáticas, muitas como resultado de acidentes automobilísticos. A maioria destas vítimas tem idades entre 16 e 30 anos. O aumento do uso de cintos de segurança e *airbags* tem resultado em uma redução de 20 a 25% nestas fatalidades de tráfego. Entretanto, a incidência de lesão penetrante do cérebro e da medula espinhal está aumentando.

I. **Anatomia e fisiologia**

A. O crânio é especialmente fino na região temporal. O assoalho da cavidade craniana é dividido em três regiões: anterior (lobos frontais), média (lobos temporais) e posterior (tronco cerebral inferior e cerebelo).

B. As **meninges** cobrem o cérebro em três camadas: dura-máter (membrana fibrosa que se adere à superfície interna do crânio), membrana aracnóide e pia-máter (aderida à superfície do cérebro). O líquido cefalorraquidiano (LCR) circula entre a aracnóide e a pia-máter no espaço subaracnóide.

C. O crânio é composto pelo cérebro, pelo cerebelo e pelo tronco cerebral. O tronco cerebral consiste de mesencéfalo, ponte e medula. O sistema ativador reticular (responsável pelo estado de alerta) se encontra dentro do mesencéfalo e ponte superior. Os centros cardiorrespiratórios residem na medula. Pequenas lesões do tronco cerebral podem provocar profundo déficit neurológico.

D. A doutrina de Monro-Kellie declara que o volume total do conteúdo intracraniano deve permanecer constante devido ao rígido crânio ósseo. Com uma lesão em massa expansiva, a pressão intracraniana (PIC) se encontra geralmente dentro de limites normais até o ponto de descompensação na curva pressão-volume ser atingido; então a PIC aumenta dramaticamente.

E. **Pressão cerebral de perfusão (PCP)** = Pressão arterial média (PIC). A manutenção da perfusão cerebral é essencial no manejo de pacientes com trauma fechado de crânio severo. O **fluxo sangüíneo cerebral** (FSC) normal é de aproximadamente 50 ml/100 g de cérebro/minuto. O FSC < 20 ml/100 g de cérebro/minuto representa isquemia cerebral e a morte celular ocorre a aproximadamente 5 ml/100 g de cérebro/minuto. Além da isquemia cerebral em resposta à lesão, o cérebro traumatizado perde sua capacidade de auto-regular o fluxo sangüíneo, aumentando sua suscetibilidade à outra isquemia.

II. **As lesões traumáticas do crânio (LTC)** são categorizadas como leves (80%), moderadas (10%) ou severas (10%), dependendo do nível de disfunção neurológica no momento da avaliação inicial. **A determinação da graduação da Escala Glasgow de Coma (EGC) tão precocemente quanto possível e, em seguida, de forma seriada é essencial. A perda de consciência (PDC)** é um importante indicador de lesão traumática do crânio. A classificação de lesão traumática do crânio se baseia na EGC.

A. **Lesão leve do crânio**

1. Graduação da EGC de 13 a 15.
2. Curto período de PDC.
3. O prognóstico é excelente.
4. Incidência de mortalidade < 1%.

B. **Lesão moderada do crânio**

1. Graduação da EGC de 9 a 12.
2. Geralmente confuso ou pode apresentar déficits neurológicos focais; capaz de seguir comandos simples.
3. O prognóstico é bom.
4. Incidência de mortalidade < 5%.

C. **Lesão severa do crânio**
  1. EGC ≤ 8 – geralmente, a definição aceita de coma.
  2. Incapaz de obedecer a comandos.
  3. Até recentemente, mortalidade > 40%.
  4. A maioria dos sobreviventes apresenta incapacidades significativas.
  5. PIC elevada é uma causa comum de morte e incapacidade neurológica.

III. **Avaliação e tratamento iniciais de trauma de crânio**

A. Geral
  1. Os pacientes com suspeitas de terem sofrido trauma de crânio, principalmente se confusos ou não responsivos, necessitam de avaliação e tratamento de emergência em um centro com capacidade para intervenção neurocirúrgica imediata. Os objetivos gerais são diagnóstico e evacuação rápidos de lesões maciças extracranianas e evitar lesão cerebral secundária.
  2. A lesão cerebral severa está associada à isquemia cerebral. Portanto, um objetivo terapêutico principal é aumentar a perfusão e a oxigenação cerebrais e evitar posterior lesão isquêmica.

B. **Conduta inicial do paciente com trauma de crânio que não responde**
  1. **Intubação** com ventilação controlada (evitar hiperventilação de rotina). Se possível, um exame neurológico focalizado, incluindo avaliação de EGC, resposta pupilar e movimento de extremidades, é crítico antes da intubação e da paralisia farmacológica.
  2. **Acesso venoso**
     a. Repor volume intravascular, pressão sangüínea e perfusão.
     b. Evitar soluções hipotônicas ou contendo dextrose.
  3. **Imobilizar o paciente com prancha dorsal rígida e colar de coluna cervical.** Presumir que todos os pacientes com LTC apresentam uma lesão de coluna vertebral até provado o contrário.
  4. **Paralisia farmacológica** e sedação, se agitado ou combativo.
     a. São recomendados agentes de curta ação.
        (1) Brometo de vecurônio, *cisatracurium* ou succinilcolina.
        (2) Sedação opióide: fentanil ou morfina.
        (3) Evitar benzodiazepínicos.
  5. **Monitorar pressão sangüínea e a saturação de O_2** continuamente.
  6. Verificar gases sangüíneos arteriais (GSA), glicemia, eletrólitos, tempo de protrombina (TP), tempo parcial de tromboplastina (TPT), hematócrito e contagem de plaquetas.
  7. **Iniciar conduta médica do trauma de crânio.** Proceda com a rápida aquisição de uma tomografia computadorizada de crânio, se prontamente disponível. Baseando-se no tempo, na distância e nas capacidades locais, a transferência pode ser necessária. **A transferência rápida** para um centro capaz de intervenção neurológica imediata pode ser necessária. **Não adiar o transporte para obter uma tomografia computadorizada de crânio. O diagnóstico e a avaliação precoces de lesões maciças do crânio são críticos.**
  8. **Exame neurológico repetido e avaliação de EGC.** A documentação da EGC em pacientes que estão intubados deve ser anotada por um T (isto é, 11[T]; pacientes que se encontram farmacologicamente paralisados são anotados por um P (isto é, 3[P]; e pacientes que estão intubados e farmacologicamente paralisados são anotados por um TP (isto é, 3[TP]). Isso é necessário para a interpretação compreensível dos valores EGC.
  9. A hiperventilação provoca vasoconstrição cerebral e pode piorar a isquemia cerebral. A hiperventilação, entretanto, pode ser indicada na condição de abrupta deterioração neurológica.

C. **Conduta secundária**
  1. **Evitar uma lesão cerebral secundária é essencial. Um único episódio de hipotensão** (**pressão sangüínea sistólica < 90 mmHg) no adulto aumentará a mortalidade em 50%.**
  2. A EGC obtida no setor de emergência pode ser uma avaliação mais confiável da severidade de lesão cerebral do que a EGC obtida em campo.
  3. A EGC não pode ser avaliada por simples observação e requer estimulação do paciente. Em casos de assimetria na abertura dos olhos ou nas graduações motoras, é empregada a melhor graduação.

4. Se o tempo permitir, um estudo radiológico lateral da coluna cervical geralmente pode ser obtido durante a pesquisa secundária do paciente, que pode detectar lesão grosseira ou desalinhamento da coluna cervical (Fig. 19.1).

D. **Indicações para monitoramento da PIC.** Como abordagem geral, o uso liberal de monitoramento de PIC em pacientes com LTC (EGC ≤ 8) é recomendável. O monitoramento da PIC não é rotineiramente indicado para pacientes com trauma de crânio fechado leve ou moderado. **O monitoramento da PIC é indicado para:**

1. Trauma de crânio fechado severo (EGC ≤ 8) e TC anormal do crânio
   a. **Definição de TC anormal:**
      (1) Hematoma.
      (2) Contusão.
      (3) Edema.
      (4) Cisternas basais comprimidas
2. Trauma de crânio fechado severo (EGC ≤ 8) e TC normal do crânio, mas dois ou mais dos seguintes existem:
   a. Idade > 40 anos.
   b. Postura unilateral ou bilateral flexora ou extensora.
   c. Pressão sangüínea sistólica < 90 mmHg (é essencial a rápida correção da hipotensão).

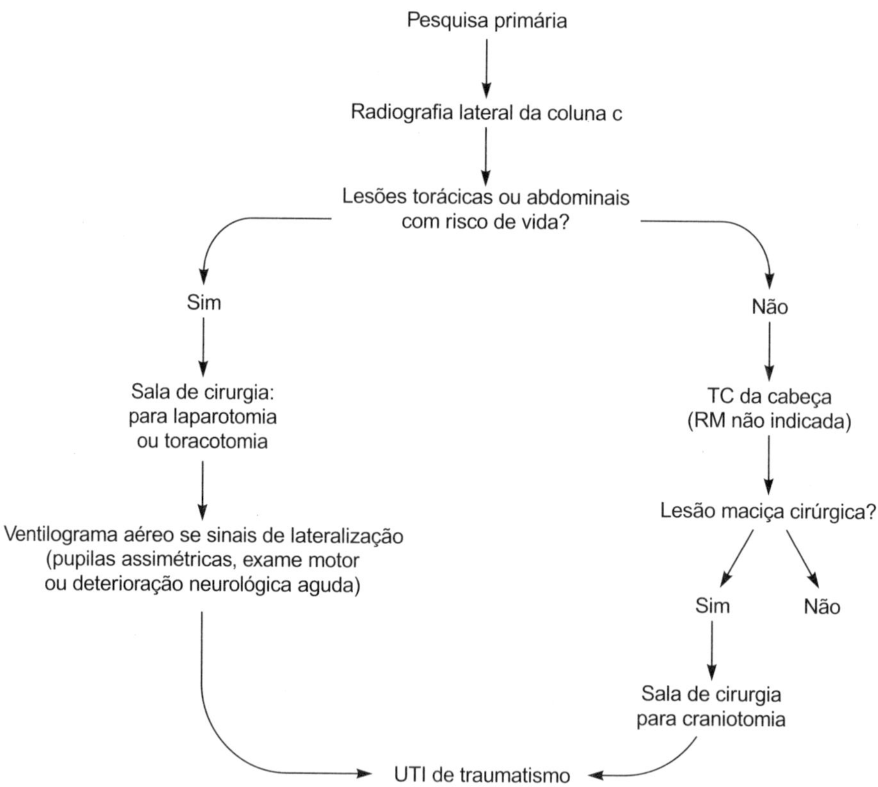

FIG. 19.1. Triagem do setor de emergência de trauma de crânio severo.

E. Conduta nos cuidados intensivos de pacientes com LTC (EGC ≤ 8).

O objetivo é prevenir lesão cerebral secundária limitando a isquemia cerebral focal e incrementando a perfusão cerebral. O que pode ser mais bem realizado por monitoramento contínuo de vários parâmetros fisiológicos e pelo uso criterioso de terapias para baixar a PIC elevada.

1. **Recomendações para o monitoramento fisiológico do paciente com LTC severa**
   a. Pressão sangüínea arterial. Pode ser usado monitoramento não-invasivo, mas é preferível um cateter arterial.
   b. Freqüência cardíaca, eletrocardiograma (ECG), temperatura e oximetria de pulso.
   c. Pressão venosa central ou monitoramento com cateter da artéria pulmonar se o estado volêmico do paciente estiver em questão.
   d. Monitoramento da PIC.
   e. Balanço hídrico (ganhos e perdas).
   f. Gasometria arterial a cada 4 a 6 horas inicialmente; eletrólitos e osmolalidade sérica (se estiver recebendo manitol) a cada 6 horas; hematócrito, TP, TPT, plaquetas a cada 12 horas.
   g. Saturação venosa jugular de O_2 ou conteúdo de O_2 por protocolo local.
2. **Objetivos da terapia**
   a. Pressão sangüínea arterial média de 90 a 110 mmHg no adulto.
   b. Saturação (arterial) de O_2 de 100%.
   c. PIC < 20 mmHg.
   d. PPC > 60-70 mmHg.
   Observação: PPC = pressão arterial média (PAM) – PIC
   e. $PaCO_2 = 35 \pm 2$ mmHg.
   f. Hematócrito = $32 \pm 2\%$.
   g. Pressão venosa central = 8 a 14 cm de H_2O.
   h. Evitar soluções endovenosas contendo dextrose nas primeiras 24 horas.
   i. Manter a saturação venosa jugular de O_2 > 50% ou conteúdo de O_2 de 4 a 6 vol%.
   j. Assegurar TP, TPT e contagem de plaquetas normais.
   k. Manter a temperatura normal.
3. **Conduta na PIC elevada**
   a. Resultados melhores podem ser esperados se a PIC for mantida abaixo de 20 mmHg. O dispositivo preferido de monitoramento de PIC é um cateter de ventriculostomia acoplado a um manômetro de pressão. Este sistema é relativamente barato, preciso e permite a drenagem de LCR quando necessário para controlar a PIC.
   b. Cateteres de fibra óptica de matéria branca também são precisos. Podem ser de fácil inserção, mas são mais caros e não permitem a drenagem de LCR (Fig. 19.2).
   c. A drenagem contínua de LCR não é recomendável porque as paredes ventriculares podem sofrer colapso em torno da extremidade do cateter e ocluir seus orifícios.
   d. Uma TC de repetição do crânio deve ser obtida dentro de 24 horas após a TC inicial para se detectar hematomas pós-traumáticos tardios, e uma TC deve ser feita com qualquer aumento abrupto na PIC ou na piora do exame neurológico.
   e. Quando em uso de barbitúricos, a depressão da contratilidade miocárdica pode ser minimizada por manutenção de um volume intravascular de normal a alto. Deve-se medir com freqüência o débito cardíaco e a pré-carga de todos os pacientes recebendo terapia barbitúrica (para PIC elevada).
   f. Evitar hipovolemia e hiperosmolalidade se for empregado manitol. A osmolalidade deve ser mantida em < 310 a 320 mOsm.
4. **Profilaxia anticonvulsivante.** O uso prolongado de terapia anticonvulsivante não é indicado para pacientes com LTC. As recomendações atuais são para o uso de fenitoína durante os primeiros 7 dias após trauma em pacientes com alto risco para convulsões pós-traumáticas precoces. Estes fatores de risco incluem contusão cortical, hematoma subdural, ferimento penetrante do crânio, hematoma epidural, fratura deprimida de crânio, hematoma intracerebral e convulsão dentro de 24 horas após o trauma.

Paralisia neuromuscular sistêmica
(brometo de vecurônio ou pancurônio)
e sedação narcótica

↓

Drenagem ventricular
do LCR intermitente

↓

Bolo de manitol 25-50 gramas
EV a cada 4 horas
(não usar se osms sérica > 315 mOsms, ou sódio > 150 mEq/L)

↓

Lasix 20-40 mg EV/4 h

↓

Hiperventilação ($paCO_2$ 28-30 mm Hg)

↓

Barbitúricos

(Pentobarbital 400-1.000 mg EV por 1 hora, então 40-100 mg/h)
titular para manter débito cardíaco normal

FIG. 19.2. Seqüência para a conduta na pressão intracraniana elevada (PIC).

5. **Iniciar suplementação nutricional dentro de 48 horas após o trauma.** O objetivo é de aproximadamente 25 a 30 kcal/kg/dia com suplementação enteral (preferível) ou suplementação parenteral. A maioria destes pacientes tolerará alimentação por jejunostomia.
6. **Prognóstico**
   a. O resultado após severa LTC se correlaciona fortemente com a graduação da EGC inicial, reatividade e tamanho pupilar, idade, PIC (pressões > 20 mmHg ou incapacidade de reduzir PIC elevada), leões maciças intracranianas cirúrgicas, hipotensão (pressão sangüínea sistólica < 90 mmHg) e saturação venosa jugular de O_2 < 50%.
   b. O estabelecimento e a disponibilidade de unidades de reabilitação específicas para trauma de crânio melhoraram grandemente o resultado em longo prazo para estes pacientes. Todo esforço deve ser feito para transferir estes pacientes para uma unidade de reabilitação para terapia agressiva de pacientes internados, uma vez que estejam medica e neurologicamente estáveis.

IV. Trauma de crânio leve ou moderado

A. A distinção entre trauma de crânio leve e moderado se baseia na graduação inicial da EGC inicial e no aspecto da TC de crânio inicial. Os pacientes que obtiveram um grau EGC de 13 a 15 são considerados como apresentando trauma de crânio leve. Aqueles pacientes com uma graduação EGC de 9 a 12 são classificados como apresentando um trauma de crânio moderado. Alguns profissionais recomendam que qualquer paciente que tenha uma anormalidade pós-traumática como uma contusão ou hematoma subdural ou epidural na TC inicial devam ser classificados categoricamente como apresentando um trauma de crânio moderado ou severo, sem levar em consideração a graduação EGC inicial. Até 10 a 35% daqueles pacientes com graduações de EGC de 13 a 15 apresentarão anormalidades pós-traumáticas na TC, e 2 a 9%, em última análise, necessitarão de craniotomia por estas lesões. Exceto por estes sistemas empíricos de classificação, a distinção entre trauma de crânio leve e moderado é meramente a do grau de severidade de lesão parenquimatosa. Assim, estas duas categorias serão consideradas conjuntamente nesta seção.

B. A maioria dos pacientes com **trauma de crânio** leve pode ser observado com segurança no setor de emergência e receber alta, mesmo que alguns venham a apresentar risco de hematomas intracerebrais pós-traumáticos ou edema cerebral tardio. A identificação destes pacientes requer avaliação neurológica cuidadosa e o emprego liberal de TC.

1. As características clínicas associadas a um risco aumentado para edema ou hemorragia cerebrais subseqüentes são perda de consciência associada a amnésia pós-traumática ou retrógrada. Deve-se realizar uma TC de crânio destes pacientes.
2. Os pacientes com uma TC anormal ou aqueles que apresentam déficit neurológico focal na avaliação no setor de emergência devem ser internados para observação.

C. A decisão do retorno à prática após **trauma de crânio relacionado** a esporte é determinada pela perda de consciência ou amnésia. São recomendáveis as seguintes diretrizes:

1. Nenhuma perda de consciência e sem amnésia após pequeno trauma de crânio: O paciente pode voltar em 5 a 15 minutos após se tornar completamente lúcido e assintomático.
2. Amnésia pós-traumática mas sem amnésia retrógrada ou perda de consciência. Não voltar à prática esportiva no mesmo dia.
3. Amnésia pós-traumática e retrógrada com perda de consciência. Não voltar à prática esportiva por 1 semana após se tornar completamente lúcido e assintomático e apenas após um exame neurológico detalhado e TC.
4. Amnésia pós-traumática e retrógrada com perda de consciência prolongada. Não voltar à prática esportiva por 1 mês e apenas após avaliação neurológica detalhada e TC.

D. A probabilidade de manter uma ou mais lesões após um pequeno trauma inicial de crânio está aumentada, e lesões subseqüentes de crânio têm um efeito aditivo e deletério sobre habilidades complexas de processamento e tempos de reação.

V. Lesões cerebrais penetrantes

A. As lesões penetrantes podem ser subcategorizadas em ferimentos PAF e lesões de velocidade inferior; o prognóstico entre as duas é muito diferente.

1. **Os ferimentos PAF do cérebro** carregam uma incidência muito alta de mortalidade. O projétil, ao atravessar o tecido cerebral, provoca um cilindro de destruição tecidual, se estendendo perpendicularmente ao trajeto do projétil para uma distância de até dez vezes o diâmetro do projétil.
2. A conduta geral nos ferimentos PAF do cérebro seguem os mesmos princípios de reanimação cerebral das outras lesões cerebrais. A incidência de PIC elevada é alta.
3. O debridamento superficial dos ferimentos de entrada e saída geralmente é recomendável, apesar de habitualmente não ser necessário extrair todos os projéteis e fragmentos ósseos profundamente instalados.
4. Recomendam-se antibióticos endovenosos de amplo espectro e terapia anticonvulsivante profilática.

5. O prognóstico depende em grande medida do trajeto do projétil através do cérebro. Se o projétil atravessa estruturas cerebrais profundas (p. ex., os gânglios basais ou o tronco cerebral) ou atravessa a fossa posterior, a incidência de mortalidade é extremamente elevada. Se o projétil evita estas estruturas, o resultado pode ser mais otimista.
6. Pacientes com uma graduação EGC inicial de 3 a 4 terão uma incidência elevada de mortalidade (> 80%). Ao contrário, 80% dos pacientes que são capazes de responder as solicitações à internação no hospital (EGC > 8) terão incapacidade leve ou nenhuma.

B. **Ferimentos por míssil de velocidade inferior.** O fator mais importante determinando o resultado de ferimentos por míssil de velocidade inferior (p. ex., ferimentos por esfaqueamento ou flecha) no crânio é a localização da lesão cerebral. Se o míssil danifica o córtex motor, por exemplo, a debilidade motora contralateral deve se confinar à área do córtex que foi danificada.

1. O míssil pode estar tamponando uma artéria intracraniana importante, e então é melhor remover facas ou outros objetos que protruam **apenas na sala de cirurgia e apenas quando o cirurgião está preparado para lidar com as conseqüências de sangramento arterial importante.**
2. Um curso de 7 a 14 dias de antibióticos de amplo espectro e anticonvulsivantes profiláticos (7 dias) é indicado.

VI. **Fraturas de crânio**

A. **As fraturas lineares de crânio** são muito comuns e geralmente ocorrem sobre as convexidades laterais do crânio. A parte escamosa do osso temporal nesta região é fina e intimamente associada à artéria meníngea média. As fraturas nesta área podem lacerar a artéria, que é a causa mais comum de hematoma epidural. Para a maioria das fraturas de crânio, não é a fratura em si, mas o coágulo sangüíneo ou a contusão cerebral subjacentes que preocupam. **A TC de crânio é o estudo diagnóstico de escolha para pacientes suspeitos de apresentar uma fratura de crânio,** porque estas lesões associadas são mais bem detectadas com TC e não são reconhecidas com radiografias simples de crânio.

B. **Fraturas deprimidas de crânio.** A elevação e reparo cirúrgicos destas fraturas não levará a uma mudança a qualquer déficit neurológico associado ou a uma diminuição do risco de convulsões subseqüentes. Estas fraturas podem ser abertas (associadas a uma laceração suprajacente de couro cabeludo) ou fechadas. As indicações para reparo cirúrgico de fraturas deprimidas de crânio são a evidência de vazamento de LCR, deformidade cosmética ou fragmentos contaminados de couro cabeludo ou de osso empurrados para dentro do cérebro. O tratamento inclui:

1. Antibióticos de amplo espectro por 7 a 14 dias.
2. Terapia anticonvulsivante profilática por 7 dias.

C. **As fraturas de base de crânio,** que ocorrem mais comumente através do assoalho da fossa craniana anterior, podem romper os ossos etmóides e levar a um vazamento de LCR através do nariz (rinorréia). As fraturas também podem ocorrer através dos ossos pétreos posteriormente, levando à drenagem de LCR através da orelha (otorréia). As lesões de nervo craniano são comumente associadas a fraturas basilares posteriores do crânio, e devem ser pesquisadas nos achados de exame clínico.

1. A primeira preocupação com fraturas basilares de crânio está associada a vazamento de LCR e o risco de meningite.
2. O tratamento antibiótico profilático não é recomendável. Várias investigações encontraram que a morbidade está na realidade aumentada com antibióticos profiláticos devido à seleção de organismos mais virulentos.
3. As tentativas de interromper o vazamento deve se iniciar com a elevação da cabeceira do leito a 60°. Se o vazamento não se interromper dentro de 6 a 8 horas, um cateter lombar de drenagem de LCR deve ser colocado e deve-se drenar 50 a 100 ml de LCR a cada 8 horas. Se isto não conseguir parar o vazamento em 24 horas, o paciente deverá ser levado à cirurgia para reparo de laceração dural.

VII. **Síndrome pós-concussão**

A. A síndrome pós-concussão pode resultar de traumas relativamente pequenos.

B. Mais comumente envolve cefaléia, zumbido, vertigem, instabilidade de marcha, labilidade emocional, distúrbios do sono, embaçamento intermitente da visão e irritabilidade.

C. Os sintomas podem perdurar semanas, meses ou vários anos, mas raramente são permanentes.

D. Dos pacientes que sofrem de síndrome pós-concussão, 90% apresentam resolução espontânea de seus sintomas dentro de duas semanas após a lesão. Agentes betabloqueadores, antidepressivos tricíclicos ou agentes antiinflamatórios não esteróides podem ser benéficos, assim como psicoterapia e fisioterapia.

Axiomas

- A perda de consciência é um importante indicador de lesão cerebral.
- Determinar a graduação de EGC o mais cedo possível.
- Um objetivo terapêutico importante é aumentar a perfusão cerebral e evitar posterior lesão isquêmica.
- O diagnóstico precoce e a evacuação de lesões maciças são críticos.
- A TC é o teste diagnóstico de escolha para pacientes com fraturas de crânio.

Bibliografia

American College of Surgeons. *Advanced trauma life support.* Chicago: American College of Surgeons, 1998.

Bouma GJ, Muizelaar JP, Choi SC, et al. Cerebral circulation and metabolism after severe traumatic brain injury: the elusive role of ischemia. *J Neurosurg* 1991;685-693.

Chesnut RM, Marshall LF, Klauber MR, et al. The role of secondary brain injury in determining outcome from severe head injury. *J Trauma* 1993;34:216-222.

Chesnut RM, Marshall SB, Piek J, et al. Early and late systemic hypotension as a frequent and fundamental source of cerebral ischemia following severe brain injury in the traumatic coma data bank. *Acta Neurochir Suppl (Wien)* 1993;59:121-125.

Clifton GL, Kreutzer JS, Choi SC, et al. Relationship between Glasgow outcome scale and neuropsychological measures after brain injury. *Neurosurgery* 1994;33:34-39.

Fletcher JM, Ewing-Cobbs L, Miner ME, et al. Behavioral changes after closed head injury in children. *J Consult Clin Psychol* 1990;58:93-98.

Joint Section on Neurotrauma and Critical Care. *Guidelines for the management of severe head injury.* New York, New York. Brain Trauma Foundation, 1996.

Levin HS, Grossman RG, Rose JE, et al. Long-term neuropsychological outcome of closed head injury. *J Neurosurg* 1979;50:412-422.

Levin HS, Williams DH, Eisenberg HM, et al. Serial MRI and neurobehavioral findings after mild to moderate closed head injury. *J Neurol Neurosurg Psychiatry* 1992;55:255-262.

Marion DW, ed. *Traumatic brain injury.* New York: Thieme Medical Publishers, Inc., 1999.

Marion DW, Carlier PM. Problems with initial Glasgow Coma score assessment caused by the prehospital treatment of head-injured patients: results of a national survey. *J Trauma* 1994;36:89-95.

Marion DW, Darby J, Yonas H. Acute regional cerebral blood flow changes caused by severe head injuries. *J Neurosurg* 1991;74:407-414.

Muizelaar JP, Marmarou A, Ward JD, et al. Adverse effects of prolonged hyperventilation in patients with severe head injury: a randomized clinical trial. *J Neurosurg* 1991;75:731-739.

Vollmer DG, Torner JC, Jane JA, et al. Age and outcome following traumatic coma: why do older patients fare worse. *J Neurosurg* 1991;75:S37-S49.

20. LESÕES DA MEDULA ESPINHAL E DA COLUNA VERTEBRAL

William C. Welch, William F. Donaldson, III e Donald W. Marion

I. **Introdução.** A cada ano, aproximadamente 10.000 novas lesões de medula resultam em paralisia, com um custo social estimado em $ 10 bilhões. A média de idade dos traumatizados é em torno de 30 anos e 82% das vítimas são do sexo masculino. Os acidentes automobilísticos são responsáveis por cerca de 50% das lesões de medula, esportes 14%, quedas 21% e violência 15%. Dos pacientes com lesões medulares, 44% também sofrem de outro traumatismo significativo, com 14% apresentando trauma de crânio e de face. Cerca da metade das lesões medulares envolvem a coluna cervical, ocorrendo mais entre C4 e C7. As lesões mais comumente despercebidas são C1-C2 e C7-T1. Metade das lesões medulares envolve completa tetraplegia.

II. **Anatomia e definições biomecânicas**

A. A medula espinhal é uma continuação do tronco cerebral (medula). Esta área é a junção cervicomedular, que se localiza no forame magno do crânio. A medula espinhal continua através do canal vertebral das vértebras cervicais, torácicas e lombares superiores, geralmente terminando no espaço L1-L2. A medula contém os **neurônios motores superiores** (NMS) que fazem sinapse com os **neurônios motores inferiores** (NMI) para formar as raízes dos nervos (Quadro 20.1) e a cauda eqüina. As raízes dos nervos nas regiões cervical e lombar se fundem nos plexos cervical e lombar antes de se separarem de novo como nervos específicos. Falando de maneira geral, as lesões de NMS carreiam um prognóstico pior do que as lesões de NMI, pois as raízes nervosas têm melhor capacidade de reparação do que a medula.

B. A coluna vertebral é composta de sete vértebras cervicais, doze torácicas, cinco lombares e cinco sacras fusionadas. Com a exceção das vértebras sacras, os corpos vertebrais se articulam um com outro através das articulações discais e facetas intervertebrais, formando uma unidade espinhal funcional. As articulações facetais, associadas a estruturas ligamentares e a outras articulações ósseas (p. ex., o gradil costal) determinam a mobilidade através de dois corpos vertebrais. Os movimentos são considerados nos planos sagital (flexão e extensão), coronal (flexão lateral) e plano transverso (rotação). Na coluna cervical, cerca de 50% da flexão e da extensão ocorre entre o occipital e C1, enquanto que 50% da rotação ocorre entre C1 e C2. O remanescente do movimento cervical se situa na região subaxial. A coluna torácica tem muito pouca movimentação devido à orientação da articulação facetal e a estabilização adicional do gradil costal. As articulações facetais da coluna lombar têm uma orientação sagital e permitem mobilidade moderada no plano sagital enquanto resistem à rotação, sendo responsável pelo alto número de lesões na articulação toracolombar aonde vai de uma área torácica rígida a uma área lombar móvel.

C. As lesões da coluna vertebral ocorrem como resultado de forças excessivas aplicadas à coluna. Estas forças podem provocar carga axial, hiperflexão, hiperextensão, desvio, rotação, ou uma combinação de forças. A lesão da coluna vertebral pode provocar instabilidade da coluna, que pode ser definida em bases radiográficas ou clínicas. Em uma condição aguda, as características radiográficas são as mais comumente usadas para se determinar a estabilidade da coluna, o que é revisto abaixo.

D. A conceitualização da coluna como uma série de colunas de suporte aumenta nossa compreensão biomecânica de estabilidade. **Três colunas da coluna vertebral** foram descritas para a coluna torácica inferior e lombar. A **coluna anterior** (ligamento longitudinal anterior e os dois terços anteriores do corpo vertebral e do disco), a **coluna média** (terço posterior do corpo vertebral e disco, o ligamento longitudinal posterior), e a **coluna posterior** (as articulações facetais, cápsula, ligamento amarelo e ligamentos posteriores) descrevem bem as principais colunas do suporte biomecânico global, principalmente no que diz respeito à coluna torácica e lombar (Fig. 20.1). A teoria das três colunas pode não ser completamente aplicável à coluna cervical, mas geralmente é usada. **As lesões ou os déficits de duas das três colunas podem denotar instabilidade biomecânica** e o paciente pode necessitar de estabilização cirúrgica.

Quadro 20.1 Mapa dos grupos musculares e nervosos e suprimento de raiz nervosa

Músculo	**Raiz nervosa**	**Nervo**
Flexores cervicais	C1-C4	
Extensores cervicais	C1-C4	
Trapézio		XI nervo craniano
Esternocleidomastóideo		XI nervo craniano
Abdução do braço		
– 0 a 1°, supra-espinhoso	C4-C6	Supra-escapular
– 15 a 90°, deltóide	C5-C6	Axilar
– > 90°, trapézio e serráteo anterior	C5-C7	Torácico longo
Bíceps	C5-C6	Musculocutâneo
Supinação do antebraço	C5-C6	Musculocutâneo
Pronação do antebraço	C6-C7	Mediano
Flexores do punho	C7-C8, T1	Mediano
Extensores do punho	C6-C8	Radial
Intrínsecos da mão	C7-T1	Mediano e ulnar
Flexão do quadril	L1-L3	Femoral
Extensão do quadril	L4-S1	Ciático
Abdução da coxa	L4-S2	Glúteo superior
Adução da coxa	L2-L4	Obturador
Flexão da perna	L4-S2	Ciático
Extensão da perna	L2-L4	Femoral
Flexão plantar do pé	L5-S1	Peroneiro superficial e tibial
Dorsiflexão do pé	L4-L5	Peroneiro profundo
Extensão do grande dedo	L4-L5, S1	Peroneiro profundo
Inversão do pé	L4-L5	Peroneiro profundo
Eversão do pé	L5-S1	Peroneiro superficial
Esfíncteres retais	S2-S4	Pudendo

E. As lesões de medula espinhal podem ser separadas e diferenciadas de lesões da coluna vertebral. O **diagnóstico de uma lesão de medula espinhal é feito com base clínica** e suplementada com testes diagnósticos como ressonância magnética (RM), mielografia ou estudos eletrodiagnósticos. O nível de lesão de medula com freqüência se correlaciona com o nível de lesão de coluna vertebral. A lesão de medula pode ocorrer sem lesão de coluna cervical. Por exemplo, pacientes com estenose severa do canal cervical apresentam risco de lesão de medula se sofrerem lesões de hiperextensão.

F. **As lesões de coluna vertebral** são rompimentos ligamentares ou ósseos que resultam em fraturas ósseas e instabilidade ligamentar. A perda destes elementos estabilizadores e elementos de suporte pode resultar em compressão e lesão de elementos neurais. O diagnóstico de lesão de coluna vertebral se baseia em critérios clínicos e radiográficos, como dor e equimose em nível da fratura e evidência em radiografia simples. As lesões de coluna cervical podem ocorrer sem lesão de medula.

III. Avaliação neurológica

A. Um exame neurológico padrão é realizado em cada paciente. Isto inclui avaliação de estado mental, nervos cranianos, testes motores, testes sensoriais e avaliação de reflexos. Uma testagem neurológica especializada mais extensa, com a determinação de funções cerebelares, testagem da elevação da perna estendida e outros testes podem ser adiados.

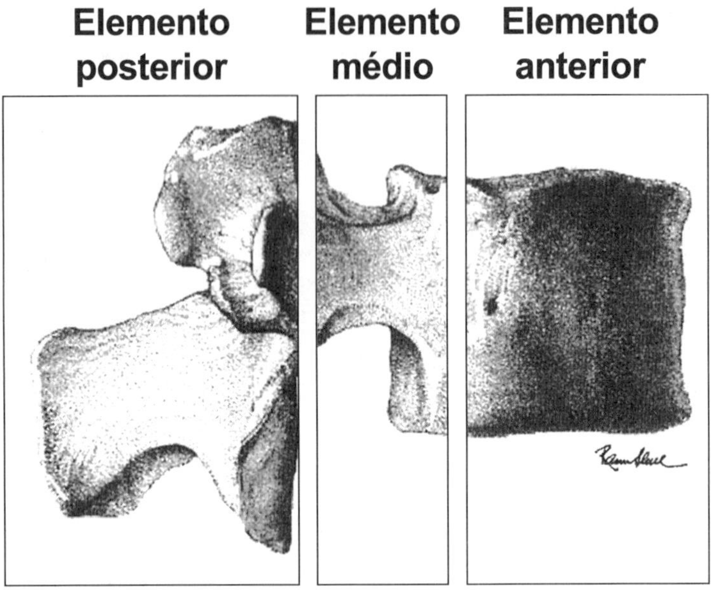

FIG. 20.1. Desenho mostrando as três colunas de apoio na coluna vertebral.

B. A Escala Glasgow de Coma (EGC) é determinada e registrada. O estado mental é estabelecido com os itens pessoa, lugar, data e acontecimentos em torno dos acontecimentos. A avaliação de nervo craniano é feita o melhor possível, com atenção especial dirigida ao terceiro nervo e o tamanho e a simetria das pupilas. Alterações agudas no diâmetro pupilar podem indicar uma síndrome de herniação cerebral e podem necessitar de cirurgia de emergência, hiperventilação ou diurese.

C. A avaliação motora é realizada para a avaliação da EGC e de lesão medular (LM). Pede-se ao paciente que mova todas as extremidades individualmente e a força é avaliada de acordo com o protocolo da Associação Americana de Lesão Espinhal/Sociedade Médica Internacional de Paraplegia (ASIA/IMSOP). A força normal é graduada 5/5, a capacidade de superar a gravidade inteiramente através de toda uma gama de ações é graduada 3/5. Nenhum movimento é graduado 0/5, pequeno tremor é graduado 1/5, movimento através de uma gama de ações mas incapaz de superar a gravidade é graduado 2/5, e pequena debilidade é graduada 4/5. Tenodese, a substituição de grupos musculares, também é registrada.

D. Quando se realizam as avaliações de EGC e LM, deve-se reconhecer que pacientes com níveis C5 de função medular apenas puderam flexionar seus braços. Isso não é necessariamente uma ação postural, mas reflete o nível da lesão medular.

E. **A testagem sensorial** é realizada no que diz respeito a toque leve e sensação de posição (Fig. 20.2).

F. O dano à sensação de dor e à temperatura é útil quando confirmar síndrome medular central e Síndrome de Brown-Sequard.

G. **A testagem sensorial** é realizada nas áreas do bíceps, do tríceps, dos braquiorradiais, do joelho e dos quadris. A testagem reflexa especial, incluindo os reflexos de contração da mandíbula, deltóide, peitoral, abdominal superficial, bulbo ou clitorocavernoso, e Babinski são testados e registrados como apropriados. Os reflexos de extremidade são graduados em uma escala de 0-4, com 0 estando ausentes, 1 estando diminuídos, 2 representando a variação normal, 3 representando atividade reflexa aumentada, e 4 é atividade grosseiramente exagerada com clônus mantido. As respostas de Babinski são registradas como presentes ou ausentes. A presença de achados neuronais motores (hiper-reflexia, perda de reflexos abdominais superficiais, respostas de Babinski) indica lesão de medula espinhal ou de cone medular. Reflexos diminuídos significam lesão de neurônio motor inferior (cauda eqüina e raiz nervosa). Fraqueza, perda sensorial e disfunção vesical, intestinal e sexual podem ser observadas tanto com lesões de neurônio motor superior quanto inferior.

H. A determinação de lesão de medula espinhal é feita seguindo o exame neurológico. **O(s) nível(eis) neurológico(s) são determinados e registrados baseando-se na função sensorial e motora mais caudal.** As lesões de medula são inicialmente definidas como completas ou incompletas. **A lesão completa** é observada no paciente sem função sensorial ou motora abaixo do nível de lesão neurológica, assim como sensação perianal e função esfincteriana. O paciente com **lesão incompleta** apresenta preservação parcial da função sensorial ou motora abaixo do nível de lesão neurológica, com preservação de sensação e função motora perianais.

I. No quadro agudo, o uso de termos específicos assinalando o nível neurológico é preferível ao uso de termos mais gerais (p. ex., paraparesia, paraplegia, tetraparesia, tetraplegia). A **escala de dano ASIA** para graduar o dano é como segue:
   1. Perda completa de funções sensorial e motora (incluindo a área sacra) abaixo do nível neurológico.
   2. Lesão incompleta, onde a função sensorial está preservada abaixo do nível de lesão neurológica, incluindo a área sacra.
   3. Lesão incompleta com função motora preservada abaixo do nível neurológico e a maior parte dos grupos preservados exibindo força de ≤ 3.
   4. Lesão incompleta com função motora preservada abaixo do nível neurológico e a maior parte dos grupos preservados exibindo força ≤ 3.
   5. **Exame sensorial e motor normais.** Mesmo pacientes com grau 1 ASIA podem melhorar neurologicamente, apesar de que poucos destes pacientes alcançarão recuperação motora funcional.

J. Outras expressões de lesões de medula espinhal envolvem critérios patológicos. As lesões podem ser descritas como tipos medular central, medular posterior, medular anterior e de Brown-Sequard.
   1. **As lesões medulares posteriores** com perda de sentido de posição (colunas posteriores) raramente são traumáticas. Esta lesão geralmente está relacionada a deficiências de vitaminas e a infecções (p. ex., sífilis). Os pacientes desenvolverão uma perda de sentido de posição e vibratório.
   2. **As lesões medulares centrais** são muito comuns em pacientes que sofrem movimentação excessiva no plano sagital (p. ex., hiperflexão e hiperextensão). Estas lesões representam uma força centrípeta aplicada à medula espinhal com necrose central da medula. As características marcantes são fraqueza da mão, mais do que fraqueza da perna, e perda de sensação de dor e temperatura.
   3. **A lesão medular anterior** sugere oclusão de artéria vertebral anterior e resulta em perda de toda a função motora e sensorial outra que o sentido de posição.
   4. **A síndrome de Brown-Sequard (hemissecção medular)** é identificada por perda de função motora ipsilateral, sentido de posição ipsilateral e perda contralateral de sensação de dor e temperatura de dois a três segmentos abaixo do nível de lesão.
   5. É possível haver síndromes medulares mistas também. Os achados, nestes casos, são descritos por déficits neurológicos e não são atribuídos a uma síndrome medulariforme específica.

K. **As síndromes de cone medular e cauda eqüina** devem ser consideradas. Ambas ocorrem a nível toracolombar e resultam em graus variáveis de fraqueza, perda sensorial e disfunção vesical, intestinal e sexual. As lesões de cone afetam neurônios motores superiores e são identificadas respostas de Babinski.

IV. **Tratamento agudo**

A. O tratamento no campo de pacientes com lesões de coluna vertebral e de medula segue os protocolos pré-hospitalares básicos (Capítulo 8). O tratamento é orientado para o estabelecimento de uma via aérea adequada, ventilação dos pulmões e manutenção de suporte circulatório para evitar lesões neurológicas secundárias. Uma vez que a via aérea esteja estabelecida, o paciente esteja respirando e o estado circulatório seja adequado, a coluna cervical deve ser imobilizada em um colar rígido em qualquer paciente que esteja inconsciente ou com suspeita de apresentar uma lesão cervical. Uma maca

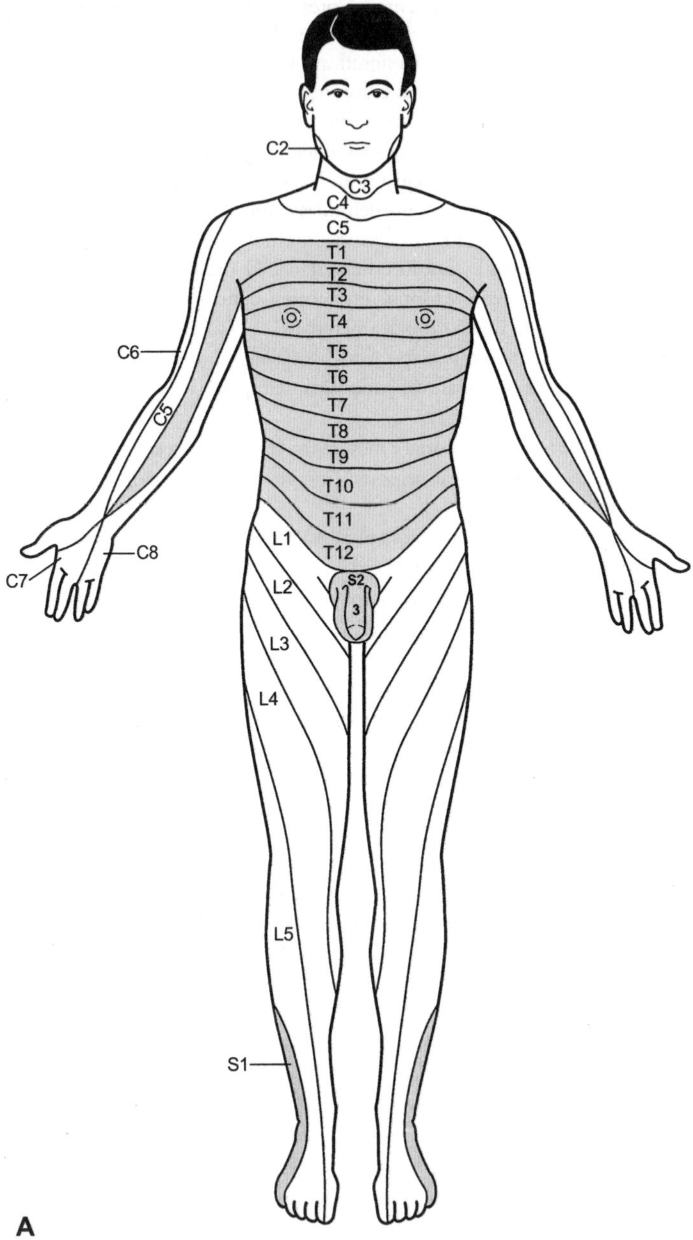

FIG. 20.2. Dermátomos cervicais, torácicos, lombares e sacros anteriores **(A)** e posteriores.

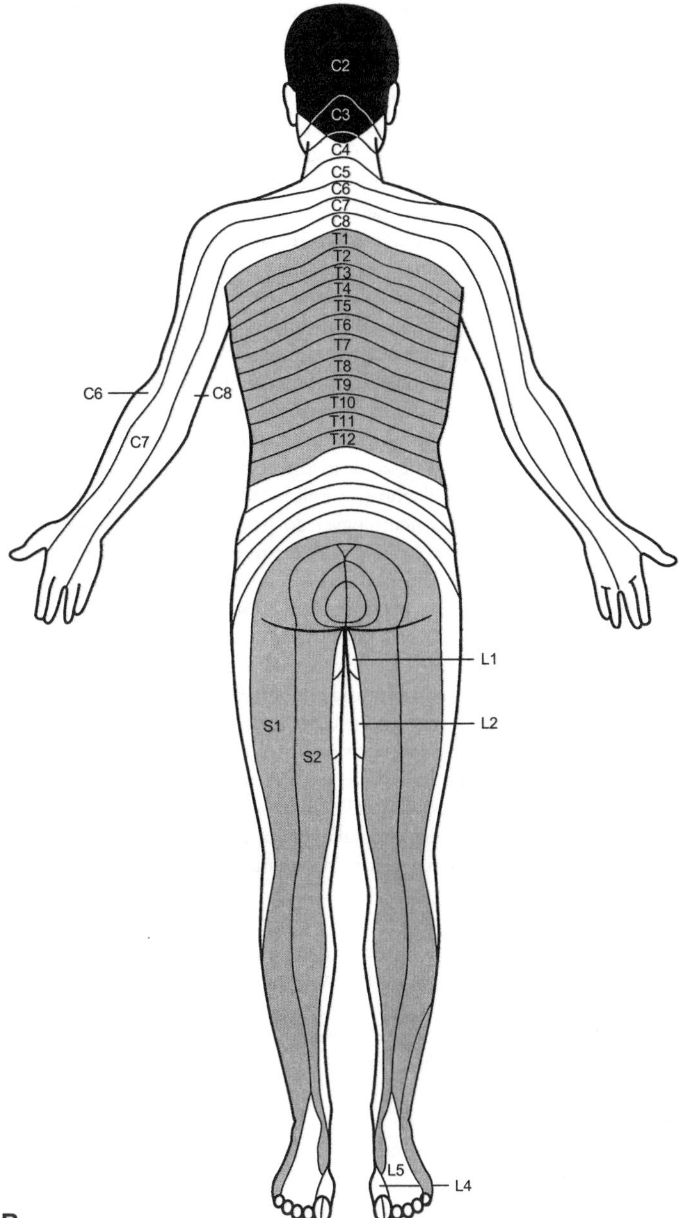

B

FIG. 20.2. *Continuação* **(B)**. (De McDonald JV, Welch WC. História e exame neurológico do paciente. In: Welch WC, Jacobs GB, Jackson RP, eds. *Operative spinal surgery.* Stamford, CT: Appleton & Lange, 1999;3:15, com autorização.)

em concha ou prancha semelhante deve ser usada em vez de rolar o paciente para evitar movimentos descontrolados. O paciente deve permanecer sobre uma prancha até ser avaliado no setor de emergência.

B. A intubação é melhor executada usando-se imobilização axial e intubação oral, evitando flexão do pescoço. O transporte para o hospital mais próximo, que esteja equipado para lidar com tais lesões, deve ser executado ou por terra ou por ar. O estado neurológico do paciente, assim como a função pulmonar, devem ser avaliados e registrados, principalmente pacientes com tetraplegia alta.

C. Podem ocorrer choques hipovolêmico e neurogênico no quadro de lesão de medula espinhal. A causa de hipotensão deve ser determinada e tratada imediatamente. **A hipotensão deve ser encarada como um sinal de sangramento abdominal, lesão aórtica ou cardíaca, perda externa de sangue, ou o resultado de outras fontes antes de se considerar o choque neurogênico.** O choque neurogênico deve ser tratado para evitar lesão adicional da medula espinhal. O tratamento consiste de administração de líquidos e cardiopressores para manter a pressão sangüínea sistêmica média em aproximadamente 90 mmHg. O paciente é reavaliado continuamente no setor de emergência. As medidas de reanimação são continuadas e modificadas conforme o necessário. A atenção é dirigida para a avaliação da coluna através de exame neurológico detalhado e radiografias.

V. **Avaliação radiográfica.** O diagnóstico de lesão de medula espinhal ou coluna vertebral é da maior importância no quadro de trauma agudo. O diagnóstico é alcançado pela obtenção de uma história dos acontecimentos, realizando-se uma avaliação neurológica do paciente e obtendo-se a avaliação radiográfica apropriada. Os estudos iniciais devem cobrir a área de lesão suspeita. Os pacientes com queixas persistentes de dor ao longo da coluna devem ser considerados como apresentando uma lesão de coluna vertebral até que prove o contrário. Geralmente os pacientes com estudo radiográfico normal e com severa dor no pescoço devem repetir a radiografia em flexão ou extensão cerca de três dias após a lesão para afastar instabilidade que foi mascarada por espasmo muscular. Manter em mente que **10 a 15% dos pacientes com uma fratura de coluna vertebral terá outra fratura em outro lugar da coluna.** Os pacientes que sofreram lesão neurológica deixando-os comatosos ou que têm outras condições que evitem que colaborem inteiramente com o médico examinador devem passar por uma completa avaliação radiográfica da coluna vertebral. Aproximadamente 1% dos pacientes que se apresentam obnubilados apresentarão instabilidade ligamentar que não é vista quando os estudos radiográficos são normais. Os estudos dinâmicos (radiografias em flexão e extensão), assim como as radiografias estáticas devem ser considerados nestes pacientes. O "nível esquelético" é empregado para assinalar a área de maior lesão vertebral e pode ser diferente do(s) nível(eis) neurológico(s).

A. **Coluna cervical**

1. Porque a maioria das fraturas comumente não percebidas se situam nos níveis C1-C2 e C7-T1, deve-se dar especial atenção a estas áreas e estudos mais detalhados são realizados, se necessário. Na coluna cervical, a projeção lateral fornece 90% da informação necessária.
2. Os estudos radiográficos laterais básicos devem incluir a base do crânio e o corpo vertebral T1 para uma interpretação adequada. Uma "projeção de nadador" pode ser requerida para inteiramente avaliar C7-T1. As radiografias são revisadas com cuidadosa atenção a três linhas:
   a. **Linha posterior do corpo vertebral.**
   b. **Linha anterior do corpo vertebral.**
   c. **Linha espinolaminar** (Fig. 20.3).

   Estas linhas devem ser ininterruptas e suaves. O aparecimento de uma coluna reta (perda da lordose cervical normal) indica espasmo muscular extensor e pode sugerir lesão de coluna.
3. Em seguida, são examinadas **as partes moles.** A traquéia contém ar e fornece uma linha de contraste contra os corpos vertebrais. O edema pré-vertebral indica um hematoma consistente com lesão de coluna vertebral. O hematoma também pode comprometer a via respiratória do paciente, levando a colapso respiratório. O espaço de parte mole não deve ser maior que 5 mm, medido na face inferior do corpo vertebral C2 e não maior que 20 mm em nível de C6. Outra distância importante é o intervalo atlantodental. Este é o espaço entre a face anterior do odontóide (dente) e o anel de C1. Este espaço não deve exceder 3,5 mm no adulto e 5 mm na criança. Distâncias maiores que estas indicam rompimento do ligamento transverso, com instabilidade resultante.

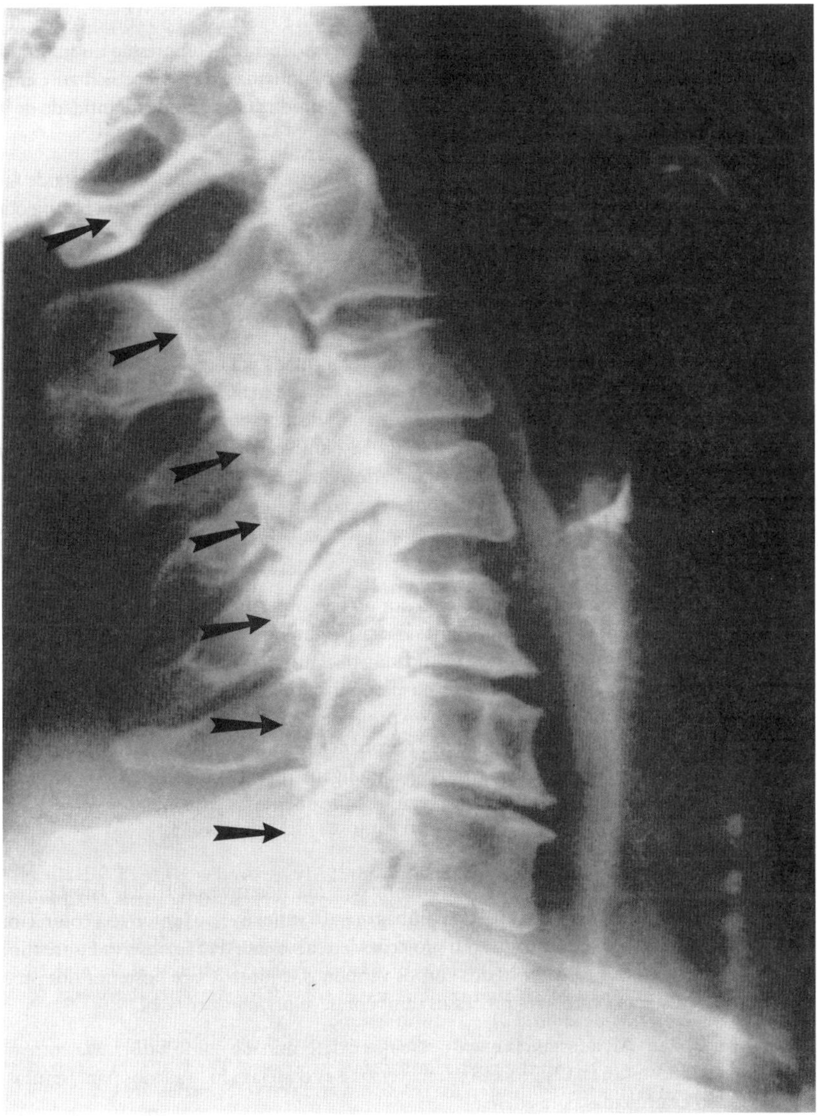

FIG. 20.3. Radiografia lateral normal de coluna cervical com demonstração da linha espinolaminar (*setas*).

4. **A altura vertebral** é examinada em seguida, incluindo a morfologia do corpo vertebral. Os corpos vertebrais devem ser semelhantes em aspecto, sem evidência de compressão ou fratura. A distância entre os processos espinhosos posteriores deve ser examinada e deve ser semelhante em cada nível. Em resumo, a radiografia lateral de coluna cervical produz uma grande quantidade de informação quando interpretada cuidadosamente.

5. Outras radiografias obtidas da coluna cervical incluem a projeção de boca aberta de C1-C2. Este estudo mostra a base do odontóide e ajuda a determinar se está presente uma fratura odontóide tipos I, II ou III (discutidas abaixo). As massas laterais de C1 são examinadas no que diz respeito à sua relação com C2. Nenhuma ou pouca saliência das massas laterais deve ser observada e uma saliência ≥ 6,5 mm indica uma fratura do anel de C1, com provável rompimento do ligamento transverso. O osso odontóide deve se localizar simetricamente entre as massas laterais de C2.

6. A **projeção ântero-posterior (AP) da coluna** é examinada para a distância entre os processos espinhosos, alinhamento e rotação. A anatomia das facetas é mais intimamente observada com projeções oblíquas da coluna cervical. As áreas suspeitas de apresentar fratura podem ser avaliadas mais detalhadamente com TC de corte fino. A RM está indicada em pacientes com déficits neurológicos ou fraturas significativas que necessitarão de redução. A RM produz informação quanto à integridade ligamentar, fraturas sutis por compressão, rompimento traumático de disco e lesão medular. Pacientes com déficits neurológicos devem ser avaliados em consulta com o serviço de cirurgia de coluna.

7. Se um paciente consciente não apresenta dor no pescoço à palpação e pode voluntariamente fletir, estender e rodar sem dor, e as radiografias iniciais forem normais, o colar pode ser removido. Se um paciente apresenta dor no pescoço e ainda assim tem radiografias preliminares normais, estudos mais detalhados devem ser realizados para afastar instabilidade ligamentar. Radiografias adicionais, incluindo estudos oblíquos, focalizados ou projeções "cone para baixo" de áreas suspeitas, TC com reconstruções sagital e coronal normais, ressonância magnética (RM) e até *scan* ósseo podem ser apropriados para afastar possível lesão óssea ou ligamentar. O colar deve ser mantido em posição até que o pescoço seja liberado clínica e radiograficamente.

B. Coluna toracolombar

1. A lesão da coluna toracolombar comumente se situa nos níveis T12-L1. Isto ocorre devido ao grande braço de alavanca criado pela coluna torácica inflexível ao juntar-se à coluna lombar. Esta área da coluna é bem examinada com projeções laterais e em AP. São observadas três linhas ao longo das faces anterior e posterior dos corpos vertebrais, e junto à face posterior dos processos espinhosos. A distância entre três processos também deve permanecer igual.

2. Na projeção em AP, a distância entre pedículos é determinada como a distância entre os processos espinhosos posteriores. Os processos transversos e as costelas são avaliados para fraturas e as partes moles são examinadas para edema.

3. Estudos de imagem mais especializados são obtidos de acordo com a necessidade. A TC é útil para um exame mais detalhado da anatomia óssea. Estes estudos podem ser solicitados com cortes de 1 a 3 mm, e reconstruções sagital e coronal para melhor definir a anatomia óssea. A RM fornece excelente visualização da medula espinhal e das raízes nervosas e auxiliam na definição da lesão medular e ligamentar.

4. As radiografias em AP e laterais são indicadas naqueles pacientes com sintomas referentes à área torácica ou aqueles que apresentam um mecanismo que é consistente com tal lesão. Isto pode incluir pacientes envolvidos em acidentes de motocicleta, quedas de altura, ejeção de veículo ou colisões pedestre-automóvel. As radiografias em extensão e flexão desta área não são tão úteis se comparadas com as da coluna cervical. A TC está indicada para aqueles pacientes com fraturas observadas em radiografia ou quando a anatomia não é bem observada em radiografias. A RM é indicada para todos os pacientes com sinais neurológicos.

C. **Coluna lombar**

1. A coluna lombar está sujeita a forças prejudiciais em quedas, acidentes automobilísticos e por outros meios. Verdadeira lesão de medula espinhal a partir de fraturas lombares é pouco freqüente porque a medula termina em nível de L1-L2. Lesões do cone medular e da cauda eqüina podem ocorrer se o canal medular estiver comprometido. Comumente, nenhuma lesão neurológica é observada com fraturas de coluna lombar.
2. A coluna lombar é avaliada de forma semelhante à coluna toracolombar. Radiografias em AP e laterais da coluna são estudos iniciais.
3. A TC pode ser útil para se determinar a extensão do comprometimento do canal em casos de fratura explosiva. A RM e a mielografia também são úteis em casos de lesão de raiz nervosa traumática, compressão de canal e síndromes de cone medular e de cauda eqüina.

VI. **Conduta médica na LME.** Uma vez que o paciente chega à área de reanimação de trauma, pode iniciar-se a conduta médica mais sofisticada. Estes protocolos de conduta incluem tratamento definitivo de outras lesões; manutenção de pressão sangüínea adequada; estudos radiográficos detalhados, como descritos acima; esteróides em alta dosagem, se apropriado; determinação da necessidade de intervenção cirúrgica; e reabilitação pós-operatória. O tratamento de choque é discutido acima. Os efeitos negativos potenciais do tratamento definitivo de outras lesões devem ser discutidos com o neurocirurgião ou o cirurgião ortopédico de coluna consultores antes da intervenção.

A. **Metilprednisolona.** Vários estudos têm sugerido que a melhora neurológica pode ocorrer após a administração de esteróides em alta dosagem após lesão fechada, não penetrante da medula espinhal. O estudo NASCIS 2 mostrou que a metilprednisolona, administrada em uma dose de 30 mg/kg endovenosamente (e.v.) por 45 minutos, dentro das 8 horas após a lesão naqueles com LME incompleta ou suspeitadamente incompleta pode melhorar o resultado neurológico. A dose inicial é seguida de 5,4 mg/kg/h e.v. administrada pelas 23 horas seguintes por gotejamento contínuo. Não foi observado nenhum aumento na incidência de infecção, perfuração duodenal ou outras complicações associadas ao uso de esteróide em curto prazo.

B. Outros tópicos médicos a serem considerados com LME incluem prevenção e tratamento de **complicações pulmonares.** Uma higiene pulmonar agressiva, leitos rotativos especializados e antibióticos são freqüentemente apropriados. **Infecções do trato urinário** são comuns em pacientes paralisados devido à cateterização repetida. **As úlceras de decúbito** podem ocorrer rapidamente em pacientes insensíveis. Cuidados de enfermagem agressivos são o esteio principal do tratamento. **As úlceras gástricas e duodenais de *stress*** são comuns e a profilaxia é recomendável. **Contraturas articulares e ossificação heterotópica** são comuns em pacientes paralisados. Estas complicações podem ser reduzidas por fisioterapia. Pacientes com lesão medular são mais sensíveis à acetilcolina e o uso de succinilcolina pode precipitar uma crise hipercalêmica.

VII. **Conduta cirúrgica nas lesões de coluna vertebral cervical**

A. **Lesões de occipital C1-C2**

1. Lesões de occipital-C1, que são raras, geralmente não estão associadas à sobrevida do paciente. Estas lesões geralmente provocam um deslocamento entre os côndilos de occipital e C1. O sangue subaracnóide observado em TC de cérebro pode fornecer uma pista inicial para o diagnóstico. O tratamento é cirúrgico se se espera a sobrevivência do paciente.
2. As lesões de C1-C2, que são comuns, com freqüência não são percebidas devido à anatomia relativamente complexa da junção C1-C2 e a dificuldade em se obter uma série completa de radiografias no paciente politraumatizado. As fraturas ósseas do odontóide podem ser divididas em tipos I, II e III (Fig. 20.4).
   a. **Tipo I:** é simplesmente um fragmento do osso odontóide. Esta é uma fratura estável.
   b. **Fraturas tipo II** são aquelas que ocorrem na base do dente. Estas fraturas são consideradas como sendo instáveis no quadro agudo. Requerem estabilização externa (colar cervical rígido ou dispositivo halocraniano) ou fixação interna (parafuso odontóide ou fixação posterior de C1-C2 usando uma construção do tipo Gallie ou de Brooks, potencialmente com o uso de parafusos colocados sobre as superfícies articulares de C1-C2). O manejo da via aérea é crítico nestes pa-

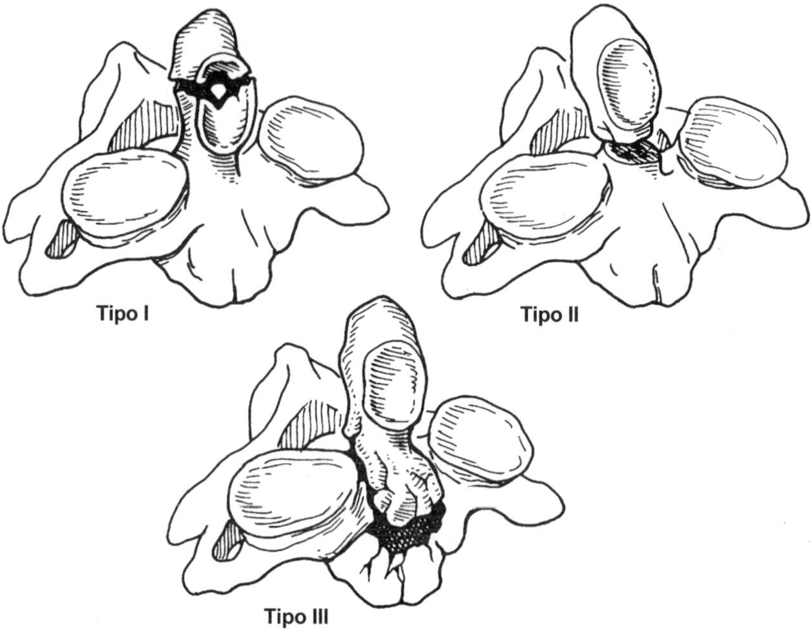

FIG. 20.4. Desenho de fraturas de odontóide tipos I, II e III.

cientes, pois podem ocorrer edema de via aérea superior e subseqüente comprometimento respiratório.

c. **As fraturas tipo III** envolvem o corpo vertebral de C2. Essas fraturas são tratadas da mesma maneira que as do tipo II. Geralmente apresentam uma incidência melhor de cura do que as fraturas do tipo II.

3. **As fraturas de Jefferson** ocorrem quando uma carga axial é colocada sobre a cabeça. O osso C1, que é circular por natureza, é forçado em pedaços. As fraturas ocorrem anterior e posteriormente. Essa fratura pode ser estável por natureza e pode curar com imobilização externa.
4. É importante considerar que o principal ligamento estabilizando o dente dentro do anel de C1 é o ligamento transverso. Este ligamento mantém o dente em aproximação íntima ao anel de C1. O espaço entre a face posterior do anel de C1 e a borda anterior do dente é chamado intervalo "atlantodontóide". Este espaço nunca deve exceder 3,5 mm no adulto (Fig. 20.5).
   a. O ligamento pode ser dilacerado sempre que o anel de C1 sofre fratura. A quantidade de deslocamento medial-lateral do anel de C1 pode ser medida em radiografias em AP ou em reconstruções de TC. Normalmente as massas laterais C1 não acavalgam o corpo vertebral de C2. Se a quantidade combinada de massa lateral excede C2 em 6,5 mm, considerar o ligamento transverso como dilacerado e a área de C1-C2 instável (Fig. 20.6).
5. "**Fratura do enforcado**" ou fratura de C2 com espondilolistese ocorre na área de C1-C2. Este tipo de fratura também é instável e requer fixação externa ou, raramente, interna.

B. Lesões de C3-C7

1. A maioria das lesões de C3-C7 pode ser diagnosticada a partir de uma radiografia lateral usando as três linhas para se determinar o alinhamento e a estabilidade. Também em projeções em flexão e extensão não deve ser observado nenhum intervalo > 3,5 mm de listese entre duas vértebras e nenhuma angulação > 11° entre corpos vertebrais ao se medir nas chapas contíguas. As distâncias dos processos espinhosos devem ser simétricas. A TC definirá a anatomia óssea e a RM demonstrará

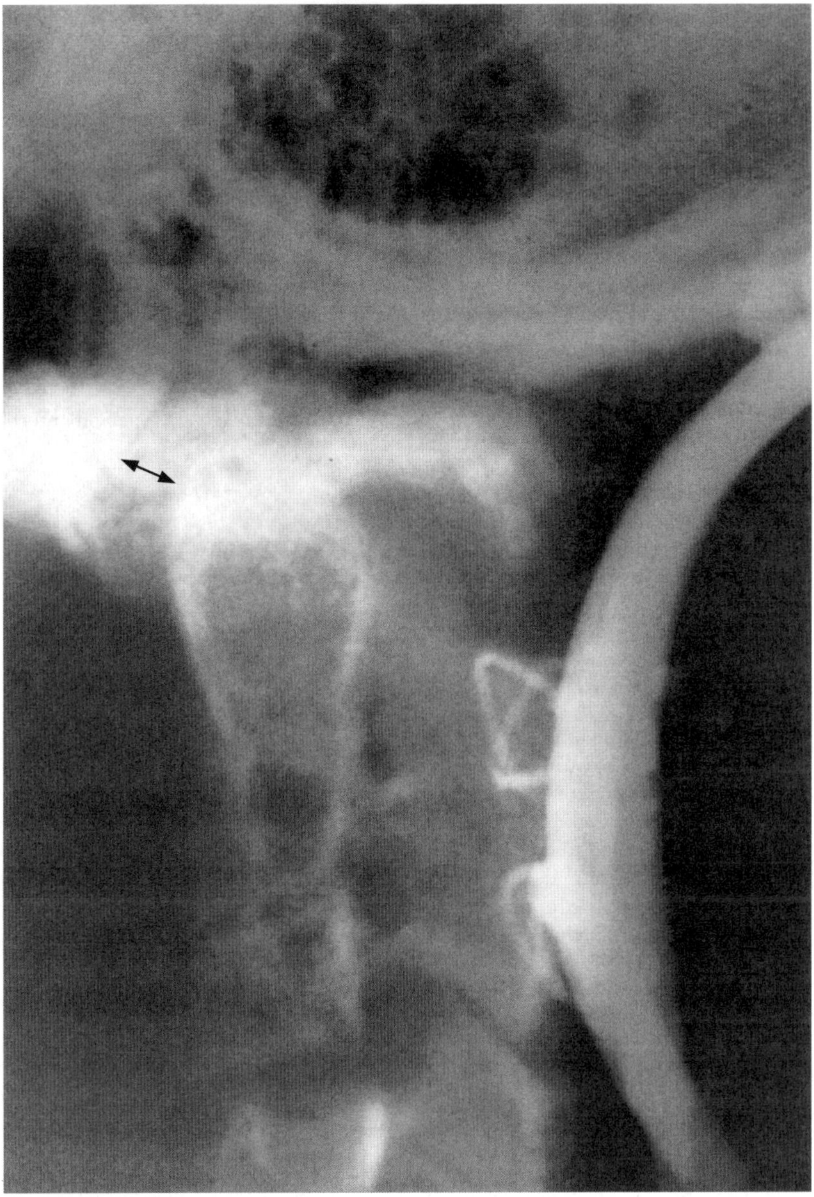

FIG. 20.5. Radiografia lateral demonstrando intervalo atlantodontóide excessivo.

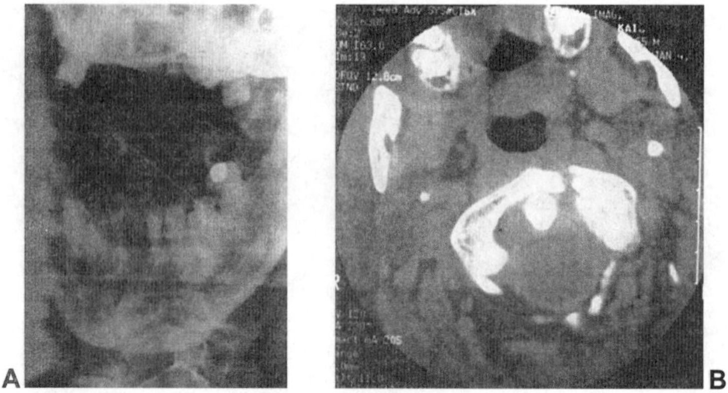

FIG. 20.6. Fratura de C1 com saliência das massas laterais de C1 observadas em radiografia em AP **(A)** e tomografia computadorizada axial **(B)**.

melhor a lesão ligamentar, a anatomia da medula e a patologia discal. Na maioria das lesões, ambos os estudos devem ser obtidos.

2. Um tipo comum de lesão envolve **lesões de facetas unilaterais e bilaterais.** Estas lesões incluem tanto fraturas das articulações das facetas quanto lesão das cápsulas com as facetas "empoleiradas" resultantes. Ambos os tipos de lesões são observados em radiografias e TC. A presença de 25% de subluxação de uma vértebra sobre outra pode representar uma fratura unilateral de faceta ou deslocamento. O aspecto tomográfico desta fratura parece "pães de hambúrguer justapostos" (Fig. 20.7). Uma subluxação de 50% geralmente significa que ocorreu uma lesão bilateral de faceta. Deve-se realizar RM dos pacientes com estas lesões para o diagnóstico de qualquer herniação discal que poderia interferir com a redução dos dois corpos vertebrais, potencialmente provocando uma catástrofe neurológica se o disco comprometer a medula durante a redução. Estes pacientes necessitarão discectomia antes da redução.

3. Geralmente os deslocamentos uni e bilaterais de faceta são reduzidos em tração em pinça ou halo sob estrita supervisão do cirurgião de coluna ou a redução pode ser realizada intra-operatoriamente. Apesar de as fraturas unilaterais de faceta poderem ser estáveis, a fusão cirúrgica é com freqüência o método preferido de tratamento. Ocasionalmente, lesões ósseas puras podem ser manejadas por imobilização com halo, uma vez que a fratura tenha sido reduzida.

4. **As lesões bilaterais de facetas são instáveis** porque o canal medular geralmente se encontra severamente comprometido. A redução fechada com tração pode fracassar. A redução e a estabilização intra-operatórias com monitoramento neurofisiológico é o método terapêutico de escolha se a tração fracassa.

C. **Fraturas por explosão** geralmente ocorrem como resultado de flexão ou compressão axial. As colunas podem parecer bem alinhadas à primeira vista na radiografia lateral. Geralmente são observadas uma expansão no espaço pré-vertebral e perda de altura vertebral. A TC mostrará a cominuição vertebral envolvendo todas as três colunas e geralmente apresenta comprometimento de canal e subseqüente déficit neurológico, que necessitarão de estabilização cirúrgica mas que devem receber tração suave ou imobilização com colar durante os estudos e antes da cirurgia.

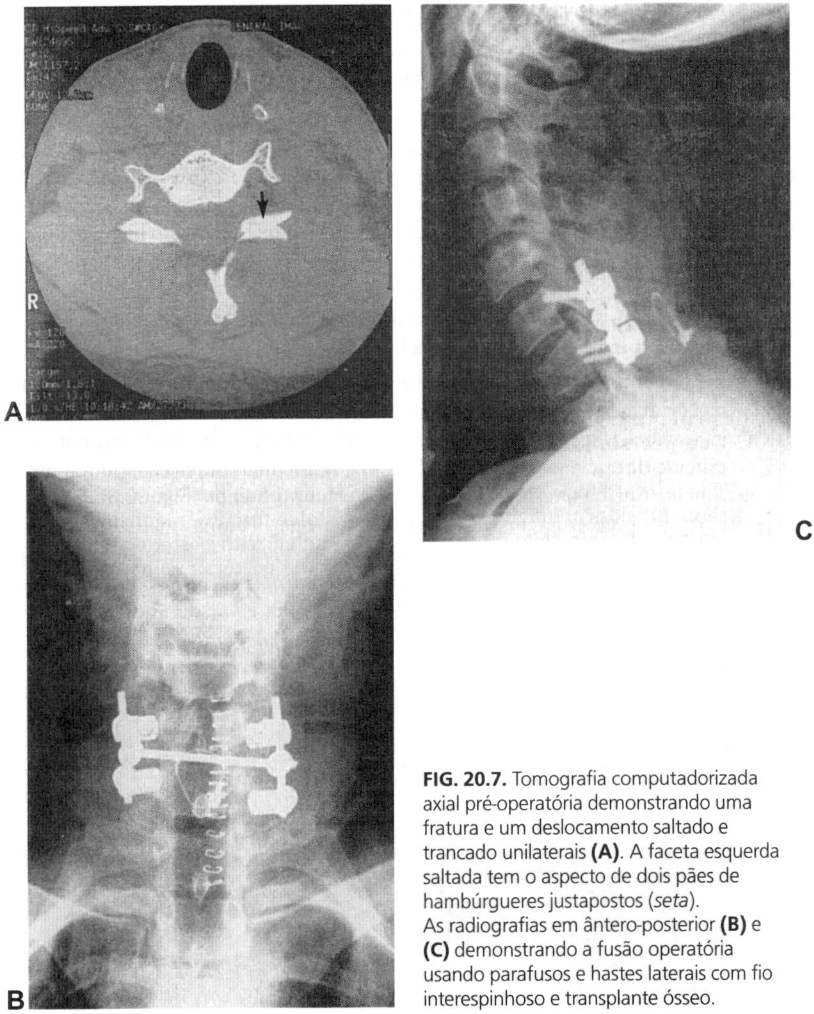

FIG. 20.7. Tomografia computadorizada axial pré-operatória demonstrando uma fratura e um deslocamento saltado e trancado unilaterais **(A)**. A faceta esquerda saltada tem o aspecto de dois pães de hambúrgueres justapostos (*seta*). As radiografias em ântero-posterior **(B)** e **(C)** demonstrando a fusão operatória usando parafusos e hastes laterais com fio interespinhoso e transplante ósseo.

D. **As fraturas em gota de lágrima** devem ser diferenciadas da lesão por extensão, menos ameaçadora, com um pequeno fragmento da córtex anterior do corpo vertebral, da verdadeira gota de lágrima que é altamente instável. A TC mostrará a separação sagital no corpo vertebral em uma lesão do tipo em gota de lágrima verdadeira. A RM freqüentemente demonstrará uma contusão medular inicial. A maioria destes pacientes são comprometidos neurologicamente e necessitarão de cirurgia para estabilizar o pescoço e descomprimir a medula.

E. **Lesões medulares sem anormalidade radiográfica** (SCIWORA – *spinal cord injuries without radiographic abnormality*). Alguns pacientes parecerão estar comprometidos neurologicamente sem fraturas ou lesões ligamentares nos estudos radiográficos iniciais. Geralmente, pacientes neste grupo se encontram nas extremidades do espectro etário. Jovens pacientes são sensíveis a este tipo de lesão devido à elasticidade de seus ligamentos. No paciente idoso, geralmente encontramos uma estenose cervical subjacente, ou degenerativa ou congênita. As lesões por hiperflexão ou hiperextensão leves provocarão compressão medular sem fratura óssea. As alterações medulares iniciais são freqüentemente observadas na RM. Uma lesão do tipo medular central normalmente é o resultado nestes tipos de lesão. Apesar de alguns destes pacientes se recuperarem lentamente, alguns necessitarão de descompressão da medula espinhal para promover a recuperação.

F. **A espondilite anquilosante** é uma condição que cria o aspecto de uma "coluna em bambu". Apesar da qualidade osteoporótica do osso, a coluna é fundida em vários segmentos. O osso também tem uma tendência a sangrar e hematomas de coluna epidurais são comuns e associados à lesão neurológica. A fratura exata pode ser de difícil identificação em radiografias simples. Freqüentemente, a deformidade subjacente não é conhecida, o posicionamento é difícil e perigoso para estudos de imagens, e estes pacientes podem deteriorar neurologicamente devido ao mau posicionamento do pescoço e sua propensão em desenvolver hematomas epidurais. Um especialista de coluna deve gerenciar os estudos radiológicos e outros para evitar que o pescoço sofra mais flexão ou extensão.

VIII. Conduta cirúrgica nas lesões da coluna toracolombar

A. **As fraturas por compressão** geralmente envolvem apenas a coluna anterior. A TC diferenciará uma lesão de uma coluna de uma lesão mais instável de duas colunas. A radiografia lateral mostrará a perda de altura vertebral (Fig. 20.8). Uma perda de altura maior que 40% pode sinalizar uma fratura instável, necessitado de tratamento cirúrgico. Este teor de encunhamento associado à sensibilidade posterior geralmente sinaliza uma lesão ligamentar da coluna posterior. Fraturas múltiplas por compressão podem ser instáveis e devem ser observadas com rigor. Fraturas mais altas (T1-T9) requerem muito mais energia para fraturar devido à estabilidade do gradil costal e estão associadas à lesão mais séria. Múltiplas fraturas costais e fraturas esternais estão associadas à instabilidade. A maioria das fraturas por compressão de T10-L5 com perda de altura < 40% e sem dor posterior pode ser manejada em uma braçadeira.

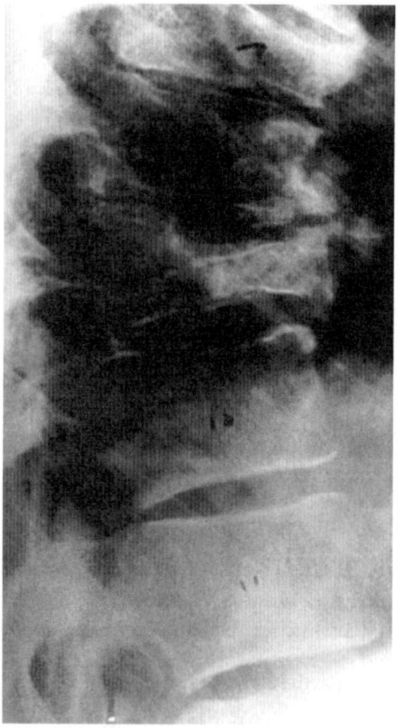

A

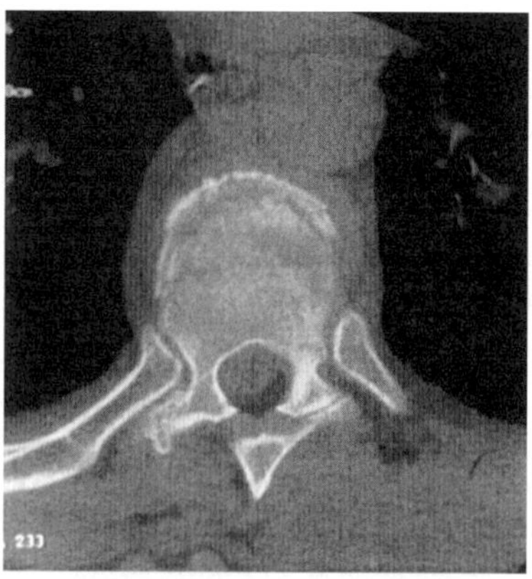

B

FIG. 20.8. Fratura de T9 por compressão observada em radiografia lateral **(A)** e em tomografia **(B)**.

1. As imagens (TC, RM) são indicadas para qualquer fratura por compressão associada à lesão neurológica, mais de 30% de perda de altura do corpo vertebral, e qualquer paciente com dor posterior ou alargamento dos pedículos na projeção em AP. Estes pacientes devem ser avaliados por um cirurgião de coluna.

B. **Fraturas explosivas** envolvem duas das três colunas e são de maneira geral consideradas instáveis. Os achados radiológicos são positivos quando a projeção lateral mostra perda de altura vertebral, espaçamento dos processos espinhosos ou interrupção da linha posterior do corpo vertebral. A projeção em AP mostra afastamento dos pedículos, espaçamento entre os processos espinhosos e perda de altura vertebral. Muitos destes pacientes apresentam lesão neurológica. Todas essas fraturas devem ter estudos por imagem detalhados e os pacientes devem receber consulta do serviço de coluna.

C. **Fraturas por flexão ou distração (cinto de segurança ou de Chance).** Esta fratura axialmente orientada é provocada por uma lesão em flexão em volta de um fulcro anterior (cinto abdominal sem cinto de ombro). A fratura pode separar os pedículos ao meio, lacerar abrindo o espaço discal ou poupar elementos ósseos e serem de natureza ligamentar. O movimento em flexão excessivo coloca a coluna em cifose. Esta lesão está associada a uma incidência de 30 a 45% de lesão abdominal e 13% de paralisia. Algumas das lesões ósseas puras podem ser manejadas sem cirurgia, colocando-se os pacientes em uma braçadeira em extensão para trazer os elementos ósseos fraturados em aposição, mas lesões ligamentares requerem cirurgia. Estas lesões requerem estudos por imagem detalhados.

D. **Fraturas-deslocamentos** são altamente instáveis e necessitam de estudos por imagem em todos os pacientes. A maioria ocorre na junção toracolombar. Quanto mais proximal a lesão, maior a incidência de paraplegia (90% acima de T10 e 60% abaixo de T10). As projeções em AP e laterais mostrarão translação da coluna, assim como fraturas nas facetas, deslocamentos ou fração cominutiva. Estas lesões requerem estudos radiográficos detalhados, seguidos de intervenção cirúrgica.

E. **Fraturas sacras** são de difícil visualização em radiografia e necessitam de TC para delineamento. As fraturas laterais do forame sacro têm uma incidência de 6% de lesão neurológica (raiz de L5) e fraturas através do forame apresentam uma incidência de 28%. As fraturas mediais ao forame através do canal têm uma lesão neurológica associada em 57%, a maioria envolvendo a função intestinal e vesical. As fraturas deslocadas podem requerer cirurgia.

IX. Ferimentos PAF da coluna

A. As lesões penetrantes da coluna devem ser tratadas como em qualquer parte do organismo. Os princípios cirúrgicos-padrão de debridamento e fechamento podem ser aplicados. O aviso é que pacientes com vazamento de líquido cefalorraquidiano (LCR) apresentam risco de meningite e de formação de abscesso paravertebral, a menos que a saída de LCR seja controlada.

B. De maneira geral, grandes ferimentos de saída requerem exploração e debridamento. As culturas de ferimento são coletadas e todo o material potencialmente contaminante (p. ex., fragmentos de vestuário ou bucha de projétil) é removido. A passagem através do esôfago, faringe ou cólon antes de atravessar a coluna tem o potencial de provocar sepse de coluna. O debridamento radical da coluna não é mais recomendado nesta situação. O debridamento mínimo do trato do projétil e 1 a 2 semanas de antibióticos de amplo espectro é o suficiente para diminuir a chance de infecção de coluna em cerca de 10% dos casos quando o projétil atravessa o cólon, o esôfago ou a faringe.

C. Remover os fragmentos do projétil pode necessariamente ser adiado se um nível anormal de chumbo se desenvolve. A remoção de um projétil do canal medular é recomendada se houver piora do quadro neurológico ou a evidência de compressão neurológica nos estudos radiográficos. Estes procedimentos podem ser facilitados se realizados de maneira adiada para permitir um reparo dural mais fácil. O desvio do LCR (p. ex., drenagem lombar, cervical ou ventricular) pode ser necessário para vazamento persistente. A deterioração neurológica ordena uma abordagem mais urgente para o debridamento.

D. Surpreendentemente, poucas lesões de coluna provocadas pelo projétil atingindo a coluna vertebral são instáveis o bastante para necessitar estabilização cirúrgica. A teoria das três colunas pode ser usada para ditar o tratamento. Se duas de três colunas estão envolvidas, uma órtese rígida é necessária para determinar a estabilidade.

Axiomas

- Os fatores mais importante ao se tratar de lesões da coluna são atenção ao mecanismo de lesão, compreensão do nível de função neurológica no momento da lesão comparado à apresentação posterior, ter em mente a possibilidade de outras lesões da coluna, lesões passíveis de confusão e variáveis do paciente.
- As fraturas mais comumente despercebidas ocorrem nos níveis C1-C2 e C7.
- Assume-se que todo paciente apresenta coluna instável até que se prove o contrário.
- Pacientes com queixas contínuas de dor relacionada à coluna devem ser detalhadamente avaliados e esta avaliação deve ser repetida se os sintomas persistirem.
- Se persistir qualquer dúvida acerca da lesão, é necessária uma avaliação por um cirurgião de coluna.

Bibliografia

American College of Surgeons Committee on Trauma. *Advanced trauma life support instructor manual.* Chicago: American College of Surgeons, 1997.

Bracken MB, Holford TR. Effects of timing of methylprednisolone or naloxone administration on recovery of segmental and long-tract neurological function in NASCIS 2. *J Neurosurg* 1993;79:500-507.

Carlson GD, Gorden C. Invited Review. Spinal cord injury research: current status and clinical implications. *SpineLine* 2000;1:7-18.

International standards for neurological and functional classification of spinal cord injury, 4th ed. Chicago: American Spinal Injury Association, International Medical Society of Paraplegia (ASIA/IMSOP) American Spinal Injury Association, 1992.

Przybylski G, Welch WC, Jacobs GB. Spinal instability and biomechanics. In: Welch WC, Jacobs GB, Jackson RP, eds. *Operative spinal surgery.* Stamford, CT: Appleton & Lange, 1999;7:104-112.

21. FERIMENTOS DE PARTES MOLES DA FACE

James M. Russavage e Gary T. Patterson

I. **Geral**

A. Um exame e uma avaliação cuidadosos do ferimento devem ser feitos antes de qualquer tratamento. Lacerações ou contusões devem ser consideradas evidência de lesão óssea subjacente e alertar o clínico para inspecionar as radiografias do osso nesta área. As fraturas do osso subjacente devem ser detectadas e, em muitos casos, tratadas antes de manejo definitivo das partes moles. O tratamento da fratura após o manejo das partes moles com freqüência rompe o fechamento do tecido e danifica-o ainda mais. Se as fraturas são expostas através de lacerações de partes moles, realizar fixação através do ferimento aberto em vez de usar as incisões-padrão para tratamento de fratura facial.

B. As lesões de nervos, ductos, glândulas e seios paranasais associados requerem avaliação e uma investigação detalhada das funções estruturais na vizinhança da laceração é importante.

C. O tecido que está contaminado e danificado por esmagamento e contusão apresenta um risco para infecção se um reparo primário for empreendido. A probabilidade de contaminação aumenta rapidamente e é diretamente proporcional à extensão de tempo que se passou desde a lesão. A história e as circunstâncias da lesão fornecem evidências assinalando a possibilidade de material estranho profundamente implantado.

D. **Adiamento de fechamento primário de ferimento**

1. **Indicações**
   a. Paciente visto muito tempo após a lesão.
   b. Extenso edema tecidual.
   c. Hematoma subcutâneo.
   d. Lesão por esmagamento.
   e. Bordas do ferimento estão muito contundidas.
   f. O tecido está desvitalizado.
2. **Tratamento**
   a. Debridamento limitado para remover tecido desvitalizado.
   b. Curativos úmidos.
   c. Antibioticoterapia.
3. **Tratamento continuado** até a resolução do edema e da inflamação aguda e um aspecto mais limpo do ferimento; o adiamento do fechamento primário tem probabilidade de ter sucesso.

E. O fechamento primário sob condições insatisfatórias pode contribuir para o aumento de perda de partes moles, com tensão, infecção e necrose tecidual. Se as bordas do ferimento não puderem ser aproximadas devido à contratura após tratamento aberto, o ferimento pode ser coberto com um transplante de pele, que pode ser excisado secundariamente.

II. **Fotografia:** deve ser feita pelas seguintes razões

A. Manter registro preciso.
B. Objetivos de seguro e legais.
C. Complemento de avaliações escritas.
D. Avaliar a eficácia da terapia.

III. **Anestesia.** Uma atitude de confiança e solidariedade, junto com uma pré-medicação adequada, permitem uma cirurgia extensa sob anestesia local.

A. Os bloqueios de nervo podem ser empregados para se estabelecer uma anestesia regional em um amplo campo, com dose reduzida de medicação e menos desconforto. Ferimentos menos complicados (p. ex., pequenos cortes, escoriações, lacerações) e algumas fraturas não complicadas dos ossos faciais (p. ex., nariz) podem ser tratados sob anestesia local, na sala de cirurgia ou em uma área ambulatorial.

B. Lesões mais extensas podem requerer anestesia geral.

IV. **Debridamento e cuidados.** Uma limpeza meticulosa dos ferimentos de tecido mole é imperativa antes que qualquer tratamento definitivo seja tentado. Todo sangue e sujeira devem ser cuidadosamente lavados dos tecidos com generosa quantidade de água e detergentes suaves. Remover quaisquer materiais estranhos, como vidro, cabelo, roupa, estruturas dentárias, pedaços de próteses dentárias, tinta, graxa, pedregulhos e sujeira.

A. Exceto pela remoção de partes obviamente desvitalizadas de tecido, o extenso debridamento de partes moles tem pouco lugar no manejo de lesões faciais.

1. Errar para o lado de manter tecidos que podem não sobreviver mais do que debridar ou destruir quaisquer tecidos que possam ser importantes em um resultado final. O excelente fornecimento sangüíneo da face geralmente torna um extenso debridamento desnecessário.

V. **Limpeza do ferimento.** Todo ferimento deve ser cuidadosamente inspecionado para retirada de material estranho, cuja remoção é imperativa para evitar separação, infecção, cura retardada e pigmentação subseqüente da pele. A presença de material estranho e hematoma reduz a inoculação bacteriana necessária para que se desenvolva uma infecção.

A. As bordas do tecido podem ser limpas com anti-sépticos, sabões detergentes e água.

B. Em raros casos são necessários solventes (p. ex., éter, benzina ou álcool) para remover substâncias insolúveis em água ou removíveis por escovação ou debridamento. A escovação sob anestesia adequada é necessária para remover material estranho e evitar o desenvolvimento de infecção e "tatuagem traumática." O material pode ser removido inicialmente com escovação, a ponta de uma lâmina nº 11, ou uma pequena cureta dermatológica.

VI. **Tipo de ferimento**

A. **Escoriação**

1. Limpar com sabão suave, não irritante ou Hibiclens (Zeneca, Wilmington, DE), Betadine (Purdue Frederick, Norwalk, CT), ou pHisoHex (Sanofi Winthrop, New York, NY).
2. Sujeira, graxa, carbono e outros pigmentos devem ser cuidadosamente escovados do ferimento.
3. Aplicar curativo lubrificante leve.
4. Compressas úmidas (úmido para úmido) ou a aplicação de um ungüento antibacteriano (Neosporin ou Bacitracina; Warner Wellcome, Morris Plains, NJ) evitarão secagem e ressecamento das superfícies expostas do ferimento.

B. **Ferimentos contusos**

1. Geralmente regridem sem tratamento ativo.
2. A maioria dos hematomas é difusa e absorve gradativamente.
3. Hematoma de pálpebra, face ou de fronte podem requerer drenagem.
4. Hematoma de septo nasal necessita ser evacuado através de pequena incisão na mucosa septal ou através de agulha de grosso calibre.

C. **Laceração simples**

1. O reparo deve ser empreendido depois que as estruturas subjacentes tenham sido avaliadas e corpos estranhos removidos.
2. O período de tempo entre a lesão e o reparo é importante no que diz respeito ao risco de infecção e à escolha da técnica de reparo.
3. Com a exceção de mordidas de animais e tatuagem traumática, a maioria dos ferimentos de partes moles da face, adequadamente limpos e com curativos apropriados, podem esperar para reparo primário até 24 horas, sem risco sério de infecção.
4. O tecido desvitalizado deve ser excisado, apesar de sua localização o quão importante seja.
   a. Apesar de o debridamento ser conservador, deve ser adequado. Bordas de ferimento desiguais, severamente contusas, devem ser ressecadas conservadoramente para fornecer bordas perpendiculares de pele que resolverão primariamente com cicatriz mínima.
5. Lacerações aproximadas paralelas podem ser convertidas em um único ferimento se excisando a interferência de ponte de pele, facilitando o reparo e reduzindo a formação de cicatriz.
6. O tecido deslocado deve ser reconduzido à sua posição original.
7. Ocasionalmente, mudar imediatamente a direção de um ferimento por zetaplastia ou fazer redução de tecido para contratura de cicatriz no momento do reparo primário do ferimento é adequado.

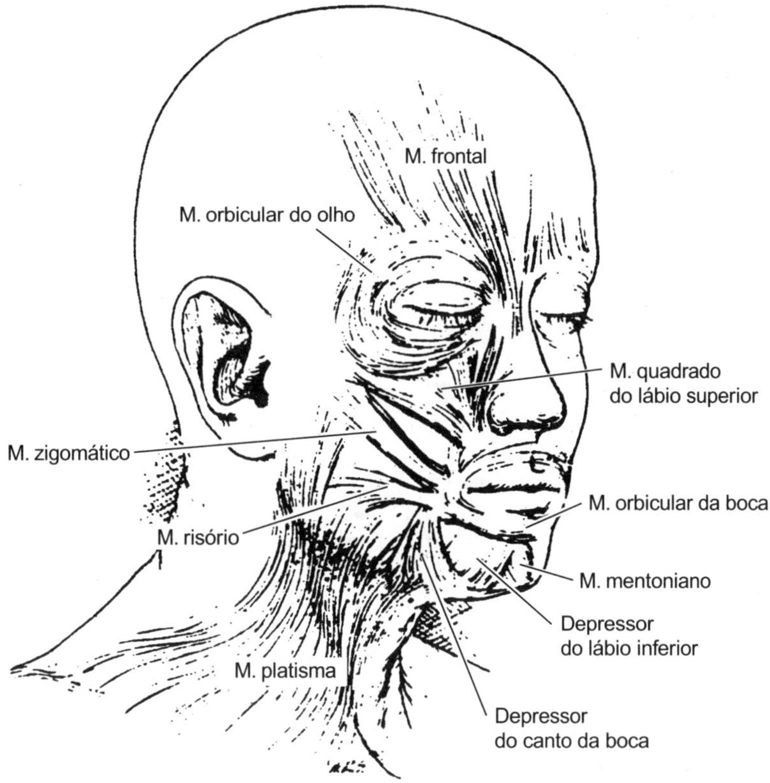

FIG. 21.1. Músculos da expressão facial.

8. Se os tecidos marginais contusos forem de importância anatômica, é melhor evitar o debridamento e considerar uma cirurgia reconstrutora secundária.

D. **Lacerações profundas.** Os músculos da expressão facial (Fig. 21.1) são tão intimamente associados à pele que o fechamento cuidadoso do ferimento em camadas dá aproximação adequada ao músculo.

1. Se possível, as camadas do músculo facial devem ser identificadas e fechadas separadamente com suturas absorvíveis finas.
2. O fechamento do músculo e da fáscia em camadas, incluindo o tecido subcutâneo, restauram a função adequada e evitam aderência da pele da face ao músculo.

VII. **Considerações anatômicas sobre reparação de parte mole**

A. **Nervo facial.** Com freqüência não é prático e é desnecessário identificar e suturar os ramos terminais do nervo facial. O plexo de fibras nervosas torna a regeneração de atividade uma ocorrência comum, apesar da ausência de suturação direta do nervo facial. Uma aproximação razoavelmente precisa dos tecidos geralmente permite algum elemento de regeneração do nervo por neurotização do músculo.

1. O reparo do nervo não precisa ser realizado anteriormente à linha traçada no canto lateral das pálpebras.
2. A sutura de ramos nomeados do nervo facial deve ser realizada e os ramos devem ser procurados (Fig. 21.2). O reparo primário no momento do tratamento inicial é recomendável.

B. **Nervo trigêmeo.** Os ramos sensitivos do nervo trigêmeo (Fig. 21.3) na região da pele são pequenos e a aproximação não é prática e é desnecessária. A recuperação parcial ou completa geralmente ocorre dentro de alguns meses a um ano, com leve hipoestesia com freqüência presente. A contusão dos ramos do nervo trigêmeo também ocorre como resultado de fraturas.

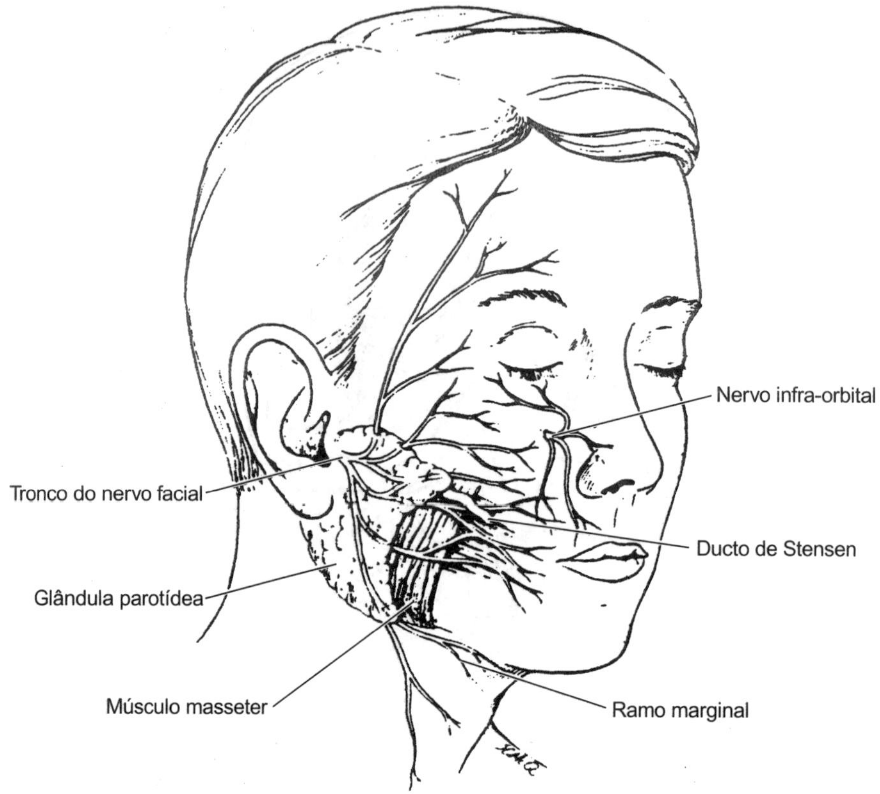

FIG. 21.2. Anatomia profunda da face mostrando o nervo facial, a glândula parotídea, o ducto de Stensen e o músculo masseter.

C. **Lacerações do ducto parotídeo.** As lacerações do ducto parotídeo devem ser reparadas no momento do fechamento do ferimento para evitar fístula na pele ou a membrana mucosa da boca.

1. Para identificar o trajeto do ducto parotídeo, traça-se uma linha do trágus da orelha à porção média do lábio superior. O ducto atravessa o terço médio da linha.

2. O ducto parotídeo percorre adjacente ao ramo bucal do nervo facial. A paralisia do ramo bucal com uma laceração suprajacente deve sugerir a possibilidade de lesão do ducto parotídeo.

3. O ducto parotídeo desemboca na boca contra o segundo molar do maxilar.

   a. Um tubo Silastic ou uma sonda de prata pode ser inserido dentro da abertura do ducto e o trajeto deste pode ser seguido. O ducto pode ser irrigado com uma solução salina usando uma luva Angiocath nº 22. O aparecimento da solução salina no ferimento indica se o ducto sofreu lesão. A extremidade proximal do ducto pode ser identificada no ferimento exprimindo secreção de saliva.

   b. Um cateter Silastic é colocado no ducto e o ferimento reparado com suturas finas. O tubo é deixado no local por um período de duas semanas, dependendo da tolerância (Fig. 21.4).

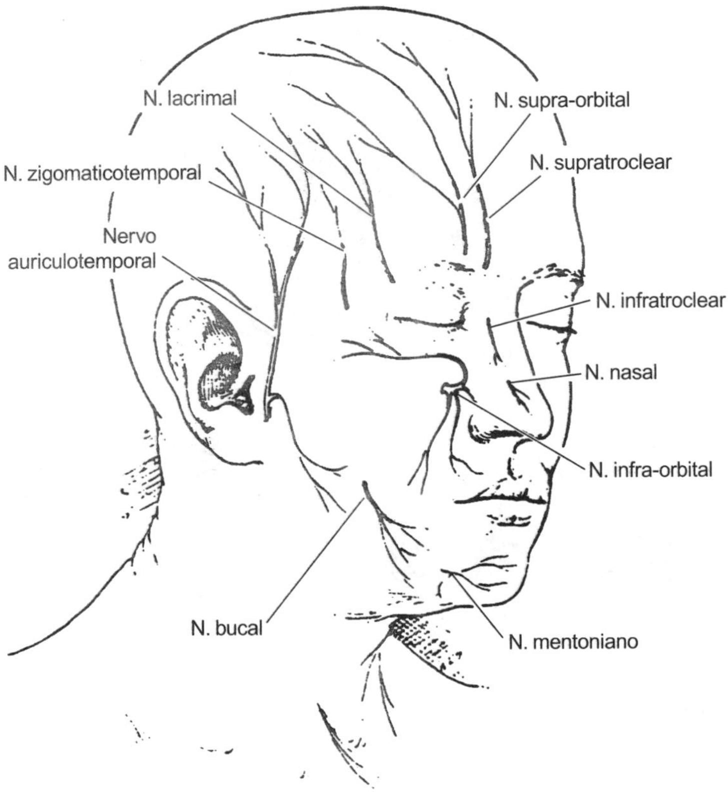

FIG. 21-3. Distribuição do nervo sensitivo trigêmeo na face.

VIII. Considerações regionais no reparo de parte mole

A. **Fronte e sobrancelha**

1. Preservar a sobrancelha.
2. **Não raspar sobrancelha.**
3. Reparar camada muscular.

B. **Orelhas.** Avaliar ferimentos adjacentes, a orelha média e orelha interna. A presença de perda auditiva, otorréia hemorrágica, vazamento de líquido cefalorraquidiano (LCR), ou lesão de nervo facial sugerem lesão de orelha média ou interna.

1. Uma equimose sobre a área mastóide é conhecida como **sinal de Battle,** um achado associado à fratura de base de crânio.
2. A orelha pode estar envolvida em escoriações, contusões, lacerações e hematomas.
   a. **Escoriações** curam com a aplicação continuada de curativo leve e ungüento. Um curativo bem projetado, acolchoado adequadamente (com algodão embebido de óleo mineral), minimiza o edema e a hemorragia. Deve-se ter cuidado para que o curativo não exerça pressão desordenada que impeça a circulação ao pavilhão auricular.
   b. **Lacerações** do pavilhão auricular geralmente estão associadas a lacerações da cartilagem. A orelha pode estar total ou parcialmente arrancada, mas é com freqüência viável quando permanece um pequeno pedículo. O debridamento e a limpeza apropriados do ferimento minimizam a probabilidade de condrite ou deformidade subseqüentes.

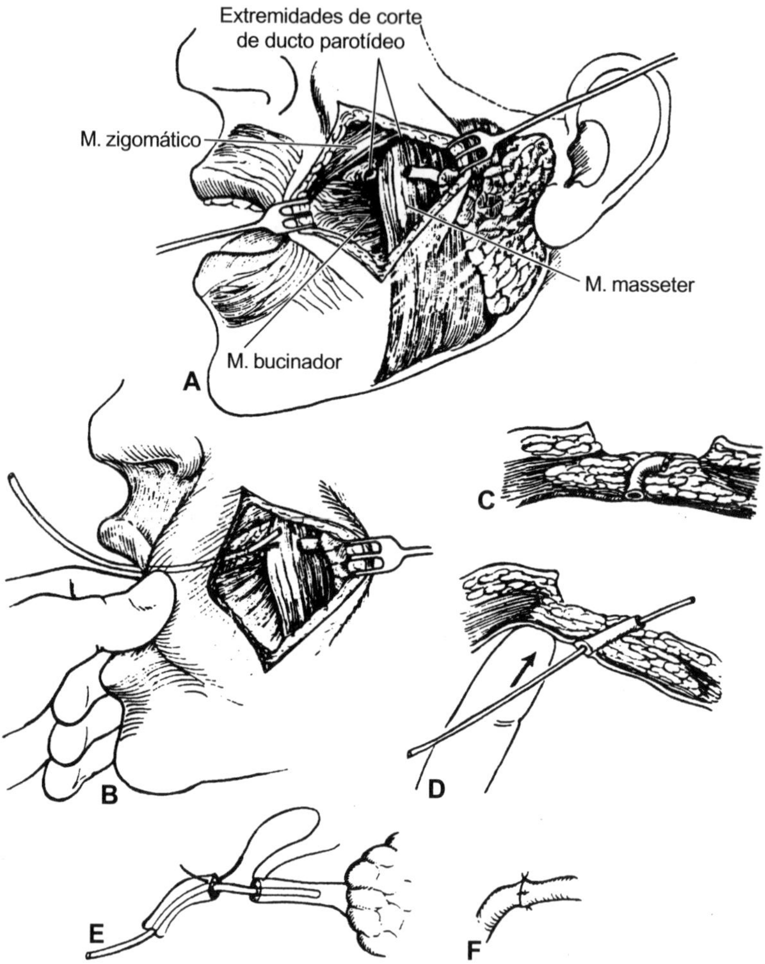

FIG. 21.4. Reparo de um ducto parotídeo seccionado **(A)**, ducto seccionado **(B)**, tubo Silastic no ducto **(C)**, angulação do ducto de Stensen na face **(D)**, o estiramento da mucosa facilita a colocação do *stent* **(E)**, suturação do ducto sob ampliação com lupa **(F)**, o *stent* permanece do ducto por 10 a 14 dias.

(1) A orelha deve ser cuidadosamente suturada em posição e apoiada adequadamente com curativos.

(2) O conduto auditivo pode receber um *stent* com gaze Seroform (Sherwood-Davis & Geck, St. Louis).

(3) A cartilagem deve ser acuradamente ajustada à margem da pele.

(4) O pavilhão auricular apresenta muitos marcos que permitem colocação precisa das suturas de pele, fornecendo realinhamento excelente e deformidade mínima.

3. **Reparo**
   a. Debridamento conservador.
   b. Retornar tecidos ao ponto de origem.
   c. Reparar a cartilagem com sutura monofilamento 5-0 **claro** não absorvível.
   d. Reparar a pele com sutura monofilamento 6-0 não absorvível.

C. **Nariz.** As lacerações do nariz podem envolver a pele, o revestimento do vestíbulo do nariz, ou a membrana mucosa da cavidade nasal, principalmente na junção do osso e as cartilagens.

1. Os ferimentos devem ser **aproximados com** precisão **anatômica**, alinhando as bordas da narina com precisão.
2. Pode ser facilmente diagnosticado hematoma septal em um exame com um espéculo nasal. Eliminar o hematoma septal através de uma pequena incisão na mucosa ou por aspiração com agulha. Um hematoma septal não tratado normalmente reabsorverá e destruirá a cartilagem septal, principalmente ao se tornar infectado; resulta em uma deformidade de "nariz em sela".
3. Ao tratar lesões penetrando todas as camadas do tecido mole do nariz, é mais fácil reparar o revestimento da membrana mucosa primeiro, com sutura simples categute 4-0 ou outro fio absorvível.
4. As cartilagens laceradas septal, lateral superior, alar e columelar geralmente podem ser reaproximadas sob visão direta através do ferimento e mantidas em boa posição simplesmente por reparo preciso do mucopericôndrio subjacente e a pele suprajacente. Suturas interrompidas com monofilamento de polipropileno 6-0 são ideais para este fechamento de pele.
   a. O nariz às vezes é preenchido com uma gaze impregnada de petróleo para manter a posição dos fragmentos cartilaginosos ou ósseos.

D. Lábios

1. Lacerações dos lábios podem envolver apenas a pele superficial e tecidos subcutâneos ou estenderem-se até o músculo orbicular da boca. Lacerações de toda a espessura também podem ser encontradas.
2. O sangramento pode ser profuso se a artéria labial for seccionada. Pressão local ou ligadura do vaso controlam o sangramento.
3. A margem cutâneo-vermelhão e a margem mucosa-vermelhão fornecem marcos precisos que devem ser acuradamente aproximados.
   a. A musculatura do lábio deve ser fechada primeiro, usando suturas *gut* crômicas 3-0 ou 4-0.

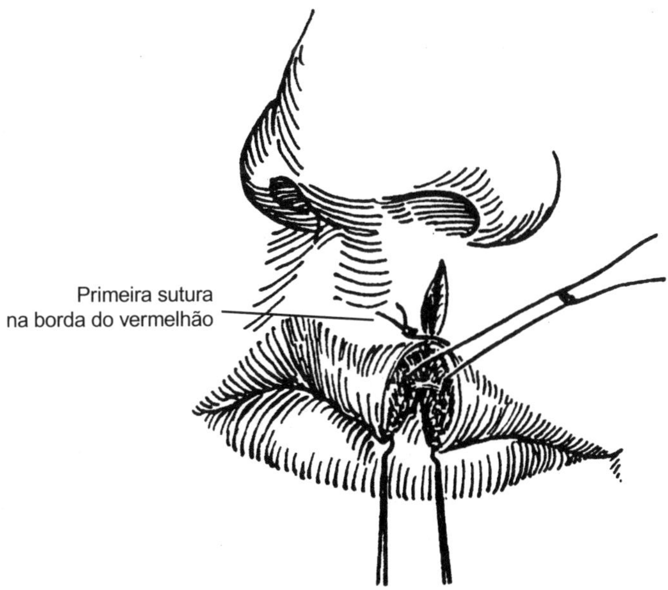

FIG. 21-5. Reparo de laceração vertical do lábio.

b. Deve-se remover completamente o sangue da borda do vermelhão e fazer uma aproximação acurada.

c. A membrana mucosa deve ser fechada com sutura crômica 4-0 ou 5-0.

d. Fechar a pele com polipropileno 6-0 (Fig. 21-5).

IX. **Técnica de fechamento de ferimento sem sutura.** Alguns ferimentos superficiais, principalmente em crianças, respondem bem à aproximação com tiras adesivas estéreis comercialmente disponíveis. Pode-se colocar benzoína sobre as bordas do ferimento para auxiliar a aderência do adesivo. O adesivo é reforçado e fornece forte resistência à tração na direção lateral.

A. Tiras adesivas podem fornecer aproximação uniforme das margens do tecido e eliminar o trauma das suturas.

B. A desvantagem é o potencial para alinhamento desigual das bordas do ferimento. As tiras adesivas podem ser mantidas em posição por duas a três semanas, se indicado, e o ferimento, assim reforçado, evita a tração lateral da incisão.

X. **Sutura.** As cicatrizes mais satisfatórias após reparo de lacerações faciais são observadas em casos nos quais a laceração é paralela às linhas de tensão relaxadas da pele (Fig. 21.6). As técnicas básicas estão ilustradas na Figura 21.7. A escolha dos materiais de sutura e agulhas cirúrgicas é ampla.

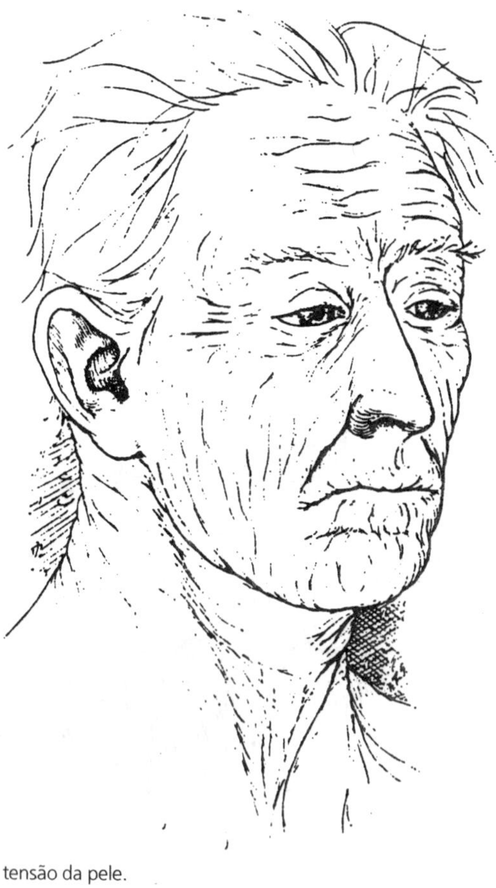

FIG. 21.6. Linhas relaxadas de tensão da pele.

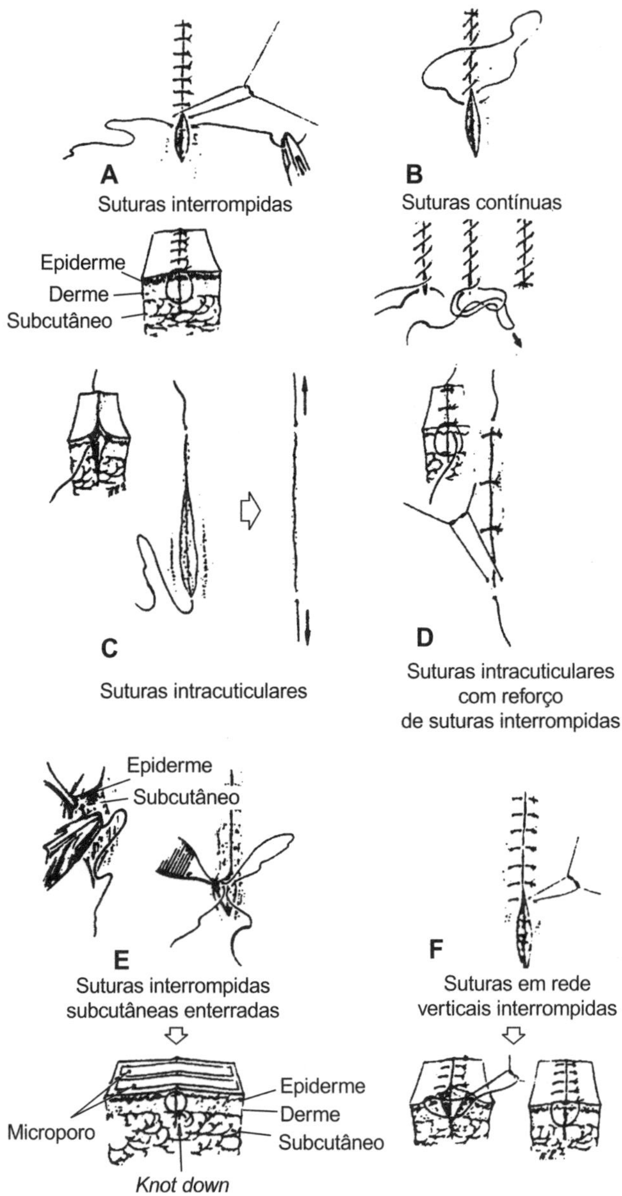

FIG. 21.7. Técnicas básicas de sutura.

A. Se o fechamento adequado dos tecidos subcutâneo e dérmico tiverem sido alcançados, o resultado é uma tensão mínima no fechamento da pele. As suturas da pele, então, podem ser removidas para evitar cicatrizes com orifícios residuais de sutura.

XI. **Remoção de suturas.** Os ferimentos faciais têm a vantagem de um fornecimento vascular rico, o que contribui para a cura rápida. Onde a pele é fina, como nas pálpebras, as suturas podem ser removidas em três dias. Em outros locais da face, as suturas podem ser deixadas quatro a seis dias. As suturas nas orelhas podem permanecer 10 a 14 dias quando associadas com lesão da cartilagem subjacente.

XII. **Mordidas de animais**

A. A criação cirúrgica de um ferimento limpo é uma precaução essencial antes de sutura primária. Irrigar o ferimento com grandes quantidades de solução salina.

B. De forma alternativa, o debridamento e a excisão cirúrgicos das bordas do ferimento podem converter o ferimento em uma lesão limpa.

C. É mandatória a cobertura com antibiótico de amplo espectro.

D. Devido ao risco significativo de infecção por mordidas humanas, alguns cirurgiões realizam apenas fechamentos secundários em tais lesões.

Axiomas

- A avaliação cuidadosa de um ferimento facial é necessária antes do tratamento.
- O debridamento extenso de partes moles é raramente necessário para lesões faciais; preservar o máximo de tecido possível.
- As cicatrizes de ferimentos faciais são menos determinadas por materiais de sutura e agulhas do que pelo caráter do ferimento, debridamento adequado e a perícia do cirurgião.

22. LESÕES ÓSSEAS OROMAXILOFACIAIS

Mark W. Ochs

I. Avaliação do paciente com suspeita de traumatismo facial

A. Avaliação inicial

1. Desobstruir as vias aéreas.
2. Controlar a hemorragia.
3. Pesquisar lesões com mais risco de vida imediato (torácicas, abdominais, de crânio, de extremidade).
4. Presumir lesão de coluna cervical e estabilizar até esclarecer.
5. Avaliação neurológica.

B. Avaliação secundária

1. Exame completo de cabeça, olho, orelha, nariz, garganta
   a. Avaliação de couro cabeludo e crânio (palpação)
   b. Avaliação de nervos cranianos
   c. Avaliação otológica (orelha externa, exame otoscópico)
   d. Avaliação oftalmológica (simetria pupilar, reatividade, acuidade visual e movimento ocular)

II. Traumatismo dentoalveolar

A. Anatomia

1. A dentição adulta é composta de 32 dentes, incluindo incisivos centrais e laterais, caninos, primeiros e segundos pré-molares, e três molares maxilares e mandibulares bilaterais. Geralmente, os terceiros molares estão ausentes ou inclusos.
2. A dentição pediátrica consiste de 20 dentes decíduos totais, incluindo incisivos centrais e laterais, caninos e dois molares bilaterais maxilares e mandibulares (Fig. 22.1). A esfoliação dos dentes decíduos se inicia aproximadamente aos 6 anos de idade e o estágio de dentição mista continua até os 12 a 14 anos de idade. Os dentes são aderidos aos processos alveolares do maxilar e da mandíbula pelos ligamentos periodontais. O osso alveolar nos grupos mais jovens sofrem deformação plástica quando sujeitos a trauma.

B. Avaliação

1. **Clínica**
   a. Prestar contas de todos os dentes. Contar os dentes; tentar localizar quaisquer dentes que estejam faltando no local da lesão. Com dentes faltando sem o relato do paciente, considerar inclusão traumática no osso local ou nas partes moles circundantes; além disso, dentes deslocados podem ser aspirados ou engolidos. Devem-se obter radiografias apropriadas para localizar os dentes que faltam.
   b. Avaliar a oclusão. Perguntar ao paciente se sente a mordida normal. Este é um teste muito simples e mesmo assim muito sensível para detectar fraturas dentoalveolares e faciais. Deve-se avaliar a estabilidade e a simetria da oclusão. As discrepâncias de oclusão, as falhas traumáticas nos arcos dentários e lacerações da gengiva rósea, firmemente aderida, devem levantar a suspeita de fraturas maxilares e mandibulares.
   c. Avaliar dentes danificados ou deslocados. Dentes fraturados podem ser classificados quanto à profundidade e à localização da fratura (Fig. 22.2). Dentes deslocados podem ser totalmente arrancados ou subluxados ou pode estar presente uma fratura alveolar associada.
2. **Radiografias.** Uma Panorex é uma boa radiografia de crivo para a maioria dos traumatismos dentoalveolares. Se não estiver disponível, radiografias simples do complexo maxilofacial com freqüência serão suficientes (projeções póstero-anterior, lateral ou oblíqua). Fraturas dentárias isoladas são mais bem avaliadas com radiografias dentárias intra-orais. Se estas não estiverem disponíveis, deve-se procurar encaminhar logo o paciente para um serviço dentário.

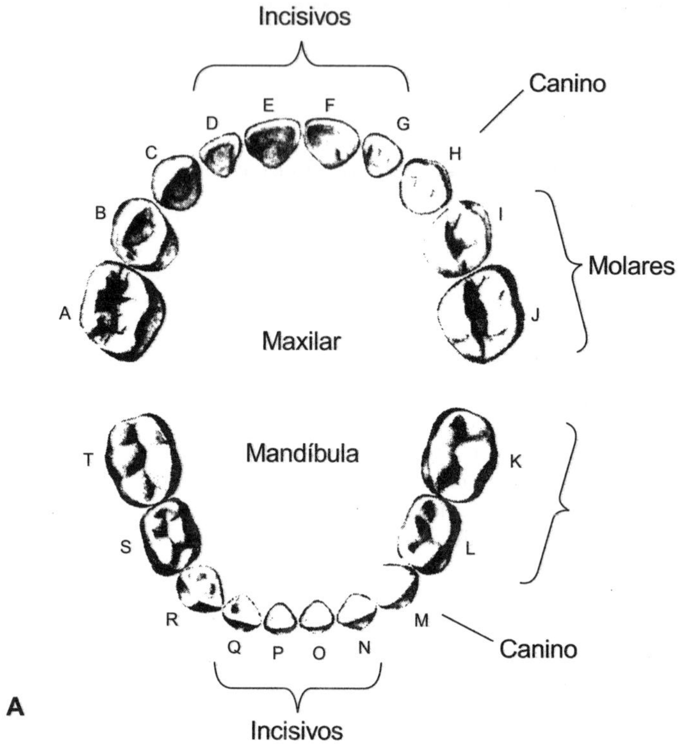

FIG. 22.1. Arcos dentários pediátricos **(A)**.

C. Conduta

1. Idade do paciente, tipo de dente (decíduo ou permanente), estado do desenvolvimento dentário, condição do dente antes do traumatismo, motivação do paciente, tempo transcorrido desde a lesão e lesões associadas devem ser considerados quando se decidir sobre a conduta do trauma dentoalveolar.
2. As lacerações de tecido mole intra-oral são mais bem tratadas com debridamento conservador, irrigação e reparo primário com suturas absorvíveis após a estabilização ou o tratamento definitivo da fratura dentoalveolar.
3. De maneira geral, fraturas isoladas de coroa dentária necessitam de identificação urgente se a polpa dentária (aspecto rosa escuro ou vermelho) estiver exposta ou se os dentes estiverem sensíveis.
   a. Dentes deslocados ou subluxados e fraturas dentoalveolares precisam ser reduzidos com urgência, estabilizados com fio e aderidos com resina composta. As resinas compostas são material de preenchimento branco opaco que é ativado quimicamente ou por luz UV.
   b. Dentes decíduos arrancados não devem ser reimplantados devido ao baixo índice de sucesso e à possibilidade de dano à dentição permanente subjacente em desenvolvimento.
   c. Dentes permanentes arrancados devem ser recolocados em seu encaixe dentário assim que possível após o trauma. A reimplantação imediata é ideal. Se isso não for possível, o dente deve ser armazenado em meio apropriado (sistema de armazenagem de dente arrancado → vestíbulo bucal → leite → solução salina → toalha úmida) e recolocado assim que possível. Um tempo maior que 2 horas ou o ressecamento da raiz do dente afeta de forma significativa o seu prog-

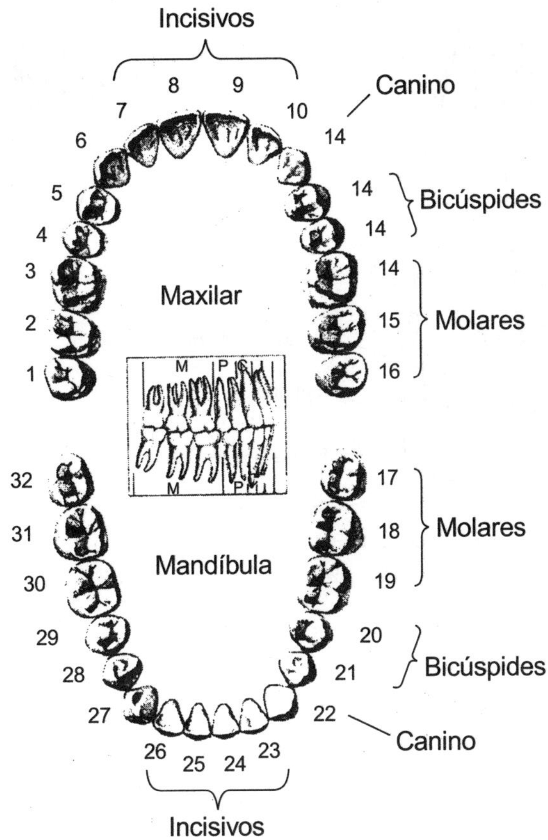

B

FIG. 22.1. *Continuação.* **(B)** Arcos dentários adultos.

nóstico geral. Uma vez reimplantado, o dente ainda requer imobilização com resina composta e escoramento aos dentes estáveis adjacentes e não deve estar em forte contato com a dentição oposta durante os movimentos mastigatórios.

III. **Fraturas mandibulares.** Com exceção das fraturas nasais, as fraturas mandibulares são responsáveis por aproximadamente dois terços de todos os traumatismos ósseos maxilofaciais. O mecanismo de lesão geralmente é trauma contuso advindo de ataque ou acidente automobilístico.

A. **Anatomia e localização da lesão.** As fraturas tendem a ocorrer no local do impacto, áreas de debilidade e freqüentemente são múltiplas. As regiões anatômicas e a incidência de fratura associada são mostradas na Figura 22.3. Em pacientes desdentados, as fraturas subcondilares são responsáveis pela incidência de 37% de todas as fraturas de mandíbula e com freqüência vão de par com uma fratura corporal contralateral. O feixe neurovascular alveolar inferior entra na mandíbula na face medial do ramo médio através do forame mandibular e atravessa um canal intra-ósseo, saindo através do forame mentoniano localizado logo inferiormente às extremidades da raiz pré-molar mandibular. É estritamente um nervo sensitivo (V_3) suprindo o lábio inferior, dentes e gengiva ipsilaterais.

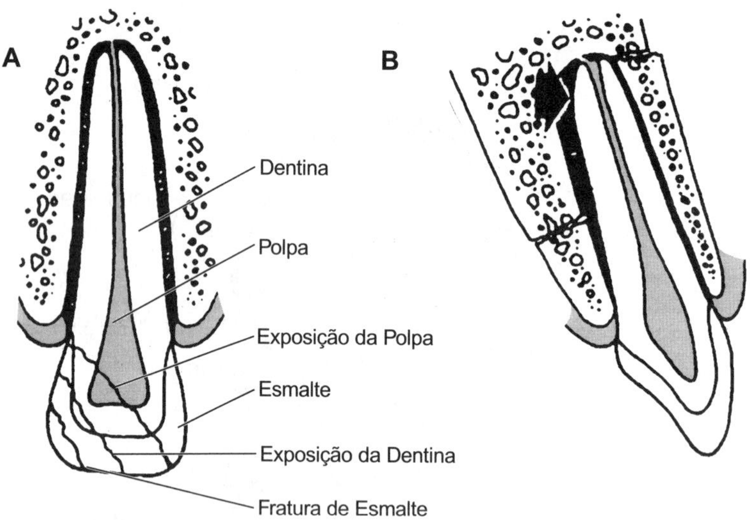

FIG. 22.2. A. Níveis de fraturas de dente. **B.** Fratura dentoalveolar.

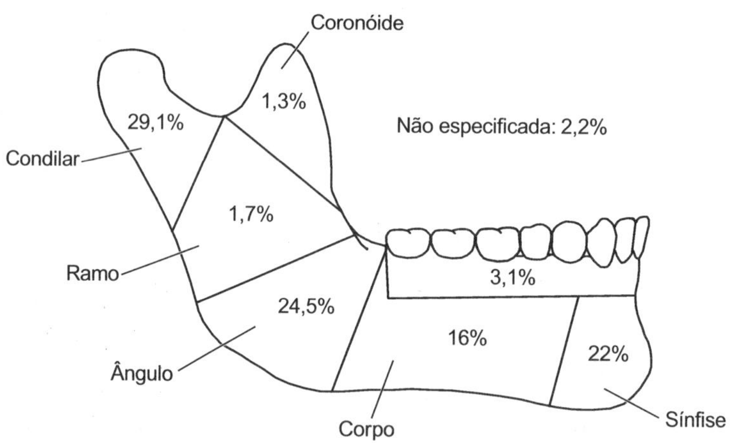

FIG. 22.3. Anatomia mandibular e zonas de fratura.

B. Avaliação

1. Clínica

a. Situações emergentes

(1) Obstrução de via aérea. Corpos estranhos (p. ex., próteses dentárias, dentes arrancados) podem provocar obstrução de via aérea; removê-las no momento da avaliação inicial. Além disso, a obstrução de via aérea pode ocorrer com fraturas bilaterais mandibulares parassinfiseanas ou de corpo. A destração anterior manual do segmento mandibular anterior instável, permitindo que o paciente fique em semi-supino ou sentado, e a aspiração oral podem fornecer alívio temporário, mas uma via aérea definitiva deve ser assegurada com urgência.

(2) A hemorragia raramente é um problema significativo nas fraturas mandibulares.

(a) A artéria alveolar inferior percorrendo no canal mandibular pode ser lacerada durante a lesão inicial, mas redução simples, pressão direta ou infiltração com epinefrina contendo soluções anestésicas geralmente são adequadas para a hemostasia.

(b) O sangramento persistente ou abundante é com freqüência associado a lesões penetrantes e uma via aérea segura deve ser a preocupação primária. O controle da hemorragia deve então ser realizado por exploração cirúrgica direta ou, raramente, por meios radiológicos intervencionistas. Com o sangramento mandibular, a redução da fratura e a estabilização temporária são preferíveis ao tamponamento local, o que geralmente distraciona e desestabiliza os segmentos ósseos, permitindo hemorragia contínua.

b. Oclusão. A má oclusão é um dos primeiros sinais detectados em pacientes com fraturas mandibulares. Se a fratura se encontra no segmento de suporte dos dentes da mandíbula, uma deformidade em degrau perceptível ou um intervalo interdentário pode ser detectado. A equimose de assoalho da boca é patognomônica de uma fratura mandibular parassinfiseana ou de corpo. Se a fratura se localiza na região subcondilar, um desvio do queixo em direção ao lado afetado ou uma mordida aberta anterior ou lateral pode estar presente (Fig. 22.4).

c. Sinais de partes moles, como equimose, edema, dor e lacerações gengivais ou mucosas podem estar presentes no local de fratura.

d. Sensação. A parestesia ou a anestesia de lábio inferior e queixo é comum em pacientes com fraturas de mandíbula localizadas entre o ramo médio e a região canina. Um deslocamento ósseo maior aumenta o risco de lesão ou transecção de nervo alveolar inferior.

2. Radiografias. Radiografias simples geralmente são suficientes para a avaliação de fraturas mandibulares. Ao menos duas projeções a 90° devem ser usadas para se avaliar a maioria das lesões, o que é especialmente importante na região subcondilar, onde a sobreposição de outras estruturas podem mimetizar ou obscurecer uma fratura. A melhor radiografia inicial é a Panorex, acompanhada de uma projeção de Towne de boca aberta. Outras radiografias que podem ser usadas para se avaliar fraturas mandibulares são as projeções em póstero-anterior (PA) e lateral oblíqua. A tomografia computadorizada (TC) pode ser útil para a avaliação de pacientes com fraturas condilares ou subcondilares. Isto é particularmente verdadeiro em crianças porque seus côndilos estão se desenvolvendo e são incompletamente ossificados, tornando difícil a detecção em radiografia simples. Qualquer paciente (principalmente crianças) com uma laceração de queixo e dor ou edema pré-auricular deve ser avaliado para uma fratura condilar ou subcondilar. As fraturas coronóides são responsáveis por menos de 1% de todas as fraturas de mandíbula e são quase sempre associadas a uma fratura complexa zigomática que foi deslocada medianamente, criando a lesão.

C. Conduta

1. Imobilização cervical

a. A imobilização cervical deve ser mantida até que a lesão da coluna cervical possa ser definitivamente afastada.

2. Conduta nos problemas emergenciais

a. A conduta inicial deve ser controlar a via respiratória e o sangramento. O controle da via aérea é realizado com a distração dos segmentos ósseos instáveis, se possível. Na eventualidade de uma via aérea comprometida, deve-se estabelecer uma intubação endotraqueal ou uma via aérea cirúrgica antes do reparo cirúrgico e a estabilização da fratura mandibular.

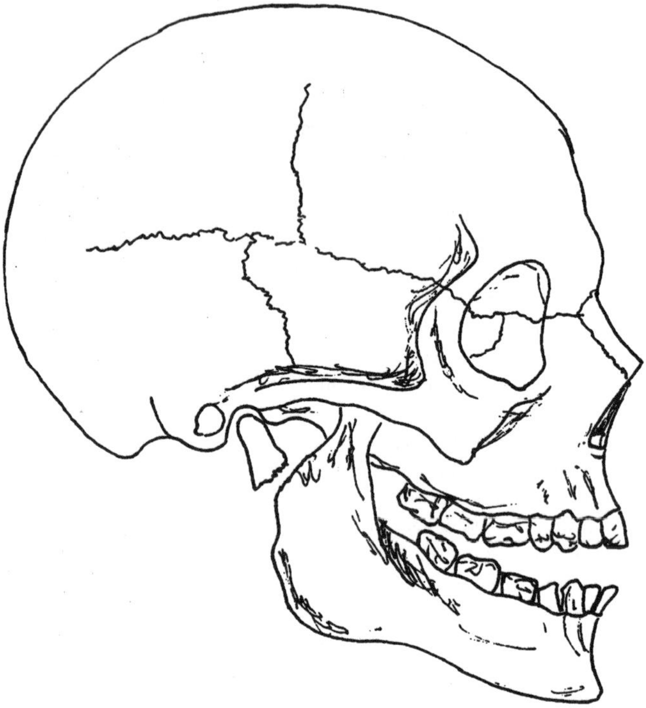

FIG. 22.4. Mordida aberta anterior provocada por uma fratura de côndilo com colapso vertical posterior.

3. **Imobilização temporária**
   a. A redução parcial e a estabilização temporária dos segmentos da fratura podem fornecer alívio sintomático, ajudar no controle do sangramento e minimizar o dano ao feixe neurovascular alveolar inferior, o que pode ser realizado com uma atadura de Barton modificada ou pela colocação de um fio de odontossíntese de aço inoxidável (calibre 24-26) em torno do colo de dois dentes de cada lado da linha de fratura (Fig. 22.5).
4. **Tratamento definitivo.** As fraturas devem ser reduzidas adequadamente, fixadas e imobilizadas para que ocorra uma cura adequada. Isso geralmente é cumprido através de redução aberta, com placa interna e fixação com parafuso. Sem a imobilização, os segmentos de fratura geralmente são deslocados pela tensão do músculo aderido, levando a uma união inadequada ou a uma não-união. Fraturas não deslocadas ou minimamente deslocadas isoladas, principalmente condilares e subcondilares, podem ser adequadamente tratadas unindo-se os dentes com fio de aço ou com elásticos (bloqueio maxilomandibular [BMM]). O período de BMM é geralmente de seis a oito semanas, exceto para fraturas condilares, onde, devido ao risco de anquilose articular osteofibrosa temporomandibular, duas semanas é o padrão.
5. **Profilaxia antibiótica.** As fraturas mandibulares que incluem segmentos de apoio a dentes são consideradas fraturas compostas devido à secreção de saliva, bactérias e outros contaminantes através do ligamento periodontal ou do local de fratura. Os antibióticos profiláticos que cobrem a maioria dos microrganismos orais (p. ex., penicilina) ou uma cefalosporina de primeira geração são recomendáveis, junto com bochechos com solução salina ou antimicrobianos orais. No paciente alérgico à penicilina, a clindamicina é uma boa alternativa.

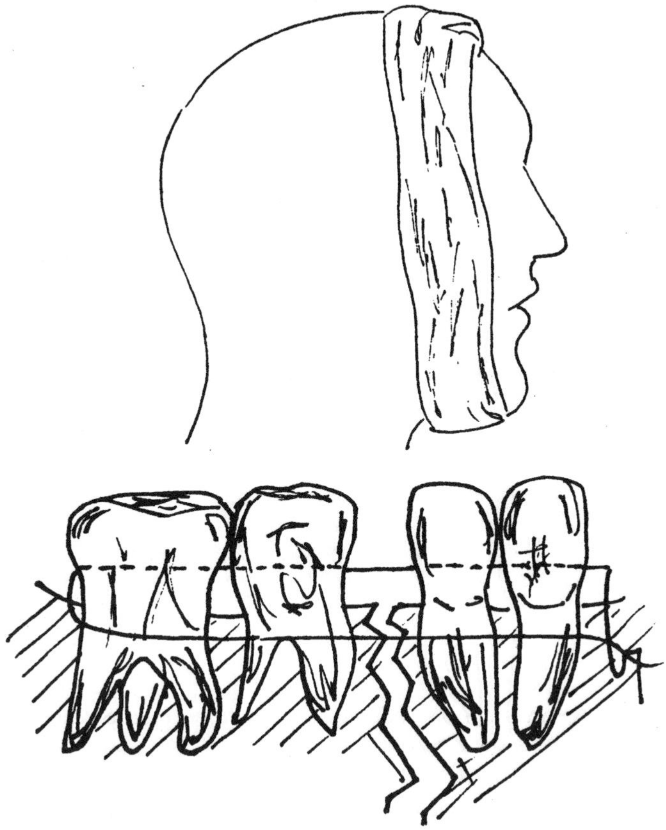

FIG. 22.5. Odontossíntese para estabilização de fratura mandibular anterior.

IV. **As fraturas da região média da face** podem ser definidas como qualquer fratura do complexo orbital zigomaticomaxilar. O mecanismo de lesão geralmente é contusão por agressão ou acidente automobilístico.

A. **Conduta geral na fratura da região média da face**

1. **Anatomia e localização da lesão.** A região média da face é dividida em maxilar, complexos zigomáticos e complexo nasal-orbital-etmóide (NOE) (Fig. 22.6). As fraturas tendem a ocorrer no local do impacto e regiões fracas inerentes do complexo mediofacial, incluindo suturas ósseas, forames e aberturas.

a. O feixe neurovascular infra-orbital entra no complexo mediofacial por via da região orbital, através da fissura orbital inferior, e então atravessa parcialmente através de um canal ósseo junto ao assoalho da órbita para emergir através do forame infra-orbital na superfície anterior do maxilar. O nervo infra-orbital (V_2) supre a sensação geral à pálpebra ipsilateral inferior, nariz lateral, lábio superior e maxilar anterior.

2. **Avaliação**

a. Clínica

(1) Situações emergenciais.

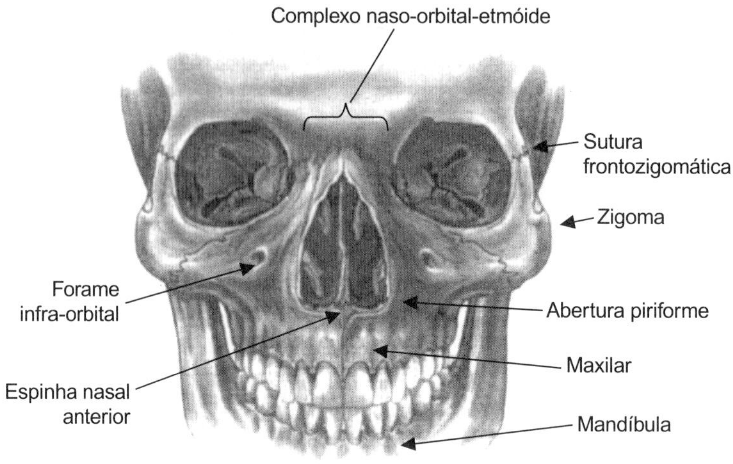

FIG. 22.6. Anatomia mediofacial.

(a) Obstrução de via aérea. Corpos estranhos (p. ex., próteses dentárias, dentes arrancados) podem provocar obstrução de via aérea e devem ser removidos na avaliação inicial. Na maioria das situações clínicas, a obstrução de via aérea ocorre em pacientes com trauma panfacial, incluindo fraturas mandibulares significativas.

(b) Hemorragia. Uma hemorragia significativa é mais comum com fraturas mediofaciais do que com fraturas mandibulares. As artérias palatinas descendentes, que percorrem um canal ósseo ao longo da superfície póstero-lateral da cavidade nasal dentro do osso palatino, podem provocar hemorragia nasal posterior abundante. Outros vasos que podem sofrer lesão incluem o septal nasal, o esfenopalatino e o plexo pterigóide.

(2) Oclusão. As discrepâncias de oclusão são um dos primeiros sinais clínicos detectados em pacientes com certas fraturas mediofaciais. A mobilidade da dentição maxilar em relação a outras estruturas mediofaciais é indicativa de uma fratura maxilar. Uma força dirigida posteriormente de magnitude significativa pode provocar um maxilar comprimido posteriormente. Uma mordida aberta anterior ou posterior, ou uma protrusão relativa dos dentes inferiores, é indicativa de uma fratura maxilar ou mediofacial.

(3) Sinais de partes moles incluem equimose, edema, dor e lacerações de mucosa.

(4) Palpação. Palpar todos os ossos da região média da face, incluindo maxilar, bordas orbitais, zigomas e nariz; normalmente o paciente está muito sensível para permitir um exame completo. Entretanto, segurar os dentes maxilares anteriores com o polegar e o dedo indicador e tentar um movimento para cima e para os lados enquanto se estabiliza toda a fronte com a mão oposta é crucial para se detectar uma fratura mediofacial.

(5) Sensação. Uma parestesia ou uma anestesia de lábio superior lateral e de face é comum em pacientes com uma fratura se estendendo através do forame infra-orbital. A transecção completa do nervo infra-orbital é incomum em trauma contuso.

(6) Exame oftalmológico. Qualquer fratura que envolva a órbita óssea ou o complexo zigomático pode provocar lesões do globo ocular ou outros conteúdos orbitais. O exame completo inclui pupilas, acuidade visual, grau de mobilidade do globo ocular, posição do globo ocular e o globo em si, incluindo uma fundoscopia. Movimentos extra-oculares em vários campos do olhar são freqüentemente diminuídos em pacientes com um edema orbital significativo, mas tendem a ser leves sem uma parada fixa súbita firme. Fraturas explosivas de uma das paredes orbitais (mais comumente o assoalho médio-orbital) podem provocar seqüestro dos músculos extra-oculares (músculos retos inferiores ou oblíquos inferiores). Um ponto de limitação firme, fixo e reproduzível na mirada superior ou, mais provavelmente, na mirada inferior, deve alertar o médico para esta possibilidade. Uma consulta urgente com especialista é apropriada porque a isquemia prolongada do músculo pode levar a déficit de movimento a longo prazo.

(7) Exame nasal. Um trauma nasal significativo pode estar associado à obstrução de via aérea nasal e epistaxe significativa.

(a) A epistaxe dos vasos anteriores pode ser controlada com posição ereta, compressas frias, *sprays* de vasoconstritores nasais tópicos, pressão direta local ou, em algumas ocasiões, tamponamento nasal anterior.

(b) A epistaxe posterior pode necessitar de tamponamento com compressão.

(c) O septo nasal deve ser avaliado para a presença de um hematoma septal, que pode levar à perda localizada de suporte septal do dorso nasal e a uma deformidade em "nariz em sela".

(8) Exame de vazamento de líquido cefalorraquidiano (LCR). Os vazamentos de LCR ocorrem mais comumente com fraturas mediofaciais, seios frontais ou de base de crânio.

(a) Fraturas envolvendo o complexo NOE ocasionalmente envolvem a placa cribriforme na face superior da cavidade nasal e o assoalho da fossa craniana anterior.

(b) As fraturas da base do crânio podem envolver o osso temporal pétreo, resultando em vazamento de LCR.

(c) Vários exames, incluindo o exame do anel e cloreto ou amostra de glicose, têm sido descritos e estabelecem um diagnóstico de vazamento de LCR, mas a testagem contemporânea para vazamento potencial de LCR é através da determinação de β_2-transferrina (positiva com vazamento de LCR) na amostra de drenagem coletada.

(9) Radiografias

(a) A TC é a modalidade diagnóstica de escolha para a avaliação completa de trauma da região média da face com cortes finos (3 mm) em planos axiais através da região média da face e das órbitas. As projeções coronais diretas são particularmente úteis nas fraturas orbitais, mas o estado da coluna cervical do paciente pode impedir sua obtenção.

(b) As radiografias simples às vezes podem ser empregadas como um instrumento inicial de despistagem, mas o edema de partes moles e a sobreposição de outras estruturas anatômicas geralmente obscurecem algumas linhas de fratura. As melhores séries de radiografias simples incluem a projeção de Water, a projeção de vértice submentoniano e a projeção facial lateral.

(c) A radiografia panorâmica é de pouco uso na avaliação de trauma mediofacial, exceto na determinação da existência concomitante de fratura mandibular.

3. Conduta

a. A imobilização cervical é mantida até que uma lesão de coluna cervical possa ser definitivamente excluída.

b. Conduta nos problemas emergenciais

(1) A conduta inicial deve consistir de controle da via aérea e da hemorragia.

(2) Uma hemorragia nasal posterior significativa pode ser controlada com oclusão da nasofaringe posterior com um cateter de Foley que tenha sido inserido transnasalmente para dentro da nasofaringe, inflado com água ou solução salina, e então é aplicada uma suave tração anterior com tamponamento nasal anterior.

(3) Uma hemorragia profunda persistente pode ser problemática e o controle pode necessitar de ligadura cirúrgica de ramos da artéria carótida externa no pescoço ou, de preferência, com radiologia intervencionista.

(4) Devido ao risco de colocação intracraniana inadvertida, a intubação nasal cega (sem fibra óptica) com tubos endotraqueais ou nasogástricos é contra-indicada em pacientes com suspeita de traumatismo da região média da face envolvendo o complexo NOE.

c. Tratamento de problemas oftalmológicos. Obter consulta oftalmológica para indivíduos com lesões potenciais do globo ocular. Uma herniação gordurosa através de uma laceração da pálpebra superior ou uma pupila irregular (não arredondada) puntiforme sugere uma lesão penetrante de globo ocular (ver Capítulo 23).

d. Descongestionantes. Descongestionantes em *spray* devem ser usados em pacientes com trauma mediofacial significativo para fornecer alívio sintomático da obstrução de via aérea nasal e minimizar a epistaxe.

(1) Fenilefrina.

(2) Oximetazolina.

Prevenção de edema. O tratamento cirúrgico aberto de traumatismo mediofacial pode ser difícil em um campo operatório com edema significativo. O reparo cirúrgico geralmente é adiado até que o edema tenha se resolvido significativamente. A prevenção de edema facial pode fornecer alívio sintomático para o paciente, assim como adiantar o tratamento definitivo.

(3) Esteróides. A administração farmacológica de glicocorticóides pode acelerar a resolução do edema facial em pacientes com trauma maxilofacial. A dexametasona (4-8 mg) administrada endovenosamente (e.v.) a cada 6 horas ou a metilprednisolona (125 mg) e.v. a cada 6 horas por 24 a 48 horas podem ser usadas. A administração de esteróides é de benefício questionável após o edema estar presente. Deve-se ter cuidado quando se administra esteróides em pacientes diabéticos insulinodependentes.

(4) A cabeceira do leito. Elevar até ao menos 30° nos primeiros dias após o trauma facial.

(5) A aplicação intermitente de compressas frias nas primeiras 24 horas pode ser benéfica para a prevenção de edema facial (20 minutos de compressas com repouso de 20 minutos).

e. O tratamento definitivo das fraturas de região média da face deve ser adiado até que uma completa avaliação clínica e radiográfica seja realizada e que o paciente esteja estabilizado. O início da cura óssea pode ocorrer tão rapidamente quanto sete dias após a lesão. A redução e o reparo podem ser muito difíceis se a cirurgia for adiada por mais de duas semanas. O tratamento atual das fraturas da região média da face envolve redução aberta e fixação interna usando miniplacas e parafusos de titânio. As fraturas nasais, orbitais, do complexo zigomático (tripé) e de arco zigomático minimamente deslocadas ou não deslocadas podem não necessitar de tratamento cirúrgico. A não união destas fraturas isoladas é extremamente rara.

B. Fraturas de LeFort: são aquelas na região média da face que envolvem o segmento dentoalveolar maxilar. O mecanismo e a localização do impacto geralmente determinam o tipo de fratura sofrida. As fraturas tendem a ocorrer em certos padrões da região média da face e são tradicionalmente classificadas pelo nível mais elevado de fratura (Fig. 22.7). A maioria das fraturas de LeFort não é pura e pode ter cominuição, níveis ou linhas adicionais de fratura, e outras fraturas faciais associadas.

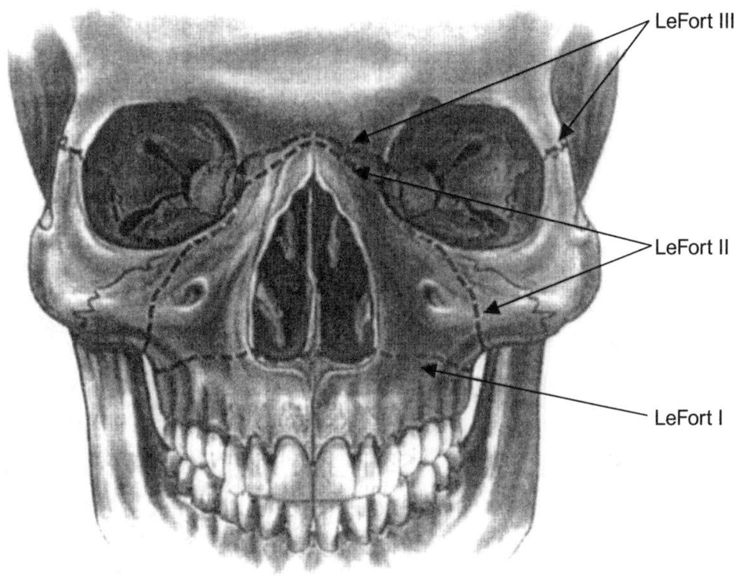

FIG. 22.7. Níveis de fratura LeFort.

C. **Fraturas do complexo zigomaticomaxilar.** As fraturas do complexo zigomaticomaxilar (CZM, tripé ou malar) geralmente ocorrem por trauma contuso direto ao suporte zigomático da face. O zigoma tem quatro pontos importantes de estabilidade, com as seguintes conexões: (*a*) o osso frontal na sutura frontozigomática; (*b*) o maxilar na borda orbital inferior medial; (*c*) no suporte zigomaticomaxilar; e (*d*) o osso temporal no arco zigomático. Uma fratura completa do complexo geralmente envolve todos os quatro pontos importantes de estabilidade (Fig. 22.8). Anteriormente, a fratura geralmente ocorre no maxilar obliquamente através do forame infra-orbital devido à natureza relativamente fraca deste osso (alta incidência de parestesia da divisão do V_2 sensorial). Outros achados físicos significativos associados com fraturas CZM são depressão da eminência zigomática, hemorragia lateral subconjuntival, distopia ocular (níveis pupilares desiguais), ptose cantal lateral, enoftalmia e fraturas palpáveis nas bordas orbitais inferior e lateral. Com o deslocamento extremo medial e posterior, o paciente pode exibir abertura bucal limitada devido ao choque do complexo fraturado contra o processo coronóide da mandíbula. Para o acesso oral ou a intubação, o desvio inicial da mandíbula em direção ao lado não lesionado pode afastar suficientemente esta obstrução mecânica.

D. **Fraturas do arco zigomático.** As fraturas isoladas do arco zigomático geralmente ocorrem após traumatismo contuso direto focal ao arco zigomático, criando três pontos de quebra com um "padrão W clássico" (Fig. 22.9). Os achados físicos comuns são uma depressão na localização do trauma e dor ao abrir a mandíbula provocada por tração do músculo masseter. A abertura mandibular limitada também pode existir devido à obstrução mecânica do processo coronóide. Uma projeção de vértice submentoniano ou "alça de jarro" geralmente é suficiente para se identificar esta fratura. A redução cirúrgica precoce (24-72 horas) sem fixação interna por via de uma sobrancelha lateral, borda temporal do cabelo (de Gille), ou a incisão vestibular maxilar são desejáveis. A estabilidade da redução das fraturas diminui além deste tempo e tende a afundar para dentro, necessitando, assim, de uma exposição muito mais extensa (p. ex., uma incisão hemicoronal) para acesso direto e colocação de placa.

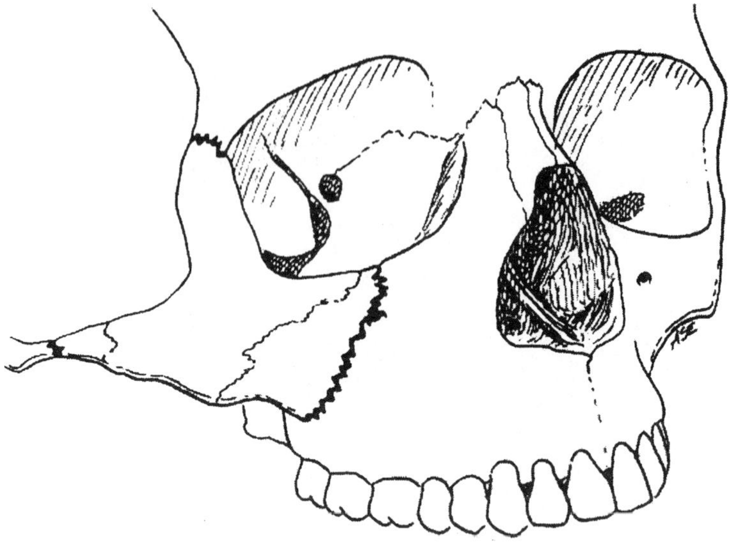

FIG. 22.8. Fratura do complexo zigomaticomaxilar direito.

E. **As fraturas orbitais explosivas** ocorrem a partir de impacto direto da órbita ou do globo ocular (Fig. 22.10). O assoalho da órbita e a parede orbital média são as paredes mais finas e mais comumente envolvidas com este tipo de fratura. Os seios maxilares e as células aéreas etmoidais circundantes agem como "*airbags* da órbita", acolchoando o impacto e absorvendo a força, assim protegendo em algum grau contra o rompimento do globo ocular. O prolapso de algum conteúdo orbital para dentro destes espaços pode produzir enoftalmia ou distopia orbital devido ao aumento relativo do volume orbital. Além disso, a fáscia suspensória (cápsula de Tenon) ou os músculos extra-oculares podem estar presos na linha de fratura, levando a movimento restrito do olho e diplopia em alguns campos da mirada. As TCs coronais são de grande valor quando se avalia esta lesão e devem ser correlacionadas com achados clínicos. As indicações para a correção cirúrgica incluem uma deformidade cosmética ou funcional. Uma indicação relativa é o envolvimento na fratura de > 25 a 50% da área de superfície de uma parede orbital. Se o edema permitir, o melhor tempo para reparo é dentro de 24 horas. Se existir edema significativo, é desejável uma reavaliação e reparo dentro de 5 a 7 dias. Corticosteróides sistêmicos têm utilidade limitada em acelerar a resolução deste edema. Os pacientes devem ser advertidos para não assoarem o nariz, o que pode provocar um enfisema orbital significativo. O reparo geralmente consiste em redução aberta ou remoção dos segmentos fraturados, em seguida se reduz o conteúdo orbital com possível reconstrução por implante autógeno ou aloplástico.

F. **A fratura nasal** é a fratura mais comum da face. O exame completo deve incluir a avaliação para um hematoma septal. A epistaxe deve ser controlada. O diagnóstico de uma fratura nasal é primariamente clínico. Deformidade nasal, desvio e crepitação óssea com o movimento são os achados comuns. Ocasionalmente, radiografias podem auxiliar no diagnóstico. Se o edema permitir, uma redução precoce (dentro de 24-48 horas) de fraturas isoladas nasais e septais permitem uma estabilidade maior. Se não, o reparo deve ser realizado em 5 a 7 dias após resolução suficiente do edema. A redução de fraturas e deslocamentos septais também deve ser realizada neste período.

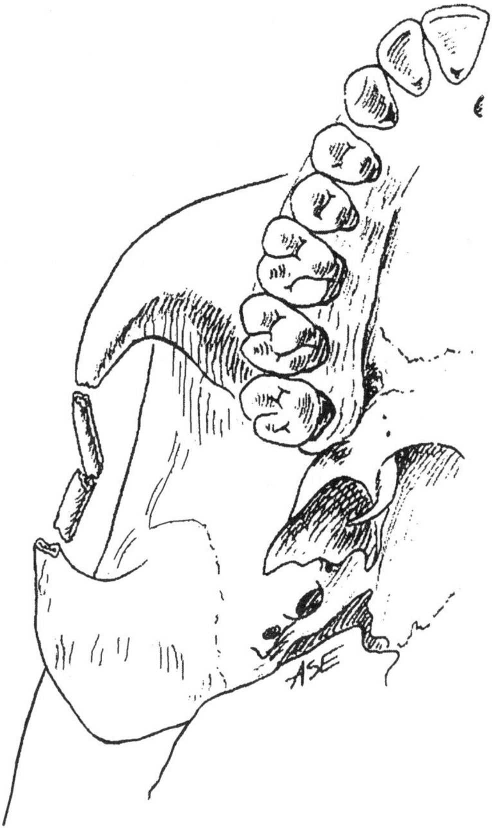

FIG. 22.9. Vista inferior de fratura de arco zigomático.

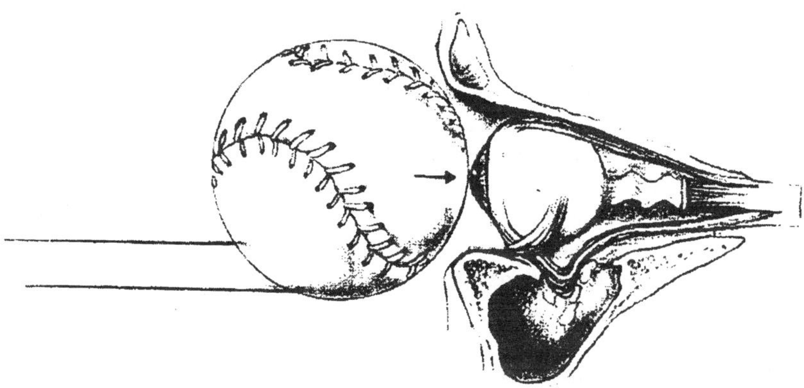

FIG. 22.10. Fratura orbital explosiva.

G. **As fraturas de todo o complexo NOE** ocorrem após alto impacto direto à região, o diagnóstico geralmente pode ser feito por observação clínica e palpação direta na região do dorso nasal e tendões cantais mediais. Os achados significativos incluem deslocamento lateral dos tendões cantais mediais (telecanto), provocando um aumento de distância (normalmente 30-34 mm). Um rompimento significativo nesta região pode levar a epífora secundária a edema ou dano do sistema de drenagem lacrimal. O reparo cirúrgico primário de fraturas significativas inclui redução aberta e colocação de placas dos segmentos ósseos, com reparo direto dos tendões cantais. O reparo deve ser feito dentro dos primeiros 7 a 10 dias, porque o reparo secundário é excessivamente difícil e com freqüência compromete os resultados. As lesões do globo ocular e os vazamentos de LCR devem ser pesquisados quando uma lesão NOE está sendo avaliada.

V. **Fraturas de seios frontais**

A. **Anatomia e localização da lesão.** O seio frontal geralmente está dividido em metades esquerda e direita por um septo na linha média; ambos lados drenam para dentro do meato médio do nariz através de seus respectivos ductos nasofrontais ou forames. Nos adultos, 5% não têm seios frontais e 5% apresentam apenas um seio unilateral. O trauma da região frontal pode fraturar as paredes anterior ou posterior do seio frontal ou danificar os ductos nasofrontais. Com a fratura da parede posterior do seio frontal, considerar o potencial para uma laceração dural ou uma lesão cerebral.

B. **Avaliação**

1. **Clínica**

a. Situações emergenciais:

(1) As fraturas abertas da tábua anterior e posterior do seio frontal são consideradas emergenciais devido ao alto risco de meningite a partir de exposição cerebral direta. É indicada uma intervenção cirúrgica de emergência.

(2) As contusões cerebrais são comuns, com lesões do seio frontal.

b. Os sinais locais incluem equimose, edema, dor e lacerações cutâneas na localização da fratura, e fraturas e deformidade da fronte e bordas orbitais superiores.

c. Sensação. Parestesia ou anestesia de fronte e couro cabeludo. Os nervos supra-orbital e supratroclear (V_1) suprem esta região.

d. Exame nasal e vazamentos de LCR. O trauma do complexo NOE pode estar associado a fraturas de seios frontais. Os vazamentos de LCR podem ocorrer em pacientes com fraturas de seio frontal. Secreção nasal questionável deve ser submetida a exame de nível de β_2-transferrina.

2. **Radiografias.** A TC é a modalidade diagnóstica de escolha para a completa avaliação de trauma de seio frontal. Cortes finos (2-3 mm) no plano axial através dos seios paranasais são geralmente adequados para a maioria dos objetivos. Tanto a tábua anterior quanto a posterior do seio frontal devem ser categorizadas como **fraturadas ou não envolvidas** e **deslocadas ou não deslocadas**. O deslocamento é definido como sobreposição pela extensão de espessura do osso cortical adjacente. As diferenciações intermediárias como deslocamento leve ou moderado causam confusão e não têm relevância clínica. As radiografia simples podem ser usadas como despistagem inicial para lesão óssea mas não avaliarão o cérebro subjacente. A melhor série radiográfica simples inclui a projeção de Caldwell e o cefalograma lateral.

C. **Conduta**

1. **A imobilização cervical** deve ser mantida até que lesões de coluna cervical sejam definitivamente excluídas.

2. Conduta em **problemas emergenciais.** As fraturas das tábuas anterior e posterior do seio frontal necessitam de exploração e tratamento urgentes. Podem ser tratadas com reparo cutâneo primário e o tratamento adiado da lesão do seio frontal, como indicado.

3. **Antibióticos profiláticos.** A maioria das fraturas do seio frontal se preenche de sangue e muco logo após o trauma. Os antibióticos profiláticos que cobrem a maioria dos microrganismos do seio (p. ex., ampicilina com clavulanato) ou uma cefalosporina de primeira geração, geralmente são recomendáveis nestas situações. O envolvimento da tábua posterior com freqüência é coberto com um antibiótico de espectro mais amplo que pode atravessar a barreira hematoencefálica.
4. **Descongestionantes.** Devido ao edema de mucosa e o potencial de comprometimento da drenagem do seio frontal, os descongestionantes devem ser usados em pacientes com trauma significativo de seio frontal.
5. O tratamento definitivo das fraturas do seio frontal depende da extensão da fratura. Se o sistema de drenagem dos seios estiver significativamente comprometido, a obliteração geralmente é recomendada. Se apenas a tábua anterior estiver envolvida e não deslocada, nenhum tratamento cirúrgico é necessário. Um seio frontal deslocado que é extenso ou cria uma deformidade cosmética pode ser acessado diretamente através da fratura ou por via de uma sinusotomia liberal. O revestimento mucoso é então completamente removido com curetagem e perfurado para evitar a formação de uma mucocele em uma data geralmente bem posterior – como depois de anos. Os ductos nasofrontais podem então ser obliterados com transplantes de fáscia ou osso e o seio frontal pode ser obliterado com gordura, osso, pericrânio autólogos ou materiais aloplásticos. Se apenas a tábua anterior estiver deslocada sem envolvimento dos ductos nasofrontais, pode ser realizado o reparo primário sem obliteração. O envolvimento ou o deslocamento significativos da tabela posterior geralmente requerem exploração direta, com reparo ou cranialização dependendo do grau de dano. Os seios frontais menores em jovens pacientes podem ser cranializados simplesmente removendo-se a parede posterior do seio, suavizando as bordas, removendo o revestimento mucoso e obliterando os ductos frontonasais. Este tratamento em pacientes mais velhos e aqueles com seios frontais grandes pode predispô-los a desenvolver acúmulos líquidos subdurais crônicos. Com as fraturas deslocadas de tábua posterior, lacerações durais associadas necessitando reparo neurocirúrgico é a regra mais do que a exceção.

Axiomas

- O controle tanto da via aérea quanto da hemorragia é o objetivo imediato na conduta de lesões ósseas da face.
- Presumir que todos os pacientes com fraturas faciais apresentam lesão de coluna cervical concomitante.
- A má oclusão é um sinal clínico importante de fraturas mandibulares ou maxilares.
- Um hematoma septal nasal deve ser identificado e evacuado para evitar deformidade em “nariz em sela”.

23. LESÕES OFTALMOLÓGICAS

Randall L. Beatty

I. Introdução

A. As lesões de olho são freqüentes e requerem avaliação imediata e tratamento para minimizar o risco de perda de visão. Estas lesões podem ser óbvias (como no traumatismo penetrante), mas também podem ser mais difíceis de se detectar, especialmente no paciente politraumatizado que não responde. Todos os pacientes com traumatismo requerem exames físicos e visuais como parte da conduta inicial.

B. A consulta imediata com um oftalmologista é fortemente recomendável em todos os casos de traumatismo periorbital ou ocular.

C. O que se segue é um breve panorama geral de como conduzir exames físicos e visuais apropriados e documentá-los no registro médico, e uma descrição de várias das lesões mais comuns.

II. História

A. Obter história de doença ocular preexistente. O paciente usa óculos? Há história de glaucoma?

B. Circunstâncias em torno da lesão.

C. Queixas do paciente: fotofobia ou dor, alteração da visão (visão dupla ou diminuição da visão).

III. Exame físico e acuidade visual. Independente de quão pequena possa parecer uma lesão, a documentação da acuidade visual é o primeiro passo para se avaliar qualquer paciente com possível traumatismo ocular. **A acuidade visual é o teste mais sensível para alertar o médico atendente para a presença de uma lesão de olho.** De maneira geral, o resultado visual em última análise é diretamente relacionado à acuidade visual na apresentação.

A. Testar a visão de cada olho separadamente, cobrindo-se o olho oposto com a palma da mão do paciente ou algum dispositivo de oclusão como um curativo ou uma bandagem. Quaisquer meios de se documentar a visão podem ser usados.

1. No ambiente de emergência, os pacientes com freqüência estão em supino. Uma descrição da capacidade de ver letras em um cartão, uma caneta ou crachá é suficiente. No caso de um paciente com visão reduzida, a distância na qual o paciente pode contar dedos, ver um aceno de mão, dizer a direção de uma luz (projeção de luz), ou detectar a presença de uma luz (percepção de luz) fornece uma avaliação preliminar adequada.
2. Se o paciente usa óculos, verificar a acuidade visual com seu uso. Para pacientes mais idosos com óculos bifocais, testar visão de perto com o paciente olhando através da parte de baixo dos óculos.
   a. Se os óculos foram perdidos ou não estão com o paciente, fazer o paciente olhar através de um pequeno furo de alfinete (em um pedaço de papel ou papelão ou um dispositivo comercial) para aproximar a correção dos óculos.
3. Obter uma avaliação de campo visual pelo teste de confrontação e documentar se o paciente é cooperativo o bastante para se submeter ao teste.
4. **Documentação no registro médico de "visão intacta", "visão bem", "boa" ou "o mesmo" é inadequada.** O primeiro teste de qualquer exame minucioso é a documentação adequada de acuidade visual (Fig. 23.1).
5. Se o paciente estiver inconsciente ou não colabora, pode não ser possível avaliar a visão fazendo o paciente ler. Entretanto, pode ainda ser possível avaliar o estado visual medindo-se as respostas pupilares, que são respostas diretas à luz, respostas consensuais no olho oposto e testar um defeito pupilar aferente (que, se presente, indicaria dano ao nervo óptico) (Quadro 23.1.)

B. **Pálpebras.** Avaliar se há edema, laceração, ptose ou outra evidência de lesão.

C. **Palpar a borda orbital** para pesquisar deformidade ou crepitação.

D. **Examinar o globo ocular sem exercer pressão.** Avaliar o globo ocular para possível deslocamento ou seqüestro, movimento ocular e diplopia.

C		
V	20 25	A visão (V) foi avaliada de perto (P) com óculos (C) 20/20 olho direito (acima), 20/25 olho esquerdo (abaixo)
NR		

FIG. 23.1. Documentação da acuidade visual.

E. **Pupilas.** Avaliar a forma, a igualdade e a resposta à luz. Uma pupila irregular com uma ponta pode indicar um globo ocular aberto com a pupila com ponta apontando para a área da laceração.

F. **Córnea.** Avaliar se há opacidade, escoriações, corpos estranhos ou lentes de contato. As lentes de contato devem ser removidas dos pacientes traumatizados. Se há incerteza se o paciente tem uma lente de contato, uma pequena quantidade de fluoresceína tornará a presença óbvia. Um paciente inconsciente pode desenvolver uma úlcera corneana bacteriana perfurante a partir de uma lente de contato deixada no olho por vários dias.

G. **Conjuntivas.** Avaliar a presença de hemorragia subconjuntival, quemose (edema), ou corpos estranhos.

H. **Câmara anterior.** Avaliar a existência de sangue (hifema) ou profundidade anormal. Uma câmara anterior rasa pode ser o resultado de um ferimento penetrante anterior, e uma câmara anterior profunda o de lesão da parte posterior do globo ocular.

I. **Íris:** deve ser reativa e de forma regular.

J. **Cristalino:** deve se encontrar na localização normal e ser transparente.

K. **Vítreo:** deve ser transparente. O sangue no humor vítreo produz um reflexo preto mais que um reflexo vermelho. Procurar corpos estranhos.

L. **Retina.** Avaliar se há hemorragia ou descolamento.

IV. **Lesões comuns**

A. **Hifema traumático.** Sangue na câmara anterior do olho atrás da córnea pode escurecer o detalhe da íris ou do cristalino. Um hifema pode estar associado à lesão mais séria (p. ex., uma ruptura do globo ocular).

1. **Micro-hifema** apresenta hemácias flutuando na câmara anterior e é mais bem observado em um exame com lâmpada de fenda. Um **hifema grosseiro** pode ser detectado em um exame com lanterna de bolso, e um hifema total representa uma câmara anterior abarrotada com um coágulo sangüíneo. Um "**hifema bola oito**" se refere a um coágulo de coloração escura, geralmente indicando uma lesão não aguda. Uma lesão aguda geralmente apresenta sangue vermelho brilhante dentro da câmara anterior.
2. **Avaliação do hifema**
   a. **Acuidade visual**
   b. **Exame com lâmpada de fenda** com medida de pressão intra-ocular
   c. **Os estudos por imagens** podem estar indicados para afastar fraturas orbitais, corpos estranhos intra-oculares ou globo ocular aberto. Uma ultra-sonografia em modo B pode mostrar detalhes do olho posterior e auxiliar na detecção de um descolamento de retina.
3. **A conduta no hifema** continua sendo controversa quanto a tratar os pacientes internados ou ambulatorialmente. A maioria dos pacientes com micro-hifemas e pequenos hifemas são tratados ambulatorialmente. Pacientes com hifemas maiores, outros traumatismos perioculares e anemia falciforme geralmente são tratados quando internados.

Quadro 23.1 Documentação de respostas pupilares

PERRL–APD (*normal pupil responses to light, negative afferent pupillary defect* – respostas pupilares normais à luz, defeito pupilar aferente negativo)

Quadro 23.2 Conduta no hifema do paciente ambulatorial

Medicações
- Atropina 1% três vezes ao dia
- Acetato de prednisolona 1% uma gota quatro vezes ao dia
- Antibióticos tópicos, se alterações epiteliais estiverem presentes
- Acetaminofeno – não empregar aspirina ou medicação antiinflamatória não-esteróide
- Acetazolamida ou betabloqueador se a pressão intra-ocular estiver elevada

Atividades
- Repouso ao leito com a cabeça elevada
- Atividade limitada – sem inclinações, cargas (esforço)
- Tampão sobre olho lesionado

Follow-up
- Rever diariamente por 4-5 dias

a. Podem ocorrer pigmentação corneana ou glaucoma a partir do hifema. Um aumento da dor após o hifema sugere ressangramento ou glaucoma (Quadros 23.2 e 23.3).

B. **Lacerações de pálpebra.** Realizar um exame oftalmológico completo em todo paciente com lacerações palpebrais ou periorbitais. As lesões de partes moles são reparadas apenas após a exclusão de lesões de globo ocular e de se realizar estudos de imagens. Até os reparos mais complexos de laceração palpebral podem ser adiados por 24 a 48 horas com excelentes resultados cirúrgicos.

1. As complicações específicas de pálpebra incluem desinserção de tendão cantal, lacerações do sistema canalicular de drenagem lacrimal e lacerações de saco lacrimal. Estas lacerações palpebrais transmarginais requerem atenção especial.
2. Qualquer laceração na face medial da pálpebra é capaz de provocar uma laceração canalicular. Inspecionar cuidadosamente, sondar e irrigar o aparelho lacrimal são necessários para detectar esta lesão. Irrigar e examinar todos os ferimentos para pesquisar a presença de corpos estranhos.
3. As lesões complicadas são mais bem reparadas na sala de cirurgia sob sedação monitorada ou anestesia geral. A maioria das lacerações superficiais pode ser reparada com bloqueios palpebrais locais no setor de emergência. Em rompimentos palpebrais severos, o canto medial deve ser tratado primeiro, com reparo da lesão canalicular, intubação com tubo de silicone do sistema lacrimal nasal, e

Quadro 23.3 Conduta no hifema agudo do paciente internado

Medicações
- Atropina 1% três vezes ao dia
- Acetato de prednisolona 1% quatro vezes ao dia
- Medicação antiglaucoma: maleato de timolol 0,5% duas vezes ao dia, acetazolamida 500 mg duas vezes ao dia
- Acetaminofeno para a dor: quando necessário
- Ácido aminocapróico (50 mg/kg líquido a cada 4 horas; dose máxima 30 g/24 horas)

Atividades
- Repouso ao leito com privilégios de sala de banho e diminuição de atividade
- Tampão em tempo integral do olho lesionado

Indicações para cirurgia
- Pigmentação hemática da córnea
- Pressão intra-ocular elevada de 50 mmHg por 5 dias, 35 mmHg por 7 dias, ou hifema bola oito. Em pacientes com doença falciforme, a cirurgia recomendável com pressão intra-ocular de mais de 24 mmHg por 24 horas sob medicações máximas

reparo da cabeça profunda do tendão cantal medial antes do fechamento de qualquer outra laceração palpebral.

a. Fechar defeitos palpebrais antes da fixação lateral porque uma aba rotativa ou cantotomia pode ser necessária para se alcançar o fechamento sem produzir pressão nas lacerações transmarginais.
b. O reparo de laceração de pálpebra requer ao menos um fechamento de duas camadas com suturas absorvíveis 5-0 no tecido profundo e suturas não-absorvíveis nas margens da pálpebra (6-0 de seda).
c. O fechamento superficial da pele é mais bem realizado com monofilamento 6-0 ou 7-0 ou categute simples 6-0 de rápida absorção.
d. Tomar cuidado ao fechar tecido palpebral profundo – **nunca coloque as suturas em contato com a superfície do globo ocular.**

4. A ptose secundária ao traumatismo é mais bem observada por 6 a 12 meses e então tratada por uma ressecção ou avanço do músculo elevador. A ptose mecânica a partir do hematoma ou de edema tecidual geralmente melhora lentamente.
   a. Ungüentos antibióticos tópicos dão boa profilaxia bacteriana e também fornecem proteção corneana em circunstâncias de pouco fechamento de pálpebra. Os corticosteróides são úteis no período pós-operatório para reduzir o edema tecidual. Tampões de gelo e posicionamento de cabeça não pendente são manobras pós-tratamento importantes.
   b. Evitar ocluir o olho com curativo de pressão devido ao risco de hemorragia orbital. Verificar visão e pupilas em intervalos regulares. As suturas de pele geralmente são removidas em 4 a 5 dias; entretanto, deve-se deixar as suturas da borda da pálpebra no lugar por 10 a 12 dias.

C. **Globo ocular aberto.** Um globo ocular aberto é a lesão ocular com risco para a visão mais séria que ocorre em traumatismo maxilofacial contuso; esta é uma laceração com extrusão do conteúdo intra-ocular. **Em uma suspeita de laceração do globo ocular, nunca exerça pressão sobre o globo. Mesmo uma leve pressão pode provocar a extrusão do conteúdo intra-ocular e reduzir a chance de restaurar visão útil ou evitar a enucleação.** Isso inclui a pressão exercida pelas pálpebras em uma compressão forçada, injeção anestésica local na região periocular, ou pressão inadvertida enquanto se fecham as lacerações da face.

1. **Uma consulta oftalmológica imediata é necessária para pacientes com suspeita de apresentar um globo ocular aberto.**
2. Os cuidados pré-hospitalares de suspeita de globo ocular aberto envolvem proteger o olho com um tampão plástico ou metálico com adesivo desde a fronte até o queixo.
   a. As manobras adicionais que podem ajudar a salvar um olho incluem administração de medicação analgésica para que as expressões faciais e os movimentos de Valsalva do paciente sejam evitados.
   b. Administrar antieméticos para evitar vômitos (que também podem aumentar a extrusão do conteúdo intra-ocular).
3. Realizar as explorações oculares sob anestesia geral sem anestésicos locais.
4. O local mais comum para um globo ocular aberto se encontra no limbo, a junção entre a córnea e a esclerótica. O segundo local mais comum para uma laceração esclerótica é posterior à inserção dos quatro músculos retos.
5. Os sinais que sugerem uma ruptura de globo ocular incluem:
   a. Qualquer distorção na frente do olho.
   b. Perda de visão.
   c. Cristalino deslocado.
   d. Hifema traumático.
   e. Quemose hemorrágica.
   f. Câmara anterior rasa ou profunda.
6. Após a avaliação inicial, obter uma tomografia computadorizada (TC) da órbita.
7. Tentar reparo primário de todos os globos oculares rompidos.
8. No setor de emergência, geralmente são iniciados antibióticos endovenosos (e.v.) profiláticos, geralmente uma cefalosporina. Os ferimentos contaminados com sujeira ou poeira necessitam de

Quadro 23.4 Avaliação de globo ocular aberto

Visão
"Exame suave"
Tampão
Medicação endovenosa ou intramuscular
Sala de cirurgia

clindamicina para evitar endoftalmite por *Bacillus cereus*. **Nunca coloque gotas oftalmológicas tópicas, principalmente ungüentos antibióticos tópicos, sobre um globo ocular lacerado porque são tóxicos para o conteúdo intra-ocular.**

9. Uma vez havendo suspeita de globo ocular aberto, um exame mais profundo do olho é abortado no ambiente de emergência e é continuado apenas após o paciente ser anestesiado na sala de cirurgia (SC), o que minimiza a manipulação do globo. Um tampão colocado sobre o olho permanece no lugar até que o preparo cirúrgico seja feito na SC (Quadro 23.4).

D. **Corpos estranhos intra-oculares** (CEIO): podem estar presentes apesar de uma excelente acuidade visual. Pequenos fragmentos metálicos podem entrar no olho sem que o paciente sinta muito desconforto. Estes pedaços metálicos têm com freqüência menos de 1 mm de diâmetro e podem ser múltiplos.

1. Suspeitar de um CEIO em qualquer lesão de olho, principalmente em um paciente com uma história de martelar metal sobre metal. O exame de imagem mais útil é uma TC de alta resolução, de corte fino através do globo ocular. Obter projeções axiais e coronais. Pequenos CEIOs indicam que outras lesões oculares podem estar presentes e um exame oftalmológico detalhado deve ser realizado (a remoção cirúrgica geralmente é feita por vitrectomia) (Quadro 23.5).

E. **As abrasões corneanas** provocam dor, sensação de que um corpo estranho está no olho, fotofobia, quemose e diminuição da acuidade visual. A fluoresceína pigmentará a abrasão corneana. Os corpos estranhos corneanos superficiais podem ser removidos com irrigação. Se os corpos estranhos estão incrustados na córnea, transferir o paciente para um oftalmologista.

F. **Hemorragia e fraturas de osso orbital**

1. As fraturas orbitais podem levar à hemorragia orbital aguda, compressiva, uma das mais urgentes emergências oftalmológicas. O aumento da pressão intra-orbital e da pressão intra-ocular resultando de uma hemorragia em expansão podem rapidamente levar a comprometimento vascular da retina e do nervo óptico e resultam em perda visual permanente. A descompressão orbital oportuna com uma cantotomia lateral pode ser necessária para salvar a visão em um olho com uma hemorragia em expansão.

2. Das fraturas orbitais, 40% estão associadas com lesões oculares sérias, incluindo lacerações e descolamentos de retina, hemorragia de retina, hemorragia de humor vítreo, deslocamento do cristalino, hifema, glaucoma e catarata traumática. As lesões oculares ocorrem com fraturas mediofaciais, supra-orbitais e frontais. Um globo ocular aberto, o descolamento de retina ou a neuropatia óptica traumática, junto com as fraturas orbitais, apresentam uma contra-indicação ao reparo ósseo pre-

Quadro 23.5 Avaliação de corpos estranhos intra-oculares

Acuidade visual
Exame de fundo dilatado
Tampão
Tomografia computadorizada
Sala de cirurgia

coce. Como uma diretriz geral, deve-se primeiro reparar o globo ocular. O osso pode então ser reparado em aproximadamente duas semanas.

3. A pressão intra-ocular elevada sugere aumento de pressão orbital, enquanto que uma pressão intra-ocular baixa sugere uma lesão penetrante ou perfurante com rompimento de globo. A detecção destas lesões oculares é essencial. O reparo de fraturas orbitais isoladas nunca é uma emergência operatória, e uma completa avaliação ocular deve ser feita antes de qualquer cirurgia óssea orbital (Quadro 23.6).

G. **Neuropatias ópticas traumáticas.** A perda visual traumática com cegueira completa ocorre em aproximadamente 3% dos pacientes que sofrem lesões maxilofaciais contusas. Das fraturas mediofaciais, supra-orbitais ou de seio frontal, 4% estão associadas a lesões severas de nervo óptico. O diagnóstico e o tratamento precoce de lesões do nervo óptico podem evitar perda visual irreversível.

1. Com um maior número de pacientes com traumatismo fechado de crânio sobrevivendo, mais pacientes sobreviventes apresentam permanente perda de visão. A diminuição da acuidade visual ou de campos visuais com um defeito pupilar aferente no olho envolvido aponta para lesão traumática do nervo óptico. Às vezes é difícil para o não-oftalmologista fazer esta determinação porque pacientes politraumatizados freqüentemente não são colaboradores ou mesmo estão inconscientes e, na oftalmoscopia, o disco óptico parece normal. As pálpebras podem estar edemaciadas e é tecnicamente difícil avaliar-se o estado ocular. É necessário examinar as pupilas para fazer o diagnóstico de um defeito pupilar aferente, o que pode ser feito, mesmo em um paciente inconsciente, e também em um paciente que apresenta uma pupila traumaticamente dilatada.
2. Obter TC de corte fino através da órbita e do canal óptico para excluir a possibilidade de uma fratura óssea comprometendo o nervo óptico.
3. Esteróides em alta dosagem administrados endovenosamente. A dose de ataque é de metilprednisolona (30 mg/kg) e.v., seguida de 15 mg/kg após 2 horas, com uma dose de manutenção (15 mg/kg) e.v. a cada 6 horas.
4. Com a melhora da visão nas 48 a 72 horas seguintes, a dosagem é continuada por 5 dias e então diminuída rapidamente. Uma descompressão cirúrgica de nervo óptico pode ser necessária se a visão deteriorar quando a diminuição se iniciar. Se , após 24 a 48 horas, não ocorrer nenhuma melhora na acuidade visual, interromper a medicação (Quadro 23.7).

H. **Cristalino.** Uma lesão contusa do olho pode resultar em visão nebulosa (catarata) ou deslocamento do cristalino. Uma lesão aguda da cápsula do cristalino também pode provocar uma catarata, mas partículas de cristalino também podem vazar para dentro da câmara anterior, resultando em uveíte severa, glaucoma induzido por cristalino e, às vezes, anafilaxia de cristalino (semelhante à oftalmia simpática). Um cristalino vazando deve ser removido.

I. **Retina**

1. **Descolamento de retina.** Um traumatismo contuso pode provocar descolamento de retina, especialmente em pacientes míopes, que apresentaram lesão ocular anterior ou sofreram cirurgia para catarata.
   a. A maioria dos descolamentos de retina provocados por traumatismo não ocorrem no momento da lesão, mas sim semanas ou meses depois. Apesar do risco nunca baixar a zero, a maioria dos descolamentos ocorre seis meses após a lesão.
   b. A descamação lenta e progressiva da retina da coróide subjacente a partir do acúmulo de líquido sob a retina através de um pequeno orifício, laceração ou desinserção da retina provoca o descolamento.

Quadro 23.6 Abordagem geral nas fraturas ósseas orbitais

Tratar a lesão ocular
Acompanhar a visão
Exames de pupila

Quadro 23.7 Conduta na neuropatia óptica traumática

Exames diagnósticos	Medicações	Tratamento posterior, baseado na resposta
	Metilprednisolona	
Acuidade visual	Dose de ataque 30 mg/kg e.v. seguida 2 horas depois por 15 mg/kg e.v.	Sem recuperação em 48 horas → interromper esteróides
Campo visual	Dose de manutenção: metilprednisolona, 15 mg/kg e.v. a cada 6 horas	Melhora da visão → continuar e diminuir esteróides em 5 dias
Exame de pupila		
Afastar outra causa de diminuição de acuidade visual		A descompressão do canal óptico pode ser necessária na piora da visão

e.v. = endovenoso.

c. Há suspeita do diagnóstico quando um paciente se apresenta com queixas de escotomas cintilantes e uma cortina ou sombra interferindo em alguma parte do campo visual. A confrontação dos campos visuais pode detectar a perda de campo. O diagnóstico é feito por oftalmoscopia indireta através de uma pupila dilatada.

2. **Comoção de rotina.** O impacto de um dedo ou outro objeto diretamente sobre o olho ou a órbita pode provocar dano de retina que se assemelha a edema na oftalmoscopia, mas na realidade é um dano aos fotorreceptores que provoca diminuição de visão e defeitos de campo visual. Pode também aparecer sangue sob a retina. A recuperação pode ser completa ou muito limitada.

J. **Oftalmia simpática.** Uma lesão penetrante de um globo ocular pode provocar o desenvolvimento de oftalmia simpática no olho não lesionado. A oftalmia simpática é uma inflamação bilateral (que se acredita ser auto-imune) do trato uveal (íris, corpo ciliar, coróide).

1. Pode resultar em perda de visão em ambos os olhos.
2. Muito rara (isto é, 10 a 20 casos por ano nos Estados Unidos).
3. O risco de oftalmia simpática é tido como sendo baixo se a enucleação do olho traumatizado é completada dentro de 10 a 14 dias após a lesão. Apenas quando a perda de visão é claramente irreversível no olho traumatizado deve-se realizar a enucleação.
4. Os corticosteróides podem ser benéficos na prevenção de oftalmia simpática.

Axiomas

- A determinação da acuidade visual é essencial para a detecção precoce de lesão grave do olho.
- As suturas nunca devem ser colocadas em contato direto com o globo ocular.
- Se há suspeita de um globo ocular aberto, não exerça pressão sobre o olho.

Bibliografia

Catalano R, Belin M. *Ocular emergencies.* Philadelphia: WB Saunders, 1992.

Cullom RD, Chang B. *The Wills eye manual: office and emergency room diagnosis and treatment of eye disease.* Philadelphia: JB Lippincott, 1990.

Eagling E, Roper-Hall M. *Eye injuries: an illustrated guide.* Philadelphia: JB Lippincott, 1986.

Linberg J. *Oculoplastic and orbital emergencies.* Norwalk, CT: Appleton & Lange, 1990. Ocular trauma. In: *Advanced trauma life support manual.* Philadelphia: American College of Surgeons, 1993:385-390.

Spoor T, Nesi F. *Management of ocular, orbital and adnexal trauma.* New York: Raven Press, 1988.

24. TRAUMATISMO PENETRANTE DO PESCOÇO

Robert A. Maxwell

I. **Introdução.** A conduta no traumatismo penetrante cervical tem passado por grande mudança durante a última década. Pacientes estáveis sem evidência óbvia de lesão vascular ou aerodigestiva e penetração do platisma podem agora ser manejados de forma não-cirúrgica, com avaliação diagnóstica apropriada, enquanto que pacientes com ferimentos importantes ou lesão de via aérea evidente devem receber exploração cirúrgica tradicional. Pacientes **sem** violação do platisma provavelmente não apresentam lesão significativa e podem simplesmente ser tratados com manejo local do ferimento. A avaliação ou a conduta inadequadas resultando em lesão despercebida podem levar a incidências de mortalidade de 15%. A alta densidade de estruturas vasculares, neurológicas e viscerais evoca a suspeita de lesão e uma apreciação detalhada da anatomia cervical (Fig. 24.1). Pacientes estáveis com achados positivos em sua avaliação diagnóstica devem proceder à intervenção apropriada.

II. **Avaliação e conduta iniciais**

A. Pacientes com sinais de traumatismo penetrante do pescoço ou que estão instáveis; explorar prontamente uma vez completada a avaliação inicial rápida e assegurada a via aérea (Quadro 24.1). **A preocupação inicial mais importante em qualquer paciente com um ferimento penetrante do pescoço é o controle precoce da via aérea.** A intubação nestes pacientes é complicada pela possibilidade de lesão associada de coluna cervical, lesão laríngea e grande hematomas no pescoço. **O segredo é intubar imediatamente.** A lesão da coluna cervical pode estar presente e medidas protetoras apropriadas devem ser implementadas. **Se possível, devem ser documentados a Escala Glasgow de Coma e o déficit neurológico antes da sedação ou da paralisia química** porque o estado neurológico pode influenciar a conduta cirúrgica futura.

III. **Conduta cirúrgica *versus* conduta não-cirúrgica.** A avaliação inicial geralmente determinará qual caminho do algoritmo cirúrgico ou não-cirúrgico deve-se tomar (Fig. 24.2). Os principais fatores são **estabilidade**, a presença de **sinais correntes e a localização da lesão.**

A. **Sinais de exploração obrigatória.** A literatura mais antiga discutiu os "sinais fortes" e os "sinais fracos" para a exploração do pescoço; esta terminologia gera confusão. Aqui, entretanto, as indicações foram separadas naquelas necessitando exploração imediata do pescoço e sinais que exigem avaliação mais extensa. Os achados físicos como **sangramento, hematoma em expansão** e **estridor** são indicativos de lesão grave ou com risco de vida que necessitará de intervenção cirúrgica (Quadro 24.1). Os sinais que tornam obrigatória uma avaliação mais detalhada no paciente estável incluem rouquidão, disfonia ou alteração da voz, hemoptise, disfagia ou odinofagia, ou hematêmese.

B. **Localização da lesão.** O pescoço está dividido em três zonas **anatômicas** que ditam o tipo de abordagem cirúrgica e as estruturas com risco de lesão (Fig. 24.3). Para as lesões da zona II com sinais fortes, proceda imediatamente à exploração; a abordagem cirúrgica geralmente é a mesma sem levar em consideração as estruturas lesionadas. Pacientes "estáveis" com lesões de zonas I e III devem ser submetidos à avaliação diagnóstica apropriada para se identificar a anatomia da lesão e permitir um planejamento da abordagem cirúrgica apropriada.

1. **Zona I:** estende-se a partir das clavículas e do escoadouro torácico à cartilagem cricóide. A traquéia, os grandes vasos, o esôfago, o ducto torácico, o mediastino superior e os ápices pulmonares residem nesta área.

2. **Zona II:** estende-se da cartilagem cricóide ao ângulo da mandíbula. A carótida e as artérias vertebrais, as veias jugulares, o esôfago, a faringe, a traquéia e a laringe residem nesta área.

3. **Zona III:** estende-se a partir do ângulo da mandíbula à base do crânio; contém as artérias carótidas extracranianas distais, as artérias vertebrais e as veias jugulares.

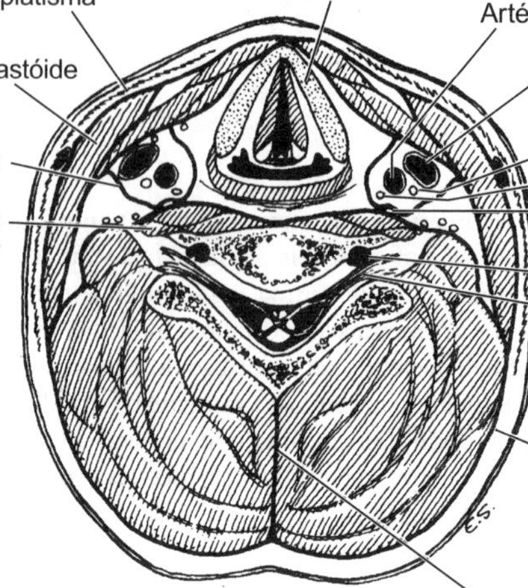

FIG. 24.1. Anatomia do pescoço. (De Goodnight JE Jr. Cervical injury. In: Blaisdell FW, Trunkey DD, eds. *Trauma management: cervicothoracic trauma*. New York: Thieme, 1986:96, com autorização.)

C. **Mecanismo.** Como em outras localizações anatômicas, **os ferimentos por arma de fogo** geralmente são mais destrutivos do que **lesões por armas brancas** e com maior probabilidade de associação à lesão significativa (~50% de pacientes com ferimentos por arma de fogo de baixa velocidade contra 10 a 20% de ferimentos por facadas apresentam lesões necessitando de intervenção cirúrgica). Os ferimentos por arma de fogo de alta velocidade necessitam de exploração obrigatória e debridamento.

D. **Freqüência de lesão.** A artéria carótida, a veia jugular interna, a laringe e o esôfago são danificados em aproximadamente 5 a 10% dos pacientes necessitando cirurgia exploratória. A artéria vertebral é lesionada em cerca de 1 a 1,5%.

IV. **Avaliação não-cirúrgica.** Para os pacientes estáveis se apresentando com lesões de zonas I ou III ou lesões de zona II sem sinais fortes, proceder com a avaliação diagnóstica apropriada, o que geralmente acarreta uma arteriografia, uma faringoesofagoscopia e uma traqueobroncoscopia para zonas I e II. As lesões que transfixam mais que uma zona necessitam da combinação apropriada de modalidades diagnósticas.

A. **Arteriografia.** Um mapa arteriográfico é de grande valor para se excluir lesão ou planejar a abordagem cirúrgica para lesões de zonas I ou III, se o tempo permitir. Um arteriograma adequado deve visualizar as artérias inominada, carótida, subclávia e vertebral para a zona I e as artérias carótidas e vertebrais para as zonas II e III. Uma arteriografia de "quatro vasos" é essencial para se excluir lesão arterial nas lesões de zona II com sinais como proximidade, hematoma estável ou história de sangramen-

Quadro 24.1 Sinais que demandam exploração cirúrgica imediata para lesões de zona II

Hemorragia em curso
Hematoma de grandes proporções ou em expansão
Crepitação
Perda sangüínea maciça na cena do traumatismo
Hemiparesia ou hemiplegia (lesão carótida suposta)
Extenso enfisema subcutâneo
Estridor

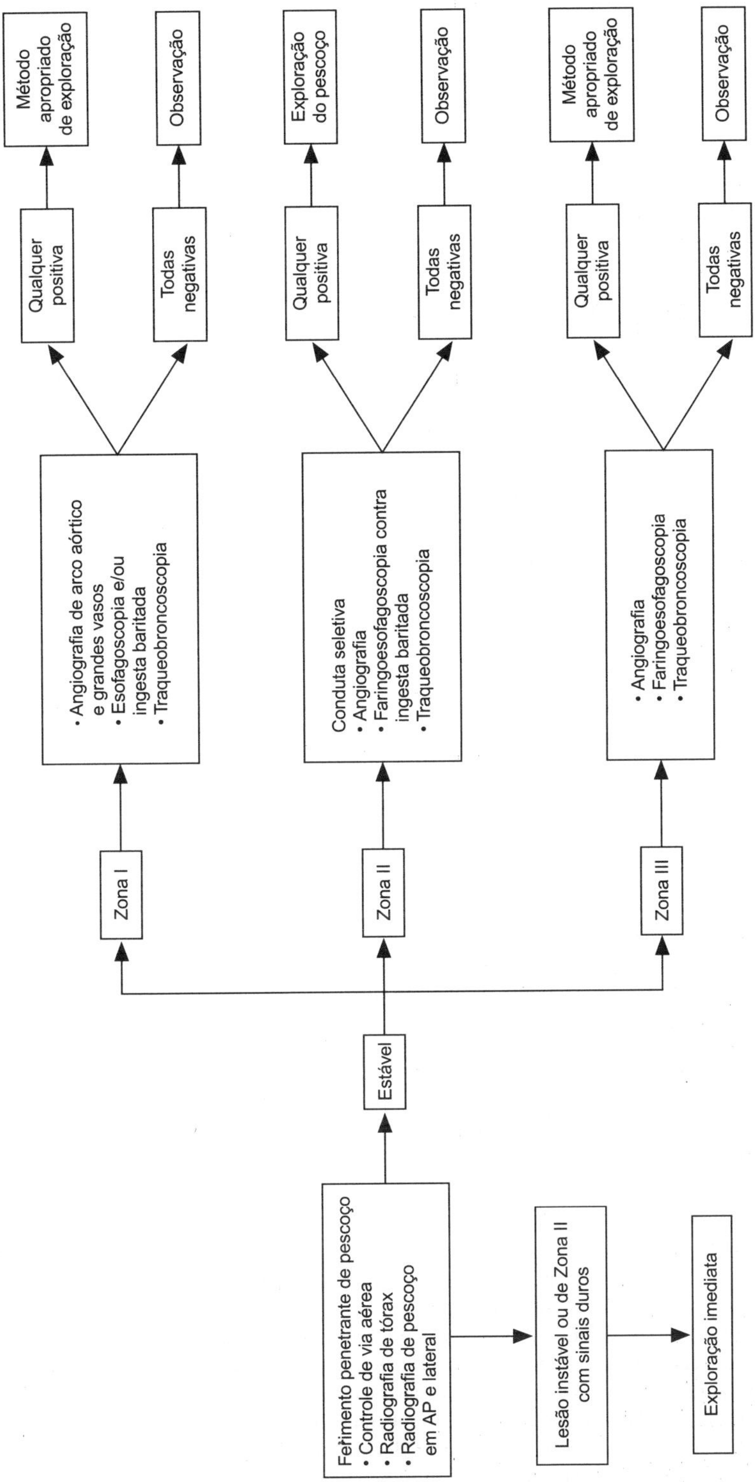

FIG. 24.2. Algoritmo de conduta na lesão penetrante de pescoço.

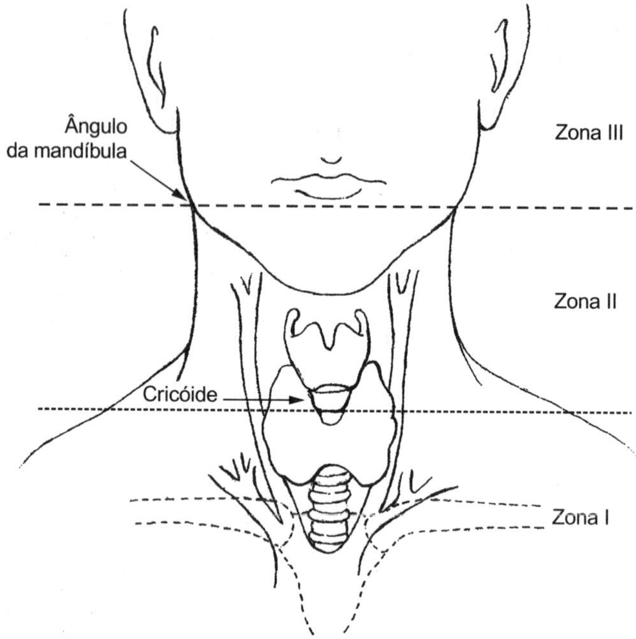

FIG. 24.3. Zonas do pescoço.

to significativo. Um arteriograma completo para as lesões de zona II devem também incluir a visualização da artéria tireóidea inferior por via do tronco tireocervical. O papel da angiografia na ressonância magnética (ARM) e da angiografia na tomografia computadorizada (ATC) ainda não está definido na avaliação de lesão cerebrovascular.

B. **Endoscopia e esofagografia.** Isoladamente, cada uma das modalidades tem uma sensibilidade de aproximadamente 60% na detecção de lesão esofagiana. A combinação das modalidades aumenta a sensibilidade para aproximadamente 90%, e isso deve ser considerado baseando-se na trajetória e no índice de suspeição quando uma única modalidade falhou em revelar uma lesão. A faringoscopia direta é essencial para se avaliar todas as lesões de zonas II e III. A laringoscopia e a traqueobroncoscopia são recomendáveis para se avaliar lesões de zonas I e II manejadas seletivamente.

C. **A ultra-sonografia dúplex** para a avaliação das artérias carótidas pode ser útil em mãos experientes.

V. **Preparação cirúrgica geral.** O sangramento ativo deve ser controlado com pressão digital através de toda a preparação da pele e até que o controle vascular direto seja efetivado. Os ferimentos **não** devem ser sondados, canulados ou explorados localmente porque estas manobras podem deslocar coágulos e levar a uma hemorragia incontrolável ou embolia. O paciente geralmente é posicionado em supino sobre a mesa cirúrgica com os braços mantidos ao longo do corpo. É desejável a extensão do pescoço com uma rotação de 15° a 20° para o lado contralateral se a coluna cervical for liberada. A estabilização na posição neutra é necessária se o estado cervical é incerto. A preparação da pele deve se estender da orelha ao abdome superior, e ao menos uma virilha deve ser preparada para a punção potencial de uma veia safena.

VI. **Abordagem cirúrgica.** As lesões de zona I geralmente são as que oferecem mais desafio e requerem um maior planejamento pré-operatório baseado na avaliação diagnóstica. Em **toda cirurgia, a exposição é a chave para o sucesso técnico.** A avaliação da anatomia é essencial e deve-se ter cuidado para evitar lesão aos nervos frênicos, vago ou laríngeo recorrente ou ao ducto torácico sempre que se opera o pescoço. A heparinização pode ser usada para manejo de lesões de carótidas, se não for impedida por outros achados.

A. **Zona I.** As lesões com risco de vida geralmente resultam de lesões da zona I e uma conduta agressiva é necessária. Uma esternotomia mediana com extensão supraclavicular é a abordagem mais versátil quando o tempo não permite avaliação pré-operatória. O controle do terço proximal da artéria subclávia esquerda é inicialmente melhor conseguido através de uma toracotomia ântero-lateral no terceiro espaço intercostal (Fig. 24.4). Uma contra-incisão supraclavicular é então feita para controle distal. A extensão para uma esternotomia alçapão pode então ser necessária para reparo definitivo (Fig. 24.5). A exposição de lesões de inominada e carótida comum da zona I é mais bem alcançada através de uma esternotomia mediana. O controle das lesões de subclávia direita proximal e dos dois terços distais da subclávia esquerda é mais bem alcançado através de uma incisão supraclavicular, com ressecção da cabeça clavicular (Fig. 24.6).

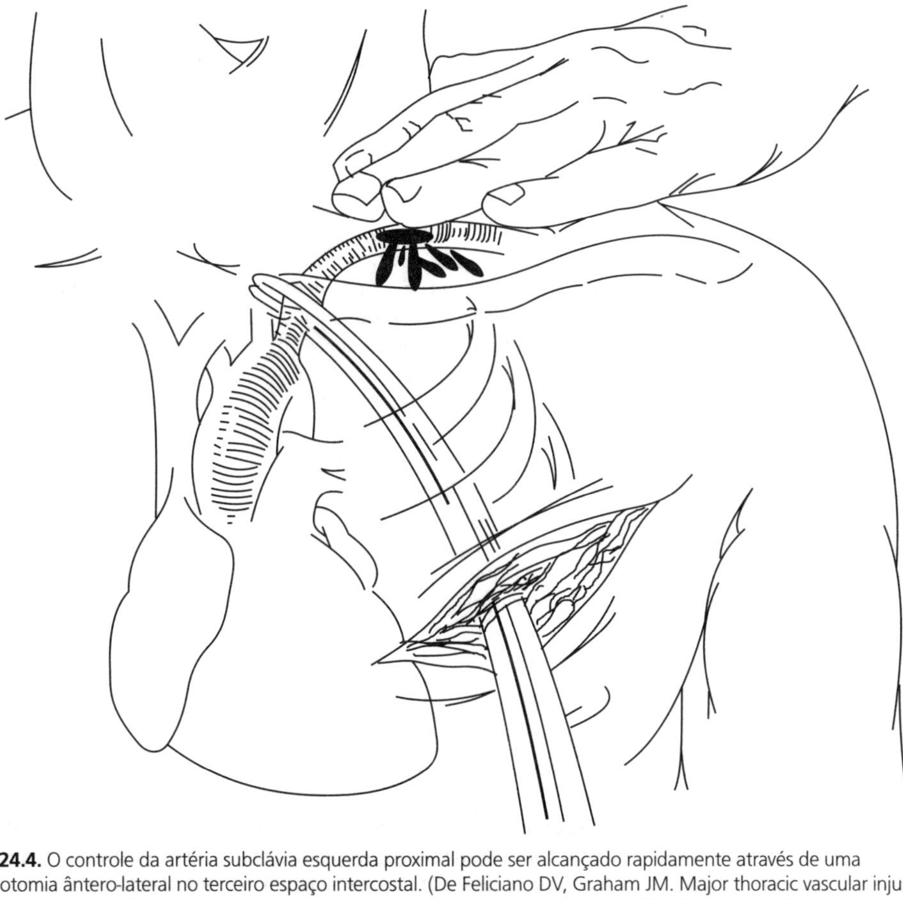

FIG. 24.4. O controle da artéria subclávia esquerda proximal pode ser alcançado rapidamente através de uma toracotomia ântero-lateral no terceiro espaço intercostal. (De Feliciano DV, Graham JM. Major thoracic vascular injury. In: *Rob & Smith's operative surgery: trauma surgery,* part 1. Boston: Butterworth, 1989:289, com autorização.)

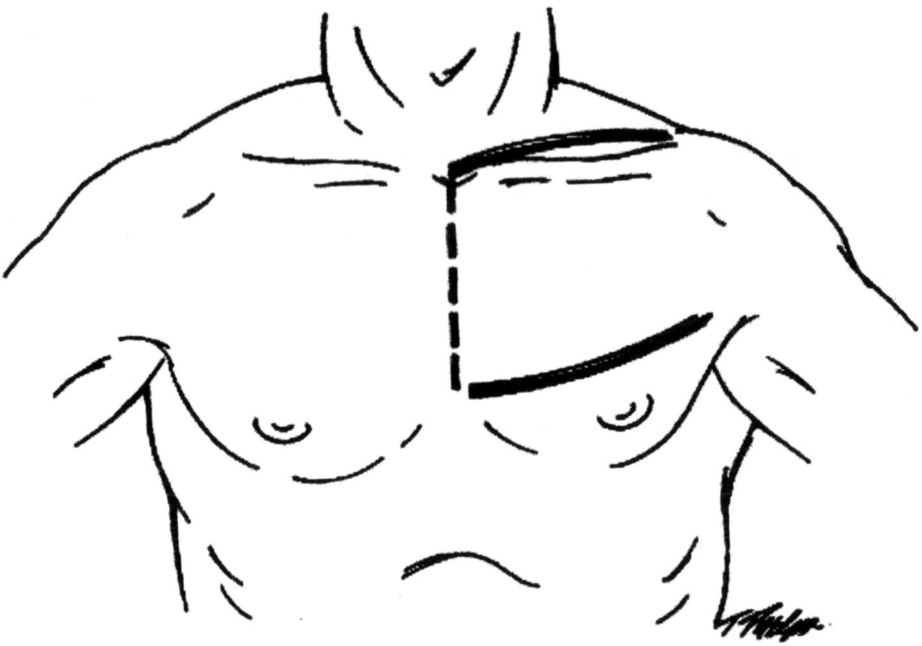

FIG. 24.5. A completa exposição dos vasos subclávios esquerdos pode ser obtida criando-se uma incisão tipo alçapão. (De Feliciano DV, Graham JM. Major thoracic vascular injury. In: *Rob & Smith's operative surgery: trauma surgery*, part 1. Boston: Butterworth, 1989:286, com autorização.)

B. **Zona II:** a exposição geralmente é mais facilitada por uma incisão cervical-padrão ao longo da borda anterior do músculo esternocleidomastóide, a partir do ângulo da mandíbula até a fúrcula esternal (Fig. 24.7). O controle proximal é obtido iniciando abaixo do pescoço e dissecando a carótida comum, seguido pelo controle distal acima da lesão antes de se proceder diretamente ao trato do ferimento. Esta abordagem então permite visualização adequada da bainha da carótida, da traquéia e do esôfago, assim como de outras estruturas nesta área. As lesões bilaterais ou os ferimentos transcervicais podem ser expostos por incisões cervicais bilaterais ou a conversão de uma abordagem unilateral para uma incisão do tipo colar para reparos complexos do pescoço central.

C. **Zona III.** A exposição para o controle vascular nas lesões da zona III geralmente se procede de forma semelhante à da zona II, exceto quando **subluxação anterior** da mandíbula pode ser necessária pré-operatoriamente para permitir máxima exposição. Deve-se ter cuidado para não danificar o nervo hipoglosso ao se operar nesta região. A extensão intracraniana da lesão provavelmente tornará necessária a participação da neurocirurgia para exposição mais extensa. Avisar esta equipe antecipadamente da possibilidade de que seus serviços serão necessários.

VII. **Tratamento de lesões específicas**

A. **Lesões vasculares.** O reparo de estruturas vasculares geralmente é realizado com técnicas semelhantes àquelas empregadas em outras áreas do corpo. Entretanto, ter cuidado para evitar o uso de material protético, se possível, porque as taxas de patência de longo prazo nestas regiões são desconhecidas. A decisão de reparo contra ligadura de um vaso se baseia em muitas variáveis.

a. Se um paciente está neurologicamente intacto no pré-operatório, todas as lesões de carótida devem ser reparadas. **A única exceção** pode ocorrer se for encontrada uma completa obstrução de fluxo e o coágulo não puder ser adequadamente refluído do vaso com fluxo retrógrado. O reparo pode provocar embolização.

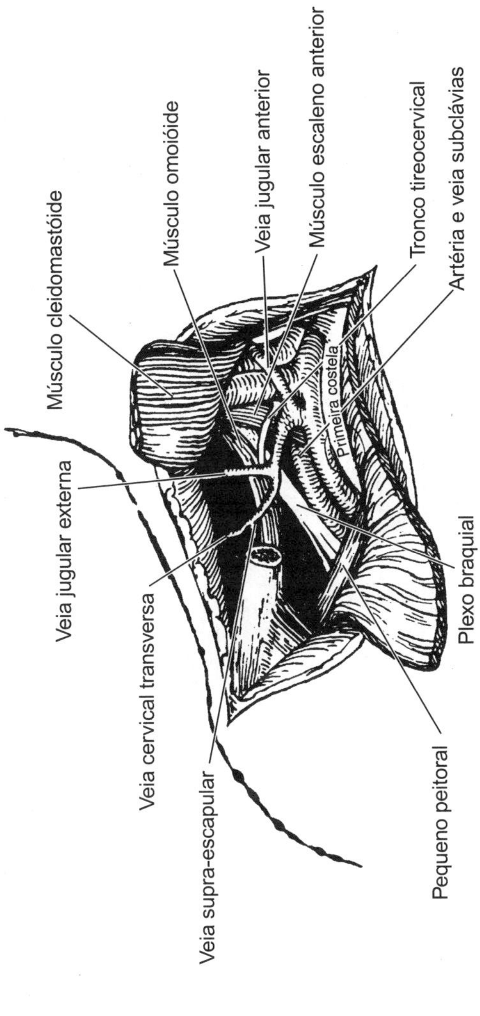

FIG. 24.6. Exposição proximal dos vasos subclávios direitos por via da ressecção da cabeça clavicular. (De Flint LM, Snyder WH, Perry MO, et al. Management of major vascular injuries in the base of the neck. *Arch Surg* 1975;106:407-413, com autorização.)

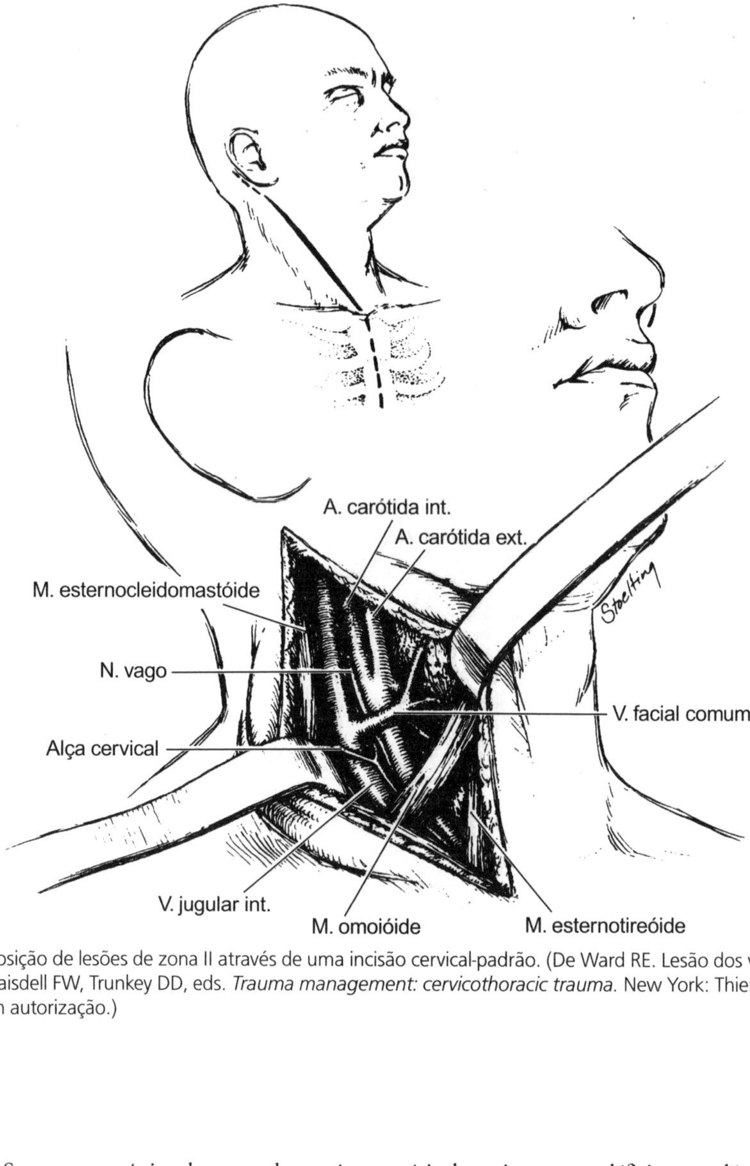

FIG. 24.7. Exposição de lesões de zona II através de uma incisão cervical-padrão. (De Ward RE. Lesão dos vasos cerebrais cervicais. In: Blaisdell FW, Trunkey DD, eds. *Trauma management: cervicothoracic trauma.* New York: Thieme, 1986:273, com autorização.)

b. Surge controvérsia sobre a conduta pré-operatória de pacientes com déficits neurológicos. Os pacientes com déficits leves a moderados devem geralmente sofrer reparo, enquanto que pacientes com hemiplegias densas ou graduação de Escala Glasgow de Coma maior que 8 podem sofrer reparo se a lesão tiver menos de **3 horas** de existência. Em lesões com mais tempo, o reparo deve geralmente ser evitado para prevenir a conversão de um infarto isquêmico para uma lesão hemorrágica.

c. Ocasionalmente, lesões de carótidas altas de zona III não são passíveis de reparo e a hemorragia deve ser controlada deixando-se um cateter Fogarty inflado no lugar até que ocorra a completa trombose do vaso.

d. As lesões de artéria vertebral são difíceis de se expor operatoriamente e geralmente devem ser manejadas por embolização radiográfica se o lado contralateral estiver patente. As lesões descobertas na cirurgia devem ser tamponadas e levadas para embolização radiográfica no pós-operatório.

e. As lesões da veia jugular devem ser reparadas primariamente, se possível. As lesões extensas necessitando de um enxerto de interposição devem ser ligadas em vez de reparadas.

B. **Lesão traqueal.** As lacerações traqueais simples podem ser reparadas em uma única camada com uma sutura absorvível de poliglatina. As lesões complexas podem necessitar de **traqueostomia**, e as lesões extensas podem necessitar de reconstrução adiada com enxerto de cartilagem e abas fasciais. Pacientes com lesão traqueal devem permanecer **intubados** no pós-operatório até que haja a certeza de que não desenvolverão edema significativo de via aérea.

C. **Lesões faríngeas/esofagianas.** A faringoscopia pré-operatória meticulosa e a dissecção operatória devem ser empregadas para evitar lesões despercebidas. Estas lesões devem ser adequadamente debridadas e reparadas em duas camadas. **A rotação do músculo esternoióide** sobre os reparos esofagianos cervicais diminuirá a incidência de formação de fístula e prevenirá a necessidade de drenagem. Uma lesão esofagiana extensa pode requerer a criação de uma esofagostomia cervical.

Axiomas

- Os pacientes com lesões cervicais penetrantes importantes evidentes necessitam de controle precoce da via aérea.
- À presença de sinais fortes, o diagnóstico radiológico ou endoscópico e a zona de lesão ditam a conduta cirúrgica.
- A escolha apropriada da abordagem cirúrgica nas lesões de zona I é essencial para se obter uma exposição adequada.

Bibliografia

Biffl WL, Moore EE, Rehse DH, et al. Selective management of penetrating neck trauma based on cervical level of injury. *Am J Surg* 1997;174:678-682.

Thal ER, Meyer DM. Penetrating neck trauma. *Curr Probl Surg* 1992;29(1):1-56.

Velmahos GC, Souter I, Degiannis E, et al. Selective surgical management in penetrating neck injuries. *Can J Surg* 1994;37:487-491.

25. LESÃO CONTUSA DO PESCOÇO

Tiffany K. Bee, Martin A. Croce e Juan B. Ochoa

I. **Introdução.** Comparando-se com outros locais do corpo (p. ex., cabeça, tórax, abdome), o traumatismo contuso significativo de pescoço não é freqüente, com a exceção das lesões de coluna cervical (ver Capítulo 20). Apesar disso, estar alerta para a ocorrência de lesões contusas do pescoço é essencial para qualquer profissional de trauma porque (*a*) as lesões podem ser devastadoras, produzindo altas morbidade e mortalidade; (*b*) os sinais de lesão direta são com freqüência sutis ou ausentes; e (*c*) uma vez que as manifestações clínicas tornam o diagnóstico óbvio, freqüentemente é muito tarde para o tratamento adequado. Este capítulo discute a multiplicidade de lesões que podem ocorrer com traumatismo contuso de pescoço e para auxiliar o leitor em determinar os princípios básicos de diagnóstico e tratamento.

Três amplos tipos de forças contundentes podem provocar lesão de pescoço:

A. Impacto direto do pescoço, que pode ser observado como parte da contenção de ombro do cinto de segurança, e também em acidentes com veículos de tração nas quatro rodas ou de neve, onde o condutor recebe um impacto direto no pescoço de um varal ou um cabo.

B. Lesões secundárias a extensão, flexão ou rotação excessivas, que podem **não** deixar sinais externos de lesão.

C. Lesões por compressão (p. ex., como as observadas por enforcamento ou estrangulação), nas quais as manifestações do sistema nervoso central (SNC) secundárias à asfixia podem ser proeminentes.

II. **Anatomia.** Uma parcela significativa da experiência relatada na literatura se refere a lesões penetrantes do pescoço. Os clínicos aplicaram princípios semelhantes na conduta do traumatismo contuso. Uma abordagem comum e prática das lesões de pescoço é classificá-las de acordo com a localização anatômica da lesão em si. A localização determina as estruturas mais sensíveis à lesão e também ajuda no projeto de um diagnóstico e a estratégia terapêutica.

A. **Zonas**

1. **Zona I**: da clavícula à cricóide.
2. **Zona II**: da cricóide ao ângulo da mandíbula.
3. **Zona III**: do ângulo da mandíbula à base do crânio.

Como um princípio geral, as lesões das zonas I e III são mais difíceis de se abordar cirurgicamente. Portanto, em pacientes estáveis fisiologicamente, a maioria do benefício deriva do emprego de manobras diagnósticas.

III. **Avaliação inicial**

A. Todos os pacientes de traumatismo devem ser sistematicamente avaliados de acordo com os protocolos de *Advanced Trauma Life Support* (Suporte de Vida Avançado no Trauma). Um alto índice de suspeita de uma lesão oculta não pode ser superenfatizado. A maioria dos pacientes já virá imobilizada a partir da cena. Remover a parte anterior do colar e realizar um exame completo enquanto se fornece ao paciente imobilização em linha adequada (ver abaixo).

1. **Via aérea.** A perda da via aérea é uma emergência com risco de vida. A perda de via aérea a partir de traumatismo contuso de pescoço pode ocorrer secundária a (*a*) um hematoma em expansão (p. ex., retrofaríngeo, de fáscia cervical profunda); (*b*) fratura de tireóide ou ruptura de traquéia; (*c*) lesão neurológica que produz perda sensória ou motora no trato aerodigestivo; e (*d*) acúmulo de secreções e sangue. A via aérea, na maioria dos pacientes conscientes, pode ser avaliada verificando-se a presença de estridor e conferindo-se a qualidade da voz do paciente. Obter controle da via aérea quando as anormalidades de oxigenação, ventilação ou de sensório são detectadas. A intubação oral endotraqueal é a via de escolha na maioria dos pacientes, a menos que se suspeite de lesões da cricotireóide ou traquéia, quando é preferível uma traqueostomia. Ter consciência de que marcos anatômicos anormais ou obscuros podem fazer da intubação endotraqueal um grande desafio. Obter a melhor opinião especializada disponível e, de forma ideal, ter tanto um anestesista quanto

um cirurgião experiente presente no recinto. **Discutir as estratégias alternativas para assegurar a via aérea se sua primeira estratégia fracassar.**

2. **Respiração**
   a. O pneumotórax pode ocorrer quando um traumatismo laringotraqueal ou esofagiano resulta em pneumotórax hipertensivo. Lesões inferiores de pescoço (zona I) são também associadas à violação da pleura e à presença de pneumotórax. Se estiver presente um pneumotórax hipertensivo, a descompressão com agulha seguida de toracostomia com tubo é indicada. Pode estar presente um pneumomediastino, mas geralmente não compromete a respiração.
3. **Circulação**
   a. Duas linhas endovenosas (e.v.) periféricas de grande calibre devem ser colocadas. Lembre-se, o traumatismo de pescoço inferior pode estar associado a lesões de veia subclávia. Portanto, as linhas e.v. colocadas nas extremidades superiores destes pacientes podem não ser adequadas.
   b. O monitoramento cuidadoso de pulsos periféricos é necessário, avaliando-se sinais de déficit. Verificar pulsos arteriais carotídeos e temporais.
   c. Deve-se aplicar pressão direta nas áreas de sangramento no pescoço sem sondagem ou colocação cega de grampo. Pode ocorrer sangramento oculto no pescoço, principalmente na zona I. Os hematomas expansivos são especialmente perigosos, com a possibilidade de perda de patência de via aérea. O sangramento também pode estar associado à perda de fluxo sangüíneo do cérebro, disfunção neurológica e perda da proteção da via aérea.

B. **Exame físico**

1. **Inspeção**
   a. Avaliar o pescoço para lacerações, escoriações, contusões, crepitação, distensão venosa jugular e outras deformidades grosseiras. Estridor, rouquidão, odinofagia ou disfagia são sugestivos de lesão laringotraqueal ou aerodigestiva. Os sinais podem ser sutis e aparecem como simples descoloração ou escoriações mínimas, como observado em lesões de cinto de segurança ou de "varal".
2. **Ausculta**
   a. Um ruído sobre os vasos carotídeos – um achado incomum – requer investigação mais profunda.
3. **Palpação**
   a. Um déficit ou murmúrio é sugestivo de lesão vascular.
   b. A perda do contorno anatômico normal do pescoço anterior, da cartilagem tireóide e cartilagem cricóide sugere fratura laríngea.
   c. Um defeito na parede traqueal ("descompasso") é indicativo de um rompimento traqueal.
   d. Um enfisema subcutâneo sugere pneumotórax ou lesão de via aérea. É improvável que uma lesão esofagiana provoque um enfisema subcutâneo significativo, mas ar retrofaríngeo provavelmente estará presente.
4. **Manifestações sistêmicas.** Febre, taquicardia e sepse generalizada são sinais de lesões despercebidas de esôfago ou trato aerodigestivo alto. As lesões despercebidas desta natureza podem ser especialmente devastadoras e devem ser abordadas agressivamente.

C. **Avaliação radiográfica**

1. **Radiografia lateral de coluna cervical**
   a. A espessura de tecido mole pré-traqueal > 5,0 mm sugere fratura de coluna cervical.
   b. Sinais de enfisema subcutâneo ou ar retrofaríngeo são sugestivos de lesão laringotraqueal ou esofagiana.
   c. A imobilização cervical deve ser continuada até ser liberada radiográfica e clinicamente.
2. **Radiografia de tórax**
   a. Podem ocorrer pneumotórax, enfisema subcutâneo, pneumomediastino e pneumopericárdio com lesões de via aérea superior.

b. Pode estar indicada a toracostomia com tubo, principalmente com ventilação com pressão positiva.

IV. **Modalidades diagnósticas.** Pacientes com hematomas em expansão ou hemorragia ativa devem ser levados imediatamente à sala de cirurgia. Para pacientes hemodinamicamente estáveis, entretanto, uma avaliação diagnóstica mais extensa é necessária. As radiografias de coluna cervical e de tórax devem ser obtidas na área de reanimação para todos os pacientes com lesão contusa. Várias modalidades empregadas para diagnosticar lesões específicas podem estar disponíveis em uma instituição ou em momentos diferentes durante o dia ou à noite. Portanto, deve-se estar consciente das vantagens e limitações das modalidades diagnósticas empregadas. Às vezes, testes complementares precisam ser feitos para superar as limitações de um determinado teste ou procedimento. Por exemplo, uma ingesta baritada junto com esofagoscopia flexível podem ser usadas para se excluir uma lesão esofagiana alta. Outros testes podem depender da disponibilidade de técnicos ou radiologistas qualificados. Avaliar cuidadosamente os limites de recursos ao lidar com um paciente com suspeita de lesão contusa de pescoço.

A. **Tomografia computadorizada (TC)**
1. **Pontos fortes**
a. Excelente para identificar lesões da laringe e da coluna vertebral; pode identificar pequenas coleções de ar extraluminar no caso incomum de lesão contusa de esôfago.
2. **Pontos fracos**
a. Não é sensível o suficiente para lesões contusas vasculares.
b. Requer tempo e um paciente fisiologicamente estável. NÃO leve o paciente para uma TC se ele estiver com risco de perder sua via aérea ou tornar-se hemodinamicamente instável.

B. **Laringoscopia e broncoscopia**
1. **Pontos fortes**
a. Visualização da laringe e da traquéia.
2. **Pontos fracos**
a. A lesão de laringe ou traquéia pode ser obscurecida por um tubo endotraqueal.
b. Requer a cooperação do paciente e, com freqüência, sedação. Realizar o procedimento onde uma via aérea pode ser facilmente assegurada, se ocorrer perda de via aérea.

C. **Ultra-sonografia dúplex**
1. **Pontos fortes**
a. Teste não-invasivo para doença oclusiva da carótida.
2. **Pontos fracos**
a. Dependente do operador.
b. Difícil com hematoma ou enfisema subcutâneo.
c. Não confiável para a identificação de dissecção contundente da artéria carótida interna.
d. Exame inadequado com imobilização cervical.

D. **Angiografia**
1. **Pontos fortes**
a. Permanece sendo o padrão para diagnóstico de lesões de artéria carótida ou vertebral.
2. **Pontos fracos**
a. Invasiva.

E. **Esofagografia de contraste**
1. **Pontos fortes**
a. O bário distende adequadamente o esôfago para melhor identificação da lesão; o contraste hidrossolúvel é inadequado.
2. **Pontos fracos**
a. Tecnicamente difícil em pacientes intubados.

F. **Esofagoscopia flexível**
1. **Pontos fortes**
a. Boa visualização do esôfago.

b. Pode ser realizada com segurança em paciente com imobilização cervical (ao contrário da esofagoscopia rígida).

2. **Pontos fracos**

a. Pode ser difícil distender adequadamente o esôfago para identificar pequenas lesões.

b. Pode não ter sensibilidade suficiente para a detecção de todas as lesões.

V. **Lesões específicas**

A. **Artéria carótida**

1. **Artéria carótida comum**

a. Geralmente provocada por um golpe direto ao pescoço, com contusão ou hematoma de parte mole circundante.

b. Pode se apresentar com hemiparesia, que não é explicada por achados de TC de cérebro. **Achados clínicos neurológicos anormais na presença de uma TC normal do cérebro obriga a uma completa pesquisa diagnóstica.**

c. Fraturas faciais e cervicais associadas são sinais de traumatismo severo e devem aumentar a suspeita de lesão vascular.

d. Angiografia. Uma angiografia completa de quatro vasos é necessária para avaliar a presença ou a falta de preenchimento cruzado por via do polígono de Willis.

2. **Artéria carótida interna**

a. A lesão geralmente é provocada por rápida desaceleração com rotação e hiperextensão do pescoço, levando à distensão da carótida interna, geralmente sobre a segunda e terceira apófises transversas cervicais, resultando em uma lesão da íntima. De forma típica, a dissecção se estende até a base do crânio; pode estar associada a pseudo-aneurisma. Entretanto, os sinais externos de lesão podem estar completamente ausentes quando ocorrem a hiperextensão e a rotação do pescoço.

b. Diagnóstico atrasado em 50% dos casos. Pode estar presente com hemiparesia ou outro déficit neurológico que não é explicitado pelos achados de TC de cérebro. A síndrome de Horner pode estar presente devido à lesão associada de fibras simpáticas, que estão em íntima proximidade com artéria carótida interna. Apesar de a síndrome de Horner completa não estar sempre presente, a miose geralmente está.

c. A angiografia de quatro vasos completa é o padrão para o diagnóstico.

B. **Artéria vertebral**

1. Associada à flexão e rotação do pescoço, também a fraturas ou subluxação de coluna cervical. As fraturas do forame transverso são associadas a lesões vasculares.

2. Com as lesões cervicais associadas, é indicada a angiografia. De novo, um estudo de quatro vasos é indicado.

C. **Laringe e traquéia**

1. Geralmente provocada por um golpe direto do pescoço.

2. Geralmente associada a enfisema subcutâneo e perda do contorno normal da cartilagem tireóide. Um defeito palpável pode ser sentido na parede traqueal.

3. Pacientes despertos com lesões laringotraqueais assumirão uma posição na qual tem uma via aérea patente.

4. A via aérea deve ser assegurada. A melhor opção é uma via aérea cirúrgica usando anestesia local na sala de cirurgia.

D. **Esôfago**

1. Geralmente provocada por um golpe direto ao pescoço; entretanto, estas lesões são raras. As lesões tendem a ocorrer no nível da junção hipofaringe-esôfago.

2. O diagnóstico é feito com ingesta baritada e endoscopia. A combinação de ambas as técnicas melhora a precisão diagnóstica e minimiza o risco de achados falsos-negativos.

VI. **Tratamento**

A. **Artéria carótida**

1. O manejo operatório deve ser reservado a lesões da carótida comum ou da carótida interna proximal. As lesões contundentes, que geralmente são dissecções (com ou sem pseudo-aneurisma associado), normalmente se estendem distalmente, tornando o reparo primário impraticável. O enxer-

to de interposição geralmente é necessário e pode ser utilizado um longo segmento. Uma vez que existe controvérsia se as lesões de carótida associadas a um déficit neurológico devem ser reparadas, deve-se procurar um especialista para o manejo destes pacientes.

2. A terapia não-cirúrgica, que consiste de anticoagulação para evitar propagação de coágulo ou embolização, é o tratamento primário para dissecções contusas e traumáticas de artéria carótida interna. Apesar da heparina contínua ser o tratamento preferido, empregá-la com extrema cautela em pacientes com lesões associadas; pode ser relativamente contra-indicada em pacientes com hemorragia ou contusão intraparenquimatosa cerebral. O tempo parcial de tromboplastina (TPT) deve ser extensamente monitorado e o objetivo é de 40 a 45 segundos. Realizar angiografia de acompanhamento em aproximadamente 7 dias para avaliar a progressão da lesão. A terapia pode ser convertida para warfarina e deve continuar por aproximadamente 6 meses. Os estudos de acompanhamento podem incluir angiografia à ressonância magnética porque é menos invasiva do que a angiografia convencional. No futuro, o tratamento poderá envolver enxertos de *stent*.

B. Artéria vertebral

1. A conduta operatória geralmente não é necessária. A abordagem cirúrgica é difícil e pode estar associada a sangramento significativo.
2. A conduta não operatória é semelhante à anticoagulação para lesões de carótida interna. A terapia antiplaquetas pode ser substituída em casos de vasos ocluídos.
3. A embolização radiológica deve ser reservada para fístula arteriovenosa ou extravazamento ativo.

C. Laringe e traquéia

1. A primeira prioridade é assegurar a via aérea, que pode requerer incisão emergente e intubação da traquéia distal rompida.
2. Para lesões destrutivas, a reconstrução traqueal pode ser necessária. Mathison e Grillo estabeleceram os princípios básicos de conduta.
   a. Evitar procurar nervos laríngeos recorrentes.
   b. Separar linhas de sutura traqueal e esofagiana.
   c. Conservar traquéia viável.
   d. Evitar traqueostomia através do reparo.
   e. Flexionar o pescoço para evitar tensão ao reparo.
3. Tratar as lesões menos destrutivas (geralmente da laringe) com traqueostomia distalmente à lesão e reparo primário da lesão.
4. Tratar as lesões leves como edema mínimo ou cartilagem não deslocada com observação, repouso de voz e ar umidificado.

D. Esôfago

1. O reparo cirúrgico deve ser empreendido prontamente quando o diagnóstico é feito. O esôfago deve ser reparado em duas camadas (mucosa interior, muscular exterior). O reparo pode ser sustentado por alças de músculos circundantes. A drenagem não é necessária para reparos simples. Entretanto, se o dreno for necessário, deverá ser um dreno de aspiração fechado.

Axiomas

- A primeira prioridade é obter uma via aérea segura, como para todos os pacientes traumatizados, o que pode ser difícil em um paciente com traumatismo severo de pescoço.
- As lesões significativas de laringe, traquéia, carótida e esôfago não são comuns, mas estão associadas a morbidade e mortalidade relativamente elevadas.
- Um déficit neurológico associado a uma TC normal do cérebro obriga a uma angiografia de quatro vasos.

26A. TRAUMATISMO DE TÓRAX

John P. Pryor, C. William Schwab e Andrew B. Peitzman

I. **Introdução.** Os traumatismos torácicos respondem por aproximadamente 25% de todos os óbitos por traumatismo e contribuem para um adicional de 25% de óbitos, anualmente, nos Estados Unidos. A morte pode ser imediata (em segundos a minutos), precoce (minutos a horas) ou tardia (dias a semanas) após o trauma. As mortes imediatas geralmente envolvem rompimento do coração ou lesão de grande vaso. As mortes precoces freqüentemente são provocadas por obstrução de via aérea, pneumotórax hipertensivo, contusão pulmonar ou tamponamento cardíaco. As complicações pulmonares, a sepse e as lesões despercebidas respondem por mortes tardias.

A maioria dos pacientes com traumatismo torácico é tratada de forma não-cirúrgica. As opções de tratamento incluem analgesia, higiene pulmonar, intubação endotraqueal e toracostomia com tubo. Apenas 10 a 15% dos pacientes com traumatismo de tórax necessitarão toracotomia ou esternotomia.

II. **Avaliação imediata**

A. **O exame físico** inclui avaliação de via aérea superior, simetria e estabilidade de parede torácica, sons respiratórios e tons cardíacos. Sinais de enfisema subcutâneo, distensão venosa jugular (DVJ) e desvio traqueal são especificamente pesquisados logo na avaliação.

B. **Iniciar a reanimação** enquanto se realiza procedimentos diagnósticos concomitantes. **Administrar oxigênio** com alto fluxo, com máscara de não re-respiração. Se o paciente não responde adequadamente à reanimação com volume (hipotensão, acidose e déficit de base persistentes), considerar perda sangüínea em curso e reavaliar para tamponamento cardíaco, pneumotórax hipertensivo e choque cardiogênico agudo (raro em traumatismo contuso).

C. Monitorar oximetria de pulso e eletrocardiograma (ECG) continuamente.

D. Obter uma **radiografia de tórax** (RT) logo na avaliação de pacientes com lesão torácica. Os locais de entrada ou penetração de projétil devem ser identificados com marcadores radiopacos (p. ex., marcadores metálicos, clipes de papel).

E. Obter a história médica, gasometria arterial (GSA), ECG.

F. Identificar **indicações para cirurgia imediata**

1. Hemotórax maciço (> 1.500 ml de sangue de retorno na inserção de dreno torácico).
2. Sangramento do tórax em curso (> 200 ml/hora por 4 horas ou mais).
3. Tamponamento cardíaco.
4. Deterioração aguda a partir de ferimentos torácicos transmediastinais penetrantes.
5. Toracostomia traumática.
6. Fuga de ar maciça do dreno torácico ou lesão traqueobrônquica importante.
7. Lesão vascular no escoadouro torácico com instabilidade hemodinâmica.
8. Lesão esofagiana.
9. Evidência radiográfica de lesão de grande vaso.
10. Suspeita de embolia gasosa.
11. Ferimentos de empalação do tórax.

III. Conduta imediata nos **ferimentos penetrantes do tórax**

A. Evitar sondar o ferimento para determinar profundidade ou ângulo, o que pode produzir pneumotórax ou hemotórax.

B. Obter uma RT com marcadores metálicos colocados em todos os ferimentos penetrantes.

1. Tentar **determinar a trajetória para delinear a lesão anatômica.**
2. Realizar toracostomia com dreno para pneumotórax ou hemotórax.
3. Se negativa, repetir a radiografia em 6 horas; 7 a 10% desta população desenvolverá pneumotórax tardio.

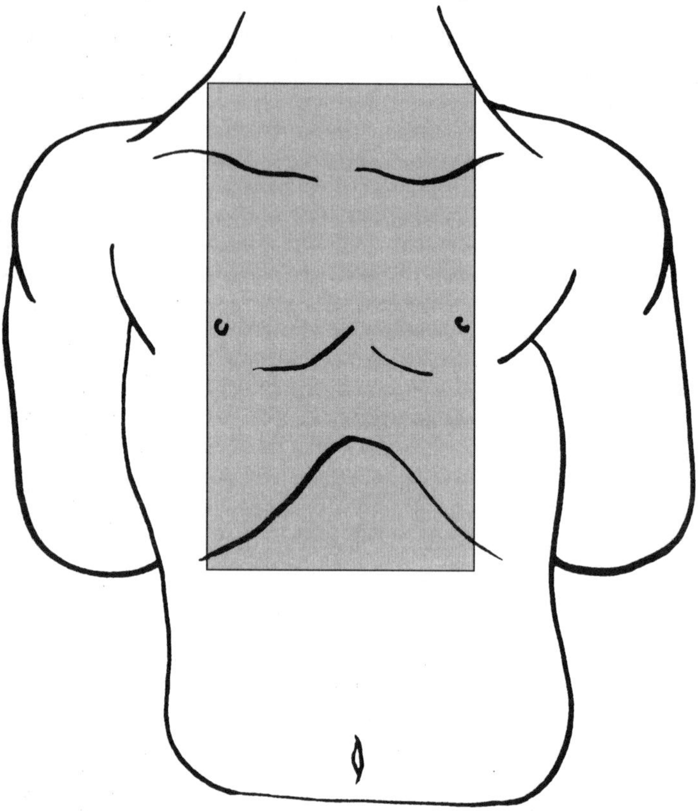

FIG. 26A.1. A caixa da morte. *A área sombreada* representa a zona de perigo de lesão transmediastinal.

C. Administrar profilaxia antitetânica.

D. Antibióticos **não são** usados para ferimentos penetrantes de rotina tratados sem uma cirurgia ou procedimento.

IV. Avaliação imediata de **ferimentos penetrantes transmediastinais** (Fig. 26A.1)

A. O diagnóstico de penetração transmediastinal se baseia em suspeita clínica, na trajetória do projétil ou nos achados de RT. Realizar uma avaliação rápida do paciente para avaliar via aérea, estado hemodinâmico e necessidade de controle de hemorragia.

B. Classificar o paciente, baseando-se na hemodinâmica, como ***in extremis*, instável ou estável** (Fig. 26A.2).

C. O paciente ***in extremis*** apresenta respirações agônicas sem pressão sangüínea mensurável.

1. Intubar, oxigenar e iniciar reanimação com volume.
2. Realizar imediata toracotomia ântero-lateral esquerda para controlar hemorragia ou aliviar tamponamento cardíaco. Se necessário, estender sobre o esterno para uma toracotomia direita ("toracotomia em concha").

D. O **paciente instável** apresenta uma pressão sangüínea mensurável, mas está hipotenso, com uma pressão sangüínea sistólica < 100 mmHg. Estes pacientes, com trajetória transmediastinal associada, com freqüência apresentam lesões dos seguintes órgãos (em freqüência decrescente): pulmão, coração, vaso de parede torácica, grandes vasos, esôfago, traquéia ou brônquios, e artéria ou veia pulmonar.

1. Avaliar a necessidade de intubação, oxigenar e iniciar reanimação com volume.
2. Obter uma RT.

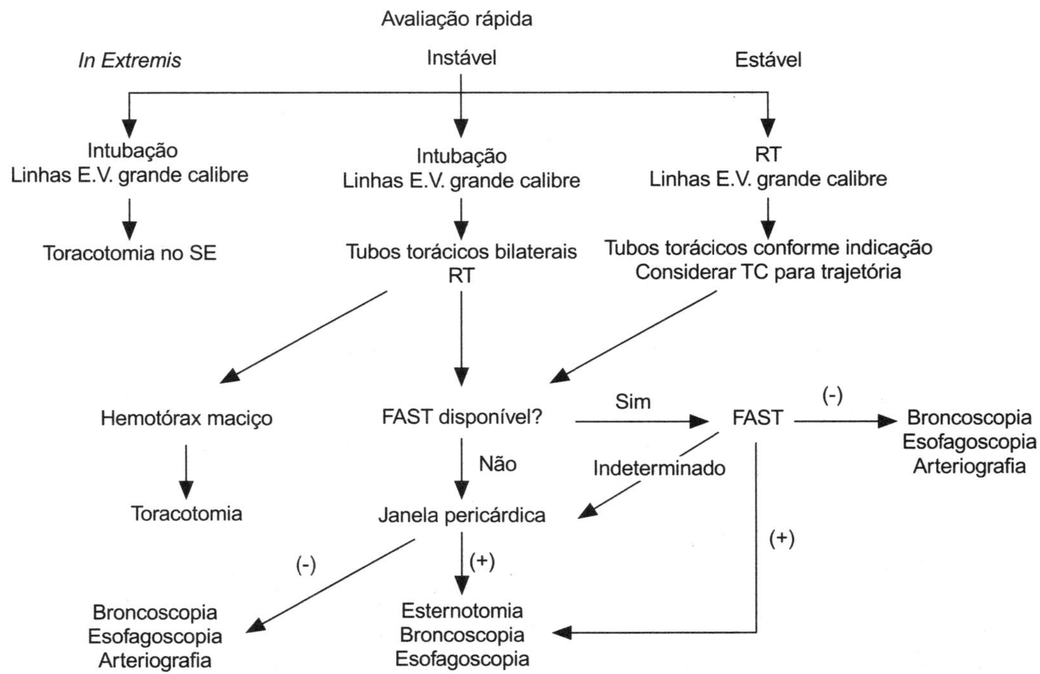

FIG. 26A.2. Algoritmo diagnóstico para traumatismo transmediastinal penetrante. Avaliação ultra-sonográfica abdominal focalizada para trauma (FAST), radiografia de tórax (RT), setor de emergência (SE) e tomografia computadorizada (TC).

3. Realizar toracostomia com dreno para pneumotórax ou hemotórax.
4. Se estiver disponível, realizar uma **ultra-sonografia abdominal focalizada para trauma (FAST)** para diagnosticar derrame pericárdico.
   a. Uma projeção pericárdica **positiva** à FAST em um paciente instável é uma indicação para proceder com esternotomia mediana imediata.
   b. Uma projeção pericárdica **duvidosa** no exame FAST necessita ou de uma janela pericárdica cirúrgica ou de uma esternotomia exploratória.
   c. Um ASFT **negativo** pode ser falsamente negativo secundário à descompressão de sangue pericárdico no espaço pleural.
   d. Se o ASFT **não está disponível**, proceder à sala de cirurgia (SC) para janela pericárdica.
5. A toracotomia é realizada, conforme indicação, baseando-se no volume de retorno do dreno torácico e na estabilidade hemodinâmica (ver II.F.)
6. Após o controle de hemorragia importante, realizar esofagoscopia e broncoscopia flexíveis para diagnosticar lesão de trato aerodigestivo.
7. Se há suspeita de lesão de vaso pela trajetória e o paciente não é encaminhado à SC por outras indicações, realizar **angiografia** para avaliar lesão vascular potencial.

E. No **paciente estável**, avaliar possível lesão de coração, grandes vasos, esôfago, traquéia e brônquios.
1. Avaliar a necessidade de intubação, oxigenar e iniciar reanimação com volume.
2. Obter uma RT.
3. Realizar toracostomia com dreno para pneumotórax ou hemotórax.
4. Se disponível, realizar um **exame ultra-sonográfico FAST** para diagnosticar derrame pericárdico.
5. Se a FASF não estiver disponível, proceder à SC para janela pericárdica, onde a esofagoscopia e a broncoscopia podem ser realizadas neste momento ou completadas no pós-operatório.
6. Se há suspeita de lesão vascular pela trajetória, realizar **angiografia** para avaliar lesão vascular potencial.

V. **As lesões torácicas importantes** podem ser divididas naquelas que apresentam risco de vida imediato ("seis letais") e aquelas que podem ser de difícil diagnóstico ("seis escondidas") (Quadro 26A.1).

A. **Lesões com risco de vida imediato** ("seis letais")

1. **Obstrução de via aérea.** O controle da via aérea está em primeiro lugar na reanimação de trauma. Proteger a coluna cervical enquanto a via aérea está sendo manejada. Entretanto, não atrase conduta definitiva de via aérea devido à preocupação acerca de possível lesão de coluna cervical.
   a. **Causas**
      (1) A língua muito comumente provoca obstrução de via aérea no paciente inconsciente.
      (2) Próteses dentárias, dentes arrancados, tecido, secreções e sangue podem contribuir para a obstrução de via aérea.
      (3) A fratura mandibular bilateral pode levar ao colapso da língua para dentro da hipofaringe.

Quadro 26A.1 Lesões torácicas importantes

Seis letais	Seis escondidas
Obstrução de via aérea	Rompimento traumático da aorta
Pneumotórax hipertensivo	Grande rompimento traqueobrônquico
Tamponamento cardíaco	Lesão cardíaca contusa
Pneumotórax aberto	Laceração diafragmática
Hemotórax maciço	Perfuração esofagiana
Tórax instável	Contusão pulmonar

(4) Hematomas expansivos de pescoço produzem desvio da laringe e compressão mecânica da traquéia.

(5) O traumatismo da laringe (p. ex., fraturas de cartilagem tireóide ou cricóide) produzem hemorragia e edema submucosos, levando à obstrução.

(6) Laceração ou transecção traqueal.

b. **Os achados físicos** incluem estridor, rouquidão, enfisema subcutâneo, estado mental alterado, uso de músculo acessório, fome de ar, apnéia e cianose (sinal de hipoxemia pré-terminal).

c. Qualquer suspeita de obstrução de via aérea ou incapacidade de troca gasosa adequada obriga a uma intubação precoce.

d. Conduta (ver Capítulo 14)

(1) **Quando em dúvida, intubar** usando uma seqüência rápida controlada.

(2) Providenciar imobilização em linha de coluna cervical durante a intubação.

(3) Intubar imediatamente, principalmente em casos de hematoma de pescoço ou possível edema de via aérea; o edema de via aérea pode ser insidioso e progressivo e pode tornar a intubação tardia mais difícil.

(4) Ter equipamento para cricotireoidotomia de emergência prontamente disponível se houver fracasso da intubação endotraqueal.

2. **Pneumotórax hipertensivo:** ocorre quando entra ar no espaço pleural a partir de lesão pulmonar ou através da parede torácica sem meio de sair. O pulmão afetado sofre colapso, com desvio mediastinal subseqüente, dobradura das veias cavas superior e inferior, retorno venoso prejudicado e diminuição do débito cardíaco. A ventilação do pulmão contralateral também está diminuída pelo desvio mediastinal.

a. **Causas mais comuns**

(1) Lesão penetrante do tórax.

(2) Traumatismo contuso com lesão pulmonar parenquimatosa.

(3) Ventilação mecânica com alta pressão de via aérea.

(4) Pneumotórax espontâneo com bolhas que falharam em fechar.

b. **Diagnóstico clínico – não um diagnóstico radiográfico**

(1) Sofrimento respiratório severo.

(2) Hipotensão.

(3) Ausência unilateral de ruídos respiratórios.

(4) Hiper-ressonância à percussão sobre o hemitórax comprometido.

(5) Distensão de veia do pescoço (pode estar ausente em pacientes hipovolêmicos).

(6) Desvio traqueal (achado tardio – não é necessário para confirmar o diagnóstico clínico).

(7) Cianose (pré-terminal).

(8) A instalação rápida pode ocorrer após a intubação e ventilação com pressão positiva.

c. **Tratamento**

(1) Descomprimir imediatamente inserindo um cateter e.v. de calibre 12 ou 14 no segundo espaço intercostal na linha hemiclavicular ou no quinto espaço intercostal na linha axilar anterior; isto converte o pneumotórax hipertensivo em um pneumotórax simples.

(2) Seguir imediatamente com toracostomia com dreno.

3. **Tamponamento pericárdico:** é comumente o resultado de trauma penetrante, mas também pode ser visto em trauma contuso de tórax. O saco pericárdico não se distende agudamente; 75 a 100 ml de sangue pode produzir fisiologia de tamponamento no adulto.

a. **Diagnóstico** (Fig. 26A.3)

(1) Se despertos, estes pacientes se encontram extremamente ansiosos; eles declararão que sentem o "fim iminente", e podem parecer como mortos.

(2) Suspeitar de tamponamento naqueles com hipotensão, acidose e déficit de base persistentes, apesar de adequada reanimação de sangue e líquidos, principalmente se a perda de sangue não for evidente.

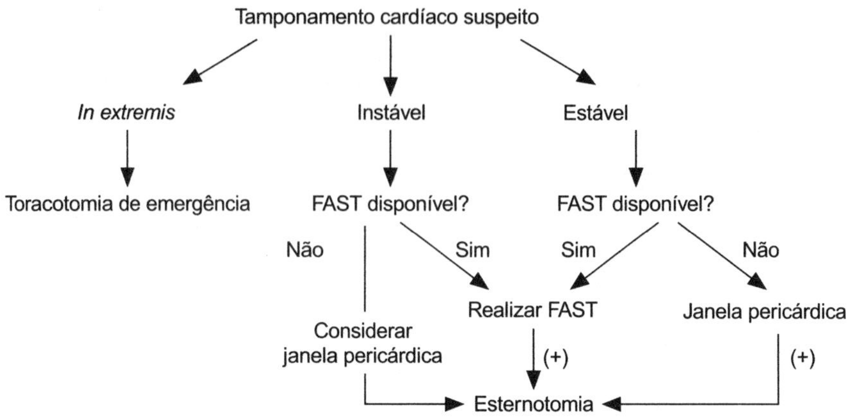

FIG. 26A.3. Algoritmo diagnóstico para suspeita de tamponamento cardíaco. Avaliação ultra-sonográfica abdominal focalizada para traumatismo (FAST).

(3) **Sinais clássicos:** DVJ, hipotensão e sons cardíacos abafados (**tríade de Beck**) estão presentes em apenas 33% dos pacientes com tamponamento confirmado. A DVJ pode não estar presente secundária à hipovolemia. O **pulso paradoxal** é uma diminuição da pressão sistólica de 10 mmHg ou mais durante a inspiração e sugere tamponamento. O **sinal de Kussmaul** é um sinal forte e verdadeiro de tamponamento; a inspiração em uma paciente respirando espontaneamente resulta em um aumento da pressão venosa central. Os sinais clássicos de tamponamento cardíaco não são comuns – **choque ou hipotensão em curso sem perda de sangue é o gatilho comum para sugerir esta lesão.**

(4) Se estiver presente um cateter de artéria pulmonar, as pressões cardíacas direita e esquerda aparecerão equalizadas. A pressão venosa central se aproximará do pico de pressão arterial pulmonar e ambas estarão elevadas.

(5) Se estiver disponível, um **exame ultra-sonográfico FAST** deve ser realizado para se identificar líquido pericárdico.

(a) Uma projeção pericárdica **positiva** no FAST em um paciente **instável** é uma indicação para se proceder a uma esternotomia mediana ou uma toracotomia ântero-lateral esquerda.

(b) Uma projeção pericárdica **duvidosa** no exame FAST ou um exame positivo em um paciente **estável** necessita de uma janela pericárdica cirúrgica.

(c) Um FAST **negativo** em lesão penetrante pode ser falsamente negativa secundária a descompressão de líquido pericárdico dentro do espaço pleural.

b. **Tratamento.** Geralmente as intervenções múltiplas mencionadas abaixo ocorrem simultaneamente e podem ser realizadas no setor de emergência (SE) ou na SC, baseando-se nas condições clínicas do paciente.

(1) Avaliar a necessidade de intubação, oxigenar e iniciar reanimação de volume.

(2) A pericardiocentese pode ser empregada como manobra temporizadora para aliviar o tamponamento até que seja possível o reparo definitivo, o que, com freqüência, é difícil de ser realizado com sucesso devido à natureza "cega" do procedimento e o volume de sangue relativamente pequeno no saco.

(3) Se o paciente está ***in extremis***, uma toracotomia ântero-lateral esquerda de emergência deve ser realizada para aliviar o tamponamento.

(a) Se o paciente está **instável**, deve ser realizada uma esternotomia urgente na SC.
(b) Se o paciente esta **estável**, pode ser realizada uma janela pericárdica diagnóstica na SC para confirmar o diagnóstico. Se esta revelar sangue no saco, estender a incisão para uma esternotomia.

4. **Pneumotórax aberto** (ferimento torácico aspirativo)
   a. Geralmente provocado por um ferimento de empalação ou ferimento penetrante destrutivo (PAF).
   b. Grande lesão aberta na parede torácica (> 3 cm de diâmetro) com equilíbrio entre a pressão intratorácica e a atmosférica.
      (1) Se a abertura é maior que dois terços do diâmetro da traquéia, o ar segue o caminho de menor resistência através da parede torácica com cada inspiração, levando à profunda hipoventilação e hipoxia. Os sinais e sintomas são geralmente proporcionais ao tamanho do defeito.
   c. **Conduta**
      (1) Intubar, se o paciente está instável ou em qualquer desconforto respiratório.
      (2) Fechar o defeito de parede torácica com curativo oclusivo estéril com esparadrapo em três lados para agir como uma válvula do tipo batimento (*flutter*). Evitar aderir o curativo em todos os quatro lados na ausência de um dreno torácico, o que pode produzir um pneumotórax hipertensivo.
      (3) Realizar toracostomia com dreno no lado afetado. Evitar colocar o dreno perto ou através do ferimento traumático.
      (4) Realizar uma toracotomia de urgência para evacuar coágulos sangüíneos e tratar as lesões intratorácicas associadas.
         (a) Irrigar, debridar e fechar a lesão de parede torácica na SC.
         (b) Grandes lesões podem necessitar de fechamento em aba.
5. **Hemotórax maciço**
   a. Comum em traumatismo penetrante com rompimento hilar ou de vaso sistêmico
      (1) Os vasos intercostais e mamários internos sofrem lesão com muita freqüência.
      (2) Cada hemitórax pode conter até 3 l de sangue.
      (3) As veias do pescoço podem estar planas secundárias à hipovolemia ou distendidas devido aos efeitos mecânicos do sangue intratorácico.
      (4) O rompimento hilar ou de grandes vasos pode se apresentar com choque severo.
   b. **Diagnóstico**
      (1) Choque hemorrágico.
      (2) Ausência ou diminuição unilateral de sons respiratórios.
      (3) Abafamento unilateral à percussão.
      (4) Veias do pescoço planas.
      (5) RT exibirá opacificação unilateral.
   c. **Tratamento**
      (1) Intubar um paciente em choque ou com qualquer dificuldade respiratória.
      (2) Estabelecer um acesso e.v. de grosso calibre e ter sangue disponível para infusão antes da descompressão.
      (3) Se disponível, ter um dispositivo de autotransfusão para o sistema de coleta do dreno torácico.
      (4) Realizar a toracostomia com dreno de grosso calibre (36 F ou 40 F) no quinto espaço intercostal.
         (a) Ocasionalmente, um segundo dreno torácico é necessário para drenar adequadamente o hemotórax.
      (5) A toracotomia está indicada para:
         (a) A descompensação ou a instabilidade vigente devido ao sangramento torácico.
         (b) $\geq$ 1.500 ml de sangue evacuados inicialmente.
         (c) Sangramento vigente de maior que 200 ml/hora por 4 horas ou mais.

(d) Falha em drenar o hemotórax completamente, apesar de pelo menos dois drenos torácicos funcionantes e posicionados apropriadamente.

(6) Considerar imediata toracoscopia para hemotórax incompletamente drenado ou coagulado.

6. **Tórax instável:** geralmente é o resultado de um impacto direto de alta energia. O segmento instável classicamente envolve fraturas costais anteriores (cartilagem costocondral) ou laterais. As fraturas costais posteriores geralmente não produzem um segmento instável porque a grande musculatura fornece estabilidade.

a. **Diagnóstico**

(1) O diagnóstico é feito quando uma ou mais costelas são fraturadas em dois locais ou mais, o que freqüentemente leva a movimento paradoxal deste segmento de parede torácica. Os pacientes sob ventilação com pressão positiva podem não exibir este movimento paradoxal.

(2) O diagnóstico é clínico, não-radiográfico.

(3) A parede torácica deve ser observada durante vários ciclos respiratórios e durante a tosse.

(4) A força da lesão contusa geralmente produz uma contusão pulmonar subjacente. A morbidade e a mortalidade geralmente estão relacionadas à lesão de parênquima pulmonar mais do que à lesão de parede torácica.

(5) O paciente se encontra em alto risco para pneumotórax ou hemotórax, tanto de apresentação imediata quanto tardia.

(6) O segmento instável, a contusão pulmonar subjacente e a defesa provocada pela dor podem todos exacerbar a hipoxemia.

(7) Lesões abdominais ocorrem em aproximadamente 15% dos pacientes.

b. **Conduta**

(1) Intubar imediatamente para choque ou sinais de sofrimento respiratório, como:

(a) Respiração laboriosa requerendo o emprego de musculatura acessória.

(b) Freqüência respiratória > 35/minuto ou < 8/minuto.

(c) Saturação de oxigênio < 90%, PaO_2 < 60 mmHg.

(d) $PaCO_2$ > 55 mmHg.

(2) Considerar intubação para pacientes com uma história de instabilidade, a necessidade de reparo cirúrgico de outro problema, doença pulmonar obstrutiva crônica, doença cardíaca ou idade avançada.

(3) **Internar o paciente na unidade de tratamento intensivo** (UTI). A progressão natural da lesão está piorando a hipoxemia e a insuficiência respiratória.

(4) **Controle da dor** (ver Capítulo 41). A analgesia regional na forma de um bloqueio epidural é a maneira mais eficaz de fornecer alívio da dor para pacientes com traumatismo de parede torácica. As alternativas incluem:

(a) Opióides sistêmicos por infusão contínua ou anestesia controlada pelo paciente (ACP).

(b) Bloqueios de nervos intercostais.

(c) Anestesia local intrapleural por via do dreno torácico.

(5) Evitar esteróides ou antibióticos profiláticos.

(6) Monitorar a oximetria de pulso.

(7) Providenciar higiene pulmonar agressiva, incluindo espirometria de estímulo e respiração profunda com tosse. O controle adequado da dor e o CPAP podem evitar a intubação.

B. **Lesões com risco de vida potencial ("seis escondidas")**

1. **A ruptura traumática da aorta** é definida como uma laceração na parede da aorta que é contida pela adventícia da artéria e a pleura parietal.

a. O mecanismo de lesão é uma desaceleração rápida, como quedas de altura significativa, acidentes automobilísticos de alta velocidade e ocupantes ejetados. A lesão de aorta torácica também pode ocorrer com colisões laterais ou posteriores. Destas vítimas, 80% morrem na cena. Os pacientes restantes se encontram em risco de ruptura livre tardia para dentro do mediastino ou do espaço pleural.

b. Geralmente, os sobreviventes se encontram inicialmente hipotensos, mas respondem à reanimação com líquidos. Uma vez que a ruptura livre da aorta transeccionada é rapidamente fatal, a hipotensão persistente ou recorrente geralmente resulta de uma fonte secundária de sangramento, não a lesão aórtica.

c. A laceração geralmente está localizada próxima ao ligamento arterioso (85%). Menos freqüentemente, a lesão se situa na aorta ascendente, no diafragma ou na aorta torácica descendente média. Os sobreviventes geralmente apresentam um hematoma contido mantido apenas pela camada adventícia intacta.

d. Diagnóstico (Fig. 26 A.4)

(1) **Sinais clínicos**

(a) Assimetria das pressões sangüíneas na extremidade superior e hipertensão de extremidade superior.

(b) Pressão de pulso alargada.

(c) Contusão de parede torácica.

(d) Dor escapular posterior, murmúrio intra-escapular.

(e) Metade dos pacientes com lesão de grande vaso a partir de traumatismo contuso não apresentam sinais externos de lesão torácica contuso.

(2) **Sinais na RT**

(a) **Mediastino alargado** (> 8 cm); este é o achado mais consistente.

(b) Fratura das três primeiras costelas, escápula ou esterno.

(c) Obliteração do botão aórtico.

(d) Desvio da traquéia para a direita.

(e) Presença de capuz pleural, geralmente à esquerda, mas ocasionalmente bilateral.

(f) Elevação e desvio para a direita do brônquio-fonte direito.

(g) Depressão do brônquio-fonte esquerdo > 40° da horizontal.

(h) Obliteração da janela aortopulmonar.

(i) Desvio do esôfago (sonda nasogástrica) para a direita.

(j) Derrame pleural esquerdo.

(k) Nenhum sinal por si só confirma ou exclui lesão aórtica. Entretanto, um mediastino alargado é o achado mais consistente na RT e deve levar imediatamente à avaliação mais detalhada.

(3) Historicamente, a **aortografia** era o padrão de excelência para o diagnóstico. Aproximadamente 10% de todas as angiografias são positivas quando as indicações liberais são empregadas, e apenas 2 a 3% são falso-negativas.

(4) **Tomografia computadorizada** (TC) **de tórax:** tornou-se recentemente um instrumento diagnóstico valioso para lesão aórtica. Os *scanners*-padrão podem caracterizar hematomas mediastinais que são sugestivos de lesão aórtica. Os *scanners* helicoidais e os novos *scanners* de alta velocidade e alta resolução podem fornecer diagnóstico conclusivo de lesão aórtica, rivalizando com a angiografia no que diz respeito à precisão global.

(a) Os hematomas mediastinais encontrados em TC de tórax obrigam a uma aortografia para diagnóstico final.

(b) O diagnóstico final de lesões aórticas encontrado em *scanners* helicoidais também pode necessitar de aortografia, dependendo da prática do cirurgião que realizará o reparo.

(c) As imagens negativas afastam lesão aórtica com uma sensibilidade de 92%. Pequenas lacerações e dissecções da íntima podem passar despercebidas na TC.

(5) **Ecocardiograma transesofagiano** (ETE): pode não ser tão confiável quanto a angiografia no diagnóstico de lesão aórtica (sensibilidade de 63% e especificidade de 84%). Um ETE positivo confirmará a localização da lesão e decretará a conduta. Se o ETE for negativo, será necessária uma aortografia para excluir a lesão com segurança. O ETE é uma excelente alternativa para pacientes instáveis que:

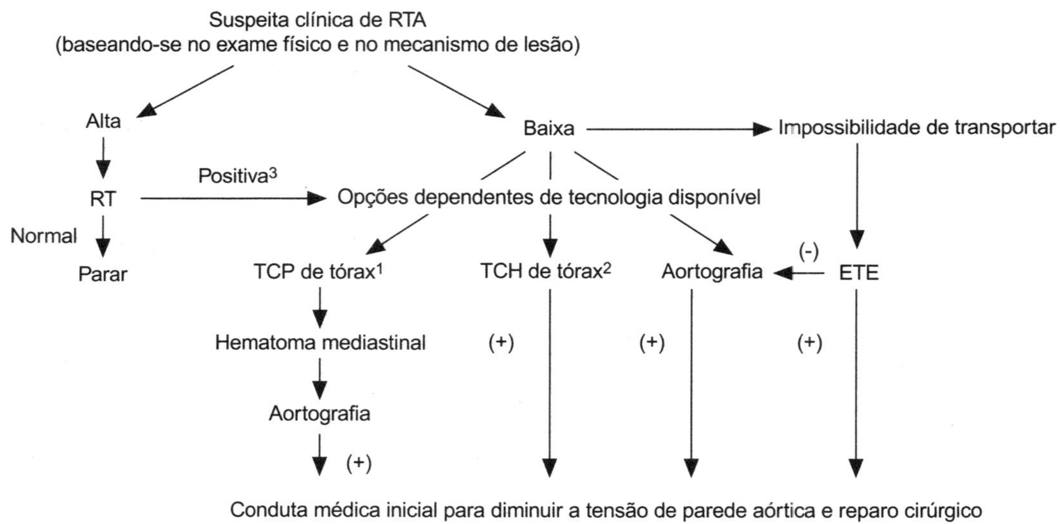

[1]Tomografia computadorizada convencional padrão; [2]Tomografia computadorizada helicoidal; [3]Positiva = achados listados em (IV.B.1.d.(2)). ETE = Ecocardiograma transesofagiano.

FIG. 26 A.4. Algoritmo diagnóstico para suspeita de ruptura traumática da aorta (RTA). [1]Tomografia computadorizada padrão; [2]tomografia computadorizada helicoidal; [3]os achados positivos são aqueles listados em IV.B.1.d.(2).

(a) Devem ser transportados diretamente para a SC devido a outro sangramento cavitário.

(b) Apresentam um mediastino muito alargado e existe uma grande suspeita de lesão aórtica torácica.

(c) Pacientes na UTI que apresentam alto risco para transporte para a radiologia.

e. **Conduta**

(1) Estabelecer via aérea, conforme o necessário.

(2) Controlar e prevenir hipertensão. As manobras para diminuir a tensão parietal na aorta pré-operatoriamente podem diminuir o risco de ruptura. O bloqueio beta deve ser instituído apenas após a hemorragia significativa de outras lesões ter sido afastada. O objetivo para a pressão sangüínea sistólica deve ser aproximadamente de 100 mmHg.

(a) **Esmolol:** é um betabloqueador de curta ação que pode ser facilmente titulado para uma pressão sangüínea desejada. A dose de ataque é de **500 μg/kg** seguida de uma infusão de **50 μg/kg/min** titulada para uma pressão sangüínea sistólica de 100 mmHg e uma freqüência cardíaca < 100 batimentos/minuto.

(b) **Labetolol:** é um beta e alfabloqueador de ação mais duradoura que pode diminuir a tensão da parede. Uma dose e.v. inicial de **20 mg** é administrada. Podem ser administradas doses adicionais para se obter parâmetros como acima, até um **total de 300 mg.**

(c) **Nitroprussida:** pode ser adicionada como um segundo agente se a pressão sangüínea não for controlada com betabloqueador. É administrada como uma infusão contínua a **0,1 μg/kg/min** titulada para o efeito até uma dose de 10 μg/kg/min.

(3) Se o paciente apresenta um hematoma mediastinal estável e uma lesão abdominal concomitante, realizar primeiro uma laparotomia por um plano secante. Tomar cuidado para não comprimir o abdome fortemente ou grampear a aorta, provocando um aumento da pressão aórtica proximal. Um ETE intra-operatório pode ser empregado para avaliar a aorta torácica.

2. **Lesões traqueobrônquicas**

a. A maioria dos pacientes com lesões importantes de via aérea morrem na cena como resultado de asfixia. Aqueles que sobrevivem para alcançar o hospital estão geralmente *in extremis.* Uma lesão incompleta pode levar à formação de granuloma com estenose tardia, atelectasia persistente e pneumonia recorrente.

b. Localização

(1) **Lesões de traquéia cervical**

(a) Geralmente presentes com obstrução de via aérea superior e cianose não aliviadas com O_2.

(b) Os sintomas incluem dor local, disfagia, tosse e hemoptise.

(c) Enfisema subcutâneo.

(d) A transecção contusa é incomum e tende a ocorrer na junção cricotraqueal.

(2) **Lesões de traquéia torácica ou de brônquios**

(a) Das lesões brônquicas importantes, 80% ocorrem em um raio de 2 cm da carina.

(b) Laceração intrapleural. O paciente desenvolve dispnéia persistente, vazamento maciço de ar e pneumotórax maciço que não reexpande com drenagem do tórax. As lesões intraparenquimatosas geralmente ocluem espontaneamente se o pulmão for expandido adequadamente.

(c) Ruptura extrapleural para dentro do mediastino. O paciente apresentará pneumomediastino e enfisema subcutâneo. O sofrimento respiratório pode ser mínimo, especialmente com transecções brônquicas parciais. Das rupturas brônquicas parciais, 25% passarão despercebidas por 2 a 4 semanas, mas a atelectasia persistente, a pneumonia recorrente e a supuração devem levar imediatamente a uma investigação mais aprofundada.

(d) **Sinais radiográficos na RT**

(i) Uma RT anormal na internação será vista em 90% dos casos; os achados incluem pneumotórax, derrame pleural, enfisema subcutâneo, fraturas de costela ipsilaterais de 1 até 5, e hematoma mediastinal.

(ii) Achados específicos

- Ar peribrônquico.
- Enfisema cervical profundo; linha radiolucente ao longo da fáscia pré-vertebral (sinal precoce e confiável).
- "Pulmão caído" se refere a um padrão de colapso pulmonar percebido às vezes com estas lesões. O pulmão sofre colapso lateralmente com um pneumotórax medial.

(f) **Conduta**

(i) Administrar O_2 a 100%.

(ii) Realizar broncoscopia imediata se o paciente estiver estável.

(iii) Colocar tubo endotraqueal dentro do brônquio-fonte do lado sem lesão para melhorar a ventilação do pulmão não lesionado e protegê-lo do sangramento extravasado. Considerar um tubo duplo ou tubo Univent, se possível. (Vitaid, Ltd., Lewiston, NY).

(iv) O tratamento definitivo inclui reparo primário com fechamento mucosa-a-mucosa usando suturas de polipropileno inabsorvíveis e interrompidas.

(v) Exposição para lesões.

- A esternotomia mediana fornece acesso para a parte anterior ou lateral esquerda da traquéia mediastinal.
- A toracotomia póstero-lateral direita fornece exposição da face lateral ou posterior direita da traquéia ou dos brônquios direitos ou lesão parenquimatosa.
- A toracotomia póstero-lateral esquerda fornece acesso à laceração dos brônquios esquerdos ou parenquimatosa.

3. **Lesão cardíaca contusa (LCC)**

a. **Definição.** LCC é uma frase empregada para descrever um espectro de lesões do coração. Pode variar de contusão de músculo miocárdico assintomático para disritmia clinicamente significativa, insuficiência cardíaca aguda, lesão valvular ou ruptura cardíaca. A lesão cardíaca contusa crítica, principalmente a que provoca instabilidade hemodinâmica, é rara.

(1) A complicação mais comum de lesão contusa do miocárdio é a disritmia. A disritmia mais comum é a taquicardia sinusal, apesar de outras disritmias, incluindo as contrações atriais prematuras, a fibrilação atrial e as contrações ventriculares prematuras, serem possíveis. Outras alterações ao ECG que podem ser observadas são bloqueio de ramo de feixe direito ou corrente aguda de lesão com elevação ST e achatamento da onda T. As lesões de miocárdio que produzem disritmias significativas geralmente apresentam anormalidades ao ECG na internação, apesar de que estes achados ao ECG geralmente não são específicos.

b. **Diagnóstico.** Nota-se um debate na literatura no que diz respeito aos critérios para o diagnóstico e o significado da lesão cardíaca contusa (Fig. 26A.5).

(1) Um ECG de 12 derivações deve ser realizado como um teste de despistagem para todos os pacientes com suspeita de apresentar LCC. Um ECG é considerado positivo se demonstrar disritmia, ectopia atrial ou ventricular, alterações S-T, bloqueio de ramo de feixe ou bloqueios hemifasciculares.

(2) Se o ECG é positivo, deve ser considerado um ecocardiograma para avaliar a mobilidade da parede e a competência valvular. Um ecocardiograma pode ser o exame mais sensível para o diagnóstico de lesão cardíaca contusa. O ecocardiograma transtorácico (ETT) é conveniente e não-invasivo. O ETE deve ser empregado quando o ETT é tecnicamente inadequado.

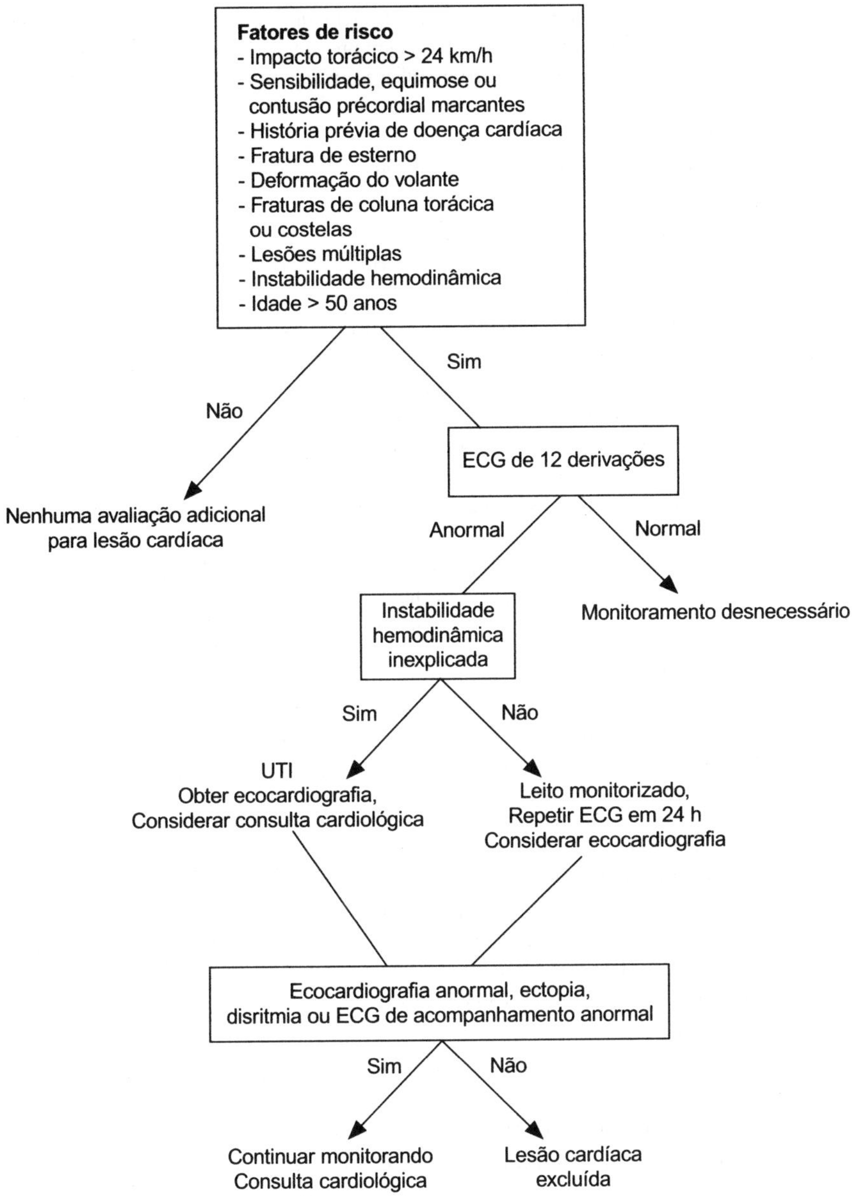

FIG. 26A.5. Algoritmo diagnóstico para lesão cardíaca contusa.

(3) Os níveis de creatininofosfoquinase (CPK) e de troponina-I **não** se correlacionam com a severidade da contusão miocárdica, nem predizem as complicações de LCC. Estas enzimas devem ser medidas apenas para avaliar isquemia cardíaca concomitante potencial a partir de oclusão coronária, que pode ter ocorrido antes ou durante a reanimação de traumatismo.

(4) A presença de uma fratura esternal não se correlaciona com a presença de LCC.

c. **Tratamento**

(1) Internar pacientes com suspeita de LCC para um leito monitorado com ECG. As disritmias são tratadas de acordo com protocolo de suporte de vida cardíaco avançado (*advanced cardiac life support* – ACLS).

(a) Os pacientes com alterações isquêmicas no ECG ou níveis elevados de enzima cardíaca são tratados de forma semelhante àqueles com infarto de miocárdio.

(b) Se a contusão comprovada por ecocardiograma (hipocinesia ou movimento anormal de parede) for observada, internar o paciente na UTI. Se o paciente desenvolve sinais e sintomas de insuficiência cardíaca aguda, iniciar monitoramento invasivo com um cateter de artéria pulmonar.

(3) Obter um ECG de acompanhamento apenas para aqueles com um traçado anormal inicial ou com novos sinais.

(4) A lesão cardíaca contusa não é uma contra-indicação absoluta para cirurgia. Se o paciente com LCC requer cirurgia não-cardíaca, geralmente é necessário um monitoramento invasivo perioperatoriamente (linha arterial, cateter de artéria pulmonar).

4. **Lesão diafragmática**

a. **Trauma contuso.** A lesão diafragmática de forças contusas é classicamente grande, radial e localizada póstero-lateralmente. O hemidiafragma esquerdo está envolvido em 65 a 80% dos casos. As rupturas diafragmáticas são marcadores para lesões intra-abdominais severas. As lacerações diafragmáticas centrais podem ocorrer com herniação do coração. As rupturas diafragmáticas direitas são marcadores para lesão intra-abdominal associada severa. As lacerações esquerdas apresentam lesões intra-abdominais associadas em 77% dos casos. A ruptura contusa do diafragma demanda exploração.

b. **Trauma penetrante.** Os ferimentos são menores mas tendem a aumentar com o tempo. As lesões esquerdas ainda predominam. Estas lesões necessitam de reparo cirúrgico quando diagnosticadas porque não curam espontaneamente e podem produzir herniação ou estrangulação do intestino como seqüelas tardias.

c. **Diagnóstico**

(1) O diagnóstico pode ser difícil, portanto, deve-se ter um alto índice de suspeita baseada no mecanismo.

(a) Desaceleração rápida ou colisão direta do abdome superior.

(b) Traumatismo torácico severo, fraturas de costelas inferiores.

(c) Lesões penetrantes do tórax e abdome superior.

(2) A RT é diagnóstica em apenas 25 a 50% dos casos de trauma contuso.

Os possíveis achados incluem:

(a) Elevação hemidiafragmática ou atelectasia de lobo inferior.

(b) Cateter nasogástrico no hemitórax esquerdo.

(c) Estômago, cólon ou intestino delgado no tórax.

(d) No trauma penetrante ou nas pequenas lesões, o diafragma parece normal.

(e) A pressão positiva pode tamponar a herniação de víscera ou fazer a RT parecer normal. Após a extubação, a herniação pode se tornar aparente na RT.

(3) As lacerações de hemidiafragma direito apresentam menos probabilidade de serem diagnosticadas por RT devido à presença do fígado na lesão.
(4) A TC pode não detectar uma lesão diafragmática na ausência de herniação grosseira de víscera oca.
(5) A lavagem peritoneal diagnóstica (LPD) produz resultados falsos-negativos em 25 a 34% das lesões diafragmáticas. Se um dreno torácico ipsilateral estiver presente, pode ser observado líquido de LPD saindo do mesmo.
(6) A visualização direta da lesão por laparotomia, laparoscopia ou toracoscopia permanece sendo o padrão de excelência para o diagnóstico.

d. **Tratamento**
(1) A maioria das lacerações diafragmáticas necessitam de reparo.
(2) As vísceras tendem a herniar como resultado de alterações na pressão intratorácica durante a respiração, com estrangulamento como uma possível complicação tardia.
(3) O reparo agudo é executado por laparotomia, na maioria dos casos, com suturas inabsorvíveis interrompidas em colchão horizontal.
(4) A toracotomia pode ser necessária para reduzir grandes falhas na herniação crônica.
(5) Material protético ou abas são raramente necessários para fechar a falha.
(6) A taxa de mortalidade é de 25 a 40% devido à severidade das lesões associadas.

5. **Lesão esofagiana**

a. A maioria das lesões é resultado de trauma penetrante. A lesão contusa é rara (incidência < 0,1%). A apresentação varia de acordo com a localização da lesão:
(1) **Esôfago cervical:** enfisema subcutâneo, hematêmese (ver Capítulos 24 e 25).
(2) **Esôfago torácico:** enfisema mediastinal, enfisema subcutâneo, derrame pleural, ar retroesofagiano, febre inexplicada nas 24 horas após a lesão.
(3) **Esôfago intra-abdominal:** inicialmente, freqüentemente assintomático; pode apresentar pneumoperitônio, hemoperitônio.

b. **Diagnóstico**
(1) Trajetos penetrantes envolvendo o mediastino ou o pescoço demandam investigação diagnóstica para excluir lesão do esôfago.
(2) Muitas lesões penetrantes são detectadas no momento da toracotomia ou da laparotomia de emergência.
(3) **Esofagoscopia** e **esofagograma** são empregados com a mesma sensibilidade (60%). Combinando ambos os estudos, detectar-se-á quase todas as lesões esofagianas.
(4) A TC pode ter um papel na determinação de trajeto em pacientes estáveis.

c. **Conduta**
(1) **Exposição cirúrgica**
(a) **Cervical:** incisão unilateral de pescoço ao longo do músculo esternocleidomastóideo.
(b) **Torácico proximal:** toracotomia póstero-lateral direita no quinto espaço intercostal.
(c) **Torácico distal:** toracotomia póstero-lateral esquerda no sexto espaço intercostal.

(2) **Reparo final**
(a) **Lesão com menos de 6 horas:** fechar primariamente em duas camadas com sutura absorvível e cobrir com aba muscular pleural ou intercostal. O reparo esofagiano distal também pode ser reforçado com cerclagem de Nissen. Drenar.
(b) **Lesão complexa com 12 horas ou mais:** fazer reparo do ferimento como acima. Esofagostomia cervical de derivação e a sobre-sutura do esôfago distal devem ser consideradas com sinais de mediastinite. São indicadas drenagem ampla com dreno torácico e gastrostomia alimentar.
(c) **Lesão de 6 a 12 horas:** controverso; entretanto, se há choque com múltiplas lesões, fazer derivação como acima.

6. **Contusão pulmonar**
   a. A lesão torácica potencialmente letal mais comum.
   b. Provocada por hemorragia para dentro do parênquima pulmonar.
   c. Comumente, acompanha um segmento instável ou múltiplas costelas fraturadas. A contusão pulmonar pode também acompanhar uma lesão penetrante.
   d. Crianças podem apresentar uma contusão pulmonar na ausência de fraturas de costela devido à elasticidade da parede torácica.
   e. A progressão natural é a piora da hipoxemia nas primeiras 24 a 48 horas.
      (1) **Diagnóstico.** Os achados à RT são geralmente de aspecto tardio e não segmentar. Se forem observadas anormalidades na RT de internação, a contusão pulmonar é grave. Hemoptise ou sangue no tubo endotraqueal é um sinal de contusão pulmonar.
      (2) **Tratamento**
         (a) Apesar de que o excesso de água pulmonar pode exacerbar contusões pulmonares, a reposição de volume adequado não deve ser recusada em pacientes com outras lesões.
         (b) Se o estado de hidratação está em questão, um cateter de artéria pulmonar pode ajudar a facilitar o manejo hídrico.
         (c) Antibióticos ou esteróides profiláticos **não** estão indicados.
         (d) **Contusão leve:** oferecer oxigênio suplementar, monitorar saturações de oxigênio, realizar higiene pulmonar agressiva e administrar analgésicos.
         (e) **Contusão de moderada a severa:** Além do que foi prescrito acima, intubar e colocar em ventilação mecânica com pressão expiratória final positiva.
         (f) **Contusão catastrófica:** se o paciente não responder à ventilação convencional, considerar modos ventilatórios com limitação de pressão, como a pressão controlada ou ventilação de coeficiente inverso ou ventilação a jato de alta freqüência. A oxigenação de membrana extracorpórea (*extra-corporeal membrane jet ventilation* – ECMO) é uma opção em centros com esta especialidade. Para contusões unilaterais severas, considerar ventilação de pulmão independente através de um tubo com dupla luz.

VI. **Outras lesões torácicas**

A. **Asfixia traumática**

1. **Definição**
   a. Ocorre com uma lesão de colisão severa do tórax ou abdome superior. As pressões intratorácica e de veia cava superior aumentam e, junto com o fechamento de refluxo da glote, produzem reversão de fluxo em veias sem válvulas da cabeça e do pescoço com ruptura capilar subseqüente.
   b. As lesões de parede torácica, intratorácicas e intra-abdominais (coração, pulmão, fígado) são freqüentemente lesões associadas.
   c. O aumento da pressão intracraniana, o edema cerebral e a lesão hipóxica cerebral são seqüelas raras.
2. **Diagnóstico**
   a. Cianose craniocervical, seguida de rubor craniocervical.
   b. Edema facial.
   c. Petéquias.
   d. Hemorragia subconjuntival.
   e. Sintomas neurológicos (p. ex., perda de consciência, convulsões, confusão e cegueira temporária ou permanente) ocorrem ocasionalmente.
   f. Hematúria, hematotímpano ou epistaxe ocorrem raramente.
3. **Tratamento**
   a. Elevar cabeceira do leito 30°.
   b. Administrar oxigênio.
   c. Tratar quaisquer lesões subjacentes.
   d. Realizar higiene pulmonar adequada

B. Lesão de parede torácica

1. **Fraturas da escápula** ou de primeira ou segunda costela resultam de força significativa. O risco de lesão intratorácica associada é maior que 50%.
2. **Fraturas esternais.** Destas, 40% terão fraturas costais associadas e 25% terão lesão de osso longo associada.
3. **Fraturas de costelas de 3 a 8**
   a. Os principais itens clínicos são dor e restrição de ventilação.
   b. Procurar contusão pulmonar e lesão cardíaca contusa.
   c. Fornecer alívio adequado da dor por anestesia epidural, APC ou bloqueios de nervos intercostais.
4. **Fraturas de costelas de 9 a 12.** Existe um risco de 25% de lesão de fígado (fraturas de lado direito), baço (fraturas do lado esquerdo) ou lesão de rim.

VII. Procedimentos torácicos de emergência

A. Toracostomia com dreno (Fig. 26A.6)

1. A localização de inserção comum é o quarto ou quinto espaço intercostal logo adiante da linha axilar média. Identificar o espaço entre o peitoral maior, anteriormente, e o grande dorsal, posteriormente (Fig. 26A.6A). Não inserir drenos através de ferimentos traumáticos. Empregar um dreno de grosso calibre (≥ 32 F) para assegurar uma drenagem adequada do espaço pleural.
2. Preparar e isolar o tórax.
3. Anestesiar o local com lidocaína 1% (10-20 ml), incluindo a pele, o periósteo, o espaço subpleural e a pleura. Exceto sob as circunstâncias com maior risco de vida, a anestesia local apropriada deve ser empregada para minimizar o desconforto do paciente.
4. Fazer uma incisão horizontal da pele de 3 a 4 cm abaixo do interespaço selecionado e inserir uma grande pinça hemostática curva através do tecido subcutâneo e músculo até a borda superior da costela (Fig. 26 a.6B). Separar os músculos intercostais ao passar sobre a costela.
5. Perfurar a pleura parietal logo acima da costela, evitando o feixe neurovascular que percorre ao longo da borda inferior. Afastar os músculos intercostais.
6. Remover a pinça e colocar um dedo dentro do espaço pleural para confirmar a posição apropriada e desfazer quaisquer aderências que possam estar presentes (Fig. 26A.6C).
7. Usar a pinça ou um dedo como um guia para avançar o dreno dentro do espaço pleural. Guiá-lo posteriormente e em direção ao ápice do espaço pleural (Fig. 26A.6D-F).
8. Se estiver posicionado corretamente, o dreno deve "embaçar" com a expiração. Após o posicionamento, percorrer um dedo ao longo dele para confirmar o posicionamento adequado. Confirmar que todos os orifícios se encontram dentro do espaço pleural. Rodar o dreno 360° confirma que não está torcido no tórax.
9. Conectar o dreno a um dispositivo submerso e colocar a 20 cm da aspiração de água. Para hemotórax identificados, usar um reservatório de autotransfusão.
10. Prender o dreno com uma sutura forte de Prolene ou seda. Colocar adesivo em todas as conexões para prevenir que se soltem.
11. Obter um RT.

B. Remoção de dreno torácico

1. O dreno deve ser removido quando:
   a. Parou de funcionar (o nível de água não mais flutua com a inspiração), **ou**
   b. Nenhum vazamento de ar **e** a drenagem de sangue ou líquido é < 100 ml em 24 horas.
2. Depois que os curativos e as suturas forem removidos, o dreno deve ser extraído rapidamente enquanto o paciente mantém uma inspiração profunda.
   a. Pacientes colaborativos devem praticar uma inspiração profunda e mantê-la antes da remoção do dreno.
   b. Para o paciente que não pode colaborar, o dreno deve ser retirado no final de uma inspiração observada.

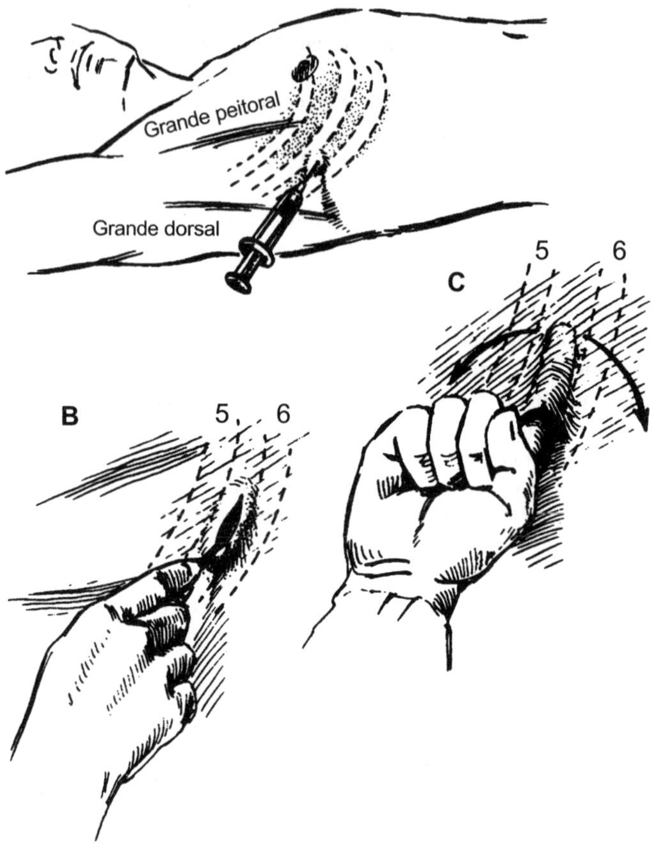

FIG. 26A.6. Etapas para inserção de dreno torácico. (De Trunkey DD, Guernsey JM. Surgical procedures. In: Blaisdell FW, Trunkey DD, eds. *Trauma management-cervicothoracic trauma.* New York: Thieme, 1986:310, com autorização.)

c. Um curativo oclusivo com gaze deve ser firmado sobre o local de saída para fornecer uma vedação estanque. Um curativo seco com gaze é colocado sobre o primeiro.

d. Uma sutura horizontal em colchão também pode ser usada para fechar o orifício da pele.

3. Repetir a RT. Um pequeno pneumotórax após a remoção do dreno não determina a sua recolocação imediata.

C. **Pericardiocentese** (Fig. 26A.7)

1. **Indicações**

a. A distensão aguda do saco pericárdico com pequeno volume de 75 a 100 ml de sangue pode produzir fisiologia de tamponamento. A retirada deste líquido salva a vida. Entretanto, é difícil extrair esta pequena bolsa de líquido, especialmente se acumulada posteriormente.

b. Quando empregada para diagnóstico, a pericardiocentese pode produzir resultados falsos-negativos em 50 a 60% dos casos devido ao sangue coagulado pericárdico ou malposicionamento da agulha.

c. No tamponamento cardíaco agudo, a pericardiocentese pode ser usada como uma manobra temporizadora até que seja possível uma pericardiotomia definitiva.

d. A pericardiocentese é raramente indicada em um centro de trauma nível I.

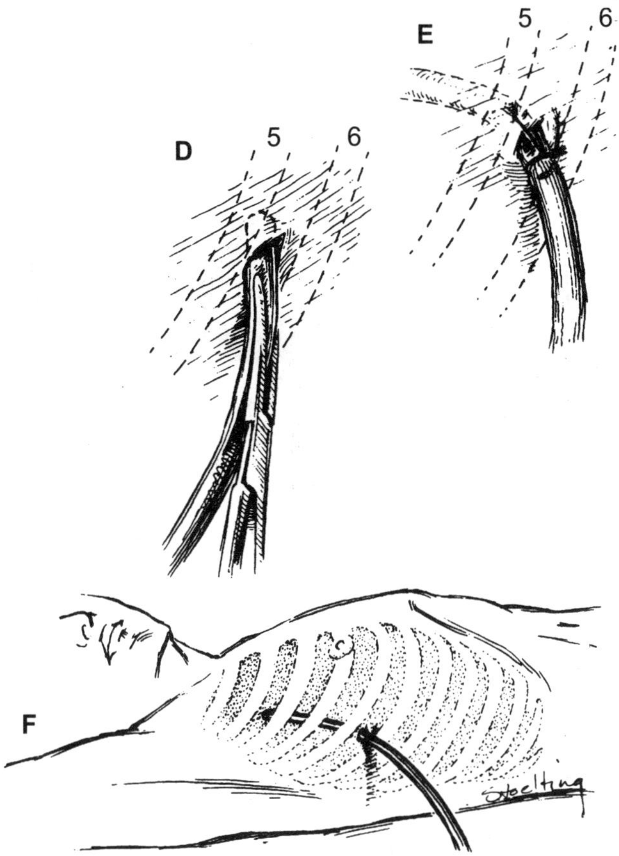

FIG. 26A.6. *Continuação.*

2. **Técnica**
   a. Conecta-se uma agulha de calibre 16 ou 18 longa (18 cm) a uma seringa de 30 ml. A agulha é introduzida sob o xifóide e direcionada em direção ao ombro esquerdo e a um ângulo de 45° em relação à pele. Uma pressão posterior é colocada no êmbolo da seringa enquanto a agulha é avançada.
   b. Retira-se sangue (30 ml) e a situação clínica é reavaliada. Se nenhuma melhora é notada, a aspiração é repetida.
3. **Complicações**
   a. Podem ocorrer lesão iatrogênica de artéria coronária, laceração miocárdica, pneumotórax, hemotórax e hematoma mediastinal.
   b. Um retorno falso-positivo pode ocorrer quanto o ventrículo ou um hemotórax é inadvertidamente puncionado.

D. Janela pericárdica (Fig. 26A.8)

1. A janela pericárdica deve ser considerada no paciente que se encontra em risco de apresentar lesão cardíaca mas que mantém sinais vitais adequados. Como já mencionado, o tamponamento cardíaco é rapidamente fatal. Se o paciente está *in extremis* ou hipotenso, é indicada uma toracotomia esquerda imediata. Entretanto, em um paciente mais estável com ferimento paraesternal penetrante

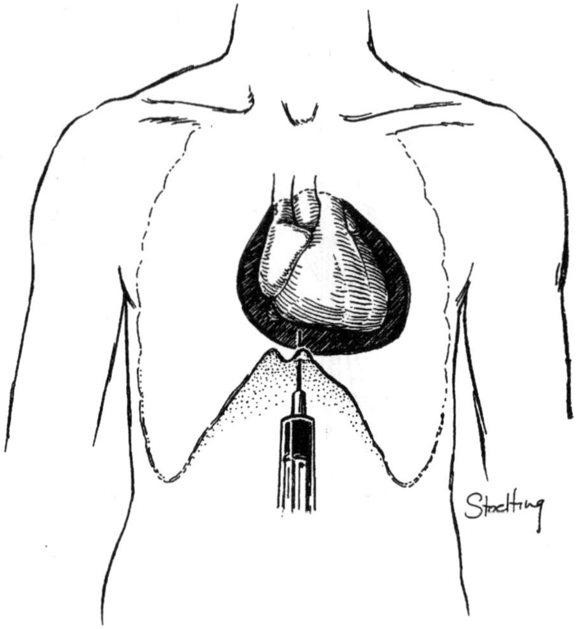

FIG. 26A.7. Pericardiocentese. (De Rich NM, Spencer FC. *Vascular trauma*. Philadelphia: WB Saunders, 1978:409, com autorização.)

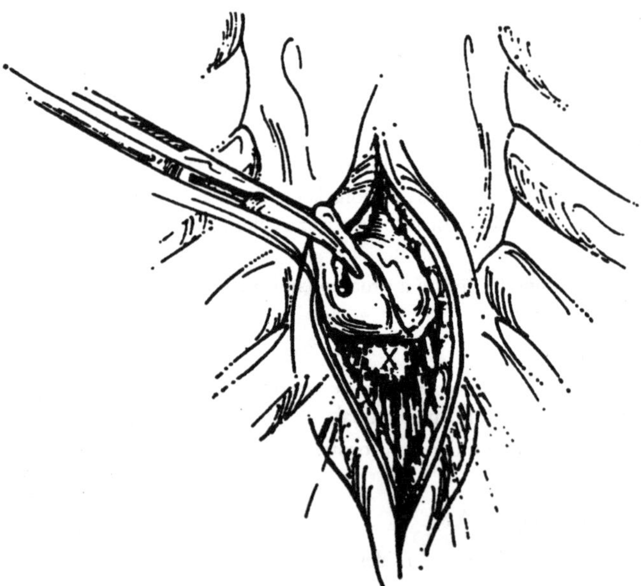

FIG. 26A.8. Janela pericárdica.

sugestivo de possível lesão cardíaca, uma janela pericárdica, empregando uma abordagem subxifóide, é mais segura e mais definitiva do que a pericardiocentese.

2. **Técnica**
   - **a.** A janela pericárdica é realizada na SC sob anestesia geral.
   - **b.** Preparar o paciente do queixo até o meio das coxas antes da indução da anestesia geral, prevendo uma descompensação hemodinâmica aguda.
   - **c.** É feita uma incisão sobre a apófise xifóide e na linha média superior do abdome.
   - **d.** A excisão da apófise xifóide pode facilitar o procedimento. As inserções diafragmáticas atrás do esterno devem ser liberadas com dissecção digital. O diafragma pode então ser retraído em direção aos pés do paciente com pinças Kocher. A posição de Trendelenburg invertida auxilia a exposição do pericárdio. Um bastão com esponja pode ser empregado para mobilizar a gordura pericárdica da superfície anterior do pericárdio. O pericárdio branco é então identificado.
   - **e.** Realiza-se uma incisão com tesoura sobre a superfície anterior do pericárdio empregando-se fórceps para afastar o pericárdio do coração, e estende-se a incisão 1 a 2 cm.
   - **f.** Se for encontrado sangue no saco pericárdico, o procedimento deverá ser rapidamente convertido para uma esternotomia mediana e o ferimento cardíaco definitivamente reparado. A serra esternal deve sempre se encontrar na SC durante a janela pericárdica para a possibilidade da necessidade de esternotomia mediana imediata.

Bibliografia

Biffl WL, Moore FA, Moore EE, et al. Cardiac enzymes are irrelevant in the patient with suspected myocardial contusion. Am *J Surg* 1994;169:523-528.

Fabian TC, Davis KA, Gavant ML, et al. Prospective study of blunt aortic injury: helical CT is diagnostic and anti-hypertensive therapy reduces rupture. *Ann Surg* 1998;227:666-670.

Ferjani M, Droc G, Dreus S, et al. Circulating cardiac troponin T in myocardial contusion. *Chest* 1997;111:427-433.

Flowers JL, Graham SM, Ugarte MA, et al. Flexible endoscopy for the diagnosis of esophageal trauma. *J Trauma* 1996;40:261-265.

Gammie JS, Pham AS, Hattler BG, et al. Traumatic aortic rupture: diagnosis and management. *Ann Thorac Surg* 1998;66:1295-300.

Guth A, Pachter HL, Kim U. Pitfalls in the diagnosis of blunt diaphragmatic injury. *Am J Surg* 1995;170:5-9.

Heniford BT, Carillo EH, Spain DA, et al. The role of thoracoscopy in the management of retained thoracic collections after trauma. *Ann Thorac Surg* 1997;63:940-943.

Maenza RL, Seaberg D, DiAmico F. A meta-analysis of blunt cardiac trauma: ending myocardial confusion. *Am J Emerg Med* 1996;14:237.

Meyers BF, McCabe CJ. Traumatic diaphragmatic hernia: occult marker of serious injury. *Ann Surg* 1993;218:783-790.

Moon RM, Luchette FA, Gibson SW, et al. Prospective, randomized comparison between epidural versus parenteral opioid analgesia in thoracic trauma. *Ann Surg* 1999;229: 684-692.

Reber PU, Schmeid B, Seiler CA, et al. Missed diaphragmatic injuries and their long term sequelae. *J Trauma* 1998;44:183-188.

Richardson JD, Miller FB. Injury to the lung and pleura. In: Feliciano DV, Moore EE, Mattox KL, eds. *Trauma.* Stamford, CT: Appleton & Lange, 1996:387-407.

Richardson JD, Miller FB, Carillo EH, et al. Complex thoracic injuries. *Surg Clin North Am* 1996;76:725-748.

Richardson JD, Flint LM, Snow NJ, et al. Management of transmediastinal gunshot wounds. *Surgery* 1981;90:671-676.

Roszycki GS, Feliciano DV, Oschner MG, et al. The role of ultrasound in patients with possible penetrating cardiac wounds: a prospective multicenter study. *J Trauma* 1999;46:543-552.

Wolfman NT, Myers WS, Glauser SJ, et al. Validity of CT classification on management of occult pneumothorax: a prospective study. *AJR* 1998;171:1317-1320.

26B. LESÃO VASCULAR TORÁCICA

John P. Pryor, C. William Schwab e Andrew B. Peitzman

I. **Introdução**

A. As características clínicas ditam os cuidados iniciais de pacientes com lesões torácicas. A instabilidade hemodinâmica a partir de um ferimento torácico indica uma importante lesão vascular ou cardíaca que demanda controle imediato do sangramento. De forma ideal, as cirurgias de emergência no tórax devem ser realizadas na sala de cirurgia (SC) após uma breve ressuscitação. Entretanto, o tamponamento ou a exsanguinação requerem procedimentos definitivos na área de ressuscitação de trauma. Caso contrário, deve-se empregar uma avaliação estruturada com a ressuscitação em curso, com cirurgia naqueles pacientes com lesões específicas (ver adiante) ou deterioração.

B. A cavidade torácica é mais compartimentada do que o abdome. A parede torácica óssea, as clavículas e os ombros tornam difícil a exposição operatória de vísceras danificadas. Estruturas grandes, relativamente fixadas limitam a exposição do mediastino posterior. A escolha da incisão torácica é determinada com a lesão anatômica esperada, a urgência com a qual o acesso cirúrgico é necessário e a estabilidade do paciente. **O controle da hemorragia é a prioridade e a abordagem selecionada não deve comprometer a exposição adequada.**

C. Os pacientes com traumatismo torácico severo são, com freqüência, inicialmente avaliados por cirurgiões gerais e médicos de emergência. Todos os cirurgiões devem ser especializados em exposição torácica e controle da hemorragia exsanguinante. Após o controle do sangramento importante, a consulta intra-operatória com um cirurgião cardiotorácico é aconselhável, o que é especialmente importante em lesões complexas do hilo, das artérias coronárias ou de estruturas internas do coração. O reparo destas lesões complexas está além do escopo deste capítulo.

II. **Mecanismo de lesão**

A. A lesão torácica contusa é freqüentemente associada a lesões abdominais. Naqueles pacientes requerendo controle cirúrgico de emergência de uma lesão vascular torácica, realizar ou a exploração concomitante do abdome ou a lavagem peritoneal diagnóstica para avaliar lesões abaixo do diafragma.

B. Na lesão penetrante, o trajeto da arma ou do projétil é a chave para se determinar as estruturas anatômicas sob risco.

III. **Apresentação e diagnóstico**

A. **Apresentação.** Grandes lesões torácicas ou cardíacas freqüentemente se apresentarão com instabilidade hemodinâmica. O objetivo é determinar rapidamente que uma lesão importante existe e preparar para exploração e reparo de emergência. Os pacientes que chegam sem responder e sem uma pressão sangüínea mensurável se encontram *in extremis* e devem ser submetidos à toracotomia de emergência imediatamente (ver seção VI).

B. **Sinais clínicos de lesão torácica vascular ou cardíaca**

1. Instabilidade hemodinâmica (hipotensão, alteração de sensório ou outros sinais de choque) com um ferimento torácico penetrante.
2. Hemotórax maciço (> 1.500 ml na inserção de um dreno torácico, hemotórax persistente na radiografia de tórax (RT), ou > 200 ml/hora durante 4 horas).
3. Tamponamento cardíaco.
4. Grande hematoma mediastinal.

C. **Diagnóstico**

1. Empregar **RT** para diagnosticar um hemotórax ou um hematoma mediastinal. Os locais de ferimentos penetrantes devem ser marcados com clipes metálicos para auxiliar na determinação das trajetórias. As projeções ântero-posterior e lateral podem ajudar a determinar a trajetória. A silhueta cardíaca não se altera muito no tamponamento cardíaco.
2. **Ultra-sonografia.** Uma ultra-sonografia abdominal focalizada para trauma (*focused abdominal sonography for trauma* – FAST), com especial atenção para a projeção pericárdica, pode determinar a presença de líquido no pericárdio ou no abdome.

3. **Toracostomia com dreno pode ser tanto diagnóstica quanto terapêutica.** O pneumotórax ou o hemotórax pode ser confirmado por toracostomia com dreno. Para pacientes *in extremis*, a toracostomia deve ser empregada como intervenção diagnóstica e terapêutica, mais do que a RT.

D. **Complexos de lesões.** Certas lesões vasculares torácicas podem ser previstas pelo mecanismo de lesão, pela trajetória e pelos achados na RT inicial:

1. **Hemotórax maciço:** envolve lesão do hilo pulmonar, da artéria subclávia à esquerda, da artéria inominada proximal à direita, do coração com uma comunicação através do pericárdio, da artéria intercostal, da artéria mamária interna e a veia ázigo. Para pacientes instáveis que não respondem à drenagem torácica, a escolha da incisão é uma **toracotomia** do lado do hemotórax.
2. **Hematoma mediastinal superior:** envolve lesão da artéria e da veia inominadas, das artérias subclávias e carótidas bilateralmente, da veia cava superior e do coração. A melhor abordagem é através de uma esternotomia mediana com extensões para o pescoço, conforme o necessário.
3. **Hematoma mediastinal médio:** inclui ferimento do coração com pericárdio intacto, arco aórtico, inominada proximal e artérias carótida proximal esquerda e subclávia. A melhor abordagem é através de uma esternotomia ou uma toracotomia póstero-lateral.

IV. **Avaliação e reanimação iniciais.** Quando se suspeita de uma lesão vascular torácica importante, iniciar reanimação imediata enquanto se pesquisa a causa.

A. Realizar intubação endotraqueal imediata.

B. Colocar duas linhas endovenosas (e.v.) de grosso calibre para infusão de volume, preferencialmente uma acima e uma abaixo do diafragma.

C. Infundir cristalóides pré-aquecidos.

1. Transfundir sangue aquecido imediatamente, empregando outros produtos sangüíneos conforme necessário (ver Capítulo 43).

D. Fazer infusão rápida e ter dispositivos de recuperação de células disponível imediatamente.

E. Administrar profilaxia antitetânica e antibióticos pré-operatórios.

V. **Cirurgias torácicas** (Quadro 26B.1). Posicionar o paciente para permitir exposição máxima do tórax, incluindo o pescoço, o abdome e as virilhas no campo operatório. Se for planejada uma esternotomia mediana, a área preparada deverá incluir ambas as paredes torácicas laterais para o leito posteriormente. Também ajuda ter um saco de areia em posição sob o paciente para uma incisão de toracotomia. Se um acesso concomitante para o abdome for necessário, uma posição modificada de "fazer sinal para táxi" pode ser empregada (Fig. 26b.1). Outros preparativos incluem:

A. Um tubo endotraqueal de luz dupla, se o tempo permitir.

B. Acesso central e.v. de grosso calibre.

C. Cateter de Foley.

D. Cateter nasogástrico.

E. Toracostomia com dreno do hemitórax contralateral, se existir qualquer potencial para lesão contralateral.

F. Acolchoamento apropriado das áreas de pressão potencial e posicionamento cuidadoso para evitar lesão de nervo. A equipe cirúrgica deve participar ativamente neste processo.

G. Pás de desfibrilação interna.

H. Pinças vasculares para controlar sangramento de hilo pulmonar e apêndice atrial.

I. Grampos para lesões parenquimatosas pulmonar e hilar.

VI. **Abordagens de cirurgia torácica**

A. **Toracotomia no setor de emergência (TSE).** O entusiasmo pela TSE tem declinado nos últimos anos. A mortalidade global de pacientes que recebem TSE é de menos de 95%, uma marca da severidade de doença mais do que tópicos relacionados à técnica. Pacientes jovens com uma lesão torácica penetrante isolada têm mais probabilidade de sobreviver. Outras situações salváveis incluem um paciente com um ferimento torácico penetrante que apresenta deterioração aguda no hospital, um paciente com hemorragia incontrolável, um paciente instável com suspeita de apresentar uma lesão vascular torácica importante e um paciente com evidência clínica de uma embolia gasosa devido a lesões parenquimatosas pulmonares ou hilares.

Quadro 26B.1 Conduta nas cirurgias para lesão vascular torácica

Preparação
- Avisar precocemente a equipe de sala de cirurgia para se preparar para procedimentos torácicos
- Manter a temperatura da sala de cirurgia maior que 27°C
- Ter disponíveis dispositivos de recuperação de célula e transfusor rápido
- Avisar os técnicos de *bypass* cardiopulmonar (BCP) para a necessidade possível de BCP
- Ter produtos sangüíneos imediatamente disponíveis

Posição
- Esternotomia – supino com braços abduzidos a 90°
  - Preparar do queixo até o meio das coxas, lateralmente à mesa
- Toracotomia no setor de emergência – supino com braço esquerdo elevado
  - A preparação é adiada
- Toracotomia esquerda urgente – posição de fazer sinal para táxi com bossa sob o dorso esquerdo
  - Preparar do queixo ao púbis e lateralmente ao leito
  - Preparar a abdução do braço esquerdo
- Toracotomia direita – posição em decúbito lateral com saco de grãos

Anestesia
- Colocar tubo de dupla luz, conforme a indicação
- Colocar linha arterial no lado não comprometido
- Drenos torácicos em cavidades que não estão sendo exploradas devem ser colocados para aspiração
- Assegurar acesso a linhas endovenosas periférica e central
- Colocar urômetro na cabeceira do paciente para monitorar o débito urinário
- Monitorar temperatura central pelo esôfago ou pela bexiga
- Aquecer o paciente
  - Aquecimento de superfície, onde possível
  - Aquecedor de líquidos
  - Girar o aquecimento umidificado em ventilador ao máximo

Equipe complementar
- Material para toracotomia aberta, esternotomia e laparotomia
- Ter disponíveis instrumentos compridos
- Ter pinça aórtica imediatamente disponível
- Reunir equipamento para BCP na sala para uso possível
- Ter grampeadores disponíveis para AGI, AGI endovascular e TA

AGI = anastomose gastrointestinal; TA = toracoabdominal.

1. **Indicações (Quadro 26B.2)**
   a. A TSE deve ser considerada em pacientes que estão *in extremis* ou em parada traumática sem **sinais vitais,** que são definidos como uma pressão sangüínea mensurável ou pulso. Os pacientes devem então ser avaliados quando os sinais vitais (SV) estavam presentes e se perderam. SV incluem:
      (1) Movimentos espontâneos.
      (2) Resposta pupilar, movimento ocular.
      (3) Respirações espontâneas.
      (4) Complexos elétricos > 40/minuto ao eletrocardiograma (ECG).
   b. Na **parada traumática contusa,** a TSE é indicada apenas se o paciente apresenta SV **ao chegar ao hospital.** Os pacientes que apresentam SV no campo e os perde a caminho são considerados falecidos à chegada (FC).
   c. Na **parada traumática penetrante,** a TSE está indicada se o paciente apresenta SV no local. Os pacientes com lesão penetrante devem receber TSE mesmo se os SV são perdidos a caminho. Esta indicação expandida (comparada com parada traumática contusa) é específica devido à maior freqüência de lesões reparáveis presentes.
   d. Os pacientes **sem SV no local**, independente do mecanismo são FC.

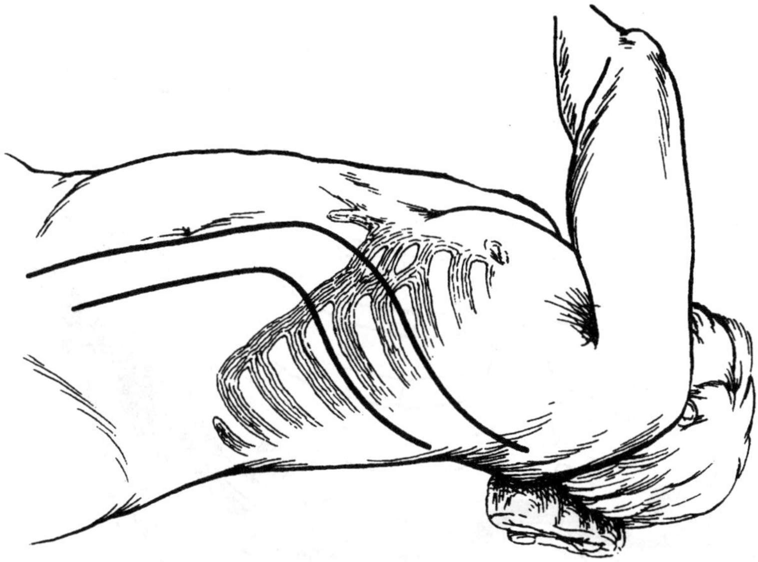

FIG. 26B.1. Posição de "fazer sinal para táxi" que permite acesso ao abdome e ao tórax esquerdo. (Adaptado de Rutherford RB. *Atlas of vascular surgery: basic technics and exposures*, 1st ed. Philadelphia: WB Saunders, 1993:223, com autorização.)

2. Técnica

a. Realizar uma toracotomia esquerda abaixo do mamilo esquerdo no quarto espaço intercostal. A incisão deve ser feita a partir da borda do esterno até o grande dorsal posteriormente (Fig. 26B.2). Em uma mulher, fazer a incisão da pele da prega inframamária. Fazer a incisão do músculo intercostal com tesoura e inserir um grande afastador de costelas. Tomar cuidado ao inserir o afastador de costelas com a barra "T" posteriormente próxima do leito; isto permitirá acesso livre para estender a toracotomia através do esterno até o lado direito, se necessário (Fig. 26B.3).

b. Abrir o pericárdio, o que alivia o tamponamento e permite compressões internas mais efetivas, o que deve ser feito na parte anterior do pericárdio em um plano caudal-cefálico, evitando lesão do nervo frênico. A abertura deve se estender do ápice cardíaco à raiz da aorta.

Quadro 26B.2 Indicações para toracotomia no setor de emergência

Nenhuma pressão sangüínea ou pulso mensuráveis

↙ Mecanismo contuso
- Sem SV → FC
- SV apenas na cena → FC
- SV à chegada → TSE

↘ Mecanismo penetrante
- Sem SV → FC
- SV apenas na cena → TSE
- SV à chegada → TSE

SV, sinais vitais = movimento ocular, resposta pupilar, respiração espontânea, atividade elétrica (> 40 complexos por minuto) ao eletrograma. FC = falecido à chegada; TSE = Toracotomia no Setor de Emergência.

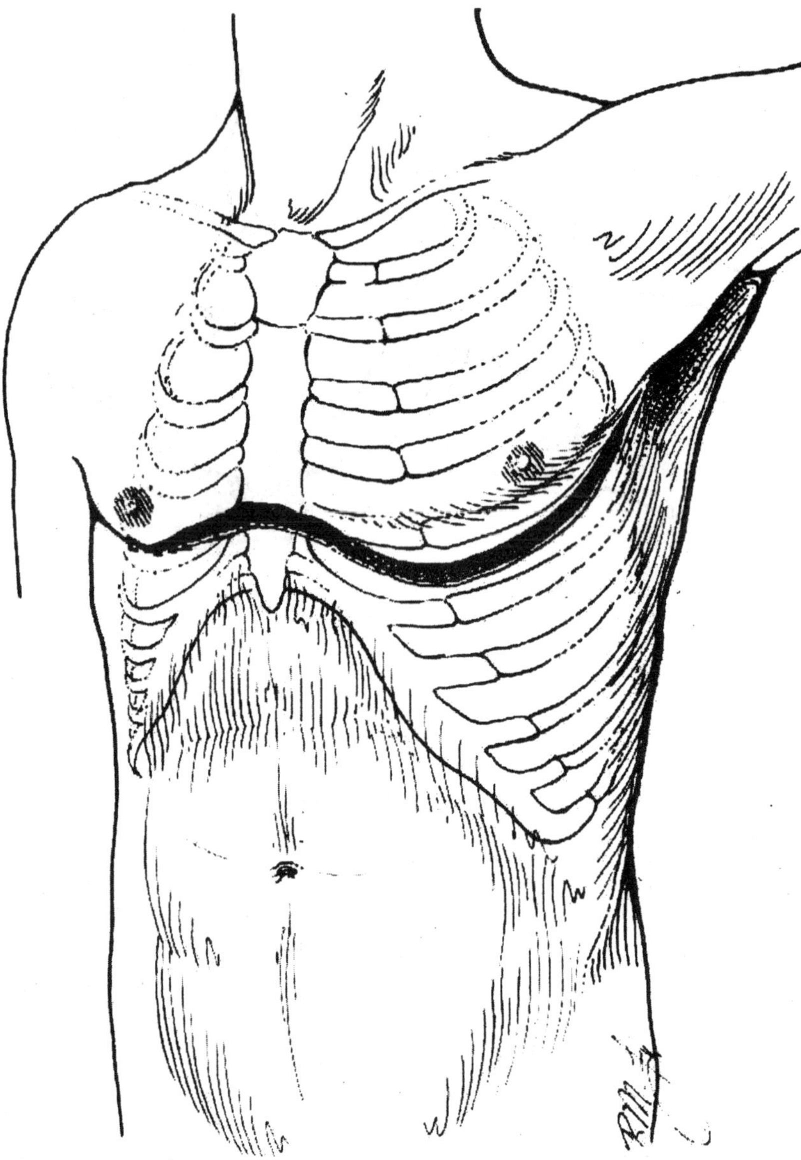

FIG. 26B.2. Toracotomia no setor de emergência. Estender a incisão ao lado direito abaixo do mamilo direito para acesso fácil ao tórax direito. (Adaptado de Moore EE, Eiseman B, Van Way CW. *Critical decisions in trauma*, 1st ed. St. Louis: Mosby, 1984:524, com autorização.)

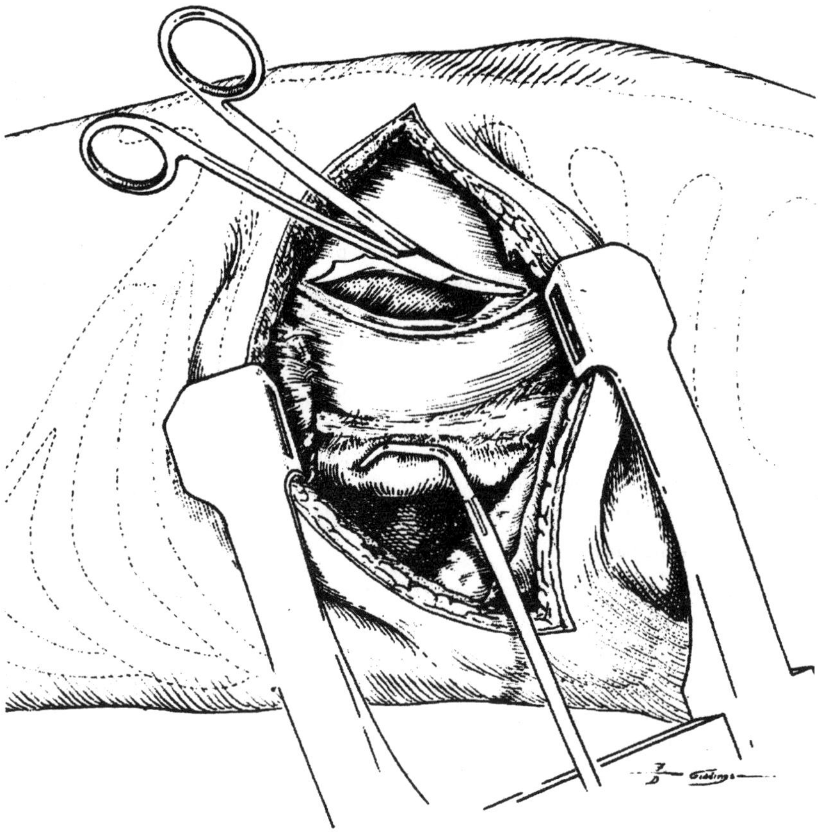

FIG. 26B.3. Uma vista do interior do tórax esquerdo durante uma toracotomia no setor de emergência. Uma pinça é vista na aorta ascendente e uma pericardiotomia aguda é mostrada e procede em direção cefálica anteriormente aos vasos frênicos. (Adaptado de Moore EE, Eiseman B, Van Way CW. *Critical decisions in trauma*. 1st ed. St. Louis: Mosby, 1984:529, com autorização.)

c. Se o coração não está batendo, realizar massagem interna. Se o coração estiver fibrilando, tentar cardioversão interna a 20 J seguido de 30 J. Se a cardioversão falhar, clampear temporariamente a aorta ascendente e realizar compressão interna suave para perfundir as coronárias e tentar a cardioversão novamente.

d. Se o miocárdio estiver rompido ou lesionado, comprimir o ferimento suavemente para fechá-lo ou colocar um dedo sobre o orifício. Reparar os ferimentos anteriores com uma sutura 2-0 firme. Aproximar mas não estrangular o miocárdio ao atar a sutura.

(1) Não inserir um balão de cateter dentro do orifício, ou tentar colocar uma pinça em um ferimento ventricular. Estas manobras alargarão o orifício no miocárdio e bloquearão o débito ventricular. Se for encontrado um ferimento ventricular, controlar o sangramento com um dedo sobre o orifício, comprimindo o defeito, seguido de fechamento com sutura. Se o ferimento se encontrar adjacente a uma artéria coronária, o fechamento miocárdico não deve

comprometer a artéria coronária. Passar uma sutura em colchoeiro horizontal sob a artéria coronária e atá-la para incorporar o ferimento cardíaco.

(2) Os ferimentos atriais podem necessitar de oclusão com pinça vascular seguida de reparo com sutura. Outra técnica envolve colocar pinças de Allis em ambos os lados do defeito atrial, cruzando as pinças para controlar o sangramento, e fechando o ferimento com sutura 2-0 firme.

e. Se a aorta torácica estiver sangrando, comprimir e pinçar com uma pinça vascular de mordida lateral. Verificar a possibilidade de orifício posterior.

f. Em casos de sangramento maciço a partir do parênquima pulmonar ou do hilo, pinçar o hilo, o que é mais bem realizado liberando-se o ligamento pulmonar inferior, passando uma mão em volta das estruturas vasculares e guiando com segurança uma pinça vascular no hilo.

g. Se não for encontrada nenhuma lesão torácica reparável, é improvável que o paciente sobreviva. Com o tórax aberto, comprimir a aorta torácica e continuar a massagem cardíaca aberta. Se isto restaurar com sucesso um pulso carotídeo palpável em um pequeno período de tempo, mudar para a SC para reparo de lesões abaixo do diafragma.

h. Apesar de a mobilização e o pinçamento aórticos serem úteis em mãos experientes, é mais seguro simplesmente comprimir a aorta torácica contra a coluna vertebral sem mobilização ou pinçamento formais, o que ajuda a evitar o risco de lesão do esôfago ou da aorta.

B. Esternotomia mediana

1. **Vantagem.** Fornece excelente exposição do coração e dos grandes vasos proximais, mas não das estruturas mediastinais posteriores. A incisão pode se estender até o pescoço ou a região supraclavicular para controle e reparo vascular distal (Fig. 26B.4).

2. **Desvantagens.** Requer uma serra esternal ou bisturi de Lipski e geralmente leva mais tempo do que a toracotomia ântero-lateral esquerda; por causa disso, não é recomendável para TSE. Além disso, o acesso é limitado ao esôfago e à aorta descendente.

3. **Técnica**

a. O paciente está em supino na mesa da SC com ambos os braços abduzidos a 90°.

b. A pele e os tecidos subcutâneos são divididos a partir da fúrcula esternal até abaixo do xifóide, até a linha média superior do abdome.

c. Um plano na superfície posterior do esterno é desenvolvido abruptamente acima e abaixo, antes da divisão do esterno, com a serra oscilante ou o bisturi de Lipski. Começar isto na borda caudal do esterno, e elevar a serra ou bisturi e esterno enquanto se procede em direção cefálica. Permanecer no centro do esterno para evitar lesão nas cartilagens costais e a entrada em qualquer dos hemitórax.

d. Pode ser necessário cera óssea para sangramento de osso esponjoso.

e. Para facilitar a exposição dos grandes vasos, a incisão pode se estender lateralmente ao pescoço, dividindo os músculos esternocleidomastóideo, o platisma, o trapézio e o escaleno anterior (protegendo o nervo frênico).

f. A exposição mais aprofundada das segunda e terceira partes dos vasos subclávios pode ser melhorada pela ressecção ou divisão da clavícula.

g. Extensão para o abdome com uma incisão na linha média é facilmente realizada.

C. Toracotomia ântero-lateral esquerda

1. **Vantagem.** Permite um acesso rápido ao tórax, principalmente para descompressão de tamponamento pericárdico e para reparo do coração, pulmão esquerdo e hilo, e aorta, o que pode ser estendido através do esterno (toracotomia bilateral ou em concha) para acesso do tórax direito. A toracotomia ântero-lateral esquerda é a melhor abordagem cirúrgica inicial para pacientes instáveis ou quando a localização da lesão intratorácica não é clara.

2. **Desvantagem.** Acesso insatisfatório ao mediastino posterior, aos vasos subclávios e ao tórax direito.

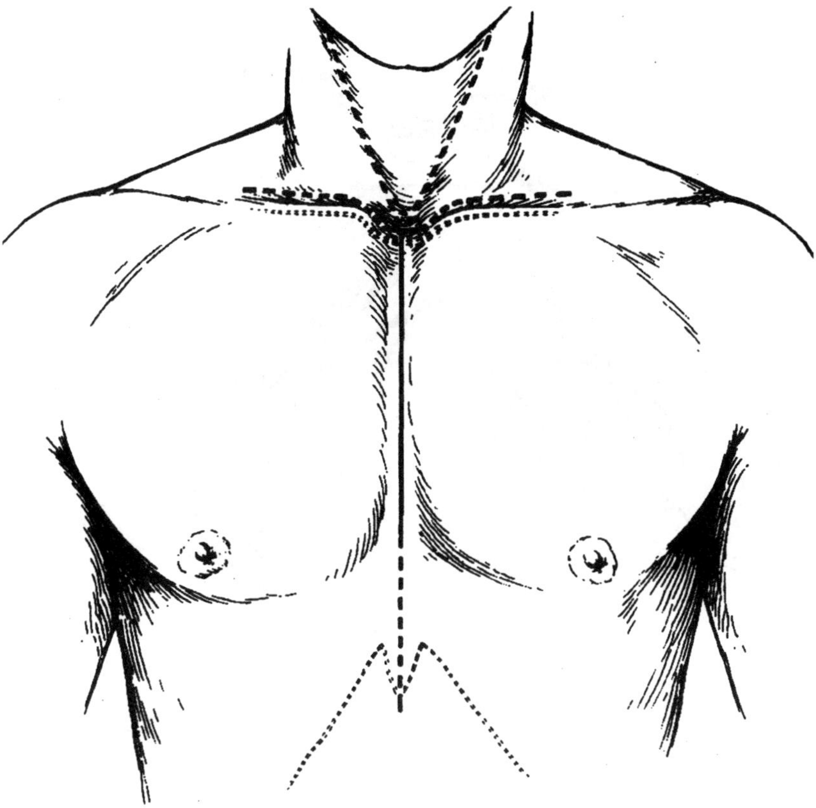

FIG. 26B.4. Extensões da esternotomia mediana. As extensões supraclaviculares e de pescoço são exibidas (linhas pontilhadas). (Adaptado de Rutherford RB. *Atlas of vascular surgery: basic techniques and exposures*, 1st ed. Philadelphia: WB Saunders, 1993:235, com autorização.)

3. **Técnica**
   a. Deve-se colocar um saco de areia sob o tórax esquerdo para girar o tórax 30°. O braço esquerdo deve ser estendido inteiramente sobre a cabeça do paciente a fim de fornecer extensão da incisão sobre a parede torácica posterior.
   b. Realiza-se uma incisão no quarto ou quinto espaço intercostal, a partir da borda esternal até a escápula.
   c. Os músculos são divididos com eletrocautério e os músculos intercostais são divididos ou separados da costela acima para evitar lesão do feixe neurovascular.
   d. Um afastador de costelas é inserido com a barra "T" em direção ao dorso e aberta amplamente.
   e. Uma incisão toracoabdominal pode ser realizada dividindo-se a margem costal com tesoura forte ou cortador de osso e estendendo a incisão até o abdome.

D. **Toracotomia bilateral (toracotomia em concha)** (Fig. 26B.5)

1. **Vantagem.** Permite a exposição ampla de todas as estruturas no tórax. Melhor incisão para pacientes com vários ferimentos PAF que violam os espaços pleurais, hemotórax bilaterais e hematomas mediastinais superiores.
2. **Desvantagem.** Incisão grande, grande perda de calor a partir do ferimento, ambas as artérias mamárias são ligadas.

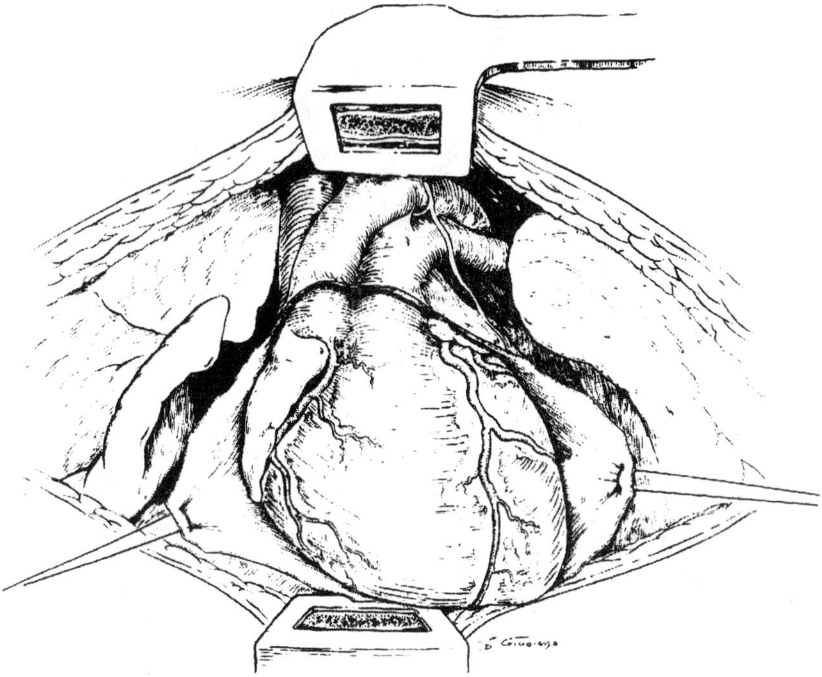

FIG. 26B.5. Uma vista do interior do tórax durante uma toracotomia bilateral "em concha". Observar a excelente exposição do coração e dos grandes vasos. (Adaptado de Moore EE, Eiseman B, Van Way CW. *Critical decisions in trauma*, 1st ed. St. Louis: Mosby, 1984:528, com autorização.)

3. **Técnica.** Após a toracotomia ântero-lateral, o esterno é dividido transversalmente com tesoura forte, serra de Gigli ou serra esternal. A incisão esternal é aberta com o afastador de costelas e estendida através do quarto espaço intercostal, o mais longe possível no tórax contralateral.

E. **Toracotomia póstero-lateral esquerda ou direita**

1. **Vantagens.** Fornece excelente acesso ao hemitórax. A toracotomia póstero-lateral esquerda permite o acesso à aorta e à artéria subclávia esquerda, o pulmão esquerdo, a parede torácica esquerda e o esôfago distal. A toracotomia póstero-lateral direita fornece acesso à traquéia, ao pulmão direito, à parede torácica direita e ao esôfago proximal.
2. **Desvantagens.** A posição de decúbito para a abordagem posterior deixa pouca flexibilidade para se ganhar acesso a estruturas do tórax oposto ou abdominal. Não se tem acesso a lesões em outros locais.
3. **Técnica**
   a. Empregar a incisão-padrão para cirurgia torácica eletiva. Variando o espaço intercostal empregado, todas as regiões da cavidade torácica podem ser expostas.
   b. O paciente é colocado em posição de decúbito lateral total com o braço superior apoiado sobre a cabeça, o braço inferior estendido e acolchoado com um rolo axilar, a perna inferior é fletida e a perna superior estendida com acolchoamento entre os joelhos. A pelve deve ser mantida com adesivo e um saco de areia (Fig. 26B.6).

c. Usando a ponta da escápula como referência, os músculos da parede torácica lateral são divididos para baixo e incluindo os músculos intercostais. Em pacientes mais estáveis necessitando de menos exposição, é possível poupar o músculo grande dorsal.

F. **Outras abordagens incluem:**

1. **A toracotomia direita** pode ser útil para hemotórax direito isolado. Também é a incisão de escolha com ferimentos esofagianos altos e ferimentos da carina.
2. **A incisão toracoabdominal** é útil para expor a aorta torácica inferior e supracelíaca no lado esquerdo. Também está indicada para ter controle da veia cava inferior torácica proximal no lado direito.

VII. **Lesões específicas**

A. **Hilo pulmonar**

1. **Apresentação.** Hemotórax maciço no lado da lesão.
2. **Exposição.** Toracotomia ântero-lateral no lado da lesão. O controle também pode ser obtido inicialmente através de uma esternotomia mediana.
3. **Técnica.** O controle do sangramento hilar pode ser conseguido inicialmente por compressão manual. A rápida dissecção do ligamento pulmonar inferior auxilia no isolamento e na identificação do local de sangramento. Uma hemorragia exsanguinante pode então ser definitivamente interrompida com uma pinça através de todo o hilo. O controle intrapericárdico de vasos hilares é empregado para lesões proximais da artéria ou da veia pulmonar, se necessário. O reparo primário é

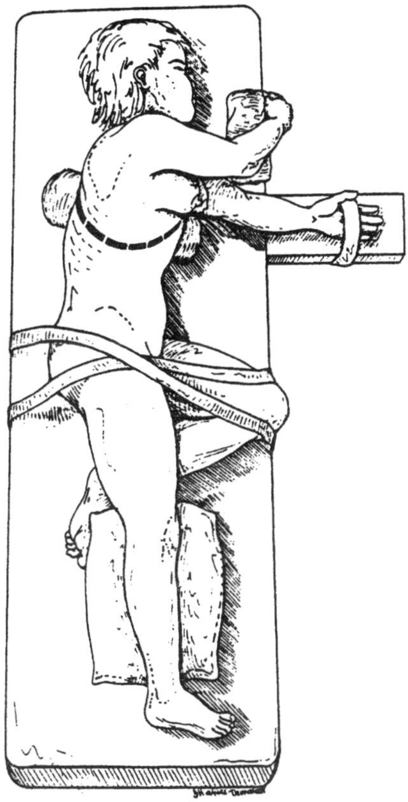

FIG. 26B.6. Posição para uma toracotomia póstero-lateral direita de urgência. (De Champion HR, Robbs JV, Trunkey DD. Trauma surgery, parts 1 and 2. In: *Rob and Smith's operative surgery.* London: Butterworth, 1989:273, com autorização.)

desejável; entretanto, a lobectonia deve ser considerada logo se o sangramento não for controlado facilmente. A pneumectomia é raramente necessária para interromper o sangramento hilar e carreia morbidade e mortalidade pós-operatórias elevadas.

B. **Aorta e artéria inominadas**

1. **Apresentação.** Hematoma mediastinal superior ou médio, mas também se apresenta com hemotórax maciço se houver uma comunicação com o espaço pleural.
2. **Exposição.** A artéria inominada proximal e o arco aórtico são mais bem abordados por uma esternotomia mediana. A ligadura precoce da veia inominada e o tecido tímico associado no mediastino anterior auxiliarão a expor o arco aórtico. A aorta descendente proximal é abordada por uma toracotomia póstero-lateral. As rupturas contusas traumáticas da aorta são geralmente encontradas neste local, distal ao ligamento arterioso.
3. **Técnica**
   a. O controle da aorta no arco é difícil. Pequenas lesões podem ser controladas inicialmente com oclusão digital e, às vezes, com uma pinça de Statinski de mordida lateral. O reparo primário pode ser realizado empregando sutura inabsorvível. Tratar as lesões da artéria inominada proximal ligando-a proximalmente e realizando um *bypass* da aorta à inominada distal.
   b. A ruptura contusa traumática da aorta é reparada ou primariamente ou com um enxerto curto de interposição. As opções incluem reparo direto sem *shunting* distal, reparo com *shunting* passivo de sangue distalmente usando um *shunt* de Gott, ou reparo após *bypass* ativo.

C. **Artéria carótida**

1. **Apresentação.** Hematoma mediastinal superior ou hematoma de pescoço. Uma hemiplegia ao exame físico é sugestiva de lesão de carótida.
2. **Exposição.** Esternotomia com uma extensão cervical direita ou esquerda ao longo da borda medial do músculo esternocleidomastóideo (com lesão de artéria carótida proximal).
3. **Técnica.** Reparo primário ou enxerto de interposição com veia ou politetrafluoroetileno (PTFE). As lesões de artéria carótida interna proximal podem ser tratadas por ligadura e reconstituição realizando-se *bypass* término-terminal da artéria carótida externa para a interna. Considerar a ligadura simples sem *bypass* para lesões que não exibem fluxo anterógrado pré-operatoriamente.

D. **Artéria subclávia**

1. **Apresentação.** Hematoma mediastinal superior ou hematoma de pescoço. As lesões proximais à esquerda podem se apresentar com hemotórax esquerdo maciço.
2. **Exposição.** O acesso da artéria subclávia direita proximal se realiza por uma esternotomia mediana. Uma extensão infra ou supraclavicular é empregada para se obter controle distal. A artéria subclávia esquerda proximal é mais bem abordada através de uma toracotomia lateral esquerda através do terceiro espaço intercostal. O controle distal à esquerda pode ser realizado com uma incisão infraclavicular, com ou sem remoção da clavícula.
3. **Técnica.** Reparo primário ou enxerto de interposição com PTFE. Tratar as lesões proximais com ligadura e *bypass* término-lateral carótida-subclávia.

E. **Coração**

1. **Apresentação.** Tamponamento pericárdico, hematoma mediastinal ou hemotórax maciço com ferimentos que se comunicam através do pericárdio.
2. **Exposição.** Esternotomia mediana ou toracotomia ântero-lateral esquerda. Extensão da toracotomia esquerda através da direita (concha) fornece excelente exposição de todo o mediastino médio.
3. **Técnica.** Ferimentos dos átrios e das aurículas podem ser controlados com uma pinça Statinski de mordida lateral e reparados primariamente com sutura inabsorvível 3-0 ou 4-0. Os ferimentos do ventrículo são reparados com suturas individuais em colchoeiro com gaze de Prolene 3-0 ou 4-0. Tomar cuidado para não obstruir vasos coronários nos reparos.

F. **Artérias intercostais**

1. **Apresentação.** Hemotórax ou hematoma subcutâneo.
2. **Exposição.** Toracotomia no lado da lesão.
3. **Técnica.** Ligaduras simples proximal e distal à lesão.

G. **Artéria mamária interna**

1. **Apresentação.** Hemotórax, hematoma mediastinal superior ou médio.
2. **Exposição.** Esternotomia mediana ou toracotomia anterior.
3. **Técnica.** Ligadura simples proximal e distal à lesão. A ligadura bilateral da artéria mamária interna pode ser realizada com segurança na maioria dos pacientes.

H. **Veias ázigo e hemiázigo**

1. **Apresentação.** Hemotórax.
2. **Exposição.** Toracotomia no lado do hemotórax.
3. **Técnica.** Ligadura por sutura proximal e distal à lesão. Tomar cuidado para evitar lesão inadvertida do ducto torácico à esquerda.

Bibliografia

Blostein PA, Hodgman CG. Computed tomography of the chest in blunt thoracic trauma: results of a prospective trial. *J Trauma* 1997;43:13-18.

Eisenberg HM, Middleton JD, Narayan RK. *Resources for the optimal care of the injured patient: 1993.* Committee on Trauma, American College of Surgeons, 1993.

Mitchell ME, Muakkassan FF, Poole GV, et al. Surgical approach of choice for penetrating cardiac wounds. J *Trauma* 1993;34:17-20.

Pate JW. Tracheobronchial and esophageal injuries. *Surg Clin North Am* 1989;69:111.

Richardson JD, Miller FB, Carrillo EH, et al. Complex thoracic injuries. *Surg Clin North Am* 1999;76:725-748.

Richardson JD, Flint LM, Snow NJ. Management of transmediastinal gunshot wounds. *Surgery* 1981;90:671.

Rozycki GS, Feliciano DV, Ochsner G, et al. The role of ultrasound in patients with possible penetrating cardiac wounds; a prospective multicenter study. *J Trauma* 1999;46:543-552.

Schwab CW, Adcock OT, Max MH. Emergency department thoracotomy (EDT): a 26-month experience using an "agonal" protocol. *Am Surg* 1986;52:20-29.

Wall MJ, Granchi T, Liscum K, et al. Penetrating thoracic vascular injuries. *Surg Clin North Am* 1999;76:749-762.

27. TRAUMATISMO ABDOMINAL

Heidi L. Frankel, Darrell C. Boone e Andrew B. Peitzman

I. **Panorama global.** As lesões abdominais estão divididas em duas amplas categorias, baseadas no mecanismo de lesão: trauma abdominal **contuso** e **penetrante**. A lesão abdominal é uma causa significativa de morbidade e mortalidade; o diagnóstico e o tratamento adequados de lesões intra-abdominais são essenciais para impedir morbidade e morte. Devido ao fato de as diretrizes de conduta serem diferentes para trauma abdominal contuso e penetrante, serão discutidas separadamente.

II. **Traumatismo abdominal contuso.** As colisões automobilísticas respondem por 75% das lesões abdominais contusas. Outros mecanismos incluem quedas, colisões de motocicleta e bicicleta, acidentes esportivos e ataques.

A. **As lesões intra-abdominais são o resultado de:**

1. Compressão provocando uma lesão de esmagamento.
2. Uma força lacerante abrupta provocando lacerações de órgãos ou pedículos vasculares.
3. Uma súbita elevação da pressão intra-abdominal provocando ruptura de uma víscera intra-abdominal.

B. **Avaliação**

1. **Clínica.** A informação a respeito do mecanismo de lesão é essencial na determinação da probabilidade de uma lesão intra-abdominal (ver Capítulo 2). O exame abdominal, após trauma contuso, com freqüência não é confiável. Cerca de metade dos pacientes sem achados óbvios ao exame físico apresentarão achados positivos à laparotomia. A alteração do nível de consciência, a lesão de medula espinhal ou outra lesão confundível, e os efeitos de medicação ou substância podem confundir ainda mais o exame físico. Apesar de os testes acessórios serem importantes na avaliação de trauma abdominal contuso, **o exame físico cuidadoso e repetido do paciente permanece sendo essencial no diagnóstico precoce de lesão abdominal.** A escolha de testes diagnósticos acessórios depende, em parte, da estabilidade hemodinâmica do paciente, as lesões associadas e o volume do paciente na instituição do tratamento (isto é, os centros extremamente ocupados podem não ter o pessoal para realizar exames físicos seriados com confiança)(Fig. 27.1).

   Em **pacientes hemodinamicamente instáveis ou pacientes com necessidades volêmicas em curso**, é obrigatória uma rápida avaliação do abdome enquanto o paciente estiver na área de reanimação de trauma. Uma ultra-sonografia (**FAST** – *focused abdominal sonography for trauma*) e uma lavagem peritoneal diagnóstica (**LPD**) são instrumentos diagnósticos apropriados para a determinação da presença de hemoperitônio. No **paciente estável sem necessidade imediata para a sala de cirurgia** (SC), a tomografia computadorizada é a investigação de escolha.

   a. **Exame físico.** A avaliação do paciente freqüentemente descobrirá sinais de hipoperfusão (p. ex., obnubilação, baixa temperatura da pele e preenchimento capilar retardado), que pode dar início a uma pesquisa de uma fonte de perda sangüínea. Os fatores que têm sido associados à lesão abdominal requerendo laparotomia incluem lesão torácica, déficit de base, fratura pélvica e hipotensão no campo ou na área de reanimação de traumatismo.

   (1) A avaliação do abdome pode indicar distensão ou sinais de irritação peritoneal (geralmente associada à lesão de uma víscera oca). Entretanto, sangue no peritônio freqüentemente não produz sinais peritoneais.

   (2) Os órgãos abdominais comumente lesados incluem o fígado, o baço, o mesentério intestinal e o rim. Se o paciente é uma vítima contida em um acidente automobilístico, particularmente com uma contusão visível do abdome por um cinto abdominal, suspeitar de lesão de víscera oca, uma lesão comumente despercebida.

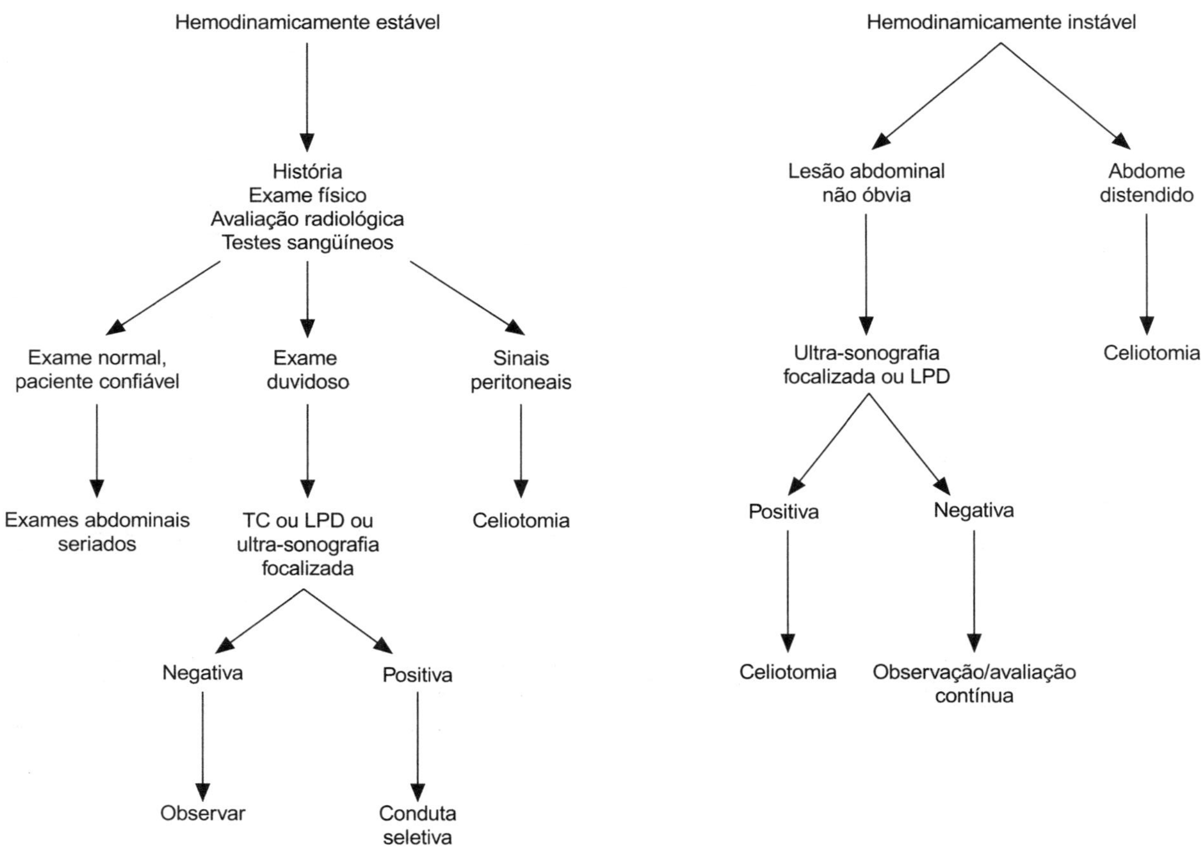

FIG. 27.1. Algoritmo para a conduta no trauma abdominal contuso.

2. **Testes diagnósticos.** O objetivo da avaliação inicial do abdome é identificar rapidamente aqueles pacientes que requerem laparotomia. As vítimas de trauma contuso com hipotensão e distensão abdominal ou sinais peritoneais devem proceder imediatamente para laparotomia sem pesquisa mais detalhada do abdome.

   Para pacientes sem uma indicação óbvia para laparotomia, várias modalidades estão disponíveis para avaliar o abdome mais profundamente. A avaliação auxiliar acima e além do exame físico deve ser considerada para pacientes com:

   - Uma avaliação abdominal anormal ou duvidosa.
   - Lesão concomitante do tórax ou da cintura pélvica.
   - Hematúria maciça.
   - Um nível diminuído de consciência.
   - Lesão medular.
   - Outras lesões requerendo um anestésico geral longo para manejo, fazendo com que o exame abdominal repetido não seja possível.
   - Diminuição da capacidade de suportar um atraso no diagnóstico de lesão abdominal (p. ex., idades extremas).

   O teste diagnóstico empregado depende do mecanismo de lesão, lesões associadas e estabilidade hemodinâmica. **Lembrar que o controle de sangramento cavitário tem precedência sobre outros exames diagnósticos.**

   a. **Radiografias simples.** A radiografia de tórax pode revelar um hemidiafragma rompido ou um pneumoperitônio. As radiografias abdominais simples raramente são produtivas, mas podem mostrar gás retroperitoneal ou achados associados com lesões abdominais (p. ex., fraturas da coluna lombar e gradil costal inferior).

   b. **Avaliação laboratorial.** Os testes séricos individuais podem não fornecer evidência de lesão abdominal contusa. Pacientes com lesão contusa recebidos imediatamente a partir da cena podem não estar anêmicos ou acidóticos à apresentação. De forma semelhante, os níveis de amilase podem estar normais, mesmo com lesão pancreática ou intestinal significativa.

   c. **Avaliação ultra-sonográfica abdominal focalizada para trauma** (FAST): é primariamente um meio rápido e não-invasivo de se identificar hemoperitônio na área de reanimação de traumatismo e, como tal, tem substituído a lavagem peritoneal diagnóstica em muitos centros (Fig. 27.2).

      (1) **Indicações:** incluem um paciente hemodinamicamente instável sem indicação óbvia para laparotomia; qualquer paciente necessitando de transferência imediata para a SC por causa não abdominal; ou empregar como um teste de despistagem para todos os outros necessitando de avaliação abdominal.

      (2) **Contra-indicações:** incluem necessidade óbvia de laparotomia ou falta de experiência com FAST.

      (3) **Precisão.** A sensibilidade e a especificidade (70 a 95%) são geralmente menores do que aquelas da TC na detecção de hemoperitônio. É muito menos precisa do que a TC para a detecção e a caracterização de lesão de órgão sólido.

      (4) **Vantagens.** A ultra-sonografia é rápida e não-invasiva; sem necessidade de se transferir o paciente para o setor de radiologia; pode ser realizada por membro treinado da equipe de trauma; pode ser repetida; é menos custosa do que a TC.

      (5) **Desvantagens.** Pode não perceber lesão de órgão sólido na ausência de hemoperitônio ou pequenas quantidades de hemoperitônio; não pode diferenciar entre ascite e sangue; requer treinamento especializado e competência; e é de difícil interpretação no obeso e em pacientes com enfisema subcutâneo extenso.

      (6) **Técnica de FAST.** Um transdutor de 3 a 5 MHz é posicionado na região subxifóide no plano sagital para regular o ganho do aparelho. As projeções sagitais da bolsa de Morison e o recesso esplenorrenal são realizados, seguidos de uma projeção pélvica transversa. O líquido livre aparece anecóico (preto) comparado com as estruturas circundantes.

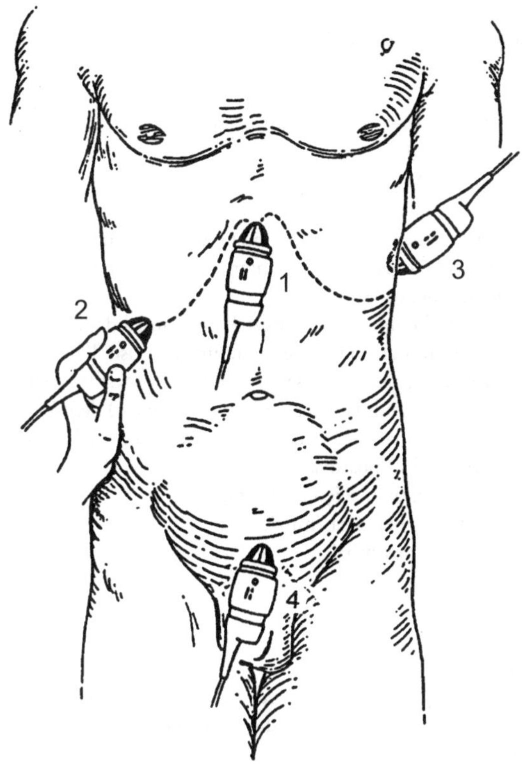

FIG. 27.2. Ultra-sonografia. (De Rozycki GS, Ochsner MG, Schmidt JA, et al. A prospective study of surgeon performed ultrasound as the primary adjuvant modality for injured patient assessment. *J Trauma* 1995;39:493, com autorização.)

d. A TC pode avaliar lesão de órgão sólido; líquido intra-abdominal, sangue, ar; e lesão de órgão retroperitoneal em pacientes hemodinamicamente estáveis com suspeita de apresentar lesões intra-abdominais. Devem ser obtidas TCs do abdome e da pelve (os cortes abdominais superiores exibirão parênquima pulmonar caudal e podem revelar pneumotórax oculto; os cortes pélvicos podem revelar hemoperitônio dependente), empregando contraste tanto oral quanto endovenoso (e.v.).

(1) **Indicações.** Pacientes hemodinamicamente estáveis necessitando de avaliação abdominal.

(2) **Contra-indicações.** Pacientes hemodinamicamente instáveis ou aqueles com uma necessidade óbvia de laparotomia.

(3) **Precisão.** A experiência recente com *scanners* modernos de alta resolução mostra índices de precisão de 92 a 98%. As lesões de vísceras ocas e pancreáticas são as que têm maior probabilidade de passarem despercebidas pela TC.

(4) **Vantagens**

- Não-invasiva.
- Revela lesão de órgão sólido com caracterização anatômica.
- Estima o volume de líquido livre.
- Fornece avaliação de lesões retroperitoneais.

(5) **Desvantagens**
- Requer pessoal especializado.
- Custo.
- Tempo.
- Não é um ambiente ideal para avaliação e reanimação concomitantes.
- Contraste endovenoso.

(6) No horizonte. Os *scanners* de TC portáteis estão atualmente sendo empregados em alguns centros na área de reanimação de trauma. Entretanto, falando de forma prática, estes novos *scanners* ainda pesam 600 quilos, são lentos e trazem um risco teórico de exposição a radiação. Nova tecnologia pode aumentar a confiança na TC para avaliação toracoabdominal em pacientes menos estáveis.

e. **Lavagem peritoneal diagnóstica (LPD)** é uma modalidade rápida e precisa para o diagnóstico de lesão intra-abdominal em vítimas de trauma contuso. Um cateter é colocado dentro da cavidade peritoneal para aspiração de sangue ou líquido. Se for negativo, um litro de solução salina normal aquecida é infundida (ou 10 ml/kg em crianças) dentro do abdome, permitindo-se que seja drenada por gravidade. O efluente é enviado para análise laboratorial.

(1) **Critérios para LPD positiva**
- 10 ml de sangue maciço na aspiração.
- > 100.000 de hemácias/mm^3.
- > 500 leucócitos/mm^3.
- Bactérias.
- Bile.
- Partículas alimentares.

(2) **Indicações:** como para FAST.

(3) **Contra-indicações:** são óbvias necessidades de laparotomia, cirurgias abdominais anteriores (relativa), gravidez ou fratura de cintura pélvica (relativa, pode ser realizada supra-umbilicalmente).

(4) **Precisão.** A sensibilidade e a especificidade da LPD é próxima de 95%. A incidência de falso-negativas é de 4%.

(5) **Vantagens.** A LPD é rápida, precisa, sensível e de baixo custo.

(6) **Desvantagens.** A LPD é invasiva e apresenta uma incidência não-terapêutica de 15 a 27% (isto é, lesões que sangraram na cavidade peritoneal mas que não necessitam de reparo). A LPD pode falhar em detectar lesões diafragmáticas e retroperitoneais.

(7) **Técnica.** A LPD pode ser realizada com uma técnica aberta, semi-aberta ou fechada. Na técnica aberta, pratica-se uma incisão da pele, da fáscia do tecido subcutâneo e do peritônio sob visão direta para inserção do cateter. Na técnica semi-aberta, o cateter é inserido cegamente através da gordura pré-peritoneal e do peritônio até o espaço peritoneal. A técnica de Seldinger é empregada para o método fechado.

III. **Trauma abdominal penetrante:** geralmente é provocado por um ferimento à bala (PAF). A probabilidade de lesão requerendo reparo cirúrgico é mais elevada para ferimentos PAF (80 a 95%) do que para ferimentos por arma branca (25 a 33%) e os algoritmos de conduta são diferentes. Os órgãos abdominais comumente lesados com ferimentos penetrantes incluem o intestino delgado, o fígado, o estômago, o cólon e estruturas vasculares. Qualquer ferimento penetrante da linha mamilar, anteriormente, ou da ponta escapular, posteriormente, até as nádegas, inferiormente, pode produzir uma lesão intraperitoneal (Fig. 27.3).

A. **Lesões por projétil de arma de fogo.** Na maioria dos casos, os pacientes que sofrem ferimentos por arma de fogo no abdome necessitam laparotomia como modalidade diagnóstica e terapêutica.

1. **Exame físico.** Inspecionar cuidadosamente o paciente para não deixar ferimentos despercebidos. Os projéteis que não percutem osso ou outros objetos sólidos geralmente percorrem uma linha reta. **A determinação da trajetória é a chave para a identificação da lesão.** Não obstante, pacientes hemodinamicamente instáveis com ferimento abdominal PAF não devem passar por uma avaliação extensa antes da celiotomia. Examinar cuidadosamente o paciente, dando especial atenção às

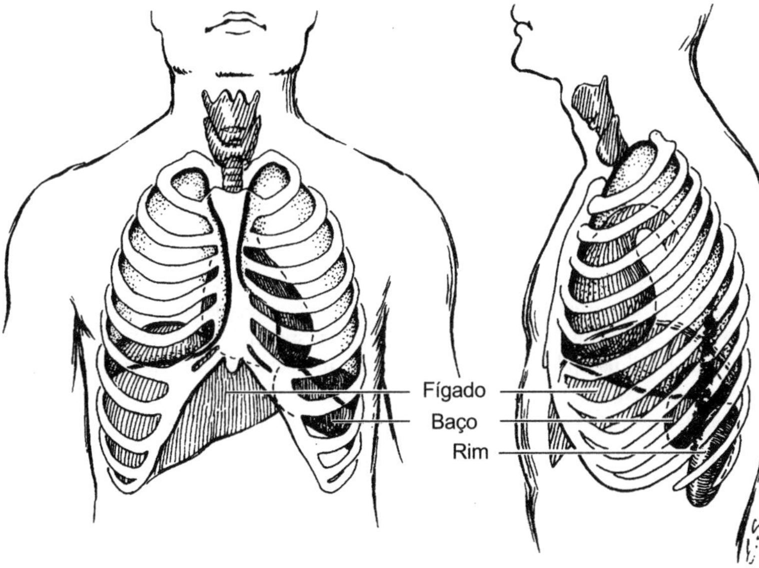

FIG. 27.3. O abdome intratorácico. (De Blaisdell FW. Initial assessment. In: Blaisdell FW, Trunkey DD, ed. *Trauma management - cervicothoracic trauma.* New York: Thieme, 1989:6, com autorização.)

dobras, ao períneo e ao reto. Ferimentos por bala devem ser contados e avaliados. Um número ímpar de ferimentos sugere um projétil retido; ferimentos alongados sem penetração tipificam lesões de raspão. Apalpar o abdome para sinais de dor. Um exame neurológico deve ser realizado para excluir lesão medular.

2. **Radiografias simples:** auxiliam na determinação da trajetória, o que é facilitado marcando-se os ferimentos cutâneos por projéteis com marcadores radiopacos. Além disso, a presença de pneumoperitônio, fraturas vertebrais, pneumotórax ou hemotórax pode ser apreciada.
3. **TC:** tem um papel limitado na avaliação de pacientes com ferimentos abdominais PAF. Entretanto, em pacientes hemodinamicamente estáveis nos quais isto é questionado, a penetração peritoneal pode ser excluída. Se existir qualquer dúvida, a laparotomia será mandatória. Além disso, pacientes selecionados com ferimentos isolados PAF de quadrante superior direito do fígado podem ser candidatos para conduta não-cirúrgica.
4. **FAST:** de forma semelhante, tem um papel limitado para avaliar aqueles com ferimentos abdominais PAF. Pode ser útil para auxiliar no planejamento de pacientes hipotensos com vários ferimentos cavitários.
5. **A laparoscopia pode ser útil** para se avaliar pacientes hemodinamicamente estáveis com ferimentos tangenciais PAF. Seu emprego pode evitar uma laparotomia desnecessária e encurtar a permanência no hospital.

B. **Ferimentos por arma branca.** As indicações para exploração imediata incluem hipotensão, sinais peritoneais e evisceração. Se estas não estiverem presentes, uma abordagem seletiva de manejo é justificada. Os ferimentos por arma branca anteriores se referem àqueles em frente da linha axilar anterior. Um terço são extraperitoneais, um terço são intraperitoneais requerendo reparo, e um terço são intraperitoneais não necessitando de reparo visceral. Os ferimentos cortantes de flanco se encontram entre as linhas axilares anterior e posterior da ponta escapular à crista ilíaca. Os ferimentos cortantes posteriores são posteriores à linha axilar posterior. Os órgãos abdominais se encontram em risco com ferimentos torácicos abaixo da linha mamilar anterior (4º EIC) e a ponta escapular posteriormente (7º EIC)(Figs. 27.3 e 27.4).

1. **Exame seriado** (manejo seletivo): pode ser empregado para detectar o desenvolvimento de sinais peritoneais em um paciente hemodinamicamente estável. O mesmo cirurgião deve repetir os exames abdominais observando e documentando temperatura, freqüência de pulso e contagem de leucócitos. Com este método de avaliação, a incidência de laparotomia tardia é de 40% com menos de 3% de mortalidade.
2. **Exploração local de ferimento:** pode ser realizada na área de reanimação de trauma em pacientes sem indicações para cirurgia após ferimento abdominal cortante anterior. A pele é preparada e anestesiada e o ferimento original é alargado. A exploração é considerada positiva se uma penetração de fáscia posterior for observada. Os pacientes com exploração local positiva de ferimento progridem para laparoscopia ou laparotomia.
3. **TC com contraste triplo** (oral, e.v. e retal): pode ser empregada para se avaliar ferimentos PAF de dorso e flanco com uma sensibilidade de 89%, uma especificidade de 98% e uma precisão de 97%. A TC não é útil na avaliação de ferimentos cortantes abdominais anteriores, principalmente em pacientes magros com pequena musculatura abdominal.
4. **FAST:** é de utilidade mínima na pesquisa diagnóstica de pacientes estáveis com ferimentos cortantes abdominais. Se positiva, a lesão visceral pode ser deduzida.
5. **LPD:** pode ser realizada para avaliar os ferimentos abdominais por armas brancas. Os critérios para contagens de hemácias geralmente são mais baixos do que para pacientes com lesão contusa (isto é, 1.000 contra 100.000/mm^3). Valores de limiar mais baixo melhorarão a sensibilidade da modalidade, mas aumentarão a incidência de laparotomia negativa ou não-terapêutica.

C. **Ferimentos por arma de fogo.** Ferimentos por arma de fogo a curta distância são lesões de alta velocidade. Como tal, podem resultar em ferimentos explosivos e penetrantes. Os ferimentos por arma de fogo com penetração peritoneal obrigam a uma laparotomia. Aqueles desferidos de uma distância podem ser avaliados com TC para se determinar a penetração peritoneal dos projéteis.

D. **Lesões de empalação.** O objeto empalado é mantido em posição e removido na SC sob visualização direta com o abdome aberto.

IV. **Conduzindo uma laparotomia exploratória.** Os refinamentos nas capacidades diagnósticas têm permitido uma aplicação mais seletiva de laparotomia, reduzindo o número de laparotomias não-terapêuticas sem aumentar a morbidade e a mortalidade.

A. **Indicações para laparotomia exploratória.** A laparotomia para traumatismo pode ser realizada apenas com base nos achados do exame físico ou com base nos resultados de testes diagnósticos mais detalhados.

1. **Clínica**
   - Sinais peritoneais óbvios no exame físico.
   - Hipotensão com um abdome distendido no exame físico.
   - Ferimentos abdominais PAF com penetração peritoneal.
   - Ferimento abdominal por arma branca com evisceração, hipotensão ou peritonite.
2. **Testes diagnósticos**
   - LPD positiva.
   - Achados com qualquer outra intervenção diagnóstica (p. ex., radiografia de tórax [ruptura de diafragma, pneumoperitônio], ultra-sonografia abdominal, TC abdominal ou laparoscopia sugestiva de uma lesão intra-abdominal requerendo reparo).

B. **Organização geral**

1. **Disponibilidade da SC.** Uma SC apropriadamente guarnecida com anestésicos e enfermagem apropriados e equipe de apoio devem estar imediatamente disponíveis as 24 horas do dia.
2. **Transporte rápido.** Uma vez tomada a decisão de operar, o paciente deve ser rapidamente transportado diretamente à SC com pessoal adequado de suporte de via aérea, equipe de cirurgiões de trauma e equipe de enfermagem de trauma de plantão.

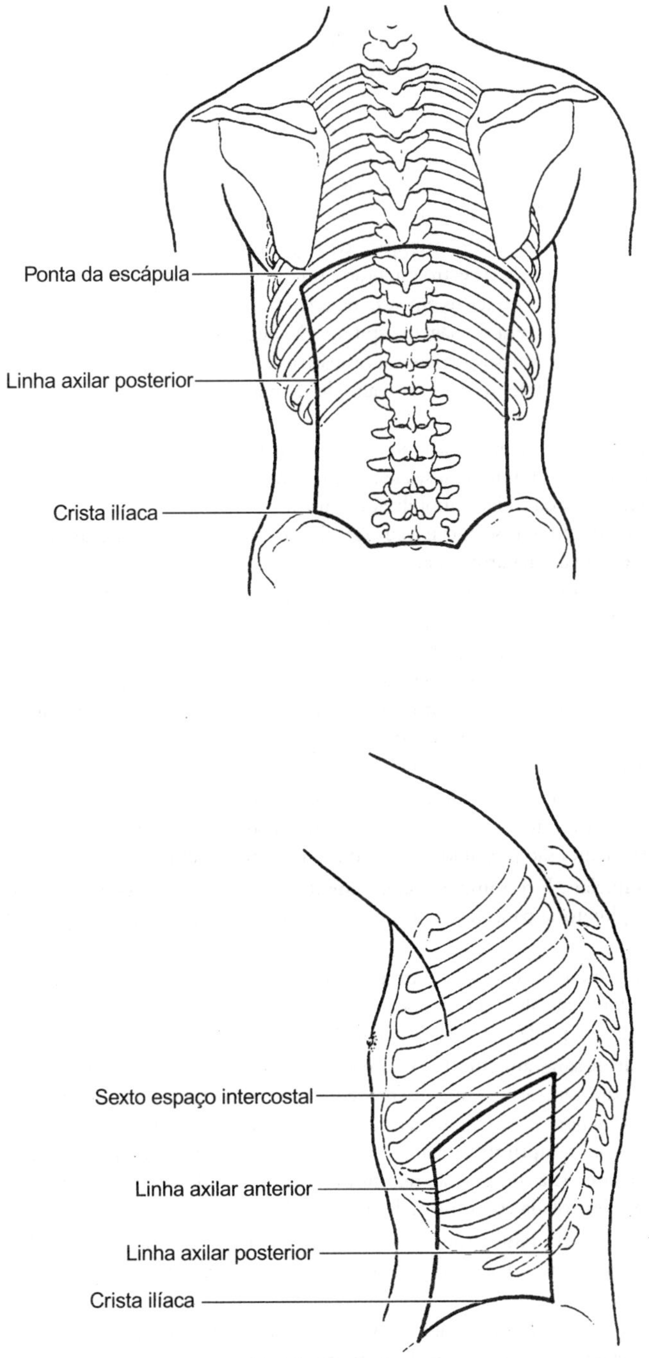

FIG. 27.4. Zonas posteriores e de flanco do abdome. (De Champion HR, Robbs JV, Trunkey DD, eds. Trauma surgery, parts 1 and 2. In: *Rob and Smith's operative surgery*. London: Butterworth 1989:102, com autorização.)

3. **Consentimento.** Se possível, um consentimento informado deve ser obtido do paciente ou parente, antes da laparotomia, o que nem sempre é possível ou prático, dependendo das lesões envolvidas e o estado clínico do paciente; em tais casos, a cirurgia deve prosseguir sem atrasos com risco de vida para se obter consentimento.
4. **Linhas endovenosas, tubos e precauções de coluna vertebral**
   a. O paciente já deve apresentar duas linhas e.v. de grosso calibre em posição; outros acessos e.v. e arterial devem ser colocados conforme a necessidade na SC. O controle do sangramento cavitário não deve ser retardado para reposição volêmica.
   b. Administrar cobertura antibiótica de largo espectro, para gram-negativo e anaeróbio (p. ex., uma penicilina de espectro estendido ou uma cefalosporina de terceira geração).
   c. Colocar drenos torácicos em sistema estanque submerso, **não pinçado**, durante o transporte e imediatamente em drenagem aspirativa à chegada na SC.
   d. Passar cateteres nasogástricos ou orogástricos e um cateter de Foley antes da laparotomia. Nenhum procedimento deve ser realizado de maneira a retardar o controle do sangramento e da contaminação.
   e. Transferir o paciente para a mesa cirúrgica com as devidas precauções de coluna cervical e toracolombar; em muitos casos, a lesão de coluna não terá sido excluída antes da chegada à SC. Se o paciente ainda estiver imobilizado em uma prancha, deverá ser rolado e a prancha deve ser removida antes de se iniciar a cirurgia. **Deve-se pesquisar ferimentos penetrantes ocultos antes de se iniciar a laparotomia.**
   f. Os dispositivos de compressão seqüencial podem ser empregados para pacientes hemodinamicamente estáveis, se rapidamente disponíveis.
5. **Sistema de infusão rápida.** Preparar o sistema de infusão para infundir os produtos sangüíneos e "sangue com recuperação de células" rapidamente por meio de linhas de grosso calibre antes que a incisão libere o tamponamento. Assegurar-se de que a bolsa de hemácias se encontra na SC e o plasma e as plaquetas estejam disponíveis para o paciente com hemorragia ativa.
6. **Preparação do paciente.** Procede-se à tricotomia do paciente e então todo o pescoço ântero-lateral (remover a parte anterior do colar cervical e colocar saco de areia para manter a imobilização da coluna cervical), tórax à mesa bilateralmente, abdome, virilhas e região das coxas (até os joelhos bilateralmente) são preparados e isolados em campo estéril (ver Fig. 18.1).

C. **Objetivos iniciais. Interromper o sangramento e controlar a contaminação gastrintestinal.** A laparotomia exploratória para traumatismo é um procedimento cirúrgico seqüencial, conduzido consistentemente.

1. **Incisão.** Para uma laparotomia urgente, uma generosa incisão de linha média é preferível. As incisões abdominais alternativas podem ser úteis para lesões identificadas em pacientes estáveis. A exposição adequada é crítica. Sistemas retratores auto-sustentáveis e focos individuais são úteis.
2. **Controle de sangramento.** Esvaziar o sangue livre e rapidamente comprimir todos os quatro quadrantes para controlar o sangramento, como primeira medida. **Com lesões contusas,** as fontes prováveis de sangramento significativo são o fígado, as estruturas vasculares retroperitoneais e o mesentério. **Comprimir** o fígado e o retroperitônio e rapidamente pinçar os vasos mesentéricos que sangram. **Se a compressão não controlar um local de sangramento, esta fonte de hemorragia deve ser controlada como primeira prioridade.**
3. **Controle de contaminação.** Controlar rapidamente a contaminação do conteúdo intestinal empregando pinças de Babcock, pinças de Allis, um grampeador, suturas temporárias rápidas, ou ligaduras.
4. **Exploração sistemática.** Explorar sistematicamente todo o abdome, dando prioridade a áreas de hemorragia vigente para controlar definitivamente o sangramento:
   - Fígado.
   - Baço.
   - Estômago.

- Cólon direito, cólon transverso, cólon descendente, cólon sigmóide, reto e intestino delgado, do ligamento de Treitz ao íleo terminal, observando toda a parede intestinal e o mesentério.
- Pâncreas, abrindo-se o saco menor (visualizar e apalpar).
- Manobra de Kocher para visualizar o duodeno, com evidência de lesão possível.
- Hemidiafragmas esquerdo e direito e retroperitônio.
- Estruturas pélvicas, incluindo a bexiga.

a. **Com lesões penetrantes,** a exploração deve-se focalizar em seguir a pista da arma ou do míssil.

5. **Reparo de lesão** (seção V.A-H).
6. **Fechamento**
   a. Correr sutura monofilamento inabsorvível ou absorvível (p. ex., náilon Nº 1 ou sutura absorvível de alça Nº 1).
   b. Deixar a pele aberta com fechamento secundário retardado, se houver contaminação.
   c. Se um edema maciço de conteúdo abdominal impedir o fechamento, uma tela absorvível, sacos (e.v.) estéreis ou sacos intestinais podem ser usados com gaze úmida e um curativo impermeável (p. ex., Op-Site) para evitar uma possível síndrome de compartimento abdominal (ver Capítulos 28, 29 e 30). Reconhecer a combinação de lesões complexas e sinais fisiológicos (geralmente, hipotermia, acidose e coagulopatia) que ditam uma laparotomia abreviada (controle de danos).

V. **Lesões de órgãos específicos.** O tratamento de lesões de órgão é semelhante, seja o mecanismo de lesão penetrante ou contusa. Uma exceção à regra é um hematoma retroperitoneal. Explorar todos os hematomas retroperitoneais provocados por lesões penetrantes.

A. **Diafragma**

1. **Incidência**
   a. As lesões do diafragma respondem por 1 a 8% das lesões contusas; até dois terços das rupturas ocorrem à esquerda; 5% são centrais e o coração será observado através do defeito.
   b. Acidentes automobilísticos de alta velocidade respondem por 90% das lesões. Lesões de traumatismo penetrante geralmente são pequenas.
   c. Alta incidência de lesão intra-abdominal associada (60 a 80%); o estômago terá herniado através do defeito, que pode não ser apreciado no paciente em ventilação com pressão positiva.
2. **Anatomia.** A parte anterior do diafragma se liga à parte inferior do esterno e da margem costal. Posteriormente, o diafragma está ligado às costelas 11 e 12. A parte central do diafragma está ligada ao pericárdio. A inervação se faz por meio do nervo frênico (C3-C5).
3. **Diagnóstico.** O diagnóstico clínico de lesão diafragmática é difícil.
   a. Os achados podem incluir sons respiratórios diminuídos no lado afetado, sons intestinais audíveis no hemotórax ou um abdome escafóide. O paciente pode se queixar de sofrimento respiratório, dor torácica ou dor abdominal.
   b. Uma radiografia de tórax pode exibir hemopneumotórax e um hemidiafragma elevado ou indiferenciado com um padrão de bolha no estômago ou gás intestinal no hemitórax. Das rupturas diafragmáticas, 40% se apresentam como um achado óbvio na radiografia de tórax (RT); em 40%, a RT é anormal mas não diagnóstica; e, em 20%, a RT é normal. Colocar um cateter nasogástrico com uma radiografia de tórax de *follow-up* pode confirmar um deslocamento do estômago através de um diafragma rompido.
   c. A LPD não é sensível.
   d. As lesões do diafragma passam facilmente despercebidas na TC.
   e. Uma ultra-sonografia em tempo real, uma laparoscopia, uma toracoscopia ou uma laparotomia podem ser úteis em casos duvidosos.

4. **Tratamento**
   a. A abordagem é por laparotomia com reparo de lesões agudas.
   b. Realizar reparo primário com uma sutura em colchoeiro horizontal de material inabsorvível.
   c. Irrigar a cavidade torácica; de forma geral, deixar um dreno torácico em posição.
   d. Realizar reparo por toracotomia para diagnóstico tardio (isto é, lesões que se apresentam após muitos anos); isto facilita a lise de aderências entre o pulmão e o conteúdo abdominal.
   e. As lesões isoladas selecionadas do diafragma direito por mecanismos penetrantes podem ser manejadas de forma expectante.
5. **Resultado**
   a. A incidência de mortalidade é de 40% e a incidência de morbidade é de 80%, a maioria devido a lesões associadas.
   b. Se uma lesão diafragmática é logo identificada e reparada, a morbidade relacionada à lesão do diafragma será rara. Se uma lesão diafragmática (por lesão contusa ou penetrante) passa despercebida, a morbidade é significativa.
6. **Escala de lesão de órgão (ver Apêndice A)**

B. **Estômago**

1. **Incidência**
   a. As lesões gástricas contusas são raras, com uma incidência de 0,9 a 1,8%. A lesão gástrica ocorre em 10 a 15% dos traumas penetrantes.
2. **Anatomia.** A parede gástrica apresenta as camadas mucosa, submucosa, serosa e três de músculo liso. O estômago apresenta um extenso fornecimento de sangue que inclui a artéria gástrica direita, a artéria gástrica esquerda, a artéria gastrepiplóica direita e as artérias gastrepiplóica esquerda e gástrica curta. O estômago normal contém poucas bactérias devido ao seu conteúdo ácido elevado.
3. **Diagnóstico**
   a. Sinais de peritonite química (pH ácido) ao exame físico.
   b. Sangue no aspirado nasogástrico (presente em um terço de pacientes com ferimentos gástricos penetrantes).
   c. Ar livre subdiafragmático na RT em < 50% das rupturas gástricas contusas.
   d. Achados à LPD ou à TC.
4. **O tratamento é cirúrgico**
   a. Administrar antibióticos pré-operatórios.
   b. Realizar laparotomia através de uma longa incisão na linha média. Uma vez que outras lesões intraperitoneais geralmente apresentam risco de vida imediatamente, ocupar-se delas primeiramente. Cuidadosamente, visualizar a parede gástrica, incluindo a parede posterior por meio do saco menor, a junção gastresofagiana e as curvaturas maior e menor (onde a lesão pode ser obscurecida pelo omento maior ou menor).
   c. Debridar e reparar o estômago em duas camadas – a camada interna com sutura absorvível corrida e a camada externa com sutura inabsorvível. A ressecção gástrica é raramente necessária. Irrigar e remover o conteúdo gástrico da cavidade peritoneal.
   d. A piloroplastia pode ser necessária para se evitar estenose, ou, raramente, ressecção e esofagogastrostomia são necessárias para lesões de junção gastresofagiana.
5. **O resultado** geralmente é bom. A morbidade e a mortalidade geralmente são provocadas por lesões associadas, que são comuns. Por outro lado, publicações recentes têm relatado um risco elevado de infecção abdominal com lesão gástrica.
6. **Escala de lesão de órgão (ver Apêndice A)**

C. **Intestino delgado**

1. **Incidência**
   a. O intestino delgado é o órgão intra-abdominal mais comumente lesionado em trauma penetrante; um mecanismo contuso de lesão é menos comum, mas não raro (5 a 15%).
   b. Pequenas perfurações isoladas provavelmente são o resultado de rupturas de alças fechadas (lesões de cinto de segurança abdominal).

c. Perfurações maiores, rupturas completas e lesões associadas a grande hematoma ou lacerações mesentéricas são provocados por golpes diretos ou lesão lacerante.
d. A perfuração a partir da lesão contusa é muito comum no ligamento de Treitz, na válvula ileocecal, jejuno médio ou em áreas de aderências.

2. **Anatomia.** O intestino delgado tem em média 6,5 m no adulto; os 40% proximais são jejuno. O intestino delgado proximal apresenta poucas bactérias e tem pH neutro; o conteúdo bacteriano aumenta em direção ao intestino delgado distal. O fornecimento de sangue se dá primariamente pela artéria mesentérica superior (AMS), com drenagem por via da veia mesentérica superior (VMS).
3. **Diagnóstico**
   a. Suspeitar de lesão de intestino delgado com evidência de uma contusão de parede abdominal por cinto de segurança abdominal; além disso, 30 a 60% de risco de lesão intestinal com uma fratura de Chance da coluna lombar.
   b. **A lesão de intestino delgado com freqüência não é diagnosticada na apresentação inicial.** Este atraso contribui significativamente para a morbidade e a mortalidade. O conteúdo do intestino delgado tem um pH neutro, assim o paciente tem menos probabilidade de apresentar peritonite no exame inicial.
   c. Os achados de LPD geralmente revelam sangue. Uma LPD que se baseia apenas na elevação da contagem dos leucócitos com uma contagem de hemácias negativa é incomum. Achados de LPD falso-negativos podem ocorrer com lesão de intestino delgado.
   d. **A TC apresenta uma incidência significativa de diagnóstico falso-negativo na lesão de intestino delgado.** Os achados sugestivos de lesão de intestino delgado incluem:
      (1) Coleções líquidas sem lesão de víscera sólida.
      (2) Espessamento de parede intestinal.
      (3) Infiltração mesentérica.
      (4) Ar livre intraperitoneal.
4. **O tratamento é cirúrgico**
   a. Realizar laparotomia e reparo e administrar antibióticos pré-operatórios.
   b. Imbricar hematomas de parede antimesentérica com lesões serosas com suturas de Lembert para reduzir o risco de perfuração tardia.
   c. Debridar lacerações simples e fechar transversalmente para evitar estenose.
   d. De forma semelhante, conectar e fechar pequenas lacerações adjacentes (Fig. 27.5).
   e. Ressecar grandes lesões e realizar anastomose extremidade a extremidade.
   f. Lesões do mesentério do intestino delgado, que podem sangrar maciçamente, devem ser rapidamente controladas, com reparo definitivo de intestino delgado adiado até mais adiante na cirurgia. A lesão da AMS proximal pode requerer um enxerto de interposição de veia safena ou *shunting* em um cenário de controle de danos.
5. **Resultado**
   a. O resultado geralmente é bom se o diagnóstico for feito rapidamente e a cirurgia realizada logo. A incidência de vazamento anastomótico é de 1 a 2%, o que pode se manifestar como fístula enterocutânea, peritonite ou abscesso intra-abdominal.
   b. **A incidência de obstrução subseqüente do intestino é de 1 a 2%.**
6. **Escala de lesão de órgão (ver Apêndice A)**

D. **Cólon e reto**

1. **Incidência.** O cólon está lesado em 25% dos ferimentos PAF e 5% dos ferimentos por armas brancas. A lesão de cólon ocorre em 2 a 5% das lesões contusas. As lesões retais representam até 5% de todas as lesões de cólon. A perfuração retal contusa pode estar associada a fraturas pélvicas ou lesões por concussão (p. ex., lesões de explosões subaquáticas), ou com desvascularização de lesão mesentérica. As incidências de morbidade e a mortalidade são de 5 e 10% na lesão de cólon e lesões associadas.
2. **Anatomia.** O cólon mede 1,5 m de comprimento. Sua principal função é a absorção de água. Os organismos predominantes são anaeróbios, organismos entéricos gram-negativos e enterococos. O

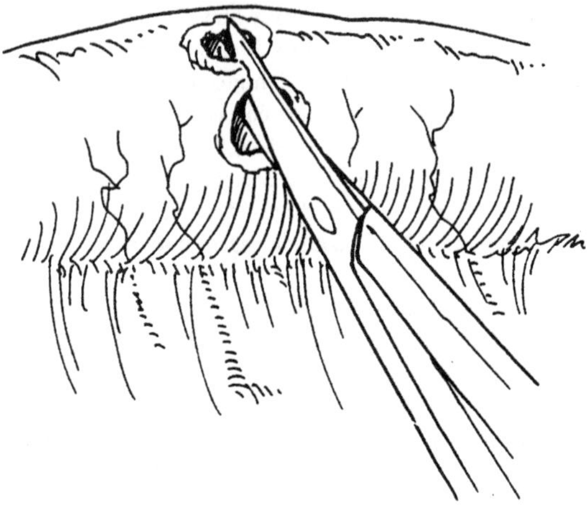

FIG. 27.5. Lacerações adjacentes de intestino delgado são conectadas e fechadas. (De Champion HR, Robbs JV, Trunkey DD, ed. Trauma surgery, parts 1 and 2. In: *Rob and Smith's operative surgery*. London: Butterworth, 1989:406, com autorização.)

reto extraperitoneal mede 12 cm de comprimento. A curvatura esplênica é o "divisor de águas" em termos de suprimento sangüíneo.

3. **Diagnóstico**
   a. Sinais peritoneais ou ar livre intraperitoneal ao exame. À laparotomia, pequenas lesões na parede do cólon podem passar despercebidas. Explorar cuidadosamente toda a mancha de sangue ou hematomas da parede do cólon.
   b. Sangue maciço no exame retal na presença de uma fratura pélvica deve levar imediatamente à proctoscopia em um esforço de identificar uma lesão retal. Considerar a proctoscopia para qualquer paciente com fratura pélvica importante; pode haver desvascularização do cólon sigmóide como resultado.
   c. Sangue maciço no exame retal com um ferimento penetrante abdominal, de nádega ou pélvico é patognomônico de lesão colorretal. Se o paciente se encontra hemodinamicamente estável, realizar proctoscopia na SC para visualizar a lesão. A localização da lesão pode ser importante para o planejamento da cirurgia. **Mesmo que o orifício não possa ser visualizado à proctoscopia, presumir que o paciente apresenta lesão colorretal.** Em pacientes hemodinamicamente instáveis, proceder à laparotomia primeiro.
4. **O tratamento é cirúrgico**
   a. **Cólon.** O tratamento convencional para lesão de cólon envolve a exteriorização ou o reparo com uma colostomia de derivação proximal. (Isto se baseava em uma mortalidade extremamente elevada antes da I Guerra Mundial com tratamento não-cirúrgico, uma mortalidade > 60% associada a fechamento com sutura de ferimentos de cólon durante a I Guerra Mundial, e uma mortalidade de 35% durante a II Guerra Mundial quando uma conduta de exteriorização ou reparo com colostomia proximal foi adotada.)
      (1) As opções cirúrgicas atuais incluem reparo primário da lesão, ressecção e anostomose e colostomia. Dados recentes têm indicado que o reparo primário (incluindo ressecção e anostomose, apesar de isto ser mais controverso) de lesões selecionadas pode ser aplicado na maioria das lesões de cólon; a localização anatômica da lesão não é uma contra-indicação absoluta para esta abordagem.
         (a) As diretrizes para reparo primário ou ressecção incluem derramamento fecal mínimo, ausência de choque (definido como uma pressão sangüínea sistólica < 90 mmHg), le-

sões intra-abdominais associadas mínimas, < 8 horas de atraso no diagnóstico e tratamento e < 1 l de perda sangüínea.

(b) As contra-indicações para o reparo primário incluem extenso derramamento intraperitoneal de fezes, extensa lesão de cólon requerendo ressecção e importante perda da parede abdominal ou reparo com tela da parede abdominal; estas contra-indicações têm sido desafiadas em publicações recentes.

(c) Se um reparo primário não pode ser realizado com segurança, uma colostomia ou uma ressecção e anastomose são as opções.

b. **Reto.** As lesões do reto devem ser definidas como lesões de reto intraperitoneal e reto extraperitoneal. Freqüentemente as lesões retais intraperitoneais podem ser reparadas primariamente. Tratar as lacerações retais extraperitoneais por colostomia de sigmóide por derivação. As opções aceitáveis incluem a ressecção de Hartmann com colostomia terminal, colostomia terminal com uma fístula mucosa, ou colostomia de alça com uma extremidade distal grampeada. Se o defeito não for logo identificado à proctoscopia, não mobilizar extensamente o reto na tentativa de identificar o orifício. A drenagem pré-sacral (drenos de aspiração fechada ou de Penrose) e irrigação do coto retal distal têm sido recomendadas, mas não existe nenhum consenso sobre estes tópicos.

c. Se for necessária uma colostomia em um paciente com uma fratura pélvica que requer fixação, deve-se colocar a colostomia no quadrante superior esquerdo para facilitar o procedimento ortopédico. Este procedimento pode ser adiado até que o paciente hemodinamicamente instável seja reanimado.

d. Devem ser administrados antibióticos de amplo espectro perioperatórios para ferimentos de cólon e reto.

5. **Resultados**

a. A morbidade ocorre proporcionalmente à magnitude da lesão original.

(1) Incidência de 1 a 2% de fístula fecal.

(2) Incidência de 5% de abscesso intra-abdominal com reparo primário.

(3) Incidência de 17% de formação de abscesso naqueles necessitando de colostomia.

(4) A maioria dos abscessos pós-operatórios pode ser drenada percutaneamente.

(5) A incidência de mortalidade para fratura pélvica com perfuração retal é de 20%.

(6) A morbidade para a laparotomia inicial de trauma e a desmontagem subseqüente da colostomia quando a colostomia foi realizada é mais elevada do que o reparo primário em um único procedimento. A abordagem atual é evitar a colostomia sempre que possível. Na instalação de colostomia, um retorno à SC dentro dos primeiros 10 dias para reversão da colostomia pode ser aplicado.

6. **Escala de lesão de órgão (ver Apêndice A)**

E. **Duodeno e pâncreas.** As lesões pancreáticas e duodenais estão listadas juntas devido ao seu suprimento sangüíneo compartilhado e à incidência de lesão concomitante (Fig. 27.6). O diagnóstico pré-operatório destas lesões é com freqüência difícil; as soluções cirúrgicas podem ser complexas.

1. **Lesões pancreáticas**

a. **Incidência**

(1) Relativamente incomuns; a maioria é provocada por lesão penetrante (70 a 75%); constituem menos de 10% de traumatismo abdominal mas representam um importante desafio diagnóstico, principalmente em casos de trauma contuso. A lesão contusa é mais comum em crianças. A lesão pancreática contusa geralmente ocorre a partir de uma lesão de esmagamento do pâncreas entre a coluna vertebral e outro objeto (p. ex., volante, guidom ou arma contundente).

(2) A lesão intra-abdominal associada é encontrada em mais de 90% das lesões pancreáticas, com lesão vascular responsável por mais da metade da morbidade e a maioria das mortes imediatas. Uma lesão vascular importante (aorta, veia porta ou veia cava inferior [VCI]) está associada a 50 a 75% das lesões pancreáticas penetrantes e 12% das lesões pancreáticas contusas. Os órgãos intra-abdominais mais comumente lesados em conjunção com lesão

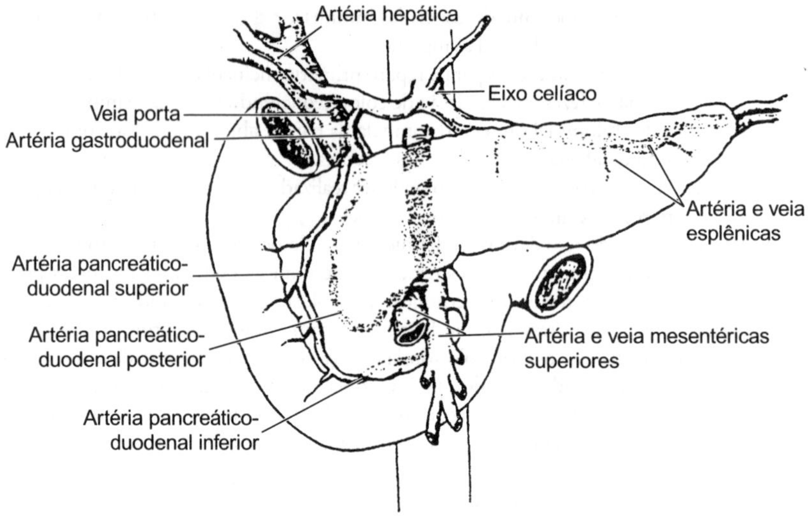

FIG. 27.6. Anatomia do pâncreas. (De Frey W. Abdominal arterial trauma. In: Blaisdell FW, Trunkey DD, eds. *Abdominal trauma*, 2nd ed. New York: Thieme, 1993:346, com autorização.)

pancreática (contusa ou penetrante) incluem o fígado, o baço, o duodeno e o intestino delgado. As mortes precoces são de hemorragia e as mortes tardias são por infecção.

b. **Anatomia.** O pâncreas é retroperitoneal. A cabeça do pâncreas se encontra à direita da linha média originando-se em nível de L2. O corpo cruza a linha média com a cauda pancreática terminando no hilo do baço em nível de L1. A AMS e a VMS se encontram posteriormente, em um sulco no colo do pâncreas.
   (1) O ducto pancreático principal de Wirsung geralmente percorre o comprimento do pâncreas. O ducto acessório de Santorini geralmente se ramifica a partir do ducto pancreático no pâncreas e se esvazia separadamente no duodeno; em 20%, o ducto acessório drena dentro do ducto pancreático principal e em 8% é a única drenagem do pâncreas.

c. **Diagnóstico**
   (1) Deve-se suspeitar de lesão pancreática, baseando-se no mecanismo de lesão e a alta incidência de lesão intra-abdominal associada. Os achado de exame físico, FAST, LPD e TC consistentes com outras lesões podem indicar a necessidade de laparotomia em pacientes com lesões pancreáticas não identificadas no pré-operatório. É incomum a lesão pancreática isolada.
   (2) A laparotomia geralmente é indicada para pacientes com lesão pancreática devido a lesões abdominais concomitantes. Se não, as queixas iniciais na lesão pancreática podem ser vagas e inespecíficas; 6 a 24 horas após a lesão, o paciente queixar-se-á de dor no epigástrio médio ou no dorso. Os achados físicos incluem dor abdominal inespecífica ou epigástrica média. Eventualmente, o paciente desenvolverá sinais peritoneais.
   (3) Hiperamilasemia sérica não é nem sensível, nem específico.
   (4) A LPD não é confiável no diagnóstico de lesões retroperitoneais, mas freqüentemente identificará sangue intraperitoneal ou a presença de lesões associadas.

(5) A TC pode identificar hematomas peripancreáticos, mas pode não identificar lacerações pancreáticas ou mesmo transecções completas precocemente no período pós-lesão.

(6) A colangiopancreatografia retrógrada endoscópica (CPRE) ou o colangiopancreatograma com ressonância magnética (CPRM) podem ser usados para diagnosticar lesão pancreática ductal em pacientes hemodinamicamente estáveis.

(7) O diagnóstico intra-operatório depende de inspeção visual e palpação bimanual do pâncreas abrindo-se o ligamento gastrocólico e entrando no saco menor, e realizando-se uma manobra de Kocher. A mobilização do baço junto com a cauda do pâncreas e a abertura do retroperitônio para facilitar a palpação da substância da glândula podem ser necessários para determinar transecção ou contusão. **A identificação de lesão do ducto principal é o tópico crítico no manejo intra-operatório de lesão pancreática.**

(a) A pancreatografia intra-operatória pode ser útil para suspeita de lesões ductais de cabeça de pâncreas, mas é raramente necessária com inspeção cuidadosa e palpação do pâncreas.

d. **Tratamento.** As lesões pancreáticas suspeitas devem ser exploradas cirurgicamente. Os princípios de tratamento incluem:

(1) Controlar a hemorragia.

(2) Debridar pâncreas desvitalizado, o que pode requerer ressecção.

(3) Preservar o máximo de tecido pancreático viável.

(4) Ampla drenagem de secreções pancreáticas com drenos de aspiração fechada.

(5) Jejunostomia de alimentação para cuidados pós-operatórios com lesões significativas.

e. **Opções de tratamento**

(1) **Contusão pancreática ou laceração capsular sem lesão ductal → drenagem ampla.** Não reparar lacerações capsulares; isto pode produzir um pseudocisto. O objetivo operatório é desenvolver uma fístula pancreática controlada no pós-operatório, que geralmente fechará de forma espontânea.

(2) **Transecção pancreática distal à AMS → pancreatectomia distal.** Tentar a conservação esplênica no paciente estável. Controlar a linha de ressecção grampeando a curvatura pancreática ou fechando com suturas em colcheiro horizontais feitas com material inabsorvível. Tentar visualizar e sobre-suturar o ducto pancreático. Colocar drenos de aspiração fechada.

(3) **Transecção pancreática à direita da AMS (não envolvendo a ampola) → nenhuma cirurgia mais favorável.** As opções incluem drenagem ampla da área de lesão para desenvolver uma fístula pancreática controlada; ligadura de ambas as extremidades do ducto distal e drenagem ampla; e sobre-suturar o pâncreas proximal e realizar uma jejunostomia em Y-de-Roux do pâncreas distal (indicado com pouca freqüência).

(4) A lesão severa tanto da cabeça do pâncreas quanto do duodeno podem requerer pancreaticoduodenectomia; entretanto, isto raramente é indicado. Pode ser realizada de maneira estagiada, com controle de danos.

f. **Resultados**

(1) Incidência de 70 a 35% de fístula pancreática; a maioria se resolve espontaneamente.

(2) Abscesso intra-abdominal ou infecção do ferimento também são comuns.

(3) Incidência de 5% de abscesso pancreático verdadeiro.

(4) A pancreatite ocorre em 8 a 18% destes pacientes.

(5) Podem ocorrer pseudocistos pancreáticos.

g. **Escala de lesão de órgão (ver Apêndice A)**

2. **Lesões duodenais**

a. **Incidência.** A maioria das lesões ocorre por traumatismo penetrante, predominantemente PAF. Os mecanismos contusos respondem por 20 a 25% de lesões duodenais; o duodeno pode ser comprimido entre a coluna vertebral e o volante, o cinto de segurança abdominal ou o guidom. A segunda porção do duodeno é lesada mais comumente. Atrasos no diagnóstico são comuns e aumentam de forma significativa a morbidade e a mortalidade. A lesão duodenal raramente é uma lesão abdominal isolada; até 98% apresentam lesões abdominais associadas. As lesões comumente associadas incluem (em ordem de freqüência decrescente): fígado, pâncreas, intestino delgado, cólon, VCI, veia porta e aorta.

b. **Anatomia.** O duodeno compartilha seu aporte sangüíneo com o pâncreas, que se estende do piloro ao ligamento de Treitz (25 cm de comprimento). Há quatro partes: a primeira porção (porção superior) do duodeno é intraperitoneal; a segunda porção do duodeno (porção descendente) contém os orifícios da bile e os ductos pancreáticos; a terceira porção do duodeno (porção transversa) se estende da ampola de Vater aos vasos mesentéricos, com o ureter, VCI e a aorta posteriormente, e a AMS anteriormente; a quarta porção do duodeno (porção ascendente) começa nos vasos mesentéricos e termina no jejuno, à esquerda da coluna lombar. A bile (1.000 ml/dia), os sucos pancreáticos (800-1.000 ml/dia) e os sucos gástricos (1.500-2.500 ml/dia) se misturam no duodeno.

c. **Diagnóstico**

(1) A suspeita clínica se baseia no mecanismo de lesão. Com a lesão contusa, o paciente geralmente apresenta dor epigástrica média ou de quadrante superior direito ou sensibilidade e pode apresentar sinais peritoneais. Os sintomas e os achados podem ser sutis. Podem ser vistos ar retroperitoneal ou obliteração da margem do psoas direito no estudo radiográfico abdominal. O diagnóstico geralmente é feito à laparotomia para lesões associadas. Nos mecanismos penetrantes, a lesão duodenal é encontrada à laparotomia, geralmente por PAF.

(2) Os achados à TC incluem hemorragia paraduodenal e ar ou vazamento de contraste; contraste oral e técnica meticulosa são importantes.

(3) Com achados TC duvidosos, um estudo gastrintestinal superior (GIS) pode ser essencial. O estudo GIS intensificado com contraste é feito primeiro com contraste hidrossolúvel; se for negativo, emprega-se então o bário.

(4) O LPD apresenta uma baixa sensibilidade para lesão duodenal, porém normalmente detecta lesões associadas.

(5) A exposição intra-operatória adequada é vital; as lesões duodenais se encontram entre as que mais passam despercebidas à laparotomia. Devem ser expostas de maneira semelhante à empregada para o pâncreas, incluindo uma ampla manobra de Kocher. Tingimento de bile, ar no retroperitônio ou um hematoma retroperitoneal central obrigam a uma exploração minuciosa do duodeno.

d. **Tratamento**

(1) **O hematoma duodenal intramural** é mais comum em crianças do que em adultos; pode ser um resultado de violência infantil. Um aspecto de "mola espiral" é observado em séries GIS. Deve ser obtido um GIS de acompanhamento com gastrografina a cada sete dias, se a obstrução persiste clinicamente.

(a) Tratado não-cirurgicamente com aspiração nasogástrica e alimentação e.v. A cirurgia é necessária para esvaziar o hematoma se não resolver após 2 a 3 semanas.

(b) O tratamento de um hematoma intramural encontrado na laparotomia inicial é controverso.

- Uma opção é abrir a serosa, esvaziar o hematoma sem violação da mucosa e reparar a parede do intestino. O problema é que isso pode converter uma laceração parcial em uma laceração de toda a espessura da parede duodenal.
- Outra opção é explorar o duodeno para excluir uma perfuração, deixando o hematoma intramural intacto e planejando uma descompressão nasogástrica pós-operatória.
- Considerar a colocação de um tubo jejunal de alimentação para alimentação enteral pós-operatória.

(2) **A perfuração duodenal** deve ser tratada cirurgicamente. Muitas opções estão disponíveis, dependendo da severidade da lesão.

(a) O fechamento primário transverso em uma ou duas camadas é aplicável em 71 a 85% das lesões duodenais, o que requer debridamento das bordas da parede duodenal e fechamento que evita estreitamento da luz duodenal. As duodenotomias longitudinais podem geralmente ser fechadas transversalmente se o comprimento da lesão duodenal é maior que 50% da circunferência do duodeno. Lesões mais severas podem necessitar de reparos empregando exclusão pilórica, descompressão duodenal ou operações mais complexas. Os fatores de risco com lesão duodenal incluem:

- Lesão vascular associada.
- Lesão pancreática associada.
- Lesão contusa ou por projétil.
- Mais 75% da parede envolvida.
- Lesão da primeira ou segunda porção do duodeno.
- Mais 24 horas desde a lesão.
- Lesão associada de ducto biliar comum.

(b) Se o reparo é considerado como sendo frágil, protegê-lo com um cateter de drenagem de jejunostomia retrógrada ou uma duodenostomia com tubo lateral. Se mais proteção for necessária, derivar o conteúdo do estômago por exclusão pilórica com gastrojejunostomia. Sobre-suturar o escoamento pilórico através de uma incisão gástrica (sutura absorvível ou inabsorvível) ou grampo, empregando a incisão como local de gastrojejunostomia (Fig. 27.7). A vagotomia geralmente não é realizada porque o fechamento pilórico muitas vezes reabre em 2 a 3 semanas.

(c) Se o fechamento primário comprometer a luz duodenal, empregar uma duodenoplastia de retalho jejunal (raramente usado) ou um retalho seroso jejunal.

(d) Uma técnica de três tubos também pode ser empregada, o que consiste de um tubo de gastrostomia para descomprimir o estômago, uma jejunostomia retrógrada para descomprimir o duodeno e uma jejunostomia prógrada para alimentar o paciente.

(e) Se forem encontradas uma transecção duodenal completa ou longas lacerações da parede duodenal, realizar debridamento e fechamento primário. Se isto não pode ser realizado sem tensão, uma jejunostomia em Y-de-Roux sobre o defeito ou o fechamento do duodeno distal e uma duodenojejunostomia em Y-de-Roux proximalmente podem ser necessárias.

(f) A circunstância incomum de lesões combinadas destrutivas do duodeno e da cabeça do pâncreas pode necessitar de uma pancreaticoduodenectomia (procedimento de Whipple). Nesta rara circunstância, uma ajuda de alguém experiente é essencial.

e. **Resultados**

(1) A incidência de mortalidade alcança 40% se o diagnóstico for retardado em mais de 24 h, mas é de 2 a 11% se o paciente é submetido à cirurgia dentro das primeiras 24 horas após a lesão. A deiscência duodenal com sepse resultante responde por quase a metade dos óbitos. Complicações ocorrem em 64% dos pacientes com lesões duodenais.

(2) A descompressão retrógrada com tubo do duodeno pode estar associada com uma diminuição da incidência de mortalidade (9% com descompressão com dreno contra 19,4% sem dreno). A incidência de fístula duodenal é de 2,3% com descompressão contra 11,8% sem descompressão na mesma revisão. A exclusão pilórica pode também fornecer descompressão adequada do fechamento duodenal se o reparo for frágil ou se for encontrada uma lesão pancreática concomitante.

f. **Escala de lesão de órgão (ver Apêndice A)**

F. **Fígado**

1. **Incidência.** O fígado é o órgão intra-abdominal mais comumente lesado; a lesão ocorre mais freqüentemente no trauma penetrante do que no trauma contuso. A incidência de mortalidade para lesões de fígado é de 10%.

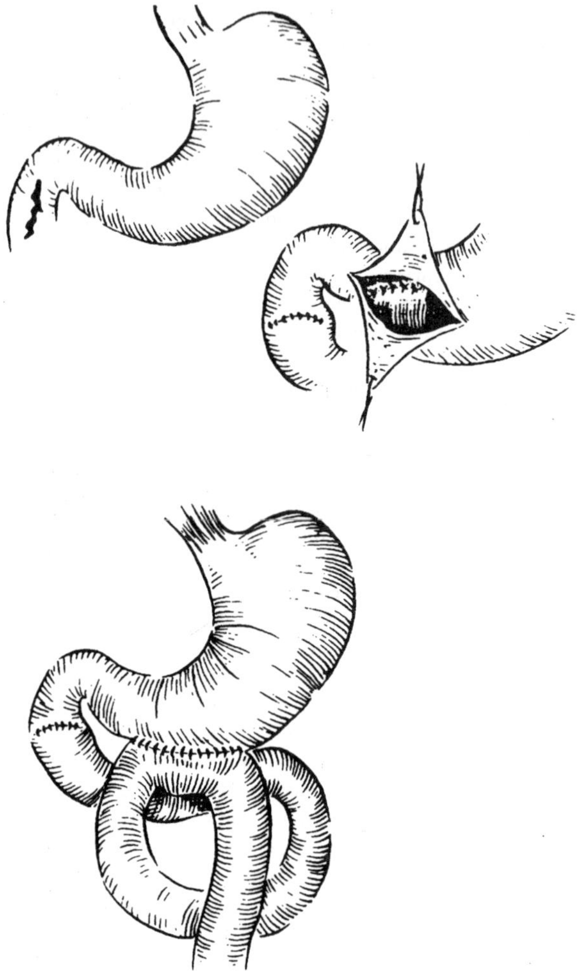

FIG. 27.7. Exclusão pilórica. (De Frame SB, McSwain NE. *Retroperitoneal trauma.* New York: Thieme, 1993:89, com autorização.)

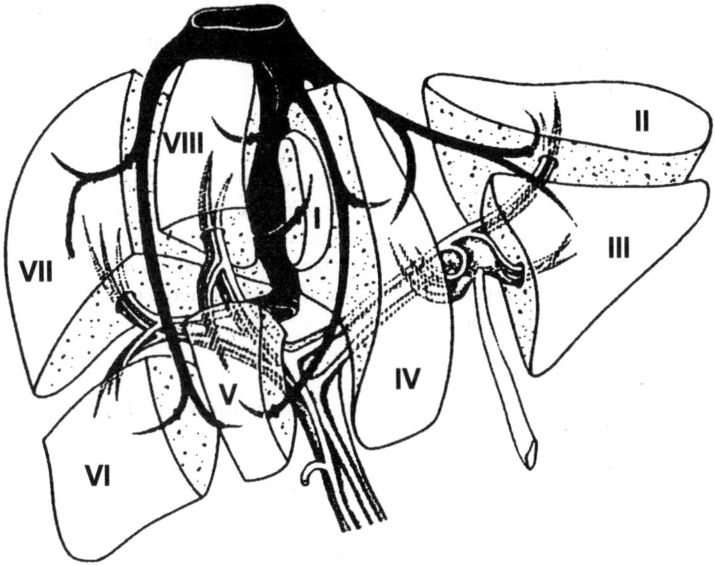

FIG. 27.8. Anatomia hepática. (De Bismuth H. Surgical anatomy and anatomical surgery of the liver. *World J Surg* 1982;6(1):6, com autorização.)

2. **Anatomia.** Uma compreensão da anatomia hepática é essencial na conduta de lesões complexas do fígado. Um plano sagital separa os lobos direito e esquerdo do fígado da VCI até a fossa da vesícula biliar. A anatomia segmentar do fígado é mostrada na Figura 27.8.
   a. As veias hepáticas direita e esquerda apresentam um curso extra-hepático curto antes de desembocarem diretamente na VCI. A veia hepática média geralmente se junta à veia hepática esquerda dentro do parênquima hepático. A VCI retro-hepática (8-10 cm de comprimento) apresenta várias pequenas veias hepáticas que entram na VCI diretamente; esta área é de acesso e controle extremamente difíceis.
   b. A veia porta fornece 75% do fluxo sangüíneo hepático e 50% do sangue oxigenado.
   c. As artérias hepáticas direita e esquerda geralmente surgem da artéria hepática comum. São freqüentes as anomalias e incluem uma artéria hepática direita originando-se da AMS e a artéria hepática esquerda originando-se da artéria gástrica esquerda.
   d. A mobilização adequada do fígado requer divisão das fixações ligamentares.
      (1) O ligamento falciforme divide o segmento lateral esquerdo do fígado do segmento medial do lobo esquerdo.
      (2) Os ligamentos coronários são as fixações diafragmáticas do fígado (folhetos anterior e posterior); não se encontram na superfície posterior do fígado (a área descoberta). Os ligamentos triangulares (esquerdo e direito) são as extensões mais laterais dos ligamentos coronários. A lesão do diafragma, das veias frênicas e as veias hepáticas devem ser evitadas ao se mobilizar o fígado.
3. **Diagnóstico**
   a. O exame físico freqüentemente não é confiável na vítima de trauma contuso.
   b. A modalidade diagnóstica apropriada depende do estado hemodinâmico do paciente à chegada na área de reanimação de trauma. Se o paciente estiver hemodinamicamente estável com um mecanismo contuso de lesão, é preferível uma TC. A TC é sensível e específica em pacientes estáveis com uma suspeita clínica de lesão. A maioria dos pacientes estáveis hemodinamicamente com lesões de fígado podem ser tratados não-cirurgicamente.

c. O LPD é sensível mas não específico para lesões de fígado. Das lesões do fígado, 70% não estão mais sangrando no momento da laparotomia para um LPD positivo, dependendo da população de paciente.

4. **Tratamento**

a. A conduta nas lesões contusas do fígado, sem outra lesão intra-abdominal requerendo laparotomia, é tratar não cirurgicamente, sem levar em conta o grau de lesão de fígado, o que pode representar 50 a 80% dos pacientes. A presença de hemoperitônio à TC não obriga a uma laparotomia. **O rubor arterial ou a divisão de contraste** na TC e lesões hepáticas de grau elevado (graus IV e V) tem a maior probabilidade de falhar na conduta não operatória. Não obstante, a embolização pode evitar a necessidade de laparotomia; a angioembolização tem assumido um papel cada vez maior na conduta de lesão de fígado. Os critérios para conduta não-operatória de lesão contusa do fígado incluem:

(1) Estabilidade hemodinâmica.

(2) Ausência de sinais peritoneais.

(3) A falta de necessidade continuada de transfusão para a lesão hepática; o sangramento pode ser tratado com angioembolização.

b. As lesões do lobo direito posterior (mesmo se extenso) e o tipo de lesões com fragmentação do fígado (lesão extensa junto com o plano relativamente avascular entre os lobos esquerdo e direito) geralmente podem ser manejadas com sucesso sem cirurgia.

c. Os detalhes da conduta não-operatória são específicos de instituição e equipes. Nenhum argumento é apoiado para amostras freqüentes de hemoglobina, repouso ao leito e monitoramento prolongado em unidade de tratamento intensivo. De forma semelhante, a necessidade de repetir imagens de lesões hepáticas assintomáticas por TC não está documentada. Os clínicos devem moldar as práticas de monitoramento aos seus recursos institucionais. As TCs de acompanhamento podem ser adiadas, exceto para documentar a cura (com ~8 semanas) em pacientes fisicamente ativos (p. ex., atletas) antes de retomar as atividades normais.

d. A laparotomia imediata ou a intervenção angiográfica são necessárias para aqueles pacientes que não respondem à terapia não-cirúrgica, demonstrando lesões progressivas na TC, instabilidade hemodinâmica ou necessidade contínua de hemoderivados (<10%).

e. Se o paciente estiver hemodinamicamente instável ou tiver indicações para laparotomia, a conduta cirúrgica será necessária. Os princípios de conduta são os seguintes:

(1) **A exposição adequada da lesão é essencial.** A exploração é feita através de uma grande incisão de linha média ou uma incisão subcostal bilateral. Uma extensão de uma esternotomia ou uma toracotomia mediana pode ser necessária para exposição da lesão. O emprego de um retrator auto-sustentável (Rochard, Thompson, ou Upper Hand) para elevar as bordas superiores do ferimento cefálica e anteriormente facilita a exposição do fígado. É realizada a completa mobilização do fígado, incluindo a divisão dos ligamentos.

(2) A maioria das lesões hepáticas contusas e penetrantes são graus I e II (70 a 90%) e podem ser manejadas com técnicas simples (p. ex., eletrocautério, sutura simples ou agentes hemostáticos). As lesões hepáticas complexas podem produzir hemorragia exsanguinante. O tamponamento rápido e temporário do sangramento por compressão manual da lesão do fígado, imediatamente após entrar no abdome, permite ao anestesiologista ressuscitar o paciente. Após a ressuscitação, a lesão do fígado pode ser reparada.

(3) Para lesões hepáticas complexas, ocluir a tríade porta com um clampe atraumático (manobra de Pringle). Isto deve reduzir o sangramento do fígado, exceto em lesões venosas retro-hepáticas. Estudos sugerem que até 60 a 90 minutos de isquemia hepática aquecida podem ser tolerados.

(4) A hepatorrafia com ligadura vascular individual é recomendada ao invés de grandes suturas de massa parenquimatosa que produzem isquemia.
   (a) A cápsula de Gisson sofre incisão com o eletrocautério.
   (b) A lesão dentro do fígado é abordada pela técnica de fratura digital (Fig. 27.9) ou pela divisão do tecido hepático sobre um clampe de ângulo reto com ligadura do tecido hepático com suturas de seda 2-0.
   (c) Com uma tração suave sobre as bordas do fígado, expor o local de lesão. Os vasos sangüíneos e os ductos biliosos são diretamente visualizados e ligados ou reparados (Fig. 27.10).
   (d) Debridar o tecido hepático inviável.
   (e) Comprimir o defeito do fígado com omento viável.
(5) Realizar drenagem de aspiração fechada de lesões graus III a V. Os drenos provavelmente não são necessários para lesões graus I e II se o sangramento e o vazamento de bile forem controlados.
(6) Realizar debridamento ressecional de tecido inviável em vez de ressecções anatômicas formais.
(7) Realizar compressão periepática em casos de hemorragia, hipotermia e coagulopatia. Aproximadamente 5% dos pacientes com lesão hepática requerem compressão periepática (isto é, laparotomia de controle de dano). As indicações incluem coagulopatia, hematomas subcapsulares, lesões bilobares e hipotermia, ou para permitir a transferência do paciente para um nível mais elevado de cuidados. Comprimir o fígado primeiro, colocando plástico não adesivo sobre ele e colocando compressas de laparotomia.

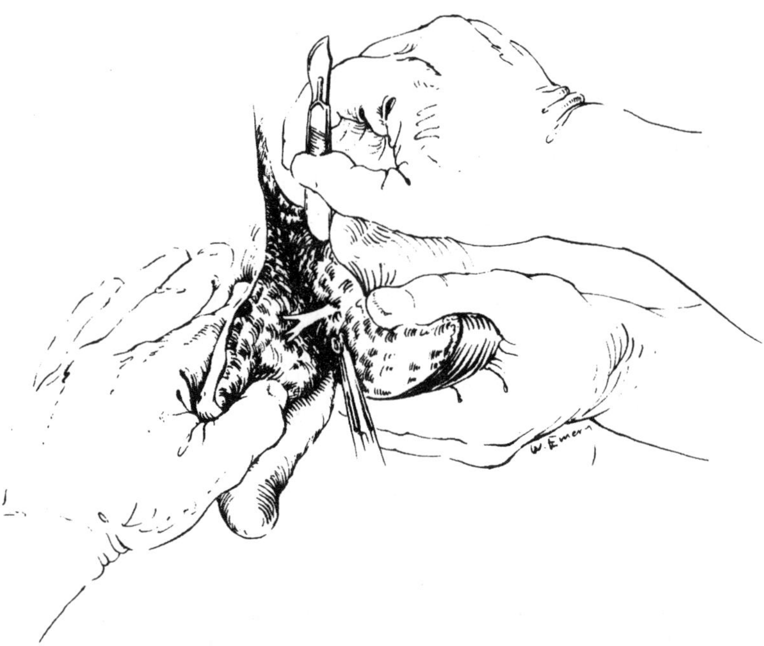

FIG. 27.9. Técnica de fratura digital. (De Lim RC. Injuries to the liver and extrahepatic ducts. In: Blaisdell FW, Trunkey DD, ed. *Trauma management, abdominal trauma.* New York: Thieme, 1982:141, com autorização.)

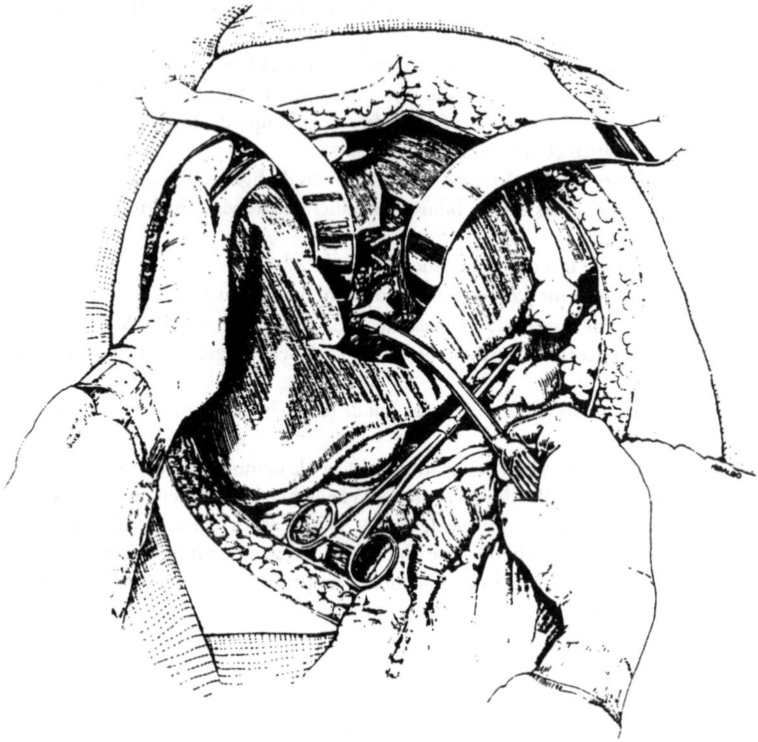

FIG. 27.10. Os vasos sangüíneos e os ductos biliosos são diretamente visualizados e ligados ou reparados. (De Feliciano DV, Moore EE, Mattox KL. *Trauma*, 3rd ed. Stamford, CT: Appleton & Lange, 1996:500, com autorização.)

(8) A ressecção hepática anatômica (segmento ou lobo) não é comumente necessária para lesão de fígado; o debridamento resseccional e o controle direto por sutura dos vasos e ductos geralmente podem alcançar os mesmos objetivos, com mortalidade mais baixa. As indicações para a ressecção hepática formal incluem destruição total de um segmento ou lobo, uma lesão extensa que não pode ser controlada com compressão periepática, e controle de sangramento que não pode ser alcançado apenas por ressecção anatômica. A ressecção anatômica adiada, planejada, também é uma abordagem para lesão hepática importante, se a compressão controla suficientemente a hemorragia durante a laparotomia inicial.

(9) A ligadura seletiva da artéria hepática tem sido relatada em 1 a 2% dos casos de lesão hepática. O fígado geralmente a tolerará devido ao conteúdo de oxigênio do sangue portal. O controle direto por sutura do sangramento dentro do fígado é preferível em vez da ligadura da artéria hepática. Não obstante, os pacientes com laceração hepática central significativa que são submetidos à laparotomia de controle de danos podem ser candidatos para arteriografia com possível embolização pós-operatoriamente.

f. O isolamento vascular hepático com oclusão das veias cavas supra-hepática e infra-hepática, assim como a aplicação da manobra de Pringle, pode ser necessário para lesão venosa retro-hepática importante. Se for necessária a exposição, a incisão da linha média pode ser estendida a uma esternotomia mediana, o que permite uma excelente exposição das veias hepáticas para lesões venosas retro-hepáticas. Os *shunts* atriocavais têm sido recomendados por alguns autores para lesão de cava retro-hepática. Um dreno torácico 36F ou um tubo endotraqueal de 9 mm, cada um com orifícios laterais suplementares, é inserido através da aurícula direita. Os orifícios laterais permitem um fluxo a partir do *shunt* para dentro do átrio direito. A extremidade distal do tubo se encontra ao nível das veias renais. A sobrevivência com esta técnica é sombria. De forma alternativa, uma lesão vascular retro-hepática complexa na qual o tamponamento não alcançou hemostasia pode ser reparada em um campo avascular com *bypass* venovenoso com isolamento vascular hepático total. A sobrevivência depende da identificação imediata deste local anatômico de lesão.

g. O sangramento de ferimentos penetrantes do fígado, que não exibem acesso fácil, às vezes pode ser controlado com tamponamento interno, o que é conseguido empregando-se drenos de Penrose atados a cada extremidade (como um balão) sobre um cateter de borracha vermelha. A extremidade do dreno de Penrose é trazido através da pele. Finalmente, em ferimentos onde o tamponamento não alcança a hemostasia, considerar o reparo sob isolamento vascular por equipe experimentada.

5. **Resultados.** A mortalidade se correlaciona com o grau de lesão. Devido ao fato de que a maioria das lesões hepáticas são de graus I ou II, a incidência global de mortalidade para lesões de fígado é de 10%. Entretanto, as incidências de mortalidade para lesão hepática mais severa são: grau III, 25%; grau IV, 46%; grau V, 80%; e grau VI, fatal.

a. **Complicações**

(1) Com sangramento recorrente (ocorre em 2 a 7% dos pacientes) → retornar o paciente para a SC ou, em pacientes selecionados, obter um angiograma e realizar uma embolização. O sangramento recorrente geralmente é provocado por hemostasia inicial inadequada. A hipotermia e a coagulopatia devem ser corrigidas. Devem ser feitos os preparativos para controlar a hemorragia retro-hepática (isto é, *bypass* vascular).

(2) A hemobilia é uma complicação rara de lesão de fígado. A apresentação clássica é dor em quadrante superior direito, icterícia e hemorragia; um terço dos pacientes apresentam todos os três componentes da tríade. O paciente pode se apresentar com hemobilia dias ou semanas após a lesão. O tratamento é angiograma e embolização.

(3) O abscesso intra-hepático ou periepático ou biloma (ocorre em 7 a 40% dos pacientes) geralmente pode ser drenado percutaneamente. O controle meticuloso do sangramento e o reparo dos ductos biliosos, o debridamento adequado e a drenagem com aspiração fechada são essenciais para se evitar a formação de abscesso.

(4) As fístulas biliares (mais de 50 ml/dia por mais de 2 semanas) geralmente resolvem não cirurgicamente se a drenagem externa do vazamento for adequada e não estiver presente uma obstrução distal.

(a) Se mais de 300 ml de bile drena a cada dia, uma avaliação mais detalhada com *scan* com radionucleotídeo, um fistulograma, uma colangiopancreatografia retrógrada endoscópica (CPRE) ou um colangiograma transepático pode ser necessário. Uma lesão ductal importante pode receber um *stent* para facilitar a cicatrização da lesão, ou como um guia se for necessário o reparo cirúrgico. Uma esfincterotomia endoscópica ou um *stent* transampular pode facilitar a resolução do vazamento biliar.

6. **Escala de lesão de órgão (ver Apêndice A)**

G. **A lesão de trato biliar extra-hepático** é incomum. A vesícula biliar é o local mais comum; o tratamento habitual é a colecistectomia. A lesão dos ductos biliares extra-hepáticos pode passar despercebida na laparotomia, a menos que uma inspeção operatória cuidadosa da porta hepática seja realizada. Um colangiograma através da vesícula biliar ou do coto do ducto cístico ajuda a definir a lesão. A localização e a severidade da lesão ditarão o tratamento apropriado. A lesão simples de ducto biliar (mais de 50% da circunferência) pode ser reparada com sutura primária. A lesão complexa de ducto biliar (mais de 50% da circunferência) pode requerer uma coledocojejunostomia ou uma hepaticojejunostomia em Y-de-Roux. A anastomose primária extremidade a extremidade do ducto biliar não é aconselhável: a incidência de estenose se aproxima de 50% (ver Apêndice A).

H. Baço

1. **Incidência.** A lesão esplênica contusa é produzida por força de compressão ou de desaceleração (p. ex., de acidentes automobilísticos, quedas ou golpes diretos do abdome). A lesão penetrante do baço é menos comum.

2. **Anatomia e função.** O baço é limitado pelo estômago, pelo hemidiafragma esquerdo, pelo rim e glândula renal esquerdos, pelo cólon e pela parede torácica. Estas relações definem a fixação do baço: o ligamento gastresplênico, o ligamento esplenorrenal, o ligamento esplenofrênico, o ligamento esplenocólico e as fixações pancreaticoesplênicas. O baço recebe 5% do débito cardíaco, primariamente pela artéria esplênica. A artéria esplênica geralmente se bifurca em artérias polares superior e inferior. Uma divisão posterior do fornecimento sangüíneo existe ao longo de planos transversos. O baço apresenta uma microcirculação aberta sem endotélio. Filtra as bactérias carreadas pelo sangue, matéria particulada e células velhas. O baço produz anticorpos, properdina e tuftsina.

3. **Diagnóstico**
   a. O paciente pode apresentar sinais de hipovolemia com taquicardia ou hipotensão e se queixar de sensibilidade de quadrante superior esquerdo ou dor referida ao ombro esquerdo (sinal de Kehr).
   b. O exame físico não é sensível e inespecífico no diagnóstico de lesão esplênica. O paciente pode apresentar sinais de irritação peritonial generalizada ou sensibilidade de quadrante superior esquerdo ou plenitude.
   c. Dos pacientes com fraturas costais inferiores esquerdas (costelas de 9 a 12), 25% apresentarão uma lesão esplênica.
   d. No paciente traumatizado instável, a ultra-sonografia ou a LPD fornecerão o diagnóstico mais rápido de hemoperitônio, cuja fonte comumente é o baço.
   e. No paciente estável sofrendo de lesão contusa, a TC do abdome permite o delineamento e a graduação da lesão esplênica (ver Apêndice A). O achado mais freqüente na TC em associação à lesão esplênica é o hemoperitônio.
   f. A angiografia tem sido empregada como um auxiliar na conduta da lesão esplênica em pacientes altamente selecionados, com embolização terapêutica de sangramento arterial.

4. **Tratamento**
   a. O emprego de TC abdominal e uma compreensão da importância da função esplênica têm resultado na preservação de muitos baços lesados, ou por conduta não-cirúrgica ou por esplenorrafia. A conduta na lesão esplênica depende primariamente da estabilidade hemodinâmica do paciente à sua apresentação. Outros fatores incluem a idade do paciente, lesões associadas (que são a regra em adultos) e o grau de lesão esplênica.
      (1) A conduta não-cirúrgica da lesão esplênica tem sucesso em mais de 90% das crianças, sem levar em conta o grau de lesão esplênica.
      (2) A conduta não-cirúrgica da lesão esplênica contusa em adultos tem se tornado mais rotineira, com aproximadamente 65% dos adultos basicamente manejados não-cirurgicamente para lesão contusa do baço.
   b. Se hemodinamicamente estáveis, os pacientes adultos com lesão graus I ou II podem, com freqüência, ser tratados não-cirurgicamente (Fig. 27.11). O pacientes com lesões graus IV ou V são freqüentemente instáveis. As lesões esplênicas grau III (certamente em crianças e em adultos selecionados) podem ser tratadas não-cirurgicamente baseando-se na estabilidade e no exame físico confiável. A incidência de insucesso de manejo não-cirúrgico de lesões esplênicas em adultos aumenta com o grau da lesão esplênica: grau I, 5%; grau II, 10%; grau III, 20%; grau IV, 33%; e grau V, 75%. Em adultos (mas não em crianças), o risco de insucesso de conduta não-cirúrgica de lesão esplênica contusa se correlaciona com o grau de lesão esplênica e a quantidade de hemoperitônio. A maioria dos insucessos ocorre dentro das 72 horas após a lesão.

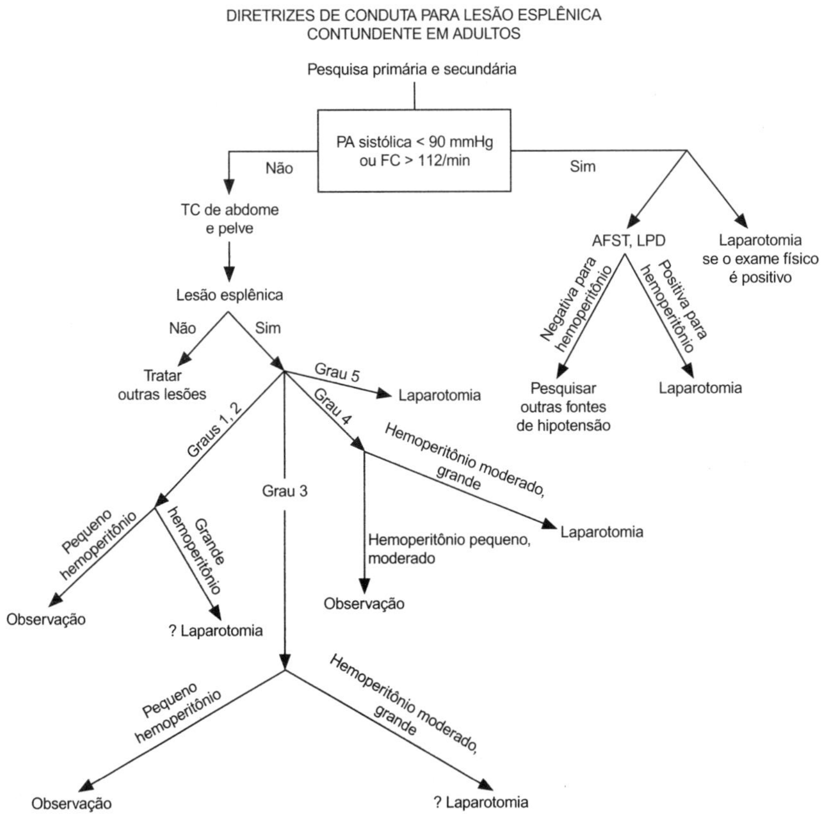

FIG. 27.11. Diretrizes de conduta para lesão esplênica contusa. (PA = pressão arterial; FC = freqüência cardíaca; TC = tomografia computadorizada; LPD = lavagem peritoneal diagnóstica; Hts = hematócritos).

c. Os pacientes com lesões esplênicas significativas tratados de forma não-cirúrgica devem ser observados em uma unidade monitorada e ter **acesso imediato** a uma TC, um cirurgião e uma SC. As alterações no exame físico, na estabilidade hemodinâmica, nas necessidades vigentes de requerimentos de sangue ou líquidos indicam a necessidade de laparotomia.

d. Se o paciente não se encontra hemodinamicamente estável, o tratamento cirúrgico será necessário. A terapia cirúrgica de escolha é a conservação esplênica quando possível para se evitar o risco de morte por sepse fulminante que pode ocorrer após esplenectomia para trauma. Entretanto, na presença de lesões múltiplas ou instabilidade crítica, a esplenectomia é mais rápida e prudente.

(1) A exploração é feita através de uma grande incisão de linha média. O abdome é comprimido e explorado. A hemorragia exsanguinante e o vazamento gastrintestinal são controlados primeiro.

(2) Mobilizar o baço para visualizar a lesão. A mão não dominante do cirurgião fornecerá tração média no baço para facilitar a cirurgia. O ligamento esplenocólico pode ser vascular e requerer ligadura. Os ligamentos esplenorrenal e esplenofrênico são avasculares e devem ser divididos agudamente; evitar lesão da cápsula esplênica ao fazê-lo (Fig. 27.12).

(3) Mobilizar ainda mais o baço liberando-o do retroperitônio. É importante permanecer no plano posterior ao pâncreas ao se mobilizar o baço e o pâncreas. O hilo do baço pode então ser controlado com compressão manual.
(4) O ligamento gastresplênico com os vasos gástricos curtos é dividido e ligado perto do baço para evitar lesão ou necrose tardia da parede gástrica.
(5) Em seguida, mobilizar o baço dentro do campo operatório. A esplenectomia deve ser realizada em pacientes instáveis e naqueles com lesão associada com risco de vida, fontes múltiplas para perda sangüínea pós-operatória (fratura pélvica, fraturas múltiplas de ossos longos, e assim por diante), e lesões esplênicas complexas.
(6) A esplenorrafia deve ser contemplada quando as circunstâncias permitirem. Devido ao aumento da confiança em conduta não-cirúrgica da lesão esplênica, a esplenorrafia raramente é empregada. A técnica é ditada pela magnitude da lesão esplênica.

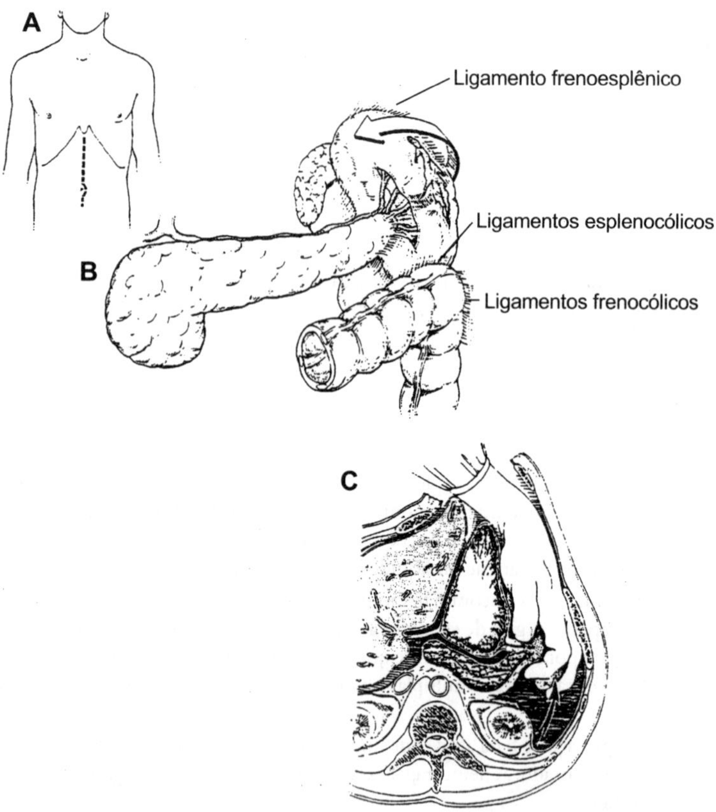

FIG. 27.12. A. Incisão de linha média. **B.** Ligamentos frenoesplênicos, esplenocólicos e frenocólicos. **C.** Mobilização do baço. (De Beal SL, Trunkey DD. Splenic injury. In: Blaisdell FW, Trunkey DD, eds. *Abdominal trauma*, 2nd ed. New York: Thieme, 1993:239, com autorização.)

(a) Uma lesão esplênica não sangrante de grau I pode não requerer mais tratamento. Os agentes hemostáticos, um feixe de raio de argônio ou um eletrocautério podem ser suficientes.

(b) A lesão esplênica graus II a III pode requerer as intervenções mencionadas acima, reparo com sutura ou segurar com uma tela os defeitos capsulares. O reparo com sutura em adultos com freqüência requer compressas de Teflon para se evitar a laceração da cápsula do baço (Fig. 27.13).

(c) A lesão esplênica grau IV pode requerer ressecção anatômica, incluindo as ligaduras da artéria lobar. Uma pequena borda de cápsula na linha de ressecção ajuda a reforçar a linha de ressecção. Suturas com compressas horizontais também podem ser necessárias. A lesão esplênica de grau V geralmente requer esplenectomia.

(d) Um terço da massa esplênica deve estar funcionando para manter a imunocompetência. Assim, ao menos um terço do baço devem estar preservados para justificar a esplenorrafia.

(7) A drenagem da fossa esplênica está associada a um aumento de incidência de abscesso subfrênico e deve ser evitada. A exceção é quando existe preocupação em relação à lesão da cauda do pâncreas.

(8) O autotransplante do baço tem sido relatado e envolve implantar várias fatias do baço no omento após a esplenectomia. Esta técnica ainda é experimental.

5. **Resultados**

a. Os resultados geralmente são bons; têm sido relatadas taxas de ressangramento baixas, como 1%, com a esplenorrafia.

b. A incidência de insucesso de terapia não-cirúrgica é de 2% a 10% em crianças e elevadas até 18% em adultos. Tem sido relatado que adultos com mais de 55 anos de idade são especialmente suscetíveis ao insucesso da terapia não-cirúrgica, apesar de alguns autores o questionam.

c. As complicações pulmonares, que são comuns em pacientes tratados cirurgicamente e não-cirurgicamente, incluem atelectasia, derrame pleural esquerdo e pneumonia. O abscesso subfrênico esquerdo ocorre em 3 a 13% dos pacientes pós-operatórios e pode ser mais comum com o emprego de drenos ou com lesão intestinal concomitante.

d. A trombocitose ocorre em até 50% dos pacientes após esplenectomia; a contagem de plaquetas geralmente tem um pico em 2 a 10 dias de pós-operatório. A contagem elevada de plaquetas geralmente se abate em várias semanas. O tratamento geralmente não é necessário.

e. O risco de infecção pós-esplenectomia severa (IPES) é maior em crianças do que em adultos. A incidência de mortalidade para IPES se aproxima de 50%. Os organismos comuns são organismos encapsulados: meningococos, *Haemophilus influenzae,* e *Streptococcus pneumoniae*, assim como *Staphylococcus aureus* e *Escherichia coli.* Após a esplenectomia, as vacinas pneumocócica (Pneumovax), *H. influenzae* e meningocócia devem ser administradas. O momento da injeção da vacina é controverso. Alguns autores recomendam aplicar a vacina 3 a 4 semanas após a cirurgia porque o paciente pode estar muito imunodeprimido no período pós-lesão imediato. A recomendação atual é de repetir a vacinação pneumocócica após 5 anos. O paciente deve receber alta do hospital com um conhecimento claro das preocupações acerca da IPES, deve usar um crachá alertando as autoridades de saúde de seu estado aesplênico, e deve iniciar terapia com penicilina com o desenvolvimento mesmo de pequenas infecções.

6. **Escala de lesão de órgão (ver Apêndice A)**

VI. Hematomas retroperitoneais

A. **A conduta nos hematomas retroperitoneais** depende muito da localização e do mecanismo de lesão. Geralmente, todos os ferimentos penetrantes do retroperitônio encontrados na laparotomia requerem explorações minuciosas. Alguns autores simplesmente observam os hematomas perinéfricos não expansivos. Se o hematoma é grande, expansível ou proximal aos vasos retroperitoneais (aorta, artéria ilíaca, e daí em diante), primeiro obter controle proximal e distal dos vasos.

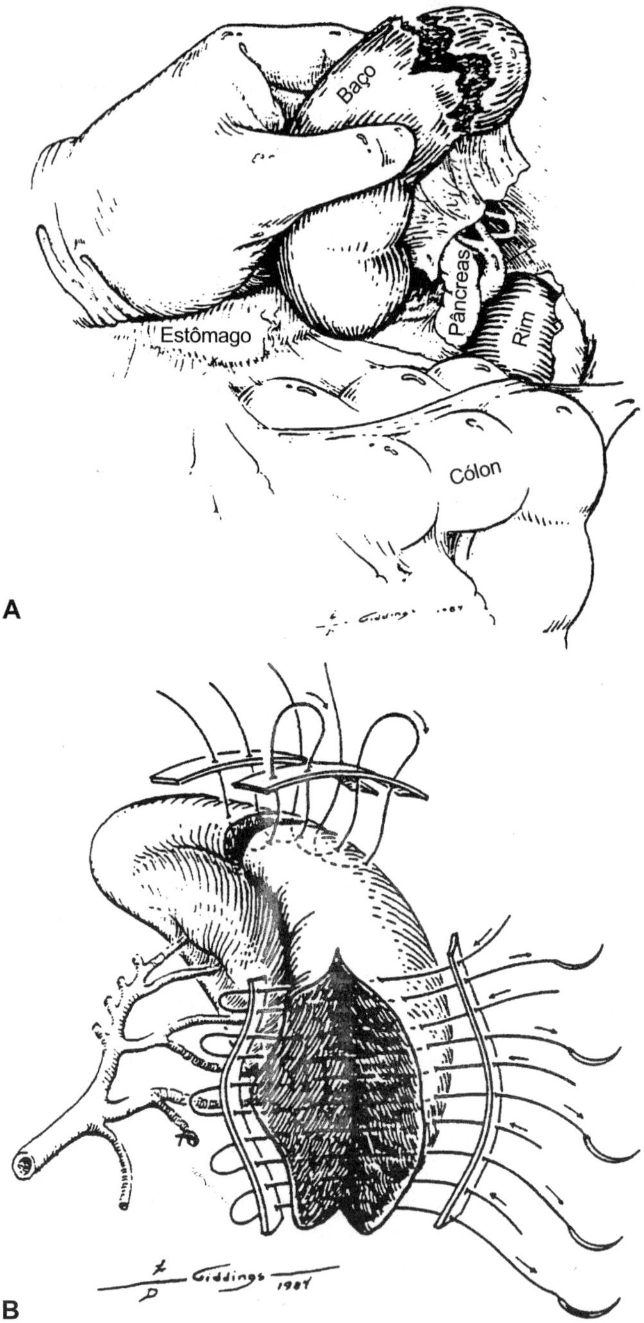

A

B

FIG. 27.13. Reparo esplênico. **A.** O baço mobilizado no campo cirúrgico. **B.** Suturas em colchoeiro horizontais com compressas para reparo esplênico. (De Champion HR, Robbs JV, Trunkey DD. Trauma surgery, parts 1 and 2. In: *Rob and Smith's operative surgery*. London: Butterworth, 1989:370, com autorização.)

B. O trauma contuso produz 70 a 80% dos hematomas retroperitoneais; a maioria é provocada por fratura pélvica. De maneira geral, hematomas não expansivos laterais (zona II) ou pélvicos (zona III) secundários a trauma contuso não necessitam de exploração. Deve-se ter a certeza de que o intestino suprajacente (isto é, cólon ou duodeno) está intacto (Fig. 27.14).

1. **Hematomas centrais** (zona I): sempre requerem exploração para afastar lesão vascular ou visceral importante. No caso de hemorragia vigente, a aorta pode ser ocluída no hiato diafragmático ou acima do diafragma por meio de uma toracotomia esquerda, e as estruturas vasculares abordadas mobilizando-se as vísceras abdominais a partir do retroperitônio (rotação visceral medial direita ou esquerda). As lesões do pâncreas e do duodeno também devem ser pesquisadas na exploração de um hematoma central.

C. A maioria das lesões vasculares retroperitoneais podem ser reparadas com uma arteriorrafia ou uma venorrafia lateral. Se for requerido um retalho, pode ser usado material protético, quando um retalho autólogo pode ser empregado.

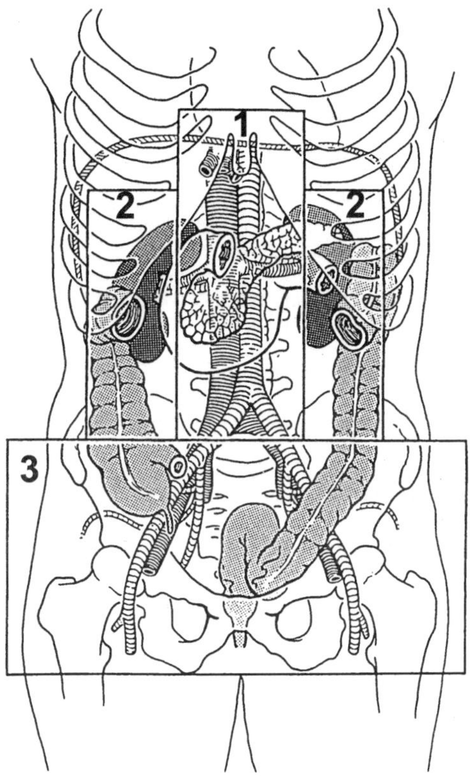

FIG. 27.14. Zonas do retroperitônio. 1. zona retroperitoneal central-medial; 2. zona retroperitoneal lateral; 3. zona retroperitoneal pélvica. (De Kudsk KA, sheldon GF. Retroperitoneal hematoma. In: Blaisdell FW, Trunkey DD, eds. *Trauma management, abdominal trauma.* New York: Thieme, 1982:281, com autorização.)

Bibliografia

Asensio JA, Feliciano DV, Britt LD, et al. Management of duodenal injuries. *Curr Probl Surg* 1993;30:1021-1100.

Blaisdell FW, Trunkey DD, eds. *Abdominal trauma.* New York: Thieme, 1993.

Boone DC, Federle M, Billiar TR, et al. Evolution of major hepatic trauma: Identification of patterns of injury. *J Trauma* 1995;39:344-350.

Buckman BF Jr, Miraliakbari, R, Badellino MM. Juxtahepatic venous injuries: a critical review of reported management strategies. *J Trauma* 2000;48:978-984.

Cogbill T, Moore EE, Feliciano DV, et al. Conservative management of duodenal trauma: a multicenter perspective. *J Trauma* 1990;30:1469-1475.

Cogbill TH, Moore EE, Jurkovich J, et al. Nonoperative management of blunt splenic trauma: a multicenter experience. *J Trauma* 1989;29:1312-1317.

Esposito TJ, Gamelli RL. Injury to the spleen. In: Feliciano DV, Moore EE, Mattox KL, eds. *Trauma.* Stamford, CT: Appleton & Lange, 1996:525-550.

Fabian TC, Croce MA. Abdominal trauma, including indications for celiotomy. In: Feliciano DV, Moore EE, Mattox KL, eds. *Trauma.* Stamford, CT: Appleton & Lange, 1996;441-459.

Feliciano DV, Jordan GL, Bitondo CG, et al. Management of 1000 cases of hepatic trauma. *Ann Surg* 1986;294:438-445.

Grossman, MD, Schwab CW, Reilly PR, et al. Determining anatomic injury with computed tomography in selected torso gunshot wounds. *J Trauma* 1998;45:446-456.

Hasson J, Stern D, Moss G. Penetrating duodenal trauma. J Trauma 1984;24:471-474.

Jurkovich GJ. Injury to the duodenum and pancreas. In: Feliciano, DV, Moore EE, Mattox KL, eds. *Trauma.* Stamford, CT: Appleton & Lange, 1996:573-594.

Mackersie RC, Tiwary AD, Shackford SR, et al. Intra-abdominal injury following blunt trauma–identifying the high-risk patient using objective risk factors. *Arch Surg* 1989;124:809-813.

McGrath V, Fabian TC, Croce MA, et al. Rectal trauma: management based on anatomic distinctions. Am *Surg* 1998;64:1136-1141.

Meyer AA, Kudsk KA, Sheldon GF. Retroperitoneal hematoma. In: Blaisdell FW, Trunkey DD, eds. *Abdominal trauma.* New York: Thieme, 1993:398-413.

Pachter HL, Knudson MM, Esrig B, et al. Status of nonoperative management of blunt hepatic injuries in 1995: a multicenter experience with 404 patients. *J Trauma* 1996;40:31-38.

Pachter HL, Liang HG, Hofstetter SR. Liver and biliary tract trauma. In: Feliciano DV, Moore EE, Mattox KL, eds. *Trauma.* Stamford, CT: Appleton & Lange, 1996:487-523. Patton JH Jr, Lyden SP, Croce MA, et al. Pancreatic trauma: a simplified management guideline. *J Trauma* 1997;43:234-241.

Peitzman AB, Heil B, Rivera L, et al. Blunt splenic injury in adults: multi-institutional study of the Eastern Association for the Surgery of Trauma. *J Trauma* 2000;49: 177-189.

Rozycki G, Ochsner M, Schmidt J, et al. A prospective study of surgeon-performed ultrasound as the primary adjunct modality for injured patient assessment. *J Trauma* 1995;39(3):492-500.

Singer DB. Post-splenectomy sepsis. In: Rosenburg HS, Bolande RP, eds. *Perspectives in pediatric pathology.* Chicago: Year Book, 1973:285.

Snyder W, Weigelt J, Watkins WL, et al. The surgical management of duodenal trauma. *Arch Surg* 1980;115:422-429.

Stone HH, Fabian TC. Management of perforating colon trauma; randomization between primary closure and exteriorization. Am *Surg* 1979;190:430-438.

Wilson RIP, Walt AJ. General considerations in abdominal trauma. In: Wilson RF, Walt AJ, eds. *Management of trauma. Pitfalls and practices.* Baltimore: Williams & Wilkins, 1996:411-431.

28. LESÃO VASCULAR ABDOMINAL

Michael B. Shapiro

I. **Introdução.** Mais de 90% das lesões vasculares abdominais são provocadas por ferimentos penetrantes. Estas lesões são encontradas à laparotomia em 25% dos pacientes com ferimentos por arma de fogo e em 10% dos pacientes com ferimentos por objeto penetrante. São raramente isoladas, e deve-se esperar por lesões abdominais associadas múltiplas, incluindo múltiplas lesões de vísceras ocas. A disponibilidade e a popularidade recente de armas semi-automáticas levou a uma tendência a ataques com vários tiros, o que tem aumentado a incidência destas lesões.

II. **Mecanismo de lesão.** A lesão vascular abdominal pode resultar em um hematoma contido no retroperitônio ou no mesentério, ou em um sangramento intraperitoneal livre. Esta distinção é fundamental para se definir o *status* de um paciente na apresentação inicial. As lesões penetrantes provocam perfurações completas ou defeitos parciais de parede. A transecção completa de vasos abdominais tem a probabilidade de ser imediatamente letal e, portanto, é observada com pouca freqüência. As lesões por efeitos explosivos de ferimentos tangenciais por arma de fogo de alta potência são incomuns em vasos abdominais, mas podem se apresentar como um retalho da íntima. As lesões vasculares abdominais contusas surgem de um golpe direto ou de uma desaceleração rápida, freqüentemente ocorrendo em associação a uma lesão de cinto de segurança, avulsão mesentérica ou fratura pélvica.

III. **Apresentação e diagnóstico.** A determinação da trajetória é importante para se definir o diagnóstico. Uma bala que cruza o abdome superior ou viola o abdome posterior ou a pelve póstero-lateral freqüentemente provoca uma lesão vascular.

A. **Paciente normotenso.** Na apresentação inicial e com um hematoma contido, um paciente pode apresentar uma pressão sangüínea normal e pouca dor, o que geralmente ocorre com ferimentos no flanco ou no dorso. A avaliação pode incluir radiografias de tórax e de abdome em supino, o que deve incluir marcadores metálicos (p. ex., clipes de papel, marcadores de raios X, botões metálicos) nos locais de ferimento para ajudar a determinar a trajetória. A exploração local de ferimento também pode ajudar a definir a trajetória, principalmente para ferimentos tangenciais. A tomografia computadorizada (TC) de triplo contraste (oral, retal e endovenoso [e.v.]) pode definir a extensão de um hematoma contido, avaliar a trajetória e definir a presença de lesão de cólon retroperitoneal em um paciente com ferimentos de flanco ou posteriores.

B. **Paciente hipotenso.** Deve-se considerar que um paciente com uma lesão abdominal penetrante e hipotensão apresenta uma lesão vascular que requer laparotomia imediata. Os pacientes podem também se apresentar com distensão abdominal, hematúria maciça ou perda de um ou ambos pulsos de extremidade inferior. O paciente com um hematoma contido pode se tornar normotenso com reanimação líquida, enquanto que um paciente com hemorragia ativa não o fará. **A associação de hipotensão e um ferimento penetrante no abdome sugerem fortemente uma lesão vascular importante no abdome ou na pelve.**

C. **O paciente exsangue.** Alguns pacientes com lesão abdominal se apresentam com profunda hipotensão, taquicardia ou ritmo agônico, obnubilação e distensão abdominal maciça. Deve-se considerar estes pacientes como apresentando uma lesão vascular importante com hemorragia intraperitoneal livre e mais de 40% de perda de volume sangüíneo total. Requerem **laparotomia imediata** para o controle da hemorragia, reanimação e manejo definitivo da lesão.

IV. **Avaliação e reanimação iniciais**

A. **Pacientes normotensos e hipotensos**

1. Estabelecer o controle de via aérea logo e definitivamente; administrar oxigênio a 100% por máscara facial, ambu ou tubo endotraqueal.
2. O acesso endovenoso deve ser rapidamente estabelecido com linhas múltiplas de grande calibre nas veias de extremidades superiores, subclávia ou jugular. Evitar as linhas femorais se houver preocupação sobre lesão vascular abdominal.

3. Devem ser empregados líquidos pré-aquecidos e aquecedores de líquido para evitar a hipotermia. Todos os líquidos devem ser aquecidos a 38°C a 40°C.
4. Usar transfusão sangüínea para pacientes que não respondem rapidamente à reanimação com 2 a 3 l de cristalóides ou que apresentam um sangramento ativo evidente. O sangue é reconstituído com solução salina normal (250-500 ml) entre 38°C e 40°C; isto aquece e dilui o sangue, diminuindo a viscosidade e melhorando o fluxo.
   a. Tipo O, sangue de doador universal, deve estar imediatamente disponível na sala de trauma.
   b. Sangue de tipo específico (A, B, O, Rh) devem ser administrados assim que disponível.
   c. Sangue cruzado deve requerer 40 a 60 minutos para estar disponível. **Não atrasar a transfusão no paciente instável.**
5. Os componentes sangüíneos (plasma e plaquetas frescos congelados) devem ser transfundidos logo em um paciente com uma importante lesão vascular; **evitar coagulopatia.** Pedir imediatamente componentes sangüíneos para aqueles pacientes suspeitos de apresentar grande lesão vascular (as necessidades de transfusão provavelmente excederão 4 a 6 unidades de papa de hemácias).
6. A notificação do banco de sangue é crítica no cenário de lesão vascular abdominal, pois uma necessidade de transfusão maciça deve ser esperada. Requisitar entrega imediata de 10 unidades de papa de hemácias do tipo O, doador universal, para o setor de emergência ou para a sala de cirurgia (SC). O sangue O positivo é dado a pacientes do sexo masculino, O negativo para pacientes do sexo feminino. Também requisitar preparado de plaquetas para administração assim que possível.
7. Usar dispositivos de infusão rápida e de recuperação de células na SC.
8. Administrar profilaxia antitetânica e antibióticos no pré-operatório, com cobertura para organismos aeróbios e anaeróbios.

B. Paciente exsangüinando

1. Realizar intubação endotraqueal imediatamente; administrar oxigênio a 100%.
2. Iniciar transfusão sangüínea imediatamente com sangue tipo O, doador universal, e avisar o banco de sangue sobre necessidades maciças, como acima.
3. **Laparotomia imediata; o controle definitivo de lesões deve ser obtido rapidamente na SC. O controle da hemorragia e a reanimação ocorrem simultaneamente na SC.**
4. A toracotomia ântero-lateral esquerda pode ser necessária para se obter o controle aórtico, o que deve ser considerado para o paciente com ritmo cardíaco agônico, pressão arterial sistólica < 70 mmHg e distensão abdominal maciça.
5. **Controle de danos:** os procedimentos cirúrgicos para controle de dano são apropriados neste cenário. O objetivo imediato com estes pacientes é evitar a morte prematura por exsangüinação. Esta abordagem envolve as três fases seguintes:
   a. **Controle cirúrgico rápido de hemorragia e contaminação, seguido de compressão peritoneal e fechamento da pele abdominal.**
   b. **A reanimação em curso na unidade de tratamento intensivo (UTI) até o reaquecimento e a reversão da coagulopatia e da hipotermia serem alcançados. Se a hemorragia de lesão de víscera sólida é controlada por compressão, considerar a avaliação angiográfica após o paciente estar fisiologicamente reanimado, tanto para esclarecimento anatômico quanto, se possível, para intervenção terapêutica, antes de retornar à SC.**
   c. Reexploração subseqüente definitiva

V. **Cirurgia** (Quadro 28.1)

A. Preparação. Para evitar a hipotermia, colocar o paciente sob uma manta térmica com a cabeça e as extremidades embrulhadas em abraçador de Baer, e manter a temperatura ambiente > 27°C. A pele deve ser preparada e o paciente isolado do queixo aos joelhos e à mesa lateralmente, para permitir acesso ao tórax ou virilha, ou para a colheita de veia safena.

Quadro 28.1 Conduta na cirurgia para lesão vascular abdominal importante

Preparacão

- Identificar a sala de cirurgia de traumatismo antecipadamente, com equipamentos de anestesia e cirúrgico no lugar
- Manter a temperatura da sala de cirurgia > 27°C
- Dispositivos de recuperação de células e de infusão rápida na sala

Posição

- Paciente supino, ambos os braços para fora
- Várias linhas endovenosas de grande calibre acima do diafragma
- Cateter urinário com saco coletor sob a cabeceira da mesa
- Tubos torácicos, se presentes, para aspiração e sob vista de enfermeiras e anestesiologistas
- Preparação da pele do queixo até os joelhos, cobrir expondo tronco e coxas, e lateralmente o tórax para permitir uma toracotomia
- Auxiliares suplementares na sala de cirurgia (isto é, assistente ou médico suplementares) para ajudar o cirurgião operador

Incisão

- Linha média, do xifóide até a sínfise pubiana
- Se o paciente estiver agônico, sendo necessário o controle aórtico; considerar toracotomia esquerda com oclusão aórtica primeiro

Primeiras manobras: avaliação

- Retração a quatro mãos, evacuar sangue e coágulos, tamponar por compressão os quatro quadrantes
- Procurar sangramento; se for fácil, controlar locais de grande sangramento
- Observar hematomas e locais de contaminação
- Colocar grande retrator auto-sustentável (p. ex., Bookwalter, Thompson)

Segundas manobras: exposição

- No hematoma retroperitoneal, realizar rotação visceral medial direita ou esquerda, ou outras manobras necessárias para expor as estruturas vasculares retroperitoneais

Terceiras manobras: controle e reparo

- Controlar hemorragia: decidir sobre a "melhor" abordagem para controle proximal e distal, ou para controle de um local de sangramento ativo diretamente ou através do hematoma
- Controlar contaminação: após obter controle arterial e venoso, controlar todas as lesões de vísceras ocas
- Reparo vascular: restabelecer a continuidade vascular com reparo ou enxerto. Se o paciente estiver *in extremis* – frio, coagulopatia, acidótico – considerar controle do dano (*shunt* intravascular, se necessário) ou ligadura vascular

B. Exploração

1. Explorar o abdome através de uma incisão mediana, estendendo-se a partir da apófise xifóide até a sínfise pubiana. Um grande hematoma retroperitoneal pode provocar uma distorção significativa da anatomia e de planos teciduais.
2. Comprimir a hemorragia arterial ativa visível com pressão digital ou compressas. Controlar a hemorragia ativa a partir do interior ou sob o hematoma da mesma maneira, após abrir o hematoma diretamente. O controle proximal pode ser obtido com pinças oclusivas ou torniquetes ou, se a lesão for visível, com pinças vasculares de mordida lateral que excluem a lesão sem ocluir o vaso. Selecionar um cateter de balão de Fogarty ou de Foley, que pode ajudar a controlar a hemorragia durante a dissecção local, baseando-se no tamanho do vaso lesionado. **Quando a condição do paciente assegura uma estratégia de "controle de dano", a continuidade de vasos críticos (p. ex., artérias mesentérica superior ou artérias ilíacas comum/externa) pode ser mantida com um *shunt* vascular temporário.** A decisão de se empregar uma abordagem de controle de dano depende do complexo de lesões do paciente e sua fisiologia (ver Capítulo 29).

3. A hemorragia venosa pode ser controlada com compressão de dedo ou de bastão com esponja enquanto se obtém um controle proximal e distal. Podem ser usadas pinças de Allis ou Babcock para aproximar as bordas de uma lesão venosa para facilitar o reparo por sutura.
4. Utilizar técnicas de recuperação de células a partir do início para assegurar o máximo de salvamento de sangue.

C. **Lesão de linha média (zona I)**: está associada a lesões da aorta, veia cava, suas bifurcações, ramos centrais e tributários. A abordagem cirúrgica é direcionada para achados de hemorragia livre ou hematoma, e de origem acima ou abaixo do mesocólon transverso (Fig. 28.1).

1. **Exposição**
   a. Se o hematoma é cefálico em relação ao mesocólon transverso, obter um controle proximal da aorta supracelíaca primeiro. **A rotação visceral medial** das vísceras esquerdas (baço, cauda do pâncreas, cólon, rim) expõe a aorta ântero-lateral a partir do hiato diafragmático para a bifurcação (manobra de Mattox) (Fig. 28.2). A aorta torácica descendente distal pode ser controlada no mediastino posterior, dividindo-se as fibras crurais do diafragma para a esquerda do hiato aórtico e o plexo parassimpático que o circunda.
   b. A flexão do cólon direito com extensa mobilização do duodeno e da cabeça do pâncreas (**rotação visceral medial direita** ou manobra de Cattell-Brasch) é comumente empregada para expor a veia cava infra-hepática, mas também expõe eficazmente a aorta supra-renal abaixo do eixo celíaco e a artéria mesentérica superior, a aorta distal e a artéria e a veia ilíacas comuns direitas (Fig. 28.3).
   c. Ao contrário do hematoma estável, quando a hemorragia ativa cefalicamente ao mesocólon transverso for encontrada, controlar o sangramento imediatamente por compressão manual. A aorta pode ser controlada no hiato após dividir o omento gastro-hepático por retração do estô-

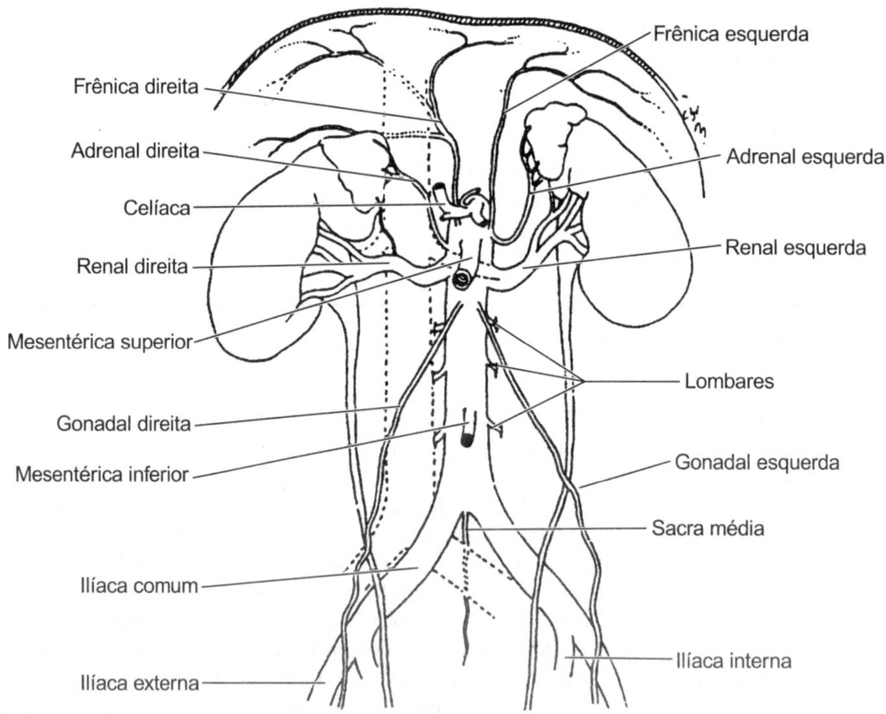

FIG. 28.1. Anatomia vascular abdominal. (De Frey W. Abdominal arterial trauma. In: Blaisdell FW, Trunkey DD, eds. *Abdominal trauma*, 2nd ed. New York: Thieme, 1993:345, com autorização.)

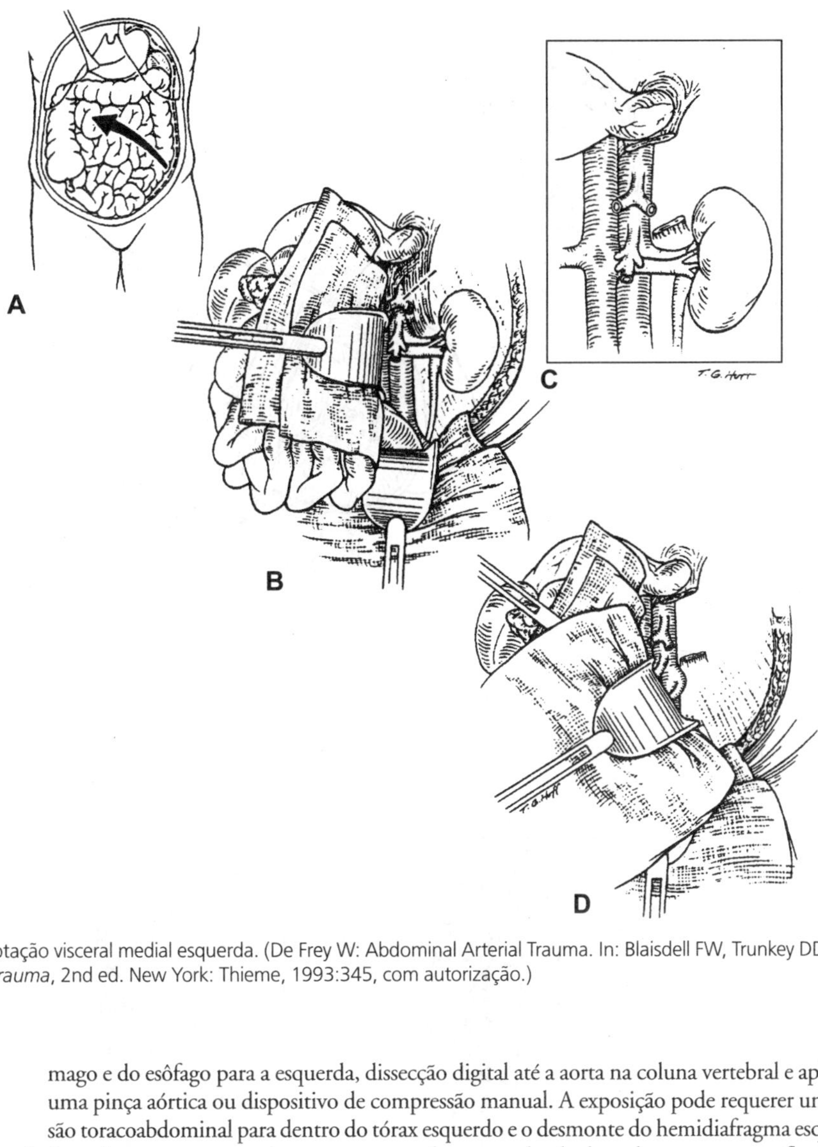

FIG. 28.2. Rotação visceral medial esquerda. (De Frey W: Abdominal Arterial Trauma. In: Blaisdell FW, Trunkey DD, eds. *Abdominal trauma*, 2nd ed. New York: Thieme, 1993:345, com autorização.)

mago e do esôfago para a esquerda, dissecção digital até a aorta na coluna vertebral e aplicando uma pinça aórtica ou dispositivo de compressão manual. A exposição pode requerer uma incisão toracoabdominal para dentro do tórax esquerdo e o desmonte do hemidiafragma esquerdo.

d. Se estiver presente um hematoma central se estendendo lateralmente para os flancos, ou hemorragia arterial ativa caudalmente ao mesocólon transverso, obtém-se o controle da aorta infra-renal. O cólon transverso e o intestino delgado são fletidos superiormente e para a direita, respectivamente, e o retroperitônio de linha média é dividido para expor a aorta e a veia cava a partir dos vasos renais distalmente.

e. Um hematoma ou um sangramento venoso ativo abaixo do duodeno sugere uma lesão mais proximal de veia cava, o que pode ser mais bem visualizado e controlado por rotação visceral medial direita.

2. A aorta. O reparo direto, em uma direção transversa para limitar o estreitamento, é realizado com sutura de polipropileno 4-0. Na ocorrência de um grande defeito lateral, o estreitamento pode ser evitado por um retalho de politetrafluoroetileno (PTFE). Uma destruição extensa pode necessitar da colocação de um enxerto de Dacron ou PTFE.

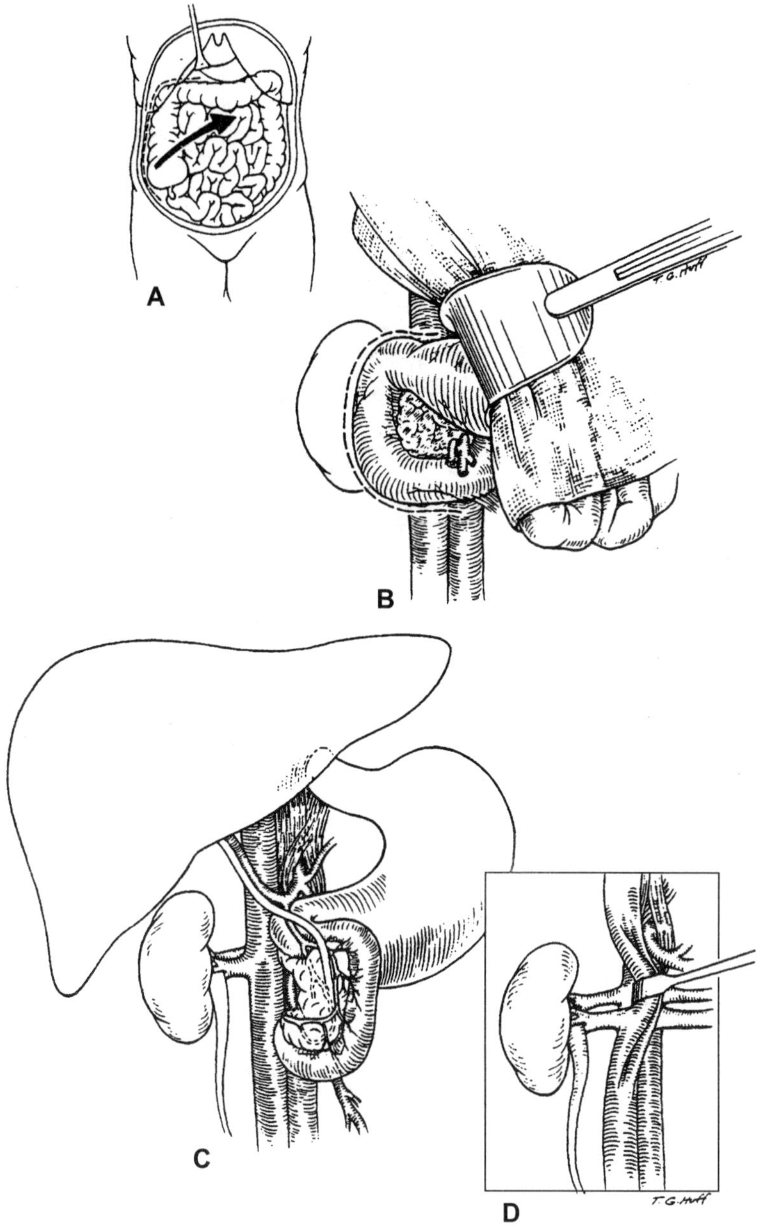

FIG. 28.3. Rotação visceral medial direita. (De Frey W: Abdominal arterial trauma. In: Blaisdell FW, Trunkey DD., eds. *Abdominal trauma*, 2nd ed. New York: Thieme, 1993:345, com autorização.)

Em situações desesperadas, a aorta distal, abaixo das artérias renais, pode ser ligada, apesar de ser provável uma isquemia de extremidade inferior, e uma revascularização extra-anatômica pode ser subseqüentemente necessária (Quadro 28.2). A sobrevivência nestas circunstâncias é improvável.

3. **Tronco celíaco, artéria mesentérica superior e veia mesentérica superior.** O tronco celíaco é reparado com sutura de polipropileno 5-0 ou 6-0, mas também pode ser ligado sem morbidade significativa. A lesão extensa da veia porta ou da artéria ou da veia mesentérica superior proximal pode requerer *bypass* com veia safena ou enxerto de PTFE para manter a viabilidade do intestino médio. O *shunt* temporário da artéria mesentérica superior com uma reconstrução retardada tem sido relatado. Em teoria, esta artéria pode ser ligada, mas o fluxo colateral no paciente traumatizado em choque geralmente é inadequado. Se a ligadura é realizada, planejar um procedimento de segunda investigação dentro de 24 horas. A veia mesentérica superior deve ser reparada, quando possível; a ligadura é aceitável para o paciente *in extremis*, mas a viabilidade mesentérica estará em perigo e uma cirurgia de segunda investigação é necessária dentro das 24 horas seguintes.
4. **Mesentério:** as lesões do mesentério geralmente são visíveis à inspeção direta e podem ser controladas diretamente com dissecção local e ligadura; evitar pinçamento cego dentro do hematoma. É imperativo reavaliar a viabilidade intestinal após a ligadura. Fechar o defeito mesentérico para prevenir uma hérnia interna.
5. **Veia cava inferior:** as lesões de veia cava inferior podem ser reparadas com sutura de polipropileno 5-0. A veia cava infra-renal pode ser ligada, apesar de que devem ser tomadas medidas para minimizar o edema de extremidade inferior no pós-operatório, e fasciotomias de panturrilha de quatro compartimentos bilaterais são recomendáveis. A veia cava supra-renal deve ser reparada ou reconstruída para prevenir possível insuficiência renal, mas pode ser ligada no paciente *in extremis*.

Quadro 28.2 Ligadura de vasos abdominais e complicações esperadas

Vaso	Complicação	Recomendações
Tronco celíaco	Nenhuma	
Artéria esplênica	Nenhuma se vasos gástricos curtos intactos	
Artéria hepática comum	Nenhuma se veia porta intacta; possível isquemia de vesícula biliar	Considerar colecistectomia
Artéria mesentérica superior	Isquemia intestinal	Procedimento de segunda investigação
Veia mesentérica superior	Isquemia intestinal	Procedimento de segunda investigação
Veia porta	Isquemia intestinal	Procedimento de segunda investigação
Veia cava inferior supra-renal	Possível insuficiência renal	
Aorta infra-renal	Edema de extremidade inferior	Considerar fasciotomias de panturrilha ou *bypass* extra-anatômico
Veia cava inferior infra-renal	Edema de extremidade inferior	Embrulhar e elevar as pernas
Veia renal esquerda (proximal)	Nenhuma	
Veia renal direita	Isquemia renal	Nefrectomia
Artéria ilíaca comum e externa	Isquemia de extremidade inferior	Considerar fasciotomias de panturrilha ou *bypass* extra-anatômico
Veia ilíaca comum e externa	Isquemia de extremidade inferior	Embrulhar e elevar as pernas
Veia ilíaca interna	Nenhuma	

D. **A lesão lateral** (**zona II**) está associada à lesão da artéria e veia renais, e ao rim. As lesões penetrantes são sempre exploradas. Na lesão contusa, um hematoma estável não deve ser perturbado se uma víscera oca puder ser excluída, principalmente se um estudo pré-operatório mostrar fluxo sangüíneo e excreção urinária intactos. Isto é verdade mesmo se o estudo mostrar extravazamento urinário, desde que seja contida a fáscia de Gerota.

1. **Exposição**
   a. Na lesão penetrante e com um hematoma perirrenal, primeiro obter controle proximal dos vasos renais ipsilaterais através do retroperitônio na linha média. O controle arterial requer mobilização da veia renal esquerda suprajacente. O controle da veia renal direita requer mobilização do cólon direito e do duodeno. Se o hematoma se estende da face lateral à linha média ou além, então obter primeiro o controle aórtico proximal e distal antes de perturbar o hematoma.
   b. Um sangramento ativo de uma lesão renal impede o controle proximal do vaso. O rim é comprimido e elevado manualmente através da fáscia de Gerota lateralmente, e uma pinça vascular colocada através do hilo renal.
2. As lesões da **artéria renal** devem ser reparadas diretamente ou com anastomose extremidade a extremidade com sutura de polipropileno 5-0. O enxerto de interposição com veia autógena é apropriado apenas quando o paciente estiver estável e quando se acredita que o rim possa ser salvo. Se a palpação determina que o rim contralateral está presente e de tamanho normal, então é aconselhável a nefrectomia se o paciente estiver instável e a artéria renal não pode ser reparada facilmente.
3. **Veia renal.** Realizar venorrafia lateral em uma direção transversa com sutura de polipropileno 5-0. A ligadura da veia renal direita necessita de nefrectomia. A veia renal esquerda pode ser ligada na linha média, proximalmente às veias adrenal e gonadal patentes.

E. **Lesão pélvica (zona III)**

1. **Exposição.** A exposição completa de lesões vasculares pélvicas pode requerer mobilização ipsilateral e contralateral do cólon na pelve.
   a. Quando é identificado um hematoma pélvico sobre os vasos ilíacos, obter o controle proximal da artéria e da veia ilíacas comuns através da linha média do retroperitônio nas bifurcações aórtica e de veia cava inferior ou, de preferência, proximalmente à área de lesão nos próprios vasos ilíacos. A transecção temporária da artéria ilíaca comum direita pode ser necessária para permitir o controle da veia ilíaca comum direita proximal. Obter o controle distal da artéria e da veia ilíacas externas logo proximalmente ao ligamento inguinal na subida do assoalho pélvico. As lesões dos vasos ilíacos distais podem necessitar de controle dos vasos femorais comuns através de uma incisão da virilha. Expor a artéria ilíaca interna após conseguir o controle dos vasos ilíacos comuns e externos e abrir o hematoma.
   b. Um sangramento arterial pélvico profundo e um sangramento venoso de veias pélvicas profundas, pré-sacras são mais bem manejados por tamponamento e arteriografia com embolização.
2. **A artéria ilíaca.** Reparar lesões de artéria ilíaca externa e comum com sutura de polipropileno 5-0 ou um enxerto de veia autógena ou PTFE quando o reparo direto não for possível. A ligadura destes vasos está associada a uma incidência de 40 a 50% de amputação subseqüente (a ligadura da artéria ilíaca comum é mais bem tolerada do que a artéria ilíaca externa mais distal). Quando a ligadura é necessária, considerar um *bypass* extra-anatômico fêmoro-femoral ou, pelo menos, uma fasciotomia da panturrilha de quatro compartimentos. O reparo de artéria ilíaca interna pode ser feito com sutura de polipropileno 5-0, mas a ligadura é bem tolerada.
3. As lesões de **veia ilíaca** devem ser reparadas com sutura de polipropileno 5-0, quando possível, mas a ligadura é bem tolerada. A ligadura da veia ilíaca externa ou comum pode levar a edema significativo de extremidade inferior no período pós-operatório inicial. A anticoagulação após o reparo venoso ou ligadura é controversa; o risco de trombose iliofemoral é de quase 30%.

F. **Lesão portal ou retro-hepática**

1. **Exposição**
   a. **Hematoma ou hemorragia** na veia porta são controlados com uma pinça vascular através de estruturas portais logo acima do duodeno (manobra de Pringle); uma segunda pinça na borda do fígado também pode ser útil. A artéria hepática e a veia porta são dissecadas e isoladas, e a lesão identificada.
   b. O controle da parte retropancreática da veia porta pode requerer transecção do colo do pâncreas.
   c. Um hematoma retro-hepático expansivo ou uma hemorragia ativa são inicialmente controlados com compressão manual do fígado suprajacente. Apesar de o reparo direto poder não ser possível, o controle também pode requerer isolamento vascular do fígado com a oclusão do ligamento hepatoduodenal, e a veia cava supra-hepática e infra-hepática.
      (1) Um *shunt* atriocaval, necessitando esternotomia mediana, pode ser utilizado.
      (2) Em alguns casos, quando a compressão manual parece controlar o sangramento, a compressão firme pode ser apropriada (controle de danos) com embolização angiográfica subseqüente de sangramento de vasos arteriais ou controle com balão da veia cava inferior.
2. **Artéria hepática.** O reparo direto ou a reanastomose extremidade a exremidade são realizados com sutura de polipropileno 5-0. Realizar a ligadura na presença de lesão extensa ou instabilidade continuada, o que é bem tolerado, mas considerar realizar uma colecistectomia.
3. **Veia porta.** Realizar venorrafia transversa direta com sutura de polipropileno 5-0. A veia pode ser ligada na presença de lesão extensa, mas a viabilidade hepática e mesentérica pode estar comprometida e um cirurgia de segunda inspeção será necessária dentro das 24 horas seguintes.
4. **Veia cava retro-hepática.** Deve ser feita uma tentativa para visualizar a lesão diretamente para controle e reparo. Se isto é impossível devido à hemorragia exsangüinante, retomar a compressão do fígado suprajacente. As opções para manejo incluem uma abordagem transepática direta, isolamento vascular do fígado, *shunt* atriocaval (geralmente realizado com um tubo torácico 36F ou tubo endotraqueal Nº 8 ou 9), ou inserções retrógradas de cateter com balão através da veia femoral para oclusão acima e abaixo da lesão. Reparar a veia cava transversalmente com sutura de polipropileno 4-0. Os ramos das veias hepáticas podem ser ligados.

Axiomas

- O paciente com lesão vascular abdominal pode se apresentar normotenso, hipotenso ou *in extremis* por estar exsangue.
- A determinação da trajetória é a chave para o diagnóstico anatômico na lesão penetrante.
- O paciente em choque com uma lesão penetrante ou abdome distendido apresenta uma lesão vascular importante até que prove o contrário.
- Em casos de suspeita de lesão vascular abdominal, antecipar as necessidades de transfusão maciça. Iniciar transfusão sangüínea logo, incluindo a reposição de plasma e plaquetas.
- Prever grande distorção da anatomia por hemorragia e hematoma.
- A pressão direta com dedos ou compressas é a primeira manobra para controlar sangramento. O controle de hemorragia pode requerer uma abordagem direta através do hematoma, com dissecção digital ou bastão com esponja ou controle por pinça. O controle proximal e distal é preferido para reparo vascular controlado, mas inicialmente pode não ser sempre possível.
- Pacientes que se apresentam *in extremis* com choque e lesão exsanguinante se beneficiam de uma abordagem de "controle de danos", que enfatiza o controle imediato de hemorragia e contaminação, em seguida reanimação, com reexploração definitiva retardada.

Bibliografia

Feliciano DV. Management of traumatic retroperitoneal hematoma. *Ann Surg* 1990; 211:109-123.

Feliciano DV. Abdominal vessels. In: Ivatury RR, Cayten CG, eds. *The textbook of penetrating trauma.* Baltimore: Williams & Wilkins, 1996:702-715.

Fry WR, Fry RE, Fry WJ. Operative exposure of the abdominal arteries for trauma. *Arch Surg* 1991;126:289-291.

Reilly PM, Rotondo MF, Carpenter JC, et al. Temporary vascular continuity during damage control: intraluminal shunting for proximal superior mesenteric artery injury. *J Trauma* 1995;39:757-760.

Rotondo MF, Schwab CW, McGonigal MD, et al. Damage control: an approach for improved survival in exsanguinating penetrating abdominal injury. *J Trauma* 1993; 35:375-383.

29. CONTROLE DO DANO

Michael F. Rotondo

I. **Introdução.** A abordagem de controle de dano surgiu a partir da necessidade de interromper rapidamente um sangramento cavitário, estagiar a reanimação fisiológica e reverter a espiral da morte. Em circunstâncias selecionadas, a abordagem tradicional para lesão abdominal exsangüinante foi inadequada ou ineficaz. Isto pareceu ser particularmente verdadeiro em pacientes fisiologicamente instáveis com várias feridas penetrantes ou transferência de alta energia contundente com perda sangüínea maciça. Durante a luta pelo controle cirúrgico do sangramento, os picos repetidos de hipotensão e instabilidade fisiológica normalmente resultaram em uma tríade letal de acidose metabólica, hipotermia e coagulopatia. Historicamente, se o cirurgião persistia com a abordagem tradicional – conclusão de laparotomia ou toracotomia definitivas – este ciclo vicioso de eventos matava o paciente em muitos casos. Nesta situação, uma abordagem alternativa chamada "controle de dano" foi recomendada como procedimento de escolha.

Para o cirurgião de trauma, o controle do dano descreve a técnica de laparotomia abreviada, com contenção precisa de sangramento e contaminação, e compressão intra-abdominal temporária para o controle inicial da lesão. Subseqüentemente, o paciente é transferido para a unidade de tratamento intensivo (UTI) para a restauração fisiológica e reparo definitivo posterior de todas as lesões na sala de cirurgia (SC). Para o cirurgião geral que cuida de pacientes traumatizados, esta abordagem pode ser útil para estabilizar e transferir o paciente traumatizado para um Centro de Trauma nível I. Para o cirurgião geral que cuida do paciente com uma catástrofe abdominal, como isquemia mesentérica aguda ou um aneurisma rompido de aorta abdominal, pode ter aplicabilidade importante na temporização e na estabilização do paciente. Nos dois casos, o controle de dano constitui um exercício cirúrgico deliberado, necessitando de julgamento cuidadoso. O controle de dano não é fracasso cirúrgico, porém mais um movimento agressivo para partir o padrão de insucesso fisiológico.

A. **Definição.** O controle de dano é definido em três fases distintas.

1. **Fase I.** Laparotomia exploradora imediata para controlar hemorragia e contaminação, empregando técnicas simples. A reconstrução definitiva é retardada. A compressão intra-abdominal é aplicada a todas as superfícies dissecadas e órgãos lesionados, seguida por fechamento rápido da pele ou da cobertura abdominal. O controle de dano tem sido usado no tórax e nas extremidades como uma técnica de controle cirúrgico abreviado de hemorragia.
2. **Fase II.** A reanimação secundária e continuada na UTI se caracteriza por maximização da hemodinâmica, com o objetivo de otimização da oferta e do consumo de oxigênio, *clearance* de lactato, reaquecimento interno, correção de coagulopatia, suporte ventilatório completo, monitoramento para a síndrome do compartimento abdominal, e identificação continuada de lesão.
3. **Fase III.** A reoperação para a remoção da compressão intra-abdominal, o reparo definitivo de lesão abdominal e o fechamento, se possível. Além disso, o reparo de lesão extra-abdominal pode vir em seguida.

II. **Seleção de pacientes.** O sucesso do controle de dano depende de seleção criteriosa de pacientes, baseando-se no desenvolvimento da fisiologia anormal a partir de hipoperfusão profunda. Apesar de vários estudos tentarem identificar elementos objetivos no processo de seleção, em um esforço para definir critérios estreitos, nenhum o fez com êxito. Entretanto, vários fatores importantes foram identificados. Um método simples de lembrar estes fatores é considerar as condições, e fatores complexos e críticos.

A. **Condições.** Mecanismos pertinentes de lesão e a presença de instabilidade fisiológica

1. Trauma contuso de alta energia no tronco.
2. Várias penetrações de tronco.

3. Profunda instabilidade hemodinâmica.
4. Coagulopatia, hipotermia ou acidose severa como resultado de lesão inicial ou comorbidade.

B. **Complexos.** Importantes padrões de lesão a serem considerados:

1. Grande lesão vascular abdominal com múltiplas lesões viscerais.
2. Exsangüinação multirregional com lesões viscerais concomitantes.
3. Lesões multirregionais na presença de lesão intra-abdominal com competição de prioridades (p. ex., traumatismo craniano fechado severo, mediastino alargado, fratura pélvica).

C. **Fatores críticos.** Considerações intra-operatórias proeminentes

1. **Acidose metabólica severa com pH < 7,30.**
2. **Hipotermia com temperatura < 35° C.**
3. **Coagulopatia,** evidenciada pelo desenvolvimento de sangramento não-mecânico, elevação tanto do tempo de protrombina (PT) quanto do tempo parcial de tromboplastina (PTT), trombocitopenia, ou transfusão maciça (> 10 unidades de papa de hemácias) é um marco.
4. **Tempo de reanimação e operatório > 90 minutos.**

III. **Considerações técnicas.** Os elementos da abordagem de controle de dano são contrários ao ensino tradicional da cirurgia e, portanto, requerem menção especial.

A. **Controle de dano, fase I.** Definindo controle e sabendo quando parar.

1. **Controle de hemorragia**
   a. Estabelecer controle inicial de lesões vasculares empregando pinças vasculares e ligaduras por sutura. Os reparos laterais simples podem ser possíveis; entretanto, a reconstrução complexa geralmente não é alcançável e deve ser evitada. O *shunt* vascular temporário pode ser outro acessório útil.
   b. Evitar, também, reparos complexos de sangramento de lesão de órgão sólido. Manejar as lesões esplênicas e renais por ressecção rápida. As lesões hepáticas podem necessitar de uma variedade de medidas temporárias, inclusive a manobra de Pringle, para exclusão arterial e portal venosa; pressão manual, empregando as mãos cirúrgicas disponíveis mais experientes; comprimir, usando compressas de laparotomia; e ligar, usando Gelfoam e trombina ou tampão com cateter com balão. Evitar ressecção anatômica, debridamento complexo, técnicas demoradas de fratura digital, e hepatorrafia. A radiologia intervencionista para sangramento hepático, renal, pélvico e muscular complexo é de suma importância e deve seguir imediatamente o procedimento cirúrgico abreviado, quando necessário.
2. **Controle de contaminação**
   a. Controlar lesões de vísceras ocas com ligadura (com adesivos umbilicais), reparo simples (sobre-suturando os defeitos), rápido fechamento com grampos, ou ressecção. O restabelecimento da continuidade gastrintestinal deve ser adiado assim como a formação de estoma e a colocação de tubos de gastrostomia ou jejunostomia.
   b. As lesões de ducto biliar são tratadas temporariamente por drenagem com tubo intraluminal, ligadura, coledocostomia final ou drenagem simples; evitar reconstruções complexas.
   c. As lesões pancreáticas devem ser drenadas e, se necessário, sofrer ressecção simples para controlar as secreções pancreáticas. O fluxo de suco pancreático, quando não sofre diminuição, danifica severamente os tecidos vizinhos e compromete os esforços posteriores de reconstrução. **Crítico é uma drenagem de aspiração fechada ampla de lesões pancreáticas, colocada lateralmente.**
3. **Compressão.** Aplicar compressas de laparotomia sobre todas as superfícies dissecadas e quaisquer lesões de órgãos sólidos. É possível "sobrecomprimir" a cavidade abdominal. A compressão deve ser justa o suficiente para fornecer tamponamento adequado sem impedir o retorno venoso ou o fornecimento de sangue arterial.
4. **Fechamento abdominal.** Apesar de alguns recomendarem fechamento com clipe da pele para fechamento rápido da parede abdominal, nós recomendamos uma sutura contínua e corrente da pele apenas. O fechamento da fáscia, nesta conjuntura, leva tempo e leva à perda desnecessária de fáscia, o que complica o fechamento definitivo posteriormente. Entretanto, às vezes, mesmo o fechamento da pele não é possível devido a um edema intestinal maciço. Neste evento, a compressão

e o fechamento com membrana plástica de camadas adesivas e não-adesivas são recomendáveis. Com esta técnica, o plástico (p. ex., um saco de cassetes de radiografia ou uma bolsa intestinal) pode ser moldado e colocado sob as bordas da fáscia. A alternativa é usar uma toalha dentro de um plástico adesivo. Colocar compressas de laparotomia sobre o plástico para manter os intestinos perto do nível da fáscia. Colocar os drenos de aspiração fechada nas valetas subcutâneas e uma membrana plástica adesiva sobre a pele com compressas para fechar e assegurar o curativo. A aplicação de uma aspiração baixa contínua de parede permite um tampão de **vac-pac** e um excelente manejo de ferimento com mínima formação de fístula.

a. Como abordagem alternativa, uma substância não-adesiva, como uma bolsa endovenosa esterilizada ("bolsa de Bogotá"), pode ser costurada à pele ou à fáscia.

5. **Armadilhas.** Durante o curso desta técnica, reavaliar continuamente a adequação do controle de dano. Nesta situação, é importante lembrar que sangramento ou contaminação incompletamente controlados **não** responderão à compressão. Portanto, a lesão que não é controlada adequadamente ou passa despercebida certamente levará à morte do paciente. Como já mencionado, em circunstâncias selecionadas, a angiografia é um acessório importante para lesões que são incompletamente controladas na SC, o que pode ser especialmente útil para sangramento hepático, pélvico ou retroperitoneal.

   Por outro lado, se fatores insuficientes asseguram o controle de dano, o paciente estará sujeito a um atraso desnecessário para a cirurgia definitiva. Vários fatores influenciam a duração do tempo e a aplicação do controle de dano; a experiência e o bom senso são essenciais nesta decisão.

B. Controle de dano, fase II. Reanimação secundária: partindo o ciclo vicioso.

1. **Maximização da hemodinâmica.** A chave para resolver a acidose metabólica e a eliminação subseqüente do ácido lático acumulado é o restabelecimento de perfusão tecidual adequada, o que pode ser dirigido por monitores invasivos. Freqüentemente estes monitores não são colocados durante a fase I do controle de dano, devido à competição de prioridades durante esta fase de reanimação. A colocação de uma linha arterial e o emprego de monitoramento com cateter de Swan Ganz são essenciais na fase II do controle de dano. Muitas instituições usam cateteres de Swan Ganz para dirigir a reanimação baseando-se no suprimento de oxigênio e as curvas de consumo. Além disso, o *clearance* de ácido lático ajuda a prever a sobrevida destes pacientes.

2. **Reaquecimento interno.** O reaquecimento interno imediato e ativo não apenas melhora a perfusão, mas também ajuda a reverter a coagulopatia. Várias técnicas foram sugeridas, inclusive lavagem pleural e gástrica com líquidos quentes, aumento da temperatura ambiente, administração de líquidos quentes utilizando dispositivos de infusão rápida, dispositivos de aquecimento externos e dispositivos de circulação extracorpórea como um *bypass* venovenoso e um *bypass* arteriovenoso (ver Capítulo 42). A incapacidade de reaquecer um paciente se correlaciona a aumentos na mortalidade; a hipotermia pós-operatória prolongada se correlaciona com aumentos na morbidade. A incapacidade de reaquecer um paciente sugere que este paciente esteja apresentando um sangramento em curso. Uma abordagem combinada de medidas tanto de aquecimento ativo quanto de aquecimento passivo é recomendável.

3. **Correção da coagulopatia**

   a. Os fatores desencadeantes da coagulopatia nestes pacientes incluem hipotermia, levando a alterações tanto qualitativas quanto quantitativas da cascata da coagulação; disfunção da agregação plaquetária; alterações na fibrinólise; acidose metabólica persistente, levando à sedimentação microvascular e a alterações na interação entre hemácias e plaquetas; e diluição, provocada pela administração de grandes volumes de cristalóides e papas de hemácias, ambos destituídos de fatores de coagulação e plaquetas.

   b. A terapia-padrão para corrigir a coagulopatia inclui a reversão da hipotermia e a administração de plasma fresco congelado (PFC), que é rico em fatores V e VIII. A repleção de fatores de coagulação com PFC é dirigida por amostragem seriada para PTT e PT. Os níveis de plaquetas também podem ser acompanhados, administrando-se plaquetas conforme a necessidade. Os níveis de fibrinogênio também devem ser medidos e, se necessário, deve-se administrar crioprecipitado. O mais importante é que todos os fatores de repleção devem ser aquecidos antes de serem administrados e, se necessário, **oferecidos como infusões contínuas até que a coagulopatia seja revertida.**

4. **Suporte ventilatório completo.** Durante a reanimação secundária crítica, os pacientes devem permanecer sedados e em sincronia com o ventilador. Freqüentemente é necessária a paralisia química para suporte ventilatório e controle máximos. Os benefícios desta abordagem pesam muito mais que os riscos associados a um presumível atraso no reaquecimento secundário a bloqueio neuromuscular. A maximização da perfusão não pode ocorrer sem uma excelente saturação de oxigênio.
5. **Identificação continuada da lesão.** A completa identificação da lesão é essencial durante a fase II do controle de dano. Um outro exame físico completo, a pesquisa terciária, deve incluir exames radiográficos adicionais de fraturas recém-descobertas e completar o exame de coluna vertebral. Tomografias computadorizadas (TC) adicionais devem ser obtidas conforme o necessário.
6. **Monitoramento para a síndrome do compartimento abdominal.** As pressões da bexiga devem ser transduzidas a cada 4 ou 6 horas para identificar aumentos da pressão intra-abdominal. A hipertensão intra-abdominal é classificada e tratada como segue: grau I (< 15 mmHg) – reanimação normovolêmica; grau II (15-25 mmHg) – reanimação hipervolêmica; grau III (25-35 mmHg) – reanimação hipervolêmica com abertura do fechamento abdominal ou ajuste do curativo **vac-pac** à beira do leito; e grau IV (> 35 mmHg) – reanimação hipervolêmica com retorno para a SC para exploração.
7. **Armadilhas**
   a. **Síndrome do compartimento abdominal** (ACS – ***abdominal compartment syndrome***) (ver Capítulo 30): caracteriza-se clinicamente pelo aumento das pressões ventilatórias (pico de pressão inspiratória > 60 cmH_2O), diminuição da PaO_2, e diminuição do débito urinário (a partir da diminuição da perfusão de órgão final). O diagnóstico pode ser feito apenas com estes três campos clínicos; entretanto, muitos acreditam que estes são sinais tardios da ACS. Atuando nesta conjuntura, é mais provável que a isquemia de órgão final tenha estado em curso e danos secundários consideráveis já tenham ocorrido. Está claro que com o aumento da pressão intra-abdominal, o retorno venoso é retardado e a perfusão de órgão final está significativamente diminuída. Portanto, é mandatório o monitoramento transduzido da pressão da bexiga. Em graus mais elevados de hipertensão intra-abdominal, abrir o abdome para evacuar coágulos e substituir as compressas, de acordo com a necessidade, o que pode ser feito na UTI, mas é mais bem realizada na SC, principalmente se houver suspeita de fonte de sangramento persistente ou lesão despercebida. As descrições iniciais de ACS incluíam discussões de uma síndrome de reperfusão letal que ocorria no momento da liberação abdominal caracterizada por morte súbita.
   b. A síndrome do compartimento abdominal pode ser evitada deixando-se o abdome aberto na laparotomia inicial de controle de dano e aplicação liberal da técnica de "vac-pac".
   c. **Reoperação para sangramento.** A necessidade de reoperação imediata com base em hemorragia em curso e fora de controle deve ser avaliada continuamente. Após a maximização hemodinâmica, o aquecimento interno e a correção da coagulopatia terem sido alcançados, uma necessidade de mais de duas unidades de papa de hemácias (PRBCs) por hora pode indicar a necessidade de reexploração imediata. Esta decisão é difícil e requer julgamento experiente mais do que regras absolutas. Se a fisiologia normal não pode ser alcançada ou se a fisiologia normal foi restaurada e depois deteriorou, é indicada a reoperação. Tanto um sangramento vigente quanto a síndrome do compartimento abdominal podem prevenir a restauração fisiológica. Retornar à SC é mandatório para reinspeção para lesão despercebida ou inadequadamente controlada e uma tentativa adicional de controle definitivo da hemorragia. Se necessário, o abdome pode ser recomprimido com compressas e deixado aberto utilizando um fechamento **vac-pac** ou uma outra membrana sintética para fazer a ponte da abertura abdominal.

d. O controle do tempo para o retorno à SC para laparotomia definitiva é de suma importância, e deve se basear no restabelecimento da fisiologia normal; o tempo médio para a restauração da fisiologia normal é de cerca de 36 horas. Neste período de tempo, pouca dificuldade com coagulopatia recorrente ou desequilíbrio eletrolítico será observado na segunda cirurgia. Além disso, isto permite bastante tempo para uma pesquisa terciária completa, exames radiográficos adicionais e o planejamento por consultores de manejo definitivo de lesões associadas. Apesar de um retorno prematuro à SC poder resultar em coagulopatia e recompressão, o retorno prolongado e retardado pode levar a um aumento na taxa de infecção intra-abdominal e a oportunidade perdida para reparo definitivo de lesões associadas.

C. Controle de dano, fase III. Segunda cirurgia.

1. Reinspeção e reconstrução

a. Todas as áreas anteriormente comprimidas devem ser cuidadosamente inspecionadas e a hemostasia meticulosa obtida em áreas que ainda estão sangrando. Os órgãos sólidos, que foram comprimidos, necessitam de maior cuidado e de maior atenção. Remover cuidadosamente as compressas com volumes copiosos de irrigação e obter hemostasia passo a passo, o que pode ser feito empregando-se o eletrocautério, coagulação com feixe de argônio, preparações de trombina, ou outros materiais desencadeantes de coagulação. Ligar com sutura outras lesões vasculares ainda vasando. Se foi empregado um *shunt* temporário, a reconstrução pode ser feita neste momento utilizando técnicas tradicionais de reconstrução vascular.

b. Inspecionar todos os reparos e ressecções gastrintestinais. Neste ponto, a continuidade gastrintestinal pode ser restaurada. Se necessário, podem ser criados tubos de gastrostomia, tubos de jejunostomia e estomas. Se o fechamento da parede não for realizado, os estomas finais e os tubos de enterostomia devem ser evitados. Em nossa experiência com abdome aberto, estas técnicas estão associadas a uma taxa de complicação descomunalmente elevada, pois a relação do conteúdo abdominal muda para a geometria da parede abdominal anterior após a fase III do controle de dano. Ao invés, as anastomoses primárias devem ser criadas para a continuidade gastrintestinal e os tubos nasogástricos e os tubos nasoduodenais devem ser colocados e conduzidos intra-operatoriamente para descompressão proximal e alimentação, respectivamente. Se de alguma maneira for possível, a anastomose deve ser dissimulada profundamente dentro das bordas da fáscia ou cobertas com omento para permitir um habitat natural e promover o selamento.

2. Fechamento da parede abdominal anterior e manejo do abdome aberto. Existem várias escolhas para o fechamento da parede abdominal anterior. O fechamento primário da aponeurose seguido do fechamento da pele é a melhor opção, se possível. A separação de partes pode mobilizar a linha média o suficiente para permitir o fechamento primário da aponeurose. Se o fechamento da aponeurose não é possível, fechar apenas a pele, com um reparo planejado de hérnia ventral é uma escolha viável. Alguns autores advogaram a colocação imediata de material protético, seguido de fechamento seqüencial da fáscia e da pele, apesar de não acharmos que seja eficaz. Outros advogam a aplicação de curativo vac-pac por vários dias após a fase III do controle de dano no paciente que apresenta edema visceral maciço persistente e em quem o fechamento abdominal simplesmente não é possível. A reaplicação meticulosa do curativo **vac-pac** é da maior importância para minimizar o risco de formação de fístula. A formação de fístula é extremamente incômoda e de manejo difícil neste cenário. Lembrar, estas não são fístulas enterocutâneas, e mais fístulas "enteroatmosféricas" sem um componente subcutâneo; o fechamento espontâneo sem intervenção cirúrgica é impossível. Os relatos iniciais sobre a aplicação do curativo vac-pac indicam uma taxa de formação de fístula < 5%. Quando está claro que os edemas tanto intestinal quanto de parede abdominal anterior não resolverão em uma escala de tempo razoável (5-7 dias), a aplicação de um fechamento fascial em mecha absorvível sem tensão está indicada. Após 7 a 14 dias de cuidados locais de ferimento sobre o enxerto em tela absorvível, um enxerto tradicional de pele com divisão de espessura pode ser colocado sobre um leito de granulação exuberante. O reparo da hérnia subseqüente da parede abdominal pode ser feito com um intervalo de 6 a 9 meses, quando o paciente se recuperou o suficiente. Neste ponto, a reconstrução pode ser realizada através da excisão do enxerto de pele de divisão de espessura, adesiólise completa entre o leito do intestino delgado e o peritôneo parietal, seguido da técnica de separação de componentes da parede abdominal anterior.

3. **Armadilhas.** A segunda operação (controle de dano III) pode ser demorada, com média de 2 a 4 horas, mas geralmente é bem tolerada. Alguns pacientes podem redesenvolver acidose metabólica e hipotermia, e o término abrupto da cirurgia e a reaplicação de compressas podem ser necessários de novo. Em média, as necessidades de produtos sangüíneos pode se elevar a 6 a 8 unidades de papa de hemácias, com uma combinação adequada de PFC. Se a segunda operação deve ser interrompida, os mesmos princípios de julgamento aplicados na fase I do controle de dano devem ser usados e o **vac-pac** aplicado para manejar o abdome aberto.

IV. **Morbidade e mortalidade. O princípio de controle de dano se fundamenta no fato de que a diminuição da mortalidade é alcançada a um custo de um aumento da morbidade.**

A. Uma revisão cuidadosa da literatura revela que a sobrevivência global de pacientes tratados com a abordagem de controle de dano é de 50%; as taxas de sobrevida relatadas abaixam até 30% e se elevam até 77%. Como a técnica de controle de dano é refinada e aplicada com mais agressividade, as taxas de sobrevida continuam a melhorar e podem realmente chegar a 80 ou 90%.

B. A incidência de complicações abdominais é de aproximadamente 35%. Estas complicações incluem abscesso, abscesso intra-abdominal, fístula biliar e gastrintestinal, necrose hepática, obstrução, vazamento anastomótico, fístula pancreática e insuficiência de parede abdominal. As taxas precisas para cada uma destas complicações atualmente são desconhecidas. Além disso, outras complicações (p. ex., febre, pneumonia, insuficiência renal, sepse, síndrome da resposta inflamatória sistêmica, síndrome do sofrimento respiratório do adulto, e síndrome de disfunção de órgãos múltiplos) são freqüentes nestes pacientes severamente traumatizados.

Axiomas

- O controle de dano é uma abordagem de três fases para o paciente traumatizado exsangüinando. Inclui:
  1. Controle cirúrgico abreviado de hemorragia e contaminação.
  2. Reanimação continuada e completa na UTI.
  3. Reparo e reconstrução definitivos.
- O controle de dano requer julgamento cirúrgico refinado.
- Na tentativa de se reanimar o paciente na UTI, o reconhecimento de controle cirúrgico fracassado de sangramento e a necessidade de reexploração são essenciais.
- A síndrome do compartimento abdominal pode ser evitada mantendo-se o abdome aberto.
- O manejo meticuloso do abdome aberto é mandatório para evitar a formação de fístula.

Bibliografia

Abou-Khalil B, Scalea T, Trooskin SZ, et al. Hemodynamic responses to shock in young trauma patients: need for invasive monitoring. *Crit Care Med* 1994;22(4):633-639.

Barker DE, Kaufman HJ, Smith LA, et al. Vacuum pack technique of temporary abdominal closure: a 7-year experience with 112 patients. *J Trauma* 2000;8:201-207.

Burch JM, Moore EE, Moore FA, et al. The abdominal compartment syndrome. *Surg Clin North Am* 1996;76:833-842.

Burch JM, Denton JR, Noble RD. Physiologic rationale for abbreviated laparotomy. *Surg Clin North Am* 1997;77:779-782.

Burch JM, Ortiz VB, Richardson RJ, et al. Abbreviated laparotomy and planned reoperation for critically injured patients. *Ann Surg* 1992;215:476.

Carrillo EH, Spain DA, Wilson MA, et al. Alternatives in the management of penetrating injuries to the iliac vessels. *J Trauma* 1998;44(6):1024-1030.

Cosgriff N, Moore EE, Sauaia A, et al. Predicting life-threatening coagulopathy in the massively transfused trauma patient: hypothermia and acidosis revisited. *J Trauma* 1997;42(5):857-862.

Cushman JG, Feliciano DV, Renz BM, et al. Iliac vessel injury: operative physiology related to outcome. *J Trauma* 1997;2(6):1033-1040.

Fabian TC, Croce MA, Pritchard FE, et al. Planned ventral hernia, staged management for acute abdominal wall defects. *Ann Surg* 1994;219(6):643-653.

Gubler KD, Gentilello LM, Hassantash SA, et al. The impact of hypothermia on dilutional coagulopathy. *J Trauma* 1994;36(6):847-851.
Hirshberg A, Mattox KL. Planned reoperation for severe trauma. *Ann Surg* 1995;222(1):3-8.
Ivatury RR, Diebel L, Porter JM, et al. Intra-abdominal hypertension and the abdominal compartment syndrome. *Surg Clin North Am* 1997;77:783-800.
Mayberry JC, Mullins RJ, Crass RA, et al. Prevention of abdominal compartment syndrome by absorbable mesh prosthesis closure. *Arch Surg* 1997;132:957-962.
Moore EE, Burch JM, Franciose RJ, et al. Staged physiologic restoration and damage control surgery. *World J Surg* 1998;22:1184-1191.
Morris JA, Eddy VA, Rutherford EJ. The staged celiotomy: damage control. *Trauma Quarterly* 1993;10(1):60-70.
Peitzman AB, Heil B, Rivera L, et al. Blunt splenic injury in adults: multi-institutional study of the Eastern Association for the Surgery of Trauma. *J Trauma* 2000;49(2):177-187.
Richardson JD, Polk HC. Reoperation for trauma. *Ann Surg* 1995;222(1):1-2.
Rotondo MF, Schwab CW, McGonigal MD, et al. Damage control: an approach for improved survival in exsanguinating penetrating abdominal injury. *J Trauma* 1993;35(3):375-383.
Rotondo MF, Zonies DH. The damage control sequence and underlying logic. *Surg Clin North Am* 1997;77:761-777.
Shapiro MB, Jenkins DH, Schwab CW, et al. Damage control: collective review. *J Trauma* 2000;49:969-978.
Sherck J, Seiver A, Shatney C, et al. Covering the "open abdomen": a better technique. *Am Surg* 1998;64:854-857.
Smith LA, Barker DE, Chase CW, et al. Vacuum pack technique of temporary abdominal closure: a four year experience. *Am Surg* 1997;63:1102-1107.

30. SÍNDROME DO COMPARTIMENTO ABDOMINAL

Robert A. Maxwell e Marilyn J. Borst

I. **Introdução. A síndrome do compartimento abdominal** (ACS – ***abdominal compartment syndrome***) é uma condição clínica na qual a pressão intra-abdominal elevada (hipertensão intra-abdominal) leva a alterações da perfusão final de órgão das vísceras. Isto resulta em comprometimento respiratório, cardíaco e renal, seguido de falência múltipla de órgãos e morte, se não for apropriadamente diagnosticada e tratada. A instalação pode ser insidiosa ou fulminante, e os clínicos devem ser astutos ao fazer o diagnóstico.

II. **Cenários clínicos.** A ACS foi relatada após a ruptura de reparo de aneurisma de aorta abdominal, hemorragia intraperitoneal, reanimação maciça para queimaduras, pancreatite, íleo, obstrução intestinal, edema intestinal pós-operatório, pneumoperitônio (p. ex., secundário a barotrauma), choque séptico, neoplasia e transplante de fígado; **o cenário mais freqüente é após importante lesão abdominal.** Dois tipos de ACS foram descritos, primário e secundário.

   A. **A ACS primária** ocorre após laparotomia para grande traumatismo abdominal ou outra patologia intra-abdominal. A ACS pode ocorrer mesmo quando o abdome foi deixado temporariamente fechado com prótese (p. ex., "**vac-pacs**", bolsas de cloreto de polivinil, ou tela) e deve ser monitorada em todos os pacientes que requerem reanimação em curso após a laparotomia. **De maneira geral, a causa mais comum de ACS primária é hemorragia persistente,** isquemia e lesão de reperfusão, apesar de o edema visceral a partir das perdas do terceiro espaço também ser um fator importante. A hemorragia pode ser cirúrgica (sangramento em curso) ou não-cirúrgica (coagulopatia ou hipotermia). A hipotermia e a coagulopatia necessitam de correção agressiva antes de retornar à descompressão, mas isto não deve atrasar a reexploração quando as pressões da bexiga excederem 30 mmHg.

   B. **A ACS secundária** se desenvolve em pacientes traumatizados ou queimados **sem** lesão abdominal que requerem reanimação agressiva para trauma maciço de extremidades, lesão vascular ou queimaduras severas (geralmente > 50% da superfície corporal total [TBSA – *total body surface area*]). O mecanismo primário parece ser seqüestro líquido dentro das vísceras provocado por lesão de reperfusão e aumento da permeabilidade capilar.

III. **Manifestações clínicas.** O diagnóstico de ACS é clínico e deve ser considerado em qualquer paciente de traumatismo ou na unidade de tratamento intensivo (UTI) com oligúria e distensão abdominal. O exame físico geralmente revelará um abdome **pétreo** que é característico de ACS.

   A. Os efeitos **pulmonares** ocorrem por meio da elevação do diafragma, o que resulta em diminuição da complacência torácica e pressões de via aérea de pico elevado (> 40 cmH_2O). Os resultados finais são hipoxia, hipercapnia e acidose respiratória.

   B. As manifestações **cardíacas** ocorrem a partir de pressão torácica elevada, o que provoca **pressões de preenchimento normais ou falsamente elevadas (pressão venosa central e pico de pressão capilar pulmonar)**, diminuição do retorno cardíaco e diminuição da complacência cardíaca. O resultado final é uma diminuição do débito cardíaco, principalmente no paciente hipovolêmico, e diminuição da perfusão de órgãos finais.

   C. Os efeitos **renais** ocorrem a partir de direta compressão parenquimatosa e de cava, e diminuição do débito cardíaco, resultando em perfusão diminuída e oligúria.

   D. Os efeitos **gastrintestinais** ocorrem a partir da hipoperfusão dos leitos esplâncnicos (compressão direta e diminuição do débito cardíaco) levando à translocação bacteriana e aumento das complicações sépticas.

   E. Os efeitos **neurológicos** foram recentemente descritos como sendo uma conseqüência da ACS. A elevação da pressão intratorácica apresenta uma obstrução funcional para a drenagem jugular e tem como resultado uma elevação da pressão intracraniana (PIC).

   F. Isquemia da parede abdominal.

IV. **O diagnóstico** de ACS requer um elevado índice de suspeita clínica. As manifestações clínicas foram descritas acima. Outra informação de suporte pode incluir a medida da pressão vesical. Qualquer paciente recebendo **reanimação líquida > 10 l de cristalóide ou 10 U de papa de hemácias (PRBCs)** deve receber monitoramento da pressão vesical. Nas fases iniciais da ACS, quando a oligúria pode ser o único sinal, a medida da pressão intra-abdominal (PIA) pode ser útil.

A. **Pressão vesical,** o método-padrão para estimar a pressão intra-abdominal, pode ser medida à beira do leito por um transdutor de pressão linear arterial ou por um manômetro de coluna de água.

1. **Pinçar** os tubos de drenagem do cateter de Foley logo distalmente à entrada da aspiração.
2. **Injetar** 50 a 100 ml de solução salina estéril para dentro da bexiga com uma seringa com ponta de cateter por meio do cateter de Foley e reconectar ao tubo de drenagem.
3. **Conectar** uma agulha de calibre 16 ao tubo de pressão linear arterial; dar um jato e inseri-la na entrada de aspiração.
4. **Zerar** o sistema na sínfise pubiana enquanto o paciente está em supino. Determinar a PIA com o transdutor no topo da sínfise pubiana.

V. **O tratamento** da ACS se baseia na medida da PIA e na suspeita clínica. A pressão intra-abdominal > 30 mmHg é uma indicação para descompressão abdominal, enquanto que o manejo de pressões entre 20 e 30 mmHg é controverso. A celiotomia de descompressão deve ser considerada com pressões entre 20 e 30 mmHg, com um ou mais dos seguintes: (*a*) pico de pressão de via aérea > 40 a 60 cm H_2O, (*b*) diminuição do débito cardíaco, ou (*c*) oligúria.

A. **A celiotomia descompressiva** para a ACS é uma emergência cirúrgica.

1. **Preparativos pré-operatórios.** Siga as ações seguintes durante a descompressão do abdome para evitar descompensação hemodinâmica: restaurar o volume intravascular; maximizar a oferta de oxigênio; corrigir a hipotermia; e corrigir os defeitos de coagulação.
2. **Instalações operatórias.** Apesar de existir a tentação de realizar a descompressão à beira do leito, geralmente é melhor evitá-la em caso de sangramento corrente ou quando uma lesão despercebida é descoberta. A maioria das UTIs não é o local apropriado para lidar com tais problemas.
3. **Síndrome da reperfusão.** A descompressão abdominal resulta na liberação de vários metabólitos tóxicos e ácidos para dentro da circulação sistêmica que podem levar a depressão cardíaca e hipotensão profundas. Alguns autores recomendam a infusão de 2 l de uma solução consistindo de 1 l de soro fisiológico a 0,45% com 50 g de manitol e 50 mEq de bicarbonato de sódio para evitar a descompensação, apesar de a eficácia desta infusão ser controversa.

B. **Fechamento abdominal.** Uma variedade de técnicas foi utilizada para o fechamento temporário do abdome; são geralmente específicas a cada instituição.

1. **Métodos de fechamento temporário**
   a. Correr uma sutura contínua apenas para fechamento da pele. O fechamento com **clipe** é uma técnica universal para completar rapidamente um procedimento de controle de dano, mas geralmente é inadequado para descomprimir uma ACS.
   b. **Cobertura protética.** Não existe nenhum meio ideal para se lidar com este assunto; várias opções incluem bolsas "Bogotá" (cloreto de polivinil), "***vac-pacs***", cobertura com capa de raios X, tela tecida de vicril, e zíperes fasciais, todos **com o risco importante de formação de fístula.** As bolsas de Bogotá e as capas de raios X estéreis costuradas à pele geralmente são mais baratas e normalmente adequadas se uma retirada precoce for esperada. Uma rede costurada à pele ou à aponeurose funciona bem mas pode ser um problema de manejo de ferimento em casos de ascite de grande porte. O ***vac-pac*** funciona bem sob tais circunstâncias.
   c. Em todos os métodos de fechamento temporário, um material plástico deve ser colocado entre intestino e esponjas ou compressas.
   d. **Proteger a fáscia para fechamento definitivo.**
   e. Manter o domínio abdominal o máximo possível.
   f. Remover o fechamento temporário assim que possível e fechar a fáscia; a diurese pode facilitar o fechamento precoce. O paciente geralmente está pronto para a tentativa de fechamento a partir do dia 3º ao 7º após a lesão.
   g. Fechar a pele se a fáscia não puder ser fechada.

h. Não utilizar tela de polipropileno.
i. Estomas e tubos de alimentação são criados na exploração abdominal final, quando o paciente foi estabilizado.

2. **Métodos de fechamento permanente**
a. **Fechamento primário da fáscia.** Quando o edema visceral é eficiente o bastante, realizar o fechamento da aponeurose. Se o fechamento primário não puder ser realizado por volta do 7º ao 10º dia de pós-operatório, geralmente não acontecerá mais porque o abdome se torna "socado" e será necessária uma reconstrução por estágios.
b. **Enxerto de pele de espessura dividida.** Se o fechamento fascial primário não puder ser realizado e nem mesmo o fechamento da pele seja possível, o intestino geralmente granulará através da rede absorvível para aceitar um enxerto de pele por volta das 3ª ou 4ª semanas de pós-operatório. Este procedimento geralmente permite que um edema de intestino resolva e que as aderências regridam.
c. **Reconstrução adiada da parede abdominal.** Quando o enxerto de pele puder ser facilmente retirado do intestino subjacente, geralmente 6 a 9 meses após o enxerto, a reconstrução da parede abdominal pode ser realizada. Um avanço de aba retoabdominal (técnica de componentes) ou a colocação de prótese permanente geralmente são necessários devido à perda de domínio abdominal.

VI. **Prevenção de ACS**

A. **Deixar o abdome aberto.** Atualmente, é aceito de forma ampla a utilização das técnicas de fechamento temporário após a laparotomia frente a edema visceral significativo, principalmente quando mais seqüestro líquido pode ser esperado.

B. **Corrigir coagulopatias e hipotermia.** As coagulopatias e a hipotermia levam a sangramento não cirúrgico, o que provoca aumento da PIA e requerimentos de reanimação adicionais.

VII. **Morbidade e mortalidade**

A. **Morbidade.** O diagnóstico tardio de ACS leva à translocação bacteriana, aumento das taxas de septicemia e disfunção múltipla de órgãos.

B. **Mortalidade.** A mortalidade da ACS varia de 42 a 68% após a detecção e o tratamento é de 100% naqueles **sem** descompressão. A redução das taxas de morbidade e de mortalidade parece apoiar-se em detecção precoce e manejo imediato e agressivo.

Axiomas

- Deve-se suspeitar de síndrome do compartimento abdominal em qualquer paciente de traumatismo ou queimadura com distensão abdominal e oligúria, apesar de pressões de preenchimento normais ou elevadas.
- Assim como em qualquer síndrome de compartimento, a medida da pressão do compartimento (bexiga) é fundamental para se estabelecer o diagnóstico e deve ser monitorada rotineiramente em pacientes em risco.
- Pacientes com pressão intra-abdominal > 20 mmHg e sinais de comprometimento fisiológico devem ser descomprimidos.
- O fechamento aponeurótico forçado sobre intestino edemaciado ou compressas geralmente é contra-indicado após traumatismo.

Bibliografia

Bloomfield GL, Ridings PC, Blocher CK, et al. Effects of increasing intracranial pressure secondary to acute abdominal compartment syndrome upon intracranial and cerebral perfusion pressure before and after volume expansion. *J Trauma* 1996;40:936-943.

Eddy V, Nunn C, Morris JA Jr. Abdominal compartment syndrome: the Nashville experience. *Surg Clin North Am* 1997;77:801-812.

Fabian TC, Croce MA, Pritchard FE, et al. Planned ventral hernia: staged management for acute abdominal wall defects. *Ann Surg* 1994;219:643-650.

Ivatury RR, Diebel LN, Porter JM, et al. Intra-abdominal hypertension and the abdominal compartment syndrome. *Surg Clin North Am* 1997;77:783-800.

Meldrum DR, Moore FA, Moore EE, et al. Prospective characterization and selective management of the abdominal compartment syndrome. *Am J Surg* 1997;174:667-672.

31. LESÕES GENITURINÁRIAS

Michael Rhodes e Fredrick Giberson

I. **Introdução**
   A. A maioria das lesões geniturinárias (GU) ocorre por força contusa. A melhora das imagens e o estadiamento subseqüente da lesão resultaram em uma tendência em direção a uma abordagem mais conservadora de tratamento. A hematúria é um marcador-chave da lesão de trato urinário; a extensão da hematúria pode guiar a avaliação diagnóstica subseqüente. Uma vez identificada a hematúria, é importante determinar se provém do trato urinário **superior** (rim e ureter) ou **inferior (bexiga e uretra)**. A história, os achados físicos e a trajetória (em lesão penetrante) são importantes para orientar a prioridade de avaliações diagnósticas.

II. **Hematúria** (Fig. 31.1)
   A. **Hematúria microscópica ou macroscópica**
      1. Apesar de uma urina grosseiramente sanguinolenta geralmente implicar em uma lesão significativa, **toda hematúria macroscópica** (qualquer sangue, mesmo rosa-claro, observado a olho nu) merece avaliação mais profunda do sistema GU.
      2. **Hematúria microscópica** (determinada por fita urinária ou exame de urina): é inespecífica, mas geralmente indica a presença de lesão ou infecção. Até 15% das lesões renais **não** apresentarão hematúria; entretanto, a maioria destas representa contusões pequenas. Se possível, os primeiros 5 ml de urina após cateterização devem ser descartados para reduzir os resultados falsos-positivos relacionados a cateter.
      3. Apesar de a fita urinária e o exame de urina com quantificação das hemácias não se correlacionarem bem, suas sensibilidade e especificidade como exames independentes são equivalentes. A quantificação absoluta dos números de hemácias não é necessária.
   B. **Hematúria microscópica**
      1. A quantificação da positividade (1+, 2+, 3+, 4+) da fita urinária foi utilizada por alguns médicos para determinar a necessidade de imagens GU. Entretanto, uma abordagem **seletiva** emergiu recomendando que a **hematúria microscópica** de qualquer quantidade deve indicar imediatamente **apenas** o estudo **por imagem** em pacientes com **achados físicos** e **mecanismo de lesão** específicos que sugerem lesão GU (isto é, golpe no flanco, lesão de pernas escarranchadas). Estes incluem:
         a. Lesões penetrantes de proximidade
         b. Crianças (< 15 anos de idade)
         c. Adultos com lesão contundente e:
            - Dor ou sensibilidade de flanco.
            - Massa em flanco, costelas inferiores fraturadas, ou fratura de coluna vertebral.
            - História de hipotensão (mesmo se transitória).
            - Lesões múltiplas.
            - Lesão de pernas escarranchadas.
            - História de impacto de alta energia (p. ex., colisão automobilística).

III. **Testes diagnósticos**
   A. **Uretrograma**
      1. O uretrograma está indicado em qualquer suspeita de lesão uretral. Obtém-se o uretrograma colocando-se um pequeno cateter aproximadamente 2 cm dentro da uretra distal e instilando 10 ml de contraste a 30% enquanto se oclui o meato uretral, o que também pode ser feito através de um cateter de Foley parcialmente avançado.
      2. O uretrograma deve ser realizado em um ângulo oblíquo de 30°.
   B. **Cistograma**
      1. Após assegurar-se de que não há lesão uretral presente, coloca-se um cateter de Foley, através do qual um mínimo de 300 a 400 ml de contraste (p. ex., Renografin a 30%) são infundidos por **gravidade.** É importante distender completamente a bexiga para evitar que pequenas lesões passem

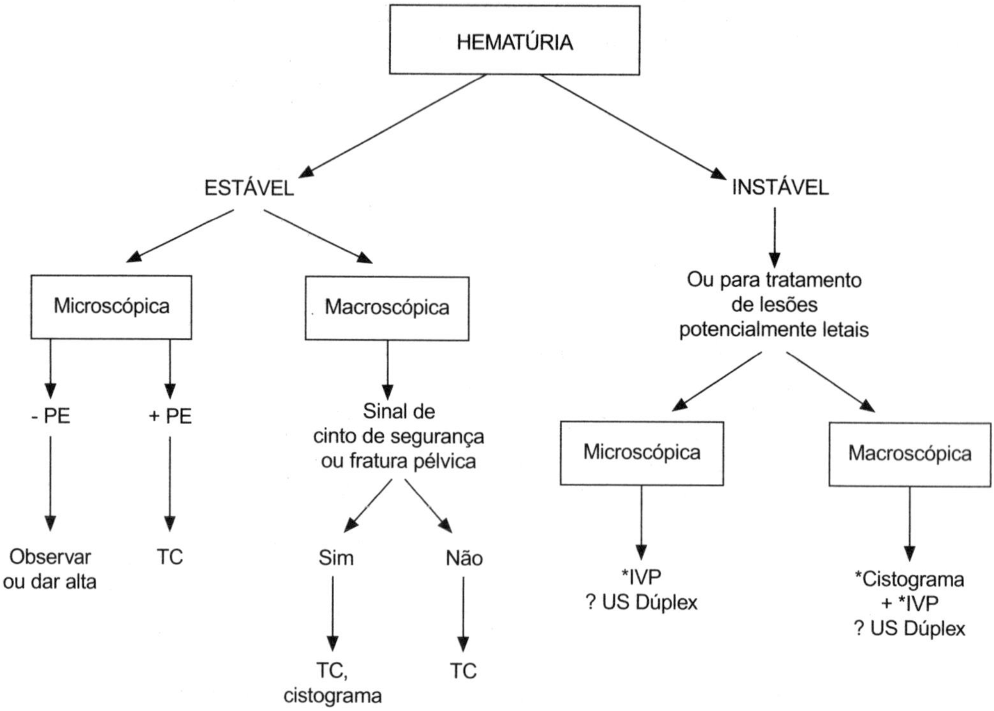

FIG. 31.1. Flexograma de hematúria. PE = massa em flanco, dor em flanco, fratura de costelas inferiores, fratura de coluna vertebral, hipotensão (mesmo que parasitária);* rápido estudo portátil na área de ressuscitação do trauma ou sala de cirurgia.

despercebidas. Uma radiografia de toda a bexiga é obtida para procurar rupturas intraperitoneais e grandes rupturas extraperitoneais. Obtém-se uma radiografia pós-miccional para detectar pequenas rupturas, principalmente em lesão extraperitoneal ou penetrante. A maioria dos cistogramas é realizada na área de reanimação em pacientes com urina intensamente sanguinolenta e traumatismo pélvico evidente. Pode ser eficaz, nestas circunstâncias, obter-se o cistograma como parte da radiografia de pelve original. A preocupação de se mascarar uma fratura pélvica com o contraste não é fundamentada porque as fraturas são pequenas e estáveis que não afetam a reanimação imediata e, subseqüentemente, serão identificadas por tomografia computadorizada (TC) da pelve.

2. A cistografia TC, uma alternativa que pode ser utilizada em pacientes estáveis, é geralmente realizada pinçando-se o cateter uretral antes de se realizar uma TC abdominal. Entretanto, se a bexiga não estiver distendida, a injeção de contraste para dentro da bexiga pode ser necessária. A cistografia TC é muito útil para identificar pequenas rupturas, porque grandes rupturas geralmente estão presentes com urina intensamente sanguinolenta e são identificadas na radiografia pélvica ou na cistografia na área de reanimação.

C. TC

1. A TC é o teste diagnóstico de escolha para traumatismo renal. É superior ao pielograma endovenoso (IVP – *intravenous pyelogram*), pois pode ser avaliada tanto a integridade vascular do rim quanto qualquer lesão associada. A TC é o padrão de excelência para estadiamento de traumatismo renal. Está emergindo como um teste útil para lesão ureteral e vesical em casos selecionados.

D. Arteriografia

1. A arteriografia é empregada no traumatismo renal para delinear a integridade vascular do rim em condições clínicas nas quais a TC é indeterminada (p. ex., não funcionamento do rim na TC é sugestivo de trombose arterial renal traumática).
2. Arteriografia seguida de colocação de *stent* terapêutico ou embolização tem sido empregada em casos selecionados de traumatismo renal.

E. Pielograma endovenoso

1. A TC para estadiamento de traumatismo renal superou a IVP. **A IVP de uma projeção** (2 mg/kg de contraste endovenoso [e.v.] a 50% em gotejamento aberto, seguido de uma chapa em 10 minutos) apresenta um papel **limitado** para o paciente que está sendo transportado para a sala de cirurgia (SC) ou na SC para laparotomia emergente para delinear a presença de função renal bilateral.
2. A IVP pode ser útil em casos suspeitos/selecionados de traumatismo ureteral.

F. Ultra-sonografia

1. A ultra-sonografia pode rapidamente delinear o parênquima renal e tecidos adjacentes e fornece evidência de que um estudo adicional (p. ex., TC) pode ser necessário.
2. É uma técnica excelente para avaliar o rim transplantado lesionado.
3. A ultra-sonografia é o teste de escolha para identificar lesão testicular.
4. Pode ajudar a identificar fluxo sangüíneo renal intra-operatoriamente quando combinada com Doppler (dúplex).

IV. **Lesão renal** (Fig. 31.2)

A. Mecanismo

1. Das lesões renais nos Estados Unidos, 80% são por trauma contuso, resultando em uma perda do rim em 5%. As lesões penetrantes compreendem 20%, resultando em uma perda renal mais elevada (40%).

B. Diagnóstico

1. A presença de hematúria, mecanismo de lesão e achados físicos (ver seção II. *Hematúria*).
2. O estadiamento do traumatismo renal é feito por TC ou durante a cirurgia (ver Apêndice A).

C. Tratamento

1. **O tratamento não-cirúrgico** de traumatismo renal (graus I a III) se tornou padrão. Se a lesão é adequadamente estagiada, o manejo não-cirúrgico tem êxito para contusões, lacerações contidas, para a maioria das lesões com extravazamento moderado de urina, ou quando se observa sangue em pacientes **hemodinamicamente estáveis.**

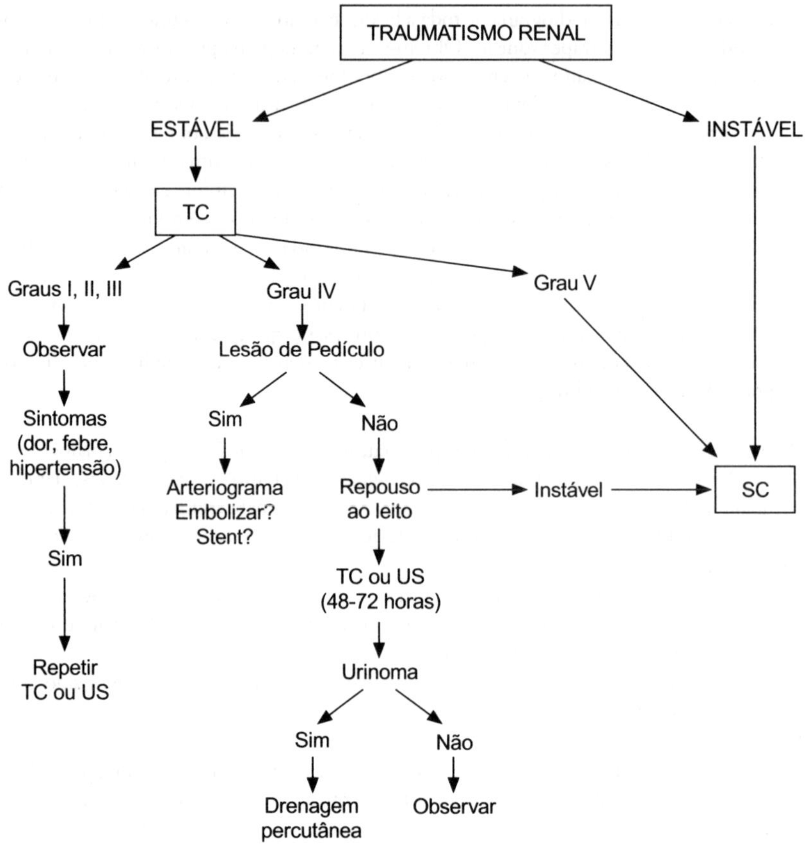

FIG. 31.2. Fluxograma do trauma renal.

2. O tratamento cirúrgico está indicado para pacientes que estão instáveis, aqueles que sofreram uma lesão hilar ou de pedículo, e pacientes com extravazamento acentuado de urina ou sangue (grau IV). Se o abdome for explorado por outras razões, deve ser mantida uma decisão acerca da exploração renal para hematomas retroperitoneais pulsáteis ou expansivos. Uma IVP intra-operatória pode ser necessária para avaliar a função renal bilateral. A palpação da artéria renal ou o Doppler intra-operatório, a ultra-sonografia (Dúplex), ou ambos podem ser úteis na determinação do fluxo sangüíneo renal.
3. No paciente estável, pode ser útil obter um controle vascular proximal antes de destampar o hematoma perirrenal. Este controle é mais bem obtido praticando-se uma incisão no mesentério logo medial e inferiormente à veia mesentérica inferior (Fig. 31.3), o que permite acesso para os vasos renais tanto esquerdos quanto os direitos.
4. No paciente **instável**, pode ser necessário proceder-se com uma **nefrectomia em cunha**, onde o hematoma é rapidamente mobilizado seguido de pinçamento do hilo renal.
5. O controle vascular proximal aumenta a taxa de salvamento renal. O reparo do parênquima renal, com ou sem heminefrectomia, pode apresentar resultados excelentes (Fig. 31.4). O reforço do reparo com omento ou tela pode ser uma alternativa útil. É indicada uma ampla drenagem.
6. A lesão traumática de vaso hilar geralmente resulta em nefrectomia. Entretanto, a veia renal esquerda pode ser ligada proximalmente à veia gonadal sem comprometer o salvamento renal.
7. **A trombose arterial renal** traumática geralmente resulta em perda renal. Apesar de o salvamento renal ter sido obtido com reparo arterial quando o tempo de isquemia quente foi menor que 4 horas, isto é incomum sem intervenção cirúrgica e reparo precoces. O manejo não-cirúrgico geralmente é recomendado para pacientes estáveis, exceto no caso de lesão bilateral ou ausência de um rim contralateral. A trombólise radiográfica intervencionista e a colocação de *stent* foram relatadas. A recanalização espontânea de parte ou de toda a artéria renal foi relatada. A dor de flanco e a hipertensão são seqüelas possíveis da trombose arterial renal, que pode resolver espontaneamente.

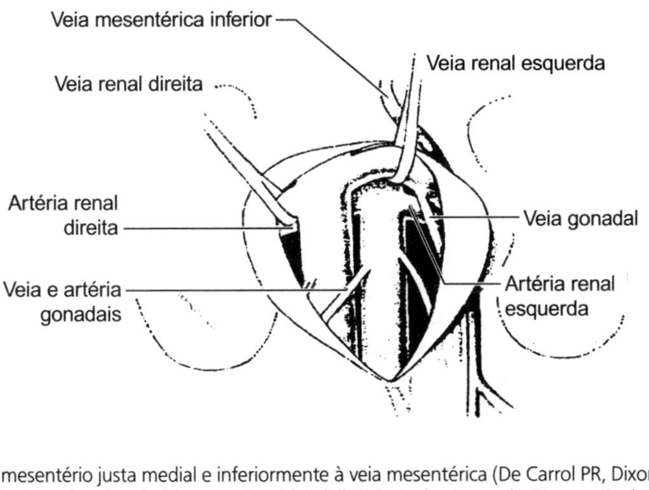

FIG. 31.3. Incisão do mesentério justa medial e inferiormente à veia mesentérica (De Carrol PR, Dixon CM, McAninch JW. The management of renal and uretral trauma. Em: Blaisdell FW, Trunkey DD, eds. Trauma, 2nd ed. New York: Thieme, 1993:260, com autorização.)

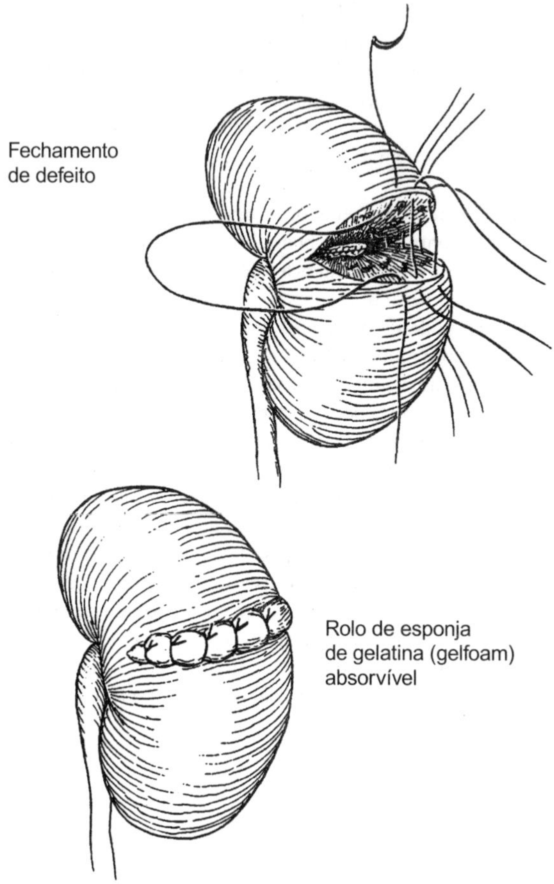

FIG. 31.4. Reparo do parênquima renal. (De Carrol PR, Dixon CM, McAninch JW. The management of renal and uretral trauma. Em: Blaisdell FW, Trunkey DD, eds. Trauma, 2nd ed. New York: Thieme, 1993:260, com autorização.)

8. Um pequeno defeito da íntima da artéria renal pode ser tratado de forma conservadora. Rupturas maiores geralmente requerem reparo ou *stent* endovascular.

D. **Complicações**

1. A mortalidade do traumatismo renal está diretamente relacionado às lesões associadas.
2. Um urinoma pós-operatório ou um abscesso podem freqüentemente ser tratados com êxito com drenagem percutânea. A operação pode ser necessária para o insucesso da drenagem percutânea.
3. A hipertensão após a lesão pode ocorrer em até 5% dos pacientes que sofreram traumatismo renal e podem apresentar um início retardado de até 6 meses após a lesão, o que geralmente é autolimitado, mas pode necessitar de terapia anti-hipertensiva. Em raras ocasiões, é necessária a nefrectomia.

V. **Lesão ureteral**

A. **Mecanismo**

1. A maioria das lesões ureterais ocorreu por traumatismo penetrante, principalmente ferimentos por arma de fogo. Uma elevada incidência de lesões associadas é observada, e o tratamento depende da localização, da extensão e do tempo decorrido desde a lesão.

a. As anomalias congênitas do sistema de drenagem são freqüentes (p. ex., sistema de coleta duplo).

2. A lesão contusa do ureter é rara e geralmente ocorre na pelve renal como uma lesão de arrancamento. Raramente a compressão ureteral pode resultar de hematoma retroperitoneal ou seqüestro em uma fratura pélvica.

B. **Diagnóstico**

1. **A IVP e a TC** podem ser testes diagnósticos complementares para lesão ureteral.
2. Em casos selecionados, um ureterograma retrógrado é necessário para diagnóstico e tratamento.

C. **Tratamento**

1. A maioria das lesões ureterais é tratada com reparo primário e colocação de *stent*. O ureter deve ser reparado com suturas interrompidas absorvíveis de forma hermética usando extremidades espatuladas. As nefrostomias derivadas são às vezes necessárias para grandes lesões ureterais proximais.
2. Uma lesão ureteral distal pode requerer que se faça um túnel do ureter distal para dentro da bexiga ou a mobilização de uma pequena parte da bexiga para facilitar a anastomose (fecho de psoas, retalho de Boari).
3. A transureteroureterostomia pode ser necessária em circunstâncias incomuns nas quais um segmento de ureter é perdido ou está presente contaminação grosseira.
4. Se um grande segmento de ureter estiver faltando, o autotransplante do rim para a pelve pode ser feito.
5. Em pacientes profundamente instáveis, principalmente dentro do planejamento do controle de dano, o ureter pode ser exteriorizado com um cateter como uma ureterostomia ou ligado com o colo proximal derivado por nefrostomia (ver Capítulo 29).

D. **Complicações**

1. As complicações do reparo ureteral incluem vazamento, abscesso, ruptura e estenose.

VI. **Lesão de bexiga**

A. **Mecanismo**

1. **A maioria das rupturas de bexiga** se deve a traumatismo contuso; 80% são extraperitoneais e 20% são intraperitoneais. A ruptura extraperitoneal geralmente é provocada por fratura pélvica. A ruptura intraperitoneal está associada a uma bexiga cheia no momento do impacto, menos freqüentemente com fratura pélvica.
2. A lesão de bexiga por traumatismo penetrante pode ser oculta e requerer imagens mais precisas. Entretanto, o diagnóstico é feito com freqüência no intra-operatório durante a pesquisa de outras lesões.

B. **Diagnóstico**

1. Qualquer paciente com intensa hematúria que apresente um sinal de cinto de segurança ou uma fratura pélvica deve ser submetido a um cistograma. O cistograma deve ser realizado antes de uma lavagem peritoneal diagnóstica (LPD) porque a identificação de uma ruptura intraperitoneal de bexiga previne a necessidade de uma LPD.
2. **Na avaliação de traumatismo penetrante**, geralmente é útil obter uma IVP ou uma TC antes de um cistograma, para que o contraste não oblitere uma lesão ureteral distal.
3. Recomenda-se um cistograma pós-miccional para lesão contundente para detectar pequenas lacerações. Um cistograma realizado adequadamente (bexiga cheia) geralmente detectará uma lesão clinicamente significativa.
4. É importante diferenciar entre lesões extraperitoneais e intraperitoneais. Uma ruptura **extraperitoneal** de bexiga está geralmente associada a fraturas dos ramos púbicos superiores ou inferiores. O cistograma apresenta um aspecto de "**explosão solar**" característico.
5. **As rupturas intraperitoneais** estão freqüentemente associadas a lesões de cinto de segurança com ruptura do domo da bexiga. O cistograma apresenta um aspecto característico de **delineamento com pigmento livre das alças intestinais.** O tratamento da ruptura intraperitoneal da bexiga requer uma laparotomia, e estudos intra-abdominais adicionais geralmente não estão indicados.

C. Tratamento

1. **A ruptura intraperitoneal da bexiga** requer laparotomia exploradora e reparo.
   a. Várias camadas, suturas herméticas absorvíveis, drenagem da bexiga.
2. **As pequenas rupturas extraperitoneais de bexiga** podem ser manejadas apenas com drenagem de bexiga, mas rupturas com extravazamento acentuado geralmente são reparadas.
3. Um tubo suprapúbico é colocado se o paciente precisar permanecer em supino, enquanto que um cateter urinário pode ser essencial para o paciente que se move.

VII. **Lesão uretral**

A. Mecanismo

1. **O mecanismo de lesão uretral geralmente é contuso.** A uretra posterior sofre lesão com mais freqüência em homens e geralmente está associada à fratura pélvica; a uretra anterior pode apresentar lesão em traumatismo penetrante.
2. Uma lesão de pernas escarranchadas pode provocar traumatismo uretral na ausência de uma fratura pélvica.
3. A lesão da uretra feminina é rara, exceto em fraturas pélvicas abertas.

B. Diagnóstico

1. **Um alto índice de suspeita é necessário em homens sofrendo traumatismo pélvico contuso, com equimose escrotal, edema ou equimose do períneo; sangue na uretra; uma próstata conspícua no exame retal; ou a incapacidade de se passar uma sonda urinária.**
2. O diagnóstico é feito por um uretrograma, que pode ser feito através de um cateter parcialmente avançado (ver III.A).

C. Tratamento

1. Apesar de que o reparo imediato tem sido realizado com êxito em alguns centros, o tratamento tradicional é uma cistostomia suprapúbica e um reparo retardado da lesão uretral. Ocasionalmente e em mãos experientes, um cateter urinário pode ser suavemente avançado para fazer um *stent* na lesão uretral, o que temporariamente trata a lesão e facilita o reparo subseqüente. Com freqüência, entretanto, os segmentos uretrais estão desviados e não podem ser reaproximados até que resolva o edema.

VIII. **Lesão escrotal**

A. Mecanismo

1. O mecanismo pode ser traumatismo contundente ou penetrante.

B. **Um grande hematoma escrotal** não é incomum a partir de fratura pélvica e extravazamento de sangue. Apesar de que o escroto pode se tornar grande e tenso, a resolução é comum com tratamento conservador de higiene e elevação.

C. **Um hematoma testicular** pode ser difícil de diagnosticar por exame físico.

1. O diagnóstico geralmente é feito com ultra-sonografia. Está indicado o reparo precoce.

D. Em ferimentos nos quais a bolsa escrotal está desvitalizada (p. ex., lesões por explosão e arrancamentos), os testículos expostos podem ser temporariamente enterrados no tecido subcutâneo da coxa ou do abdome até que seja realizado um reparo de ferimento posterior.

IX. **Lesão peniana**

A. Diagnóstico

1. **A fratura peniana** é geralmente diagnosticada na história. Ocorre com freqüência no pênis ereto e é imediatamente seguida de dor severa e deformidade. É necessária uma urgente consulta urológica.

B. Tratamento

1. As lacerações ou fraturas do pênis requerem reconstrução por um urologista.

X. **Lesão vaginal**

A. Mecanismo

1. Geralmente ocorre através de trauma contuso e pode estar associada à fratura pélvica.

B. Diagnóstico

1. **Em mulheres com fratura pélvica,** um exame pélvico com inspeção com espéculo do espaço vaginal **é mandatório** para evitar deixar passarem despercebidas lesões ocultas.
2. O exame é mais bem obtido na paciente anestesiada na posição de litotomia.

C. Tratamento

1. O tratamento é o fechamento simples e, ocasionalmente, a drenagem.

Axiomas

- Todos os pacientes traumatizados com hematúria macroscópica necessitam de avaliação mais profunda.
- Avaliar a hematúria microscópica pelos achados físicos e pelo mecanismo de lesão.
- Em pacientes estáveis com lesão renal, o estadiamento por TC é essencial para estratégias subseqüentes de manejo.
- A trombose de artéria renal geralmente é tratada não-cirurgicamente, a menos que seja bilateral ou que haja ausência de um segundo rim.
- A maioria das lesões ureterais ocorre por trauma penetrante.
- Muitas leões extraperitoneais de bexiga podem ser tratadas apenas com drenagem da bexiga.
- Deve ser realizado um uretrograma antes da colocação de um cateter uretral nos pacientes homens com sangue no meato peniano, com equimose perineal ou uma próstata indistinta ao exame retal.

Bibliografia

Elliott DS, Barrett DM. Long-term follow-up and evaluation of primary realignment of posterior urethral disruptions. *J Urol* 1997;157(3):814-816.

Mee SI, McAninch JW. Indications for radiographic assessment in suspected renal trauma. *Urol Clin North Am* 1989;16:187-192.

Peterson NE. Genitourinary trauma. In: Mattox KL, Feliciano DV, Moore EE, eds. *Trauma,* 4th ed. New York: McGraw-Hill, 2000:839-878.

Santucci RA, McAninch JW. Diagnosis and management of renal trauma: past, present, and future. *J Am Coll Surg* 2000;191(4):443-451.

Villas PA, Cohen G, Putnam SG III, et al. Wallstent placement in a renal artery after blunt abdominal trauma. *J Trauma* 1999;46(6):1137-1139.

32. LESÕES ORTOPÉDICAS

Bruce H. Ziran e Paul T. Freudigman

I. **Princípios gerais de luxações e fraturas**

A. As fraturas e as luxações ocorrem em um número significativo de pacientes traumatizados, resultando de força indireta ou direta. A avaliação de um paciente traumatizado com uma fratura ou uma luxação sempre inclui uma verificação completa do sistema musculoesquelético. Dar atenção cuidadosa ao mecanismo de lesão, o que auxilia no tratamento do paciente e fornece informação prognóstica.

1. **A luxação** é definida como uma perda completa do contato articular entre dois ossos em uma articulação; isto ocorre com lesão severa de tecidos ligamentares e capsulares. **Definir a direção da luxação** com a peça distal descrita em relação à articulação ou ao osso proximais. A maioria das luxações necessita de redução urgente para evitar complicações. As luxações devem ser identificadas durante a pesquisa secundária.
   a. Os achados do exame da luxação articular incluem dor, perda de movimento, encurtamento da extremidade e lesões nervosas ou vasculares associadas (Quadro 32.1).
   b. **A redução das principais luxações deve ocorrer assim que possível após se completar a pesquisa secundária.** A redução é realizada geralmente com sedação endovenosa e com delicadeza mais do que com força. Ocasionalmente é necessária a anestesia geral para a redução.
2. **A subluxação** se refere à perda parcial da congruidade articular; permanecem estruturas capsulares e ligamentares suficientes para evitar a luxação completa. Em um *continuum*, a subluxação representa menos lesão do que a luxação, apesar de uma luxação completa que reduziu parcialmente com a contração elástica da parte mole poder equivocadamente parecer ser uma subluxação.
3. **Uma fratura** é uma quebra estrutural da continuidade óssea. Os sinais clínicos incluem dor, deslocamento, encurtamento, edema e perda de função. As fraturas são classificadas como **abertas** (comunicam-se com o ambiente externo) ou **fechadas**. A deformidade clínica deve ser descrita assim como o estado das partes moles e as estruturas neurovasculares. **As fraturas são descritas de acordo com um esquema universal.**
   a. A peça distal é descrita em relação à peça proximal.
   b. As fraturas são classificadas de acordo com:
      (1) **Padrão** (transversa, oblíqua, em espiral, ou outro).
      (2) **Morfologia:** simples (duas partes) ou cominutiva (três ou mais partes).
      (3) **Localização** (proximal, média ou distal; extra-articular ou intra-articular).
      (4) Parâmetros radiográficos (p. ex., **deslocamento, angulação, rotação, encurtamento, aposição**).
   c. O grau de lesão de parte mole em fraturas fechadas ou abertas é importante. Uma lesão extensa de parte mole aumenta o risco de desenvolvimento da síndrome do compartimento.
4. As fraturas **pediátricas** são ainda classificadas de acordo com seu envolvimento físico (**placa de crescimento**) (classificação de Salter-Harris).
   a. **Tipo I:** deslocado ou não-deslocado através da placa de crescimento.
   b. **Tipo II:** pequeno fragmento metafisário.
   c. **Tipo III:** intra-articular através da epífise.
   d. **Tipo IV:** através da metáfise e da epífise.
   e. **Tipo V:** severo esmagamento da placa de crescimento (não pode ser determinado agudamente, somente após a interrupção do crescimento)

Quadro 32.1 Lesões neurovasculares associadas a fraturas ou luxações

Lesão ortopédica	Lesão neurovascular
Deslocamento anterior do ombro	Lesão de nervo axilar, lesão de artéria axilar
Fratura umeral em seta	Lesão de nervo radial
Fratura umeral supracondilar	Lesão de artéria braquial
Fratura distal do rádio	Lesão de nervo mediano
Deslocamento do perilunar	Lesão de nervo mediano
Deslocamento posterior do quadril	Lesão de nervo ciático
Fratura supracondilar femoral/deslocamento posterior do joelho/fratura do platô tibial	Lesão de artéria poplítea/trombose
Fratura proximal da fíbula	Nervo fibular
Extremidade esmagada/fratura tibial	Todas as estruturas neurovasculares da perna inferior, síndrome do compartimento

B. **O exame físico** ortopédico se focaliza sobre o sistema musculoesquelético, porém avaliar lesões concomitantes também é necessário. Deve-se estar familiarizado com os eventos que cercam a lesão e com as condições médicas subjacentes do paciente e as queixas atuais. Após se obter uma história, proceder sistematicamente com o exame. No paciente politraumatizado, 15 a 20% das pequenas fraturas (mão, pé, clavícula) passam inicialmente despercebidas.

1. **Inspecionar** visualmente para anormalidades evidentes de parte mole, incluindo quebras na pele, e deformidades ou assimetria das extremidades.
2. Palpar osso e partes moles para avaliar sensibilidade, crepitação e firmeza de compartimentos.
3. Testar a **amplitude de movimento** ativo e passivo para detectar lesão óssea, lesão ligamentar ou debilidade.
4. Um **exame neurovascular** registra a qualidade dos pulsos periféricos, assim como do sensório (agulhada, toque leve), e função motora.
5. Nós realizamos uma **pesquisa ortopédica terciária** adicional após as 24 a 48 horas iniciais ou quando o paciente responde melhor.

C. **Avaliação radiográfica**

1. **Pelo menos duas projeções em ângulos retos** (geralmente projeções ântero-posterior e lateral) são realizadas da extremidade. As projeções oblíquas podem ser necessárias para definir adequadamente as fraturas, principalmente aquelas envolvendo articulações. As articulações acima e abaixo da fratura ou da luxação devem ser visualizadas radiograficamente. Outras projeções (p. ex., projeções com estresse do tornozelo ou do joelho) podem ser necessárias para avaliar a estabilidade articular.

D. Testes elaborados para condições específicas ou lesões anatômicas concluem o exame: tomografia, artrografia, tomografia computadorizada (TC) ou ressonância magnética (RM). Devem ser solicitados pelo ortopedista.

E. **Tratamento inicial de fraturas ou luxações**

1. **Reduzir** a fratura ou a luxação.
2. **Imobilizar** a extremidade.
3. **Irrigar** as fraturas abertas e cobrir com gaze estéril embebida de soro fisiológico.
4. **Administrar antibióticos** para fraturas abertas ou perioperatoriamente em pacientes que requerem redução aberta e fixação interna (ORIF – *open reduction and internal fixation*).
5. **Administrar profilaxia antitetânica** para fraturas abertas ou para pacientes que necessitam ORIF.

F. **Tratamento definitivo de fraturas ou luxações.** O objetivo do tratamento da lesão musculoesquelética é restaurar a anatomia e a função normais e aliviar a dor o mais rápido possível. A capacidade de se realizar uma redução e uma fixação interna precoces no paciente politraumatizado reduziu significativamente a morbidade e a mortalidade. A estabilização das fraturas da coluna vertebral, da pelve e dos ossos longos (fêmur, tíbia) permite a movimentação dos pacientes em curto prazo.

1. **A redução** pode ser realizada por abordagem fechada (realinhamento externo) ou aberta (abordagem cirúrgica direta).
2. **Imobilização da extremidade** por tala, gesso, tração, órtese, fixação externa ou fixação interna.

G. **Fraturas abertas:** constituem uma proporção significativa das lesões do sistema musculoesquelético. As fraturas abertas se comunicam com o ambiente externo através de uma ruptura da pele, da parede vaginal ou do reto; representam uma ameaça de infecção e amputação. Os princípios de cuidados de fraturas abertas incluem debridamento apropriado junto à estabilização óssea. A prevenção de infecção é de suma importância. O desenvolvimento de osteomielite devido a debridamento inadequado pode ser uma complicação devastadora e que aumenta muito a morbidade e o potencial para a perda de função ou de membro. **Os antibióticos não podem substituir um debridamento adequado de tecidos necróticos e contaminados.**

1. **Classificação das fraturas abertas (Gustilo e Anderson)**
   a. **Grau I:** baixa energia, ferimento com menos de 1 cm provocado pela protrusão do osso através da pele ou um projétil de baixa velocidade.
   b. **Grau II:** energia moderada, mais de 1 cm de ferimento com retalho ou arrancamento na pele com parte mole desvitalizada mínima e contaminação mínima.
   c. **Grau III:** alta energia, lesão extensa de tecido mole (geralmente > 10 cm).
      (1) **IIIa:** adequada cobertura de parte mole.
      (2) **IIIb:** perda significativa de parte mole, com osso exposto que necessita de transferência de tecido (retalho ou rotação muscular, ou livre) para cobertura.
      (3) **IIIc:** lesão vascular que requer reparo para preservação do membro; as taxas de amputação relatadas variam de 25 a 50%. (Nem todas as lesões vasculares ameaçam os membros.)
2. **Conduta**
   a. Irrigação precoce da contaminação intensa na área de reanimação de trauma. Os ferimentos devem ser tratados empregando-se gaze embebida de soro fisiológico e cobertos com gaze enrolada seca e estéril.
   b. Colocar talas na extremidade assim que possível quando o ferimento for coberto para reduzir a hemorragia, prevenir outras lesões e aliviar a dor.
   c. A profilaxia antibiótica inclui o toxóide tetânico, uma cefalosporina de primeira geração, e aminoglicosídeo para ferimento contaminado ou fratura Grau III. A penicilina deve ser adicionada se houver ferimento de quintal. Os organismos podem ser bactérias gram-negativas ou gram-positivas.
   d. Deve-se obter uma consulta ortopédica o mais rápido possível.
   e. Os ferimentos necessitam de irrigação e debridamento operatórios urgentes; o padrão ortopédico é dentro de 6 a 8 horas, se o paciente estiver fisiologicamente estável.
   f. Os ferimentos requerem irrigação e debridamento repetidos na sala de cirurgia (SC) a cada 2 ou 4 dias, até que a cobertura definitiva de parte mole seja alcançada (geralmente 5-10 dias), o que pode requerer retalhos com base pedicular ou tecido livre. **Minimizar as inspeções múltiplas do ferimento fora da SC, exceto pelo médico que toma decisões críticas de conduta.** Continuar os antibióticos até 48 horas após a cobertura definitiva de parte mole e ferimento.
   g. As "contas" de cimento ósseo impregnado de antibiótico têm demonstrado o benefício de se oferecer antibióticos a espaços mortos que não recebem antibióticos sistêmicos. Este fornecimento local apresenta poucos efeitos sistêmicos e é eficaz. A dose mista geral é de três ampolas de tobramicina (1,2 g cada, 3,6 g total) por saco de cimento. As contas são enfileiradas em um fio de aço inoxidável e, quando endurecidas, colocadas dentro do ferimento e cobertas com um curativo selado de líquido (p. ex., OpSite, Ioban). Esta "bolsa de contas" retém o líquido que banha as contas e apresenta uma rica concentração de antibiótico. A tobramicina é utilizada porque, em concentrações tão altas, fornece cobertura tanto para organismos gram-positivos quanto para gram-negativos.
   h. A fixação interna de fraturas abertas grau I após o debridamento e a irrigação adequados pode ser realizada com taxas de infecção < 2%. Se a perda de parte mole é mínima e a cobertura é adequada, fraturas abertas grau II selecionadas podem ser tratadas com fixação intramedular. A

fixação externa pode ser necessária para estabilizar fraturas abertas grau III (taxas de infecção de 10 a 50%).

3. **Ferimentos por arma de fogo**
   a. **Ferimentos por projétil de baixa velocidade:** provocam menos destruição de parte mole do que os ferimentos por projétil de alta velocidade. Devido ao efeito da fragmentação das lesões por arma de fogo, o osso se encontra freqüentemente instável e requer fixação operatória. Debridar os ferimentos da pele e tratar o osso como uma lesão fechada. O emprego prolongado de antibiótico é controverso; nossa prática é administrar antibióticos orais por 5 a 7 dias.
   b. **Ferimentos por projétil de alta velocidade** e **explosões de disparo à queima-roupa** provocam lesão significativa de parte mole e devem ser tratados com fraturas abertas grau III severas. Estes ferimentos freqüentemente resultam em defeitos maciços de parte mole e necessitam de reconstrução extensa. Pesquisar lesões neurológicas e vasculares associadas.

II. **Lesões específicas**

A. **Pelve** (ver Capítulo 33).

B. **Fraturas de acetábulo:** são complexas e podem estar associadas a deslocamento de quadril. As fraturas acetabulares representam uma lesão significativa do quadril, que pode estar associada à deficiência para o resto da vida. As fraturas acetabulares, que são muitas vezes associadas a lesões da cintura pélvica, geralmente são tratadas antes do acetábulo. A maioria das fraturas acetabulares necessita de tração esquelética temporária para manter a redução e evitar contratura de parte mole. O acetábulo possui colunas anterior e posterior.

1. **Tipos**
   a. **Fratura central:** na maioria das vezes requer tração esquelética temporária.
   b. **Deslocamento ou fratura posterior:** requer redução urgente sob anestesia. As lesões do nervo ciático foram relatadas em 10 a 30% dos pacientes. Um exame neurológico cuidadoso deve ser realizado antes e logo após a redução do deslocamento. Podem ocorrer lesões da artéria glútea superior, que se apresentam, geralmente, quando a fratura sai para dentro da chanfradura ciática maior.
   c. **A fratura ou o deslocamento anteriores, que são raros,** com freqüência estão associados a fraturas acetabulares mais severas.
2. **Avaliação radiográfica:** inclui projeções ântero-posterior, lateral, e oblíqua do obturador e oblíqua ilíaca (coletivamente chamadas de projeções de Judet) da pelve. Após a redução do deslocamento, realiza-se uma TC do acetábulo com cortes de 3 mm.
3. **Tratamento**
   a. Tração esquelética temporária.
   b. Uma ORIF adiada é o tratamento de escolha para fraturas deslocadas. A intervenção cirúrgica definitiva geralmente é de 2 a 7 dias após a lesão, o que reduz a chance de complicações hemorrágicas no local a ser operado.
   c. As complicações freqüentes são artrite pós-traumática, condrólise e ossificações heterotópicas. A radiação pós-operatória (dose única de 700 Gy) ou a indometacina (75 mg/kg/dia por 2 semanas) podem ser utilizadas para evitar ossificação heterotópica.

C. **O deslocamento de quadril,** com ou sem fratura acetabular associada, ocorre através da área capsular contendo o fornecimento sangüíneo para a cabeça do fêmur (Fig. 32.1).

1. **Tipos** (baseando-se na orientação da cabeça do fêmur para o acetábulo)
   a. **Deslocamento posterior:** é o mais freqüente. Ocorrem lesões do nervo ciático (10 a 30%). A perna geralmente se encontra flexionada e aduzida.
   b. **Deslocamento anterior.** A cabeça femoral repousa no topo do púbis ou no forame obturador. A perna normalmente se encontra abduzida e rodada externamente.
2. A avaliação radiográfica na área de reanimação de traumatismo inclui projeções ântero-posteriores, laterais e de Judet. A TC é necessária depois da redução.

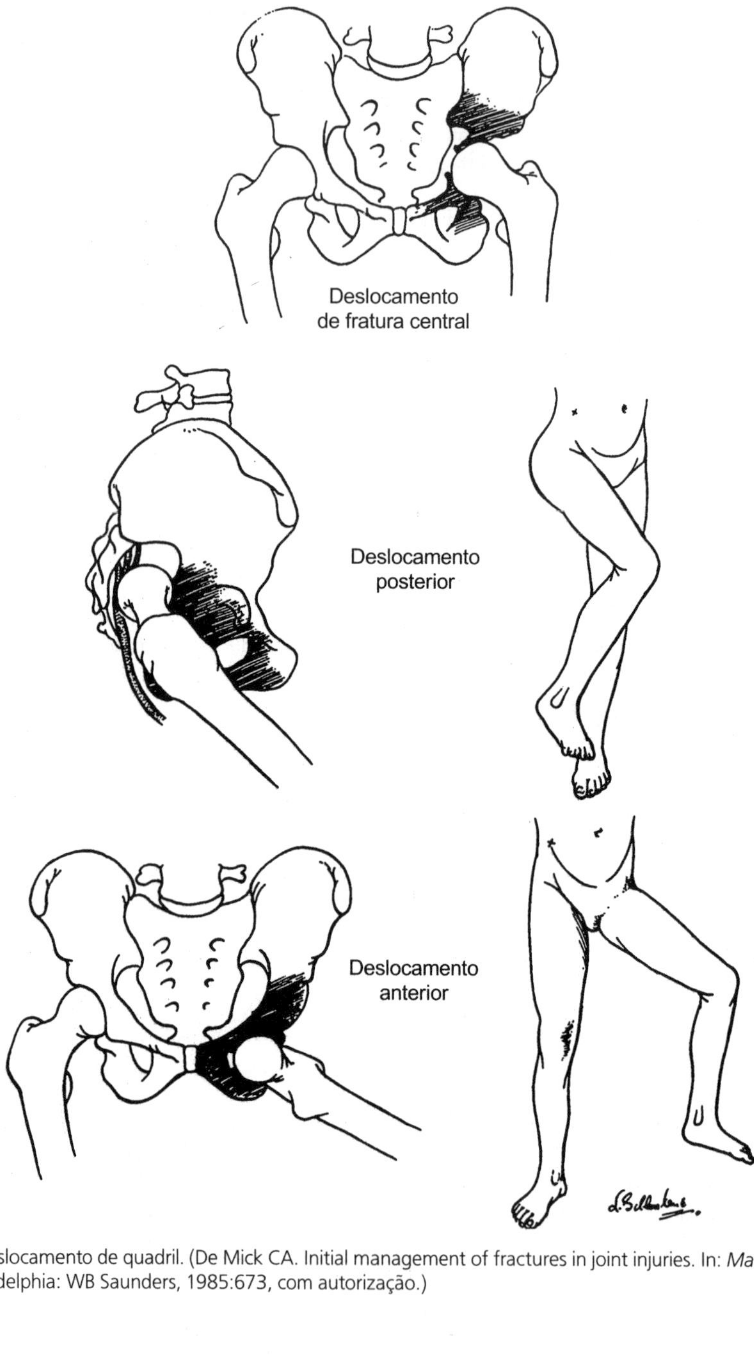

FIG. 32.1. Deslocamento de quadril. (De Mick CA. Initial management of fractures in joint injuries. In: *Management of trauma*. Philadelphia: WB Saunders, 1985:673, com autorização.)

3. **Tratamento.** O deslocamento do quadril requer redução urgente devido ao risco de necrose avascular (AVN – *avascular necrosis*) da cabeça do fêmur. O atraso no diagnóstico e no tratamento aumentam a incidência de AVN, que pode se manifestar anos após a lesão. A redução sob sedação endovenosa pode ser tentada (por um ortopedista), uma vez que o paciente se encontre na área de reanimação de traumatismo. Se não houver êxito, realizar redução fechada urgente sob anestesia. Se a redução fechada sob anestesia também não obtiver êxito depois de várias tentativas, será necessária uma redução aberta.
   a. Realiza-se uma TC após a redução (cortes de 3 mm) para excluir fratura associada ou corpos soltos.
   b. É mandatório um exame neurológico cuidadoso para testar as funções sensorial e motora do nervo femoral, nervo tibial posterior e nervo fibular antes e depois da redução do deslocamento.

D. **Fraturas de membro inferior:** desempenham um papel significativo na conduta em pacientes traumatizados. A fixação interna o mais precoce possível reduziu de maneira significativa a mortalidade e a morbidade com estas fraturas. A estabilização de fraturas de ossos longos, incluindo o fêmur e a tíbia, permite que os pacientes se movimentem mais cedo. Os avanços do material de ortopedia, inclusive o desenvolvimento de grampos intramedulares trancados por estática, melhorou grandemente os resultados. Várias lesões ou combinações de lesões podem ser observadas nas extremidades inferiores. As lesões mais freqüentes são discutidas abaixo.

1. **Fraturas de colo de fêmur** em jovens pacientes são o resultado de impacto de alta energia. Ocorrem com freqüência nos idosos, normalmente a partir de lesões de baixa energia (quedas da posição ereta). As fraturas de colo de fêmur geralmente se encontram deslocadas e ocorrem concorrentemente com 15% de fraturas de diáfise femoral. Por esta razão, a avaliação radiográfica do quadril é essencial antes da fixação de fratura do eixo femoral.
   a. **Tratamento.** As fraturas deslocadas de colo de fêmur requerem imediata consulta ortopédica e uma ORIF urgente para reduzir a incidência de complicação de AVN e a não soldadura. Os pacientes idosos com problemas médicos significativos podem se submeter a uma hemiartroplastia posteriormente. A morbidade e a mortalidade das fraturas de quadril nos idosos estão relacionadas à função cognitiva antes da lesão e a doenças médicas associadas.
2. **Fraturas peritrocantéricas do fêmur:** são mais comuns em pacientes idosos; nos pacientes jovens, resultam de traumatismo de alta energia. O tratamento geralmente é cirúrgico, mas devido ao fato de que o fornecimento vascular normalmente é poupado, a ORIF não é tão urgente como nas fraturas de colo de fêmur; é aceitável uma ORIF imediata ou retardada. A tração temporária da pele é utilizada para conforto antes da ORIF. As fraturas peritrocantéricas do fêmur nos idosos apresentam alta morbidade e alta mortalidade devido às doenças comórbidas nesta população.
   a. **Tratamento:** tradicionalmente é feito com placas e parafusos. Entretanto, temos empregado implantes intramedulares mais recentes que permitem suportar carga imediatamente, o que possibilita uma independência maior e cuidados pós-operatórios mais eficientes. O planejamento pré-operatório é essencial para estas fraturas. Se a intervenção cirúrgica for retardada, dever-se-á empregar a tração esquelética. Há uma alta incidência de não soldadura e de mau funcionamento de material nestas fraturas.
3. **Fraturas de eixo femoral:** são definidas como a 5 cm distalmente do trocânter menor e a 8 cm do proximal até a articulação do joelho. Deve-se descrever as fraturas baseando-se na localização, na lesão de parte mole, cominuição e angulação.
   a. **Tratamento.** O grampeamento intramedular precoce é o tratamento de escolha, o que geralmente é realizado sem expor o local de fratura. Esta abordagem cirúrgica reduz a incidência de má rotação, encurtamento e complicações pulmonares. Novas técnicas minimamente invasivas foram desenvolvidas, o que permite a movimentação rápida e uma internação de menor duração. Nós suplementamos com injeção intrafratura de anestesia local, o que permite a movimentação e a alta em até 36 horas após a cirurgia em certas fraturas isoladas.

4. **As fraturas supracondilares do fêmur** ocorrem até a 8 cm da articulação do joelho. Podem ser intra-articulares ou extra-articulares, unicondilares ou bicondilares. Podem estar associadas à lesão de artéria femoral superficial ou de artéria poplítea.
   a. **Tratamento.** A fratura fechada complexa, intra-articular, necessita de planejamento pré-operatório cuidadoso e pode ser adiada. Se adiada, empregar uma tração de sistema esquelético através da tíbia ou do calcâneo.
5. **A luxação de joelho** requer redução e imobilização urgentes. A lesão da artéria poplítea é freqüente (20%) porque a artéria pode estar aderida entre o hiato adutor, proximalmente, e a membrana interóssea, distalmente. A arteriografia ou a cirurgia imediatas são essenciais se for descoberta uma assimetria no exame neurovascular. Mesmo na ausência de sinais claros de lesão arterial, considerar a arteriografia para luxação de joelho devido ao risco de lesão de íntima despercebida com posterior oclusão. As lesões de nervos tibial e fibular ocorrem com freqüência.
   a. **Tipos.** Anterior, posterior, medial, lateral ou rotativo.
   b. **Tratamento.** A reconstrução precoce não é necessária mas pode ser realizada. O tratamento agudo pode ser realizado com uma calha ou uma braçadeira articulada. A avaliação imediata do sistema arterial é obrigatória.
6. **Fraturas patelares**
   a. Geralmente são o resultado de um golpe direto ao joelho flexionado. O deslocamento resulta em perda de continuidade do mecanismo do quadríceps.
   b. Tratamento não-operatório para fraturas que não sofreram deslocamento: a cirurgia é necessária para restaurar a função do quadríceps e a integridade da superfície articular. O reparo requer ORIF ou patelectomia parcial. Os retináculos patelares devem ser reparados.
7. **As fraturas do platô tibial** envolvem o platô tibial medial ou lateral. Envolvem a presença ou a ausência de depressão de superfície articular e localização de fratura. Podem ser deslocadas (4 mm) ou não. Ocorrem a lesão de ligamento do joelho ou lesão vascular associadas. As síndromes compartimentais são observadas em até 25% dos pacientes com fraturas de platô tibial de alta energia.
   a. **Tratamento.** A ORIF é preferível para fraturas deslocadas. Tratar as fraturas sem deslocamento de maneira não-cirúrgica ou com fixação de parafuso percutâneo. Nos idosos, as fraturas de platô tibial estão geralmente deslocadas minimamente e podem, com freqüência, ser tratadas não-cirurgicamente. Em jovens adultos com lesão de alta energia, a fratura freqüentemente se estende à diáfise tibial.
8. **As fraturas de eixo tibial** decorrem de lesões de alta energia (p. ex., colisão de motocicleta, impacto pedestre-automóvel, lesões de esmagamento). As fraturas tibiais abertas ocorrem comumente e são mais bem tratadas com grampos intramedulares. A síndrome compartimental ocorre em 10% das fraturas de tíbia, mais freqüentemente nas fraturas tibiais proximais. As fraturas tibiais são descritas com base na localização (terço proximal, terço médio, terço distal), deslocamento, grau de cominuição, e em fechada ou aberta.
   a. **Tratamento.**
      (1) As fraturas fechadas normalmente podem ser tratadas com redução fechada e gesso. A redução aberta e a fixação interna com grampos intramedulares podem ser necessárias para padrões de fratura instável, fraturas segmentares ou fraturas tibiais associadas a fraturas ipsilaterais de fêmur, a menos que esteja presente uma lesão severa de parte mole.
      (2) As fraturas tibiais abertas são tratadas com base no grau da fratura aberta e o grau de lesão de parte mole. Considerar fixação externa em fraturas com lesão significativa de partes moles, porque fornece estabilidade adequada, minimiza a carga de corpo estranho (implante de metal), e permite o acesso ao membro para reconstrução de parte mole.
         (a) A cobertura precoce de parte mole de fraturas abertas tem diminuído a incidência de infecção secundária. Os retalhos freqüentemente empregados incluem (*a*) fratura de terço proximal – músculo gastrocnêmio, (*b*) fratura de terço médio – músculo solear e (*c*) fratura de terço distal – músculos grande dorsal, grácil ou reto.
         (b) A amputação precoce pode estar indicada em membros severamente esmagados ou fraturas abertas, grau IIIc com rompimento anatômico do nervo tibial.

(c) **Extremidade esmagada** (Quadro 33.2). Quando a extremidade lesionada apresenta uma lesão tão severa que sua possibilidade de salvação está em questão, as decisões na conduta requerem interferência do cirurgião de traumatismo e do ortopedista; um julgamento considerável é necessário. Vários sistemas de escalas foram desenvolvidos para auxiliar os clínicos a determinarem o benefício de uma amputação precoce contra tentativas de salvamento do membro. A extremidade esmagada pode ser uma fratura fechada ou aberta. A maioria dos sistemas de escalas foram desenvolvidos para a extremidade inferior; a escala empregada com mais freqüência é o sistema MESS (*mangled extremity severity scoring system* – sistema de escala de severidade de extremidade esmagada). Um membro com um MESS ≥7 provavelmente, em última análise, será submetido à amputação da extremidade; enquanto que membros com MESS < 7 geralmente podem ser salvos com êxito. O sistema de escala deve ser utilizado como um guia, não como uma regra de prática clínica. A decisão para se realizar uma amputação primária, em oposição às tentativas heróicas de salvamento do membro da extremidade esmagada é difícil, devido aos efeitos psicológicos, funcionais e mórbidos desta decisão. A capacidade de salvar uma extremidade depende do estado da pele, do osso, dos músculos, vasos e nervos. Se a lesão de nervo se encontra no grau em que a função definitiva é improvável, a amputação primária deve ser considerada. As tentativas prolongadas de salvamento do membro podem também ser inadequadas no paciente politraumatizado com lesões do tórax, cabeça ou abdome com risco de vida imediato.

Quadro 32.2 Sistema de escala de severidade de extremidade esmagada

Fator	Escala
Lesão esquelética/de parte mole	
– Baixa energia (facada, fratura, ferimento PAF)	1
– Energia média (fratura aberta ou múltipla)	2
– Alta energia (PAF ou PAF de alta velocidade, lesão de esmagamento)	3
– Altíssima energia (acima, combinada com grande contaminação)	4
Isquemia de membro (dobrar valor se isquemia > 6 horas)	
– Pulso reduzido ou ausente, mas preenchimento capilar normal	1
– Sem pulso, preenchimento capilar diminuído	2
– Membro está frio, paralisado, insensível	3
Choque	
– Pressão sangüínea sistólica consistentemente > 90 mmHg	0
– Pressão sangüínea sistólica transitoriamente < 90 mmHg	1
– Pressão sangüínea sistólica persistentemente < 90 mmHg	2
Idade (anos)	
< 30	0
30-50	1
> 50	2

(d) Os princípios de **controle de danos** têm sido aplicados ao paciente instável, politraumatizado, com lesão ortopédica. Esta abordagem envolve fixação externa rápida de fraturas de extremidade para estabilizá-las temporariamente. O grampeamento intramedular será feito quando o paciente estiver estabilizado.

9. **Fraturas de pilão tibial:** ocorrem na tíbia distal, geralmente envolvendo a superfície articular a partir de uma carga axial. A TC ou tomogramas podem ser úteis para se definir o caráter da fratura. A fíbula pode estar envolvida. As fraturas de pilão geralmente envolvem lesão significativa concomitante de tecido mole com alto risco de infecção ou perda associada de parte mole.
   a. **Tratamento:** deve ser ditado pelo estado do invólucro da parte mole, pois as taxas de complicação do ferimento são altas. A estabilização esquelética temporária com um fixador externo pode ser necessária até que o edema de parte mole diminua, quando pode ser realizada uma ORIF com segurança. A artrite pós-traumática geralmente requer a artrodese posterior do tornozelo.
10. **Fraturas do tornozelo:** são produzidas por rotação externa em uma fratura da fíbula ou uma lesão da membrana interóssea (lesão de Maseoneuve). As fraturas de tornozelo são classificadas com base na localização da fratura do maléolo lateral (fíbula) e a presença (ou ausência) de fratura de maléolo medial.
   a. A avaliação radiográfica inclui projeções ântero-posterior, lateral e de encaixe, tanto no início quanto após a redução.
   b. **Tratamento:** requer ORIF de qualquer subluxação (> 1 mm) ou incongruidade da articulação do tornozelo encontrada. Realizá-la imediatamente, antes que o edema de parte mole seja significativo, ou posteriormente (em 7-14 dias).
11. **Fraturas de calcâneo:** geralmente são o resultado de quedas significativas e freqüentemente são bilaterais. As lesões associadas de coluna vertebral devem ser procuradas. As fraturas calcâneas são lesões muito incapacitantes e freqüentemente os pacientes são incapazes de retomar sua atividade de trabalho.
   a. **Avaliação radiográfica:** inclui projeções ântero-posterior, lateral e axial. Obter TC (cortes de 3 mm) em dois planos (axial e coronal) para o delineamento adequado da fratura e da articulação.
   b. **Tratamento.** As fraturas intra-articulares deslocadas requerem ORIF, que deve ser feita quando o edema de parte mole regredir (7-14 dias). Empregar elevação e uma bomba de pé para reduzir o edema. Para fraturas não passíveis de reconstrução, empregar artrodese primária. Se a lesão de parte mole for extensa, podem também ser utilizados a fixação externa ou pinos percutâneos simples. A artrodese subastragalina tardia deve ser realizada para artrite pós-traumática. A incidência de complicação com ORIF é de 15 a 30% e freqüentemente resulta na necessidade de retalhos musculares e em infecção. Este alto risco de infecção levou muitos a empregar apenas reduções limitadas e pinos *in situ*. Esta abordagem permite a restauração da arquitetura da parte posterior do pé e procedimentos reconstrutivos de forma adiada, quando existe menos chance para complicações de parte mole.
12. **Fraturas de colo do astrágalo:** são geralmente provocadas por hiperdorsiflexão forçada do pé sobre o tornozelo. Devido ao fornecimento sangüíneo precário para o corpo de astrágalo, as fraturas do colo do astrágalo necessitam de redução anatômica. As luxações subastragalinas ou astragalinas **devem ser reduzidas imediatamente** para minimizar o risco de necrose avascular, cuja incidência está relacionada à severidade da fratura (chegando até 85 a 100%). As fraturas deslocadas requerem ORIF e as fraturas não deslocadas podem ser tratadas com fixação percutânea de parafuso.
13. **Fraturas de tarso e metatarso (Lis Franc):** geralmente estão associadas a edema significativo da porção média do pé e comumente passam despercebidas na apresentação inicial. A síndrome compartimental do pé pode ocorrer e resulta em incapacidade significativa. A ORIF está indicada para fraturas deslocadas, que são lesões devastadoras e podem estar associadas com lesão significativa das estruturas ligamentares plantares, o que pode resultar posteriormente em deformidade (p. ex., planovalgo). A doença articular degenerativa pós-traumática (DAD) é freqüente e requer artrodese posteriormente.

14. **Fraturas de metatarso:** geralmente podem ser tratadas com um gesso curto de perna de deambulação. A redução aberta está indicada para deslocamento intra-articular. A redução fechada e a fixação de pinos estão indicadas para uma luxação plantar significativa.

E. **Fraturas de extremidade superior:** também apresentam um impacto no resultado dos pacientes traumatizados. As extremidades superiores são necessárias para atividades da vida diária e como estruturas de suporte de carga quando as extremidades inferiores estão comprometidas.

1. **A luxação esternoclavicular** pode ser anterior ou posterior.
   a. A luxação anterior apresenta significação clínica mínima. Realizar uma única tentativa de redução fechada. Entretanto, a redução geralmente é instável. A fixação e as várias tentativas de reposicionamento são contra-indicadas.
   b. A luxação posterior da clavícula pode estar associada a lesões mediastinais com risco de vida. Uma TC ou uma arteriografia podem ser necessárias para a avaliação. A redução fechada deve ser realizada na SC sob anestesia geral. A redução aberta será realizada se a redução fechada não tiver êxito. Um cirurgião geral ou torácico devem estar de sobreaviso se surgirem complicações.
2. **Fraturas de eixo clavicular:** geralmente são de significado clínico mínimo. São classificadas de acordo com a localização da fratura: terço medial, terço médio (mais freqüente) e terço distal. As lesões associadas incluem lesão de plexo braquial, pneumotórax e lesão de articulação esternoclavicular ou acromioclavicular.
   a. **Tratamento.** Estas fraturas geralmente são tratadas sintomaticamente com uma tipóia; espera-se a cura dentro de 6 a 8 semanas. A imobilização com crepe em oito tende a não ser bem tolerada. A ORIF está indicada para fraturas abertas, comprometimento neurovascular e comprometimento da pele. Além disso, fraturas selecionadas do terço distal da clavícula podem requerer ORIF.
3. **Distensões da articulação acromioclavicular (ombro separado):** geralmente são tratadas sintomaticamente com uma tipóia. A ORIF está indicada para luxação severa com seqüestro de ligamento trapezóide. Posteriormente, a excisão da clavícula distal pode ser necessária para a artrite sintomática.
4. **As fraturas de escápula,** que são produzidas por impacto de alta energia, estão freqüentemente associadas a lesões intratorácicas. O tratamento sintomático em uma tipóia geralmente é suficiente com mobilização precoce. A ORIF está indicada para o seguinte:
   a. Fragmentos acromiais ou coracóides grandes e deslocados.
   b. Fratura de pescoço glenóide deslocado e de clavícula deslocada ipsilaterais (ombro flutuante).
   c. Glenóide intra-articular (subluxação da superfície da glenóide > 25%).
5. **A luxação glenoumeral (ombro)** geralmente é anterior. As luxações posteriores podem ocorrer com convulsões, eletrocussão e lesões de painel de automóvel. O exame neurovascular cuidadoso é necessário para excluir lesão de nervo ou artéria axilares.
   a. **Radiografias:** devem ser obtidas para avaliar fraturas concomitantes – projeções ântero-posterior e axilar lateral.
   b. **Tratamento.** Redução fechada precoce com sedação adequada seguida de proteção de tipóia com amplitude de movimento supervisionada quando a dor diminui. As lesões associadas do pronador do punho são comuns em pacientes com mais de 40 anos de idade, mas não alteram a conduta inicial.
6. **Fraturas do úmero proximal:** geralmente ocorrem em osso osteoporótico do idoso. Quando ocorrem em pacientes jovens, geralmente são provocadas por traumatismo de alta energia e são freqüentes as lesões associadas.
   a. **Tipos.** A classificação anatômica se baseia em quatro partes: fraturas de cabeça, grande tuberosidade, pequena tuberosidade ou metafisárias. A luxação é definida como um afastamento de 1 cm ou angulação de 45°.
      (1) Fratura de uma parte: todas as fraturas não deslocadas, sem levar em conta o número de linhas de fratura.
      (2) Fratura de duas partes: fraturas envolvendo o colo anatômico, o colo cirúrgico, fraturas de tuberosidade maior ou menor.

(3) Fratura de três partes: fratura do colo e uma fratura de tuberosidade.
(4) Fratura de quatro partes: fratura do colo, fratura de grande tuberosidade e fratura de pequena tuberosidade.

b. **Tratamento.** Em pacientes jovens, os esforços se concentram na redução precisa da fratura, freqüentemente cirúrgica, para maximizar a função. Nos indivíduos idosos ou menos ativos, a conduta não-operatória ou a hemiartroplastia permitem o alívio da dor e a função adequadas.
(1) Fraturas estáveis impactadas de duas partes do colo → tipóia e atadura.
(2) Duas partes do colo ou instável → redução fechada com ORIF, pinos percutâneos.
(3) Fratura deslocada de tuberosidade maior → ORIF.
(4) Três partes em pacientes mais jovens com boa constituição óssea → ORIF.
(5) Hemiartroplastia para os seguintes:
(a) Três partes em paciente idoso.
(b) Três partes com pequena constituição óssea.
(c) Quatro partes, exceto no paciente idoso debilitado ou no diabético severo.

7. **Fraturas de eixo umeral:** apresentam uma alta taxa de soldadura com conduta não-operatória utilizando braçadeiras de fratura. No paciente politraumatizado, entretanto, o ORIF ou o grampeamento intramedular podem estar indicados para facilitar os cuidados de enfermagem ou utilizar a extremidade para contrapeso e atividades da vida diária. As fraturas de terço distal podem estar associadas a uma paralisia do nervo radial (geralmente uma neuropraxia).
8. **Fraturas do úmero distal:** são mais freqüentes em crianças do que em adultos. O esquema de classificação é tão complexo quanto as fraturas em si, baseando-se nas intra-articulares contra as extra-articulares, grau de cominuição e deslocamento. A redução anatômica é obrigatória nas fraturas intra-articulares.
   a. **Fraturas pediátricas de úmero distal:** estão associadas à lesão neurovascular e síndrome compartimental. A redução fechada urgente (não emergente) deve ser realizada na SC. Os pinos percutâneos são necessários para fraturas instáveis ou aquelas com edema significativo de parte mole. A redução aberta é requerida se a redução fechada não obtiver êxito. O *cubitus varus* é uma complicação freqüente.
   b. **Fraturas do úmero distal no adulto:** requerem ORIF se estiverem deslocadas. Pode ocorrer ossificação heterotópica, principalmente em pacientes com lesão da cabeça. Podem ocorrer enrijecimento e neuropatia ulnar.
   c. **Fraturas de capítulo e tróclea:** devem ser tratadas com ORIF para fragmentos grandes deslocados e excisão de fragmentos pequenos deslocados.
9. **Fraturas do olécrano:** geralmente ocorrem como lesões de tração. Está indicada ORIF com técnicas de bandagem com tensão se o deslocamento for > 2 mm. Para fraturas severamente cominutivas, excisar (≤ 50% do olécrano). Com um deslocamento associado, a excisão precoce está contra-indicada.
10. **Fraturas coronóides:** são tratadas com mobilização precoce < 50% e ORIF se > 50%. São muito comuns em luxações de cotovelo que permanecem instáveis após redução fechada.
11. **Fraturas de cabeça radial:** ocorrem a partir de uma queda sobre uma mão estendida.
   a. **Tratamento.** As fraturas não deslocadas devem ser tratadas com mobilização precoce. O ORIF é realizada se a angulação for > 30°, deslocamento de 3 mm, ou depressão maior que um terço da superfície articular. A excisão precoce pode ser realizada para fraturas severamente cominutivas. Tratar primeiro os deslocamentos associados; suspeitar de lesão articular radioulnar distal.
12. **Deslocamentos de cotovelo:** são comuns e, na maioria dos casos, posterior. As luxações e as fraturas do cotovelo geralmente são resultado de uma queda sobre um braço estendido ou impacto direto sobre o cotovelo. Um exame neurovascular cuidadoso é realizado para afastar lesão do nervo ulnar, do radial ou do mediano, ou de artéria braquial; a maioria das lesões de nervo é uma neuropraxia. Podem ocorrer fraturas associadas do coronóide, da cabeça radial e do epicôndilo medial; obter radiografias para excluir uma fratura associada. O tratamento consiste de redução fechada imediata e aplicação de uma tala posterior. Documentar função de nervos mediano e ulnar antes e depois da redução: o seqüestro nervoso pode ocorrer com a redução. A tala deve ser removida em 7

a 10 dias e deve-se iniciar com a amplitude de mobilização ativa precoce. Em casos instáveis, manter a suspeita de uma fratura de coronóide ou de cabeça radial. Um cotovelo reduzido demonstrará congruência troclear na radiografia em ântero-posterior, e congruência de olécrano-úmero, e articulações radiocapitulares na radiografia lateral.

13. **Fraturas combinadas de rádio e ulna:** em um adulto, devem ser tratadas com ORIF. As fraturas de ambos os ossos do antebraço sofrem o risco de síndrome compartimental. A lesão do nervo interósseo posterior é comum com as fraturas de terço proximal. As fraturas abertas severamente contaminadas podem necessitar de fixação externa.
14. **Fraturas de eixo ulnar:** ocorrem como resultado de um golpe direto. Estas fraturas geralmente são tratadas com braçadeiras funcionais, mas a soldadura tardia é freqüente. A ORIF deve ser realizada se a angulação é > 10° ou o deslocamento é > 50%. As lesões associadas do punho e do cotovelo devem ser lembradas. **A fratura-deslocamento de Monteggia** é uma fratura ulnar proximal com um deslocamento associado de cabeça de rádio; a ORIF é obrigatória.
15. **Fraturas de rádio:** são tratadas em um gesso de braço inteiro em supinação, se não estiverem deslocadas e no quinto proximal. Fraturas mais distais a estas no eixo radial devem ser tratadas com ORIF. **A fratura de Galeazzi** é uma fratura de eixo radial, na junção de terço médio e terço distal do rádio, associada a um deslocamento da articulação radioulnar distal. O tratamento é a imobilização do antebraço em supinação por 6 semanas.
16. **Fraturas distais do rádio:** geralmente ocorrem a partir de uma queda sobre um braço estendido. Podem ocorrer lesão associada de nervos mediano ou ulnar, rompimento de articulação radioulnar distal e instabilidade carpal. Também pode ocorrer o rompimento do grande extensor do polegar que geralmente é observado 5 a 8 semanas após a lesão. **A fratura de Colles** é uma fratura do rádio distal com deslocamento do carpo. **A fratura de Smith** é uma fratura de Colles invertida – uma fratura do rádio distal com o fragmento distal e a fila de carpos deslocados em direção palmar. **A fratura de Barton** é uma fratura distal do rádio com deslocamento de um segmento palmar ou triangular do rádio baseado dorsalmente.
    a. **Avaliação radiográfica:** inclui projeções ântero-posterior, lateral e oblíqua. Realizar também radiografias de mão e cotovelo.
    b. **Tratamento:** inicialmente com redução fechada e gesso. A fratura envolvendo um deslocamento intra-articular, um encurtamento ou uma cominuição severa requer redução e fixação precisas com pinos ou placas, com ou sem fixação externa. A ORIF é necessária quando há grandes fragmentos articulares deslocados.
17. **Fraturas de escafóide:** podem estar associadas a outras lesões de carpo. Para fraturas não deslocadas (< 2 mm), o tratamento deve consistir de uma vareta de braço longa para o polegar. A duração do tratamento varia conforme a localização da fratura, com variação de 8 a 20 semanas. Para fraturas deslocadas, realizar redução fechada e colocação de pinos ou ORIF. Uma redução anatômica é necessária para reduzir o risco de não-soldadura e necrose avascular (AVN – *avascular necrosis*). A AVN e a não soldadura são mais freqüentes com fraturas de colo e pólo proximal.
18. **Deslocamentos perilunares:** são freqüentemente despercebidos na apresentação inicial. É obrigatória uma cuidadosa avaliação radiológica. As fraturas associadas de escafóide são comuns. São necessárias a redução e a colocação de pinos, e ainda pode ser requerido o reparo do ligamento dorsal. A lesão associada de nervo mediano também é freqüente e pode ser necessária uma descompressão precoce do túnel do carpo.
19. **Mão** (ver Capítulo 34).

III. **Lesões de amputação:** podem resultar em morbidade significativa e membros potencialmente disfuncionais. Portanto, as lesões de amputação devem ser manejadas apenas em instituições sob a direção de uma equipe cujos cuidados são dirigidos por um cirurgião-microvascular. **As amputações são lesões verdadeiras de risco de membro ou de vida e deve-se lidar com elas como tais, sem atrasos no tratamento.** Os reimplantes sem êxito podem resultar em incapacidade significativa. As expectativas realistas só podem ser fornecidas ao paciente após avaliação pelo cirurgião de reimplante.

A. O médico responsável pelo reimplante deve ser avisado antes da aceitação. A aceitação é definida como sendo a avaliação para **possível** reimplante.

B. Os dados históricos necessários do paciente incluem o nome do paciente, a idade, a ocupação, acessibilidade de membros superiores, **hora**, mecanismo e nível de lesão (osso, parte mole), *status* neurovascular exato, lesões concomitantes e condições médicas associadas, e a localização e o número de telefone do familiar mais próximo, principalmente se o paciente for menor de idade.

C. A SC deve estar preparada assim que a aceitação for feita.

D. Transportar o paciente rapidamente.

E. Preservar as partes amputadas embrulhando-as em uma gaze estéril umedecida com solução salina estéril. Colocá-las em um recipiente plástico estanque ou um saco plástico relacrável, que então deve ser colocado em um banho de solução salina gelada. **NÃO empregar gelo seco. NÃO colocar a parte amputada em contato direto com o gelo.** Rotular com clareza o recipiente com o nome do paciente e a hora de colocação.

1. Administrar antibióticos para tétano e de amplo espectro como para fraturas abertas.

F. A equipe de reimplante deve estar presente no momento da chegada ao setor de emergência; avisar a SC. Realizar pesquisas primária e secundária com reanimação. Os membros e as partes amputadas devem ser avaliadas e examinadas radiograficamente. As partes amputadas são recolocadas no recipiente (como acima).

G. Transferir o paciente para a SC. É utilizada uma abordagem de duas equipes se as lesões associadas necessitarem de intervenção.

H. Os fatores associados a um prognóstico sombrio incluem lesão de esmagamento, longo tempo de isquemia (> 6 horas), amputações proximais, lesões de nervos (axonotmese), hipotensão sistêmica, contaminação severa, lesões ou condições concomitantes médicas e, se o paciente for idoso, apresenta-se mal nutrido, ou possui comprometimento ou descompensação psicológicos.

IV. **Entalamento básico.** O entalamento de lesões de extremidade é uma prática acerca da qual todos os médicos devem ter algum conhecimento. A criatividade é útil na construção de talas para as várias condições e partes corporais. O entalamento nunca deve ser danoso e o conhecimento adequado de complicações anatômicas e potenciais relevantes é necessário. Seguir os princípios de entalamento descritos abaixo.

A. O **propósito do entalamento é a imobilização**, o que fornece uma estabilização temporária do osso e da parte mole, auxilia no controle da hemorragia e ajuda a reduzir a dor e evitar mais lesões.

B. **Os princípios** do entalamento incluem entalar as fraturas abertas como elas se apresentam. Uma grande angulação em fraturas fechadas deve ser reduzida por tração longitudinal. Quando as talas comerciais não estiverem disponíveis, empregar sua engenhosidade. O *status* neurovascular **sempre** deve ser reavaliado após a aplicação da tala. Se estiver presente um comprometimento neurovascular, remover ou afrouxar a tala. Durante o entalamento, incluir a articulação acima e a articulação abaixo, e assegurar-se de que a tala esteja rígida o suficiente para prover imobilização. Na circunferência, não deve ser compressiva, a menos que haja uma hemorragia excessiva.

C. **Tipos de talas comerciais**

1. Roupa antichoque (MAST): pode ser usada para fraturas pélvicas e fraturas de extremidade inferior. Estar ciente de que pode induzir uma síndrome compartimental. A órtese cervical rígida deve ser empregada para coluna cervical (coluna C) e a prancha dorsal deve ser empregada para a coluna vertebral.

   a. As talas infláveis para fraturas de extremidade podem induzir uma síndrome compartimental.

   b. As talas maleáveis estruturais de alumínio (SAM – *structural aluminum malleable*) consistem de papelão semi-rígido; são úteis para as fraturas de extremidade superior, tornozelo e pé.

   c. As talas de silicone funcionam de maneira semelhante à das talas infláveis, porém com menos chance para a síndrome compartimental. São úteis para extremidades distais.

   d. As talas de tração de Hare e Thomas são úteis para fraturas de fêmur, e fornecem tração longitudinal desde o pé até a tuberosidade do ísquio. Outras talas comerciais incluem imobilizadores de joelho, tipóia, ou tipóia e faixa para ombro e úmero proximal, e talas de alumínio para dedos.

D. Outros tipos de talas incluem gesso de modelagem, que é o padrão de excelência para o ortopedista. É rapidamente disponibilizado, relativamente barato e de emprego fácil. Novas talas pré-fabricadas de fibra de vidro podem ser mais rígidas do que as de gesso e podem ser presas com ***ace wrap*** ou gaze de rolo. São eficazes, confortáveis e uma escolha excelente para extremidades distais. As talas também podem ser feitas com papelão, cobertores ou toalhas, e alumínio.

E. **Áreas específicas**
1. A coluna cervical pode necessitar um colar cervical ou sacos de areia.
2. A coluna vertebral pode requerer uma prancha longa ou colchão de vácuo.
3. O ombro pode necessitar de uma tipóia, de tipóia com crepe, e *ace wrap* do braço até o tórax.
4. As talas para o úmero são as mesmas que para o ombro e também podem incluir uma tala SAM ou uma tala de gesso em U.
5. Os cotovelos devem ser entalados com um ângulo de 90°, com uma tala gessada posterior.
6. O entalamento do antebraço, do punho e da mão deve incluir o cotovelo em um ângulo de 90°. Também podem ser usadas tala gessada em U ou tala acolchoada.
7. A roupa pneumática pode ser empregada no início para entalar fraturas pélvicas.
8. O entalamento do fêmur proximal e do eixo femoral deve incluir a tração de Hare, uma tala gessada posterior, talas acolchoadas e roupa pneumática.
9. O entalamento do fêmur distal, do joelho e da tíbia proximal pode necessitar de um imobilizador de joelho, uma tala gessada posterior, talas acolchoadas e roupa pneumática.
10. O entalamento do eixo tibial deve incluir gesso posterior ou tala em U, talas acolchoadas, talas de silicone e roupa pneumática.
11. O entalamento de tornozelo e pé pode ser realizado com gesso posterior ou tala em U, talas acolchoadas e talas de gesso.

Bibliografia

Browner B. *Skeletal trauma.* Philadelphia: WB Saunders, 1992.

Crenshaw A. *Campbell's operative orthopaedics.* St. Louis: Mosby, 1992.

Feliciano DV. Patterns of injury. In: Feliciano DV, Moore EE, Mattox KL, eds. *Trauma.* Stamford, CT: Appleton & Lange, 1996:85-103.

Frymoyer J. *Orthopaedic knowledge update 4.* Rosemont: American Academy of Orthopaedic Surgeons, 1990.

Gustilo RB, Anderson JT. Prevention of infection in the treatment of 1025 open fractures of long bones. *J Bone Joint Surg* 1976;58A:453-459.

Johansen K, Daines M, Howey T, et al. Objective criteria accurately predict amputation following lower extremity trauma. *J Trauma* 1990;30:568-573.

Jones AL. Principles of fractures and dislocations. In: Lopez-Viego MA, ed. *The Parkland trauma handbook.* St. Louis: Mosby, 1994:415-418.

Poss R. *Orthopaedic knowledge update* 3. Rosemont: American Academy of Orthopaedic Surgeons, 1990.

Rockwood C. *Rockwood and Green's fractures in adults.* Philadelphia: JB Lippincott, 1991.

Rockwood C. *Rockwood and Green's fractures in children.* Philadelphia: JB Lippincott, 1991.

Scalea TM, Boswell SA, Scott JD, et al. External fixation as a bridge to intramedullary nailing for patients with multiple injuries and with femur fractures: damage control orthopedics. *J Trauma* 2000;48:613-621.

Poole GV, Ward EF, Muakassa FF, et al. Pelvic fractures from major blunt trauma: outcome is determined by associated injuries. *Ann Surg* 1991;213:532.

Riemer BL, Butterfield SL, Diamond DL, et al. Acute mortality associated with injuries to the pelvis: the role of early patient mobilization and external fixation. *J Trauma* 1993;35:671.

Shuler T, Boone DC, Gruen G, et al. Percutaneous iliosacral screw fixation: optimal treatment for unstable posterior pelvic ring disruption. *J Trauma* 1995;38:453-458.

Tile M. Pelvic ring fractures: should they be fixed? *J Bone Joint Surg* 1988;70:1.

33. FRATURAS PÉLVICAS

Michael J. Prayson e Gary S. Gruen

I. **Incidência e mecanismos de lesão.** As fraturas da cintura pélvica respondem por aproximadamente 3% de todas as fraturas. Muitas fraturas pélvicas são o resultado de um traumatismo de baixa energia e podem ser tratadas com métodos conservadores. Os rompimentos instáveis da cintura pélvica geralmente são provocados por eventos de alta energia, como acidentes automobilísticos e motociclísticos, pedestres que sofrem colisão de automóvel e quedas de alturas. Estas lesões podem se apresentar com hemorragia com risco de vida ou resultam em dor de longa duração e incapacidade. A pelve fraturada é a primeira causa de morte em 10 a 15% de pacientes com fraturas pélvicas. As fraturas pélvicas apresentam uma alta incidência de lesões associadas (43 a 74%) do abdome, do tórax e da cabeça, o que contribui significativamente para a morbidade e a mortalidade globais de pacientes politraumatizados. Uma reanimação hídrica agressiva e tratamento imediato de lesões associadas são imperativos.

II. **Exame.** A história e o exame clínico da pelve, que são importantes para o diagnóstico de lesão suspeita, devem ser feitos paralelamente à reanimação, principalmente no paciente hipotenso. A consulta ortopédica precoce é importante.

A. O paciente desperto e comunicativo com uma fratura pélvica pode se queixar de dor pélvica, o que orienta o exame adicional. Os pacientes com rompimento uretral podem se queixar de uma incapacidade de esvaziar a bexiga (lacerações uretrais são raras em mulheres).

B. A inspeção de parte mole em torno da pelve é essencial para identificar uma laceração ou uma desconexão da pele. **As fraturas abertas,** que ocorrem em aproximadamente 5% das fraturas pélvicas, contribuem para 50% da mortalidade. Os pacientes com fraturas pélvicas abertas freqüentemente necessitam de laparotomia exploradora urgente e de uma colostomia de derivação. Cobrir temporariamente ferimentos abertos com curativos compressivos estéreis. A pelve posterior pode ser avaliada rolando-se o paciente para inspeção de lacerações ou hematomas.

1. Em homens, examinar o conteúdo escrotal para deslocamento testicular e inspecionar o meato uretral para sangue. A ausência de sangue não exclui uma lesão uretral. Palpar a sínfise pubiana anterior e procurar por diástase ou crepitação, respectivamente.
2. Em mulheres, a avaliação apropriada da genitália externa deve incluir um exame pélvico visual e bimanual para lacerações que podem envolver a uretra, a vagina ou o reto. Se um exame adequado não for possível no setor de emergência, deve ser feito um exame minucioso sob anestesia assim que possível. As lacerações vaginais devem ser irrigadas e fechadas se os tecidos parecerem sadios. As lacerações perineais geralmente são tratadas de maneira aberta com debridamento seriado e fechamento adiado.
3. Realizar o exame retal antes de inserir um cateter de Foley (verificar deslocamento de próstata em homens, o que é uma indicação de rompimento uretral). As lacerações uretrais são mais freqüentes em homens e comumente ocorrem abaixo do diafragma urogenital. Sangue no dedo examinador no exame retal requer visualização direta do ânus e do reto; estão indicadas a anoscopia e a proctoscopia. Uma laceração retal no caso de uma fratura pélvica é uma fratura aberta contaminada. Uma colostomia de derivação e a irrigação do ferimento estão indicadas. Manter uma grande suspeita de lesão retal em todos os casos de fraturas pélvicas deslocadas. As lacerações retais podem ser o resultado de perfuração por fragmentos ósseos, lesão de esmagamento no reto ou lesão isquêmica do reto por lesão de vaso mesentérico. **Considerar a proctoscopia para todos os pacientes com fraturas pélvicas significativamente deslocadas.**
4. **Uma fratura pélvica aberta com sangramento ativo** através de um defeito de parte mole representa um problema de conduta difícil. A fratura não está mais contida e o paciente pode exsangüinar rapidamente (Fig. 33.1). Um rompimento vascular importante ocorre em apenas 1% das fraturas pélvicas, mas apresenta uma taxa de mortalidade de 75%. A conduta inclui:

   a. Controle de via aérea e acesso a vários sítios, de grande calibre, endovenosos (e.v.); transfusão sangüínea precoce.

b. Tamponamento com pressão de sangramento de parte mole na sala de traumatismo.
c. Transferir para a sala de cirurgia (SC) para laparotomia, controle de sangramento de fontes extrapélvicas, e controle e compressão simultâneos de sangramento pélvico. O controle de sangramento pélvico pode requerer ligadura por sutura de sítios óbvios de sangramento através tanto do abdome quanto do ferimento perineal.
d. Fixação externa com colostomia de derivação, se o ferimento perineal envolver o ânus ou o reto.
e. Arteriografia com embolização, se possível.
f. Debridamento operatório seriado com conduta definitiva de fratura e fechamento de ferimento adiados.

C. A estabilidade mecânica é freqüentemente difícil de ser avaliada manualmente. O *stress* repetitivo da pelve não é aconselhável, pois pode exacerbar o sangramento e aumentar o desconforto do paciente. A manipulação direta da pelve em compressão é um teste para a estabilidade de rotação, enquanto que a manobra de puxar-empurrar da perna é um sinal clínico de deslocamento vertical.

D. Realizar um exame motor e sensorial detalhado das extremidades inferiores para avaliar a existência de lesão neurológica associada, principalmente do plexo lombossacro. O exame deve incluir o tônus esfincteriano, a sensação perineal, assim como a função e a sensação da extremidade inferior. As raízes nervosas podem estar lesionadas por estiramento ou laceração. Realizar e documentar o exame tanto antes quanto depois da redução da fratura.

III. **Análise radiográfica.** Todos os pacientes envolvidos em traumatismo de alta energia, e aqueles que se queixam de dor pélvica após um traumatismo de baixa energia necessitam de uma radiografia em ânteroposterior (AP) da pelve. É importante observar que o deslocamento que ocorre no momento da lesão pode ser maior do que o visualizado na radiografia devido ao retraimento elástico da pelve.

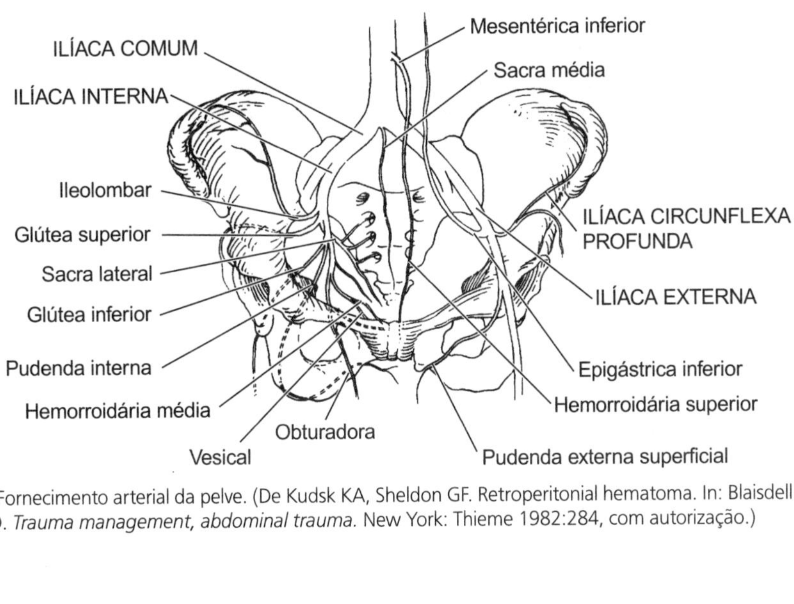

FIG. 33.1. Fornecimento arterial da pelve. (De Kudsk KA, Sheldon GF. Retroperitonial hematoma. In: Blaisdell FW, Trunkey DD. *Trauma management, abdominal trauma.* New York: Thieme 1982:284, com autorização.)

A. Se forem identificadas uma assimetria ou uma fratura, obter projeções da enseada e do escoadouro pélvicos para determinar deslocamentos AP e verticais da hemipelve, respectivamente.
B. Obter radiografias de **Judet** oblíquas em pacientes com suspeita de fraturas acetabulares.
C. A evidência de instabilidade posterior ou vertical significativa inclui deslocamento do complexo pélvico posterior > 5 mm.
   1. Obter uma **tomografia computadorizada** (TC) da pelve, com cortes contíguos de 3 mm, em pacientes com evidência de uma fratura pélvica (quando o paciente estiver hemodinamicamente **estável**). A TC fornece informação da extensão da lesão, da magnitude da fratura ou do deslocamento articular, e da compressão foraminal do sacro. A TC é especialmente útil para se avaliar o anel pélvico posterior em comparação com as radiografias simples. A informação obtida a partir da TC define o padrão anatômico em maior detalhe e pode alterar o que os cirurgiões ortopédicos fazem operatoriamente.
D. Avaliar o trato geniturinário em pacientes com hematúria, sangue no meato uretral ou incapacidade de urinar.
   1. Uma uretrografia retrógrada ou uma cistografia são necessárias para avaliar a existência de lesão uretral ou lesão vesical potencial. As lesões geniturinárias associadas a fraturas pélvicas passam despercebidas em 23% na avaliação inicial.

IV. **Tipos de fraturas pélvicas.** Os mecanismos de lesão e os vetores de força envolvidos determinam o padrão de fratura pélvica, assim como as lesões associadas. Existem vários sistemas de classificação para descrever a pelve lesionada e os padrões de deformidade. Entretanto, o sistema de classificação de uso mais comum é o de Tile, estratificado na instabilidade da lesão óssea (Quadro 33.1).
A. As fraturas **estáveis**, minimamente deslocadas do anel pélvico, estão geralmente associadas a traumatismo de baixa energia. Estas lesões são caracterizadas por fraturas dos ramos púbicos, fraturas de arrancamento ou fraturas sacras ou coccígeas simples, transversais (Fig. 33.2A).
B. As fraturas **rotacionalmente** instáveis consistem de lesões anteriores e posteriores do anel pélvico resultando em uma frouxidão rotacional (através de mecanismos de compressão AP ou lateral) e estabilidade vertical (Fig. 33.2B). A sínfise pubiana, os ramos ou ambos estão envolvidos anteriormente, enquanto que o sacro, a articulação sacroilíaca ou ambos estão envolvidos posteriormente. Tanto as lesões ipsilaterais quanto as contralaterais estão representadas (Fig. 33.2C).
C. As fraturas **vertical e rotacionalmente** instáveis são caracterizadas por rompimentos dos elementos anteriores e posteriores, com deslocamento vertical de cada uma ou de ambas as hemipelves, com ou sem fraturas acetabulares associadas (Fig. 33.2D).

Quadro 33.1 Tipos de fraturas pélvicas

Tipo A: Estável
- **A1:** Fraturas não envolvendo o anel; lesões de arrancamento
- **A2:** Estáveis, deslocamento mínimo
- **A3:** Fraturas transversas do sacro ou do cóccix

Tipo B: Rotacionalmente instáveis; vertical e posteriormente estáveis
- **B1:** Instabilidade de rotação externa; lesão de livro aberto
- **B2:** Instabilidade de rotação interna; lesão de compressão lateral
- **B3:** Lesão rotacionalmente instável bilateral

Tipo C: Rotacional posterior e verticalmente instáveis
- **C1:** Lesão unilateral
- **C2:** Lesão bilateral, com um lado rotacionalmente instável e o outro lado verticalmente instável
- **C3:** Lesão bilateral, com ambos os lados completamente instáveis

(De Tile M. Pelvic ring fractures: should they be fixed? *J Bone Joint Surg* 1988; 70:1, com autorização.)

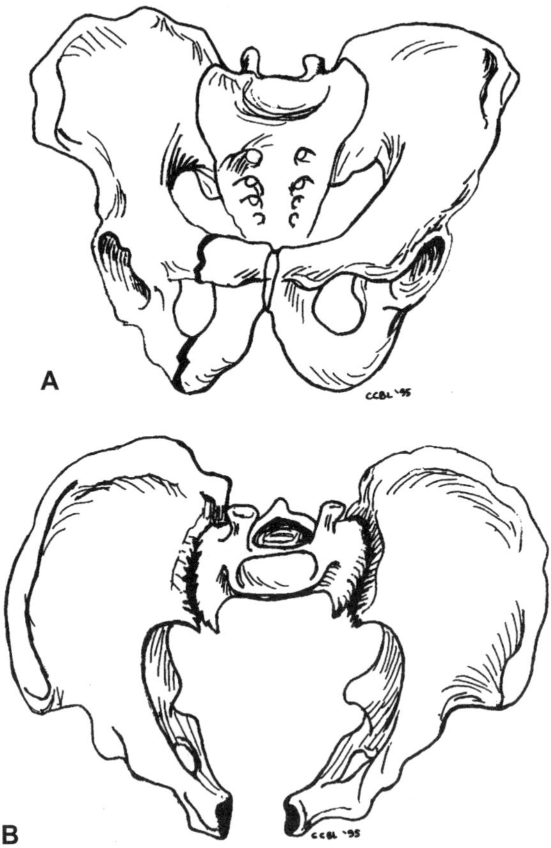

FIG. 33.2. A. Fratura de anel pélvico estável, minimamente deslocada. **B.** Diástase de sínfise pubiana rotacionalmente instável.

D. O **mecanismo de lesão** determina as lesões associadas:

1. **Fraturas laterais por compressão:** lesão fechada de cabeça, fígado, baço, pulmão.
2. **Compressão ântero-posterior** (fraturas em livro aberto): lesões de bexiga urinária, uretra, reto, extremidades inferiores, tórax.
3. **Fraturas verticais cortantes:** lesão neurovascular, fraturas de calcâneo, fraturas de coluna toracolombar.

V. **Tratamento de reanimação.** É essencial uma abordagem em equipe, incluindo avaliação simultânea por vários especialistas de traumatismo (Fig. 33.3).

A. Hipotensão (pressão sangüínea sistólica < 90 mmHg) no paciente com fratura pélvica requer tratamento imediato e agressivo. **A fonte de sangramento neste paciente é mais freqüente a partir do tórax ou do abdome do que da fratura pélvica.** Uma importante perda sangüínea no paciente politraumatizado com uma fratura deslocada de anel pélvico pode ocorrer a partir das cinco principais áreas seguintes:

1. Sangramento intratorácico pode ser detectado na radiografia de tórax de despistagem obtida imediatamente à chegada ao setor de emergência (p. ex., hemotórax maciço).

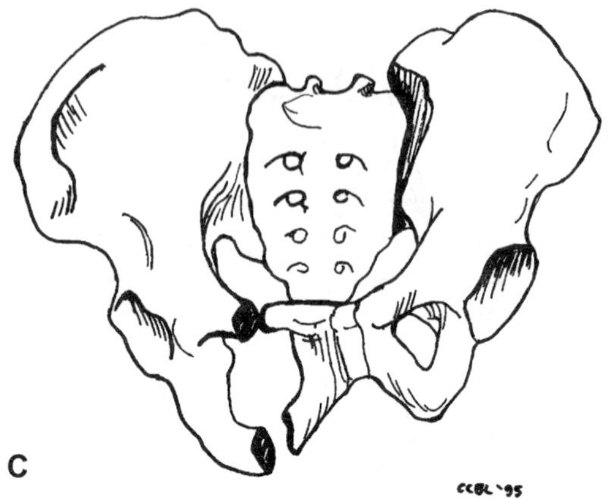

C

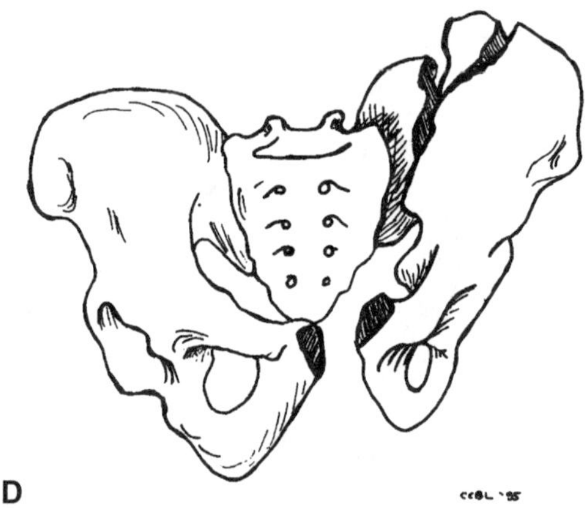

D

FIG. 33.2. *Continuação.* **C.** Fratura rotacionalmente instável de ramo pubiano e lesão sacral concomitante. **D.** Fratura vertical e rotacionalmente instável com rompimento dos elementos anteriores e posteriores e deslocamento vertical da hemipelve.

2. O sangramento intraperitoneal pode ser avaliado por **lavagem peritoneal diagnóstica** (LPD) **ou ultra-sonografia,** principalmente no paciente hemodinamicamente instável. Presumir que a hipotensão se deva a uma lesão intraperitoneal em vez da fratura pélvica. As lesões abdominais comuns que provocam sangramento importante incluem lacerações de baço, fígado, mesentério e lacerações dos vasos ilíacos. Uma **incisão supraumbilical para LPD** diminui a taxa de achados falsos-positivos. Se o paciente requer laparotomia, ou tubo suprapúbico, colocar a **incisão o mais central e cefálica possível** para evitar comprometimento das incisões cirúrgicas necessárias para redução aberta e fixação interna (ORIF) da pelve. Avaliar os pulsos periféricos da artéria femoral à artéria dorsal do pé.
   a. Em raras ocasiões, o paciente com uma fratura pélvica se apresenta com hemorragia exsangüinante. O paciente deve ser transferido imediatamente para a SC. O sangramento pode ser provocado por lesão vascular importante (artérias ilíaca ou femoral), sangramento intraperitoneal, ou da pelve. Uma vez no abdome, se o sangramento for da pelve e puder ser controlado com pressão, comprimir a pelve e **transferir o paciente imediatamente para angiografia pélvica e embolização.** A estabilização inicial com fixação externa também deve ser considerada.

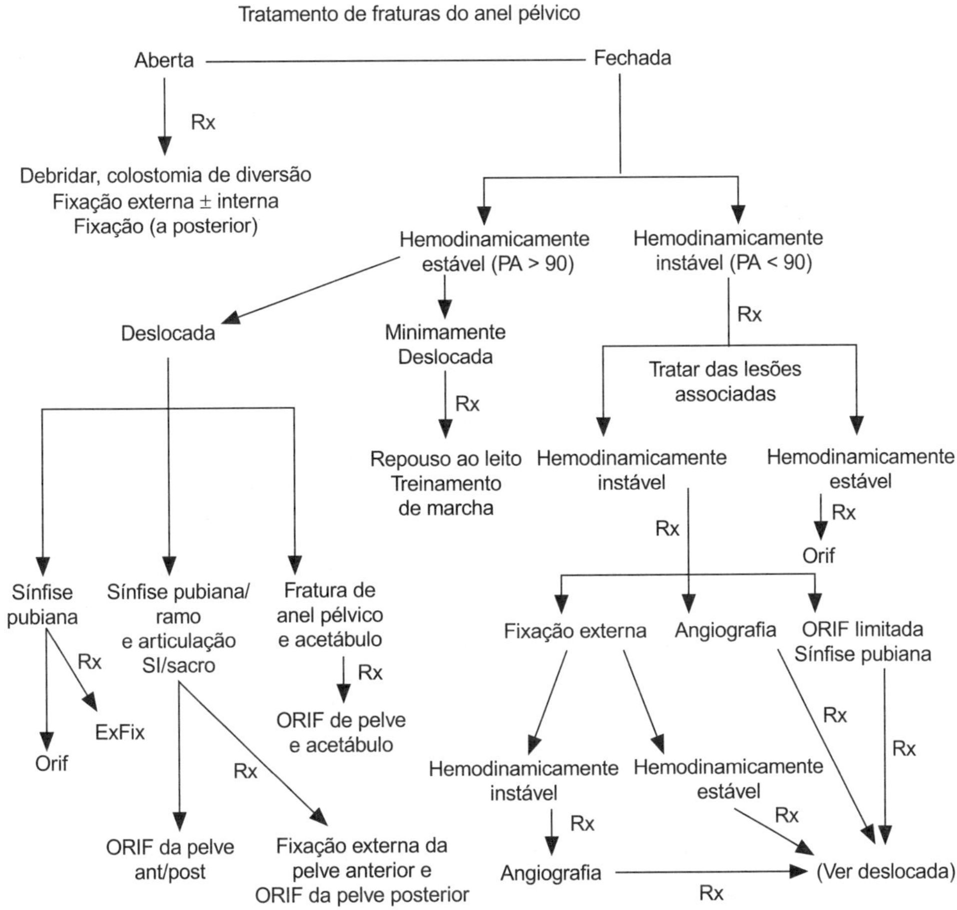

FIG. 33.3. Algoritmo para o tratamento do paciente politraumatizado com uma fratura de anel pélvico.

3. Sangramento retroperitoneal, geralmente provocado pela fratura pélvica.
4. Os ferimentos externos são geralmente evidentes e controlados com pressão direta.
5. Fraturas de extremidade: múltiplas, abertas ou fechadas.

B. A hemorragia pélvica ocorre a partir de superfícies de fratura óssea exposta, rompimento de plexo venoso e lacerações arteriais, principalmente da artéria glútea superior. O espaço retroperitoneal pode acomodar vários litros de sangue antes que ocorra o tamponamento.

C. Algumas fraturas pélvicas necessitam de estabilização imediata do anel pélvico, o que pode ser realizado rapidamente com equipamento e suprimentos hospitalares prontamente disponíveis. Considerar estas manobras de imobilização pélvica temporária, não-invasiva, nos pacientes **hemodinamicamente instáveis** que preenchem os critérios clínicos ou radiográficos de instabilidade pélvica: 1) clínicos: a pelve óssea é móvel ao exame físico ou 2) alargamento significativo de anel pélvico anterior ou posterior na radiografia em AP da pelve. Nestas condições, uma imobilização pélvica não-invasiva temporária pode ser realizada com a roupa antichoque, uma tala de vácuo ou um grande colchão "de saco de grãos" ou mesmo um lençol-padrão de leito dobrado. Sem levar em conta o dispositivo a ser empregado, antes da aplicação, completar um exame físico detalhado do abdome, da pelve, das nádegas, do períneo e das extremidades inferiores para identificar todas as lesões ou todos os ferimentos significativos.

Se for empregada a roupa antichoque, todos os três compartimentos devem ser inflados para níveis baixos de pressão (30-40 mmHg; firme à torção, mas não rígido). Se for adquirido um colchão "saco de grãos" da SC, deve ser revestido com um lençol de leito-padrão, manualmente modelado perto da pelve e das extremidades inferiores, mantidas no lugar, e aplicada aspiração até que se torne rígido. Isto serve como uma concha para a pelve e as extremidades inferiores e apresenta a vantagem de também entalar fraturas das pernas (assim como a roupa pneumática). A aplicação do lençol dobrado é possível universalmente. O lençol é dobrado no comprimento com larguras de aproximadamente 6 cm. O lençol é colocado na pelve do paciente e cruzado anteriormente em nível da sínfise pubiana. Quando o lençol é cruzado e se cria uma tensão, uma segunda pessoa "fecha" a pelve pressionando para dentro e firmemente sobre a lateral das nádegas logo posteriormente às espinhas ilíacas anteriores. O lençol é então preso com um nó ou com grandes pinças. Sem levar em conta o dispositivo escolhido, a aplicação destes imobilizadores temporários:

a. Deve ser feita com a coluna vertebral na posição neutra; "rolar tora", levantando todo o corpo sem flexão ou extensão axial.
b. São empregados para um curto período de tempo como uma ponte para a fixação externa ou controle angiográfico de hemorragia.

D. A avaliação **angiográfica** e a embolização estão indicadas em pacientes com instabilidade hemodinâmica persistente que foram submetidos à reanimação hídrica, correção da coagulação, tratamento das fontes extrapélvicas de sangramento adequados, e sangramento persistente, apesar da fixação externa ou interna limitada. A instabilidade hemodinâmica a partir da pelve é definida como uma reanimação em curso > 6 unidades de papa de hemácias em um período de 4 horas. As indicações mais amplas para a angiografia incluem mais de 6 unidades de papa de hemácias em 48 horas devido a sangramento pélvico; instabilidade hemodinâmica em um paciente com uma ultra-sonografia abdominal focalizada negativa para traumatismo (FAST) ou LPD; grande hematoma pélvico observado na TC ou na laparotomia; e extravazamento ativo observado na TC pélvica. As fraturas pélvicas deslocadas através da chanfradura ciática apresentam uma alta incidência de lesão vascular associada (artéria glútea superior). **A rápida identificação de pacientes que necessitam de angiografia e embolização para controle de sangramento associado com fraturas pélvicas é essencial**; minimizar o tempo de controle definitivo do sangramento é tão crítico nesta situação quanto uma hemorragia cavitária necessitando de controle operatório.

1. Um sangramento evidente é observado em mais de 40% das angiografias pélvicas (3% de todas as fraturas pélvicas).

VI. **Pacientes hemodinamicamente instáveis.** A estabilização aguda das fraturas pélvicas em pacientes traumatizados hemodinamicamente instáveis com lesões extrapélvicas associadas é controversa.

A. **Roupa pneumática** (MAST): é útil na fase pré-hospitalar.

B. A fixação externa apresenta certas vantagens e desvantagens no tratamento do paciente com uma fratura instável de anel pélvico.

1. **Vantagens.** São recomendadas placas uniplanares simples, com as barras posicionadas para permitir uma flexão de 90° do quadril para permitir sentar e não obstruir o acesso geniturinário ou abdominal. Além disso, os grampos de reanimação em forma de C têm sido empregados no setor de emergência para estabilização pélvica.

a. Acredita-se que a restauração da anatomia óssea esférica do anel pélvico rompido faça o tamponamento e diminua a hemorragia, assim como estabilize o coágulo sangüíneo que se formou em volta do vaso que sangra ou do osso fraturado.
b. As necessidades de transfusão podem ser reduzidas tanto quanto a duração do choque.
c. A estabilidade pélvica fornecida permite um transporte intra-hospitalar mais fácil.
d. A mobilização do paciente é facilitada, junto com melhores cuidados de enfermagem e diminuição de necessidades de narcóticos.

e. A fixação externa permanece sendo o tratamento inicial de escolha para fraturas pélvicas abertas (através da pele, da vagina ou do reto).

2. **Desvantagens**

a. Alguns padrões de fratura (p. ex., fraturas da asa ilíaca) não são passíveis de fixação externa.

b. As fraturas de compressão lateral com rompimento da articulação do sacro ou sacroilíaca não são estabilizadas adequadamente por fixação-padrão externa anterior apenas.

c. O uso de uma pinça C em pacientes osteopênicos foi associado com cominuição adicional da fratura.

d. A fixação externa para cuidados definitivos pode estar associada à perda de redução de fratura.

e. As incisões empregadas para colocação de pinos, assim como as infecções de trato de pino, podem impedir uma abordagem cirúrgica da pelve no momento da ORIF.

C. **A ORIF limitada** da pelve anterior (p. ex., o rompimento da sínfise pubiana) pode ser realizada agudamente como parte de um esforço de reanimação, principalmente com laparotomia. Ou estender a incisão da laparotomia ou empregar uma preferível incisão de Pfannenstiel. Esta mesma incisão pode ser empregada para o reparo de bexiga urinária e outras lesões geniturinárias.

VII. **A ORIF definitiva** da fratura deslocada do anel pélvico com rompimento posterior é freqüentemente necessária. Os estudos biomecânicos recentes indicam que a fixação interna melhora a estabilidade global, principalmente quando todos os elementos rompidos estão estabilizados.

A. A ORIF da pelve anterior, incluindo a sínfise ou os ramos pubianos, com uma placa, pode ser feita agudamente, como observado acima, ou *a posteriori* no paciente hemodinamicamente estável.

B. As fraturas posteriores do anel pélvico da articulação do sacro ou da articulação sacroilíaca são tratadas definitivamente com ORIF. As abordangens anteriores e posteriores foram descritas. Os parafusos sacroilíacos de demora colocados sob orientação fluoroscópica ou à TC estabilizam a pelve posterior com dissecção mínima. As fraturas deslocadas de sacro com choque de raiz nervosa podem requerer uma abordagem posterior com descompressão foraminal.

C. As fraturas de acetábulo podem estar associadas a fraturas de anel pélvico. A estabilização do anel pélvico é a primeira prioridade, principalmente se o paciente estiver em choque. Se a asa ilíaca está fraturada em associação com a fratura de acetábulo, a fixação interna é necessária. Em pacientes estáveis, as fraturas de acetábulo e de anel pélvico são freqüentemente abordadas simultaneamente.

D. A estabilização interna de fraturas abertas pode ser empreendida após a irrigação e o debridamento seriados produzirem um ferimento limpo.

Axiomas

- As fraturas pélvicas apresentam uma alta incidência de lesões associadas que contribuem significativamente para a morbidade e a mortalidade.
- O paciente hipotenso com uma fratura pélvica freqüentemente apresenta um sangramento ativo a partir do abdome ou do tórax como causa primeira para a hipotensão.
- O mecanismo e o vetor da lesão determinam o padrão de fratura pélvica, assim como lesões associadas.
- Inspecionar cuidadosamente o períneo, o reto e a vagina para detectar fraturas pélvicas abertas.
- O sangramento ativo em associação à fratura pélvica necessitando de angiografia e embolização devem ser identificados e controlados rapidamente.

Bibliografia

Burgess AR, Eastridges BJ, Young JWR, et al. Pelvic ring disruptions: effective classification system and treatment protocols. *J Trauma* 1990;30:858.

Flint L, Babikian G, Anders M, et al. Definitive control of mortality from severe pelvic fractures. *Ann Surg* 1990;211:703.

Goldstein A, Phillips F, Scalfani SJA, et al. Early open reduction and internal fixation of the disrupted pelvic ring. *J Trauma* 1986;26:325.

Gruen GS, Leit ME, Gruen RJ, et al. The acute management of hemodynamically unstable multiple trauma patients with pelvic ring fractures. *J Trauma* 1994;36:706.

Panetta T, Scalfani SJ, Goldstein AS, et al. Percutaneous embolization for massive bleeding from pelvic fractures. *J Trauma* 1985;25:1021.

Poole GV, Ward EF, Muakassa FF, et al. Pelvic fractures from major blunt trauma: outcome is determined by associated injuries. *Ann Surg* 1991;213:532.

Riemer BL, Butterfield SL, Diamond DL, et al. Acute mortality associated with injuries to the pelvis: the role of early patient mobilization and external fixation. *J Trauma* 1993;35:671.

Shuler T, Boone DC, Gruen G, et al. Percutaneous iliosacral screw fixation: optimal treatment for unstable posterior pelvic ring disruption. *J Trauma* 1995;38:453-458.

Tile M. Pelvic ring fractures: should they be fixed? *J Bone Joint Surg* 1988;70:1.

34. TRAUMATISMO DA MÃO

Steven L. Bernard, Ramon Llull e N. Ake Nyström

I. **Introdução.** A mão sofre lesão mais freqüentemente do que qualquer outra parte do corpo. A posição aberta e o uso constante de nossas mãos as coloca em perigo sempre que trabalhamos ou jogamos. Felizmente, a maioria das lesões é pequena e poucas necessitam de tratamento no setor de emergência. Menos ainda necessitam da perícia de um especialista em mão. Este capítulo fornece informação para auxiliar a diagnosticar com confiança lesões da mão e reconhecer quais lesões necessitam dos cuidados de um especialista.

Uma vez estabilizado o paciente traumatizado, a avaliação da mão pode se iniciar. Um exame inicial de ambas as extremidades superiores deve levar menos de 10 minutos para determinar se o paciente requer intervenção cirúrgica, se o problema requer atenção imediata ou pode ser tratado de uma maneira mais eletiva. A avaliação no setor de emergência é importante porque atraso no tratamento pode resultar em incapacidade permanente maior.

A lesão de mão pode ser a causa de morbidade significativa a partir de uma perda sangüínea. O sangramento periférico deve ser controlado por pressão direta e o uso de torniquete é desencorajado, e é preferível o ambiente controlado de uma sala de cirurgia (SC).

II. **Avaliação**

A. **História**

1. O nome, a idade, o sexo, a ocupação do paciente.
2. Mão dominante.
3. Quando ocorreu a lesão.
4. Onde ocorreu a lesão (p. ex., uma fazenda).
5. Mecanismo de lesão (p. ex., queda sobre uma mão em dorsiflexão).
6. Diagnóstico referente do médico.
7. Tratamento iniciado pelo médico responsável:
   a. Curativo.
   b. Medicamentos (antibióticos, analgésicos, toxóide tetânico).
   c. Bloqueios nervosos.
8. Tempo presumido de chegada: estimar tempos de isquemia fria e quente.
9. História patológica pregressa:
   a. Lesões prévias da mão.
   b. Medicação em uso.
   c. História de tabagismo.
   d. Alergias.
   e. *Diabetes mellitus*, doenças cardíacas ou vasculares periféricas, e daí por diante.

B. **Exame físico**

1. **Considerações gerais.** Examinar o paciente sentado e explicar cada passo do exame. É freqüentemente útil demonstrar (na mão sã do paciente) as várias manobras diagnósticas. Presumir que haja lesão de estruturas profundas (nervo, vaso, tendão, músculo, osso) na presença de uma laceração, um edema ou uma equimose. A presunção é particularmente importante se o paciente estiver inconsciente. Encorajar o paciente a olhar para a mão comprometida, para melhor participar no planejamento do tratamento.
2. **Pele**
   a. Observar a **localização** e estimar a **área** e a **profundidade** das lacerações ou queimaduras.
   b. Observar a **cor** e a **temperatura** da extremidade lesionada.
3. **Circulação**
   a. Palpar os **pulsos** nas artérias radial, ulnar e digital.
   b. Realizar um exame **Doppler**, se os pulsos não são palpáveis.

c. Teste de **Allen:** com o paciente fazendo um punho bem cerrado, ocluir as artérias radial e ulnar com pressão digital. Quando o paciente abre o punho, liberar a pressão sobre uma das artérias. Toda a mão deve se tornar rapidamente de um rosa uniforme. O teste é repetido com a artéria oposta. O preenchimento vigoroso indica patência da respectiva artéria e do arco palmar. Um preenchimento lento, ausente ou parcial pode indicar uma lesão arterial.

4. **Nervo**
   a. Discriminação de dois pontos: normal é < 5 mm (Fig. 34.1). O teste com agulhada tem pequeno ou nenhum valor no setor de emergência.
   b. Função **sudomotora** (suor): uma polpa de dedo seca pode indicar lesão nervosa: comparar o lado lesionado com o lado não lesado, particularmente em pacientes pediátricos.
   c. Função motora: testar função muscular distalmente à laceração; comparar o lado lesionado com o lado não lesionado.
5. **Tendão** (ver detalhes em *Lesões de Nervos* e *Lesões de Tendões*)
   a. **Cascata digital** (Fig. 34.2A). Em repouso com o punho em sua posição neutra, os dedos normalmente assumem uma posição ligeiramente fletida: a "cascata", da mão. Uma laceração de tendão flexor pode romper a cascata (Fig. 34.2B).
   b. **Tenodese** (Fig. 34.3). Na dorsiflexão do punho, os dedos flexionam, a menos que um tendão esteja lesionado. De forma semelhante, na flexão palmar, os dedos se estendem na mão não lesionada.
   c. Apertar os compartimentos flexores ou extensores do antebraço para levar os dedos a fletir ou se estender.
   d. **A movimentação ativa.** A incapacidade de mover ativamente uma articulação flexível pode indicar uma lesão de tendão, músculo ou nervo. Uma laceração parcial de tendão não resulta em perda da mobilidade ativa, porém pode provocar dor na tentativa de executar o movimento.

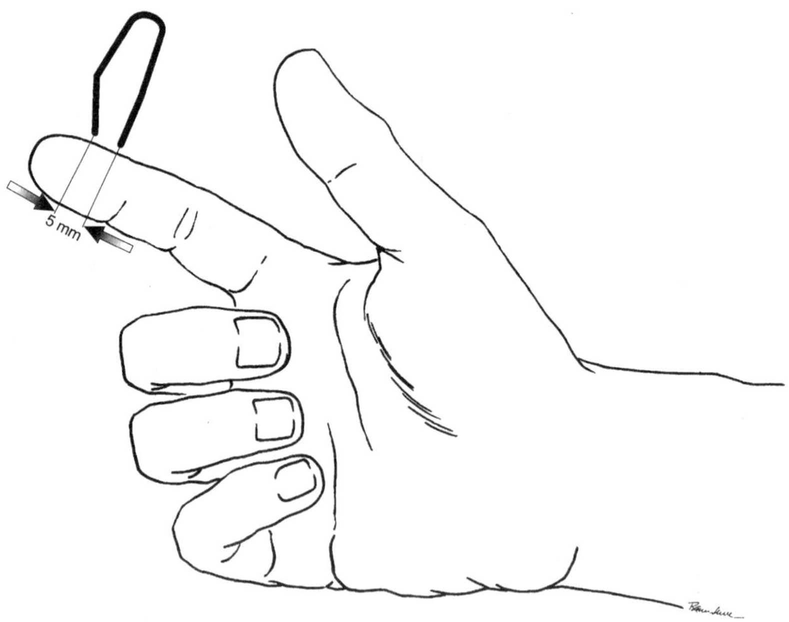

FIG. 34.1. Discriminação de dois pontos.

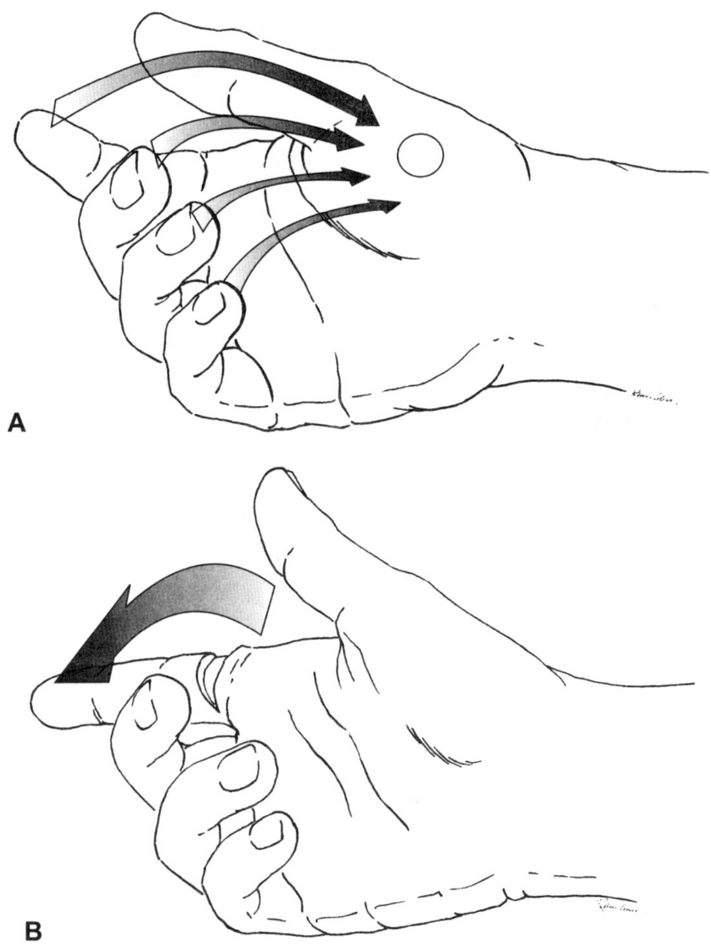

FIG. 34.2.A. Cascata. **B.** Perda da cascata.

6. **Osso e articulações**
   a. Palpar e procurar por deformidades.
   b. **Amplitude de movimento** passivo e ativo.
   c. Estabilidade.
   d. Fraturas ou deslocamentos **abertos ou fechados.**

C. **Testes diagnósticos**
   1. **Radiografias simples** para fraturas, deslocamentos, corpos estranhos ou gás:
      a. **Projeções-padrão:** póstero-anteriores, laterais e oblíquas.
      b. **Projeções bilaterais em crianças** para evitar confundir as placas epifisárias com fraturas.
      c. **Projeções com esforço** (punho cerrado, desvio radial ou ulnar), principalmente para o punho.

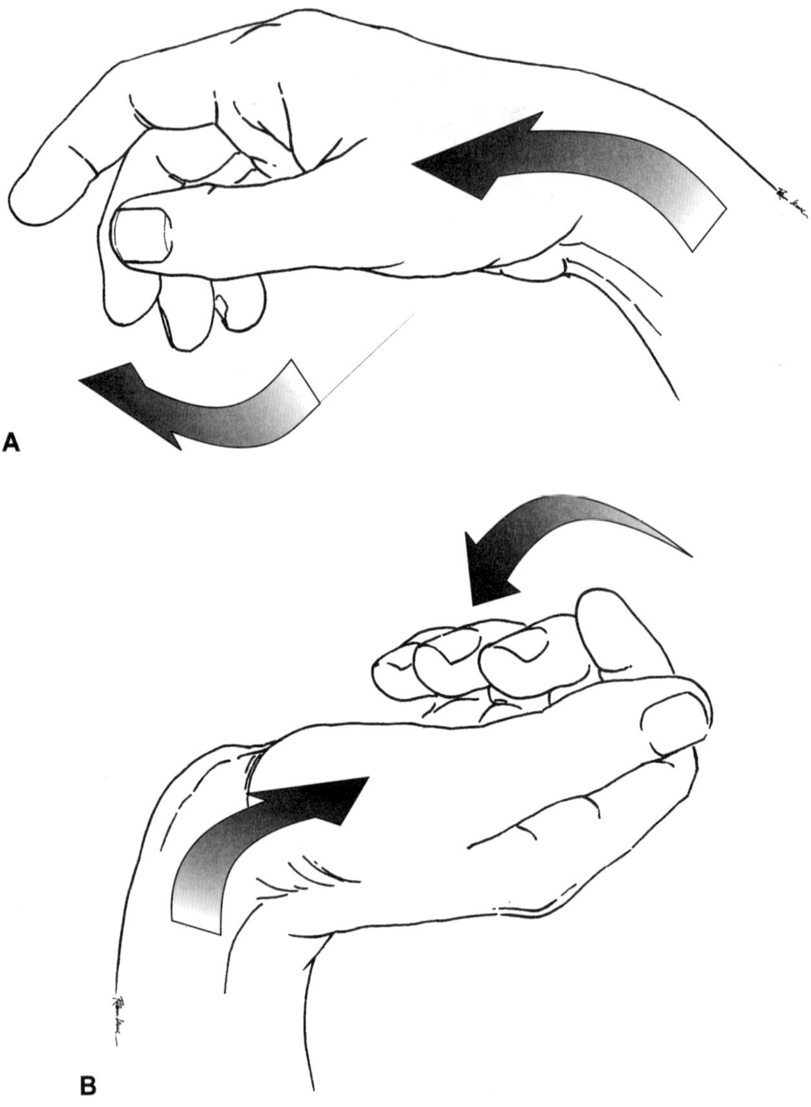

FIG. 34.3.A. Tenodese (flexão volar). **B.** Tenodese (flexão dorsal).

2. **Angiografia** ou **exame Doppler** para avaliar a integridade arterial.
3. **Ultra-sonografia** para identificar corpo estranho não radiopaco (madeira, vidro).
4. **As medidas de pressão de compartimento** podem ser realizadas com um esfigmomanômetro, tubo endovenoso (e.v.), torneira de três vias, e uma bolha em linha. Uma pressão > 40 mmHg é uma indicação para fasciotomia, enquanto que uma leitura normal (isto é, pressão < 25 mmHg) não exclui uma síndrome compartimental ou a necessidade de cirurgia.
5. **As culturas do ferimento** devem ser obtidas antes do tratamento com antibióticos.

D. **Analgesia e anestesia**

1. **Considerações gerais**

a. Apenas um paciente sem dor pode tomar decisões racionais acerca dos cuidados. O alívio da dor é alcançado com mais eficácia com anestesia local. Portanto, considerar um bloqueio regional uma vez que o exame esteja completo.

b. Utilizar uma agulha de calibre 25 a 27 em uma seringa de 10 ml. A agulha menor provocará menos dor.

c. Utilizar **lidocaína** (0,5%) ou **bupivacaína** (0,25%, para um bloqueio de maior duração). **Não use epinefrina na mão.**

2. **Bloqueio de punho**

a. **Técnica.** Para um bloqueio completo da mão, injetar 5 a 7 ml de anestésico local para cada um dos sítios de injeção ilustrados na Fig. 34.4. Aspirar para confirmar que a extremidade da agulha não se encontra no espaço intravascular. Deve ser encontrada pouca resistência com a injeção de anestésico local. Se o paciente se queixa de uma dor aguda e penetrante – **PARE;** você pode estar injetando dentro de um nervo ao invés de em torno dele. Injetar dentro de um nervo pode provocar a perda permanente da função e uma dor crônica incapacitante. **Esperar** 10 minutos ou até que o bloqueio esteja completo. **Não** injete uma segunda vez em torno de um nervo parcialmente anestesiado. Ao invés disso, utilize um anestésico local de ação mais duradoura.

3. **Bloqueio digital**

a. A injeção de anestesia local dentro da **bainha tendinosa** é um método simples e eficaz que fornece anestesia circunferencial com uma agulhada; valioso principalmente em crianças. Na linha média da falange proximal, empurre a agulha através do tendão flexor e ligeiramente para fora do osso. Injetar lentamente 3 a 5 ml de anestésico local.

b. **Base do dedo.** Injetar 3 ml de anestésico local dentro do espaço da rede em cada lado do dedo. Uma terceira injeção na face dorsal do dedo completa o bloqueio.

III. **Lesões específicas**

A. **O comprometimento vascular** pode representar uma emergência verdadeira e deve ser trabalhada prontamente, necessitando fasciotomia, reparo vascular, reimplante, redução de fratura ou luxação, ou cirurgia de *bypass*.

1. **Insuficiência arterial**

a. **Sinais.** Extremidade pálida e fria com preenchimento capilar lento ou ausente, diminuição do turgor da pele; sangramento lento, freqüentemente escuro a partir de uma agulhada.

b. **Diagnóstico:** baseia-se nos achados clínicos, apoiados por estudos laboratoriais (radiografia, Doppler) conforme a necessidade.

c. **Tratamento:** é cirúrgico (reconstrução vascular, trombectomia), conservador (reduzir fratura), ou farmacológico (trombólise), dependendo da causa.

2. **Insuficiência venosa**

a. **Sinais.** Extremidade azul-arroxeada e fria, com preenchimento capilar rápido (< 2 segundos), aumento do turgor cutâneo; sangramento vivo de coloração escura a partir de uma agulhada.

b. No paciente severamente acometido ou traumatizado com evidência de insuficiência venosa, sempre suspeitar de gangrena venosa e consultar um hematologista. **Considerar a síndrome** HITT (*heparin induced thrombocytopenia and thrombosis syndrome* – síndrome de trombocitopenia induzida por heparina e trombose).

3. **Síndrome compartimental**

a. **Sinais.** O diagnóstico é quase sempre clínico. Suspeitar quando o estiramento passivo (mais freqüentemente os flexores no antebraço) estiver restrito e doloroso em um paciente com uma história de traumatismo. A fasciotomia cirúrgica é tanto diagnóstica quanto terapêutica. Os pulsos arteriais, as parestesias e daí por diante **não** confirmam ou afastam a síndrome compartimental.

b. As causas são inúmeras e incluem qualquer distúrbio agudo da circulação muscular: esmagamento ou pressão prolongada (p. ex., pessoa inconsciente estendida sobre o braço), trombose arterial, embolização, luxação, fratura (fraturas supracondilares do úmero), sangramento intra-

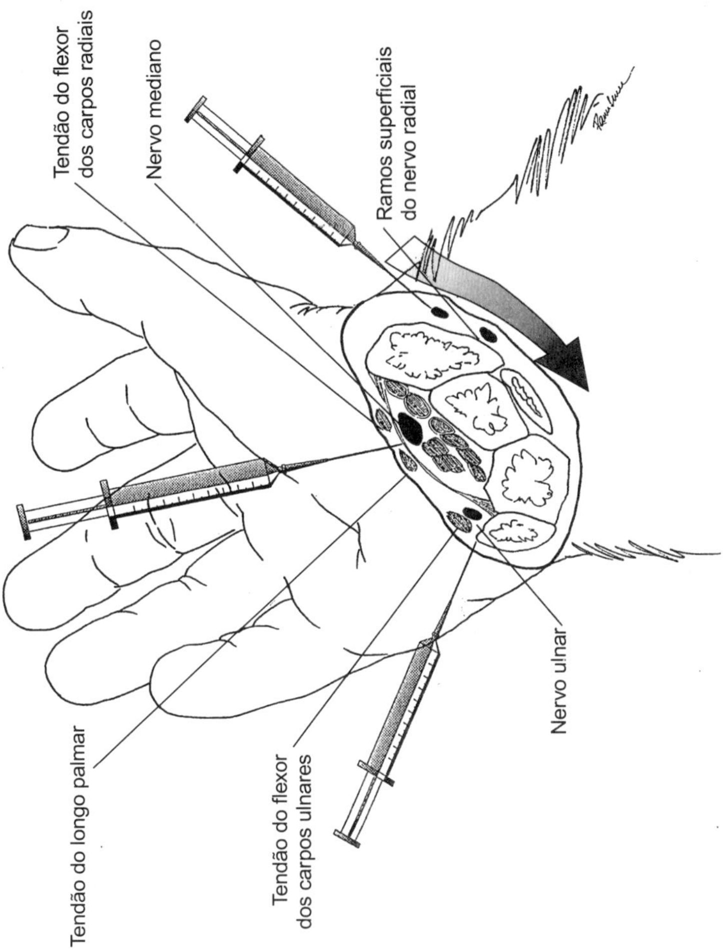

FIG. 34.4. Bloqueio nervoso.

muscular (ferimento cortante), injeção com pressão, mordida de cobra e queimadura (pode não ser circunferencial).

c. O tratamento é cirúrgico e consiste em descompressão urgente através de fasciotomia. O compartimento flexor do antebraço é acometido com mais freqüência. A cirurgia, em casos selecionados, pode incluir o túnel do carpo, o canal de Guyon, o compartimento extensor no antebraço, e os músculos intrínsecos na mão (Fig. 34.5).

B. **Lesão de nervo** (Fig. 34.6)

1. **Classificação** de lesões de nervo para orientar o tratamento e o prognóstico.
   a. **Neuropraxia:** geralmente é provocada por trauma contuso ou pressão (p. ex., "Paralisia de sábado à noite"). Os axônios estão intactos e a regra é a recuperação completa, geralmente dentro de dias ou meses. Apoiar com tala como indicado.
   b. **Axonotmese:** geralmente é provocada por lesão de esmagamento ou estiramento. O epineuro está intacto, mas os axônios estão rompidos. O prognóstico é relativamente bom e a recuperação pode ser completa. Suportar com tala conforme o indicado.
   c. **Neurotmese:** envolve um nervo rompido. Requer reparo cirúrgico para a recuperação ideal, que raramente é completa.
2. **Sinais.** Avaliar o nível de lesão examinando a função motora e a função sensorial (ver acima). O exame clínico pode confirmar a perda da função nervosa, mas não necessariamente o potencial para a recuperação (geralmente melhor em crianças). Sempre considerar cirurgia nos casos de possível laceração de nervo (neurotmese).
   a. **Nervo mediano.** Função motora: flexor radial do carpo (FRC), flexor superficial dos dedos (FSD), flexor profundo dos dedos (FPD) para indicador, flexor longo do polegar (FLP), abdutor curto do polegar (ACP). Função **sensorial** (2PD): face palmar do polegar, indicador, médio e a metade radial do dedo anular. Um cruzamento de fibras entre os nervos mediano e ulnar no antebraço ("Martin-Gruber") ou na mão ("Riche-Canneu") pode resultar em diferenças sutis no exame do que foi descrito acima.

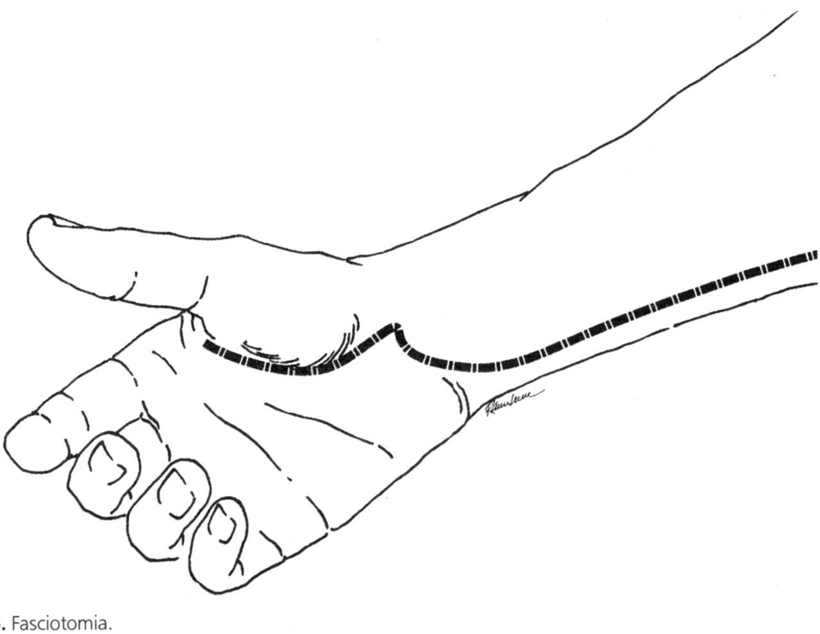

FIG. 34.5. Fasciotomia.

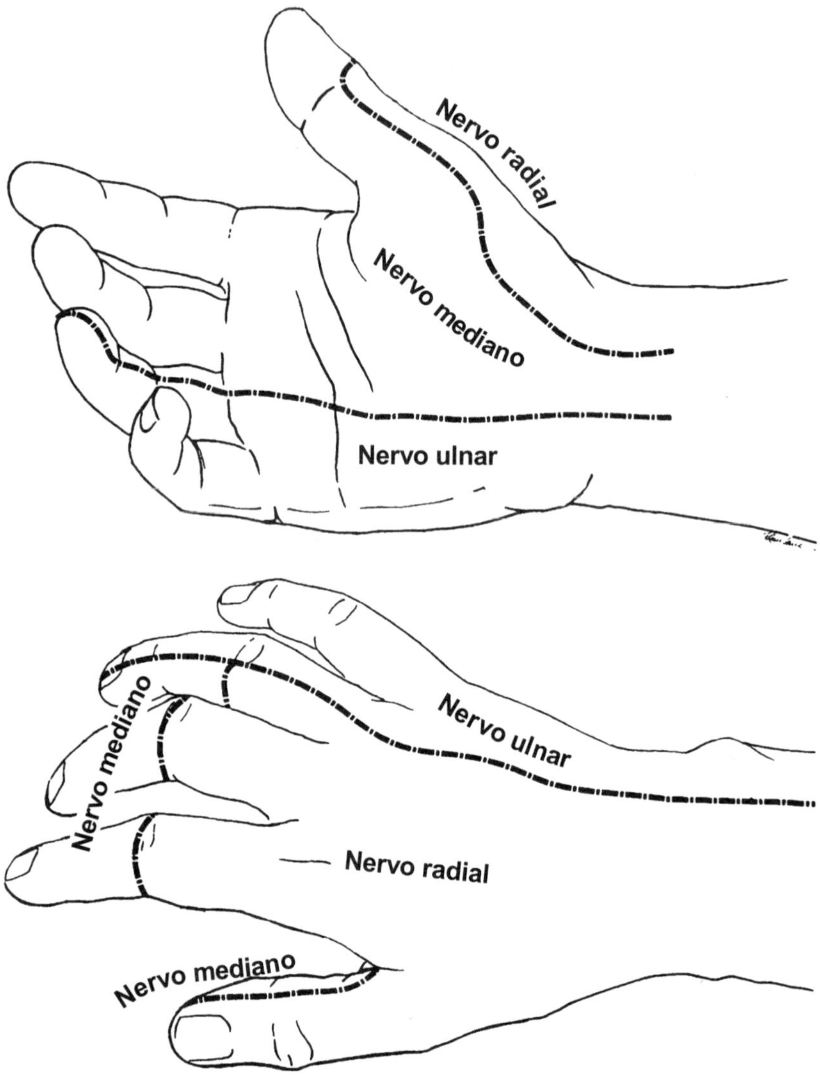

FIG. 34.6. A. Campos sensoriais (volares). **B.** Campos sensoriais (dorsais).

b. **Nervo radial.** Função **motora:** extensores do punho e dedos, incluindo o polegar. Função **sensorial:** a face dorsal do ***primeiro quirodáctilo*** e a face dorsal radial da mão.
c. **Nervo ulnar.** Função **motora:** flexor ulnar do carpo (FUC), FPD aos quarto e quinto dedos, os músculos interósseos, e a abdução do primeiro e do quinto dedos. **Função sensorial** (2DP): quinto dedo e a metade ulnar do anelar.

3. **Tratamento.** Se possível, tratar um nervo lacerado na SC, com reparo direto ou enxerto de nervo dentro dos 10 dias após a lesão. As condições ideais requerem a utilização de um microscópio operatório. Se uma lesão neurológica é identificada no setor de emergência, a pele pode ser suturada e o paciente transferido com segurança para as mãos do cirurgião.

C. **Lesão de tendão de flexor**

1. **Anatomia**

a. **A bainha tendinosa** é um túnel fibroósseo que contém os tendões flexores ao longo da face ventral dos dedos. Uma lesão isolada da bainha tendinosa raramente necessita de reparo cirúrgico.

b. **Tendões.** Dois grandes flexores (FSD e FPD) correm na bainha tendinosa de cada dedo, no polegar apenas um (FLP)(Figs. 34.7 e 34.8).

c. **Zonas** (Fig. 34.9). A escolha da técnica cirúrgica e o prognóstico dependem de vários fatores, incluindo o nível anatômico da lesão do tendão. As lesões de zona II (da prega palmar distal até a falange médio-média) tendem a apresentar o pior prognóstico funcional e requerem reparo por especialista e reabilitação.

d. Uma lesão em "camisa" é um arrancamento do FPD (anelar em 75%) da falange distal (p. ex., agarrando a camisa de futebol em uma disputa de bola). Uma lasca de osso, correspondendo à inserção óssea arrancada do tendão, pode ser vista aos raios x.

2. **Sinais.** Presumir uma lesão de tendão quando o paciente é incapaz de mover uma articulação através de uma variedade ativa inteira de movimento, e o movimento tentado é doloroso. A integridade dos tendões deve ser testada individualmente (Figs. 34.7 e 34.8).

3. **Tratamento.** O reparo cirúrgico deve ser realizado sob condições ideais na SC.

D. **Lesão de tendão extensor**

1. **Anatomia**

a. Os tendões extensores longos agem primariamente nas articulações metacarpofalangianas (MF), visto que os músculos intrínsecos são extensores primários das articulações interfalangianas. Além do extensor comum dos dedos, o extensor comum dos dedos, o indicador e o quinto

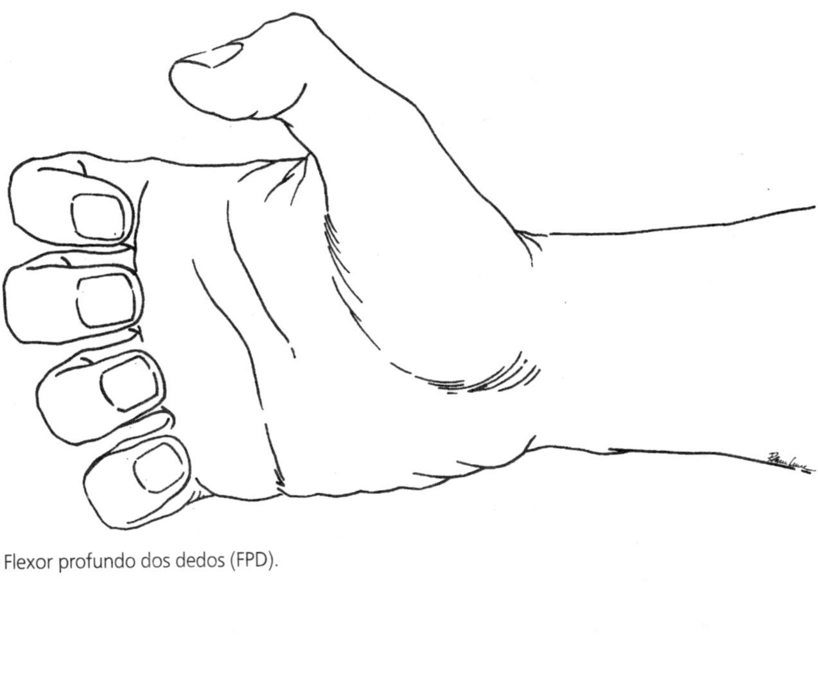

FIG. 34.7. Flexor profundo dos dedos (FPD).

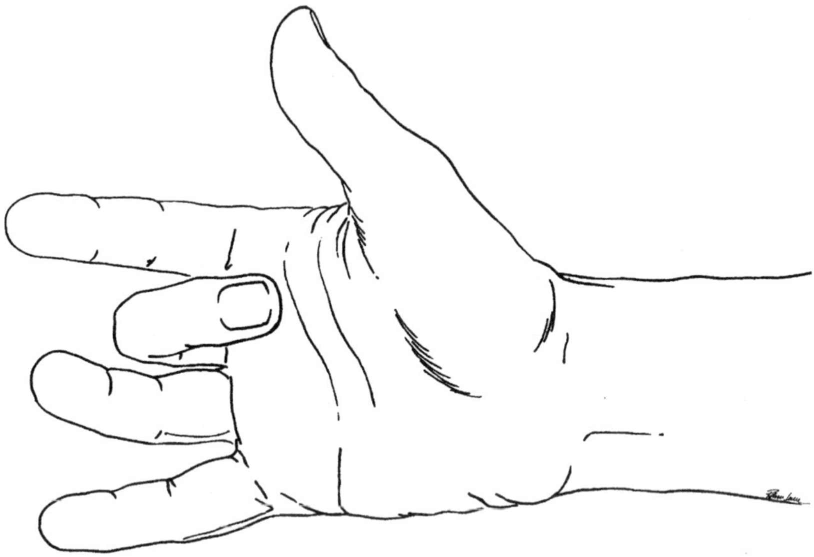

FIG. 34.8. Flexor superficial dos dedos (FSD).

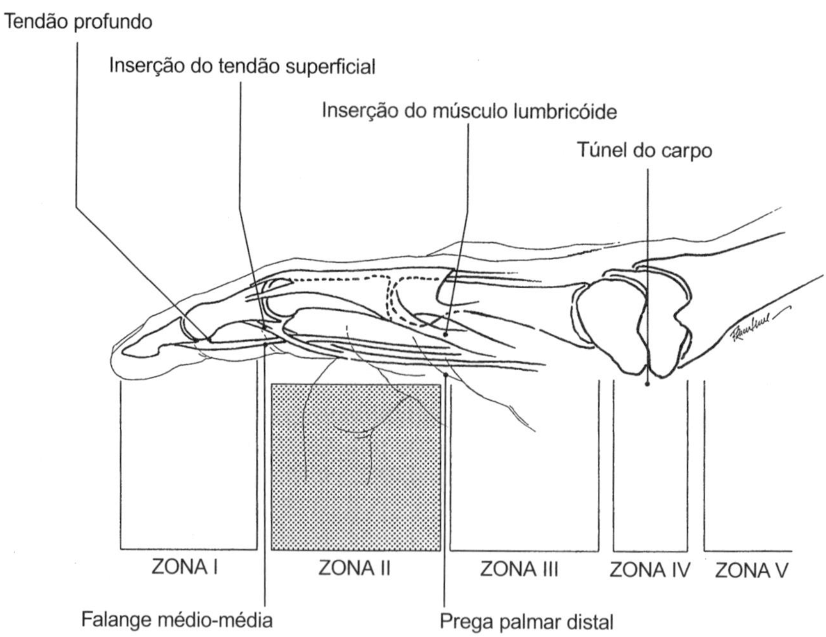

FIG. 34.9. Zona de lesão tendinosa.

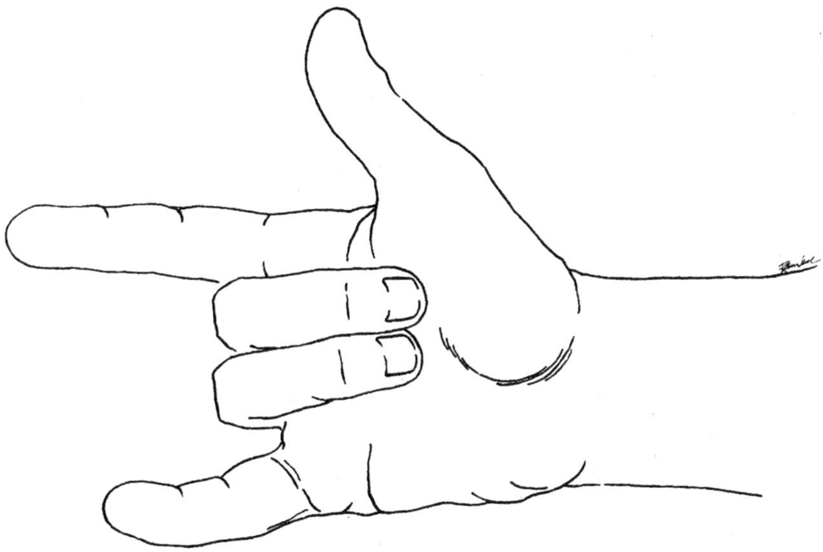

FIG. 34.10. Extensores extrínsecos independentes.

dedo apresentam, cada um, um extensor extrínseco independente: o extensor próprio do indicador e o extensor do dedo mínimo (Fig. 34.10).

b. **Junções tendinosas** são conexões entre os tendões extensores proximais à articulação MF.

c. Um extensor longo lacerado do polegar pode retrair para dentro do antebraço, enquanto que isto raramente é o caso para os extensores dos quatro dedos.

2. **Sinais**
   a. A perda da amplitude ativa de movimento pode indicar uma lesão de tendão. Através da função dos intrínsecos, as articulações interfalangianas ainda se estendem após uma lesão do tendão extensor longo proximal à articulação MF. Observar que as junções tendinosas inicialmente podem mascarar uma laceração de tendão extensor proximal às articulações MF.
   b. **Dedo caído (dedo de Mallet):** é provocado por um arrancamento do tendão extensor da falange distal e resulta em uma incapacidade de estender ativamente a articulação interfalangiana distal (IFD).
   c. **Deformidade de boutonnière** (interfalangiana proximal (IFP) fletida e IFD estendida) é o resultado tardio de uma laceração isolada da inserção do tendão extensor na falange média. O tratamento é conservador (entalamento) ou cirúrgico, dependendo da natureza da lesão.
3. **Tratamento.** Reparo cirúrgico, com a exceção da maioria das deformidades dos dedos de Mallet (e, às vezes, boutonnière). A maioria dos cirurgiões prefere manter a mão ou o dedo imobilizados por um período de 4 a 6 semanas após o reparo, dependendo do nível ou da zona de lesão. O dedo de Mallet (na ausência de fratura com grande fragmento deslocado) é tratado conservadoramente: entalar a articulação interfalangiana distal em toda a sua extensão por 6 semanas.

E. **Articulações**

1. **Lesão ligamentar**
   a. **Dedos.** Entalar para conforto, ou "atar junto" a um dedo adjacente. O reparo cirúrgico raramente está indicado.
   b. **Polegar.** Uma ruptura do ligamento colateral ulnar do polegar na MF (lesão de Stener, polegar de Gamekeeper) geralmente requer reparo. Testar a estabilidade lateral, sob anestesia local, se necessário, e procurar por uma fratura por arrancamento aos raios x.

2. **Deslocamento**
   a. **Simples.** Anestesiar e reduzir.
   b. **Complexo.** Não pode ser reduzido sem cirurgia, geralmente devido à superposição de tecido mole (placa ou tendão volares).
   c. Estudo radiológico tanto antes quanto depois de reduzir uma articulação deslocada, para avaliar a presença de uma fratura.
   d. Articulação IFD.
      (1) Geralmente dorsal.
      (2) Tala em bloco dorsal com movimento imediato, se estável.
   e. Articulação IFP.
      (1) Geralmente dorsal. No deslocamento palmar, a cabeça da falange proximal pode se ver presa entre as bandas laterais e requerer cirurgia.
      (2) Entalar com bloco dorsal e mover imediatamente, se estável.
   f. Articulação MF.
      (1) Geralmente dorsal.
      (2) Tala em bloco dorsal em flexão de 20° a 30°, mobilizar se estável.
   g. Articulação carpometacarpiana (CMC).
      (1) Geralmente dorsal e associada à fratura.
      (2) Normalmente requer redução cirúrgica e fixação com fio K.
   h. Dissociação escafolunar.
      (1) Uma ruptura de ligamento entre o escafóide e o lunar deve ser suspeita se a distância entre os dois ossos for > 4 mm na radiografia póstero-anterior. Requer tratamento na SC, com reconstrução (precoce) do ligamento.

F. **Fraturas**

1. **Classificação** de fraturas para definir tratamento e prognóstico.
   a. Aberta ou fechada.
   b. Simples ou cominutiva.
   c. Transversa, oblíqua ou espiral.
   d. Intra-articular ou extra-articular.
   e. **Translação** (fora do eixo), **angulação** (palmar, dorsal radial ou de ápice ulnar).
   f. **Rotação:** com freqüência pode não ser avaliada a partir de radiografias.
   g. **Epífise:** classificação de Salter-Harris (Fig. 34.11).
   h. Fraturas **estáveis** mantêm a redução, enquanto que as fraturas **instáveis** não e, portanto, freqüentemente requerem cirurgia.
2. Falanges (ver também lesões de ponta de dedo).
   a. Fraturas **não deslocadas, estáveis**, são atadas a um dedo adjacente ou entaladas por 3 semanas.
   b. **Fraturas instáveis:** são tratadas com redução fechada e fixação com fio K, se possível ou com redução aberta e fixação interna através de placa ou fios K.
   c. As fraturas **intra-articulares** devem ser reduzidas para minimizar o risco de artrite pós-traumática. Podem estar indicados cirurgia ou tratamento com tração dinâmica.
3. **Metacarpos**
   a. A fratura de **colo** (fratura de Boxer) pode ser tratada com 2 semanas de tala para conforto, ou ser mobilizada imediatamente.
   b. As fraturas de **eixo** podem ser entaladas, se estáveis, ou fixadas com fios K ou placa, se muito instáveis.
4. **Polegar**
   a. **Fratura de Bennett:** é uma fratura intra-articular da primeira articulação CMC. Por definição, é instável e freqüentemente requer fixação cirúrgica após redução.
   b. **Fratura de Rolando:** envolve tanto a face palmar (como na fratura de Bennett) quanto a face dorsal do primeiro metacarpo. A fratura pode ser instável e requerer tratamento cirúrgico.

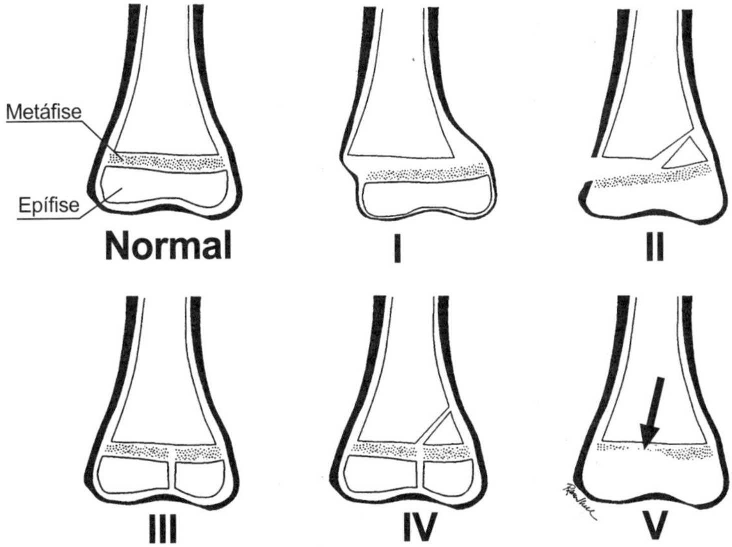

FIG. 34.11. Classificação de fratura de Salter-Harris.

5. **Escafóide;** > 50% de todas as fraturas de carpo
   a. **Sinais.** Sensibilidade na "tabaqueira anatômica" entre os tendões abdutor longo do polegar (ALP) e o extensor longo do polegar (ELP) distalmente ao estilóide radial no punho. Se as radiografias iniciais não confirmarem uma suspeita clínica de fratura de escafóide, imobilizar e repetir as radiografias após 3 semanas ou considerar uma TC precoce do osso. O atraso no tratamento de uma fratura de escafóide aumenta significativamente a incidência de não soldadura.
   b. **Tratamento.** Imobilizar em gesso curto de braço ou tala em espiga do polegar até que curada radiologicamente, geralmente em 6 a 12 semanas. As fraturas deslocadas ou instáveis podem necessitar de cirurgia primária.
6. **Ganchoso**
   a. Incomum.
   b. Diagnóstico por exame clínico (sensibilidade) e estudo radiológico: projeção de ganchoso ou tomografia computadorizada (TC).
   c. Transferir para tratamento cirúrgico eletivo.

G. **Ponta de dedo**

1. **Lesão de leito ungueal**
   a. **Sinais.** Suspeitar de lesão de leito ungueal se for observada fratura na falange distal à radiografia.
   b. **Tratamento.** Drenar o hematoma subungueal para reduzir a dor (empregar um clipe de papel quente). Reparar as lacerações de leito ungueal com fio de cromo 6-0. Reposicionar a unha sob a dobra ungueal para funcionar como uma tala. As fraturas da falange distal geralmente são estáveis e raramente requerem imobilização além daquela para conforto.
2. **Amputação**
   a. **Sinais.** O elemento-chave é a unha, em particular a matriz germinativa.
   b. **Tratamento.** Se a matriz germinativa da unha estiver intacta, evitar cirurgia para um melhor resultado funcional e cosmético. Ao invés disso, permitir que a ponta do dedo cure por **segunda intenção.** O tratamento não representa um risco para infecção aguda ou crônica, mesmo se o osso estiver inicialmente exposto. **Não encurtar a falange distal** a menos que protrua vários milímetros além do nível da amputação de parte mole. As **abas** cutâneas podem ocasionalmen-

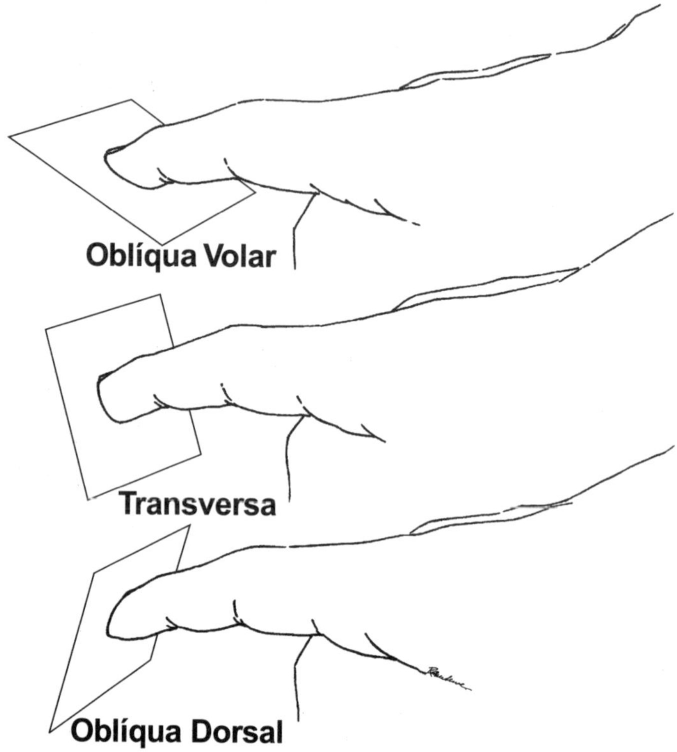

FIG. 34.12. Lesões de ponta de dedo.

te ser empregadas para cobrir amputações oblíquas (Fig. 34.12). Evitar sutura direta ou enxertos cutâneos.

H. **Amputações proximais**

1. **Considerações gerais.** Qualquer amputação da extremidade superior deve ser considerada uma indicação potencial para reimplante. Para o transporte, estocar a parte em gaze umedecida de solução salina em um saco plástico e colocar em um contêiner com gelo e água. Evitar contato direto entre a parte e o gelo. Fornecer alívio da dor (bloqueio regional, sempre que possível).
2. **Informar** o cirurgião de reimplante do tipo e do nível do traumatismo, hora e lugar do incidente, a idade do paciente, gênero, profissão e história médica.
3. Se adequadamente **resfriada**, uma parte sem músculo pode ainda ser reimplantada mais de 24 horas após a lesão.
4. Na ausência de contra-indicações específicas, a decisão de se tentar um reimplante deve ser tomada conjuntamente pelo paciente e o cirurgião de reimplante. O reimplante acrescenta pouca ou nenhuma função demonstrável para a mão. Entretanto, o nível de satisfação do paciente após a cirurgia de reimplante tende a ser extremamente elevado.
5. Contra-indicações relativas.
   a. Vários níveis de lesão, esmagamento, queimadura, e daí por diante.
   b. Paciente instável.
   c. Problemas psicológicos.
   d. Antebraço proximal e acima de 6 horas de isquemia.

6. **Seqüência da cirurgia:**
   a. **Abordagem de duas ou mais equipes.** Uma equipe prepara o coto, a segunda equipe prepara a parte (marca vasos e nervos), a terceira equipe colhe tecidos para enxerto.
   b. **Não dispensar nada;** todos os tecidos podem ser utilizados como enxertos.
   c. **Fixar o osso,** reparar tendões, vasos e, finalmente, nervos.
   d. Fornecer cobertura de parte mole ou enxerto de pele.

I. **Queimadura** (ver Capítulo 46)
   1. **Imergir** a mão em água fria; fornecer alívio da dor.
   2. Avaliar profundidade, área e necessidade de cirurgia.
      a. **Debridar** bolhas partidas e aplicar creme de sulfadiazina de prata a 1% duas vezes ao dia.
   3. **Debridar** queimaduras mais profundas em SC, empregando um torniquete para controlar a perda de sangue.
   4. **O enxerto de pele** pode estar indicado para evitar complicações secundárias.
   5. **Entalar** em posição de segurança se houver risco de contraturas.
   6. **Queimaduras químicas** são tratadas como em outras partes do corpo.

J. **Infecção**
   1. O tratamento mais importante para prevenir infecção é o **debridamento** adequado.
   2. **As lesões de fazenda** são conhecidas pela infecção e devem receber antibioticoterapia profilática.
   3. **Ferimentos por mordidas humanas,** como aqueles produzidos durante uma luta a socos na qual uma articulação MF é aberta por um dente (Fig. 34-13), pode provocar infecção por vários organismos. Tratar agressivamente com uma combinação de cirurgia, cefalosporina e penicilina.
   4. As cirurgias de mão geralmente não necessitam de cobertura antibiótica; entretanto, deve-se considerar o tratamento profilático em pacientes com fraturas abertas ou dano extenso de parte mole, ferimentos severamente contaminados, e daí por diante.

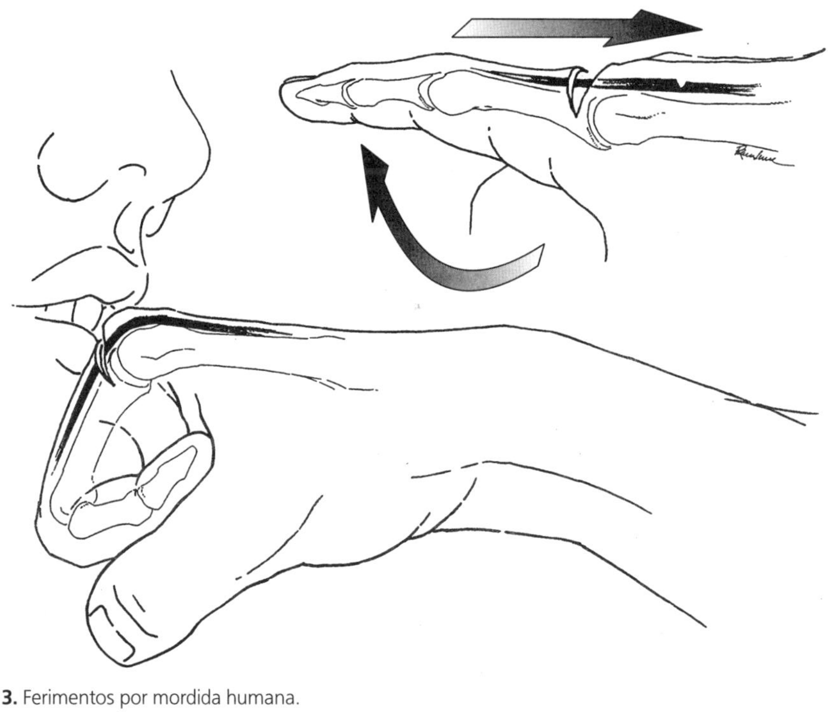

FIG. 34.13. Ferimentos por mordida humana.

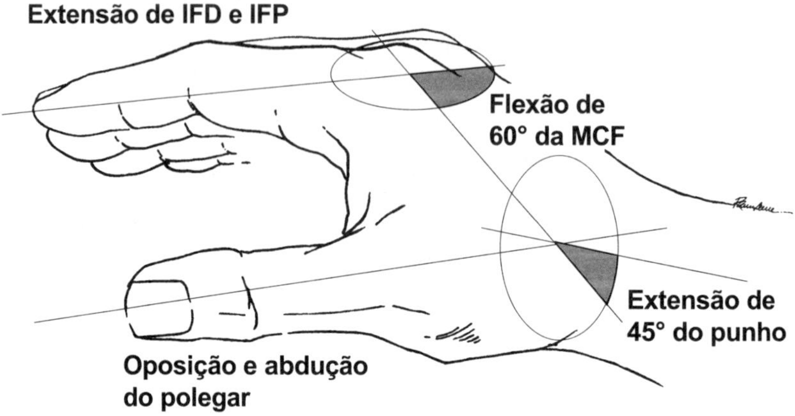

FIG. 34.14. Posição de segurança.

K. **Curativos.** Utilize talas para:
1. Proteger o ferimento.
2. Promover a cura e diminuir a dor.
3. Prevenir enrijecimento.
4. Posição de segurança: punho estendido (30°-40°), articulações MF fletidas (>70°), articulações interfalangianas retas (flexão < 15°), e polegar abduzido radialmente e palmarmente (> 45°) (Fig. 34.14).
5. Colocar gaze macia entre os dedos para conforto, e para evitar maceração cutânea.
6. A dor pós-operatória, até que prove o contrário, é sempre provocada por um curativo apertado; partir ou substituir o curativo.

35. SÍNDROME COMPARTIMENTAL E RABDOMIÓLISE

Preston R. Miller, III e John M. Kane, III

I. **Síndrome compartimental:** ocorre quando o aumento da pressão tecidual dentro de um espaço anatômico limitado compromete a perfusão. A síndrome compartimental dos braços, da perna ou da coxa é freqüentemente encontrada em pacientes traumatizados, mais comumente após lesão vascular ou ortopédica. Sem tratamento, esta síndrome leva à necrose mioneural e à perda permanente de função ou amputação. O grau de dano depende do grau de aumento da pressão compartimental assim como o período de tempo em que a pressão está elevada. O choque concomitante aumenta o grau de dano para qualquer pressão e a qualquer tempo.

A. **Etiologia.** Qualquer lesão que leve a edema tecidual severo dentro dos compartimentos fasciais pode provocar a síndrome compartimental.

1. **A lesão vascular com isquemia de membro** leva a edema tecidual. A reperfusão produz metabólitos tóxicos do oxigênio e aumento da permeabilidade capilar, o que piora este edema. O sangramento dentro de um espaço fechado a partir de vasos rompidos também pode levar à síndrome.
2. **Lesão de esmagamento.** A lesão direta de tecidos por esmagamento leva a edema com síndrome compartimental subseqüente.
3. **Fraturas:** respondem por aproximadamente 50% das síndromes compartimentais. As fraturas de tíbia são as fraturas que mais freqüentemente provocam a síndrome, mas qualquer fratura de extremidade pode levar ao aumento da pressão compartimental. Esta síndrome pode ocorrer na ausência de fratura com lesão de parte mole, isquemia com reperfusão, compressão prolongada, queimaduras e osteotomias operatórias.
4. **As situações de traumatismo com alto risco para o desenvolvimento de síndrome compartimental** incluem reperfusão após > 4 a 6 horas da isquemia, lesão por esmagamento significativa e uma lesão combinada venosa e arterial em um membro.

B. **Fisiopatologia.** A lesão tecidual local, secundária a uma lesão direta ou como um resultado de isquemia ou reperfusão, é o fator desencadeante no desenvolvimento da síndrome compartimental. Com vasos elásticos (veias), o aumento da pressão intracompartimental se traduz diretamente em aumento da pressão venosa local. A diminuição subseqüente do gradiente de pressão arteriovenosa leva à hipoperfusão e anóxia teciduais locais. A anóxia produz mais edema, o que aumenta ainda mais a pressão intracompartimental. Este ciclo continua até que ocorra a necrose tecidual.

C. **Diagnóstico.** Com o desenvolver dos sinais e sintomas da síndrome compartimental, a isquemia pode rapidamente levar a dano irreversível. O diagnóstico de síndrome compartimental pode ser difícil.

1. **Sintomas.** Dor desproporcional aos achados físicos é observada em pacientes com síndrome compartimental que estão despertos e alertas. Podem estar presentes parestesias, seguidas, posteriormente, na progressão da síndrome, por paralisia.
2. **Sinais:** os sinais de síndrome compartimental incluem um compartimento edemaciado e tenso, e dor ao estiramento passivo dos músculos no compartimento acometido. Outros sinais importantes incluem déficit sensorial no nervo atravessando o compartimento acometido, que pode ser seguido de debilidade motora progressiva. **A perda de função pode ser o sinal mais precoce.** A perda do pulso periférico pode ser observada, mas este é um achado tardio, geralmente acompanhado por dano irreversível.

   a. A síndrome compartimental ocorre mais freqüentemente na parte inferior da perna, mas pode ocorrer no antebraço, na coxa, no pé ou na mão. **A parte inferior da perna** é composta de quatro compartimentos e seus componentes respectivos:

   (1) **Compartimento anterior:** os músculos tibial anterior e o extensor do pododáctilo I e o nervo fibular profundo.

(2) **Compartimento lateral (fibular):** músculos fibular longo e fibular curto e o nervo fibular superficial.

(3) **Compartimento posterior superficial:** músculos gastrocnêmio e solear e o nervo sural.

(4) **Compartimento posterior profundo:** músculos tibial posterior e flexor do pododáctilo I e o nervo tibial.

b. O **antebraço** é composto de três compartimentos com seus componentes respectivos:

(1) **Compartimento volar:** músculos flexores do punho e dos dedos e os nervos ulnar e mediano.

(2) **Compartimento dorsal:** músculos extensores do punho e dos dedos e o nervo interósseo posterior.

(3) ***Mobile wad:*** músculo extensor longo radial dos carpos, extensor curto radial dos carpos e o braquiorradial.

3. **Pressões compartimentais.** A pressão compartimental elevada, por definição, antecederá os sintomas de síndrome compartimental. Por esta razão, a medida da pressão é um acessório importante para o diagnóstico, o que é especialmente verdadeiro no paciente com diminuição do estado mental em quem o exame físico é menos confiável. Apesar de haver discordâncias sobre a fronteira entre pressão compartimental normal e anormal, a maioria considera que pressões compartimentais > 30 mmHg são uma indicação para fasciotomia. As pressões entre 20 e 30 mmHg no paciente sintomático ou ao se deparar com uma hipotensão prolongada também determinam a fasciotomia. Se há dúvidas quanto ao diagnóstico, melhor errar do lado da fasciotomia do que observar.

a. **Os dispositivos de medida** disponíveis correntemente incluem o cateter de agulha e o monitor Stryker manual. Os cateteres de agulha podem produzir pressões imprecisamente elevadas se não empregadas corretamente, mas são universalmente disponíveis. Um sistema de medida deste tipo pode ser feito atando-se uma agulha calibre 18 a uma extensão do tubo de pressão. Este tubo é conectado a um transdutor de pressão como é utilizado para medida de pressão. O monitor Stryker é facilmente portátil e preciso.

b. **Técnica:** a pele sobre o compartimento a ser medido é preparada de maneira estéril e infiltrada com anestesia local, se necessário. A agulha para o sistema a ser utilizado é então avançada para dentro do compartimento muscular. Uma pequena quantidade de solução salina é rapidamente injetada através do cateter para assegurar que não haja interferência por entupimento do cateter. A pressão é registrada. A posição correta da agulha pode ser confirmada ao se observar um breve aumento da pressão com compressão do compartimento sendo medido. As medidas devem ser repetidas para confirmar pressões elevadas.

D. **Tratamento:** o tratamento da síndrome compartimental se baseia em restabelecer as pressões compartimentais normais para restaurar a perfusão tecidual adequada – fasciotomia cirúrgica do membro afetado. No momento da fasciotomia, o debridamento deve ser reservado apenas para tecido francamente necrótico. Se a viabilidade do tecido é questionável, o compartimento deve ser reavaliado para determinar a viabilidade. **Onde houver dúvida se a síndrome do compartimento está presente, a fasciotomia deve ser realizada.**

1. **Fasciotomia da parte inferior da perna** (Fig. 35.1). A fasciotomia da perna deve liberar todos os quatro compartimentos (anterior, lateral, posterior superficial e profundo). Isto é facilmente realizado com uma técnica de dupla incisão. Fazer uma incisão na perna lateral a partir de logo abaixo da cabeça da fíbula para logo acima do quadril, aproximadamente 1 cm anteriormente à fíbula. Identificar o septo dividindo os compartimentos anterior e lateral e abrir a fáscia de cada lado deste septo para liberar estes compartimentos, tomando cuidado para evitar o nervo peroneiro superficial localizado ao longo do septo intercompartimental, no compartimento lateral. Fazer uma segunda incisão de comprimento semelhante no lado medial da perna, 2 cm posteriormente à tíbia. Abrir a fáscia para liberar o compartimento posterior superficial. Aqui, parcialmente destacar o solear proximal do dorso da tíbia e fazer incisão da fáscia, que libera o compartimento posterior profundo.

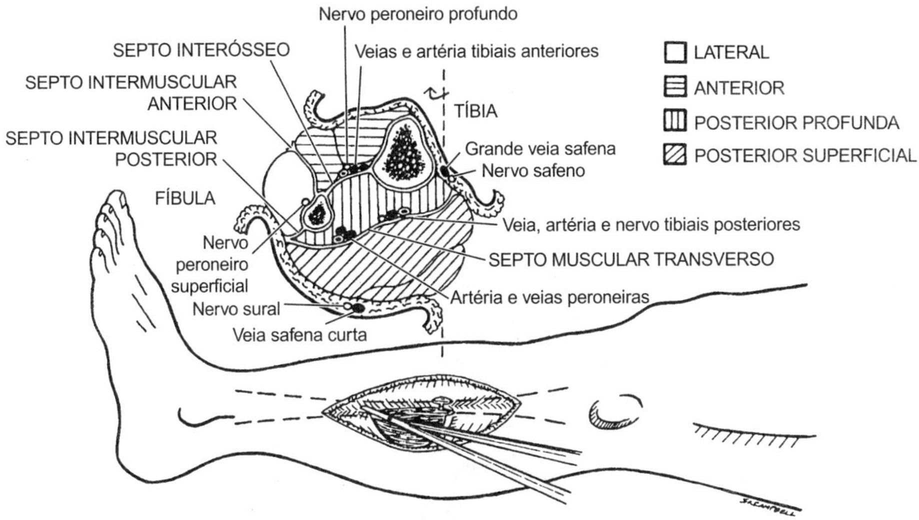

FIG. 35.1. Técnica para fasciotomia da panturrilha. (De Ombrellaro MP, Steven SI. Compartment syndrome: a collective review. In: Maull KI, Cleveland HC, Feliciano DV, et al. (eds). *Advances in trauma and critical care.* St. Louis: Mosby-Yearbook, 1995;10:100, com autorização.)

2. **Fasciotomia da coxa:** envolve a liberação de três compartimentos. Acessar o compartimento do quadríceps através de uma incisão ântero-lateral na coxa. Descomprimir, então, o compartimento do tendão bicipital separando o septo intermuscular posteriormente. Liberar o compartimento do adutor através de uma incisão separada medialmente ao longo da extensão do compartimento.
3. **Fasciotomia do antebraço** (Fig. 35.2). Liberar o compartimento volar através de uma incisão ao longo da face volar do antebraço, curvando através dos espaços articulares para evitar contratura com a cura. A maioria dos autores sugere a liberação do túnel do carpo com este procedimento. Neste ponto, medir as pressões do compartimento dorsal e, se permanecerem elevadas, realizar a fasciotomia dorsal. Liberar o compartimento dorsal através de uma única incisão reta no dorso do antebraço desde o epicôndilo lateral até o punho.
4. **Fechamento.** Estes ferimentos podem ser fechados 5 a 10 dias depois, com fechamento primário ou enxerto cutâneo, se necessário, para evitar o fechamento do ferimento sob tensão indevida.

E. **Complicações.** As principais complicações da síndrome compartimental incluem infecção e rabdomiólise.
   1. A infecção ocorre secundária à presença de músculo necrótico. O controle do processo requer debridamento agressivo de todo o tecido inviável, o que pode levar a uma limitação significativa da função do membro afetado.
   2. **Rabdomiólise:** pode ser observada como uma seqüela da síndrome compartimental e é discutida em detalhe abaixo.

II. **Rabdomiólise:** ocorre quando o dano muscular a partir de causas traumáticas ou não-traumáticas libera toxinas para dentro da circulação sistêmica, o que pode levar à insuficiência renal e mesmo à morte. A identificação e o tratamento precoces desta doença reduz a incidência de disfunção renal e outras complicações.

A. **Etiologia.** As causas de rabdomiólise são amplamente divididas em duas categorias: traumática e não-traumática.
   1. **Traumática.** Lesões de esmagamento, isquemia ou reperfusão, e síndrome compartimental com morte muscular, todas levam à liberação de mioglobina e outras toxinas para dentro da circulação. A lesão elétrica, o esforço extremo e a compressão prolongada por posicionamento cirúrgico tam-

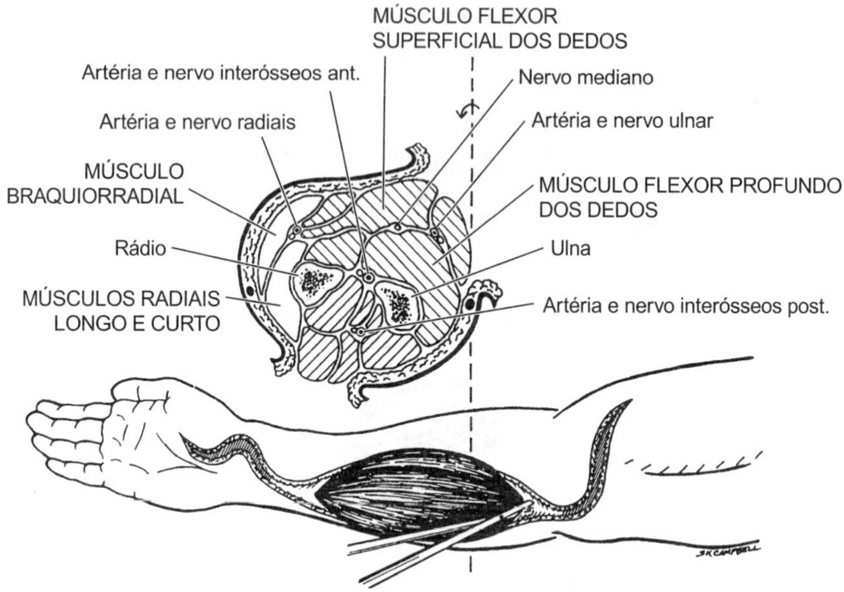

FIG. 35.2. Técnica para fasciotomia de antebraço. (De Ombrelaro MP, Steven SL. Compartment syndrome: a collective review. In: *Advances in trauma and critical care*. St. Louis: Mosby-Yearbook, 1995;10:100, com autorização.)

bém podem criar lesão muscular. Além disso, as formas epidêmicas de rabdomiólise são observadas em algumas situações de vítimas em massa (por exemplo, terremotos devastadores na Armênia em 1988). Mais da metade de todos os pacientes internados nos hospitais durante este desastre sofriam de rabdomiólise.

2. **Não-traumática.** A rabdomiólise é observada em conjunção com intoxicação alcoólica assim como com o uso de drogas como cocaína, heroína ou outras. O dano muscular também é descrito na situação de infecções virais ou bacterianas como pode ser visto no paciente cirúrgico. As causas hereditárias da rabdomiólise incluem várias doenças do armazenamento de glicogênio e a síndrome neuroléptica maligna. **A síndrome neuroléptica maligna** (SNM) ocorre em pacientes recebendo qualquer medicamento neuroléptico, principalmente fenotiazina, haloperidol, dibenzoxepina ou medicamentos depletores de dopamina. A SNM se apresenta com febre, rigidez muscular, taquipnéia, taquicardia, distonia ou diaforese. **A hipertermia maligna** é outra causa que é pertinente ao paciente cirúrgico. A hipertermia maligna é um estado hipermetabólico hereditário do músculo esquelético, resultando em febre alta, rigidez, taquiarritmias e rabdomiólise. Geralmente está associada à inalação de anestésicos.

B. **Fisiopatologia.** O músculo danificado libera mioglobina, que normalmente auxilia no armazenamento de oxigênio. Esta proteína é filtrada no glomérulo e rapidamente reabsorvida nos túbulos proximais. Como a mioglobina é degradada aqui, ferro é liberado e age como um doador ou um receptor de elétron, levando à produção de metabólitos tóxicos do oxigênio e lesão renal subseqüente. Esta lesão é composta pela formação de cilindros de mioglobina-proteína que podem obstruir os túbulos. A formação de cilindros é acelerada em um ambiente ácido. O músculo danificado se torna edemaciado, levando a uma redução do volume extracelular ou intravascular e, assim, uma redução na taxa de filtração glomerular. Além disso, grandes quantidades de potássio e outros íons são liberados com efeitos danosos adicionais.

C. **Diagnóstico.** Uma combinação de achados clínicos e laboratoriais na situação clínica apropriada é a chave para o diagnóstico de rabdomiólise.

1. **Sinais e sintomas.** Os pacientes podem apresentar dor muscular severa e fraqueza. Além disso, a urina pode se tornar escura e parecer conter sangue. O exame físico pode ser normal em até 50% dos pacientes com rabdomiólise.
2. **Achados laboratoriais.** O exame de urina revela muito sangue na fita com poucas ou nenhuma hemácia no exame microscópico. A mioglobina urinária geralmente é positiva e cilindros pigmentados também podem ser observados. No exame do soro, a **creatininofosfocinase elevada** é o marcador mais sensível de dano muscular na rabdomiólise. A morte de célula muscular leva à hipercalemia, hiperuricemia e hiperfosfatemia. A hipocalcemia secundária à produção de sais de fosfato de cálcio freqüentemente segue a hiperfosfatemia.

D. **Tratamento:** o tratamento da rabdomiólise está centrado na prevenção da disfunção renal e na correção das anormalidades eletrolíticas. Também é imperativo tentar encontrar e corrigir a causa subjacente da rabdomiólise (p. ex., síndrome compartimental, tecido morto, infecção).

1. **Prevenção da disfunção renal**
   a. **Expansão de volume.** A pedra angular do tratamento da rabdomiólise é a expansão do volume intravascular, o que assegura uma perfusão renal adequada. Isso foi demonstrado experimentalmente, tanto em animais quanto em seres humanos, para prevenir a insuficiência renal na rabdomiólise. O nível ideal de expansão de volume intravascular para evitar a insuficiência renal não é conhecido, mas uma pré-carga deve ser adequada para manter o fluxo urinário a pelo menos 1 a 2 ml/kg/h.
   b. **Bicarbonato de sódio.** Alguns dados não randomizados sugerem que a alcalinização da urina utilizando bicarbonato de sódio previne a formação de cilindros pigmentados e, assim, diminui a incidência de insuficiência renal. O bicarbonato de sódio pode ser administrado como um *bolus* ou uma infusão contínua com o objetivo de manter o pH urinário entre 6 e 7.
   c. **Diuréticos.** Apesar de a diurese forçada poder ser útil para manter o fluxo urinário, nenhuma evidência prospectiva prova que diuréticos (p. ex., manitol ou furosemida) são úteis para prevenir a insuficiência renal na rabdomiólise. Se os diuréticos são empregados, deve-se ter extremo cuidado para evitar depleção de volume intravascular, o que, pelo que foi demonstrado conclusivamente, aumenta a incidência de insuficiência renal nesta síndrome.
   d. **Prognóstico da insuficiência renal.** Se os pacientes progridem até desenvolver insuficiência renal e dependência de diálise, o prognóstico geralmente é bom, e a maioria dos pacientes retoma a função renal básica em 3 a 4 semanas.
2. **Correção dos distúrbios eletrolíticos**
   a. **Hipercalemia:** é o distúrbio eletrolítico mais perigoso observado com esta doença e deve ser tratada agressivamente. O bicarbonato de sódio e a insulina administrados com dextrose ajudam a carrear o potássio para dentro do compartimento intracelular. O cálcio estabiliza o miocárdio, tornando o coração mais resistente à arritmia; utilizar aglutinantes de potássio após estas terapias. A diálise de emergência pode ser necessária para a hipercalemia refratária.
   b. **Hipocalcemia.** Apesar de ser freqüentemente observada na rabdomiólise, a hipocalcemia está raramente associada a eventos clínicos adversos e geralmente não requer terapia específica.
   c. **Hiperfosfatemia:** pode se tornar um problema na insuficiência renal aguda associada à rabdomiólise. A hiperfosfatemia responde à administração de antiácido aglutinador de fosfato.

Axiomas

- A perda de função pode ser o primeiro sinal no desenvolvimento da síndrome compartimental.
- A perda de pulso é um achado tardio no curso de tempo da síndrome compartimental.
- Sempre que houver dúvida se a síndrome compartimental está presente, realizar fasciotomia.
- A creatininofosfocinase sérica é o marcador mais sensível para lesão muscular.
- A prevenção da insuficiência renal em associação à rabdomiólise é decisiva.

36. LESÕES VASCULARES PERIFÉRICAS

Louis H. Alarcon e Ricard N. Townsend

I. **Introdução.** O diagnóstico imediato de lesão vascular periférica necessitando de cirurgia é crucial para um resultado ideal. O atraso na identificação e no tratamento são as principais causas de perda evitável de membro. As lesões vasculares são o resultado primariamente de traumatismo penetrante, sendo que as lesões dos vasos braquiais da extremidade superior e vasos femorais superficiais da extremidade inferior são as que mais freqüentemente necessitam de reparo cirúrgico na prática de traumatismo de civis. A exploração cirúrgica obrigatória não é mais a rotina para todas as lesões vasculares potenciais. A avaliação seletiva utilizando testagem vascular não invasiva e angiografia se tornaram bem estabelecidas. Para prevenir a perda de um membro, o diagnóstico precoce e o tratamento são obrigatórios (Quadro 36.1). Uma arteriografia desnecessária é a principal causa de atraso na instituição do tratamento.

II. **Etiologia**

A. O traumatismo vascular penetrante pode ser provocado por ferimentos cortantes, disparo de baixa velocidade de arma de fogo (incluindo ferimentos por disparo de arma de longo alcance), ou disparos de armas de caça de alta velocidade ou ferimentos por disparo a curta distância (ferimentos destrutivos). O mecanismo é decisivo para determinar o risco de lesão vascular por faca, projétil ou efeito de explosão.

B. O traumatismo contundente é uma causa menos freqüente de lesão vascular, mas resulta em uma taxa mais elevada de amputação devido ao atraso no diagnóstico e na terapia. O traumatismo vascular contundente é freqüentemente associado a lesões ortopédicas (Quadro 36.2).

III. **Lesões arteriais**

A. **Diagnóstico.** Todas as extremidades lesionadas devem ser cuidadosamente avaliadas. Os atrasos no diagnóstico ou na terapia podem ser evitados através de uma história e um exame físico cuidadosos e a utilização apropriada de testagem vascular não-invasiva e angiografia. Um algoritmo diagnóstico para traumatismo vascular deve ser empregado (Fig. 36.1).

1. **História.** Detalhes do evento, mecanismo de lesão, tipo de projétil, estimativa pré-hospitalar de perda sangüínea, e os sinais vitais durante os cuidados pré-hospitalares são pistas importantes para identificar lesão vascular importante. Uma história de perda de sangue pulsátil antes do tratamento é uma informação diagnóstica importante. Como sempre, a estabilização do paciente com uma pesquisa primária recebe prioridade.

2. **Exame físico.** Três elementos importantes da avaliação física são os exames vascular, neurológico e de partes moles detalhados. Estes elementos determinarão o potencial para lesão vascular e o risco de perda de membro.

a. **Exame vascular**

(1) Palpar todos os pulsos proximais e distais à área potencial de lesão; registrá-los detalhadamente. Comparar a extremidade lesionada com a não-lesionada. Observar quaisquer diferenças nos pulsos.

(2) Registrar a coloração, o preenchimento capilar, a temperatura cutânea e o exame neurológico (motor e sensorial) da extremidade afetada.

(3) **Sinais duros ou moles de lesão arterial.** A possibilidade relativa de lesão vascular, baseando-se na história e no exame físico, está resumida nestes de acordo com sinais duros ou moles (Quadro 36.3). A maioria dos pacientes com sinais "duros" requer reparos vasculares.

(a) **Sinais duros de lesão arterial.** Qualquer achado de sinal duro obriga a uma exploração cirúrgica imediata, pois virtualmente todo sinal apresentará lesões necessitando de reparo cirúrgico. De maneira geral, deve-se evitar encaminhar estes pacientes para o setor de radiologia para arteriografia formal.

Quadro 36.1 Fatores associados a taxas mais elevadas de perda de membro em traumatismo vascular

Atraso do tratamento > 6 horas
Mecanismo contuso de lesão
Lesões de extremidade inferior, principalmente da artéria poplítea
Lesões associadas: nervo, veia, osso, perda de partes moles
Ferimento por disparo de alta velocidade e ferimentos de disparo a curta distância
Doença aterosclerótica preexistente
Fracasso ou atraso em realizar a fasciotomia

(b) **Sinais moles de lesão arterial.** Estes pacientes podem ser avaliados com exame físico seriado, estudos vasculares não-invasivos, ou angiografia; a conduta neste grupo de pacientes é controversa.

b. Realizar e cuidadosamente registrar os detalhes do exame motor e sensorial da extremidade afetada e comparar com a extremidade que não sofreu lesão.

c. Descrever a lesão associada de parte mole e a lesão esquelética. Completar a exposição do paciente e a procura meticulosa por todos os orifícios de bala são decisivos. A presença de um número ímpar de sítios de penetração implica que pelo menos um projétil permanece no paciente.

3. **Testes não-invasivos.** Estes acessórios podem ser úteis no paciente com sinais moles de lesão arterial, mas são inadequados na avaliação de pacientes com sinais duros de lesão arterial.

a. Pressão sangüínea sistólica utilizando Doppler (índice tornozelo-braquial). Utilizar uma sonda Doppler manual portátil para identificar o sinal arterial proximal e distal à lesão.

(1) Registrar a fase e, se apropriado, a pressão sistólica (utilizar o manguito de tamanho adequado).

(2) Comparar o índice tornozelo-braquial de extremidade lesionada contra a não-lesionada (lesionada ou não-lesionada) ou com outra extremidade não lesionada.

(3) Se o índice tornozelo-braquial for < 0,90, é provável uma lesão vascular que requeira reparo cirúrgico.

b. Imagem dúplex.

(1) Em mãos técnicas experientes, a imagem dúplex é um instrumento útil.

c. A medida transcutânea de oxigênio pode ser um acessório útil para o exame físico e também para monitorar o fornecimento vascular para a extremidade lesionada.

d. A radiografia simples é útil para detectar fraturas e a localização de projéteis retidos.

Quadro 36.2 Lesões vasculares associadas a lesões ortopédicas específicas

Lesão ortopédica	Lesão vascular associada
Deslocamento de joelho	Artéria poplítea
Fratura de fêmur	Artéria femoral superficial
Fratura supracondilar de úmero	Artéria braquial
Fratura clavicular	Artéria subclávia
Deslocamento de ombro	Artéria axilar

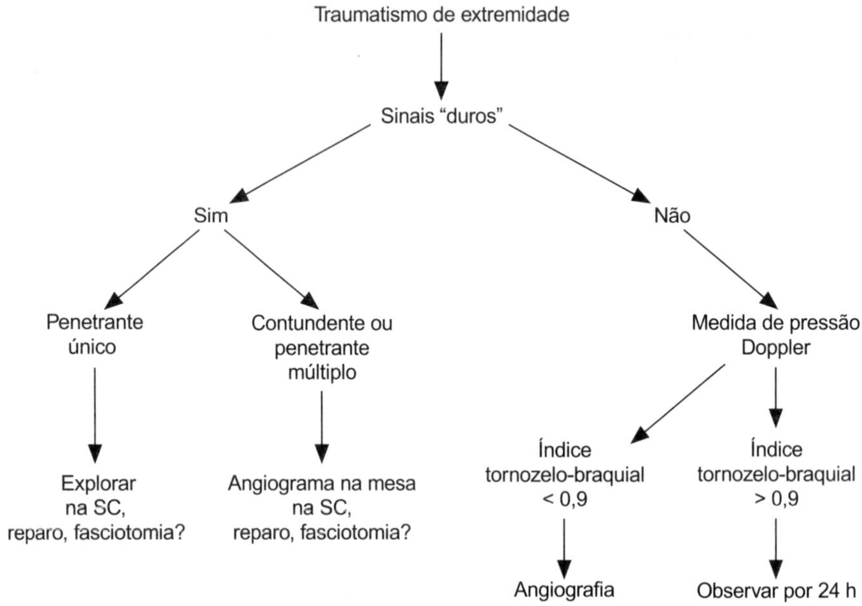

ITB = índice tornozelo/braquial.

FIG. 36.1. Algoritmo para traumatismo vascular periférico.

Quadro 36.3 Sinais de lesão arterial

Sinais duros	Sinais moles
Pulsos distais ausentes ou diminuídos	Proximidade do ferimento ou da lesão contusa da artéria
Sangramento pulsátil	
Hematoma expansivo ou pulsátil	Hematoma pequeno, não pulsátil
Frêmito ou ruído palpáveis	Déficit neurológico de extremidade
Sinais de isquemia distal: dor, palidez, parestesias, paralisia, sensação de frio	História pré-hospitalar de sangramento arterial

4. **A arteriografia** é o teste mais preciso para se estabelecer a presença de lesão vascular. A suspeita de uma lesão arterial baseada na proximidade de um ferimento não é uma indicação para angiografia, a menos que um disparo tenha provocado o ferimento. A angiografia pode excluir traumatismo vascular e auxiliar no planejamento da cirurgia se existir lesão vascular. O angiograma, na presença de sinais duros de lesão vascular, é desnecessário, a menos que o sítio de lesão não possa ser determinado ao exame físico (mais provavelmente em lesão arterial contusa). Os pacientes instáveis não devem ser enviados ao setor de radiologia. Uma alternativa para a angiografia formal é uma angiografia na mesa cirúrgica ou no setor de emergência. A técnica para este procedimento é como segue:
   a. Utilizar um cateter curto de calibre 16 a 20 no vaso proximal.
   b. Logo antes e durante a injeção manual de contraste de potência total, comprimir manualmente o fluxo de entrada.
   c. Imagem durante a injeção.
   d. Injetar 20 a 30 ml de contraste de potência total.

B. Lesão vascular contusa

1. História. Examinar a extremidade, documentando alteração no exame com o tempo. Obter uma história detalhada da equipe pré-hospitalar (p. ex., reduziram um deslocamento articular na cena do incidente?).
2. O atraso no diagnóstico e no tratamento de lesão vascular contusa pode resultar em isquemia, síndrome compartimental e perda de membro.
3. Fraturas anguladas e deslocamentos articulares podem provocar comprometimento vascular temporário. Realizar cuidadoso exame vascular antes e depois da manipulação, do entalamento ou da redução da articulação.
4. O déficit persistente de pulso obriga a uma imediata avaliação vascular, angiograficamene ou de forma não-invasiva.
5. Os curativos, as bandagens ou as talas podem restringir o fluxo venoso ou arterial. O inchaço e o edema podem aumentar com o tempo, levando à constricção pelos curativos.

C. Conduta cirúrgica. As lesões arteriais devem ser reparadas imediatamente, a menos que outras lesões com mais risco de vida tenham prioridade. Restaurar o fluxo de uma extremidade em até 6 horas para maximizar o salvamento do membro.

1. Nenhuma tentativa deve ser feita para pinçar cegamente vasos que sangram antes de se obter uma adequada exposição cirúrgica na sala de cirurgia (SC). Utilizar pressão direta para estancar hemorragia no caminho para a cirurgia. De maneira geral, os torniquetes devem ser evitados. Entretanto, um manguito de pressão sangüínea colocado proximalmente à lesão pode controlar a hemorragia durante a estabilização e o transporte para a SC. Inflar o manguito logo acima da pressão sangüínea sistólica.
2. Administrar antibióticos perioperatórios para cobrir organismos gram-positivos.
3. Preparar e cobrir com campo cirúrgico a extremidade não lesionada de onde será colhido um conduíte venoso.
4. De maneira geral, reparar as lesões vasculares antes das lesões associadas na extremidade. A restauração de fluxo sangüíneo tem prioridade. Na lesão ortopédica e vascular combinada, o emprego de *shunts* temporários permite a estabilização esquelética antes do reparo arterial definitivo.
5. Deve-se adquirir controle vascular proximal e distal antes de entrar no hematoma ou de remover um corpo estranho (p. ex., faca) que possa estar tamponando o vaso lesionado.
6. Pode ser administrada heparina sistêmica, principalmente no caso de uma lesão isolada. Isto pode não ser apropriado com perda sangüínea maciça, lesão extensa de tecido mole ou lesões múltiplas. A heparina local pode ser injetada de maneira rápida proximal e distalmente no vaso lesionado nestas situações.
7. Debridar o vaso lesionado para remover áreas de parede arterial contusa ou aba da íntima.
8. Realizar trombectomia proximal e distal com cateter de balão antes de completar o reparo.
9. O reparo primário é o método preferido para reparo arterial. Entretanto, devido à perda do segmento arterial lesionado pela lesão ou debridamento adequado, o reparo primário sem indevida

tensão é raramente possível. Portanto, um enxerto de interposição invertida de veia safena colhida da extremidade **oposta** geralmente é necessário. Outras opções de conduíte incluem as veias basílica ou cefálica e politetrafluoroetileno (PRFE) (evitar em áreas muito contaminadas). Reparar as lesões arteriais distais ao joelho ou ao cotovelo com suturas interrompidas, ao menos na parede anterior do vaso.

10. Realizar a arteriografia conclusiva por meio de uma canulação com um pequeno cateter proximal ao reparo, com oclusão proximal durante a injeção de contraste de potência total, e obter o filme durante a injeção ativa. A intensificação de imagem fornece imagens superiores.
11. Considerar a fasciotomia se o tempo de isquemia se aproxima de 4 a 6 horas ou se há simultaneamente uma lesão venosa na extremidade. **A fasciotomia profilática, mais do que a terapêutica, oferece a melhor oportunidade para o salvamento do membro e a preservação da função do membro.**
12. Monitoramento pós-operatório rigoroso para o desenvolvimento de trombose ou síndrome compartimental.

D. **Resultados e complicações**

1. O resultado em longo prazo para reparo arterial com êxito é bom (> 95% de taxas de salvamento). A perda de membro aumenta com o atraso no diagnóstico e na restauração do fluxo (> 6 horas), ferimentos de disparos de alta velocidade ou destrutivos, doença vascular periférica preexistente, lesão de vasos menores (mais distais) e em pacientes que sofrem de lesões múltiplas ou estão hemodinamicamente instáveis.
2. As lesões ortopédicas com lesões vasculares apresentam taxas mais elevadas de infecção, e amputação (70%) em alguns estudos (p. ex., fraturas abertas de tíbia ou fíbula com lesão de trifurcação estão associadas à alta incidência de perda de membro).
3. **Conduta na lesão arteriograficamente "mínima"**. Lesões selecionadas de artérias nas extremidades sem sinais duros de lesão vascular têm sido cada vez mais manejadas não-cirurgicamente. Estas lesões mínimas incluem irregularidades vasculares mínimas, pequenas abas de íntima, pequenos pseudo-aneurismas e pequenas fístulas arteriovenosas.
4. A maioria das complicações **evitáveis** se relaciona a períodos isquêmicos prolongados ou a não realização da fasciotomia. As complicações podem ser:
   a. **Precoces:** trombose, mais freqüentemente relacionada a problemas técnicos; sangramento; síndrome compartimental; infecção; perda de membro; rabdomiólise, associada a insuficiência renal, coagulação intravascular disseminada (CID), miocardiopatia; morte; tromboembolia venosa, relacionada à imobilidade ou à lesão venosa.
   b. **Tardias:** pseudo-aneurisma, fístula arteriovenosa, infecção e oclusão.

IV. **Lesões venosas.** De maneira geral, as lesões venosas são identificadas quando se procura por lesões arteriais. A conduta na lesão venosa é controversa: reparar ou ligar. Há algum benefício no reparo de lesão venosa, principalmente se a veia poplítea for lesionada. Considerar o reparo em vez da ligadura da lesão venosa se for observada evidência de hipertensão venosa ao se completar o reparo arterial.

A. **Diagnóstico**

1. Os sinais clínicos de lesão venosa incluem hemorragia, ingurgitamento venoso e edema de extremidade.

B. **Tratamento**

1. A lesão venosa sem sangramento ativo ou hematoma não necessita de cirurgia. A lesão venosa encontrada na exploração pode ser reparada por venorrafia lateral, se não existir nenhuma lesão associada urgente; ocasionalmente é necessário um enxerto de interposição para lesão venosa. É preferível a venorrafia lateral, se possível, apesar de os resultados da patência de longo prazo serem mais baixos do que o reparo arterial. Não obstante, a patência de curto termo reduz as complicações pós-operatórias do edema. Nas extremidades, a ligadura permanece sendo um tratamento aceitável de lesão venosa. Se a ligadura for necessária, devem ser empregadas fasciotomia ou elevação da perna e meias de compressão.

V. **Áreas de controvérsia**

A. **Amputação imediata – a extremidade destroçada** (ver Capítulo 32). As indicações para amputação imediata, sem tentar reparo arterial, são as seguintes:

1. Destruição de nervo, resultando em uma extremidade insensível e paralisada, confirmada por exame direto na exploração para excluir simples contusão nervosa.
2. Perda extensa de osso e parte mole.
3. Lesão arterial em um paciente com lesão com mais risco de vida imediato.

B. Utilizar conduítes temporários como uma ponte de "controle de dano" (isto é, *shunts*) e fixação externa de lesões esqueléticas pode permitir a rápida restauração do fluxo sangüíneo distal e fornecer a opção de transferir o paciente politraumatizado para a unidade de tratamento intensivo (UTI), para uma maior estabilização hemodinâmica.

C. Enquanto o conduíte de escolha para reparo vascular é a veia safena autógena, lesões associadas podem impedir sua utilização. Os enxertos de veia apresentam as mais altas taxas de patência de longa duração e menor risco de infecção. A PTFE pode ser necessária em campos contaminados; considerar o *bypass* extra-anatômico nesta situação.

D. O controle de dano para lesão vascular deve ser considerado em todos os pacientes com traumatismo multissistema. A utilização de *shunts* temporários e materiais sintéticos para enxerto se tornou aceita em pacientes com lesões complexas. Apesar de os riscos de infecção serem significativos, os resultados em longo prazo são melhores em todos os pacientes que apresentaram rápida restauração de fornecimento de sangue arterial.

E. Seqüência ideal de reparo: artéria → veia → osso. O restabelecimento da perfusão distal tem precedência na maioria dos casos. No paciente com lesões combinadas ósseas e vasculares, o bom senso é essencial. Às vezes, um *shunt* arterial é necessário para restaurar temporariamente o fluxo sangüíneo, enquanto a fratura é realinhada. O cirurgião de traumatismo ou vascular deve estar presente durante o procedimento ortopédico para assistir na manipulação dos vasos reparados.

VI. **Conduta nas lesões arteriais específicas**

A. **Artéria axilar**

1. Uma continuação da artéria subclávia, inicia-se na borda lateral da primeira costela e termina na borda inferior do músculo redondo maior. A artéria axilar apresenta três partes a partir das quais se originam seis ramos (Fig. 36.2). A veia axilar e o plexo braquial correm junto à artéria axilar.
2. Dos traumatismos arteriais, 3 a 9% geralmente são traumatismos penetrantes; 50% estão associados à lesão de nervo e 40% à lesão venosa.
3. Todo o braço, pescoço e o tórax devem estar incluídos no campo operatório. Expor a artéria axilar por meio de uma incisão em S, iniciando no meio da clavícula, seguindo o sulco deltopeitoral e continuando para o sulco entre os músculos bíceps e tríceps. Realizar o reparo primário ou a ressecção com anastomose primária, se possível. Não sacrificar colaterais para completar o reparo primário, colocar um enxerto de interposição nesta situação.

B. **Artéria braquial**

1. Inicia na borda do músculo redondo maior e termina 1 cm abaixo da fossa antecubital. Os ramos principais são as artérias braquiais profundas, ulnar e radial (Fig. 36.3). O grau de isquemia depende de a lesão ser proximal ou distal à umeral profunda; a taxa de isquemia e amputação decisiva é mais elevada para lesão proximal. O nervo mediano corre com a artéria umeral; os nervos radial e ulnar também se encontram em proximidade.
2. As lesões são provocadas por traumatismo penetrante, inclusive iatrogênico; compreendem 20% das lesões vasculares em civis. A fratura supracondilar do úmero pode resultar na contratura isquêmica de Volkmann.
3. A abordagem cirúrgica se dá ao longo do sulco entre os músculos tríceps e bíceps, por meio de uma extensão em forma de S, se a incisão cruza a fossa antecubital. O reparo extremidade a extremidade geralmente é possível; pode necessitar de um enxerto de interposição de veia safena.

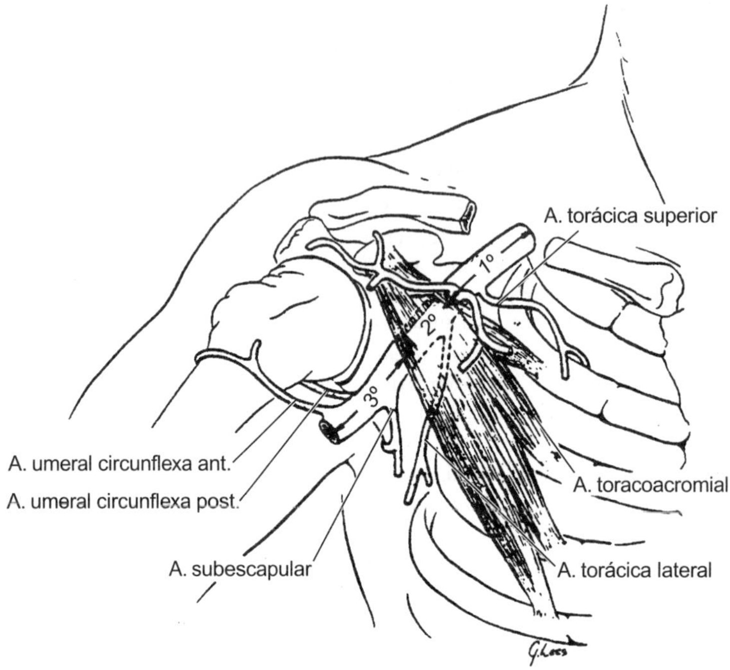

FIG. 36.2. Anatomia da artéria axilar. (De Rich NM, Spencer FC. *Vascular trauma*. Philadelphia: WB Saunders, 1978:331, com autorização.)

C. **Lesão vascular de antebraço**
   1. A três centímetros da fossa antecubital, a artéria braquial se divide em artérias radial e ulnar (85% das mãos apresentam uma artéria ulnar dominante); 10% dos pacientes apresentam arco palmar incompleto; 60% apresentam lesão concomitante de nervo.
   2. O reparo cirúrgico é através de uma incisão longitudinal sobre a artéria. Se apenas a artéria radial ou a ulnar estiver lesionada e a função neurológica distal estiver intacta, realizar a ligadura. Mesmo com o reparo precoce com êxito, a patência de longo prazo de um vaso único reparado é de apenas 50%.

D. **Artérias femorais comum, profunda e superficial** (Fig. 36.4)
   1. Freqüentemente lesionada em civis, compreendem 20% das lesões vasculares. O mecanismo geralmente é penetrante, e pode ser iatrogênico.
   2. A abordagem cirúrgica envolve preparar o abdome, toda a perna lesionada e a perna contralateral proximal no caso da necessidade de uma veia safena. O controle proximal pode requerer partir o ligamento inguinal ou o controle retroperitoneal da artéria ilíaca externa. Fazer uma incisão longitudinal sobre o curso dos vasos femorais. A abordagem da artéria femoral superficial envolve uma incisão longitudinal ao longo da borda anterior do músculo sartório. Reparar todas as lesões arteriais, exceto as lesões distais à artéria femoral profunda.

E. **Artéria poplítea**
   1. Se inicia no hiato do músculo grande adutor, como uma continuação da artéria femoral superficial. Proximalmente, a artéria poplítea corre atrás do fêmur e distalmente atrás da cápsula da articulação do joelho (Fig. 36.5). A veia poplítea corre a partir do lado lateral para o medial da artéria em sua porção média. Tanto a artéria quanto a veia sofrem lesão com freqüência.

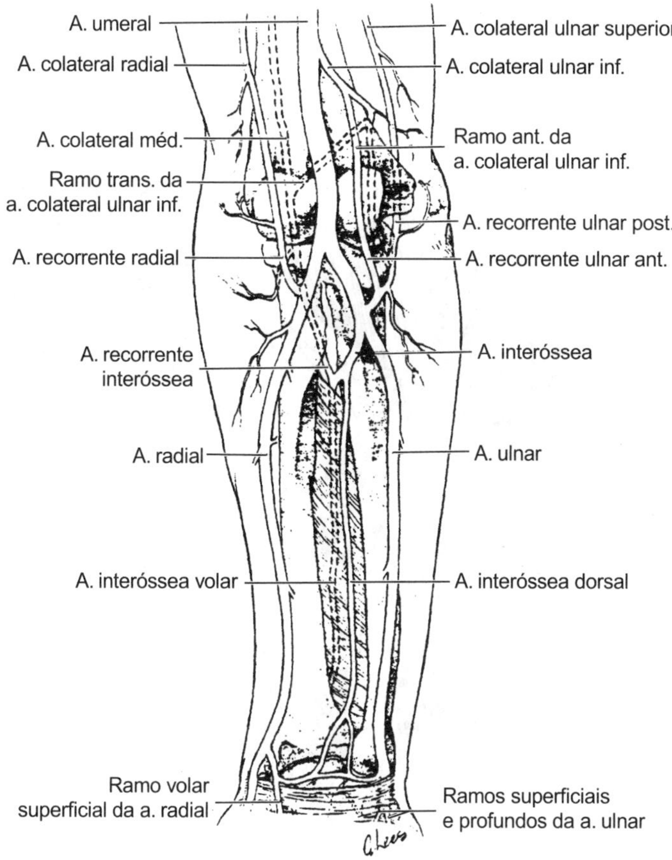

FIG. 36.3. Anatomia da artéria umeral. (De Rich NM, Spencer FC. *Vascular trauma*. Philadelphia: WB Saunders, 1978:331, com autorização.)

2. Compreende 5 a 10% de traumatismo vascular em civis, 25 a 50% provocados por mecanismo contuso de lesão. As taxas de amputação são de até 25% por lesão contundente; 4% por ferimentos PAF resultam em amputação. Com a lesão contusa, a magnitude das lesões ósseas e de parte mole freqüentemente dita a amputação decisiva.
3. A abordagem cirúrgica geralmente é por meio de exposição medial (Fig. 36.6). A perna contralateral deve ser preparada para que a veia safena possa ser colhida. Preservar a veia safena ipsilateral durante a cirurgia; esta pode ser a única drenagem venosa da extremidade lesionada. A cabeça medial do músculo gastrocnêmio pode ser destacada para fornecer exposição distal adequada. Reparar as lesões venosas, se for possível. Planejar realizar as fasciotomias; mais de 60% dos pacientes necessitarão de fasciotomia. Realizar arteriografia na conclusão.

F. Artérias tibial anterior, tibial posterior e fibular

1. A artéria tibial anterior geralmente é o primeiro arco; o tronco tibiofibular bifurca em artéria fibular e artéria tibial posterior.

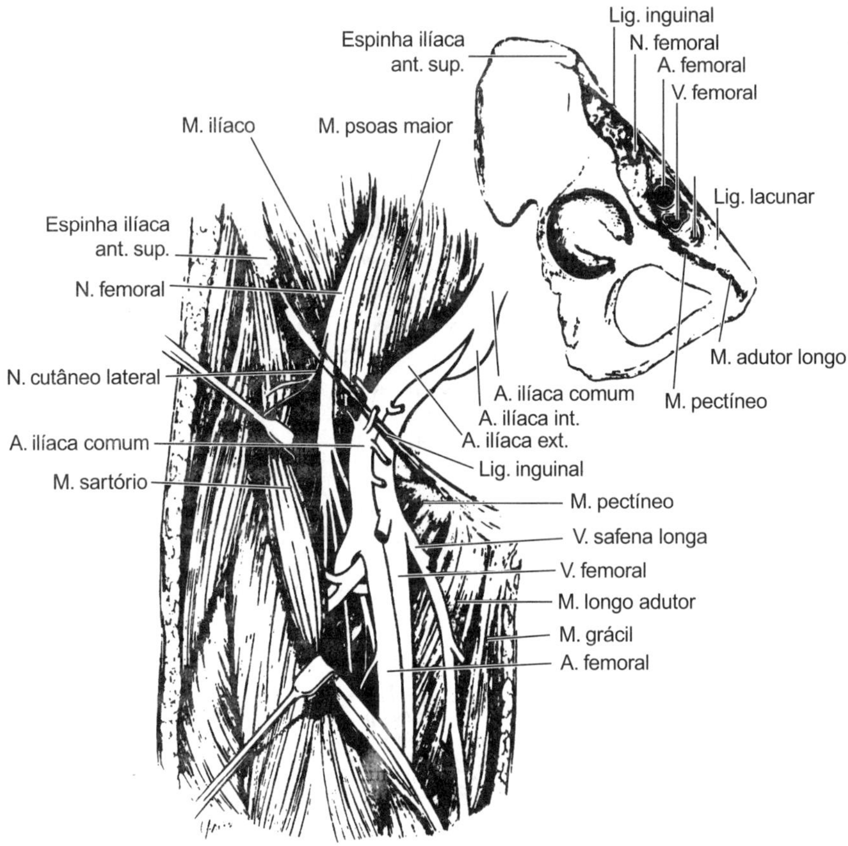

FIG. 36.4. Anatomia da artéria femoral. (De Rich NM, Spencer FC. *Vascular trauma*. Philadelphia: WB Saunders, 1978:331, com autorização.)

2. O mecanismo de lesão é em dois terços penetrante, em um terço contundente. A taxa de amputação é > 50% com lesão de tronco tibiofibular ou todos os três vasos. A lesão de um único vaso não necessita de reparo. Um membro isquêmico, uma lesão do tronco tibiofibular ou a lesão de múltiplos vasos requerem a restauração do fluxo através de pelo menos um vaso de trifurcação.

Axiomas

- O exame físico é a pedra angular para o diagnóstico de lesão vascular.
- Os sinais duros de lesão arterial obrigam a uma cirurgia imediata; a arteriografia formal no setor de radiologia é perigosa e desnecessária nesta situação.
- A "proximidade" sozinha não é uma indicação para arteriografia.
- Colher veia safena da extremidade contralateral não-lesionada.
- A maioria das amputações evitáveis está associada à fasciotomia atrasada ou inadequada.
- A seqüência ideal de reparo com lesão combinada óssea e vascular é artéria, veia, osso. Na maioria dos casos, o restabelecimento do fluxo tem prioridade.

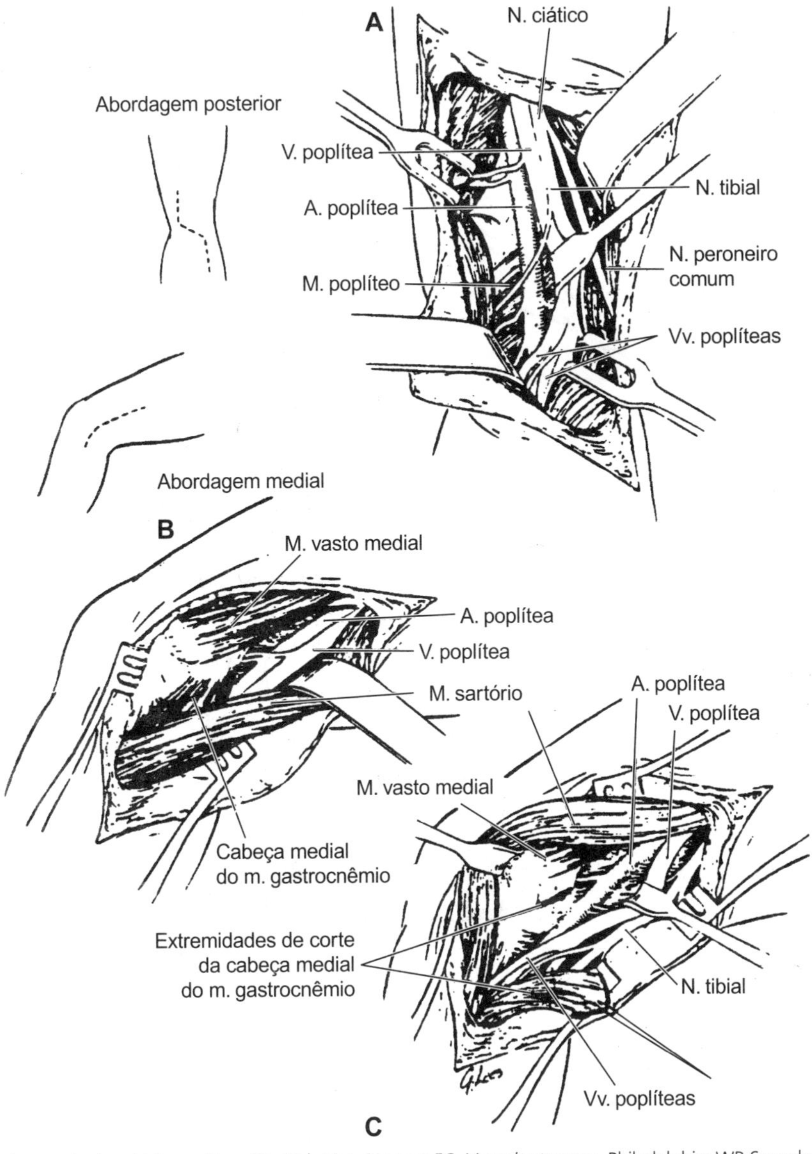

FIG. 36.5. Anatomia da artéria poplítea. (De Rich NM, Spencer FC. *Vascular trauma*. Philadelphia: WB Saunders, 1978:331, com autorização.)

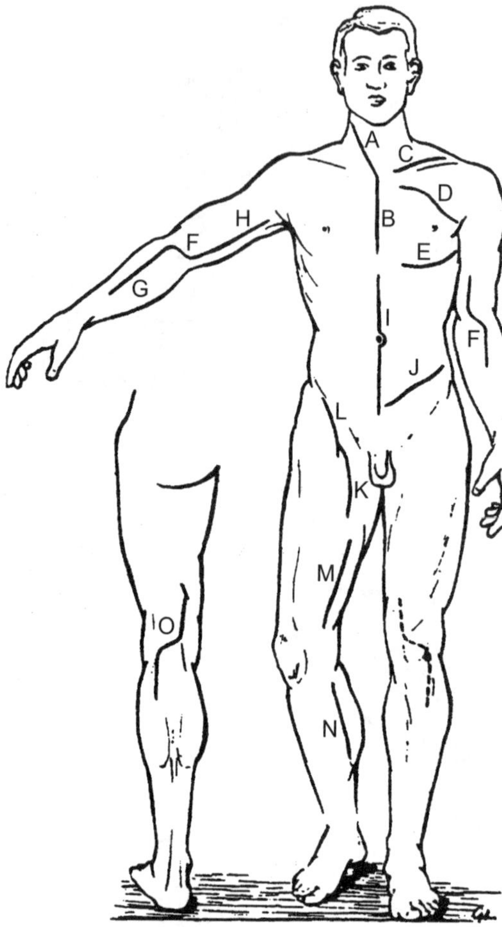

FIG. 36.6. Abordagem cirúrgica para traumatismo vascular periférico. (De Rich NM, Spencer FC. *Vascular trauma*. Philadelphia: WB Saunders, 1978:331, com autorização.)

Bibliografia

Arrillaga A, Nagy K, Frykberg ER, et al. *Practice management guidelines for the management of penetrating trauma to the lower extremity.* Eastern Association for the Surgery of Trauma, 1999.

Aucar JA, Mattox KL. Vascular trauma. In: Cameron JL, ed. *Current surgical therapy.* St. Louis: Mosby-Year Book, 1998.

Frykberg ER. Advances in the diagnosis and treatment of extremity vascular trauma. *Surg Clin North Am* 1995;75(2):207-224.

Frykberg ER, Dennis JW, Bishop K, et al. The reliability of physical examination in the evaluation of penetrating extremity trauma for vascular injury: results at one year. *J Trauma* 1991;31(4):502-511. .

Gillespie DL, Woodson J, Kaufman J, et al. Role of arteriography for blunt or penetrating injuries in proximity to major vascular structures: an evolution in management. *Ann Vasc Surg* 1993;7(2):145-149.

McCready RA. Upper-extremity vascular injuries. *Surg Clin North Am* 1988;68(4): 725-740.

Perry MO. Vascular trauma. *Adv Surg* 1995;28:59-70.
Rich NM. Management of venous trauma. *Surg Clin North Am* 1988;58(4):809-821.
Rutherford RB. Diagnostic evaluation of extremity vascular injuries. *Surg Clin North Am* 1988;68(4):683-691.
Schilling J. Extremity vascular trauma. In: Lopez-Viego MA, ed. *The Parkland trauma handbook.* St. Louis: Mosby-Yearbook, 1994.
Thal ER, Snyder WH, Perry MO. Vascular injuries of the extremities. In: Rutherford RB, ed. *Vascular surgery.* Philadelphia: WB Saunders, 1995.

37. TRAUMATISMO DE PARTE MOLE

Kimberly A. Davis

I. **Mecanismo de lesão**

A. **Contuso**

1. **Cortante.** Este é o mecanismo de lesão mais comum, resultando em laceração dos tecidos.
2. **Esmagamento.** Uma lesão como resultado de forças compressivas, cria ferimentos que são freqüentemente estrelados. Devido à sua natureza desvitalizada, os ferimentos de esmagamento apresentam um elevado risco para complicações e devem ser **debridados.**

B. **Penetrantes**

1. Facadas: baixa velocidade, mínimo dano tecidual.
2. Ferimentos por arma de fogo
   a. **Baixa** velocidade: induzido por revólveres (exceto .44 *magnum*). Dano a tecido circundante ("cavitação") provoca morbidade do ferimento.
   b. **Alta** velocidade: provocado por velocidades > 2.500 pés/segundo, associado a armas militares e alguns rifles de caça. Grande quantidade de lesões de parte mole associadas freqüentemente requer debridamento maciço na sala de cirurgia (SC). São raramente fechadas primariamente.
3. Ferimentos por espingarda
   a. **Curta** distância: considerado um ferimento de alta velocidade, com desvitalização associada de tecido, que são ferimentos contaminados devido à retenção de bucha e roupa, e devem ser agressivamente debridados.
   b. **Grande** distância: múltiplos ferimentos pequenos de baixa velocidade que freqüentemente não requerem intervenção.

II. **Conduta inicial**

A. **Avaliação de viabilidade tecidual**

1. **Geral.** A avaliação da viabilidade do ferimento é difícil logo após o traumatismo e requer exames repetidos.
2. **Pele.** Avaliar coloração, enchimento capilar, presença de sangramento cutâneo e exame sensorial.
3. **Tecidos subcutâneos.** A gordura é difícil de ser avaliada, mas pode ser prontamente debridada, se for tomado cuidado para não desvascularizar a pele suprajacente.
4. **Músculo.** É o tecido de avaliação mais difícil; examinar o músculo por coloração, sangramento e resposta contrátil.
5. **Nervo.** A inspeção visual e a estimulação elétrica são os melhores métodos para avaliar a viabilidade nervosa. Se o reparo primário não estiver indicado (p. ex., ferimento contaminado ou outros itens mais importantes), rotular os nervos para identificação posterior.

B. **Ameaças à cura dos ferimentos**

1. **Isquemia e necrose.** A hipóxia do ferimento resulta na diminuição do depósito de colágeno e danifica o funcionamento das células imunocompetentes.
2. **Hemorragia.** A hemostasia inadequada pode criar um hematoma do ferimento; isto reduz a quantidade de contaminação bacteriana necessária para produzir infecção. Se a hemostasia adequada não é possível devido à coagulopatia, retardar o fechamento do ferimento.
3. **Contaminação bacteriana.** As fontes de contaminação incluem tanto a flora bacteriana normal do paciente quanto a contaminação externa no momento do traumatismo.
4. **Contaminação com material estranho.** Um corpo estranho em um ferimento prejudica a fagocitose e reduz o inóculo necessário para provocar infecção. Além do "debridamento manual" de substâncias, é importante irrigar os ferimentos com grande volume, pressurizado (5-8 lb/pol^2, produzida utilizando-se a extremidade de agulha de calibre ≤ 19) e uma lavagem pulsátil para ferimentos altamente contaminados para evitar infecção de ferimento.
5. **Fatores sistêmicos.** Choque, desnutrição e imunocomprometimento preexistente podem prejudicar a cura de ferimento e fomentar a infecção.

C. **Profilaxia antitetânica.** Avaliar a necessidade e o tipo (ativa e passiva ou apenas ativa) de profilaxia antitetânica para todos os ferimentos (ver Apêndice B).

D. **Tomada de decisão.** Os fatores que influenciam a decisão no que diz respeito à conduta em um ferimento no setor de emergência ou na SC incluem o tamanho do ferimento, o grau de contaminação, a presença de tecido desvitalizado, a localização anatômica do ferimento e a presença de lesões associadas.

III. Tratamento

A. Anestesia

1. **Local.** A lidocaína com epinefrina (0,5 até 1,0%) pode ser administrada em uma dose máxima de 7 mg/kg de peso corporal. Evitar epinefrina em ferimentos do nariz e dedos, tecidos com pouca perfusão ou recentemente enxertados, e em ferimentos de extremidade daqueles pacientes com doença vascular periférica. A dose máxima de lidocaína sem epinefrina é de 4 mg/kg de peso corporal. A adição de bicarbonato (1 ml de ampola padrão de reanimação adicionado a 10 ml de anestésico), a elevação da temperatura corporal e injeções lentas proximais até distais podem minimizar a dor da injeção. A bupivacaína (0,25%, com ou sem epinefrina) é uma alternativa para a lidocaína; dura mais tempo, apresenta um início de ação semelhante para infiltração ou bloqueio de pequeno nervo, e provoca menos irritação.
2. **Regional.** Esta técnica é extremamente útil e subutilizada para ferimentos das extremidades distais e da face.
3. **Analgésicos sistêmicos.** Estes (principalmente os opióides) podem ser acessórios poderosos ou alternativos em casos complexos (ver Capítulo 41).

B. **Profilaxia antibiótica.** Os antibióticos profiláticos não estão indicados em ferimentos simples (não contaminados, não esmagamento, minimamente desvitalizados e de baixa profundidade) em um paciente saudável porque o risco subjacente de infecção é pequeno. Além disso, os antibióticos não são um substituto para o debridamento adequado e os cuidados locais do ferimento. Entretanto, muitos cirurgiões recomendam o uso de antibióticos preventivos nas seguintes situações:

1. Fraturas e espaços articulares abertos
2. Ferimentos com alta contaminação ou necessitando de debridamento extenso
3. Pacientes com comprometimento imunológico, doença vascular periférica ou doença cardíaca valvar.

C. Debridamento

1. **O debridamento agudo** permanece sendo o *sine qua non*, permitindo a remoção de pele, músculos e gordura mortos.
2. **Mecânico** (lavagem pulsátil). A irrigação de alta pressão (mínimo de 5-8 lb/pol^2 - empregando uma agulha de calibre $\leq$ 19 ou uma saída de irrigação) é o melhor método de limpar entulho e bactérias, principalmente em ferimentos contendo tecidos especializados (nervos, tendões e vasos) não passíveis de debridamento agudo.

D. Fechamento

1. **Fechamento primário:** é apropriado para ferimentos classe I (simples, sem contaminação ou tecido desvitalizado) e classe II (contaminação ou tecido desvitalizado mínimos), se o ferimento for fechado dentro das primeiras 8 horas após a lesão.
2. **Fechamento secundário** (também conhecido como segunda intenção): permite que o ferimento cure por granulação e contração subseqüente.
3. **Fechamento primário retardado** (também conhecido como fechamento terciário): é utilizado para ferimentos classe III (contaminados) e classe IV (infectados). As bordas dos ferimentos são deixadas abertas por até 5 dias e comprimidas com curativos úmidos a secos com solução salina estéril. Daí em diante, o ferimento é reaproximado com sutura, grampos ou adesivos estéreis.
4. **Enxerto de pele,** seja de espessura partida ou de espessura inteira, pode ser usado para o fechamento de ferimentos traumáticos com defeitos de tecido. De maneira geral, os enxertos de espessura inteira são utilizados para a face e as mãos, enquanto que os enxertos de espessura partida são empregados em outros locais.

5. **Transferência de tecido:** envolve o uso de abas rotacionais miocutâneas (para ferimentos de tronco) ou abas livres, utilizadas predominantemente na reconstrução dos defeitos de extremidade inferior.

E. **Remoção de suturas:**
1. Face: 3 a 5 dias.
2. Parede abdominal: 7 a 10 dias.
3. Couro cabeludo: 10 dias.
4. Ferimentos cruzando articulações: 2 semanas.
5. Ferimentos verticais de tronco: 2 semanas.

F. **Ferimentos difíceis**
1. **Couro cabeludo.** O couro cabeludo pode sangrar extensamente e requerer hemostasia urgente, utilizando pinças de Raney ou fechamento temporário com suturas pesadas de náilon, incorporando a *galea aponeurotica*. O fechamento formal depende da extensão da lesão, mas deve sempre envolver um fechamento por camadas, com aproximação cuidadosa da *galea aponeurotica*. Para grandes lacerações, ocasionalmente é benéfico colocar um dreno de aspiração fechada por 24 horas. Raspar ou prender o cabelo em volta das bordas do ferimento é útil para evitar enroscar cabelo e fios de sutura.
2. **Face.** O reparo pode se retardado por até 24 horas enquanto o paciente é estabilizado. Um bom exame é necessário para identificar fraturas faciais e lacerações intra-orais. É importante reaproximar cuidadosamente a borda vermelha do lábio. Pode ser necessária uma consulta com cirurgião plástico para lacerações extensas. Finalmente, tratar a cartilagem exposta com antibióticos profiláticos.
3. **Lesões de desenluvamento perineal:** são lesões complexas associadas a taxas de mortalidade que se aproximam de 30%, geralmente provocadas seja por hemorragia seja por sepse pélvica. A sigmoidoscopia precoce, a completa derivação fecal com lavagem retal distal, o debridamento agressivo precoce, e o subseqüente debridamento diário com lavagem pulsátil por pelo menos 5 dias após a lesão reduziram acentuadamente a incidência de sepse pélvica tardia. Permitir que os ferimentos se curem por segunda intenção, com enxerto retardado de pele de espessura partida ou fechamento com abas miocutâneas.
4. **Lesões de desenluvamento interno fechadas:** são mais freqüentemente associadas a fraturas pélvicas e acetabulares (lesões de Morel-Lavallée), nas quais os tecidos subcutâneos são arrancados da fáscia subjacente, resultando em uma cavidade preenchida com hematoma e gordura liqüefeita. Ocorre mais comumente sobre o grande trocânter, mas também pode ocorrer nas regiões do flanco ou dorsolombar. Estes ferimentos requerem debridamento agressivo, seja antes ou no momento da fixação da fratura. Deixar estes ferimentos abertos, com posterior debridamento repetido, conforme o necessário, com fechamento retardado (utilizando ou enxertos de espessura partida ou abas miocutâneas) em última análise.

IV. **Mordidas e ferroadas**

A. **Mordida humana:** as mordidas humanas são consideradas contaminadas e desvitalizadas, e com alto risco para infecção subseqüente de parte mole. Os organismos infectantes freqüentes incluem o *Streptococcus viridans*, o *Staphylococcus* spp., a *Eikenella corrodens*, *Bacteroides* spp, e o *Streptococcus* spp. microaerofílico. Tratar estes organismos utilizando uma irrigação vigorosa, antibióticos sistêmicos (recomendável é ampicilina combinada com um inibidor de β-lactamase) e elevação. Fora os ferimentos da face ou outros cosmeticamente sensíveis, deixar todos os outros abertos.

B. Ferimentos por **mordida e arranhadura de gato** também tendem a ser fortemente contaminados, com arranhaduras que penetram a pele assumindo o mesmo risco elevado de uma mordida. Os organismos infectantes comuns incluem *Pasteurella multocida*, e *Staphylococcus* spp. Aqui de novo, os princípios são os mesmos que aqueles observados para seres humanos – utilização empírica de ampicilina mais um antibiótico inibidor de β-lactamase. Avaliar a necessidade de imunização contra raiva e tétano em todos esses ferimentos.

C. **Mordidas de cachorro.** Devido à enorme força gerada pelos músculos da mastigação, estes ferimentos são freqüentemente associados à lesão maciça de parte mole. A infecção não é tão freqüente quanto nas mordidas humanas e de gato, mas ainda assim mais freqüente do que em ferimentos simples não associados a mamíferos. De novo, os princípios de cuidados do ferimento são os mesmos dos observados para seres humanos e gatos, irrigação copiosa de alta pressão, e debridamento, deixando aberto, se possível. As escolhas antibióticas são as mesmas que para gatos, apesar de que a *Pasteurella* é menos freqüentemente cultivada a partir de ferimentos infectados. Além disso, avaliar as necessidades para a profilaxia contra raiva e tétano para todos estes ferimentos.

D. **Mordidas de cobras.** A terapia inicial em campo deve envolver imobilização, posicionamento neutro, e um curativo levemente compressivo. A utilização de sucção local e torniquetes é controversa é não recomendável atualmente. Os envenenamentos severos (envolvimento progressivo ou severo de extremidade, coagulopatia ou sinais sistêmicos) podem ser tratados com contraveneno. O tratamento de suporte com monitoramento em unidade de tratamento intensivo (UTI) e reposição de fatores sangüíneos são os referenciais principais de terapia em casos extremos.

E. **Mordidas de aranhas.** Duas espécies comuns de aranhas são perigosas para os seres humanos nos Estados Unidos continental: a eremita marrom e a viúva negra. A eremita marrom (*Laxosceles reclusa*) é a mais comum e apresenta uma carapaça com a forma de um violino sobre seu corpo. As mordidas inicialmente são indolores, e então podem resultar em uma bolha hemorrágica com progressão para uma área necrótica. O tratamento é de suporte – o debridamento precoce de tecido claramente morto é útil. Outras terapias, incluindo debridamento agressivo precoce, e o emprego de dapsona ou oxigênio hiperbárico são todos de valor não comprovado e apresentam algum risco. A viúva negra (*Lactrodectus macrotans*) apresenta um vidro de relógio vermelho na superfície ventral do abdome. As mordidas se caracterizam por uma reação sistêmica tóxica, incluindo dor, rigidez muscular, alteração do estado mental e convulsões. O tratamento é de suporte, apesar de um contraveneno eqüino estar disponível para casos severos.

Bibliografia

Hak DJ, Olson SA, Matta JM. Diagnosis and management of closed internal degloving injuries associated with pelvic and acetabular fractures: the Morel-Lavallee lesion. *J Trauma* 1997;42(6):1046-1051.

Hobbs GD, Anderson AR, Greene TJ, et al. Comparison of hyperbaric oxygen and dapsone therapy for Loxosceles envenomation. *Acad Emerg Med* 1996;3:758-761.

Kudsk KA, McQueen MA, Voeller GR, et al. Management of complex perineal soft-tissue injuries. *J Trauma* 1990;30(9):1155-1160.

Stewart RM, Page CP. Wounds, bites and stings. In: Feliciano DV, Moore EE, Mattox KL, eds. *Trauma,* 3rd ed. Stamford: Appleton & Lange, 1996:917-936.

Sullivan JB. The past, present and future of immunotherapy of snake venoms. *Ann Emerg Med* 1987;16(9):938-944.

38. PRIORIDADES NOS CUIDADOS DE UTI DO PACIENTE ADULTO TRAUMATIZADO

Keith D. Clancy e Joseph M. Darby

I. **Introdução.** Logo no início dos cuidados do paciente traumatizado na unidade de tratamento intensivo (UTI), o choque, a insuficiência respiratória e a hipertensão intracraniana são as principais preocupações, enquanto que as complicações infecciosas e a síndrome da disfunção de múltiplos órgãos (SDMO) se desenvolvem mais tarde.

A. **Mortalidade por traumatismo na UTI.** Grande parte da mortalidade por traumatismo de pacientes internados na UTI ocorre durante os primeiros poucos dias de internação devido à lesão fechada de cabeça, insuficiência respiratória ou choque hemorrágico refratário; estas mortes são, em grande parte, inevitáveis. O remanescente, muitas das quais podem ser evitáveis, ocorre mais tarde, geralmente devido a SDMO. Têm sido relatados erros técnicos, de monitoramento e de gerenciamento de cuidados críticos em até metade das mortes por traumatismo evitáveis.

B. **Objetivos dos cuidados de UTI do traumatismo.** Os cuidados do traumatismo na UTI são mais bem fornecidos por uma equipe multidisciplinar focalizada em reanimação, monitoramento e suporte vital. Para os pacientes internados com lesão cerebral letal, a UTI de traumatismo também desempenha um papel vital no suporte e na manutenção de potenciais doadores de órgãos. **Os objetivos fundamentais do gerenciamento de UTI do paciente seriamente traumatizado incluem restauração precoce e manutenção da oxigenação tecidual, diagnóstico e tratamento de lesões ocultas, e prevenção e tratamento de infecções e SDMO.**

C. **Internações na UTI.** A decisão de internar o paciente traumatizado em uma UTI depende da idade do paciente, da severidade da lesão, das condições comórbidas e da disponibilidade de leitos tanto na UTI quanto na unidade intermediária (Quadro 38.1).

D. **Fases dos cuidados de UTI.** A conduta para os pacientes criticamente traumatizados na UTI pode ser dividida em quatro fases:

1. **Fase ressuscitativa (primeiras 24 horas após a lesão).** A conduta é centrada na ressuscitação hídrica; o objetivo é manter oxigenação tecidual adequada. Concomitantemente, procurar por lesões com risco de morte.
2. **Fase de suporte vital precoce (24 a 72 horas após a lesão).** O tratamento é centrado principalmente no manejo de insuficiência respiratória pós-traumática e hipertensão intracraniana progressiva naqueles pacientes com lesão de cabeça severa. A avaliação diagnóstica para lesões ocultas deve ser completada. A evidência de SDMO precoce pode se tornar evidente durante esta fase.
3. **Suporte vital prolongado (> 72 horas após a lesão).** A duração desta fase depende da severidade da lesão e das complicações associadas. Durante esta fase, muitos pacientes severamente traumatizados podem, com sucesso, ser retirados do suporte vital. O paciente mais seriamente traumatizado entra em uma fase na qual é necessária a continuidade do suporte vital para a insuficiência de órgãos. As complicações infecciosas se tornam problemas clínicos predominantes que podem levar ao desenvolvimento de SDMO tardia ou morte.
4. **Fase de recuperação (desintensificação, separação da UTI).** Durante esta fase de cuidados, os pacientes sofrem a transição de suporte ventilatório total para respiração espontânea e os dispositivos de monitoramento invasivo são removidos. O paciente e a família são preparados para a transição para a unidade de paciente geral ou a unidade de cuidados intermediários; os planos para a convalescença e a reabilitação são traçados.

II. **Síndrome da disfunção multissistêmica de órgãos (SDMO).** Uma síndrome clínica caracterizada por disfunção progressiva de órgãos múltiplos e interdependentes, a SDMO é um *continuum* de disfunção orgânica progressiva mais do que uma insuficiência absoluta; pulmões, fígado e rins são os principais órgãos-alvo. A falência dos sistemas cardiovascular e nervoso central também pode ser proeminente. Em pacientes traumatizados, os principais fatores desencadeantes são choque hemorrágico e infecção. Como a evolução das técnicas para suporte vital e reanimação melhoraram, a incidência de SDMO aumentou

Quadro 38.1 Lesões pós-traumáticas ou problemas requerendo internação inicial em UTI

Lesões

- Traumatismo multissistêmico
- Lesão severa de cabeça (EGC ≤ 8)
- Lesão medular cervical
- Contusão pulmonar severa ou tórax instável
- Traumatismo facial ou de pescoço com via aérea ameaçada
- Pós-operatório, reparo de lesões vasculares importantes
- Fratura pélvica severa com hemorragia retroperitoneal
- Traumatismo cardíaco contundente com disritmia ou hipotensão em curso
- Lesões de esmagamento
- Queimaduras severas ou inalação de fumaça

Problemas

- Insuficiência respiratória requerendo ventilação mecânica
- Choque em curso ou instabilidade hemodinâmica
- Reanimação sangüínea ou hídrica maciça
- Grande déficit de base
- Hipotermia
- Convulsões
- Gravidez

Lesões pós-traumáticas ou problemas adequados para cuidados intermediários*

- Lesões isoladas hepáticas ou esplênicas
- Traumatismo torácico anterior contuso não-complicado
- Múltiplas fraturas costais isoladas ou contusão pulmonar com oxigenação adequada
- Lesão de medula torácica isolada
- Lesão de cabeça (EGC 9-14)
- Lesões menores com alto risco de síndrome da abstinência ao álcool
- Lesões vasculares isoladas das extremidades

*Pacientes com idade > 65 anos, aqueles com comorbidade e qualquer instabilidade hemodinâmica devem ser considerados para internação na UTI.
UTI = unidade de tratamento intensivo; EGC = Escala Glasgow de Coma.

(freqüência de 8 para 25% de pacientes criticamente traumatizados com mortalidade global chegando a 50 ou até 60%). A SDMO que se desenvolve cedo (menos de 3 dias após a lesão) geralmente é uma conseqüência de choque ou reanimação inadequada, enquanto que a SDMO de início tardio normalmente é o resultado de infecção severa.

A. **Fisiopatologia.** A SDMO se desenvolve como uma conseqüência de uma resposta inflamatória sistêmica descontrolada a fatores desencadeantes (p. ex., lesão severa, choque ou infecção). Dois modelos básicos de SDMO emergiram. No modelo de "um golpe", uma única agressão (p. ex., sepse, choque) inicia uma síndrome de resposta inflamatória sistêmica (SRIS) que resulta em SDMO progressiva (ver Capítulo 4). No modelo de "dois golpes", agressões seqüenciais (p. ex., um período de choque seguido de uma infecção subseqüente) podem levar à SDMO. Neste modelo, a agressão inicial pode preparar a resposta inflamatória de maneira que a segunda agressão, mesmo modesta (p. ex., infecção), resulte em uma resposta inflamatória exagerada e em disfunção de órgãos subseqüente. Várias hipóteses foram elaboradas para explicar o desenvolvimento da disfunção orgânica.

1. **Hipótese do macrófago ou do mediador.** Os macrófagos ativados liberam citocinas pró-inflamatórias, resultando na liberação de mediadores secundários, que então ativam os neutrófilos e as

células endoteliais vasculares, promovendo distúrbios na microcirculação, levando à isquemia e à lesão tecidual.

2. **Hipótese microcirculatória.** O dano de órgão ocorre como conseqüência à oferta inadequada de oxigênio tecidual ou à isquemia-reperfusão, com a geração de radicais livres de oxigênio, ou como o resultado de distúrbios microcirculatórios trazidos pela célula endotelial e pelas interações de leucócitos.

3. **Hipótese intestinal.** O aumento da permeabilidade intestinal, a alteração da integridade da mucosa e a redução da produção de IgA intestinal podem promover translocação sistêmica de bactérias ou endotoxinas, resultando em SRIS ou SDMO.

B. **Identificação de pacientes com risco para SDMO.** Os fatores que aumentam o risco para SDMO incluem choque persistente e refratário com acidemia lática e déficit de base elevado, alta Escala de Severidade de Lesão (ISS – *injury scale score*), e a necessidade de várias transfusões sangüíneas. A idade avançada pode aumentar o risco de desenvolvimento de SDMO devido à doença comórbida.

C. **Os critérios diagnósticos clínicos** para SDMO ainda não foram padronizados. Uma escala de Disfunção de Múltiplos Órgãos foi desenvolvida recentemente e emprega as seguintes variáveis para derivar uma escala composta: PaO_2/FIO_2, contagem de plaquetas, creatinina sérica (μmol/l), Escala de Glasgow de Coma (EGC), e a freqüência cardíaca ajustada à pressão (FC × [pressão venosa central (PVC)/pressão arterial média (PAM)]) (Quadro 38.2). Neste modelo, o número da escala de insuficiência orgânica significativa, > 3, se correlaciona com a mortalidade na UTI (Quadro 38.3). Antes que este modelo seja amplamente aplicado, uma validação prospectiva é necessária.

D. **Prevenção de SDMO.** Além do tratamento da infecção e dos cuidados gerais de suporte na UTI, a terapia específica para SDMO atualmente é limitada. Portanto, as estratégias para prevenir a SDMO são proeminentes; incluem a reanimação hídrica apropriada que seja eficaz para estabelecer e manter a oxigenação tecidual, debridamento de tecido desvitalizado, fixação e estabilização precoces de fratura, suporte nutricional enteral precoce, quando possível, e prevenção e tratamento de infecções hospitalares.

Quadro 38.2 A escala de disfunção de múltiplos órgãos

	Grau				
Órgão/Sistema	**0**	**1**	**2**	**3**	**4**
Respiratório* (proporção PaO_2/FIO_2)	> 300	226-300	151-225	76-150	≤ 75
Renal[†] (creatinina sérica)	≤ 100	101-200	20-350	351-500	> 500
Hepático[‡] (bilirrubina sérica)	≤ 20	21-60	61-120	121-240	> 240
Cardiovascular[§]	≤ 10,0	10,1-15,0	15,1-20,0	20,1-30,0	> 30,0
Hematológico[||] (contagem de plaquetas)	> 230	81-120	51-80	21-50	≤ 20
Neurológico[¶] (Escala Glasgow de Coma)	15	13-14	10-12	7-9	≤ 6

*A proporção PaO_2/FIO_2 é calculada sem referência ao uso ou ao modo de ventilação mecânica, e sem referência ao uso de pressão expiratória final positiva (PEEP).

‡Bilirrubina em μmol/l.

§Freqüência cardíaca ajustada à pressão (PAR – *pressure-adjusted heart rate*): é calculada como o produto da freqüência cardíaca por minuto (FC) multiplicada pela proporção da pressão atrial direita (PAD) para a pressão arterial média (PAM): PAR = FC × PAD/PAM.

||Contagem de plaquetas em plaquetas/ml 10^{-3}.

¶Escala Glasgow de Coma (EGC) graduada conservadoramente (para o paciente recebendo sedação ou miorrelaxantes, presume-se uma função normal, a menos que seja encontrada evidência de alteração mental intrínseca).

(Reimpresso a partir de Marshall JC, Cook DJ, Christou NV, et al. Multiple organ dysfunction score: a reliable descriptor of a complex clinical outcome. *Crit Care Med* 1995;23:1638-1652, com permissão.)

Quadro 38.3 Mortalidade na UTI como uma função do número de sistemas instáveis de órgãos como são definidos por uma escala de disfunção orgânica ≥ 3

Número de sistemas instáveis	Número de pacientes	Mortes	Mortalidade (%)	Escala de disfunção de múltiplos órgãos (média ± DP)
0	396	3	08	2,8 ± 1,8
1	177	12	6,8	6,4 ± 2,2
2	61	16	26,2	10,1 ± 2,2
3	33	16	48,5	13,4 ± 1,5
4	16	11	58,8	16,6 ± 2,1
5	6	5	83,3	19,2 ± 1,3
6	3	2	66,7	22,3 ± 1,7

UTI = unidade de tratamento intensivo; DP = desvio-padrão.
(Reimpresso a partir de Marshall JC, Cook DJ, Christou NV, et al. Multiple organ dysfunction score: a reliable descriptor of a complex clinical outcome. *Crit Care Med.* 1995;23:1638-1652, com autorização.)

III. Prioridades na fase de reanimação (primeiras 24 horas após a lesão)

A. **Identificação e tratamento de oxigenação tecidual inadequada.** A oferta deficiente de oxigênio tecidual no paciente agudamente traumatizado geralmente é provocada por distúrbio de perfusão (hipovolemia, choque) ou hipoxemia severa (insuficiência respiratória).

1. **Choque pós-traumático.** As causas de choque são pertinentes na fase aguda após a lesão (ver Capítulo 5). O **choque hipovolêmico** provocado por reanimação incompleta, perdas em curso de líquidos do terceiro espaço, ou a hemorragia ativa são as causas comuns de hipotensão ou hipoperfusão oculta no paciente traumatizado logo após a internação na UTI. A reposição de volume é a terapia principal, titulada para restaurar a perfusão normal, com restauração do débito urinário e a correção do déficit de base e da acidose lática como objetivos. Quando os pacientes não conseguem responder à reposição de volume, considerar hemorragia em curso ou outras causas de choque.

a. No paciente que não responde à reanimação de volume, considerar **perda sangüínea em curso** como a causa mais provável, ou choque obstrutivo (tamponamento cardíaco, pneumotórax hipertensivo ou pneumopericárdio hipertensivo) como uma causa possível.

b. O **choque cardiogênico** pós-traumático geralmente é provocado por lesão miocárdica contusa ou doença cardíaca subjacente. A função ventricular direita pode estar prejudicada por lesão miocárdica contusa. O tratamento é iniciado com expansão de volume, seguida de suporte inotrópico, se o débito cardíaco ainda for inadequado. A lesão valvar é rara em pacientes que sobrevivem a um traumatismo torácico severo, mas pode requerer reparo cirúrgico imediato. A isquemia miocárdica e a doença cardíaca valvar devem ser suspeitas em pacientes traumatizados mais velhos que parecem estar em choque cardiogênico. A conduta pode necessitar de suporte inotrópico, descarga ventricular ou contrapulsação intra-aórtica com balão.

c. **O choque neurogênico** pode ocorrer com lesão medular alta ou morte cerebral.

d. **Choque vasogênico** (choque distributivo). Apesar de o choque séptico ser da forma prototípica de choque vasogênico, não ocorre imediatamente após a lesão. Apesar de não ser bem descrito na literatura, os pacientes severamente traumatizados podem demonstrar um estado hiperdinâmico logo após a lesão, semelhante à SRIS, provavelmente provocado pela liberação de mediadores vasoativos induzida por traumatismo. Estes pacientes se caracterizam por uma circulação hiperdinâmica (alto índice cardíaco), baixa pressão sangüínea e, portanto, baixa resistência vascular sistêmica calculada. A hipotensão pode não responder completamente à reanimação hídrica e pode requerer o uso de vasopressor por até 24 horas antes que a pressão sangüínea se estabilize. Os estudos preliminares empregando gotejamento de vasopressina para diminuir a quantidade de vasopressores demonstraram alguma eficácia na população traumatizada.

e. **Avaliação clínica.** A menos que o paciente esteja hipotenso, é difícil identificar prejuízo oculto na perfusão tecidual. A acidemia lática ou o déficit persistente de base indicam hipoperfusão tecidual em curso. É necessário monitoramento adicional para otimizar o fornecimento de oxigênio para os tecidos quando existe incerteza clínica ou quando a instabilidade hemodinâmica refratária ou outros fatores confundem a avaliação clínica e a resposta à terapia.

f. **Cateterização de artéria pulmonar.** A cateterização da artéria pulmonar (AP) permite a determinação do fornecimento de oxigênio e seu consumo (utilização). Estes dados são usados como acessórios diagnósticos e terapêuticos no paciente gravemente traumatizado com choque refratário, acidose lática persistente, suspeita de tamponamento cardíaco, contusão miocárdica complicada, doença cardiopulmonar preexistente, lesão medular alta, síndrome do sofrimento respiratório do adulto (SSRA), hemorragia maciça ou idade avançada.

(1) Os cateteres de AP modificados estão disponíveis para monitorar a saturação de oxigênio venoso misto continuamente e medir o volume sistólico final ventricular direito (VSFVD). Estes cateteres podem ser úteis nos pacientes de traumatismo com SSRA ou alta pressão intra-abdominal. O VSFVD pode ser um reflexo melhor da pré-carga do que a pressão em cunha sob estas circunstâncias.

(2) Os objetivos hemodinâmicos associados à melhora de sobrevida em pacientes traumatizados foram sugeridos: índice cardíaco > 4,5 $l/min/m^2$, índice de fornecimento de oxigênio sistêmico (VO_2I) > 160 a 170 $ml/min/m^2$. Estes parâmetros hemodinâmicos podem ser objetivos razoáveis, com outra evidência de hipoperfusão (p. ex., acidose lática persistente). Entretanto, esta terapia orientada para um alvo é controversa.

(3) O princípio-chave é que a pressão sangüínea, por si só, como um objetivo na reanimação hídrica, é inadequada. Outros índices de perfusão tecidual devem ser monitorados. A correção do déficit de base ou da acidose lática e a manutenção de um débito urinário adequado podem ser monitorados facilmente.

g. **Tonometria gástrica.** Uma das armadilhas ao se empregar os índices de fornecimento e de consumo de oxigênio sistêmico é que são medidas globais e podem não refletir a adequação da oxigenação tecidual em leitos de órgãos vitais. A tonometria gástrica, uma estimativa do pH da mucosa gástrica (pHi), reflete o fornecimento de oxigênio tecidual para o trato gastrintestinal. Dados preliminares sugerem que a reanimação orientada para alcançar e manter um pHi > 7,3 dentro das primeiras 24 horas está associada à redução da incidência de SDMO. Estudos prospectivos mais elaborados empregando pHi como um objetivo de reanimação são necessários antes que a normalização do pHi se torne um objetivo-padrão de reanimação.

2. **Insuficiência respiratória pós-traumática.** O pulmão é o órgão que mais freqüentemente entra em insuficiência em pacientes com lesões severas. Assim, a insuficiência respiratória é a indicação mais comum para a internação do paciente traumatizado na UTI.

a. **Etiologia.** As principais causas de insuficiência respiratória aguda na fase logo após a lesão estão detalhadas abaixo.

(1) **Traumatismo torácico.** O traumatismo torácico direto, incluindo múltiplas fraturas costais, contusão ou laceração pulmonar, e tórax instável, com freqüência provoca insuficiência respiratória necessitando de suporte ventilatório. As múltiplas fraturas costais só identificam uma população de pacientes traumatizados que freqüentemente necessitam de internação na UTI. Com menos freqüência, a lesão da árvore traqueobrônquica traz dificuldades importantes em fornecer uma troca gasosa adequada devido ao vazamento maciço de ar. Os sinais que sugerem uma lesão traqueobrônquica incluem enfisema subcutâneo, fístula broncopleural, pneumomediastino ou hemoptise. Se há suspeita de rompimento traqueobrônquico, utilizar a broncoscopia. A maioria das rupturas traqueais ocorre acima ou no quarto anel traqueal. A maioria das lesões contusas importantes de via aérea ocorre até a

2,5 cm da carina. A drenagem torácica com tubo, a ventilação com pressões mínimas de via aérea, e o reparo cirúrgico são necessários para grande rompimento traqueobrônquico. A ventilação pulmonar independente, utilizando um tubo de luz dupla, pode ser necessária até que a lesão seja reparada.

(2) **Sobrecarga hídrica.** A reanimação hídrica maciça freqüentemente é acompanhada de edema pulmonar agudo. Um balanço hídrico positivo > 3 l durante as primeiras 24 horas pode prever pacientes desenvolvendo insuficiência respiratória. Em alguns pacientes, um balanço hídrico positivo pode ser uma inevitável conseqüência de reanimação extensa.

(3) **Choque.** Qualquer forma de choque pode indiretamente provocar insuficiência respiratória, pois o trabalho de respiração se torna excessivo devido à acidose metabólica severa ou ao fornecimento inadequado de oxigênio para os músculos respiratórios.

(4) **Aspiração.** A lesão maxilofacial, a consciência alterada e a intubação endotraqueal são fatores que predispõem o paciente à aspiração. A hipoxemia resulta tanto de obstrução de via aérea quanto de colapso com aspiração de alimentos ou partículas e por lesão pulmonar difusa com aspiração ácida. A infecção pulmonar é uma conseqüência tardia de aspiração gástrica. É melhor reservar os antibióticos para pacientes com evidência clínica de pneumonia.

(5) **SSRA pós-traumática.** É observado um dano extremo na troca gasosa na SSRA.

(a) **A SSRA se caracteriza por:**

- Hipoxemia severa ($PaO_2/FiO_2 \leq 150\text{-}200$).
- Infiltrados pulmonares bilaterais difusos.
- Pressão em cunha normal ou baixa (ou ausência de insuficiência cardíaca).
- Baixa complacência pulmonar.

(b) Os fatores de risco para SSRA pós-traumática incluem sexo feminino, ISS > 20, várias transfusões, contusão pulmonar e fraturas múltiplas (fraturas de múltiplos ossos longos ou de osso longo e pélvicas importantes). Daqueles pacientes traumatizados com fatores de risco, aproximadamente 25% desenvolverá SSRA.

(6) **Lesão de medula espinhal.** Uma lesão medular isolada torácica alta ou cervical pode levar à insuficiência respiratória, pois a função mecânica do pulmão está prejudicada em conseqüência de uma perda funcional da inervação para músculos respiratórios. Apesar de a franca insuficiência respiratória poder não ser evidente dentro das primeiras 24 horas, estes pacientes se encontram em grande risco para descompensação como resultado da progressão da lesão medular (ascensão) ou o desenvolvimento de secreções retidas e atelectasia.

(7) **Síndrome da embolia gordurosa.** Múltiplas fraturas de ossos longos ou sua estabilização e reparo (empregando haste ou grampo) estão associadas à embolia gordurosa. Entretanto, a síndrome da embolia gordurosa clínica (alteração de sensório, petéquias, trombocitopenia, infiltrados pulmonares) é rara. No paciente politraumatizado, o diagnóstico geralmente é de exclusão, com tratamento de suporte. A situação clínica é freqüentemente sugestiva de embolia pulmonar, o que deve ser investigado. Na síndrome da embolia gordurosa, a gordura origina uma resposta inflamatória com respostas de órgão final observadas remotamente da lesão inicial: confusão (sistema nervoso central), hipoxemia (pulmonar) e hematológica (trombocitopenia).

(8) **Diversos.** A intubação e a ventilação mecânica são freqüentemente necessárias para a recuperação do paciente após longos procedimentos cirúrgicos ou para o controle da ventilação e da oxigenação no paciente com trauma de crânio.

b. **Avaliação e monitoramento.** A insuficiência respiratória é um diagnóstico clínico que se baseia no exame físico e nos gases sangüíneos arteriais. Apesar de os gases sangüíneos arteriais serem úteis para se estabelecer o diagnóstico, os sinais clínicos de insuficiência respiratória (p. ex., diaforese, taquipnéia, utilização dos músculos acessórios da respiração ou respiração paradoxal) são mais úteis para se decidir a necessidade de suporte ventilatório mecânico.

(1) **Monitoramento respiratório.** Todos os pacientes requerem oximetria de pulso contínua, suplementada com gases sangüíneos arteriais, nas circunstâncias onde se suspeita de distúrbios ácido-base ou estes estão sendo ativamente tratados.

(a) **A capnografia deve ser considerada naqueles pacientes com lesão severa de crânio ou hipertensão intracraniana para detectar uma hipoventilação inadvertida.**

(b) A mecânica pulmonar (força inspiratória negativa [FIN], capacidade vital [CV]) deve ser medida nos primeiros dias após a internação em pacientes com lesão medular para avaliar a força dos músculos respiratórios na linha base para determinar se a debilidade progressiva presente pode determinar observação contínua na UTI ou a instituição de suporte ventilatório mecânico.

(c) Naqueles pacientes com SSRA, a cateterização da AP com oximetria venosa mista contínua é útil enquanto a reanimação e o suporte ventilatório estão sendo titulados.

(2) **Broncoscopia.** A broncoscopia com fibra óptica está indicada em pacientes com vazamento maciço de ar, hemoptise, atelectasia lobar refratária, ou quando se suspeita de aspiração de corpo estranho.

(3) **Modos de suporte ventilatório.** O suporte ventilatório é fornecido a pacientes com insuficiência respiratória para reduzir o trabalho mecânico de respiração e facilitar a oxigenação e a ventilação.

(a) **Ventilação com ciclo de volume.** A maioria dos pacientes traumatizados com insuficiência respiratória pode ser tratada com ventilação convencional com ciclo de volume empregado ou o modo de **ventilação intermitente mandatória (VIM)** ou de **controle assistido (CA).** A VIM é um modo controlado por volume que permite a respiração espontânea entre as respirações cicladas do ventilador. O modo CA é semelhante à VIM ao fornecer respirações cicladas por volume em uma freqüência determinada, mas também fornece respirações cicladas por volume para cada respiração adicional acima da freqüência determinada que é iniciada pelo paciente. Apesar de o modo VIM poder ser empregado na maioria dos pacientes que requerem suporte ventilatório de rotina, o modo CA é uma alternativa para os pacientes que respiram espontaneamente com demandas altas de ventilação/minuto para minimizar o trabalho da respiração.

As regulagens iniciais do ventilador devem fornecer volume corrente de 7 a 10 ml/kg na variação básica de 10 a 12 respirações/minuto. A literatura recente sugere que volumes correntes menores (4-6 ml/kg) para pacientes com SSRA reduzem o barotrauma e o volumotrauma para o pulmão. A FiO_2 deve ser inicialmente regulada entre 90 e 100% e titulada para baixo para concentrações "não- tóxicas" de oxigênio (40 a 60%) utilizando oximetria de pulso. A pressão expiratória final positiva (PEEP) geralmente aplicada começando com 5 cm de H_2O e aumentada subseqüentemente, se necessário, para reduzir a FiO_2 para níveis "não-tóxicos" dentro das primeiras 24 horas se a estabilidade hemodinâmica permitir. Se os aumentos na PEEP estão associados à alteração do estado hemodinâmico, considerar a inserção de um cateter de artéria pulmonar para monitorar a função cardíaca e titular a terapia hídrica.

(b) **Proporção inversa da ventilação (PIV).** O barotrauma e a inflamação conseqüentes de altas pressões de via aérea ou grandes volumes correntes podem exacerbar a lesão pulmonar aguda e complicar a terapia. Para pacientes com alteração severa da oxigenação na ventilação convencional de ciclos de volume, utilizar a estratégia que emprega baixos volumes correntes (4-7 ml/kg) com uma fase inspiratória prolongada (PIV). Utilizar uma ventilação convencional ciclada por volume com baixas taxas de gás inspiratório (40-50 l/min) ou ventilação controlada por pressão a fim de minimizar picos de pressão (< 40 cm de H_2O) enquanto se aumenta a pressão intratorácica média para facilitar a oxigenação.

Se não estiver presente uma lesão severa de crânio, a ventilação/minuto pode ser ajustada para permitir uma hipercapnia (**hipercapnia permitida**), quando necessário, para minimizar os efeitos hemodinâmicos inconvenientes de pressões médias intratorácicas altas que resultam desta estratégia ventiladora, o que também reduz a necessidade de altas freqüências ventilatórias, que podem também provocar instabilidade hemodinâmica e lesão pulmonar mecânica. O bicarbonato de sódio pode ser necessário, inicialmente, para controlar a acidemia, se esta for severa.

(c) **Ventilação de suporte de pressão (VSP):** é um modo de pressão freqüentemente utilizado em combinação com VIM para reduzir o trabalho da respiração associado com o tubo endotraqueal e o circuito do ventilador, ou como um método de desmame da ventilação mecânica. O ventilador é disparado com os esforços respiratórios espontâneos do paciente, é limitado pela pressão regulada acima da PEEP, e sai do ciclo quando o fluxo gasoso inspiratório alcança uma taxa de fluxo predeterminada. Geralmente, os níveis de suporte de pressão de 5 a 10 cm de H_2O são satisfatórios para eliminar o trabalho de respiração associado com o circuito do ventilador. A VSP pode também ser vantajosa ao fornecer total suporte ventilatório para pacientes que apresentam dificuldade em sincronizar com o ventilador ou para aqueles com fístulas broncopleurais para minimizar a pressão da via aérea.

(d) **Suporte ventilatório não-invasivo.** Pacientes selecionados (isto é, contusão pulmonar isolada ou tórax instável) com insuficiência respiratória leve ou moderada podem ocasionalmente ser tratados com êxito sem intubação endotraqueal e ventilação mecânica-padrão. Nestes casos, podem ser utilizados **pressão de via aérea positiva contínua sob máscara facial (CPAP –** ***continuous positive airway pressure*****), pressão de via aérea positiva de dois níveis (BiPaP –** ***bilevel positive airway pressure*****), ou** pode ser empregada **ventilação de suporte de pressão** com uma máscara de rosto inteiro para reduzir o trabalho de respiração e fornecer oxigenação satisfatória, contanto que seja empregado um controle agressivo da dor como um acessório.

B. **Identificação e tratamento de hipotermia.** A hipotermia deve ser prevista em pacientes traumatizados que sofreram exposição ou choque ou tiveram reanimação hídrica e sangüínea maciça ou cursos operatórios prolongados (ver Capítulo 42). Os pacientes que são submetidos a cirurgias de controle de dano, por definição, apresentam problemas com hipotermia e coagulopatia. Estes pacientes são internados na UTI a partir de reanimação operatória truncada para reanimação secundária, normalização da temperatura corporal e correção de coagulopatia. O retorno à SC para reparo definitivo de lesões intra-abdominais importantes geralmente ocorre em 24 a 48 horas. A temperatura crítica em pacientes traumatizados que profundamente influencia a mortalidade parece ser aproximadamente 32°C.

1. **Classificação.** A hipotermia é classificada como sendo leve (32°C a 35°C), moderada (28°C a 32°C), ou severa (< 28°C).
2. **Complicações da hipotermia.** As complicações principais são a coagulopatia, a disfunção plaquetária, a função cardíaca alterada e as disritmias. A função dos fatores de coagulação, que é dependente da temperatura, sofre redução sob condições hipotérmicas. A função plaquetária, que também está prejudicada sob condições hipotérmicas, evita a agregação plaquetária.
3. **Conduta** (ver Capítulo 42). Os métodos empregados para reaquecimento dependem da severidade da hipotermia, hemorragia em curso e coagulopatia, estabilidade hemodinâmica e disponibilidade de equipamento e suporte técnico.
   a. **Aquecer os líquidos de reanimação e produtos hematológicos.**
   b. **Reaquecimento passivo.**
   c. **Reaquecimento externo ativo.**
   d. **Reaquecimento interno ativo.**

(1) **Aquecimento de via aérea.**

(2) **Lavagem peritoneal e pleural.**

(3) **Reaquecimento arteriovenoso contínuo (RAVC).**

(4) ***Bypass* cardiopulmonar parcial.**

C. **Correção da coagulopatia e da trombocitopenia.** O déficit de fatores de coagulação e a trombocitopenia são comumente observados em pacientes traumatizados com choque hemorrágico, requerendo transfusão maciça. Os fatores contribuintes incluem hemorragia em curso, choque, acidose, hipotermia e técnicas intra-operatórias de recuperação de sangue.

1. **Sangramento microvascular:** refere-se ao sangramento na situação de transfusão maciça e choque (uma vez o sangramento cirúrgico controlado). O sangramento microvascular é um sangramento não-cirúrgico que surge como petéquias, equimoses ou hematomas que aumentam, e secreção de membranas mucosas, locais de punção e superfícies escoriadas. Geralmente não é observado até que o paciente tenha recebido ao menos uma ou duas transfusões de volume sangüíneo.

2. **Conduta. Normalizar a temperatura corporal.** A normalização da temperatura corporal em pacientes hipotérmicos é essencial para assegurar o funcionamento dos fatores de coagulação e das plaquetas.

   a. **Avaliar sangramento macrovascular (sangramento de uma fonte que requer controle operatório). Procurar sangramento oculto em curso que requer intervenção cirúrgica (sangramento cirúrgico) se o paciente se mantém em choque refratário.**

   b. **Terapia de componente sangüíneo** (ver Capítulo 43). Na situação de sangramento microvascular com evidência de trombocitopenia, o prolongamento do tempo de protrombina (TP) e do tempo de tromboplastina parcial (TTP) e baixos níveis de fibrinogênio, oferecer a terapia de componente apropriada.

D. **Identificação e tratamento da pressão intracraniana aumentada** (PIC). A lesão de cabeça é a principal causa de mortalidade precoce em pacientes com traumatismo contuso internados na UTI. O objetivo fundamental no manejo na UTI do paciente com lesão severa da cabeça é prevenir uma lesão neuronal secundária. O aumento da PIC é um fator importante que pode contribuir para a lesão cerebral secundária. Portanto, o monitoramento e o controle da PIC e da pressão de perfusão cerebral (**PPC** = PAM – PIC) em pacientes com lesão severa de cabeça (ECG $\leq$ 8) é uma alta prioridade na fase inicial após os cuidados de reanimação na UTI. Outras agressões que sabidamente pioram a lesão neurológica incluem hipotensão, hipoxia, hipercarbia e temperatura corporal elevada (ver Capítulo 19).

1. **Controle da PIC elevada.** O limiar para o tratamento da PIC elevada é de 20 a 25 mmHg. A PIC é controlada pela utilização seqüencial de sedação, paralisia farmacológica, drenagem de líquido cefalorraquidiano (LCR), manitol, hiperventilação e, finalmente, barbituratos para hipertensão intracraniana refratária.

   a. A utilização empírica de hiperventilação e manitol é evitada, a menos que haja evidência de herniação iminente ou que as medida de rotina não tenham conseguido controlar a PIC.

   b. Graus extremos de hipocapnia ($PaCO_2$ < 25 mmHg) devem ser evitados, a menos que a terapia seja orientada por medidas de fluxo sangüíneo cerebral ou outros índices de oxigenação cerebral (p. ex., oximetria venosa jugular).

   c. Doses elevadas de barbitúricos são reservadas para aqueles pacientes que são refratários à conduta convencional.

2. **Prevenção de outras agressões secundárias.** A pressão sangüínea arterial média, a saturação do oxigênio arterial, a $PaCO_2$ (CO_2 corrente final) e a temperatura corporal são monitoradas com rigor para evitar agressões secundárias do cérebro lesionado. A PAM é suportada entre 90 e 100 mmHg para fornecer uma pressão de perfusão cerebral de pelo menos 70 a 80 mmHg. Quando a expansão de volume não tem êxito para alcançar estes objetivos, os vasopressores podem ser empregados. Os antipiréticos e outras técnicas de diminuição da temperatura podem ser aplicados nestes pacientes com febre para minimizar uma perda neuronal adicional.

E. **Identificação e prevenção de insuficiência renal aguda.** Pacientes traumatizados apresentam risco elevado para o desenvolvimento de insuficiência renal aguda (IRA) devido à hipotensão, rabdomiólise, uso de contraste iodado para testes diagnósticos e condições preexistentes como diabetes. Entretanto, a freqüência de IRA é relativamente baixa. Aproximadamente um terço dos casos de insuficiência renal aguda pós-traumática são provocados por reanimação inadequada. O remanescente parece desenvolvê-la como um componente da SDMO. O desenvolvimento de IRA complica o manejo global do paciente na UTI, aumenta o tempo de permanência, e está associado a uma mortalidade de aproximadamente 60%. A oligúria na fase de cuidados iniciais na UTI deve desencadear uma pesquisa imediata para causas reversíveis de IRA.

1. **Hipovolemia.** A oligúria, na fase de cuidados iniciais na UTI, é mais freqüentemente provocada por hipovolemia ou reanimação hídrica inadequada. Empregar *bolus* de líquido orientado por medidas da pressão central para aumentar o débito urinário. Se o débito urinário não consegue responder a *bolus* de líquidos, considerar a cateterização da AP para avaliar mais completamente a hemodinâmica e as pressões de enchimento enquanto outras causas de oligúria são avaliadas.
2. **Rabdomiólise** (ver Capítulo 35). Os pacientes que sofreram lesões de esmagamento, lesões severas de extremidade, síndromes compartimentais ou lesões vasculares da extremidade com isquemia ou reperfusão apresentam risco elevado para IRA mioglobinúrica. Uma creatinofosfocinase (CPK) > 15.000 UI aumenta o risco para o desenvolvimento de IRA mioglobinúrica. Os dados laboratoriais sugerem que rabdomiólises severas incluem uma baixa proporção de nitrogênio uréico sangüíneo (BUN): creatinina, mioglobinúria, hipocalcemia ou hiperfosfatemia. Uma urina turva que é positiva com teste de fita para proteína ou sangue, mas sem hemácias no exame microscópico, sugere rabdomiólise. Quando a CPK está elevada ou é observada uma urina entre a coloração marrom e a cor de chá, iniciar reanimação hídrica vigorosa com o objetivo de manter um fluxo urinário elevado (100-300 ml/hora). Para pacientes que se encontram oligúricos, o manitol ou diuréticos de alça podem ser utilizados para estabelecer o fluxo urinário. A alcalinização precoce da urina (pH > 6) tem exibido êxito em alguns estudos, mas não está claro se este efeito é aditivo ao benefício de se manter um fluxo urinário elevado.
3. **Síndrome compartimental abdominal** (ver Capítulo 30). Pacientes severamente traumatizados submetidos à laparotomia, principalmente quando associados a choque e reanimação maciça por volume, podem desenvolver um aumento da pressão intra-abdominal (PIA). Quando a PIA alcança 20 a 25 mmHg, pode resultar em insuficiência renal aguda. Outras conseqüências do aumento da PIA incluem diminuição do fluxo sangüíneo mesentérico, diminuição do débito cardíaco, aumento das pressões de via aérea e aumento da PIC. As medidas da PIA podem ser obtidas medindo-se a pressão vesical.
4. **Obstrução.** Apesar de incomum, pacientes com fraturas pélvicas severas podem desenvolver hematomas retroperitoneais que obstruem o ureter ou o escoadouro vesical. A ultra-sonografia ou a tomografia computadorizada (TC) devem ser consideradas para avaliar a possibilidade de obstrução provocando oligúria aguda. Irrigar ou mudar o cateter para excluir obstrução do cateter de drenagem urinária por coágulo sangüíneo.

F. **Avaliação e correção dos distúrbios acidobásicos e eletrolíticos.** Durante as primeiras 24 horas de internação na UTI, os distúrbios no balanço ácido-base e eletrolítico podem ser previstos em pacientes em choque e naqueles que receberam transfusões maciças.

1. **Distúrbios acidobásicos.** A acidemia lática, que é comum e freqüentemente multifatorial, é provocada por choque, hipotermia, isquemia de membro e resposta metabólica ao traumatismo.
   a. A acidose lática requer a determinação da causa e considerar o monitoramento hemodinâmico invasivo se houver suspeita de prejuízo do fornecimento tecidual de oxigênio. A acidose lática que não consegue ser afastada dentro das primeiras 24 horas de internação na UTI identifica um grupo de pacientes com alto risco de mortalidade.

b. Direcionar o tratamento da acidose metabólica persistente à causa subjacente. Reservar a administração de bicarbonato de sódio ou outros tampões para aqueles pacientes com acidose metabólica severa ou evidência de instabilidade cardiovascular.

c. Outros distúrbios metabólicos ácido-base podem ser observados na fase aguda do manejo, incluindo acidose metabólica hiperclorêmica provocada por reanimação com grande volume de solução salina. Em receptores de transfusão maciça, a alcalose metabólica pode ser conseqüência do metabolismo da grande carga de citrato a partir de produtos sangüíneos de transfusão. A terapia específica geralmente é desnecessária.

2. **Distúrbios eletrolíticos**

a. **Hipocalemia.** O distúrbio eletrolítico mais comum no paciente traumatizado é a hipocalemia. As perdas renais excessivas de potássio ocorrem como resultado da utilização diagnóstica e terapêutica de diuréticos osmóticos, altas doses de glicocorticóides (p. ex., metilprednisolona em lesão medular) e altos níveis de aldosterona em pacientes que estão hipovolêmicos. A alcalose, altos níveis de catecolaminas e a hipotermia também podem provocar desvio intracelular de K^+. A hipocalemia pode ser especialmente proeminente em pacientes que receberam transfusões maciças, principalmente quando a alcalose está presente. Devido aos desvios transcelulares de potássio que provocam a hipocalemia, a administração de sal de potássio deve ser criteriosa e bem monitorada para evitar uma hipercalemia inadvertida.

b. **Hipercalemia.** A hipercalemia é rara, exceto naqueles pacientes com acidose metabólica severa ou transfusão sangüínea rápida concomitante de hemácias > 100 a 150 ml/min. Tratar agressivamente a hipercalemia severa que persistir após a correção da acidose para evitar uma parada cardíaca.

c. **Hipocalcemia.** A hipocalcemia ocorre com freqüência no paciente severamente traumatizado e geralmente é provocada por uma redução no cálcio total a partir de hipoalbuminemia dilucional (~50% do cálcio total está ligado à albumina). A hipocalcemia pode ocorrer em pacientes com rabdomiólise severa.

(1) **Hipocalcemia ionizada.** Apesar da ocorrência comum de hipocalcemia, apenas é clinicamente importante quando a fração ionizada fisiologicamente ativa (40%) está reduzida. As manifestações clínicas da hipocalcemia ionizada geralmente não são evidentes até que a concentração de cálcio ionizado esteja < 0,7 mmol/l (normal = 1,0-1,25 mmol/l) e inclua hipotensão, alteração da função ventricular, bradicardia, broncoespasmo, laringoespasmo e resposta alterada às catecolaminas. A hipocalcemia ionizada é observada em pacientes traumatizados com alcalose respiratória, ou como resultado de uma transfusão maciça, ou com uma alteração concomitante no metabolismo do citrato hepático. Medir o cálcio ionizado em pacientes com risco para hipocalcemia severa ou naqueles que permanecem hemodinamicamente instáveis.

(2) **Tratamento.** A hipocalcemia deve ser empiricamente tratada com sais de cálcio endovenoso (e.v.) se o cálcio ionizado estiver baixo (< 0,7 mmol/l) ou quando forem identificadas uma instabilidade hemodinâmica ou outras complicações.

d. **Hipomagnesemia.** A hipomagnesemia também é um distúrbio eletrolítico freqüente em pacientes cirúrgicos gravemente enfermos. As perdas renais ou gastrintestinais e os desvios transcelulares excessivos (p. ex., alcalose) são causas freqüentes de hipomagnesemia. As complicações da hipomagnesemia incluem hipocalcemia, hipocalemia refratária, debilidade muscular periférica e diafragmática, tetania, disritmias cardíacas, tremor, hiper-reflexia, agitação, confusão e convulsões. A medida do magnésio plasmático não reflete com precisão a fração ionizada (55% do total), que é a forma fisiologicamente ativa. Os níveis do magnésio plasmático total < 1 mEq/l estão associados com hipocalemia e mortalidade aumentada e, assim, servem como um limiar prático para iniciar a terapia agressiva.

(1) **Tratamento.** A hipomagnesemia severa é tratada com sais de magnésio e.v. A hipomagnesemia sintomática (p. ex., disritmias cardíacas ou convulsões refratárias) pode ser tratada com sulfato de magnésio (2-5 g)(1 g = 8 mEq Mg^{+2}) administrado lentamente em 2 a 3 minutos enquanto são monitoradas a pressão sangüínea arterial e a freqüência cardíaca. Após o *bolus* inicial, uma infusão contínua (2 g/hora por 5 horas, seguido de 1 g/hora durante 10 horas) tem sido utilizada com êxito. Para pacientes com hipomagnesemia assintomática, porém severa, administra-se $MgSO_4$ (6 g) por 3 horas seguido de 10 g administrados continuamente pelo resto do dia. Doses adicionais de 6 g/dia por 2 a 5 dias seguintes podem ser administradas conforme o necessário para corrigir déficits residuais. Graus menos severos de hipomagnesemia podem ser tratados, conforme indicado, por suplementos adicionados à nutrição parenteral total (NPT) ou por administração entérica de óxido de magnésio.

G. **Pesquisa terciária na UTI.** Concomitante às medidas que mantêm a oxigenação tecidual adequada, reexaminar o paciente para lesões ocultas e obter uma história médica para determinar doença comórbida.

1. **Avaliação inicial na UTI**
   a. **Via aérea.** Para pacientes com uma via aérea artificial, avaliar a via aérea para confirmar que esteja adequadamente posicionada e firme com adesivo ou um dispositivo de fixação de tubo. Os pacientes traumatizados se encontram em alto risco para auto-extubação, principalmente se estiverem agitados. A observação direta contínua do paciente, principalmente ao emergir de anestesia, sedação ou na recuperação de intoxicação alcoólica, é uma estratégia preventiva importante. Os pacientes com sua própria via aérea devem também ser reavaliados para determinar se a via aérea ainda está patente ou se esta se encontra ameaçada.
   b. **Respiração.** Avaliar pulmões, regulagem do respirador, saturação de oxigênio e gases sangüíneos para determinar se a entrada de ar é simétrica e se a oxigenação, a ventilação e o balanço ácido-base são satisfatórios. Avaliar os tubos torácicos para confirmar que estejam funcionando e se há vazamento de ar ou sangramento em curso.
   c. **Circulação.** Medir a pressão sangüínea, a PVC e outros parâmetros hemodinâmicos disponíveis para determinar a necessidade de intervenção adicional de reanimação ou monitoramento hemodinâmico invasivo. Determinar também a adequação e a patência de acesso vascular existente.
2. **Avaliação de lesões ocultas.** Na fase inicial após o traumatismo, a pesquisa por lesões ocultas é uma grande prioridade. A incidência de lesões que passam despercebidas durante a avaliação inicial na sala de traumatismo, segundo relatos, chega a 20%, dependendo do mecanismo de lesão. As lesões não detectadas nas vítimas de trauma contuso são geralmente de natureza ortopédica, enquanto que lesões vasculares e viscerais são mais freqüentemente despercebidas em pacientes com trauma penetrante.
   a. **Fatores predisponentes para lesões despercebidas.** A instabilidade hemodinâmica, a lesão medular, a lesão fechada de crânio, a intoxicação, o choque, a exploração cirúrgica reduzida e a incapacidade de comunicação com o paciente predispõem o mesmo a lesões não detectadas. Os erros de comunicação, os problemas técnicos e um baixo índice de suspeita também são fatores que predispõem a lesões não detectadas.
   b. **Lesões ocultas de grande prioridade.** A pesquisa por lesões ocultas é priorizada para detectar lesões que ameaçam a vida, um membro ou a função de órgãos. Prossegue-se a avaliação com um reexame físico completo da cabeça aos pés, suplementado por uma repetição de radiografia de tórax na internação e exames diagnósticos conforme indicado pelas condições clínicas. Estas lesões ocultas de grande prioridade podem ser lesões previamente não detectadas ou novos déficits neurológicos, hipoperfusão sistêmica ou isquemia de membro provocados por progressão da lesão.

(1) **Lesão cerebral e medular.** As lesões neurológicas não identificadas são muito comuns quando os pacientes são internados no setor de emergência em choque hemorrágico, necessitando de intervenção cirúrgica. Uma vez na UTI, deve ser realizado um exame neurológico. Os bloqueadores neuromusculares devem ser evitados a fim de permitir que o exame seja realizado. Deve ser realizada uma TC do cérebro naqueles pacientes com anormalidades neurológicas recém-descobertas ou com aumento da PIC para definir o diagnóstico de lesão cerebral traumática, ou para determinar se a formação tardia de hematoma está presente naqueles pacientes com uma lesão cerebral identificada. Avaliar as anormalidades neurológicas sugerindo lesão medular com estudo radiológico direcionado ao nível da lesão clinicamente suspeita.

(2) **Lesões vasculares**

(a) **Lesão de aorta torácica** (ver Capítulo 26A).

(b) **Lesão vascular intra-abdominal ou pélvica.** Deve-se suspeitar de lesão vascular em pacientes com ferimentos penetrantes do abdome ou naqueles com fraturas pélvicas que demonstram sinais de hemorragia em curso.

(c) **Lesões vasculares de extremidades.** Examinar todas as extremidades, principalmente aquelas que sofreram lesão ou se encontram imobilizadas, para determinar o estado de perfusão. A insensibilidade de uma extremidade que sofreu lesão sugere uma síndrome compartimental.

(d) **Lesões cerebrovasculares.** Deve-se suspeitar de lesões da circulação extracraniana ou intracraniana em pacientes com lesões penetrantes do pescoço ou cabeça, traumatismo direto severo do pescoço, fraturas de coluna cervical, fraturas através da carótida ou do canal vertebral, e naqueles pacientes com déficits neurológicos focais tardios (> 12 horas após a lesão).

(3) **Lesões cardíacas.** A hipotensão persistente ou disritmias cardíacas sugerem a possibilidade de lesão miocárdica contusa ou tamponamento cardíaco em pacientes com traumatismo torácico.

(4) **Lesões do trato aerodigestivo.** As lesões do trato aerodigestivo são prováveis em pacientes com lesões penetrantes próximas do pescoço ou do mediastino. A presença de ar subcutâneo, mediastinal ou cervical sugere lesão.

(5) **Pneumotórax oculto.** Radiografias simples de tórax em supino não detectam até 50% dos casos de pneumotórax em pacientes traumatizados. Rever a radiografia de tórax e a TC de abdome para evidência de pneumotórax oculto ou novo. Deve-se instalar tubos torácicos nos pacientes sob ventilação mecânica com pneumotórax oculto para reduzir o risco de progressão.

(6) **Síndrome compartimental** (ver Capítulo 35). O traumatismo direto, a isquemia e a lesão venosa são causas comuns de síndrome compartimental no paciente traumatizado. Além disso, a síndrome compartimental pode ocorrer em extremidades que não sofreram lesão após reanimação maciça de líquido e sangue.

(7) **Lesões oculares.** Aproximadamente 13% dos pacientes internados com traumatismo importante manifestam alguma forma de traumatismo ocular. As lentes de contato devem ser removidas, os olhos e os anexos examinados, e a acuidade visual testada quando possível.

c. **Outras lesões ocultas.** Outras lesões que podem não estar evidentes na fase inicial dos cuidados na UTI incluem fraturas de base de crânio com escape de líquido cefalorraquidiano (LCR), lacerações do couro cabeludo, fraturas faciais e mandibulares, lesões dentais, fratura de extremidade e lacerações diafragmáticas.

3. **Avaliar as condições de comorbidade.** Obter uma história detalhada a partir do paciente ou de sua família para documentar condições médicas anteriores, medicação e alergia. As condições de comorbidade aumentam a mortalidade e a morbidade após o traumatismo. As condições mais im-

portantes que afetam a mortalidade por traumatismo incluem cirrose, coagulopatias congênitas, doença cardíaca isquêmica, neoplasia maligna, doença pulmonar, doença renal, diabetes e obesidade severa. Avaliar também o paciente procurando condições que podem ter predisposto ao traumatismo, como apnéia do sono, infarto agudo do miocárdio, arritmia cardíaca, acidente vascular cerebral, convulsões, ruptura de aneurisma intracraniano ou abdominal, hipoglicemia ou intoxicação alcoólica ou por drogas.

H. **Controle de dor** (ver Capítulo 41). A dor inadequadamente tratada apresenta várias conseqüências adversas, incluindo aumento de consumo de O_2, aumento das demandas de volume por minuto, estresse psíquico, privação de sono e, talvez o mais importante, alteração da mecânica pulmonar associada a complicações pulmonares. A avaliação da dor subjetiva é documentada e subseqüentemente reavaliada após o início do tratamento. O alívio inadequado da dor pode ser determinado objetivamente pelo insucesso do paciente em alcançar volumes adequados na espirometria de estímulo, volumes pulmonares persistentemente pequenos à radiografia, ou relutância em tossir e cooperar com a fisioterapia torácica. O referencial básico do controle da dor na UTI são os opióides e.v. As complicações da administração de opióide incluem sedação excessiva, íleo, retenção urinária, náusea e prurido.

1. ***Bolus* de opióides.** As doses de opióides em *bolus* (p. ex., morfina, fentanil) são úteis naqueles pacientes com dor leve e intermitente, principalmente quando não há traumatismo torácico.

2. **Analgesia controlada pelo paciente (ACP).** Em pacientes com traumatismo multissistêmico, lesões de parede torácica ou aqueles que sofreram laparotomia, a ACP freqüentemente fornece um alívio satisfatório da dor. Geralmente inicia-se uma ACP de morfina com uma dose de carga de 0,5 a 3 mg seguida de *bolus* de doses de 1 mg com um intervalos de 5 a 20 minutos. Se a dor não é adequadamente controlada com este regime, a dose de *bolus* pode ser titulada até 2 mg/dose ou pode-se adicionar uma infusão contínua de baixa dose (1 mg/hora).

3. **Analgesia epidural:** é levada em consideração para pacientes com traumatismo torácico severo, principalmente quando o estado respiratório é marginal, quando ocorre sedação excessiva com narcóticos e.v., ou quando o paciente não teve êxito ao testar a ACP. Emprega-se, geralmente, o *bolus* ou a infusão epidural contínua de opióides. A morfina epidural é comumente empregada em *bolus* de doses de 1 a 6 mg, dependendo da idade do paciente e da localização do cateter (doses mais baixas para pacientes com mais idade, doses mais elevadas para posicionamento lombar). O intervalo entre as doses, costumeiramente, é de 12 horas, porém pode ser necessário administrá-las a cada 6 a 8 horas. A infusão contínua de morfina epidural de 0,1 a 1,0 mg/hora pode também ser utilizada. Os anestésicos locais (p. ex., a bupivacaína) também podem ser empregados isoladamente ou em combinação com opióides.

4. **Analgesia interpleural.** Outra técnica que pode ser útil no controle da dor em pacientes com traumatismo torácico severo é a instilação de anestésicos locais diretamente no espaço pleural, seja por meio de tubos torácicos existentes ou após a colocação de um cateter-padrão epidural no espaço pleural. Uma dose de 20 ml de bupivacaína (100 mg) com epinefrina a 1:200.000 é injetada, deixando-a agir por ao menos 30 minutos (com o tubo torácico pinçado). A dose pode ser repetida a cada 6 horas com uma dose máxima que não pode exceder 400 mg/dia de bupivacaína.

5. **Analgesia extrapleural.** Uma técnica semelhante à da analgesia interpleural utiliza um cateter-padrão epidural colocado no espaço extrapleural no sítio da fratura costal mais superior. Administra-se injeções de 20 ml de bupivacaína a 0,25% com epinefrina (1:200.000) a cada 6 horas, conforme o necessário, para controle da dor.

6. **Bloqueios de nervos intercostais.** A administração de anestésicos locais para fraturas de costela pode fornecer um alívio adequado da dor. Entretanto, não são muito práticos em pacientes com fraturas múltiplas devido à necessidade de injeções repetidas.

I. **Medidas preventivas na UTI**

1. **Úlcera de estresse**

   a. **Fatores de risco.** Os pacientes traumatizados com risco aumentado para úlcera de estresse incluem aqueles com traumatismo multissistêmico (ISS > 16), choque, insuficiência respiratória, coagulopatia, doença ulcerosa preexistente, lesões medulares e fechadas de crânio, queimaduras severas e pacientes que desenvolvem sepse ou SDMO.

   b. **Terapia preventiva.** Os agentes profiláticos são iniciados logo na internação na UTI e continuados até que o risco regrida (isto é, resolução de insuficiência respiratória, normalização da PIC) ou até que o paciente passe a receber alimentação intragástrica. A alimentação do intestino delgado não parece apresentar o mesmo efeito protetor da alimentação intragástrica. Os bloqueadores de H_2 devem ser utilizados naqueles pacientes com maior risco de sangramento de estresse. O sucralfato é um agente profilático alternativo razoável em pacientes com risco intermediário para sangramento de estresse (ISS $\geq 10 \leq 16$). Os pacientes com baixo risco (ISS < 10) provavelmente não necessitam de profilaxia de rotina. A neutralização de rotina do pH gástrico pode resultar em um aumento da incidência de pneumonia nosocomial.

2. **Trombose venosa profunda (TVP)**(ver Capítulo 51). Todos os pacientes com grande lesão se encontram em risco para TVP e embolia pulmonar. A incidência global de TVP proximal em pacientes traumatizados é de aproximadamente 18% sem profilaxia.

   a. **Fatores de risco.** Precursores independentes para o desenvolvimento de TVP incluem a necessidade de transfusão sangüínea ou cirurgia, fraturas de extremidades inferiores e pélvicas, lesão fechada do crânio e lesão medular (LM). Outras condições com alto risco incluem idade > 60 anos, imobilidade prolongada, escala de severidade de lesão (ISS) > 30, lesões da veia cava ou do sistema venoso iliofemoral, e retenção prolongada (> 24 horas) de cateteres de reanimação de grande calibre nas veias femorais.

   b. **Profilaxia.** Alguma forma de profilaxia contra TVP deve ser implementada na internação na UTI. Mesmo com a profilaxia, a TVP ainda ocorre em pacientes traumatizados de alto risco com uma freqüência de aproximadamente 7 a 10% (ver Capítulo 51).

3. **Preocupações infecciosas precoces.** A morbidade infecciosa aumenta a duração da permanência na UTI e a mortalidade tardia.

   a. **Vacinações.** Revisar o estado vacinal do paciente para assegurar-se de que a vacinação antitetânica esteja em dia. As vacinas a serem administradas após esplenectomia incluem vacinas contra *Streptococcus pneumoniae, H. influenzae e Neisseria meningitidis.*

   b. **Debridamento e fechamento do ferimento.** Debridar, irrigar e fechar as lacerações superficiais. O ideal é fechar os ferimentos em até 6 horas. Limpar e fazer curativo de escoriações. Tratar grandes escoriações de maneira semelhante ao ferimento por queimadura e utilizar ungüento antibiótico.

   c. **Remoção e recolocação de cateter e.v. na cena do traumatismo.** Os cateteres endovenosos e as linhas venosas centrais que foram colocados na cena do traumatismo ou em condições abaixo do ideal durante a reanimação devem ser removidos o mais cedo possível.

   d. **Cuidados respiratórios.** As infecções pulmonares são freqüentes nas fases tardias dos cuidados de UTI. As intervenções devem ser iniciadas dentro das primeiras 24 horas para ajudar a minimizar o risco de seu desenvolvimento e incluem extubação rápida naqueles pacientes que não necessitam de respirador mecânico ou proteção de via aérea, controle de dor, em postura de pé, quando possível, lavar as mãos, espirometria de estímulo com encorajamento para tossir, tratamento ativo para expandir segmentos atelectásicos do pulmão (broncoscopia, percussão do tórax, respiração com pressão positiva intermitente [IPPB – *intermittent positive pressure breathing*]) e broncodilatadores para facilitar a atividade mucociliar. Os volumes pulmonares e os regimes de fisioterapia torácica são ideais na posição da cabeça elevada a 35° em pacientes quadriplégicos.

e. **Antibióticos.** As opções para a utilização de antibióticos em pacientes com ferimentos contaminados estão exibidas no Quadro 38.4. Os dados controlados sobre as estratégias antibióticas ideais para ferimentos contaminados em pacientes traumatizados estão geralmente disponíveis, exceto em ferimentos abdominais penetrantes.

J. **Contato e apoio da família.** Estabelecer contato o mais rápido possível com os membros da família, explicar as lesões, a condição clínica atual e o prognóstico para fornecer informação essencial para a família que se encontra sob estresse e definir um relacionamento terapêutico entre a equipe de cuidados intensivos e a família. Explicar as operações da unidade, os procedimentos na UTI, as horas de visita e os serviços disponíveis.

IV. **Prioridades na fase inicial de suporte vital (24 a 72 horas).** Os problemas que se desenvolvem durante esta fase incluem hipertensão intracraniana, síndrome de resposta inflamatória sistêmica, síndrome de disfunção de múltiplos órgãos precoce e insuficiência respiratória persistente. **A manutenção da oxigenação tecidual, o controle da PIC, a pesquisa contínua de lesões ocultas e a instituição de suporte nutricional são as principais prioridades.**

A. **Hemodinâmica.** Reavaliar o exame físico, os parâmetros hemodinâmicos, os sinais vitais, o débito urinário, o débito cardíaco, o fornecimento e o consumo de oxigênio, gases sangüíneos, e o pH da mucosa gástrica medido tonometricamente, quando disponível, para avaliar o estado de perfusão. Em pacientes com pressão sangüínea normal, os indicadores que sugerem reanimação incompleta incluem a acidemia lática persistente ou o déficit de base não-corrigido, oligúria, consumo de oxigênio dependente de fluxo, alta proporção de extração de oxigênio, e pH de mucosa gástrica $< 7,3$. A reanimação adicional de volume ou o suporte inotrópico orientados por monitoramento hemodinâmico invasivo são utilizados para definir e manter uma perfusão sistêmica e de órgãos adequada. As lesões ocultas e a perda sangüínea persistente devem ser suspeitas em pacientes que não estabilizam.

B. **Troca gasosa e suporte ventilatório.** A troca gasosa freqüentemente piora no segundo dia após o traumatismo, principalmente naqueles pacientes que foram submetidos à reanimação hídrica agressiva e naqueles com lesões torácicas severas. Reavaliar o exame clínico, o estudo radiográfico, os gases sangüíneos, os tubos torácicos e o suporte ventilatório. Os sinais clínicos de cansaço, deterioração da oxigenação ou de ventilação, demandas elevadas de volume/minuto, piora da complacência pulmonar, ou infiltrados pulmonares indicam, todos, a necessidade da instituição ou da continuação da respiração mecânica.

1. Um paciente com uma EGC ≤ 9 ou um paciente com uma diferença de oxigênio alveolar-arterial $>$ 175 mmHg no segundo dia de suporte ventilatório ajuda a identificar aqueles pacientes que provavelmente requererão suporte ventilatório prolongado (> 14 dias). Para pacientes com insuficiência respiratória persistente e severa, o suporte ventilatório é ajustado conforme a possibilidade de reduzir a FIO_2 para níveis "não tóxicos" (40 a 60%) enquanto se mantêm baixas pressões de vias aéreas, como discutido acima. Os pacientes com probabilidade de serem facilmente extubados durante esta fase dos cuidados são demonstrados no Quadro 38.5.

C. **Pressão intracraniana.** O aumento da PIC geralmente é muito problemático durante esta fase de cuidados intensivos. A formação de hematoma e a expansão hemorrágica de contusão tardias devem ser excluídas com TCs repetidas. O mais comum, no entanto, é o aumento do volume sangüíneo provocar hipertensão intracraniana. Assim, as intervenções que reduzem o volume sangüíneo cerebral (p. ex., a hiperventilação terapêutica) podem apresentar a maior utilidade durante esta fase dos cuidados. O tratamento é orientado melhor por medidas de pressão de perfusão cerebral, fluxo sangüíneo cerebral ou metabolismo do oxigênio cerebral.

D. **Balanço hidroeletrolítico.** O balanço hídrico geralmente é positivo em pacientes politraumatizados. A administração de líquido total é reduzida para as necessidades de manutenção. Se estiver presente um edema pulmonar ou a água pulmonar está aumentada em áreas de contusão, os líquidos de manutenção podem ser temporariamente evitados e administra-se diuréticos para facilitar a oxigenação e reduzir as necessidades de suporte ventilatório. As anormalidades eletrolíticas comuns incluem hipocalemia, hipomagnesemia, hipocalcemia e hipofosfatemia. A hipernatremia é freqüente em pacientes necessitando de diuréticos osmóticos para o controle da PIC ou naqueles pacientes que desenvolvem diabetes insípido.

Quadro 38.4 Opções para estratégias antibióticas preventivas em pacientes traumatizados

Sítio	Antibiótico	Duração	Comentários
Abdome			
Lesão penetrante	Pen EE ou Cef de 2ª geração ou Flagyl + AG	24 horas, se intestino lesionado	Uma única dose pré-operatória se não há lesão de intestino
Tórax			
Penetrante esofagiana	Cef de 1ª geração	24 horas, se a contaminação for mínima	
	Pen EE	10-14 dias	Acometimento mediastinal
Pulmonar penetrante	Cef de 1ª geração	24 horas	
Tubo torácico	Cef de 1ª geração	Até a remoção do tubo	Controverso
Ortopédico			
Fraturas fechadas	Cef de 1ª geração	24 horas	Pré-operatório e após redução aberta
Fraturas abertas Graus I e II	Cef de 1ª geração	24-48 horas	Continuar por 48-72 horas após cobertura de parte mole
Fraturas abertas Grau III	Cef de 1ª geração + AG ou Pen EE		
Vascular			
	Cef de 1ª geração	24 horas	Estender o tratamento na contaminação extensa ou na lesão de parte mole
Fraturas faciais			
Comunicação com a pele	Cef de 1ª geração	Continuar até reparo da fratura	
Comunicação com a cavidade oral	Penicilina ou clindamicina	Continuar até reparo da fratura	
Pescoço			
Laringe/Traquéia/Esôfago	Pen EE ou Cef de 1ª geração	Continuar até 24 horas após o reparo	
Cabeça			
Lesão penetrante	Penicilina antiestafilocócica ou vancomicina	5-7 dias	Antibióticos e duração ideais incertos
Fratura de crânio aberta deprimida	Penicilina antiestafilocócica ou vancomicina	24-48 horas após debridamento e fechamento do ferimento	
Fratura do crânio basilar	Nenhum		
Lesão urológica			
Ruptura de bexiga urinária extraperitoneal	Pen EE	3-5 dias	Duração ideal incerta
Lesões de trato superior	Cef de 1ª geração	24 horas após o reparo	

Cef = cefalosporina; Pen EE = penicilina de espectro estendido; AG = aminoglicosídeo.

Quadro 38.5 Pacientes traumatizados geralmente requerendo apenas respiração mecânica de curto prazo

Intoxicação alcoólica com lesões pequenas
No pós-operatório, após reparo de múltiplas lesões ortopédicas
No pós-operatório, após traumatismo abdominal ou torácico isolado
Lesão de crânio: Escala Glasgow de Coma > 9
Traumatismo torácico isolado

E. **Parâmetros hematológicos.** Deve-se medir de novo os parâmetros de coagulação (TP/TPT) e a contagem de plaquetas nos pacientes com lesão severa do crânio, fratura pélvica com hematoma retroperitoneal, e naqueles que sofreram reanimação maciça. Uma coagulopatia ativa sugere hemorragia ativa, doença hepática preexistente ou lesão hepática isquêmica severa. Administrar terapia de componentes sangüíneos, conforme o indicado, para pacientes com sangramento ativo. Observa-se freqüentemente uma trombocitopenia (contagem de plaquetas 50.000-100.000/mm^3) durante esta fase dos cuidados, que sugere ou uma hemorragia ativa ou um achado esperado em pacientes que receberam transfusões maciças. A trombocitopenia após uma transfusão maciça geralmente persiste por 3 a 4 dias antes de retornar a contagens de 100.000/mm^3. Suspender a terapia de transfusão de plaquetas a menos que seja encontrada a evidência clínica de sangramento ativo. Uma contagem de plaquetas < 100.000 mm^3 em pacientes com lesão severa da cabeça deve levar rapidamente à terapia precoce de transfusão de plaquetas.

F. **Lesões ocultas.** A detecção de lesões que passaram despercebidas continua a ser uma grande prioridade na fase precoce de suporte vital nos cuidados intensivos.

1. **Formação tardia de hematoma intracraniano.** A maioria dos pacientes com lesão de crânio que manifestam a formação tardia de hematoma ou uma expansão de contusões diagnosticadas anteriormente, o fazem nos três dias após a lesão. Repetir uma TC do cérebro está indicado em pacientes que continuam demonstrando disfunção neurológica severa, deterioração do exame neurológico ou um aumento da PIC.
2. **Lesões intra-abdominais.** A freqüência de lesões intra-abdominais despercebidas depende do mecanismo de lesão e das modalidades diagnósticas utilizadas inicialmente para avaliar o abdome. Os pacientes que desenvolvem sinais precoces de infecção ou sinais peritoneais devem ser rapidamente avaliados para perfuração oculta de intestino, lesão pancreática ou lesão do trato geniturinário (TGU).
3. **Lesão de coluna cervical.** Pode ser necessário completar na UTI a pesquisa radiológica da coluna cervical.
4. **Lesão de coluna torácica e lombar.** Para pacientes que se encontram em risco de lesão de coluna torácica e lombossacra, completar a pesquisa radiológica.
5. **Lesão de extremidade.** Reexaminar as extremidades superiores e inferiores, principalmente mãos e pés. As radiografias são obtidas baseando-se nos achados físicos incluindo edema, equimose e sensibilidade não detectada durante a reanimação inicial.
6. **Lesões de nervos.** Repetir o exame neurológico com atenção às extremidades lesionadas para determinar a presença de lesões cranianas ou de nervos periféricos.

G. **Introdução do suporte nutricional** (ver Capítulo 44). O suporte nutricional geralmente é iniciado durante a fase inicial do suporte vital uma vez determinado que o paciente está inteiramente reanimado e provavelmente não retomará sua dieta normal antes de 5 a 7 dias. De maneira geral, iniciar o suporte nutricional assim que possível após o traumatismo.

1. **Identificar os pacientes sob risco.** Os pacientes sob risco para o desenvolvimento de desnutrição como resultado de traumatismo incluem aqueles politraumatizados, com insuficiência respiratória severa, queimaduras, lesões severas de cabeça ou medula, ou aqueles com lesões que restringem a capacidade do paciente consumir uma dieta oral normal.

2. **Determinar as necessidades de energia e proteína.** Administram-se calorias para as necessidades do consumo de energia de repouso (CER). Na maioria dos pacientes traumatizados severamente comprometidos, o CER se encontra na faixa de 25 a 30% acima do gasto energético como previsto na equação de Harris-Benedict (ver Capítulo 44).
3. **Determinar a via de administração.** A via preferida de suporte nutricional é enteral. Apesar de a alimentação transpilórica ser favorecida devido ao perigo de aspiração com alimentação gástrica, ainda é controversa. Utilizar a alimentação transpilórica em casos de contra-indicação à alimentação enteral ou intolerância (distensão abdominal, vômitos).
4. **Monitoramento do suporte nutricional** (ver Capítulo 44).

H. **Prevenção de complicações**

1. **Infecções**
   a. **Medidas gerais.** As intervenções gerais para a prevenção de infecção hospitalar incluem a prática de boa lavagem de mãos, remoção de todos os tubos e linhas de monitoramento invasivo desnecessários, e evitar antibioticoterapia desnecessária. É preferível a cateterização vesical intermitente em pacientes com lesão medular que não necessitam mais de monitoramento contínuo de débito urinário.
   b. **Infecções pulmonares.** Além das medidas gerais, acredita-se que a estabilização precoce de fraturas de ossos longos e pélvicas reduz a morbidade infecciosa pulmonar por permitir uma mobilização e a postura ereta em curto prazo. A alimentação enteral deve ser administrada por tubos de alimentação de pequeno calibre para minimizar o risco de aspiração. A remoção de tubos nasogástricos também ajuda a minimizar o risco de otite e sinusite.
   c. **Infecções fúngicas.** Os fatores de risco para a colonização fúngica incluem a utilização de três ou mais antibióticos, escala de Avaliação de Saúde Crônica e Fisiologia Aguda (APACHE – *Acute Physiology and Chronic Health Evaluation*) > 10, alimentação transpilórica, cirurgias do trato gastrintestinal, doença maligna e ventilação mecânica > 48 horas. Os regimes profiláticos direcionados contra fungos não mostraram ser conclusivamente eficazes na redução da colonização ou da infecção.
2. **Agitação.** Os pacientes agitados devem primeiro ser avaliados para causas com risco imediato de vida (hipoxemia, hipercarbia, hipoperfusão, lesão intracraniana em massa em expansão). Em seguida, tratar os pacientes para aliviar o estresse, prevenir uma extubação não planejada, e limitar o consumo desnecessário de energia. A sedação de curta duração pode ser realizada com midazolam ou propofol, enquanto que o lorazepam pode ser utilizado em pacientes necessitando de uma sedação mais prolongada. O haloperidol também é útil para controlar a agitação, principalmente quando acompanhada de delírio. Estes medicamentos podem ser administrados com *bolus* endovenoso intermitente ou em infusão contínua. Tratar os pacientes agitados com risco de **abstenção de álcool** com benzodiazepinas se não houver nenhuma contra-indicação. A clonidina e os β-bloqueadores podem ser empregados em conjunto para tratar o estado hiperadrenérgico associado com retirada do álcool.
3. **Bloqueio neuromuscular.** O bloqueio neuromuscular prolongado predispõe o paciente ao desenvolvimento de infecções pulmonares e debilidade muscular. Os bloqueadores neuromusculares devem ser interrompidos quando não forem absolutamente necessários para o manejo da hipertensão intracraniana ou do suporte ventilatório. Quando os bloqueadores neuromusculares não forem necessários, titular a terapia utilizando um estimulador de nervo.

I. **Identificação de doadores potenciais de órgãos.** A maioria dos doadores potenciais de órgãos é vítima de lesões de crânio. A maioria dos pacientes destinados a morrer como resultado de lesão de cabeça (contusa ou penetrante) o fará dentro das primeiras 24 a 72 horas após a internação na UTI. Os objetivos principais para o manejo são manter a perfusão de órgãos e prevenir complicações para otimizar o potencial para a recuperação de órgãos viáveis (ver Capítulo 45).

V. **Prioridades da fase de suporte vital prolongado (> 72 horas após o traumatismo).** A duração desta fase depende da severidade do traumatismo e do desenvolvimento de complicações. A insuficiência respiratória prolongada e as complicações infecciosas são as preocupações mais importantes durante esta fase. Para pacientes desenvolvendo SDMO, o principal objetivo de manejo é fornecer suporte para os sistemas de órgãos em insuficiência enquanto se tenta isolar e eliminar os focos inflamatórios que podem estar perpetuando a insuficiência de sistemas de órgãos.

A. **A insuficiência respiratória** que persiste na fase de suporte vital prolongado geralmente é provocada pelo desenvolvimento de pneumonia, outras infecções sistêmicas, mecanismos pulmonares danificados (tórax instável, lesão medular) com seu cortejo de complicações (atelectasia, secreções retidas), debilidade muscular como conseqüência de bloqueio neuromuscular prolongado, ou SSRA persistente. Neste estágio, o tratamento da insuficiência respiratória é, em grande parte, de suporte (ventilação mecânica), enquanto que a terapia é direcionada para resolver infecções, atelectasia e excesso de água pulmonar.

   1. **A insuficiência respiratória inexplicável** deve ser avaliada para excluir insuficiência cardíaca oculta, hipotireoidismo, insuficiência supra-renal, distúrbio eletrolítico, infecção, paralisia diafragmática e polineuropatia.

   2. **Traqueostomia.** Após 3 ou 4 dias de intubação, os pacientes abaixo devem ser considerados para uma traqueostomia precoce: pacientes com trauma de crânio que permanecem comatosos, lesões altas de medula, pacientes idosos com traumatismo torácico severo, e pacientes em quem se prevê mais de 14 dias de suporte ventilatório.

B. **Complicações infecciosas.** Os pacientes traumatizados requerendo suporte intensivo prolongado invariavelmente desenvolvem febre durante o curso de sua estadia na UTI. As infecções são complicações importantes de traumatismo que prolongam a estadia na UTI, provocam e perpetuam SDMO, e estão associadas ao aumento de mortalidade. Diferenciar as causas não infecciosas de febre (p. ex., SRIS, pancreatite, fármacos) pode ser difícil.

   1. **Causas infecciosas de febre.** As infecções nosocomiais comuns na UTI incluem cateteres pulmonares, de trato urinário e endovasculares.

      a. **Pneumonia hospitalar.** A pneumonia adquirida em ambiente hospitalar é a complicação infecciosa mais comum diagnosticada em pacientes traumatizados internados na UTI; a incidência de pneumonia hospitalar em pacientes traumatizados varia de 20 a 40%. Os fatores de risco incluem intubação de emergência, hipotensão na internação, mecanismo contuso, lesão severa de crânio, ISL, idade > 55 anos, cirurgia da cabeça ou do tórax, e lesão combinada abdominal e torácica.

         (1) **Diagnóstico.** Os critérios diagnósticos tradicionais (febre, leucocitose, novo infiltrado radiográfico, esputo purulento) são inespecíficos e levam a um diagnóstico incorreto de pneumonia hospitalar em aproximadamente 40% das vezes. O diagnóstico pode necessitar de culturas quantitativas utilizando a escova protegida de espécime (EPE) ou o lavado broncoalveolar (LBA). O limiar diagnóstico para a técnica de EPE é de 10^3 unidades formadoras de colônias (UFC)/ml; enquanto que para o lavado broncoalveolar, encontra-se na faixa de 10^4 a 10^5 UFC/ml.

         (2) **Microbiologia.** Os organismos comumente isolados de pacientes traumatizados com pneumonia incluem *H. influenzae* e *Staphylococcus aureus*. A pneumonia com estes isolados é freqüentemente considerada como pneumonia de instalação precoce (ocorrendo nos 4 dias após o traumatismo) pois estes organismos são aspirados para dentro da árvore traqueobrônquica no momento da lesão. Os isolados Gram-negativos, típicos de **pneumonia associada a respirador mecânico** (instalação tardia), também são patógenos comuns em pacientes traumatizados que desenvolvem pneumonia.

         (3) **Antibioticoterapia.** A antibioticoterapia empírica com um único antibiótico que cobre o isolado suspeito pode ser iniciada e posteriormente modificada conforme os resultados de cultura. A antibioticoterapia empregando uma combinação de β-lactâmico e aminoglicosídeo deve ser considerada em pacientes com pneumonias severas provocadas por *Pseudomonas, Acinetobacter, Serratia* e *Enterobacter species*. O volume de distribuição de aminoglicosídeo está aumentado nos pacientes traumatizados; assim, são necessárias doses mais elevadas para alcançar níveis terapêuticos.

b. **Abscesso pulmonar e empiema.** Os pacientes que sofrem um traumatismo torácico se encontram em risco para empiema e, ocasionalmente, abscesso pulmonar na forma de pneumatoceles traumáticas infectadas. Os fatores de risco para o desenvolvimento de empiema são hemotórax retido, colocação imprópria de tubo torácico, pneumonia e lesão torácica. A TC e a toracocentese são úteis para definir estes diagnósticos.

c. **Infecção de trato urinário (UTI).** A UTI é uma das causas mais comuns de infecção hospitalar e, assim, deve ser suspeita em todos os pacientes que foram ou estão submetidos a cateter de drenagem urinária. Os fatores de risco para a UTI incluem instrumentação do sistema geniturinário, lesão GU, idade, duração da cateterização e quebra no sistema estéril.

d. **Infecção de ferimento.** Inspecionar todos os ferimentos cirúrgicos para evidência de infecção local. A infecção cirúrgica de ferimento requer incisão e drenagem.

e. **Sepse por cateter.** O dispositivo invasivo de monitoramento ou o cateter empregado para a administração de ATP é um grande fator de risco para bacteremia hospitalar. A colonização de cateter é definida utilizando culturas semiquantitativas de ponta de cateter crescendo mais do que 15 UFC de bactérias ou fungos. Estudos recentes demonstram um aumento da incidência de infecção de corrente sangüínea relacionada a cateter com cateteres-padrão que permanecem mais de 7 dias. O emprego de cateteres cobertos de antibiótico reduz a taxa tanto de colonização de cateter quanto de infecção de corrente sangüínea relacionada a cateter, e esta redução parece continuar após 7 dias. Se o cateter é trocado em pesquisa de febre, uma única troca de cabo-guia de linhas centrais é aceitável (com cultura da ponta do cateter). Se a cultura for positiva, então o cateter deve ser removido.

f. **Abscesso intra-abdominal:** o abscesso é uma importante consideração diagnóstica em pacientes que foram submetidos à laparotomia exploratória. O exame físico ocasionalmente revela sinais peritoneais. Outros sinais de infecção intra-abdominal incluem febre, intolerância à alimentação por sonda, íleo, ou intolerância à glicose; geralmente uma dificuldade de progredir. A TC é o teste diagnóstico de escolha em pacientes que foram submetidos à laparotomia. A TC permite um diagnóstico preciso do abscesso intra-abdominal e terapia direcionada – seja percutânea, seja drenagem cirúrgica.

g. **Colecistite acalculosa.** Os fatores de risco associados ao desenvolvimento de colecistite acalculosa aguda em pacientes traumatizados incluem jejum, ATP, transfusões, administração de narcóticos, sepse, choque e idade. Os sinais e sintomas incluem febre, dor de quadrante superior direito, náuseas e vômitos. Os testes diagnósticos iniciais são testes de função hepática e uma ultra-sonografia de quadrante superior direito. A ultra-sonografia pode identificar alterações inflamatórias, uma parede de vesícula biliar espessada ou líquido pericolecístico. A imagem por radionuclídeo é inespecífica quando anormal e é útil para excluir colecistite acalculosa quando é observada uma função normal de vesícula biliar. A drenagem percutânea ou a colecistectomia são os principais tratamentos.

h. **Colite associada a antibiótico.** O emprego disseminado de antibióticos em pacientes traumatizados aumenta o risco de colite com aproximadamente 20% de diarréia associada a antibiótico provocada por *Clostridium difficile*. As fezes devem ser examinadas para toxina de *C. difficile* em pacientes com febre e diarréia. O paciente pode se queixar de dor abdominal. Atualmente, a terapia preferida é o metronidazol oral por 10 dias. A vancomicina oral também é eficaz.

i. **Sinusite e otite média.** Uma lesão de cabeça, níveis hidroaéreos nos seios maxilares na TC de internação, e o emprego de vários tubos nas passagens nasais predispõem os pacientes para o desenvolvimento de sinusite e otite média purulentas. Quando a causa de febre ou infecção não é aparente, examinar os ouvidos e os seios para evidência de infecção. A presença de otite média ajuda a selecionar pacientes para estudo diagnóstico mais detalhado. O melhor teste diagnóstico para sinusite é a TC. Apesar de a evidência radiográfica de sinusite poder estar presente, outras infecções intercorrentes geralmente também estão presentes, a sinusite sendo raramente a única causa de febre. Perfurar e drenar os seios maxilares que estão congestionados com líquido se o material for purulento. O tratamento inclui a remoção de todos os tubos de grande calibre da nasofaringe, drenagem, descongestionantes e antibióticos.

j. **Ventriculite e meningite.** A ventriculite e a meningite devem ser consideradas em pacientes com cateteres invasivos de ventriculostomia empregados para o monitoramento da PIC ou em pacientes que apresentam fraturas de base de crânio. A coloração Gram e a cultura do LCR definem o diagnóstico. A terapia empírica deve incluir vancomicina e uma cefalosporina de terceira geração até que os organismos tenham sido identificados e as sensibilidades relatadas.

k. **Infecção endovascular.** Apesar de relativamente pouco freqüente, a tromboflebite e a endocardite séptica devem ser consideradas em pacientes com bacteremias persistentes.

2. **Causas não-infecciosas de febre.** Considerar febre por fármaco (antibióticos β-lactâmicos, anticonvulsivantes), TV superficial e profunda e pancreatite no diagnóstico diferencial de febre. A pancreatite pós-traumática é cada vez mais identificada como uma causa de febre. As febres não infecciosas também podem ser observadas em estados hiperadrenérgicos associados com lesão de cabeça ou síndrome da retirada do álcool.

C. **Disfunção multissistêmica de órgãos.** O choque precoce e a sepse tardia podem resultar em SDMO, a causa principal de mortes tardias por traumatismo na UTI. A identificação e o tratamento de focos inflamatórios, principalmente infecção intra-abdominal, é uma grande prioridade que é essencial para a sobrevivência. Ajustar a terapia farmacológica para insuficiência renal e hepática.

D. **Imobilidade** (ver Capítulo 50). O descondicionamento cardiovascular, a debilidade muscular, as contraturas e o rompimento da pele podem se desenvolver, principalmente naqueles pacientes com múltiplas lesões ortopédicas, fraturas pélvicas, ou lesões do sistema nervoso central. A amplitude passiva e ativa de movimento deve ser iniciada logo no curso do paciente na UTI, quando possível. Utilizar talas de punho e tornozelo para evitar contraturas, conforme o necessário. Mudar de lado com freqüência e leitos com baixa perda de ar são úteis na prevenção de úlcera de decúbito.

VI. **Prioridades na fase de recuperação dos cuidados em UTI.** A recuperação de doença grave no paciente traumatizado necessitando de cuidados intensivos prolongados é iminente quando os sinais de infecção, a insuficiência respiratória ou a insuficiência multissistêmica regridem.

A. **Retirada do suporte ventilatório.** A transição mais importante feita durante esta fase dos cuidados é a transição de ventilação mecânica para a respiração desassistida (desmame ou liberação do respirador mecânico). O desmame se inicia quando as causas da insuficiência respiratória foram resolvidas. O processo de desmame pode ser rompido por oxigenação considerada individualmente, ventilação, estado mental e estado de via aérea e capacidade de eliminar secreções.

1. **Oxigenação.** Primeiro diminui-se a FIO_2 e a PEEP a uma regulagem mínima que alcance uma oxigenação arterial aceitável. De maneira geral, se a proporção PaO_2/FIO_2 for ≥ 200 na PEEP mínima (≤ 5 cmH_2O), a oxigenação deve ser adequada quando o paciente estiver respirando espontaneamente com oxigênio suplementar.

2. **Ventilação.** A determinação essencial a ser feita é se o paciente pode alcançar as demandas ventilatórias impostas sem desenvolver fadiga ventilatória. A fadiga se desenvolve com carga excessiva de trabalho, debilidade da bomba muscular respiratória (diafragma), falta de resistência ou, mais freqüentemente, uma combinação destes fatores.

a. **Fadiga.** A fadiga ventilatória se manifesta de forma clínica inicialmente como taquipnéia em volumes correntes baixos. Outros sinais de excesso de demanda ventilatória incluem o uso de músculos acessórios da respiração, respiração paradoxal, alternante respiratório (respiração diafragmática e de parede torácica alternadas), hipertensão, taquicardia, diaforese e hipercapnia.

b. **Fatores limitantes.** Outros fatores que podem dificultar o processo de desmame incluem dor, febre, acidose metabólica, broncoespasmo, edema pulmonar, atelectasia lobar, anemia severa, anormalidades eletrolíticas (hipocalemia, hipomagnesemia e hipofosfatemia), desnutrição e privação de sono.

3. **Critérios para desmame.** Nenhum parâmetro único nem uma combinação de parâmetros são suficientemente precisos para prever um desmame com êxito. A avaliação clínica dos fatores que podem impedir o desmame é essencial. Os critérios que ajudam a prever dificuldade na transição para a respiração espontânea incluem taquipnéia (freqüência respiratória [FR] > 30 respirações/minuto), fraqueza (NIF < -20 cm de H_2O), demandas elevadas de ventilação por minuto (Ve > 10-15 l/minuto), espaço morto elevado (Vd/Vt > 0,6), baixa complacência pulmonar estática (< 35 ml/cmH_2O), baixo volume corrente espontâneo (Vt < 4 ml/kg), e uma elevada proporção freqüência espontânea:volume corrente (L) (> 100) (referido como o Índice de Respiração Curta Rápida – *Rapid Shallow Breathing Index*).
   a. **Métodos de desmame.** Vários métodos foram preconizados para fazer a transição para a respiração espontânea (p. ex., VMI, peça em T, ventilação de suporte por pressão).
      (1) **Ventilação de curta duração.** Para pacientes necessitando apenas de ventilação mecânica de curta duração, o método de desmame não tem como conseqüência êxito ou fracasso. Nestas circunstâncias, a ventilação por pressão positiva pode ser retirada de forma relativamente rápida, seja para a peça em T ou para a regulagem de suporte mínimo (p. ex., suporte por pressão de 5-8 cmH_2O) e o paciente deve ser avaliado quanto a sinais de fadiga. Esta regulagem mínima compensará pelo trabalho imposto de respirar provocado pelo tubo endotraqueal e o circuito do respirador mecânico. Se não forem observados sinais de fadiga e os gases sangüíneos demonstrarem oxigenação e ventilação adequadas, pode-se proceder à extubação. Em alguns casos, a oximetria de pulso pode ser empregada para guiar o desmame no lugar de gases sangüíneos arteriais.
      (2) **Ventilação de longa duração.** Os pacientes que necessitaram de ventilação mecânica prolongada provavelmente demonstrarão sinais de fadiga ventilatória quando se inicia com a retirada de pressão positiva. O método tradicional (peça T ou máscara traqueal) de aumentar gradativamente os períodos de respiração espontânea intercalados com períodos gradativamente diminuídos de suporte ventilatório completo ou quase completo é relativamente simples e eficaz. O desmame do suporte de pressão pode fornecer uma estabilidade melhor de parede torácica em pacientes com tórax instável, enquanto que a redução gradativa no suporte ventilatório por via do método de MVI pode ser preferível naqueles pacientes com disfunção ventricular esquerda. Para qualquer método de desmame que seja empregado em pacientes com insuficiência respiratória crônica, devem ser assegurados um sono adequado e repouso ventilatório.
4. **Avaliação de via aérea.** Uma vez que não seja mais necessário o suporte ventilatório, a extubação deve prosseguir a menos que haja uma contra-indicação (isto é, coma, incapacidade de eliminar secreções, ou considerações anatômicas ou relacionadas à lesão que ameacem a patência da via aérea). Nestes pacientes, é realizada uma traqueostomia.

B. **Desintensificação.** Os objetivos da desintensificação são preparar o paciente e a família para a transição para um ambiente fora da UTI. Todos os dispositivos de monitoramento invasivos não essenciais são removidos, os sedativos são titulados e desenvolvem-se esforços para restabelecer os ciclos normais de sono e vigília. O paciente e a família, que desenvolveram um sentimento de segurança no ambiente altamente monitorizado da UTI, podem encontrar certa dificuldade em se adaptar ao ambiente fora da UTI. Uma preparação e um suporte informados facilitam a transição para todos os envolvidos.

Bibliografia

Abou-khalil B, Scalea TM, Trooskin SZ, et al. Hemodynamic responses to shock in young trauma patients: need for invasive monitoring. *Crit Care Med* 1994;22(4):633-639.

Abramson D, Scalea TM, Hitchcock, et al. Lactate clearance and survival following injury. *J Trauma* 1993;35(4):584-589.

Bishop MH, Shoemaker WC, Appel PL, et al. Prospective, randomized trial of survivor values of cardiac index, oxygen delivery, and oxygen consumption as resuscitation endpoints in severe trauma. *J Trauma* 1995;38(5):780-787.

Caplan ES, Hoyt NJ. Identification and treatment of infections in multiply traumatized patients. *Am J Med* 1995;79(Suppl 1A):68-76.

Darouiche RO, Raad II, Heard SO, et al. A comparison of two antimicrobial-impregnated central venous catheters. *N Engl J Med* 1999;340(1):1-8.
Davis JW, Hoyt DB, McArdle MS, et al. An analysis of errors causing morbidity and mortality in a trauma system: a guide for quality improvement. J *Trauma* 1992; 32(5):660-666.
Davis JW, Hoyt DB, McArdle MS, et al. The significance of critical care errors in causing preventable death in trauma patients in a trauma system. *J Trauma* 1991; 31(6):813-819.
Eddy AC, Rice CL. The right ventricle: an emerging concern in the multiply injured patient. *J Crit Care* 1989;4(1):58-66.
Gattinoni L, Brazzi L, Pelosi P, et al. A trial of goal-oriented hemodynamic therapy in critically ill patients. *N Engl J Med* 1995;333(16):1025-1032.
Geerts WH, Code KI, Jay RM, et al. A prospective study of venous thromboembolism after major trauma. *N Engl J Med* 1994;331(24):160-166.
Gentilello LM, Moujaes S. Treatment of hypothermia in trauma victims: thermodynamic considerations. *Journal of Intensive Care Medicine* 1995;10:5-14.
Hirshberg A, Wall MJ, Allen MK, et al. Causes and patterns of missed injuries in trauma. *Am J Surg* 1994;168:299-303.
Hoyt DB, Simons RK, Winchell RJ. A risk analysis of pulmonary complication following major trauma. *J Trauma* 1993;35(4):524-531.
Ivatury RR, Simon RJ, Havriliak D, et al. Gastric mucosal pH and oxygen delivery and oxygen consumption indices in the assessment of adequacy of resuscitation after trauma: a prospective, randomized study. *J Trauma* 1995;39(1):128-136.
Livingston DH, Mosenthal AC, Deitch EA. Sepsis and multiple organ dysfunction syndrome: a clinical-mechanistic overview. *New Horizons* 1995;3(2):257-266.
Maki DG, Stolz SM, Wheeler S, et al. Prevention of central venous catheter-related bloodstream infection by use of an antiseptic-impregnated catheter. *Ann Intern Med* 1997;127(4):257-266.
Malangoni MA, Jacobs DG. Antibiotics prophylaxis for injured patients. *Surgical Infections* 1992;6(3):627-642.
Malay MB, Ashton RC, Landry DW, et al. Low-dose vasopressin in the treatment of vasodilatory septic shock. *J Trauma* 1999;47(4):690-705.
Marshall JC, Cook DJ, Christou NV, et al. Multiple organ dysfunction score: a reliable descriptor of a complex clinical outcome. *Crit Care Med* 1995;23(10):1638-1652.
Morris JA, MacKenzie EJ, Edelstein SL. The effect of preexisting conditions on mortality in trauma patients. *JAMA* 1994;263(14):1942-1946.
Richardson JD, Adams L, Flint LM. Selective management of flail chest and pulmonary contusion. *Ann Surg* 1992;196(4):481-487.
Rutherford EJ, Morris JA, Reed GW, et al. Base deficit stratifies mortality and determines therapy. *J Trauma* 1992;33(3):417-422.
Sauaia A, Moore FA, Moore EE, et al. Epidemiology of trauma deaths: a reassessment. *J Trauma* 1995;38(2):185-193.
Shackford SR. Blunt chest trauma: the intensivists perspective. *Journal of Intensive Care Medicine* 1986;1:125-136.
Simons RK, Hoyt DB, Winchell, et al. A risk analysis of stress ulceration after trauma. *J Trauma* 1995;39(2):289-292.

39. LESÕES COMUMENTE DESPERCEBIDAS E ARMADILHAS

Gerard J. Fulda

I. **Introdução**

A. **A incidência** de lesões que passam despercebidas varia de 2 a 50%, dependendo da definição de uma lesão despercebida. A maioria dos autores define uma lesão despercebida como sendo uma lesão que é descoberta após a reanimação inicial ou mais de 24 horas após a internação.

B. As lesões despercebidas, que podem levar a um aumento da morbidade, são as principais causas de mortes e litígios de traumatismos preveníveis.

C. Após completar as pesquisas primária e secundária preconizadas pelo curso de *Advanced Trauma Life Support* (Suporte Vital Avançado de Traumatismo), patrocinado pelo *American College of Surgeons* (ver Capítulo 13), uma **pesquisa terciária** envolve um exame da cabeça aos pés do paciente estável antes da deambulação, após recuperação do sensório. Utilizando esta abordagem, que pode ser um processo adiado em um paciente que se apresente inicialmente instável, uma lesão será detectada em 10 a 50% dos pacientes na pesquisa terciária.

D. Informar os pacientes e suas famílias à internação sobre lesões despercebidas. Por exemplo, "**Nosso objetivo inicial é lidar com as ameaças imediatas mais evidentes à vida e a um membro. Não é raro encontrar lesões adicionais com o passar do tempo.**"

II. **Fatores que contribuem para lesões despercebidas**

A. Vários **fatores do paciente** podem levar a lesões despercebidas. Quando um paciente se apresenta com um destes fatores, é necessário repetir as avaliações após a resolução do fator conflitivo para evitar lesões despercebidas.

1. O *status* mental alterado (por lesão craniana, álcool ou medicação) é a razão mais comum para lesões despercebidas.
2. **A dor ou o sofrimento por lesões múltiplas** podem desviar o médico da detecção de outras lesões.
3. **Não disponibilidade para avaliação freqüente.** Os pacientes que são submetidos a procedimentos operatórios prolongados ou estudos diagnósticos demorados podem não estar disponíveis para exame freqüente.
   a. Quando um **paciente instável** se apresenta com uma lesão com óbvio risco de vida, necessitando de intervenção cirúrgica, completar uma pesquisa terciária após a estabilização para detectar outras lesões.
4. **Os pacientes idosos** apresentam pequena reserva fisiológica e podem deteriorar rapidamente. Ao contrário, crianças, atletas e pacientes grávidas apresentam mecanismos compensatórios bem desenvolvidos e inicialmente podem parecer não apresentar lesão severa.

B. **Fatores médicos**

1. **Experiência.** Os cuidados de traumatismo são fornecidos por médicos com treinamento e experiências diversas. O médico inexperiente pode obter informação corretamente, porém pode interpretar erroneamente o significado do achado. A consulta de subespecialidade pode aumentar a taxa de detecção de lesão, principalmente de sistemas neurológico, musculoesquelético e maxilofacial.
2. **Fadiga.** Apesar do treinamento adequado e da experiência, um médico cansado está mais apto a não perceber algumas lesões. Os membros da equipe de traumatismo precisam estar física e mentalmente preparados para cada plantão e planejar para ter um repouso adequado.
3. **Transferência de informação.** Perde-se com freqüência informação quando os cuidados são transferidos de um médico para outro. Devido ao fato de o novo médico depender do registro médico para orientar a avaliação atual e a terapia, a documentação deve ser precisa e completa. Quando a documentação é inadequada, o novo médico deve abordar o paciente como se este fosse avaliado pela primeira vez.

4. **Erros de exame clínico**
   a. **História incompleta.** A história inicial deve incluir informações sobre Alergias, uso de Medicamentos, doenças e Gravidez Prévias, Última refeição e Eventos do traumatismo. Uma história mais completa deve fazer parte do exame terciário.
   b. **Pouca familiaridade com padrões de lesão.** Deve-se estar consciente dos vários padrões de lesão que podem aumentar as chances de detecção de lesões adicionais e que incluem lesões pouco freqüentes com (*a*) morbidade elevada, (*b*) uma freqüência elevada, e (*c*) aquelas associadas a outras lesões (algumas das quais estão listadas abaixo).
   c. **Não realização de um exame terciário.** A falha em se expor, inspecionar, auscultar, apalpar e percutir todas as regiões importantes do corpo pode resultar em lesões despercebidas. O cheiro pode ser importante para descobrir ferimentos, lesões e condições clínicas preexistentes. Em alguns casos não é fisicamente possível examinar o paciente completamente (p. ex., o edema facial pode impedir o exame adequado do olho) e um exame completo é adiado.
5. **Falta de se compreender as limitações e a sensibilidade de estudos diagnósticos:** pode resultar em lesões despercebidas.
   a. **Lesões despercebidas na tomografia computadorizada (TC).** Apesar da utilização de *scanners* de TC de alta resolução e de um radiologista experiente, lesões de intestino delgado e algumas lesões pancreáticas podem não ser detectadas.
   b. **Lesões despercebidas na ultra-sonografia abdominal focalizada para traumatismo (FAST).** A FAST é dependente de operador e sua intenção é apenas detectar líquido em um dos quatro espaços. As limitações diagnósticas incluem a incapacidade de diagnosticar lesões intestinais, mesentéricas, pancreáticas, diafragmáticas e de alguns órgãos sólidos. O hemoperitônio pode não estar presente em 29% dos pacientes com lesões abdominais comprovadas. O gás intestinal pode obstruir porções importantes da imagem, obscurecendo assim uma lesão.
   c. **Lesões despercebidas com lavagem peritoneal diagnóstica (LPD).** A LPD é extremamente sensível mas não é específica para a detecção de hemorragia intraperitoneal, necessitando de controle cirúrgico. A LPD não permite a avaliação de estruturas retroperitoneais e pode ser de interpretação difícil na presença de lesão pélvica importante devido à contaminação do espaço peritoneal. As lesões diafragmáticas também são de detecção difícil na LPD.

C. **Fatores diversos**

1. **A conduta não-cirúrgica** se baseia em estudos diagnósticos e no exame físico para excluir lesões significativas. As lesões de órgão oco podem não ser detectadas por esta abordagem até que uma perfuração altere os achados no exame físico.
2. Durante a laparotomia, **não examinar adequadamente** o intestino, explorar o pâncreas ou sentir e visualizar o diafragma pode levar a lesões despercebidas. **Os hematomas retroperitoneais centrais** podem dissimular lesões importantes e precisam ser completamente avaliados durante a laparotomia.
3. Não se obtém imagens de metade das fraturas despercebidas no momento da internação devido à atenção dispensada a lesões primárias; outros 23% de fraturas despercebidas são visíveis na radiografia, mas não apreciadas.
   a. **Qualidade de imagem.** As radiografias realizadas na sala de traumatismo podem ser abaixo do ideal, respondendo por 10% das fraturas despercebidas. Apesar do fato de que estas radiografias podem excluir imediatamente condições com risco de vida, pode ser necessário obter-se radiografias adicionais no setor de radiologia após a estabilização do paciente.
   b. As projeções **inadequadas ou incompletas** podem obscurecer achados significativos. Ao se fazer imagens de extremidades, as lesões podem passar despercebidas sem a inclusão de ao menos duas projeções e a visualização da articulação acima e abaixo da lesão suspeita.
   c. **Achados despercebidos na revisão.** Muitos achados radiográficos são sutis e podem não ser identificados na revisão inicial. Obter radiografias de acompanhamento para queixas persistentes de dor.

III. Lesões freqüentemente despercebidas por região

A. Cabeça e pescoço

1. **Fraturas de côndilo occipital e odontóide** estão geralmente associadas a colisões de alta energia. Seus diagnósticos podem ser intensificados com imagens tomográficas de corte fino desde C2 até o forame maior com reconstrução tridimensional.
2. **Fraturas de assoalho orbital:** são difíceis de avaliar na presença de edema significativo de parte mole. As projeções sagitais e coronais são freqüentemente necessárias para se detectar estas lesões.
3. **Lesão carotídea em traumatismo contuso de pescoço** apresenta-se classicamente com um déficit neurológico focal com uma TC inicial normal da cabeça. Uma contusão (p. ex., lesão do pescoço por cinto de segurança) deve levar imediatamente para uma ultra-sonografia dúplex ou uma arteriografia, mesmo sem um déficit neurológico.
4. **Fístulas de seio cavernoso** podem estar ocultas até que os sintomas apareçam. A proptose e um ruído orbital podem estar presentes. Apesar de uma TC poder sugerir uma lesão, o diagnóstico definitivo é feito com angiografia ou angiografia por ressonância magnética (ARM).
5. Suspeitar de **lesão hióide ou laríngea** quando um paciente com um traumatismo contuso do pescoço se apresenta com rouquidão e enfisema subcutâneo.
6. **Fratura-deslocamento de coluna cervical.** Uma lesão de coluna cervical deve ser presumida em qualquer paciente com traumatismo maxilofacial. A radiografia lateral de coluna cervical pode detectar apenas 74% das fraturas. Dos pacientes com radiografias falso-negativas, 30% podem ser tratados subseqüentemente de fraturas instáveis. A série de três projeções da coluna cervical, combinada com radiografias simples de flexão-extensão, a TC ou a ressonância magnética (RM), apresenta uma precisão perto de 100%. Revisar cuidadosamente as radiografias iniciais, as fraturas e os deslocamentos de C1-C2, C7-T1 e unilateral de faceta, pois são lesões cervicais que podem facilmente passar despercebidas.
7. **Síndromes medulares.** As síndromes medulares centrais ou posteriores podem ocorrer sem uma fratura de coluna. Os sintomas neurológicos são freqüentemente atribuídos à histeria, intoxicação, lesão de crânio ou lesões associadas.

B. Tórax

1. **Ruptura traumática do diafragma** não é reconhecida, na apresentação, em 50% a 69% dos pacientes. Esta lesão pode passar despercebida em radiografia de tórax, TC, ultra-sonografia e LPD. O diagnóstico pode ser melhorado colocando-se uma sonda nasogástrica, empregando contraste gastrintestinal e imagens repetidas, toracoscopia ou laparoscopia.
2. **Lesão esofagiana** pode facilmente passar despercebida após um ferimento transmediastinal por arma de fogo, porque os sinais iniciais podem não estar presentes. O estudo contrastado com bário diluído, quando combinado com esofagoscopia, apresenta uma precisão diagnóstica de 97%.
3. **Ruptura de aorta torácica** pode passar despercebida na radiografia simples de tórax porque o mediastino pode ser normal em 15% dos pacientes. A TC espiral de alta resolução, rápida, do tórax em lesão contusa deste identificará uma lesão de aorta ou um hematoma mediastinal, que requer arteriografia. A ecocardiografia transesofagiana (ETE) também pode ser útil, principalmente para o paciente na sala de cirurgia por outras lesões.
4. **Pneumotórax em radiografia em supino** é difícil de avaliar e requer uma revisão cuidadosa da radiografia para a presença de ar sobre o diafragma ou uma imagem ereta como radiografia de acompanhamento. Estas lesões são facilmente identificadas na TC do abdome ou do tórax.
5. **Ferimentos cardíacos.** Um terço dos pacientes com ferimentos penetrantes cardíacos se apresentam sem sinais e sintomas abertos de lesão cardíaca. A ultra-sonografia pericárdica ou uma janela pericárdica podem ser necessárias para o diagnóstico.
6. **Fraturas de costelas:** passam freqüentemente despercebidas nas radiografias convencionais e são muitas vezes insignificantes clinicamente. Entretanto, fraturas não diagnosticadas de costela estão associadas a dor persistente de parede torácica.
7. **Fraturas escapulares e separação acromioclavicular:** podem ser detectadas com atenção cuidadosa no exame físico e da estrutura óssea na radiografia de tórax. Apesar de a terapia precoce não ser

mandatória, a identificação precoce é importante como um determinante de traumatismo de alta energia.

C. **Abdome e pelve**

1. **Hérnias traumáticas de parede abdominal** são geralmente detectadas na TC; entretanto, podem passar despercebidas durante uma laparotomia urgente para outras lesões.
2. **Lesões de vísceras ocas** do duodeno, intestino delgado e cólon podem passar despercebidas ou percebidas mais tardiamente porque a TC abdominal não é 100% precisa e os achados físicos podem ser retardados ou mascarados. Uma febre inexplicada, taquicardia, leucocitose, distensão abdominal e sensibilidade abdominal, quando avaliável, requerem estudos repetidos ou adicionais, incluindo laparoscopia ou laparotomia.
3. **Lesões ductais pancreáticas** podem passar despercebidas em TC, LPD, FAST e laparotomia. A taxa de mortalidade associada a lesões ductais pancreáticas é de ~50%. Inspecionar completamente o pâncreas durante a laparotomia na presença de um hematoma peripancreático ou uma lesão suspeita.
4. **Ruptura de ducto biliar** pode passar despercebida tanto no traumatismo contundente quanto no penetrante. Quando estas lesões passam despercebidas, os pacientes geralmente se apresentam com ascite biliar ou peritonite. O diagnóstico pode ser sugerido por TC ou ultra-sonografia e confirmado por uma imagem de ácido imidoacético hepático (AIDH), colangiografia transepática percutânea (PTC), ou colangiopancreatografia endoscópica retrógrada (CPER).
5. Suspeitar de **lesões retais** após ferimentos próximos das nádegas. A proctoscopia ou a sigmoidoscopia são necessárias para avaliar o reto, mesmo após uma laparotomia exploratória negativa.
6. **Oclusão traumática da artéria renal** pode estar oculta porque 10 a 15% dos casos ocorrem sem hematúria. A TC de alta resolução ou a angiografia são necessárias para diagnosticar antes de uma laparotomia. Na laparotomia, a ultra-sonografia dúplex ou a ultra-sonografia Doppler podem ser úteis. O reparo está indicado apenas se a lesão for bilateral ou em um paciente sem os dois rins, a menos qua a lesão seja detectada intra-operatoriamente com um tempo de isquemia quente < 4 horas.
7. **Lesões ureterais** podem passar despercebidas em traumatismo penetrante sem visualização completa durante a laparotomia exploratória.
8. **Síndrome compartimental abdominal (SCA)** requer um alto nível de suspeição para a detecção. O paciente com lesões múltiplas que foi submetido à reanimação maciça deve ser avaliado para SCA (Capítulo 30).
9. **Insuficiência adrenal** pode ocorrer na unidade de tratamento intensivo após reanimação em pacientes idosos, pacientes dependentes de esteróides e aqueles que não respondem à terapia pressora. A hiponatremia, a hipercalemia e uma eosinofilia inexplicada são pistas diagnósticas. O diagnóstico é feito com um teste de estimulação de co-sintropina.

D. **Extremidades e coluna vertebral**

1. **Fraturas e deslocamentos.** As fraturas mais comumente despercebidas do setor de emergência incluem as de punho, cotovelo, calcâneo, costelas e falanges.
   a. **Deslocamento radioulnar.** Até 50% destas lesões passam inicialmente despercebidas devido às projeções radiográficas inadequadas.
   b. **Deslocamentos posteriores do ombro** são pouco comuns, porém freqüentemente são lesões despercebidas associadas a fraturas de borda posterior da glenóide e fraturas anteriores por compressão da cabeça do úmero.
   c. **Fraturas ou deslocamentos de osso do carpo** são freqüentemente despercebidas nas radiografias devido a edema de parte mole, seu contorno irregular, sobreposição de ossos e a presença de fraturas que chamam mais a atenção dos metacarpos e dos ossos do braço distal. As projeções múltiplas especializadas e a noção dos padrões de fratura aumentam a taxa de detecção.
   d. **As lesões articulares de Lisfranc,** que são fraturas-deslocamentos complexos do aparato tarsometatarso que passam muitas vezes despercebidos, podem levar à incapacidade crônica.

e. **Fraturas em vários níveis da coluna vertebral.** Durante a avaliação de um paciente com uma fratura de coluna vertebral, uma segunda fratura será descoberta em outro nível em 15 a 25% dos casos.

f. **Fraturas de joelho.** A maioria das fraturas que envolvem o joelho são observadas em radiografias ântero-posteriores e laterais. Alguns tipos de fratura de joelho são de detecção mais difícil em projeções-padrão.

(1) **Fraturas de platô tibial** podem ser observadas em projeções tangenciais ou em túnel.

(2) Os deslocamentos da cabeça da fíbula podem ser observados na projeção lateral.

2. **As lesões ligamentares** em torno das grandes articulações não serão detectadas em radiografias. Um exame completo e o emprego seletivo de TC ou RM podem detectar estas lesões despercebidas. Pequenas fraturas fragmentares podem ser uma pista para uma lesão ligamentar ou de tendão significativa.
3. **Lesões arteriais.** A ultra-sonografia dúplex de cor de fluxo é altamente específica (99%), porém menos sensível (50 a 95%) comparada à angiografia para detectar lesões arteriais. Entretanto, sua sensibilidade para detectar lesões arteriais que requeiram intervenção cirúrgica se encontra entre 90 e 100%. Os falsos aneurismas e as fístulas arteriovenosas são as lesões que mais freqüentemente passam despercebidas. Interpretar os estudos negativos com cautela, principalmente em artérias carótidas, axilares e braquiais.
4. **Os arrancamentos de raiz lombossacra** geralmente passam despercebidos no exame inicial. Os pacientes muitas vezes apresentam um déficit neurológico que envolve vários graus de perda motora e sensorial de extremidade inferior. A RM pode auxiliar no diagnóstico.
5. **Fraturas pélvicas.** As fraturas de sacro, ramos pubianos e acetabulares não deslocadas freqüentemente não são detectadas em radiografias simples. A TC pélvica de cortes finos pode detectar estas lesões. Um paciente com dor pélvica com movimento na deambulação apresenta uma fratura até que se prove o contrário com TC.
6. **A laceração vaginal** pode estar associada a fraturas pélvicas e pode requerer exame com espéculo sob anestesia para diagnóstico.

E. **Pediatria**

1. **Violência contra criança:** os padrões de lesão podem não ser detectados pelo observador casual (Capítulo 47).
2. **Lesão medular sem anormalidade radiológica (SCIWORA – *spinal cord injury without radiologic abnormality*)** é mais comum em crianças. Muitas vezes atribuída à lesão de cabeça ou mascarada por lesões múltiplas; atrasar o início da terapia esteróide e estabilizar a coluna podem aumentar a morbidade.
3. **Lesões de vísceras ocas.** Um atraso no diagnóstico de lesões de intestino delgado ocorre em >50% das crianças com traumatismo abdominal contuso. Uma LPD e uma TC precoces não são sensíveis. Na TC, pneumoperitônio, espessamento de intestino e um líquido livre inexplicado podem ser indicações de lesão de intestino. Uma LPD posterior pode ajudar a diagnosticar lesão de intestino após uma TC não-diagnóstica.
4. **As fraturas de Monteggia** do cotovelo passam despercebidas por médicos de traumatismo e radiologistas assistentes em 25 a 50% das vezes.
5. As fraturas **não deslocadas de côndilo lateral** passam freqüentemente despercebidas.

IV. **Lesões comumente associadas**

A. **Lesão cerebral significativa com graduação na Escala Coma de Glasgow (ECG) de 13 a 15.** Apesar de a maioria dos pacientes com pequena lesão de cabeça não desenvolver problemas significativos, uma pequena porcentagem (2 a 9%) apresentará uma lesão intracraniana que poderá necessitar de intervenção neurocirúrgica, e cerca de 10 a 35% apresentarão achados pós-traumáticos na TC (Capítulo 19). A lesão de parte mole, os defeitos focais, a fratura de base de crânio e a idade avançada aumentam a probabilidade de patologia significativa.

B. **Lesões oculares e fraturas orbitais.** Os pacientes que se apresentam com fraturas faciais, principalmente aquelas envolvendo os ossos orbitais, apresentam uma incidência aumentada de lesão ocular associada e devem ser submetidos à avaliação de um oftalmologista. Quando uma lesão orbital está associada ao defeito de acuidade visual, existe 80% de chance de lesão ocular.

C. **Arrancamento de raiz nervosa em lesões de tração.** As colisões com motocicleta freqüentemente envolvem lesões de tração das extremidades superiores. Quando associadas à lesão de cabeça, a tração subjacente das raízes nervosas cervicais ou do plexo braquial podem passar sem serem percebidas. A RM ou a mielografia tomográfica auxiliam neste diagnóstico.

D. **Cintos de segurança.** Um paciente usando um cinto de segurança apresenta uma incidência aumentada de fraturas esternais, lesão de víscera oca e fratura de hiperflexão da coluna lombar (fratura de Chance).

E. **As fraturas de calcâneo e coluna vertebral** são comuns em pacientes que sofrem quedas de alturas. A presença de qualquer das fraturas deve levar imediatamente à investigação da outra fratura.

F. **Deslocamento do joelho com lesão de artéria poplítea** pode ocorrer na presença de pulsos normais. Não identificar esta lesão é uma causa importante de amputação. Devido à morbidade elevada associada, avaliar a artéria poplítea após o deslocamento do joelho.

G. **O deslocamento do cotovelo** é uma emergência ortopédica porque pode comprometer a **artéria braquial.**

Axiomas

- As lesões musculoesqueléticas são as lesões que mais passam despercebidas em pacientes traumatizados.
- Uma pesquisa terciária, incluindo uma revisão cuidadosa de todos os estudos de imagem de internação, é o melhor método de se detectar lesões despercebidas.
- Os hematomas retroperitoneais centrais requerem exploração.
- Dizer aos pacientes e suas famílias, na internação, que outras lesões podem ser descobertas durante o curso hospitalar do paciente.
- Esclarecer a documentação e a comunicação para os membros da equipe de traumatismo é essencial para evitar lesões despercebidas.
- Corrigir os problemas com risco de vida assim que descobertos.
- As veias do pescoço podem não estar distendidas no paciente hipovolêmico com tamponamento.
- A presença de sinais de Doppler e os pulsos palpáveis não excluem lesão vascular.
- Antes da alta, observar pessoalmente o paciente de pé e deambulando.
- Não confiar em "leituras frescas" de estudos radiológicos sem uma revisão pessoal.

Bibliografia

Enderson BL, Reath DB, Meadors J, et al. The tertiary trauma survey: a prospective study of missed injury. *J Trauma* 1990;30:666-669.

Enderson BL, Maull KI. Missed injuries. *Surg Clin North Am* 1991;71:399-418.

Hirshberg A, Wall MJ Jr, Allen MK, et al. Causes and patterns of missed injuries in trauma. Am *J Surg* 1994;168:299-303.

Janjua KJ, Sugrue M, Deane SA. Prospective evaluation of early missed injuries and the role of tertiary trauma survey. *J Trauma* 1998;44:1000-1006.

Robertson R, Mattox R, Collins T, et al. Missed injuries in a rural area trauma center. *Am J Surg* 1996;172:564-567.

Scalea TM, Phillips TF, Goldstein AD, et al. Injuries missed at operation: nemesis of the trauma surgeon. *J Trauma* 1988;28:962-967.

Sung CK, Kim KH. Missed injuries in abdominal trauma. J Trauma 1996;41:276-282.

40. ANESTESIA PARA O PACIENTE TRAUMATIZADO

Michael Rodrick, James W. Krugh e C. William Hanson, III

I. **Introdução.** O manejo anestésico do paciente traumatizado começa na área de reanimação de trauma e continua na Sala de Cirurgia (SC) e na Unidade de Tratamento Intensivo (UTI). O papel específico do anestesiologista varia de acordo com a prática local, mas pode incluir avaliação e manejo inicial de via aérea, assistência na pesquisa primária, manejo intra-operatório e manejo de cuidados intensivos pós-operatórios.

II. **Avaliação**

A. **Via aérea.** Todos os pacientes que chegam na área de reanimação de trauma são tratados com oxigênio suplementar sob máscara facial. A resposta do paciente a perguntas simples fornece informação significativa acerca do estado mental e da competência da via aérea. A via aérea deve ser examinada imediatamente na procura de corpos estranhos, vômito ou sangue, e deve ser aspirada conforme o necessário. A reavaliação contínua da via aérea é mandatória.

B. **Respiração.** A inspeção e a ausculta do tórax são uma parte integral da avaliação primária. O desvio traqueal, o movimento paradoxal da parede torácica ou as lesões de parede torácica devem ser visualizadas. As lesões com risco de vida imediato incluem pneumotórax hipertensivo, contusão pulmonar e tamponamento cardíaco; estas lesões requerem intervenção imediata.

C. Deve-se considerar que todas **as vítimas de trauma contuso** apresentam uma lesão de coluna cervical. A imobilização de coluna cervical deve ser mantida com um colar cervical até que a coluna cervical seja avaliada.

D. **Se a via aérea** está patente e a respiração é adequada, continuar com a pesquisa primária. Se a troca gasosa é inadequada, oferecer suporte para o paciente com ventilação sob máscara e preparar para intubação endotraqueal.

E. **Intubação endotraqueal** (ver Capítulo 14).

1. Se o tempo permitir, uma rápida avaliação da via aérea do paciente pode alertar o médico para a possibilidade de uma via aérea difícil.
   a. **Avaliação total.** Avaliar a dentição, a abertura da mandíbula, micrognatia ou macrognatia. A ruptura da articulação temporomandibular pode tornar uma via aérea geralmente de rotina muito difícil devido à limitação da abertura de mandíbula.
   b. **Distância tireomentoniana.** Uma distância menor que 6 cm (largura de três dedos) da borda inferior da mandíbula até a chanfradura tireóidea prediz uma intubação difícil.
   c. **Teste de Mallampati.** A incapacidade de visualizar a úvula quando o paciente protrui sua língua (Classes III ou IV de Mallampati) é um indicador sensível mas inespecífico de uma via aérea difícil.
   d. **Articulação atlantoaxial.** O movimento desta articulação é importante para alinhar os eixos faríngeos e laríngeos. Entretanto, a imobilidade da coluna cervical deve ser mantida no paciente traumatizado; isto dificulta ainda mais a intubação.
2. **Todo o equipamento necessário** deve estar pronto antes da indução. Devem estar disponíveis um cabo de laringoscópio de reserva, várias lâminas de laringoscópio de diversos tamanhos, tubo endotraqueal com estilete e um dispositivo de aspiração funcionante com uma ponta Yankauer.
3. **Como discutido** no Capítulo 14, são necessárias três pessoas para a intubação: o indivíduo que vai intubar o paciente, uma pessoa para manter uma pressão sobre o cricóide e uma terceira pessoa para providenciar a imobilização da coluna cervical. A pressão sobre o cricóide (manobra de Sellick) é uma necessidade, porque se presume que todos os pacientes traumatizados devem apresentar um estômago cheio. A pressão sobre o cricóide deve ser mantida até que o tubo endotraqueal seja posicionado, o manguito inflado e a posição correta é confirmada pela ausculta de ruídos respiratórios e a detecção de dióxido de carbono no gás exalado.
4. **Uma intubação nasotraqueal cega** pode ser empregada em pacientes despertos, com respiração espontânea apenas se realizada por alguém com perícia nesta técnica. Devido à sua elevada incidên-

cia de insucesso, complicações mais freqüentes (epistaxe) e um período em média mais prolongado para intubação, a via nasotraqueal não é o método preferido para alcançar uma via aérea segura quando as abordagens alternativas são possíveis. Entretanto, em determinadas situações, como o paciente encurralado, a intubação nasotraqueal pode ser a única abordagem possível que pode salvar uma vida.

5. **Intubação com fibra óptica** é uma abordagem alternativa útil para uma via aérea difícil. Em uma situação de emergência, entretanto, esta técnica de manejo de via aérea não é encorajada. As desvantagens incluem o tempo necessário para se realizar a intubação com fibra óptica, a dificuldade em se visualizar a anatomia na presença de sangue e secreções, a possível precipitação de vômitos no paciente com estômago cheio e uma elevada incidência de insucesso em pacientes não colaboradores.
6. Pacientes **excessivamente** combativos são melhor manejados com intubação orotraqueal após indução e paralisia. A quetamina e a succinilcolina são rapidamente absorvidas após a administração intramuscular e são muito úteis no controle de pacientes nos quais o acesso endovenoso não pode ser obtido. Depois de estabelecida uma via aérea definitiva, o paciente pode ser avaliado com mais eficácia.
7. **Vias aéreas laríngeas sob máscara** (LMA – *laryngeal mask airways*) podem salvar vidas em uma situação de emergência. Uma LMA é colocada muito rápida e facilmente na maioria dos pacientes, requer treinamento mínimo para seu uso e pode ser empregada como uma ponte para uma via aérea definitiva. Sua principal desvantagem no paciente traumatizado é que não protege contra aspiração; assim, a LMA representa uma via aérea temporária.

F. **Pacientes intubados.** O posicionamento adequado dos tubos endotraqueais colocados antes da chegada na área de recepção de traumatismo deve ser cuidadosamente verificado. A determinação da presença de dióxido de carbono expiratório final é essencial. Os tubos mal posicionados mais freqüentemente são encontrados no brônquio principal direito, apesar de as intubações esofagianas não serem raras. Vias aéreas com obturador esofagiano (EOA – *esophageal obturator airways*) não são de uso comum, e devem ser rapidamente convertidas para um tubo endotraqueal.

G. **Via aérea cirúrgica.** A incapacidade de se obter uma via aérea definitiva empregando técnicas convencionais é uma clara indicação para uma via aérea cirúrgica. Uma lesão maxilofacial severa pode impor uma via cirúrgica como o meio inicial de controle de via aérea. Além disso, múltiplas tentativas infrutíferas de laringoscopia podem converter um paciente que pode ser ventilado em um paciente que não o pode, criando a necessidade de uma via aérea cirúrgica imediata. O método preferível de se obter uma via aérea cirúrgica é uma cricotireoidotomia. Como acesso para uma via aérea urgente, a cricotireoidotomia é de execução mais rápida e mais fácil do que a traqueostomia.

III. **Circulação**

A. O paciente traumatizado **instável** deve ter duas linhas endovenosas (e.v.) de grosso calibre (pelo menos calibre 16) asseguradas na área de reanimação de traumatismo. Se as veias antecubitais não estiverem disponíveis, podem ser empregadas as veias femorais, subclávias ou jugulares internas. Freqüentemente não é possível proceder com atenção meticulosa à técnica asséptica na área de reanimação de traumatismo; portanto, estas linhas devem ser trocadas dentro de 24 horas.

B. **A punção intra-óssea** pode ser empregada para a administração de volume e medicação em crianças abaixo de 6 anos de idade, nas quais o acesso e.v. não pode ser obtido (ver Capítulo 47).

C. **No paciente** com hipovolemia profunda ou persistente por sangramento, é essencial a transfusão precoce. Sangue cruzado é o ideal; entretanto, pode ser empregado sangue tipo-específico se houver demora de entrega do sangue cruzado. No caso de exsangüinação, pode ser utilizado sangue O (Rh negativo para mulheres em idade reprodutiva).

D. **Hipotermia** (ver Capítulo 42). Muitos pacientes se encontram hipotérmicos na chegada à área de reanimação de traumatismo. Todos os líquidos e.v. devem ser aquecidos para evitar maior perda de temperatura corporal. As técnicas para aquecer líquidos incluem o que segue:

1. **Um suprimento** de cristalóide pré-aquecido deve ser mantido à mão na área de reanimação de traumatismo.

2. **Aquecedores-padrão de sangue** e líquido. No caso de choque hipovolêmico, são de utilidade limitada devido às baixas taxas de fluxo.
3. **Aquecedor de nível I.** (*Level I Technologies*, Rockland, MA) Este dispositivo incorpora tubos de grosso calibre para permitir taxas elevadas de fluxo. Uma torneira de regulagem de grande calibre é posicionada perto do paciente para permitir alterações rápidas na SC.
4. Unidades de infusão ativa para prover o fornecimento rápido de líquidos aquecidos estão disponíveis comercialmente. O *Rapid Infusion System* (RIS – sistema de infusão rápida) (Haemonetics Corporation, Braintree, MA) combina um reservatório de 3 l, aquecedor, bombas e alarmes. O reservatório permite a mistura de líquidos não-sangüíneos, componentes sangüíneos e medicamentos. O **RIS** permite uma transfusão de até 1,5 a 2,0 l/min através de dois introdutores de 8,5 F com pressões < 250 mmHg.

IV. História

A. **Tentar** obter uma história patológica pregressa, o que pode ser obtido a partir do paciente ou familiares acompanhantes. Uma pulseira de alerta médico também pode ser valioso na identificação de processos patológicos pré-mórbidos. Os problemas médicos prévios, as alergias medicamentosas, as medicações e a hora da última refeição são fragmentos importantes de dados. Os agentes bloqueadores betadrenérgicos ou um bloqueador do canal de cálcio podem embotar a resposta taquicárdica normal à hipovolemia.

B. **Mecanismo de lesão.** Os paramédicos muitas vezes podem fornecer uma descrição concisa do mecanismo de lesão.

C. **Drogas.** O paciente traumatizado está, com freqüência, sob a influência de tóxicos antes do acidente.

1. **Álcool.** A intoxicação aguda reduz as necessidades de anestésicos. O alcoolismo crônico leva a uma tolerância cruzada entre os agentes anestésicos e, portanto, a necessidades mais elevadas. O paciente cirrótico pode apresentar diminuição do metabolismo medicamentoso, um volume alterado de distribuição e uma coagulopatia preexistente.
2. **Cocaína.** A intoxicação aguda pode induzir a uma contração de volume, acidose metabólica, hipertensão, isquemia ou infarto do miocárdio, arritmias, convulsões ou acidente vascular cerebral. A expansão de volume corrigirá a acidose metabólica. A intoxicação crônica tem sido associada a delírios e hipotensão por depleção de catecolaminas.
3. **Maconha.** A intoxicação aguda pode produzir hipertensão e taquicardia. O uso crônico provoca depleção de catecolaminas e leva à instabilidade cardiovascular.
4. **Opióides.** A intoxicação aguda pode produzir hipertensão e taquicardia. O uso crônico necessitará de dosagens aumentadas de agentes anestésicos. Com a intoxicação crônica de droga e.v., o acesso vascular é um problema, além do risco de infecções carreadas pelo sangue, como o vírus da imunodeficiência humana (HIV) e hepatite viral. Os antagonistas de opióides (isto é, naloxona) podem provocar retirada aguda. Deve-se estar preparado para tratar a retirada no pós-operatório.
5. **Quetamina.** A quetamina é um derivado da fenciclidina que recentemente ganhou popularidade como uma droga de rua. A intoxicação aguda está associada a sonhos gráficos e distúrbios do comportamento. Os efeitos fisiológicos incluem hipertensão, taquicardia e um aumento do fluxo sangüíneo cerebral.

V. Laboratório

A. **Exames de sangue de traumatismo.** O material para exames laboratoriais deve ser enviado a partir da área de reanimação de traumatismo. Uma contagem sangüínea completa, um painel químico, tipagem e despistagem ou tipo e cruzamento, betagonadotropina coriônica humana (em todas as mulheres em idade reprodutiva), despistagem de fármacos e gases sangüíneos arteriais podem ser úteis.

B. **Eletrocardiograma** (ECG) pode ser útil para avaliar lesões cardíacas contundentes, assim como arritmias e isquemia.

C. **Radiografias** (ver Capítulo 16.)

VI. Conduta na sala de cirurgia

A. **Monitoramento intra-operatório:** é determinado pelas condições do paciente. A inserção de monitores invasivos não deve retardar a cirurgia definitiva.

1. **Monitores-padrão.** ECG, monitor não-invasivo de pressão sangüínea, oximetria de pulso, capnógrafo ou analisador de multigás, analisador de oxigênio e a temperatura devem ser monitorados na sala de cirurgia.
2. **Linha arterial.** Uma linha arterial é útil no paciente hemodinamicamente instável. Permite o monitoramento contínuo de pressão sangüínea e também é um acesso confiável para gases sangüíneos e laboratório repetidos. A artéria radial é o local preferido para a colocação de uma linha arterial.
3. **Pressão venosa central** (PVC). As veias centrais fornecem um acesso venoso confiável e podem ser as únicas vias disponíveis em um paciente com comprometimento hemodinâmico e com vasoconstrição. A PVC pode ser útil para se avaliar o estado de volume em uma reanimação em curso.
4. **Cateter de artéria pulmonar** (CAP). Pode provar ser útil no paciente com depressão da função ventricular, doença valvular, acidose persistente ou estado de volume duvidoso.
5. **Ecocardiografia transesofagiana** (ETE). Pode ser empregada para avaliar o coração com tamponamento, derrame, anormalidades de mobilidade de parede, fração de ejeção, ar intracardíaco, função de válvula e estado de volume. A aorta torácica descendente pode ser visualizada para diagnosticar rompimento ou dissecção de aorta.
6. **Temperatura.** Os pacientes traumatizados freqüentemente se encontram hipotérmicos devido à exposição na cena do traumatismo, lesões abertas e reanimação em curso. A hipotermia provoca diminuição do metabolismo de fármacos, alteração da coagulação, aumento da incidência de infecções de ferimento e deiscência, assim como diminuição do consumo de oxigênio a partir de tremores pós-operatórios. A temperatura central pode ser medida pelo esôfago, pela bexiga ou pelo reto. As medidas para corrigir ou minimizar a perda de calor são as que seguem:
   a. **Aquecer a SC.** Elevar a temperatura da sala de cirurgia para 30°C minimiza as perdas convectivas de calor e é essencial para evitar a hipotermia. Após o paciente se apresentar normotérmico e ser sistematicamente bem reanimado, a temperatura ambiente pode ser diminuída para o conforto do pessoal da SC.
   b. **Aquecer preparados** e soluções de irrigação.
   c. **Aquecer** todos os líquidos e.v.
   d. **Empregar** um aquecedor de ar forçado com o **Bair Hugger** (Augustine Medical, Eden Prarie, MN) em qualquer parte do paciente que não estiver coberta.
   e. **Cobrir a cabeça** ou os membros expostos com cobertores ou plástico.
   f. **Umidificador aquecido** no circuito anestésico.
7. **Monitoramento neurológico**
   a. **Monitoramento da pressão intracraniana** (PIC). Um sensor epidural ou subaracnóide ou um equivalente podem ser empregados para monitorar a PIC.
   b. **Uma ventriculostomia** pode ser utilizada para monitorar a PIC, assim como para drenar líquido cefalorraquidiano (LCR) para controle da PIC.
   c. **Os pacientes** com lesões de cabeça podem ser monitorados com eletroencefalograma (EEG), respostas evocadas auditivas de tronco cerebral ou potenciais evocados de somatossensório.
   d. **Análise biespectral** (BIS – *bispectral analysis*) do eletroencefalograma (EEG) pode ser usada para julgar a profundidade da anestesia e para evitar o *recall* intra-operatório.
8. **Coagulação** pode ser monitorada pelo tempo de protrombina (TP), tempo de tromboplastina parcial (TTP), tempo de coagulação ativada (TCA), contagem de plaquetas e tromboelastograma (TEG). A coagulação deve ser cuidadosamente monitorada em pacientes com lesão fechada severa do crânio, reanimação maciça, hipotermia ou disfunção hepática.

B. **Agentes de indução anestésica.** O tiopental, o etomidato ou a quetamina são os fármacos mais freqüentemente empregados para indução anestésica. Os Quadros de 40.1 até 40.3 listam as doses de indução, as durações e os efeitos colaterais respiratórios e cardiovasculares destes agentes.

Quadro 40.1 Doses e características de indução

Fármaco	Dose (mg/kg)	Início de ação (seg)	Duração (min)	Excitação	Dor
Tiopental	3-5*	30	5-8+	+	+
Etomidato	0,2-0,4	15-45	3-12	+++	+++
Propofol	1,5-3,0	15-45	5-10	+	++
Midazolam	0,2-0,4	30-60	15-30	0	0
Quetamina	1-3	45	10-20	+	0

0 = nenhuma; + = mínima; ++ = moderada; +++ = acentuada.
*Diminuir na suspeita de hipovolemia.

Se o paciente é trazido para a SC ainda hipovolêmico ou em choque, pequenas doses de um agente amnésico (escopolamina 0,2-0,4 mg, midazolam 1-2 mg ou uma pequena dose de quetamina) são empregadas para evitar nova pesquisa até que o sangramento esteja controlado e o volume sangüíneo retorne para o normal.

1. **Tiopental**
   a. **Dose:** 3-5 mg/kg e.v. (diminuir em pacientes hipovolêmicos).
   b. **Respiratório:** depressão moderada.
   c. **Cardiovascular:** diminui a contratilidade, o débito cardíaco e a pressão arterial média (PAM); provoca dilatação venosa.
   d. **Sistema nervoso central** (SNC): protetor cerebral por diminuição da taxa metabólica cerebral (TMC) de O_2 e da PIC.
   e. **A ação de eliminação** termina por redistribuição no corpo. Em seguida é metabolizado pelo fígado.
   f. **Duração de ação:** 5-10 minutos.
   g. **Efeitos colaterais:** hipotensão no paciente hipovolêmico. Pode precipitar a porfiria aguda intermitente.
2. **Etomidato**
   a. **Dose:** 0,2-0,4 mg/kg e.v.
   b. **Respiratório:** depressão leve.
   c. **Cardiovascular:** sem alteração significativa em qualquer parâmetro cardiovascular em um paciente normovolêmico.
   d. **SNC:** protetor cerebral por diminuição da taxa metabólica cerebral (TMC) de O_2 e da PIC; provavelmente não tão protetor quanto o tiopental.
   e. **Eliminação:** a ação termina por redistribuição no organismo e, em seguida, é metabolizado pelo fígado.
   f. **Duração da ação:** 5-10 minutos.

Quadro 40.2 Efeitos cardiovasculares e respiratórios dos fármacos de indução

Fármaco	Depressão respiratória	PAM	FC	DC	Contratilidade	RVS	Dilatação venosa
Tiopental	++	—	+	—	—	–	++
Etomidato	+	0	0	0	0	0	0
Propofol	++	—	–	–	–	–	++
Midazolam	+	0/–	0/–	0/–	0	–/0	+
Quetamina	0/+	++	++	+	+/–	+/–	0

— = diminuição acentuada; – = diminuição leve; 0 = sem alteração; + = aumento leve; ++ = aumento acentuado.
PAM = pressão arterial média; FC = freqüência cardíaca; DC = débito cardíaco; RVS = resistência vascular sistêmica.

Quadro 40.3 Efeitos sobre o sistema nervoso central de fármacos de indução freqüentes

Fármaco	TMC O_2	FSC	PPC	PIC
Tiopental	—	—	—/0	—
Etomidato	—	—	0/+	—
Propofol	—	—	–/–	–
Midazolam	–	–/0	0	–
Quetamina	+	++	–/0/+	+

— = diminuição acentuada; – = diminuição leve; 0 = sem alteração; + = aumento leve; ++ = aumento acentuado.
TMC = taxa metabólica cerebral; FSC = fluxo sangüíneo cerebral; PPC = pressão de perfusão cerebral; PIC = pressão intracraniana.

g. **Efeitos colaterais:** provoca excitação à indução. A dor da injeção pode ser aliviada por lidocaína (e.v.) antes da aplicação. Inibe as funções adrenocorticais.

3. **Propofol**
   a. **Dose:** 1,5-3,0 mg/kg.
   b. **Respiratório:** depressão moderada.
   c. **Cardiovascular:** grande diminuição da resistência vascular sistêmica e aumento da dilatação venosa; pode apresentar diminuição acentuada da pressão sangüínea com a dose de indução.
   d. **SNC:** Diminuição leve da PIC.
   e. **Eliminação:** a ação termina em distribuição no organismo, e em seguida é metabolizado pelo fígado.
   f. **Duração da ação:** 5-10 minutos.
   g. **Efeitos colaterais:** provoca leve excitação à indução. A dor da injeção pode ser aliviada com lidocaína e.v. antes da aplicação. É freqüente uma depressão cardiovascular com hipotensão como resultado com a administração de propofol.
4. **Midazolam**
   a. **Dose:** 0,2-0,4 mg/kg.
   b. **Respiratório:** depressão leve.
   c. **Cardiovascular:** pouca ou nenhuma alteração no sistema cardiovascular no paciente normovolêmico.
   d. **SNC:** leve depressão da PIC.
   e. **Eliminação:** a ação termina com a redistribuição no organismo, e em seguida é metabolizado pelo fígado.
   f. **Duração da ação:** 15-30 minutos. É um problema importante no paciente com lesão da cabeça porque o exame neurológico pode não ser repetido rapidamente.
   g. **Efeitos colaterais:** mínimos.
5. **Quetamina**
   a. **Dose:** 1-3 mg/kg e.v., 5 mg/kg por via intramuscular (i.m.).
   b. **Respiratório:** depressão leve, é um broncodilatador (útil em pacientes asmáticos).
   c. **Cardiovascular:** aumento da freqüência cardíaca, da contratilidade, do débito cardíaco e da PAM.
   d. **SNC:** aumenta a TMC O_2, o fluxo sangüíneo cerebral (FSC), e a PIC. Não deve ser empregada em pacientes com lesão de cabeça ou em pacientes com doença arterial coronária.
   e. **Eliminação:** a ação termina por redistribuição no organismo, e em seguida é metabolizada pelo fígado.
   f. **Duração da ação:** 10-20 minutos.
   g. **Efeitos colaterais:** bom analgésico; excitação pós-operatória, alucinações possíveis (estruturalmente relacionada à fenciclidina).
   h. **Pode ser administrada i.m.** no paciente combativo para fornecer contato seguro com este.

Quadro 40.4 Doses e durações dos fármacos neuromusculares

Fármaco	Dose relaxante (mg/kg)	Dose de intubação (mg/kg)	Duração em minutos (após dose de intubação)
Succinilcolina		1,0-2,0	5-10
Rocurônio	0,3-0,4	0,6-1,0	45-75
Rapacurônio	0,5	1,5-2,0	10-20
Cisatracúrio	0,1	0,15-0,2	45-90
Vecurônio	0,05	0,1-0,2	45-90
Pancurônio	0,05	0,08-0,12	60-120

C. **Agentes bloqueadores neuromusculares.** Ver o Quadro 40.4 para as doses e o Quadro 40.5 para um resumo dos efeitos cardiovasculares.

1. **Succinilcolina.** O único agente despolarizante empregado clinicamente.
   a. **Dose:** 1,0-2,0 mg/kg. Se tratado anteriormente com um não-despolarizante, aumenta-se a dose para 1,5-2,0 mg/kg. Dobrar a dose se aplicada por via intramuscular.
   b. **Duração:** em condições excelentes de intubação em 45 segundos, duração 5-10 minutos.
   c. **Eliminação:** metabolizada pela colinesterase plasmática (pseudocolinesterase). Os níveis de pseudocolinesterase podem se encontrar anormalmente baixos por um defeito genético ou por disfunção hepática, sendo que qualquer dos dois pode prolongar a duração da ação da succinilcolina.
   d. **Efeitos cardiovasculares:** estimula os receptores nicotínicos em gânglios simpáticos e parassimpáticos, e os receptores muscarínicos no nodo sinoatrial do coração. Podem seguir disritmias como bradicardias, bloqueio sinusal e arritmias juncionais após a administração de succinilcolina, principalmente após doses repetidas.
   e. **Complicações**
      (1) **Hipercalemia:** o potássio sérico aumenta 0,5 mEq/l em pacientes normais. Um aumento acentuado do potássio sérico, suficiente para provocar parada cardíaca, pode ser visto em pacientes queimados (após 24 horas), lesão de esmagamento maciça (geralmente após vários dias), pacientes com doenças neuromusculares ou lesões de neurônio motor superior e em pacientes com insuficiência renal.
      (2) **Aumento das pressões intra-ocular, intragástrica e intracraniana:** pode dever-se a fasciculações e pode ser parcialmente atenuada por tratamento prévio com um não-despolarizador. Empregar com cautela em lesão aberta de globo ocular.
      (3) **Mialgias pós-operatórias:** associadas a fasciculações.

Quadro 40.5 Efeitos autonômicos de agentes neuromusculares

Fármaco	Gânglios autonômicos	Receptores muscarínicos cardíacos	Liberação de histamina
Succinilcolina	Estimula	Estimula	Ligeira
Rocurônio	Nenhum	Nenhum	Nenhum
Rapacurônio	Nenhum	Nenhum	Ligeira
Cisatracúrio	Nenhum	Nenhum	Nenhum
Vecurônio	Nenhum	Nenhum	Nenhum
Pancurônio	Nenhum	Bloqueia moderadamente	Nenhum

(4) **Hipertermia maligna:** a succinilcolina é um disparador conhecido da hipertermia maligna.

f. **Recomendações:** a dose de intubação de 1,0-2,0 mg/kg é o padrão de excelência para uma indução de seqüência rápida (se não houver contra-indicação).

2. **Rocurônio**
   a. **Dose:** dose de intubação 0,6-1,0 mg/kg.
   b. **Início de ação:** em condições excelentes de intubação, em 60 segundos com uma dose de 1,0 mg/kg.
   c. **Duração:** 30-45 minutos de ação.
   d. **Eliminação:** eliminado na bile ou armazenado no fígado.
   e. **Efeitos cardiovasculares:** nenhum.
   f. **Complicações:** nenhuma.
   g. **Recomendações:** 1 mg/kg de rocurônio foi empregado com bons resultados para uma indução de seqüência rápida.
3. **Rapacurônio**
   a. **Dose:** dose de intubação 1,5-2,0 mg/kg.
   b. **Início de ação:** sob condições excelentes de intubação em 60-90 segundos.
   c. **Duração:** menos de 20 minutos de duração com uma dose de até 2,0 mg/kg.
   d. **Eliminação:** metabolizado pelo fígado e excretado pelos rins.
   e. **Efeitos cardiovasculares:** provoca liberação de histamina, o que pode resultar em hipotensão e taquicardia.
   f. **Complicações:** broncoespasmo pela liberação de histamina, duração de ação prolongada na insuficiência renal pelo acúmulo de um metabólito farmacologicamente ativo.
4. **Cisatracúrio**
   a. **Dose:** dose de intubação 0,15-0,20 mg/kg.
   b. **Início de ação:** em 2-3 minutos em condições excelentes de intubação.
   c. **Duração:** ação de 60 minutos.
   d. **Eliminação:** degradado pela eliminação de Hoffman no plasma. A eliminação é independente de função hepática e renal.
   e. **Efeito cardiovascular:** nenhum.
   f. **Complicações:** nenhuma.
5. **Vecurônio**
   a. **Dose:** dose de intubação 0,1-0,2 mg/kg.
   b. **Início de ação:** 2-3 minutos em condições excelentes de intubação.
   c. **Duração:** 45-60 minutos de ação.
   d. **Eliminação:** metabolizado no fígado e excretado inalterado pelos rins.
   e. **Complicações:** nenhuma.
   f. **Recomendações:** pode ser empregado para indução seqüencial rápida. Para acelerar o início de condições adequadas de intubação, 0,01 mg/kg seguida após 3 minutos de 0,15 mg/kg fornecerá relaxamento suficiente em 60-90 segundos.
6. **Pancurônio**
   a. **Dose:** a dose de intubação é de 0,08-0,12 mg/kg.
   b. **Início de ação:** em 3 minutos em condições excelentes de intubação.
   c. **Duração:** ação de 60 minutos ou mais.
   d. **Eliminação:** eliminado pelos rins com ligeiro metabolismo hepático.
   e. **Efeitos cardiovasculares:** ligeiramente vagolítico.
   f. **Complicações:** taquicardia.

D. **Manutenção da anestesia**

1. **Os agentes-padrão de inalação** podem ser empregados após a restauração do volume intravascular e a correção da acidose. Podem ser empregadas doses criteriosas de agentes com efeitos hemodinâmicos mínimos (escopolamina, benzodiazepinas, quetamina) no paciente instável para evitar outra fonte de preocupação intra-operatória. Os fármacos são escolhidos baseando-se no plano pós-operatório para o paciente. Pode ser preferível um agente de curta ação se o paciente deve ser desperta-

do rapidamente no pós-operatório. Se for necessário o suporte ventilatório contínuo devido a lesões associadas, então uma dose maior ou opióides de ação mais duradoura e agentes neuromusculares podem ser empregados.

E. **Problemas intra-operatórios freqüentes.** A comunicação contínua com o cirurgião é essencial nos cuidados de pacientes politraumatizados. Alterações súbitas dos sinais vitais devem ser comunicadas para que lesões potencialmente ocultas possam ser diagnosticadas. De forma semelhante, espera-se que o cirurgião dê alguma notícia quando se espera que um sangramento importante ocorra (isto é, antes de despinçar um vaso). No caso de hipotensão persistente devido à hipovolemia, o cirurgião pode comprimir uma área de sangramento descontrolado ou pinçar um vaso até que o volume possa ser restaurado.

1. **Hipotermia.** Ver discussão acima sobre monitoramento de temperatura e tratamento. A hipotermia leve (34°C) apresenta um efeito protetor cerebral no caso de isquemia cerebral. Um fechamento de controle de dano do abdome pode ser apropriado no caso de sangramento descontrolado em um paciente hipotérmico.
2. **Transfusão maciça** (ver Capítulo 43).
   a. **O sangue tipo O** e o tipo específico devem estar disponíveis para emprego imediato em qualquer centro de traumatismo. Sangue com reação cruzada deve estar disponível dentro de uma hora da chegada do paciente no centro de traumatismo. A aquisição rápida de plasma e plaquetas frescos congelados deve ser assegurada. Uma comunicação intensa com o banco de sangue é essencial.
   b. **A utilização** de técnicas de recuperação intra-operatória de sangue pode reduzir acentuadamente a quantidade de sangue estocado requerido. A contaminação com conteúdo intestinal é uma contra-indicação de procedimentos de recuperação de sangue.
   c. **Os parâmetros de coagulação** como o TP, o TPT e a contagem de plaquetas devem ser monitorados. O TEG e o TCA também podem ser utilizados.
3. **Hipoxemia** pode se desenvolver devido à contusão pulmonar, edema pulmonar, pneumotórax (simples ou hipertensivo), ou tubo endotraqueal mal posicionado. Isto pode ocorrer em qualquer momento durante o procedimento cirúrgico. Os pacientes com fraturas costais deslocadas, enfisema subcutâneo ou pneumotórax devem receber um tubo torácico antes de receber ventilação com pressão positiva.
4. **Hipotensão:** foi demonstrado que mesmo as quedas transitórias de pressão sangüínea apresentam efeitos adversos na sobrevida em pacientes com lesão de cabeça.
5. **Hipertensão abdominal.** Uma transfusão maciça ou lesões abdominais significativas podem resultar em hipertensão intra-abdominal e síndrome compartimental do abdome, o que pode se manifestar como picos elevados de pressão inspiratória, diminuição do débito urinário, hipotensão e diminuição do débito cardíaco. A condição é freqüentemente observada no fechamento da fáscia abdominal. Se há suspeita de síndrome compartimental, deve ser empregado um fechamento de controle de dano.

F. **Extubação.** O processo de extubação deve ser discutido com o cirurgião.

1. Pode ser apropriado extubar o paciente traumatizado estável na SC no final da cirurgia. Considera-se que todos os pacientes traumatizados apresentam um estômago cheio, e por isso a extubação não deve ser realizada até que o estômago seja esvaziado e o paciente esteja apto a proteger sua via aérea.
2. No paciente politraumatizado, a extubação pode ser retardada até que o paciente tenha sido estabilizado e que os problemas em curso tenham sido resolvidos. Com uma história de abuso de substância, condições comórbidas ou nos idosos, a extubação retardada pode ser mais adequada. No paciente com lesão severa de crânio ou no caso de um traumatismo maxilofacial significativo, deve ser considerada uma traqueostomia precoce.

G. **Transferência para os cuidados pós-operatórios.** Com a conclusão dos procedimentos cirúrgicos, o paciente é encaminhado para uma unidade de cuidados pós-anestesia ou uma UTI. Um relatório e um planejamento completos devem ser relatados a quem passará a cuidar do paciente. Este relatório deve incluir o seguinte:

1. **História.** Uma descrição sucinta do mecanismo de lesão, alergias, problemas médicos e medicação pré-operatória deve ser fornecida.
2. **Procedimento.** Descrever o procedimento cirúrgico e os achados significativos. Houve alguma complicação cirúrgica ou anestésica?
3. **Via aérea.** Se o paciente ainda estiver intubado, discutir o planejamento para a ventilação e a extubação. Uma intubação difícil deve ser comunicada para evitar um problema após a extubação. Qualquer dificuldade com a ventilação na SC deve ser descrita.
4. **Líquidos.** Descrever a perda de sangue e líquidos na SC, assim como todos os líquidos de reposição. Devem ser mencionados plasma congelado fresco, plaquetas e qualquer outro produto de coagulação. Relatar o volume de sangue ainda disponível no banco de sangue.
5. **Medicação.** Os relaxantes musculares, os sedativos e os agentes amnésicos empregados, assim como o período de administração, são importantes. As avaliações neurológicas pós-operatórias podem ser importantes e a administração de certos fármacos pode retardar este exames. Comunicar a hora da próxima dose de antibiótico ou esteróide.
6. **Dados laboratoriais.** Comunicar a hemoglobina, os gases sangüíneos e quaisquer outros dados laboratoriais pertinentes.
7. **Linhas.** Descrever os tubos torácicos, as linhas centrais, as linhas de volume etc. As linhas foram colocadas na SC ou na área de reanimação de traumatismo? Foram realizadas radiografias após a colocação das linhas?

Bibliografia

Advanced trauma life support for doctors, 6th ed. Chicago: American College of Surgeons, 1998.

Barash, PG, Cullen, BF, et al. *Clinical anesthesia,* 2nd ed. Philadelphia: JB Lippincott, 1996.

Miller RD, ed. *Anesthesia,* 5th ed. Philadelphia: Churchill Livingstone, 2000. Rodricks MB, Deutschman CS. Emergent airway management. *Crit Care Clin* July 2000.

41. CONDUTA NA DOR DE TRAUMATISMO

Kimberly K. Cantees e Donald M. Yealy

I. **Princípios básicos de analgesia.** Seis princípios básicos de analgesia se aplicam em todos os tipos de conduta na dor.

A. **Individualizar a via e a dose de analgésico.**

1. Os pacientes respondem de forma diferente a estímulos dolorosos baseando-se no tipo e na severidade da lesão, o perfil psicológico e o viés étnico. Além disso, as necessidades analgésicas individuais variam baseando-se no momento do dia e uso prévio de analgésicos ou substâncias recreacionais. Apesar de serem oferecidas as doses iniciais (Quadro 41.1), a quantidade e o tempo devem ser alterados, baseando-se na resposta.
2. Os pacientes podem apresentar expectativas de se encontrarem completamente livres de dor, ou insensíveis; estas expectativas são freqüentemente irreais. Fornecer uma analgesia adequada, definida como um aumento de conforto a um nível suportável sem efeito colateral. O nível esperado de alívio deve ser discutido com cada paciente para ter a certeza da compreensão tanto de quem fornece quanto de quem recebe.
3. A administração intramuscular oferece pouca vantagem analgésica sobre a via oral ou a administração endovenosa devido à absorção variável e dor no local de injeção. A absorção variável com injeção IM (devido à hidratação, tônus simpático, local do músculo e fatores da hora do dia) limita a capacidade de titular a analgesia de acordo com a necessidade de modo oportuno, forçando o médico a estimar a dose correta (o que é impreciso em até dois terços dos casos). Esta via deve ser raramente empregada e pode ser substituída com injeções subcutâneas (que são menos dolorosas) naqueles que não podem suportar medicação oral ou sem acesso endovenoso.

B. **Oferecer analgésicos em uma base contingente de tempo.**

1. A dosagem contingente de tempo permite níveis sangüíneos estáveis, evitando as amplas flutuações com dosagem prn. Também evita fazer o paciente solicitar a medicação, ainda permitindo a recusa se não necessária; isto aumenta o sentido de força e satisfação, aumentando a analgesia percebida.
2. A dosagem contingente de tempo é sugerida para todos os preparados analgésicos, incluindo NSAIDs (*non steroid antiinflamatory drugs* – drogas antiinflamatórias não-esteróides), acetominofeno e analgésicos opióides. Ao administrar analgésicos orais, oferecer a medicação baseando-se no perfil farmacológico (p. ex., hidrocodona ou oxicodona a cada 4-6 horas nas 24 horas ao invés de prn), principalmente na fase aguda da lesão. Os opióides parenterais devem ser administrado em uma base contingente de tempo também, com infusão horária (p. ex., morfina, 1-2 mg/h em pacientes sem antecedentes de uso de opióides) ou por meio de dispositivo de analgesia controlada pelo paciente (ACP).

C. **Os opióides são a pedra angular da conduta na dor aguda severa.**

1. Os opióides endovenosos oferecem a melhor oportunidade para fornecer uma analgesia rápida, titulada e adequada, Os opióides, dados em pequenos aumentos a cada 5-10 minutos (p. ex., morfina 2-5 mg ou fentanil 50-100 mcg para a maioria dos adultos), baseando-se na dor e nas respostas fisiológicas, permanecem sendo os melhores agentes para a dor de lesão severa ou no pós-operatório inicial. Os opióides orais são baratos, eficazes e bem tolerados pelos pacientes com dor em curso moderada a severa após o período de lesão inicial ou do pós-operatório.

D. **A terapia combinada permite a melhor analgesia, principalmente em síndromes dolorosas leves a moderadas e após o controle inicial da dor aguda severa.**

1. Incluir um preparado NSAID com um opióide sempre que possível para oferecer analgesia por dois métodos diferentes e sinérgicos. Todos os NSAID apresentam efeitos semelhantes quando administrados em doses equipotentes, e devem ser empregadas a medicação e a via menos custosas para a maioria dos pacientes (Quadro 41.2).

Quadro 4.1 Analgésicos opióides

Nome	Dose eqüianalgésica Oral (mg e tempo de intervalo em adultos)	EV*	Dose oral inicial Adultos (mg e tempo de intervalo)	Crianças (mg/kg)
Agonistas puros				
– Morfina	30 q 3-4	5 q 1-2	15-30 q 3-4	0,3
– Meperidina (Demerol)	300 q 2-3	75 q 2-3	Não recomendável	
– Hidromorfona (Dilaudid)	4-6 q 3-4	1 q 3-4	2-4 q 4-6	0,06
– Codeína†	120-130 q 3-4	–	30-60 q 3-4	0,5-1
– Oxicodona (Roxicodona, Percocet, outros)	30 q 3-4	–	10-20 q 3-4	0,3
– Hidrocodona (Lortab, Lorcet, Vicodin, outros)	30 q 3-4	–	10-20 q 3-4	–
– Metadona	20 q 6-8	5 q 6-8	5-10- q 6-8	0,2
– Levorfanol (Levo-Dromoran)	4 q 6-8	1 q 6-8	2-4 q 6-8	0,04
– Fentanil	–	0,05 q 0,5-1 (50 μg)	–	–
– Agonistas-antagonistas mistos				
– Nalbufina (Nubain)	–	5 q 3-4	–	–
– Butorfanol (Stadol)	–	1 q 2-4	–	–

*Após a titulação inicial, que é feita empregando esta dose em intervalos de 10 minutos baseando-se na resposta; não são recomendadas doses finais mas doses iniciais equipotentes.
†Sedativa e constipante em doses > 60-90 mg; oxicodona e hidrocodona preferíveis.
q = a cada.

a. **Ketorolac** (30-60 mg i.m. ou 15-30 mg e.v.) é o único NSAID disponível para uso parenteral. Não é mais potente do que o ibuprofeno oral (800 mg) ou a indometacina (50 mg), apesar de que muito mais custoso do que estes NSAID e a morfina ou a meperidina genéricas. O Ketorolac deve ser reservado para emprego de curto prazo (< 3 dias) naqueles pacientes que se encontram incapazes de receber um NSAID barato por via oral.
b. Novos NSAIDs orais seletivos (denominados **inibidores COX-2**) oferecem efeitos analgésicos e antiinflamatórios semelhantes aos NSAIDs tradicionais com uma freqüência menor de efeitos colaterais GI e menos efeitos antiplaquetas. O Celecoxib (100 mg BID inicialmente) e **rofecoxib** (12,5-25 mg uma vez ao dia para começar, máximo de 50 mg/dia) estão disponíveis atualmente apesar de que com uso limitado sancionado pelo FDA (primeiramente para tratamento de artrite). Além de diferenças de dosagem e o potencial de alergia cruzada conhecido compartilhado com as sulfonamidas e com o celecoxib, ambos os inibidores COX-2 são eficazes nas síndromes dolorosas baseadas em inflamação. Entretanto, são mais caros do que os NSAIDs tradicionais, e não evitam efeitos colaterais GI ou renais; devem ser reservados para aqueles pacientes intolerantes para os NSAIDs tradicionais ou com alto risco para complicações.

2. De forma semelhante, o **acetaminofeno** pode aumentar a analgesia por opióide e NSAID, permitindo um maior alívio da dor com menos toxicidade. Quando usar preparados combinados aceta-

Quadro 41.2 Analgésicos/NSAID não-opióides

Produto	Dose comum de adulto	Dose comum pediátrica	Comentários
Oral			
– Acetaminofeno	650-1000 mg q 4 h	10-15 mg/kg q 4 h	O acetaminofeno não possui atividade antiinflamatória
– Aspirina	650-1000 mg q 4 h	10-15 mg/kg q 4 h*	O padrão com o qual são comparados outros NSAIDs. Inibe a agregação plaquetária irreversivelmente (dura 2 semanas); pode provocar sangramento pós-operatório
– Ibuprofeno (Motrin, outros)	400-600 mg q 4-6 h	10 mg/kg q 6-8 h	Disponível com várias marcas e como genérico
– Naproxeno (Anaprox, Naprosyn, outros)	500-550 mg de dose inicial seguida por 250-275 mg q 6-8 h	NA	Disponível com várias marcas e como genérico
Parenteral			
– Ketorolac trometamina (Toradol)	30-60 mg i.m. ou 15 mg e.v. de dose inicial seguida de 15 ou 30 mg q 6 h		O uso parenteral não deve ultrapassar 5 dias

*Contra-indicado na presença de febre ou outra evidência de doença viral.

†Com a possível exceção do trissalicilato e do salsalato, todos os NSAIDs exibem efeitos antiplaquetários reversíveis. Além disso, estas doses estão associadas a pico de efeitos analgésicos, apesar de doses maiores provocarem efeitos antiinflamatórios aumentados junto com mais efeitos colaterais.

NSAID = *nonsteroidal anti-inflammatory drug*, medicação antiinflamatória não-esteróide.

minofeno/opióides, é necessário atenção com a dose diária de acetaminofeno para evitar toxicidade, principalmente em pacientes com doença hepática.

3. Os antieméticos e a fenotiazina/butirofenona[s1] **não** aumentam a analgesia e podem aumentar os efeitos colaterais (principalmente sedação e hipotensão). Estes agentes devem ser empregados para tratar condições específicas, mas não adicionados de rotina em regimes analgésicos.
4. **As benzodiazepinas** (midazolam, diazepam, lorazepam) são sedativos puros. Estes produtos diminuem a ansiedade, produzem amnésia e provocam relaxamento muscular esquelético, aumentando a analgesia percebida. Entretanto, os sedativos puros não devem ser usados isoladamente para tratar a dor devido à sua falta de analgesia; se utilizados em combinação com um opióide (p. ex., durante manipulação ortopédica), a dose da cada um deve ser diminuída para evitar depressão respiratória clínica ou hipotensão.

E. **Reconhecer e tratar os efeitos colaterais da terapia analgésica**

1. Os produtos NSAID estão associados a inibição da agregação plaquetária, disfunção gastrintestinal variando de dispepsia até sangramento gastrintestinal, insuficiência renal, e (raramente) alterações do estado mental variando de sonolência a confusão. Estas complicações ocorrem independentemente da via de administração (isto é, o ketorolac parenteral provoca efeitos colaterais semelhantes a qualquer dose eqüipotente de um NSAID oral); e são tratadas pela interrupção do produto.
2. A analgesia opióide está associada a náusea (até 40% dos pacientes), sedação, prurido, constipação, retenção urinária e hipotensão. O tratamento dos efeitos colaterais induzidos por opióides inclui diminuição da dose ou mudar a via de administração, assim como tratar os efeitos colaterais.
   a. A hipotensão induzida por opióide é o resultado da diminuição do tônus simpático periférico, da liberação de histamina e da vasodilatação. Isto geralmente é leve e transitório, mas pode ser dramático no paciente com depleção simpática ou hipovolêmico. A hipotensão é melhor evitada otimizando-se o estado de volume e administrando o produto e doses tituladas e pequenas. Se ocorrer hipotensão, as doses seguintes devem ser suspensas e dados *bolus* de infusão de cristalóide. Os antagonistas opióides não revertem a hipotensão induzida por opióide.
   b. O prurido após um opióide é mal compreendido, mas pode ser o resultado de liberação de histamina e atividade do receptor de opióide. O prurido ocorre com todos os agentes de vários graus, principalmente quando administrados por via endovenosa ou no espaço epidural. Os antihistamínicos podem ser eficazes no alívio do prurido, empregando-se antagonistas de opióides (naloxona 0,1-0,2 mg) para casos refratários ou severos.
   c. A depressão respiratória e a sedação ocorrem concomitantemente, a sedação geralmente precedendo a depressão respiratória clínica. Ambas podem ser revertidas com incrementos de doses de um antagonista de opióide. Recomendamos naloxona 0,04 mg a cada minuto se a freqüência respiratória estiver muito baixa – preparado com ampola de 0,4 mg diluída em até 10 cc de soro fisiológico e administrado 1 cc a cada vez – para reverter o efeito excessivo mas manter a analgesia. **Para pacientes em coma profundo ou apnéia, uma dose inteira de naloxona 0,4 mg EV deve ser administrada imediatamente.**

F. **A dor é melhor tratada logo do que mais tarde**

1. Há evidência de que "a dor provoca dor", provavelmente secundária a neuromodulação periférica e central que ocorre após um prolongado estímulo doloroso como uma lesão.
2. O tratamento precoce da dor pode diminuir a necessidade global de analgésicos e melhorar a satisfação do paciente. De forma semelhante, evitar períodos de analgesia inadequada também ajuda a evitar a hiperregulação dos receptores de dor e, assim, melhora o alívio da dor.
3. A terapia da dor **titulada** precoce pode alterar as respostas simpáticas à lesão e melhorar o fluxo sangüíneo regional, ajudando ainda mais a reanimação. A administração analgésica excessivamente zelosa pode produzir a resposta oposta.

II. Visão global: conduta na dor de traumatismo

A. Os princípios da conduta na dor do paciente traumatizado incluem os princípios analgésicos básicos delineados e os princípios de conduta na dor aguda do pós-operatório.
B. Alguns pacientes traumatizados apresentam necessidades especiais: pacientes com dor severa durante a reanimação, aqueles com questões de abuso de substâncias, e aqueles com questões psicológicas no momento da lesão ou durante a fase de reabilitação.
C. Um pequeno número de pacientes traumatizados necessitará de analgesia por um período de tempo prolongado, ou pode desenvolver uma síndrome de dor crônica como resultado da lesão. Trata-se melhor destes pacientes com uma abordagem multidisciplinar que inclui médicos de traumatismo e de cuidados primários, um especialista em dor, fisioterapeutas e médicos psicossociais.

III. **Analgesia durante a reanimação**

A. A analgesia não deve ser contida durante a reanimação a menos que exista uma das três condições seguintes:
- Instabilidade hemodinâmica.
- Depressão respiratória.
- Sedação profunda ou coma.

Em pacientes sem estas contra-indicações, os opióides endovenosos titulados devem ser administrados para atenuar a dor dando-se grande atenção à resposta fisiológica (principalmente pressão sangüínea e nível de consciência). **Qualquer opióide ou agente sedativo/de indução sistêmico pode provocar hipotensão,** com freqüência e grau como as diferenças importantes entre regimes.

B. **Fentanil:** provoca os menores efeitos hemodinâmicos e é o agente de escolha para alívio da dor durante a reanimação. Em doses de 0,25 a 0,50 mcg/kg (50-100 mcg para o adulto médio) a cada 5 a 10 minutos, produz analgesia clínica segura até 60 minutos na maioria dos pacientes. Os efeitos colaterais são tratados como anotado acima. A rigidez da parede torácica é uma ocorrência rara, observada na maior parte das vezes com doses maiores (*bolus* > 6 mcg/kg). Isto pode comprometer a ventilação, mas é extremamente raro nas doses recomendadas aqui. É tratada com ventilação com pressão positiva, agentes revertores de opióide e (em casos severos) bloqueio neuromuscular com intubação endotraqueal.
C. Outros opióides de baixo custo (aumentos de **morfina** 2-5 mg, **meperidina** 50-100 mg, **hidromorfona** 1-2 mg e.v.) produzem analgesia mais duradoura, mas estão associados a mais efeitos hemodinâmicos. Estes produtos são melhor empregados em pacientes bem reanimados. Outros opióides sintéticos (alfentanil, sufentanil, remifentanil) oferecem pouca vantagem a um custo mais elevado.

IV. **Sedação e analgesia de procedimento**

A. Os pacientes geralmente requerem assistência farmacológica quando são planejados procedimentos dolorosos ou ansiogênicos. **Existe um continuum entre a sedação primária e a analgesia sistêmica para a anestesia geral. De maneira geral, quanto mais profundo o reflexo intencional ou potencial e a alteração da resposta, mais intensamente o paciente deve ser monitorado por especialistas treinados.**
B. Acessórios ambientais e outros facilitarão as percepções dolorosas e a ansiedade, que incluem:
   1. Ambiente confortável (luz baixa, área quieta, música se possível).
   2. Uma maneira calma e clara de comunicação, educando o paciente para respostas esperadas e pedindo retorno para ajudar a melhorar os cuidados (p. ex., "Se você sentir mais dor, deixe-me sabê-lo e eu lhe darei mais medicamento").
   3. Entalar as partes lesionadas com manipulação mínima ou suave.
   4. Presença de familiar ou amigo (se possível, seguro e desejável).
   5. Tentativas de distrair o paciente ou ajudá-lo a pensar em outras situações reconfortantes ou agradáveis.
   6. Anestésicos locais ou tópicos para aliviar os estímulos nociceptivos.
C. A maioria dos procedimentos pode ser segura e confortavelmente realizada com sedação leve (p. ex., estudos radiológicos provocando ansiedade, sem envolvimento de dor) ou sedação consciente/analgesia sistêmica (dor e ansiedade previstas, por exemplo, em debridamento de ferimento, cuidados de articulação ou fratura). O monitoramento das respostas, dos sinais vitais e da oximetria de pulso pode ser realizado ou por um médico ou por uma enfermeira com supervisão médica.

1. Os opióides são a pedra angular do alívio da dor durante procedimentos. O fentanil titulado (0,25-0,5 mcg/kg – freqüentemente 50-100 mcg em adultos) a cada 2 a 3 minutos baseando-se na resposta é um método comum. Outros opióides – morfina ou meperidina – são alternativas, apesar de que a duração e os efeitos hemodinâmicos diferem da quantidade limitada observada com o fentanil.
2. Os benzodiazepínicos, principalmente o midazolam (aumentos de 1-2 mg em adultos) ou o diazepam (aumentos de 2,5 a 5 mg), são melhores para procedimentos necessitando sedação ou relaxamento muscular. Estes produtos não aliviam a dor, apesar de os pacientes poderem não se lembrar bem da dor.
3. A combinação de opióides e benzodiazepínicos é freqüentemente empregada para procedimentos que requerem alívio de dor e ansiedade ou alívio de dor e relaxamento muscular. É melhor oferecer primeiro os benzodiazepínicos, e em seguida adicionar doses tituladas do opióide. É muito importante prestar atenção no efeito, pois pode ocorrer um efeito aditivo ou sinérgico, com risco de complicações de vias aéreas ou hemodinâmicas.
4. Outros agentes podem ser empregados, inclusive quetamina (com incrementos de 0,25 mg/kg e.v., criando um 'estado dissociativo' com raras reações de emergência e raro laringoespasmo) e etomidato (incrementos de 0,05-0,1 mg/kg, criando uma boa sedação, mas com pequeno risco de sedação profunda).

D. **A anestesia geral não deve ser realizada na área de traumatismo, no setor de emergência ou no chão, fora uma intubação rápida.** Os procedimentos que o requerem são melhor realizados na sala de cirurgia.

E. Na rara ocasião **em que é planejada uma sedação profunda** (p. ex., para reposicionamento de quadril ou cardioversão), **deve ser realizada onde estiver disponível equipamento de monitoramento contínuo** (ECG, pressão sangüínea automatizada e oximetria de pulso mandatórios, capnografia útil), **com um médico e uma enfermeira dedicados somente a administrar a medicação e monitorar o paciente.** Estes dois indivíduos devem ser peritos em reconhecer complicações e tratá-las, desde conhecimentos sobre agentes de reversão e medicação cardíaca até suporte de via aérea e intubação endotraqueal. **O médico que realiza o procedimento não pode ser responsável por este monitoramento com segurança.**

1. Devido às necessidades de monitoramento rigoroso, freqüentemente se procede a uma sedação profunda na sala de cirurgia, apesar de que no setor de emergência e na UTI é aceitável se estiverem disponíveis os recursos adequados de pessoal (treinado para o reconhecimento e o tratamento de complicações, principalmente as que estão relacionadas à via aérea).

F. Durante a sedação/analgesia sistêmica dos procedimentos de qualquer nível, criar um registro para documentar:

1. Exame pré-procedimento imediato (incluindo revisão com observações de exame prévio, alergias, medicamentos e última refeição se após avaliação inicial).
2. Medida seriada de sinais vitais, resposta a estímulos, leitura de oximetria e quaisquer intervenções, o que é melhor fazer a cada 5 minutos.
3. Complicações, incluindo (mas não limitadas a) vômitos, perda de consciência ou de respiração, alterações de ritmo, erupções, dispnéia, agitação ou qualquer atividade involuntária.
4. Esclarecer o horário da medicação e as doses, incluindo a via de administração.
5. Tempo de recuperação, incluindo retorno a estado pré-procedimento ou funcionamento apropriado para a idade e capacidade de se sentar, andar (se permitido) e ingerir líquidos orais.

V. **Necessidades analgésicas especiais**

A. **Fraturas de costela/dor de parede torácica:**

1. As fraturas de costela estão na categoria das síndromes dolorosas severas; a analgesia pode levar a comprometimento pulmonar e pneumonia. Os opióides sistêmicos, principalmente por via de administração parenteral programada ou ACP/gotejamento contínuo, são eficazes na maioria dos pacientes.
2. Estes pacientes podem se beneficiar da **analgesia epidural contínua.**

a. Indicações: dor moderada a severa não controlada por opióides sistêmicos, naqueles com comprometimento pulmonar preexistente ou iminente.
b. Contra-indicações: coagulopatia, hipovolemia, fratura de coluna vertebral ou infecção da pele no local pretendido para a colocação, e laceração dural. A heparina de baixo peso molecular não deve ser empregada em pacientes com um cateter epidural devido ao risco aumentado de hematoma epidural.
c. Métodos: injeção seguida de infusão contínua de opióides (livre de preservativo, geralmente morfina ou fentanil) e anestésicos locais (lidocaína ou bupivacaína), isoladamente ou em conjunto. Estas medidas permitem um bom alívio da dor em doses inferiores devido à administração do fármaco perto do local ativo.
d. O sucesso é medido por alívio adequado da dor e melhora da mecânica pulmonar (ou preservação da quase normalidade naqueles sem dano). Quando é infundido um anestésico local, o nível de bloqueio da pele pode ser estimado por um exame de sensibilidade com agulha.
e. A duração da terapia depende da resposta clínica; geralmente, os cateteres são removidos após 3 a 5 dias (apesar de que são aceitáveis intervalos mais longos na ausência de complicações ou infecção). A maioria dos pacientes pode ser convertida para outros regimes sistêmicos dentro de 48 horas.
f. Os cateteres epidurais devem ser removidos imediatamente se surgirem sinais de infecção (eritema, secreção) ou se não funcionam mais adequadamente.
g. A depressão respiratória é rara se comparada a doses sistêmicas eqüipotentes, mas pode acontecer precocemente (minutos após a administração devido à absorção sistêmica) ou tardia (horas após a injeção devido à disseminação cranial).
h. O prurido é comum com opióides epidurais. Os anti-histamínicos ou os antagonistas opióides (em baixas doses) podem ser empregados para reverter o prurido pela administração de opióide epidural, com o segundo sendo freqüentemente adicionado em baixas doses à infusão.

3. Os bloqueios individuais de nervos intercostais (empregando bupivacaína a 0,25 até 0,5% com epinefrina) podem também ser eficazes em pacientes com três ou menos fraturas costais.
4. A administração pleural de um anestésico local (p. ex., bupivacaína 10-15 ml de uma solução a 0,25 até 0,5%) pode permitir um bom alívio da dor por 6 a 12 horas. Apesar de poder ser instilado através de um tubo de toracostomia, isto não é recomendável nas fases iniciais da conduta, pois o tubo deve ser pinçado por 20 a 30 minutos para permitir o contato com a pleura. Mais freqüentemente, um cateter de pequeno calibre pode ser colocado no espaço extrapleural durante um procedimento de tórax aberto e empregado no pós-operatório como uma via para a anestesia pleural.

B. Lesão de nervo

1. Qualquer traumatismo pode resultar em lesão direta de nervos.
2. Aqueles pacientes se queixando de dor descrita como em queimação, de natureza elétrica, ou aqueles pacientes com queixas de dor que parecem desproporcionais à magnitude da lesão traumática, podem apresentar lesão neuropática (dor de lesão de nervo).
3. A analgesia opióide isolada normalmente não é benéfica para tratamento de longo prazo. É comum o emprego de adjuvantes, incluindo antidepressivos e estabilizadores de membrana (medicação anticonvulsivante).
   a. Os antidepressivos cíclicos são melhores para aqueles com esta dor e distúrbio do sono, contando com a vantagem de seus efeitos sedativos. A amitriptilina (10-25 mg), a nortriptilina (25-50 mg) e a trazodona (25-50 mg) são os agentes comumente empregados. São geralmente iniciados ao leito, e a dose e a freqüência aumentadas de acordo com a resposta, empregando-se doses menores em idosos.
   b. Os antidepressivos inibidores seletivos da reabsorção de serotonina podem ser utilizados para outros sem distúrbio do sono (p. ex., fluoxetina 20 mg ou sertralina 50 mg uma vez ao dia inicialmente).
   c. A carbamazepina (100-200 mg três vezes a dia) e a dilantina (1 g inicialmente seguida de 100-200 mg duas vezes ao dia) também são úteis, ajustando-se a dose para cima de acordo com o necessário.

4. Freqüentemente, o aconselhamento de médicos que lidam com manejo avançado da dor é necessário para ajudar com o planejamento e a titulação analgésica. Os níveis sangüíneos destes diversos agentes geralmente não predizem o êxito. Monitorar para efeitos colaterais é necessário (p. ex., contagens sangüíneas e estudos de função hepática repetidos naqueles em uso de carbamazepina e ECG para pacientes idosos ou aqueles com anormalidades de condução em uso de antidepressivo cíclico).

C. **Terapia opióide de longo prazo**

1. Aqueles pacientes necessitando de múltiplos procedimentos cirúrgicos, ou aqueles com lesões ortopédicas extensas (fixadores externos, fraturas pélvicas) podem necessitar de terapia opióide por períodos extensos, com o desenvolvimento de tolerância opióide.
2. Os pacientes que estejam recebendo terapia opióide de forma regular por mais de duas semanas se encontram em risco de retirada se o opióide for interrompido abruptamente. Os agonistas/antagonistas opióides mistos ou parciais (p. ex., butorfanol, pentazocina, nalbufina) podem produzir retirada e devem ser evitados.
3. Os sinais de síndrome de opióide incluem hipertensão, taquicardia, lacrimejamento, salivação, piloereção e ansiedade.
4. A síndrome de opióide pode ser evitada assegurando-se de que a terapia opióide seja interrompida de acordo com uma escala de diminuição para o opióide de 20% a cada 24 a 48 horas.

Axiomas

- É melhor tratar a dor logo e continuamente; não solicitar a pacientes despertos que peçam por alívio.
- Os opióides endovenosos são a pedra angular da conduta na dor aguda severa. Os NSAIDs e o acetaminofeno são acessórios úteis em dor moderada a severa, e freqüentemente adequados nas síndromes dolorosas leves a moderadas. A morfina é barata e previsível, enquanto o fentanil oferece efeitos hemodinâmicos limitados a um custo maior (apesar de ainda relativamente baixo) e uma duração de ação mais curta.
- Os analgésicos intramusculares devem ser evitados.
- Os regimes analgésicos devem ser elaborados para cada indivíduo, com variações de 5 a 10 vezes em pacientes isentos de opióides e mesmo mais elevadas naqueles em uso crônico destes fármacos ou outros sedativos.
- A dose ideal de opióide é a que cria analgesia sem sedação ou efeito hemodinâmico excessivos, com doses máximas baseadas nos efeitos colaterais mais do que em quantidades absolutas. Trocar de opióide antes da titulação adequada oferece pouco benefício.
- Ao fornecer sedação para procedimento e analgesia sistêmica, observar a presença de efeitos excessivos (principalmente a atividade respiratória e os reflexos de proteção); os equívocos geralmente estão relacionados à impossibilidade de procurar, identificar ou tratar rapidamente a sedação excessiva.

Bibliografia

Acute pain management: operative or medical procedures and trauma. Rockville, MD: US Department of Health and Human Services, Agency for Health Care Policy and Research, February 1992.

Chudnofsky CR, Wright SW, Dronen SC, et al. The safety of fentanyl use in the emergency department. *Ann Emerg Med* 1989;18:635-639.

Grabinski PY, Kaiko RF, Rogers AG, et al. Plasma levels and analgesia following deltoid and gluteal injections of methadone and morphine. *J Clin Pharmacol* 1983;23:48-55.

Onghena P, Van Houdenhove B. Antidepressant-induced analgesia in chronic non-malignant pain: a meta-analysis of 39 placebo-controlled studies. *Pain* 1992;49:205-219.

Ward KR, Yealy DM. Systemic analgesia and sedation in managing orthopedic emergencies. *Emerg Med Clin North Am* 2000;18:141-166.

42. HIPOTERMIA, LESÃO POR FRIO E AFOGAMENTO

Samuel A. Tisherman

I. **Introdução. Hipotermia,** definida como uma temperatura corporal < 35°C, ocorre em metade das vítimas de grande traumatismo. Está associada à morbidade e mortalidade significativamente elevadas. A **hipotermia em pacientes traumatizados,** secundária à lesão, choque, reanimação hídrica, anestesia, e intoxicação por álcool ou drogas, deve ser diferenciada da **hipotermia de exposição** secundária a condições médicas (p. ex., insuficiência tireóidea ou adrenal, intoxicação alcoólica). Sem controle, a hipotermia acidental nestas situações deve também ser diferenciada de hipotermia controlada, terapêutica (como a empregada em cirurgia cardíaca e em tratamento de lesão neurológica) com indução de poiquilotermia e prevenção de calafrios.

A. **Classificação de hipotermia.** A severidade da hipotermia é classificada essencialmente na temperatura central do paciente:

Leve: de 32°C a 35°C – as diferenças fisiológicas são sutis.

Moderada: de 28°C a 32° – Os sinais e sintomas estão presentes, mas são variáveis.

Severa: abaixo de 28° – alterações do sistema nervoso central (SNC) e hemodinâmicas iminentes ou presentes (freqüentemente extremas).

B. **A temperatura central deve ser medida,** o que requer sondas especiais que meçam baixas temperaturas. Termistores (transdutores de temperatura) retal, de cateter vesical, venoso central e esofagiano oferecem os melhores dados de temperatura. As sondas retais são as preferidas devido à segurança e à introdução fácil.

II. **Fisiologia da hipotermia**

A. **A manutenção da temperatura** dentro de uma variação estreita, apesar das temperaturas ambientais variarem amplamente, é importante para os animais homeotérmicos (de sangue quente), como os seres humanos. A resposta normal ao ambiente frio é a minimização da perda de calor e o aumento da produção de calor simultâneos.

1. **A perda de calor** ocorre por radiação, condução, convecção e evaporação. Os pacientes hipotérmicos podem minimizar a perda de calor com respostas comportamentais (deslocar-se para um ambiente mais quente), usar roupas quentes e a vasoconstrição cutânea.

2. **O aumento da atividade física, tremor, o aumento da ingesta alimentar, e a termogênese sem calafrios podem aumentar a produção de calor.** Os tremores e calafrios provocam um aumento do consumo de oxigênio para o qual o paciente pode não ser capaz de compensar fisiologicamente, a vasodilatação pode provocar mais perda de calor e acidose metabólica. A necessidade de tratamento farmacológico (bloqueio neuromuscular) dos calafrios é controversa.

B. **Efeitos clínicos da hipotermia.** Uma progressão de alterações ocorre em todos os parâmetros fisiológicos com a diminuição da temperatura, com achados sutis e inconsistentes observados na hipotermia leve e anormalidades mais previsíveis observadas na hipotermia severa.

1. **Metabólicos.** O corpo inicialmente tenta conservar o calor corporal com o aumento da atividade metabólica e calafrios na hipotermia leve, o que pode provocar uma acidose metabólica. Estas respostas são perdidas se a hipotermia progredir, com uma diminuição eventual do metabolismo, o que pode ser fator de proteção.

2. **Respiratórios.** Inicialmente, pode se observar taquipnéia; com o resfriamento continuado, entretanto, a freqüência respiratória diminui, levando eventualmente à apnéia. A oxigenação arterial geralmente está mantida, mas a oxigenação tecidual pode estar prejudicada devido à vasoconstrição intensa e ao desvio para a esquerda na curva de dissociação da hemoglobina. A hipotermia altera o pH arterial, a PCO_2 e a PO_2, levando alguns a sugerir a correção dos valores dos gases sangüíneos para a temperatura do paciente antes de tratar, o que é desnecessário porque as determinações de gases sangüíneos são realizadas com a amostra aquecida a 37°C; além disso, **o uso dos valores "corrigidos" não foi comprovadamente benéfico.**

3. **Hemodinâmicos.** A taquicardia é comum na hipotermia inicial ou leve, mas observa-se bradicardia na hipotermia mais severa. Ao ECG, intervalos PR, QRS e QT prolongados; ondas J (de Osborn); bradicardia sinusal; *flutter* ou fibrilação atrial; e disritmias ventriculares podem ser observados na hipotermia moderada a severa. Abaixo de 28°C há um grande risco de fibrilação ventricular (FV), bloqueio cardíaco ou assistolia. Os pulsos freqüentemente não são palpáveis devido à vasoconstrição, mesmo se a função cardíaca continuar e a perfusão tecidual for adequada para aquele nível de temperatura. Além das alterações do ritmo cardíaco, ocorre vasodilatação e calafrios com a hipotermia inicial, provocando mais perda de calor e predispondo o paciente à hipotensão. Ocorre vasoconstrição com a diminuição da temperatura.
4. **Neurológicos.** As alterações na hipotermia leve a moderada são muitas vezes semelhantes a sinais de lesão fechada de crânio (p. ex., apatia, confusão, perda de coordenação). Apesar disso, não atribuir um sensório anormal em um paciente traumatizado em risco para hipotermia somente à hipotermia; considerar lesões fechadas de crânio, hipovolemia e intoxicação por álcool ou drogas. Na hipotermia severa, ocorre o coma, freqüentemente com silêncio eletroencefalográfico, apesar de a recuperação neurológica normal ainda ser possível.
5. **Coagulação.** A hipotermia apresenta efeitos importantes nos parâmetros de coagulação. Um dos achados mais freqüentes é uma trombocitopenia provocada por seqüestro plaquetário, o que se complica ainda mais na função plaquetária anormal, levando a tempos de sangramento prolongados. O dano da cascata de coagulação ocorre secundário à diminuição da função enzimática. Também pode ocorrer o aumento da atividade fibrinolítica plasmática.
6. **Renal.** A hipotermia diminui a capacidade do rim reabsorver líquido e eletrólitos. Conseqüentemente, ocorre com freqüência uma diurese "fria" inadequada, aumentando ainda mais o risco de hipotensão. Se a temperatura diminui ainda mais, o débito urinário diminui. Conseqüentemente, o débito urinário tem uma utilidade limitada como marcador de perfusão adequada de órgãos.

III. **A hipotermia no traumatismo**

A. **Predisposição à hipotermia.** Em pacientes traumatizados, a incidência e a severidade da hipotermia se correlacionam diretamente com a severidade da lesão. Entre 21 e 50% dos pacientes severamente traumatizados se tornam hipotérmicos. Os fatores predisponentes incluem:

1. **Exposição** em campo com roupas inadequadas ou molhadas.
2. **Perda de sangue** e choque.
3. **Os tratamentos comuns padronizados,** incluindo a remoção de todas as roupas, infusão rápida de líquidos frios e abertura de cavidades corporais.
4. Capacidade **limitada de produção de calor** provocada por lesão e choque; agentes analgésicos, sedativos e anestésicos; ou álcool e outras drogas tomadas pelo paciente. A anestesia geral pode diminuir a produção de calor em 20%.

B. **Os estudos clínicos** mostraram com freqüência uma mortalidade mais elevada em pacientes traumatizados que se tornam hipotérmicos. A hipotermia pode contribuir para complicações ou simplesmente ser um marcador de lesão severa. Como resultado de traumatismo severo e tentativas de reanimação, o paciente com freqüência está hipotérmico, coagulopático e acidótico. A laparotomia abreviada de "controle de dano" (controle rápido de sangramento arterial ativo, rápido controle de contaminação, compressão do abdome, reaquecimento na unidade de tratamento intensivo [UTI], e adiamento de procedimentos definitivos) tem sido empregada com êxito para quebrar o ciclo de sangramento, transfusão, piora da coagulopatia, piora da hipotermia e mais sangramento.

C. **Os estudos em animais** demonstraram um papel protetor para a hipotermia **controlada** durante o choque hemorrágico. Teoricamente, a hipotermia pode proteger órgãos que estejam isquêmicos ou sejam vulneráveis à isquemia (principalmente o cérebro e o coração) e melhora o resultado final. Os mecanismos dos efeitos benéficos da hipotermia incluem diminuição das demandas metabólicas e outros efeitos mal compreendidos. Baseando-se no conhecimento atual dos efeitos da hipotermia **não planejada,** é recomendável o reaquecimento rápido de pacientes traumatizados, principalmente se são coagulopatas. São necessários estudos adicionais no que diz respeito à hipotermia terapêutica.

IV. Tratamento

A. **Prevenção.** A conscientização sobre o potencial para a hipotermia em pacientes traumatizados é muito importante. Iniciar medidas para evitar a hipotermia em campo e continuar no setor de emergência (SE), na sala de cirurgia (SC) e na UTI. Incluem:

1. **Aquecer o ambiente** no veículo de transporte, SE, SC e UTI. A temperatura ambiente é um determinante importante de perda de calor porque ela dita a taxa de perda de calor por radiação, convecção e a evaporação da pele e dos locais de cirurgia.
2. Empregar **oxigênio quente, umidificado.**
3. **Infusão de** líquidos e sangue **aquecidos endovenosos** (e.v.).
4. **Minimização de exposição.** Luzes de calor radiante podem ajudar.
5. **Aplicação de cobertor aquecedor** ou outro dispositivo de conservação de calor.

B. **Tratamento padrão:** inicia com esforços-padrão de reanimação (Quadro 42.1 e Fig. 42.1).

1. **Via aérea e respiração.** Os pacientes que conservam uma via aérea patente e apresentam alguma ventilação espontânea geralmente não necessitam de intubação urgente. Entretanto, a intubação endotraqueal está indicada para o paciente apnéico ou que perdeu seus reflexos de proteção.
2. **Circulação.** Iniciar compressões torácicas externas em todos os pacientes em FV ou assistolia. Se um paciente severamente hipotérmico não apresenta pulso, porém está respirando espontaneamente e apresenta evidência de um ritmo cardíaco organizado ao ECG, o débito cardíaco deve ser suficiente para manter a viabilidade de órgãos vitais. Nestes pacientes e naqueles com pulso, mas com hipotensão ou evidência de disfunção de órgão final, o tratamento primário envolve a infusão

Quadro 42.1 Tratamento da hipotermia

Manejar o paciente com suavidade
Evitar mais perda de calor
Avaliar:
– Via aérea
– Respiração
– Circulação
Para o paciente em coma, considerar tratamentos empíricos:
– D50
– Naloxona
– Tiamina
Opções
– Reaquecimento externo passivo
– Cobertor insulante
– Reaquecimento externo ativo
– Cobertores aquecedores (Bair Hugger)
– Lâmpadas aquecedoras
– Imersão
– Reaquecimento interno ativo
– Líquidos endovenosos aquecidos
– Oxigênio aquecido e úmido
– Lavagem gástrica, colônica e vesical
– Lavagem peritoneal, pleural, mediastinal
– Reaquecimento arteriovenoso contínuo
– Hemodiálise
– *Bypass* cardiopulmonar

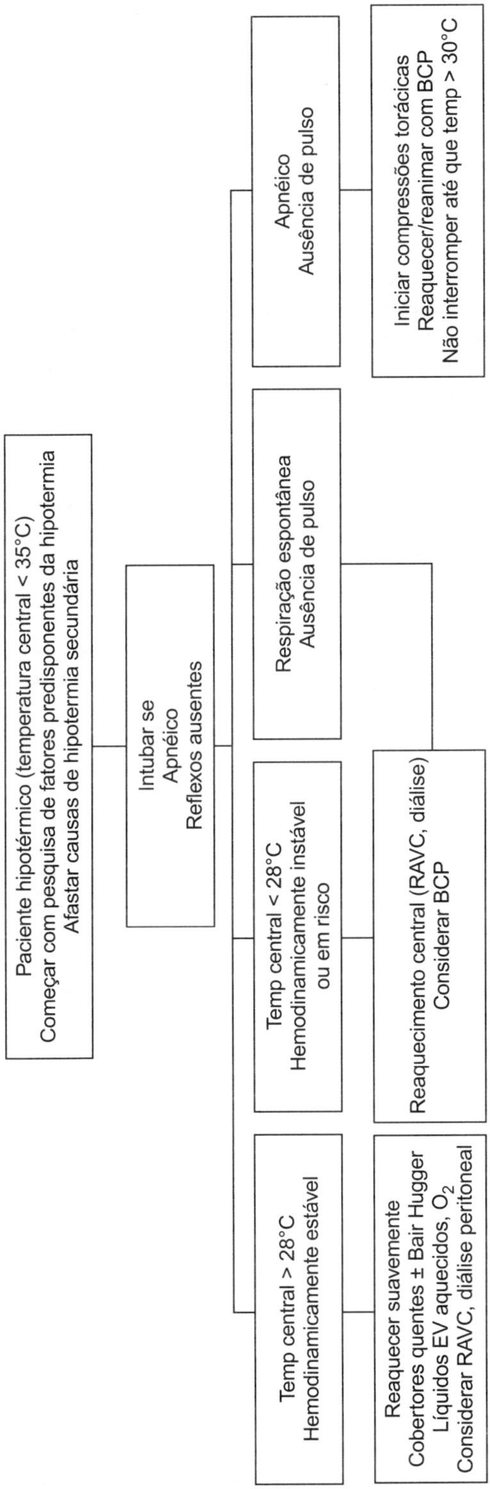

FIG. 42.1. Conduta para o paciente hipotérmico. RAVC = reaquecimento arteriovenoso central; BCP = *bypass* cardiopulmonar.

de soluções cristalóides e de sangue aquecidos (39°C a 40°C) junto com reaquecimento rápido. Para os pacientes severamente hipotérmicos em FV, tentar até três contrachoques elétricos. Se houver êxito, o paciente deve receber reanimação cardiopulmonar em curso e ser aquecido antes de novas tentativas de desfibrilação. Para melhorar as chances de êxito na desfibrilação nestas temperaturas, pensa-se que o bretílio seja mais eficaz do que a lidocaína. A hipovolemia, provocada por vazamento capilar, "diurese fria", e lesões deve ser corrigida.

3. **Neurológicos.** Procurar outras causas de coma, principalmente aquelas facilmente revertidas (p. ex., trauma de crânio, hipoglicemia, anormalidades eletrolíticas, overdose de tóxico) e tratar utilizando dextrose a 50%, naloxona, flumazenil ou tiamina, o que for mais adequado. Além disso, fornecer imobilização de coluna vertebral se existir qualquer risco de lesão de tronco ou crânio.

C. **Procedimentos, manejo do paciente e FV.** Se a temperatura diminuir para 28°C ou abaixo, o risco de **FV espontânea** aumenta. O risco pode aumentar com estímulos físicos, apesar de não ter sido comprovada uma relação causal. Parece ser prudente **manejar suavemente todos os pacientes com hipotermia moderada a severa.** Realizar apenas os procedimentos absolutamente necessários. Por outro lado, **não evitar a intubação em pacientes apnéicos ou naqueles incapazes de manter a patência da via aérea,** porém realizá-la com cuidado. O bretílio profilático e a anestesia tópica podem ser considerados, mas são de benefício incerto. Devido ao risco de precipitar uma FV, evitar sondas naso- e orogástricas, cateteres vesicais urinários, cânulas venosas centrais, e reposicionamento físico dramático ou movimento do paciente com hipotermia severa até que a temperatura central aumente para níveis de hipotermia leve a moderada. Os pacientes com hipotermia leve apresentam um risco negligenciável de FV e devem receber procedimentos e transporte do modo comum.

D. **Terapia medicamentosa.** Evitar medicamentos não essenciais em pacientes hipotérmicos devido ao metabolismo imprevisível, que pode levar à toxicidade enquanto o paciente é reaquecido.

E. **Sinais de irreversibilidade.** Os pacientes hipotérmicos podem parecer mortos. Não obstante, deve-se iniciar esforços de reanimação e persistir até que a hipotermia moderada a severa seja completamente revertida (isto é, quando o paciente estiver quase normotérmico). As únicas exceções são para aqueles pacientes que sofreram outras lesões incompatíveis com a vida ou quando a hipotermia é o resultado natural do estado poiquilotérmico criado com parada cardíaca prolongada em pacientes inicialmente normotérmicos. Os parâmetros metabólicos iniciais (p. ex., um pH < 6,8 ou um potássio > 7,0 mEq/l) são marcadores **relativos** de irreversibilidade.

V. **Reaquecimento.** Em pacientes traumatizados hipotérmicos, após a pesquisa primária ter sido completada e o ABC (*airway, breathing, circulation* – via aérea, respiração, circulação) ter sido instituído, iniciar o reaquecimento. As taxas médias de aquecimento das técnicas de reaquecimento comumente empregadas estão listadas no Quadro 42.2.

A. **Hipotermia leve (32°C a 35°C).** Tratar os pacientes com **hipotermia leve** com métodos passivos e externos de reaquecimento (p. ex., insulação com cobertores), ou reaquecimento ativo e externo como cobertores aquecedores ou aquecedores de ar convectores (Bair Hugger, Augustine Medical, Inc., Eden Prairie, MN).

Quadro 42.2 Taxas de reaquecimento

Reaquecimento externo passivo	0,5°C a 2°C/hora
Calafrios	3°C a 4°C/hora
O_2 aquecido	1°C a 2,5°C/hora
Lavagem/diálise peritoneal	1°C a 2,5°C/hora
Reaquecimeneto arteriovenoso contínuo	2°C a 3°C/hora
Bypass cardiopulmonar	10°C/hora

B. Hipotermia moderada (28°C a 32°C). O reaquecimento isolado de pacientes moderada a severamente hipotérmicos pode levar a uma "queda posterior", uma diminuição da temperatura central parcialmente provocada por sangue periférico fluindo para o centro com a ocorrência de vasodilatação periférica. Os pacientes com **hipotermia moderada** necessitam de métodos de reaquecimento interno mais ativo (p. ex., líquidos e.v. aquecidos e gás inspirado aquecido). A lavagem gástrica, de cólon ou vesical; a lavagem peritoneal, pleural ou mediastinal; ou a hemodiálise podem estar indicadas. Descreveu-se recentemente o reaquecimento arteriovenoso contínuo para utilização em pacientes hipotérmicos. O circuito extracorpóreo com heparina com um dispositivo de aquecimento de contracorrente é atado às cânulas colocadas na artéria e na veia femorais. O reaquecimento venovenoso também pode ser empregado de maneira semelhante, adicionando-se uma bomba rolante.

C. Hipotermia severa (< 28°C). O paciente **severamente hipotérmico** se encontra em risco muito elevado de parada cardíaca, principalmente se estiverem presentes disritmias. O emprego de *bypass* cardiopulmonar (BCP), iniciado por via dos vasos femorais ou o tórax, é o tratamento de escolha porque o BCP é o método de reaquecimento mais eficiente e seu benefício adicional é que pode sustentar a circulação no caso de parada cardíaca. Se a hemodinâmica estiver adequada e as disritmias não tiverem ocorrido, o reaquecimento interno ativo pode ser apropriado se o BCP estiver disponível no caso da condição do paciente se deteriorar.

VI. Situações especiais

A. Hipotermia de exposição (sem traumatismo) provoca 100.000 mortes ao redor do mundo a cada ano. Para aumentar a sobrevida é essencial *(a)* identificar pacientes que estão sob risco; *(b)* identificar com precisão a condição empregando medidas de temperatura central; e *(c)* iniciar a terapia adequada logo.

1. **Fatores de risco**
   a. Idades extremas (idosos e neonatos/crianças pequenas).
   b. Álcool, sedativo, ou droga ilícita.
   c. Doença ou lesão neurológica concomitante, principalmente derrame e lesões de medula espinhal.
   d. Rompimento dérmico, incluindo queimaduras.
   e. Certos medicamentos, incluindo bloqueadores adrenérgicos, antipsicóticos e antidepressivos.
   f. Doenças endócrinas (p. ex., hipotireoidismo e hipoadrenalismo).
   g. Submersão ou imersão.
2. **A causa da hipotermia pode não ser somente por exposição.** As pistas clínicas da presença de uma causa subjacente de hipotermia incluem ausência de bradicardia; incapacidade de aumentar a temperatura com medidas de rotina; estado mental anormal, estupor ou coma após reaquecimento a menos de 32°C na ausência de traumatismo de cabeça ou um período de parada cardíaca.

B. Afogamento, definido como sufocação por imersão em um meio líquido, é uma causa comum de morte acidental, principalmente em crianças. Os fatores de risco para afogamento e quase afogamento (submersão com recuperação) incluem hipotermia, incapacidade de nadar, acidentes de mergulho, ingestão de álcool e drogas, e exaustão. A submersão leva rapidamente à hipotermia.

1. **A insuficiência pulmonar** é comum após afogamento, a menos que a aspiração seja evitada por laringoespasmo, o que ocorre em 10 a 20% das vítimas. A aspiração de água fresca provoca dano pulmonar devido à lavagem de surfactante e mecanismos reflexos que provocam aumento da resistência da via aérea. A aspiração de água salgada provoca dano pulmonar por um gradiente osmótico levando a desvios de líquido ricos em proteína para dentro dos alvéolos. Os desvios líquidos provocados por ambos os tipos de aspiração geralmente não provocam desequilíbrio eletrolítico sérico significativo. Os contaminantes da água se somam ao dano por qualquer dos tipos de aspiração.
2. **O dano cerebral** provocado pela hipoxia cerebral ocorre em 12 a 27% dos sobreviventes. A baixa temperatura da água pode diminuir a temperatura cerebral a níveis protetores antes que ocorra a parada cardíaca. Nenhuma terapia auxiliar mostrou-se eficaz.

3. **As lesões de coluna cervical** por acidentes de mergulho são comuns e devem ser pesquisadas.
4. **O choque** não é freqüente no quase afogamento e sua presença deve levar a pesquisar outras causas.
5. **O tratamento** se baseia no ABC clássico. Dar atenção à possível necessidade de suporte ventilatório, mesmo se o estudo radiológico inicial do tórax for normal. Não existe nenhum papel para antibióticos ou esteróides profiláticos.
6. **As vítimas de submersão fria** podem parecer mortas. Se o paciente foi imerso por menos de 1 hora, os esforços de reanimação estão indicados, pelo menos até que a temperatura central atinja mais de 30°C.

C. **Congelamento**

1. **Fisiopatologia.** A complicação local de hipotermia para os órgãos externos (dedos, apêndices como o nariz ou a orelha) é denominada **congelamento.** O congelamento envolve o congelamento tecidual e a oclusão microvascular levando à isquemia e morte celulares. A extensão de lesão tecidual varia de hiperemia e edema até a formação de vesícula, e até necrose de toda a espessura.
2. **Tratamento.** Limitar a exposição ao frio é a melhor maneira de minimizar a progressão da lesão. Reaquecer rapidamente as extremidades atingidas imergindo-as em água quente (38°C a 41°C). Elevar a extremidade para minimizar o edema e administrar toxóide tetânico. Pode ser necessária a escarotomia se ocorrer comprometimento vascular. Adiar o debridamento cirúrgico ou a amputação até que uma demarcação clara ocorra, a menos que intervenha uma septicemia do ferimento.

Axiomas

- Todos os pacientes traumatizados apresentam risco para desenvolver hipotermia na cena de ocorrência, no SE, na SC ou na UTI. A temperatura central deve ser registrada no início. A hipotermia freqüentemente requer que se empregue um termômetro de baixa leitura.
- A prevenção de hipotermia secundária durante a reanimação é importante. Empregar líquidos aquecidos e cobertores, remover roupas molhadas, e assegurar um tratamento aquecido na sala são importantes no manejo de todos os pacientes traumatizados.
- Pacientes moderada e severamente hipotérmicos necessitam de reaquecimento central ativo.
- Os pacientes severamente hipotérmicos podem se apresentar em parada cardíaca. A menos que lesões óbvias incompatíveis com a vida estejam presentes, os pacientes não devem ser declarados mortos até que tenham sido aquecidos.

Bibliografia

Gentilello LM, Jurkovich GJ, Stark MS, et al. Is hypothermia in the victim of major trauma protective or harmful? *Ann Surg* 1997;226:439-447.

Gregory JS, Flancbaum L, Townsend MC, et al. Incidence and timing of hypothermia in trauma patients undergoing operations. *J Trauma* 1991;31:795-800.

Jurkovich GJ, Greiser WB, Luterman A, et al. Hypothermia in trauma victims: an ominous predictor of survival. *J Trauma* 1987;27:1019-1024.

Luna GK, Maier RV, Pavlin EG, et al. Incidence and effect of hypothermia in seriously injured patients. *J Trauma* 1987;27:1014-1018.

Splittgerber FH, Talbert JG, Sweezer WP, et al. Partial cardiopulmonary bypass for core rewarming in profound accidental hypothermia. *Am Surg* 1986;52:407-412.

Steinemann S, Shackford SR, Davis JW. Implications of admission hypothermia in trauma patients. *J Trauma* 1990;30:200-202.

Takasu A, Carrillo P, Stezoski SW, et al. Mild or moderate hypothermia, but not increased oxygen breathing, prolongs survival during lethal uncontrolled hemorrhagic shock in rats, with measurement of visceral dysoxia. *Crit Care Med* 1999;27:1557-1564.

Tisherman SA, Safar P, Rodriguez A. Therapeutic hypothermia in traumatology. *Surg Clin North Am* 1999;79:1269-1289.

43. TRANSFUSÃO SANGÜÍNEA E COMPLICAÇÕES

Ajai K. Malhortra, Heidi L. Frankel e C. William Schwab

I. Indicações para transfusão no paciente traumatizado

- Restauração de volume sangüíneo circulante e capacidade de carreamento de oxigênio.
- Correção das anormalidades da coagulação.
- O sangue total é coletado com anticoagulante e então separado em componentes. A terapia de componente é utilizada para maximizar os recursos.

A. **Papa de hemácias.** O volume sangüíneo normal é de 7 a 8% do peso corporal ideal (70-80 ml/kg). O hematócrito normal (Ht) é de 42 a 48%, correspondendo a uma hemoglobina (Hb) de 14 a 16 g/dl.

1. A perda aguda de sangue geralmente requer transfusão para choque graus III ou IV, ou se o paciente apresenta uma perda sangüínea em curso.
2. A idade e a condição geral do paciente determinam o ponto final de Hb-Ht da reanimação. Uma Hb de 6 g/dl (Ht 18 a 21%) geralmente é bem tolerada pelo paciente jovem com lesão de um único sistema. Entretanto, pacientes que apresentam doença arterial coronária estão sob estresse severo, ou apresentam múltiplas lesões, uma Hb de 10 a 12 g/dl (Ht 30% a 35%) pode ser necessária para manter uma oferta adequada de oxigênio e não aumentar o trabalho cardíaco. Por outro lado, estudos recentes sugerem que uma Hb abaixo de 10 a 12 g/dl pode ser tolerada, mesmo em pacientes criticamente enfermos sem aumento da mortalidade. Em um paciente hemodinamicamente estável, 1 U de papa de hemácias aumentará a Hb em ~1 g/dl e o Ht em 2 a 4%.
3. **Administração**

   a. **Tipagem sangüínea e prova cruzada de sangue.** A tipagem sangüínea identifica os antígenos ABO e Rh da superfície da hemácia e despista para anticorpos de outros antígenos de superfície. A prova cruzada envolve misturar plasma do paciente com hemácias de doador para diminuir o risco de uma reação de transfusão por anticorpos não detectados. A tipagem sangüínea requer 5 a 10 minutos, e toda a prova cruzada requer 20 a 30 minutos. Assim, para situações emergentes, ter 2 a 6 U de sangue de **doador universal (O)** disponível imediatamente dentro da área de reanimação em todos os centros de traumatismo no momento da chegada do paciente. (Administrar sangue O negativo em mulheres em idade reprodutiva.) À chegada do paciente, retirar uma amostra de sangue (de preferência antes de se administrar grandes quantidades de sangue tipo O), rotulá-la e enviá-la ao banco de sangue para processamento. Em situações menos urgentes, pode ser administrado sangue tipo-específico antes que o sangue com prova cruzada completa esteja disponível.

   (1) Se não forem necessários os componentes sangüíneos, pode-se realizar um *type and hold* (tipar e conservar) para que o tipo sangüíneo seja conhecido, mas o trabalho e o custo de prova cruzada são evitados.

   (2) Se for necessária uma transfusão maciça, solicitar várias unidades de plaquetas e plasma fresco-congelado, assim como 10 a 20 U de papa de hemácias estejam preparados e entregues rapidamente. Se forem oferecidas > 4 U de sangue O para um paciente com um tipo sangüíneo não O, repetir a prova cruzada antes da transfusão com o sangue do tipo original (a menos que a alteração tenha envolvido apenas a incompatibilidade Rh).

   b. **Infusão.** As papas de hemácias são reconstituídas com solução isotônica sem glicose (caracteristicamente soro fisiológico normal) ou podem ser administradas não diluídas através de sistemas de infusão rápida com tecnologia de aquecimento na linha. A mistura com solução fisiológica diminui a viscosidade, e aquece o sangue (Fig. 43.1). Não aquecer em microondas.

B. **Plaquetas.** A contagem normal de plaquetas é de 150.000 a 500.000/mm^3. Em pacientes não traumatizados, o sangramento espontâneo ocorre com contagens de plaquetas < 20.000/mm^3. Em um paciente traumatizado, principalmente com evidência de sangramento em curso, manter a contagem de plaquetas acima de 50.000/mm^3. **O tempo de sangramento** mede a interação das plaquetas com

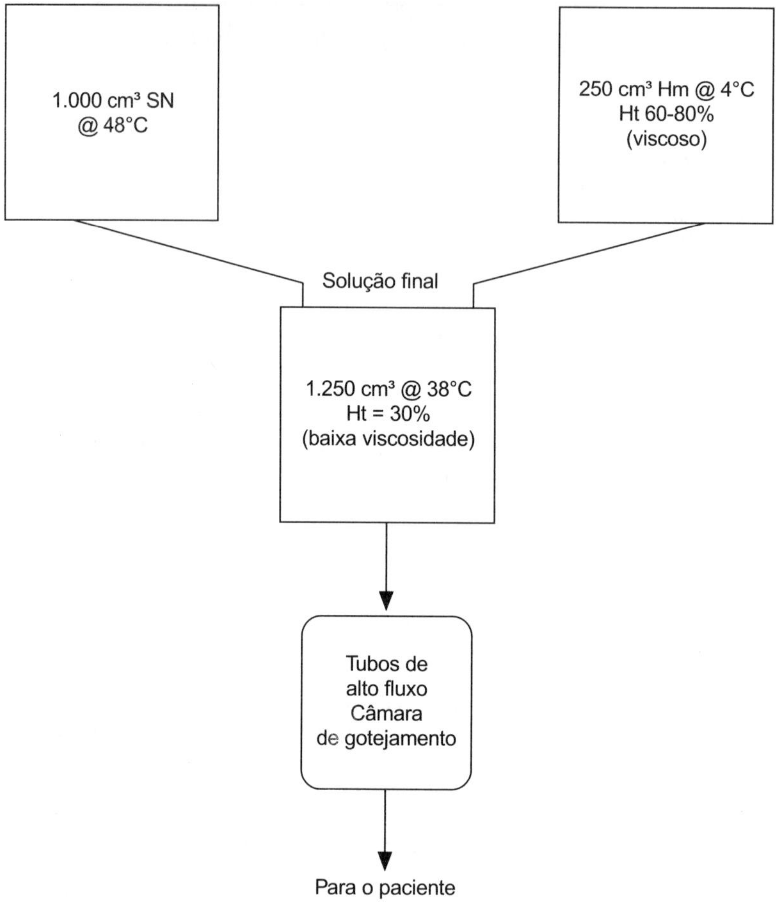

FIG. 43.1. Mistura de hemácias (Hm) e solução salina aquecida.

o vaso danificado para formar o tampão inicial (normal < 5 minutos – método de Ivy). O tempo de sangramento anormal geralmente é provocado por diminuição da contagem (trombocitopenia) ou da função (trombocitopatia) das plaquetas.

1. A causa mais comum de sangramento não cirúrgico no paciente traumatizado é a trombocitopenia dilucional. Uma relação linear invertida existe entre o número de unidades de papa de hemácias infundidas e a contagem de plaquetas. Dos pacientes, 50% apresentam contagens de plaquetas < 50.000/mm^3 após transfusão de dois volumes sangüíneos de papa de hemácias (20 U de papa de hemácias). A heparina também pode provocar trombocitopenia.
2. A trombocitopatia pode ser observada em pacientes que estão hipotérmicos, hipocalcêmicos, em insuficiência renal ou estão sob certos medicamentos (aspirina, antiinflamatórios não-esteróides). A trombocitopatia provocada por hipotermia não é corrigida com transfusão de plaquetas.
3. As plaquetas são armazenadas a 4°C. Uma unidade de plaquetas aumenta a contagem de plaquetas em 5.000 a 10.000/mm^3 e contém ~70 mL de plasma.

4. **Indicações para a transfusão:**
   - Contagem de plaquetas < 20.000/mm³.
   - Transfusão maciça, principalmente após 15 U de papa de hemácias.
   - Contagem de plaquetas < 50.000/mm³ em pacientes em risco elevado para hemorragia (p. ex., lesão de víscera sólida [fígado, baço]) com manejo não cirúrgico ou grande fratura pélvica; ou em pacientes nos quais as conseqüências da hemorragia serão desastrosas (p. ex., hemorragia intracraniana).
   - Evidência de alteração da função plaquetária (p. ex., aumento do tempo de sangramento).

   a. Não se demonstrou que a administração profilática de plaquetas diminua as necessidades de transfusão no paciente multitransfundido; entretanto, a hemostasia com freqüência não é possível uma vez que se desenvolva sangramento microvascular.

C. **Os fatores de coagulação** geralmente são transfundidos como **plasma fresco congelado** (**PFC** – fornece a maioria dos fatores), e **crioprecipitado** (fornece fibrinogênio, fatores VIII e XIII, e fator de von Willebrand). Os testes de coagulação comumente empregados são o tempo de protrombina (**TP** – mede o sistema extrínseco: normal 10-14 segundos), e o tempo parcial de tromboplastina (**TPT** – mede o sistema intrínseco: normal 25-37 segundos). Os níveis de fatores individuais (exceto fibrinogênio) no plasma são medidos em unidades de atividade, o que é comparado com a atividade em plasma normalmente oferecido. O resultado é expresso como porcentagem de atividade normal. O fibrinogênio é medido em miligramas/100 ml de plasma (normal 150-350 mg/100 ml de plasma). O objetivo é ter níveis adequados de fatores para fornecer uma hemostasia normal, o que geralmente requer atividade de fator de > 50% do normal. Em situações com risco de vida, a atividade de fator de até 80% do normal pode ser necessária.

1. A coagulopatia pode se apresentar como hematúria, escape do campo cirúrgico ou locais de punção venosa, e sangramento de mucosa.
2. A coagulopatia pode resultar de perda em curso (por consumo ou sangramento) de fatores de coagulação, ou disfunção da cascata de coagulação em um ambiente hipotérmico. Os testes de coagulação feitos a 37°C subestimarão a coagulopatia provocada por hipotermia, que não pode ser corrigida por transfusão. É melhor prevenir a hipotermia em um paciente traumatizado e, se ela se desenvolve, revertê-la o mais rápido possível.
3. O prolongamento do TP, devido à diluição e a labilidade dos fatores V e VIII em sangue estocado, ocorre em 70% dos pacientes após uma transfusão de 10 U de papa de hemácias e em quase 100% após 12 U.
4. Transfusão de **PFC**

   a. O PFC é produzido separando-se o plasma do sangue total fresco e congelando-o rapidamente. O PFC requer 20 a 40 minutos para descongelar; portanto, para evitar o desenvolvimento de coagulopatia, prever as necessidades de PFC.

   b. **Dose.** No paciente com coagulopatia, administrar inicialmente 10 a 15 ml/kg de PFC, seguido por avaliação repetida dos parâmetros de coagulação.

   c. **Indicações para transfusão:**
      - Sangramento em curso provocado por coagulopatia (documentada ou presumida).
      - Prolongamento de TP ou TPT frente a uma hemorragia intracraniana, grande fratura pélvica ou lesão de víscera sólida.
      - Necessidade esperada de transfusão > 10 a 15 U de PFC.

5. Transfusão do **crioprecipitado**

   a. Removendo o precipitado, e adicionando 10 ml de plasma. É rico em fibrinogênio (pelo menos 150 mg), fatores VIII e XIII e fator de von Willebrand.

   b. **Indicação para transfusão:**
   - Hipofibrinogenemia, (< 100 mg/100 ml), freqüentemente observada em transfusões maciças.
   - Tratamento da doença de von Willebrand.

II. **Transfusão maciça (TM)**

A. **Definição.** Transfusão de pelo menos um volume de sangue (5 l de sangue total ou 10 U de papa de hemácias para um homem de 70 kg) em 24 horas. Com os dispositivos de transfusão rápida e os progressos em estocagem de sangue, pode-se transfundir com segurança várias vezes o volume de sangue do paciente.

B. Devido às propriedades matemáticas da hemodiluição, uma transfusão de um volume de sangue substitui 70 a 75% do sangue original do paciente; uma transfusão de dois volumes substitui 90% do sangue original do paciente.

C. A identificação precoce do paciente que pode necessitar de TM é importante porque permite a melhor utilização dos recursos, a alteração das estratégias de reanimação e a identificação e o tratamento das complicações de uma TM. As lesões comuns requerendo TM são a lesão hepática de alto grau, lesão vascular do tronco (p. ex., de ferimento PAF), a fratura pélvica instável, ou múltiplas lesões contundentes intra e extracavitárias.

D. **Resultado.** De maneira geral, o resultado piora pelo seguinte: doença preexistente (principalmente cirrose), idade avançada, hipotermia, lesão fechada de cabeça, coagulopatia, choque prolongado e, até recentemente, um mecanismo contundente de lesão. Pacientes traumatizados com lesões contundentes e penetrantes que requerem TM agora apresentam taxas de sobrevivência comparáveis (50%). Atualmente, os pacientes de trauma penetrante necessitam de TM com mais freqüência do que os pacientes de trauma contuso. O resultado em pacientes necessitando de TM é melhorado encurtando-se o tempo pré-hospitalar, minimizando o tempo de reanimação, controle cirúrgico rápido de hemorragia cavitária, e empregando técnicas de "controle de danos", quando for adequado (Capítulo 29).

III. **Coagulação intravascular disseminada (CID):** ocorre por ativação da cascata da coagulação dentro dos vasos. Continua por trombose e trombólise concomitantes. O resultado é o consumo rápido dos fatores de coagulação. A CID pode ser desencadeada por qualquer situação na qual substância(s) semelhante(s) à tromboplastina é(são) liberada(s) na corrente sangüínea. No paciente traumatizado, a CID pode ser observada após uma transfusão maciça, uma reação de transfusão ou uma lesão tecidual cirúrgica, principalmente lesão fechada severa da cabeça, e na infecção severa. A CID resulta em um nível de fibrinogênio < 100 mg/dl uma contagem de plaquetas < 50.000/mm^3, e um nível de dímero D > 500 g/l. (A coagulopatia que se desenvolve com transfusão maciça raramente é uma CID.)

A. **Tratamento**

1. Tratar do evento desencadeante.
2. Dar suporte a todos os sistemas de órgãos (incluindo o sistema de coagulação).

IV. **Sangramento e coagulopatia no paciente com doença pré-mórbida.** A coagulopatia pode ser provocada por certos estados patológicos ou por medicação (Quadro 43.1).

A. **Avaliação**

1. Obter uma boa história é o passo inicial mais importante.
2. Os testes laboratoriais dependem do nível de suspeição, baseando-se na história. Geralmente o TP, o TPT e a contagem de plaquetas são suficientes. Ocasionalmente, a atividade de fatores individuais, o tempo de sangramento e os testes de função plaquetária são necessários.

B. **O tratamento** depende do problema identificado na avaliação.

1. **Deficiência plaquetária.** Tanto a trombocitopenia quanto a trombocitopatia (exceto por hipotermia) podem ser tratadas com transfusão de plaquetas. O tempo de sangramento prolongado com uma contagem de plaquetas normal sugere trombocitopatia, o que é observado com freqüência na uremia, e pode ser tratada com infusão de vasopressina desamino-8-*D*-arginina a 0,3 µg/kg a cada 6-12 horas.
2. **Deficiência de fator.** Todas as deficiências de fatores foram descritas. A deficiência de fator VIII (hemofilia A) é a mais comum. Os princípios de tratamento são semelhantes para todas as deficiências individuais de fatores.
   a. **Hemofilia A.** Uma anomalia herdada ligada ao cromossoma × resultando em uma redução de menos de 95% dos níveis do fator VIII. É diagnosticada com TPT prolongado (TP normal) e um baixo nível de atividade do fator VIII. Tratar com administração de fator VIII. O fator VIII de DNA recombinante não apresenta risco de infecção mas é caro. O fator VIII monoclonal apresenta um pequeno risco de infecção (< 1%) porém é menos caro; PFC e crioprecipitado também são eficazes. O fator VIII apresenta uma meia-vida curta; são necessárias infusões fre-

Quadro 43.1 Condições comórbidas comuns e medicação que alteram o sangramento e a coagulação

Condições comórbidas	Medicação/efeito
Hipertensão	↓ Plaquetas por tiazidas, furosemida, alfa-metildopa Disfunção plaquetária por diltiazem, propanolol, verapamil
Doença cardiovascular aterosclerótica	↓ Plaquetas por quinidina ↑ TP por varfarina; disfunção plaquetária por aspirina, isosorbida
Insuficiência cardíaca congestiva	↓ Plaquetas por furosemida
Alcoolismo ou doença hepática	↓ Plaquetas, ↑ TP e TPT, ↓ fibrinogênio
Insuficiência renal	Disfunção plaquetária
Malignidade	↓ Plaquetas no linfoma, na leucemia, no mieloma e por radioterapia ↑ TP e TPT na metástase hepática Disfunção plaquetária na policitemia vera e por quimioterapia (p. ex., daunorrubicina, plicamicina)
Estados patológicos crônicos (p. ex., CMV, BK, lupus)	↓ Plaquetas
Outras medicações Meticilina, dilantina, heparina	↓ Plaquetas
Agentes antiinflamatórios não-esteróides	Disfunção plaquetária

TP = tempo de protrombina; TPT = tempo parcial de tromboplastina; CMV = citomegalovírus; TB = tuberculose.

qüentes. Trazer os níveis para 30% do normal (≥ 50% no grande traumatismo) para assegurar uma hemostasia adequada.

b. **Doença de von Willebrand:** é uma anomalia herdada autossômica dominante que provoca a produção de fator VIII defeituoso, resultando em pouca adesão plaquetária. É diagnosticada por testes especiais para adesividade plaquetária. Tratar administrando crioprecipitado ou PFC. Algumas formas da doença respondem à DDAVP.

c. **Doença hepática e deficiência de vitamina K.** A deficiência de vitamina K, observada em pacientes sob terapia antibiótica ou com warfarina prolongada, pode provocar a deficiência de fatores dependentes da vitamina K (II, VII, IX, X). O tratamento é feito com administração de vitamina K (subcutânea ou endovenosa) e interrompendo o warfarina. Em situações urgentes, o PFC pode ser necessário para alcançar rapidamente a hemostasia normal. A situação na doença hepática pode ser muito pior, pois o fígado representa um papel central na produção da maioria dos fatores. Em pacientes com disfunção hepática avançada, a vitamina K, o PFC, o crioprecipitado e as plaquetas podem ser necessários.

C. **Estados hipercoaguláveis.** A deficiência do fator V, a antitrombina III, a proteína C e a proteína S podem provocar um estado hipercoagulável. As proteínas C e S são dependentes da vitamina K. No tratamento das situações agudas, administra-se PFC para fornecer os fatores deficientes.

V. Complicações da transfusão

A. Reações imunológicas

1. Reação de transfusão hemolítica intravascular

a. **Fisiopatologia.** Observada quando se transfunde sangue incompatível (geralmente incompatibilidade ABO; raramente, incompatibilidade de antígenos de Duffy, Kell, Kidd e Lewis). Esta reação é quase sempre provocada por erros de pessoal (erro na identificação da amostra ou da unidade de sangue) e é rara nos bancos de sangue modernos.

b. **Manifestação:** o choque anafilactóide (síndrome anafilactóide não mediada por IgE) é observado logo após o início da transfusão. As características incluem aquelas de uma reação imunológica generalizada (febre, náuseas, vômitos, diarréia, dor lombar), colapso vasomotor (hipotensão, angina, dispnéia), e coagulopatia (sangramento a partir de sítios operatórios, hematúria). A morte ocorre em 10% por colapso vasomotor.
c. **O diagnóstico** pode ser confirmado por teste de Coombs direto positivo (uma amostra da unidade transfundida e do sangue do paciente revelando hemólise).
d. **Tratamento.** Interromper a transfusão, tratar a coagulopatia, promover perfusão adequada com volume (pode necessitar de vasopressores), e diurese forçada (considerar manitol e alcalinização). Enviar uma amostra do sangue do paciente e da unidade transfundida de volta para o banco de sangue.

2. **Reação de transfusão hemolítica extravascular**
   a. **Fisiopatologia.** Esta é uma resposta imunológica à sensibilização prévia a um ou mais dos antígenos menores (Duffy, Kell, Kidd e Lewis; raramente, Rh) por transfusão prévia ou gravidez. O risco de sensibilização é de 1 a 1,5% por unidade transfundida.
   b. **Manifestações:** icterícia, febre, anemia; raramente hemoglobinúria, ocorrendo dias a semanas após a transfusão.
   c. **Diagnóstico.** Teste de Coombs direto positivo.
   d. **Tratamento.** Evitar transfusões desnecessárias.
3. **Reação febril à transfusão**
   a. **Fisiopatologia.** Representa 75% de todas as reações às transfusões e é provocada por anticorpos pré-formados para antígenos leucocitários.
   b. **Manifestações:** febre, calafrios, urticária, cefaléia; raramente hipotensão, taquicardia, dispnéia, vômitos.
   c. **O diagnóstico** geralmente é de exclusão.
   d. **Tratamento.** Fornece alívio sintomático com antitérmicos e anti-histamínicos. Em casos de reações severas, considerar uma futura transfusão com sangue com pouco tampão.
4. **Reação alérgica à transfusão**
   a. **Fisiopatologia.** Secundária a anticorpos contra proteínas plasmáticas.
   b. **Manifestações:** urticária; raramente, anafilaxia (observada em pacientes com deficiência de IgA).
   c. **Diagnóstico:** geralmente é de exclusão.
   d. **Tratamento.** Sintomático.

B. **Complicações infecciosas**

1. **Vírus da imunodeficiência humana (VIH).** A transmissão através de transfusão sangüínea diminuiu com a testagem de rotina de todo sangue doado desde 1985. Apesar de uma testagem negativa, a transmissão do vírus por transfusão sangüínea ainda é possível; pode ocorrer um atraso de 8 semanas a 8 meses entre a exposição ao vírus e a soroconversão. O risco atual de infecção é de 1 de 493.000 a 680.000 unidades de transfusão.
2. **Hepatite associada à transfusão**
   a. **A hepatite B** representa ~10% das hepatites associadas a transfusão. A incidência foi reduzida em 90% pela despistagem de doador para antígeno de superfície da hepatite B e afastar os doadores profissionais; o risco atual é de 1 em 63.000 unidades de transfusão.
   b. **Hepatite C.** Anteriormente chamada de hepatite não A, não B, o risco é de 1 em 100.000 unidades de transfusão. Representa ~90% das hepatites associadas a transfusão. Resulta em hepatite crônica em 50% e cirrose em 20%. Pode desenvolver-se um carcinoma hepatocelular. A despistagem de doador com alanina aminotransferase (ALT) e antígeno de núcleo (realizada desde 1989) reduziu o risco.
   c. **Hepatite tipo D (delta).** Esta partícula viral pode apenas existir em conjunção com hepatite B. Não há nenhum teste comercial de despistagem disponível. Algumas unidades doadoras que são positivas para hepatite B, mas escapam à detecção por testagem HbsAg, são positivas para hepatite D.

3. **Citomegalovírus (CMV):** é um herpesvírus que pode provocar sintomas semelhantes aos da mononucleose. A maioria dos indivíduos é positiva para CMV Ab por exposição ambiental. A doença severa pode levar o paciente a ser Ab negativo ou imunocomprometido, se lhe é administrado sangue positivo para CMV. Por isso, sangue negativo para CMV deve ser dado a neonatos, mulheres grávidas e indivíduos imunocomprometidos.
4. **Vírus de Epstein-Barr (EBV):** é rapidamente transmissível através de transfusão, porém raramente provoca sintomas clínicos.
5. **Outros**
   a. Malária, sífilis, brucelose e outros organismos, são todos extremamente raros.
   b. Aproximadamente 2% de todas as unidades sangüíneas podem apresentar contaminantes bacterianos; a maioria é *Klebsiella* ou *Pseudomonas*, resultando em febre, hipotensão e dor abdominal, mas geralmente não resulta em nenhuma seqüela de longo prazo se o paciente possui um sistema imunológico normal.

C. **Complicações da TM.** Algumas complicações da transfusão são únicas da TM porque as soluções preservativas e as alterações no sangue associadas com armazenamento (Quadro 43.2) são significativas apenas quando um grande volume de sangue armazenado é transfundido.

1. **Hipotermia** (Capítulo 42)
   a. Ocorre na situação de lesão severa ou TM. O sangue é armazenado a 4°C e, a menos que seja aquecido à temperatura corporal antes da transfusão, contribui significativamente para a perda de calor.
   b. Resulta em diminuição do metabolismo hepático de citrato, na alteração da atividade da trombina e da plasmina, na diminuição da função plaquetária, na diminuição da síntese dos fatores de coagulação e no desvio para a esquerda da curva de dissociação do oxigênio.
2. **Sangramento e coagulopatia** (ver acima): resultam da diluição das plaquetas, do consumo dos fatores de coagulação, da hipotermia, da acidose e de sangramento em curso.
3. **Toxicidade do citrato.** O citrato é empregado como anticoagulante (age por quelação do Ca^{2+}) em sangue armazenado. Se o sangue é administrado mais rapidamente que 1 U a cada 5 minutos, então o citrato pode reduzir os níveis séricos de Ca^{2+} e Mg^{2+} e afetar a função cardíaca e a cascata de coagulação.
   a. **Manifestações:** diminuição da pressão sangüínea, diminuição da contratilidade cardíaca, prolongamento do intervalo QT, disritmias.
   b. **Diagnóstico.** Diminuição do cálcio e do magnésio séricos totais e ionizados. As determinações de cálcio e magnésio ionizados podem ser feitas rapidamente por microanálise do sangue total. Foi observada uma incidência de 56% de hipocalcemia em um estudo recente de TM de pacientes recebendo uma transfusão de um volume sangüíneo em 24 horas.
   c. **Tratamento.** Alguns autores recomendam a administração profilática de 1 g de cálcio (em solução de cloreto) por 6 U de transfusão, se for administrada papa de hemácias rapidamente. Pode

Quadro 43.2 Características de uma unidade de hemácia durante armazenamento (4°C) com o tempo (tempo médio de armazenamento de sangue transfundido)

Dia 1	Dia 14	Dia 30
210 ml de PH	210 ml de PH	210 ml de PH
40-90 ml de plasma	40-90 ml de plasma	40-90 ml de plasma
pH = 6,6-7,0	pH = 6,6-7,0	pH = 6,6-7,0
K^+ = 10-40 mEq	K^+ = 20-40 mEq	K^+ = 30-40 mEq
Citrato = 2-5 mg/ml	Citrato = 2-5 mg/ml	Citrato = 2-5 mg/ml
2,3-DPG 100%	2,3-DPG 40%	2,3-DPG 5%
ATP 95%	ATP 90%	ATP 70%

PH = papa de hemácias; 2,3-DPG = difosfoglicerato; ATP = trifosfato de adenosina.

ser mais seguro basear o tratamento na medida do cálcio ionizado. A hipomagnesemia potencializa a hipocalcemia. Assim, a reposição de magnésio pode ser necessária (solução de sulfato de magnésio, 1,0 g = 8 mEq).

4. **Acidose**
   a. **Fisiopatologia.** O pH do sangue armazenado é de 6,6 a 7,0. A resposta metabólica normal à transfusão de papa de hemácias na ausência de choque é alcalose, o que favorece a hipocalemia. A acidose com a TM resulta da acidose lática provocada por perfusão tecidual inadequada e desempenho inadequado do ácido cítrico pelo fígado hipoperfundido.
   b. **Manifestações:** hipotensão, diminuição do débito urinário, aumento do pulso e outros sinais de choque.
   c. **Diagnóstico.** Presença de acidose lática de intervalo de ânion.
   d. **Tratamento.** Manter uma perfusão tecidual adequada com hidratação e agentes inotrópicos, conforme o indicado.
5. **Anormalidades do potássio**
   a. **Fisiopatologia.** Pode ocorrer uma hipercalemia, principalmente com transfusão muito rápida (secundária a 10-40 mEq de potássio por unidade de papa de hemácias; mais com sangue velho), o que raramente é um problema clínico porque a carga de potássio é retirada por excreção renal, administração de hemácias e a conversão de citrato em bicarbonato (favorecendo os desvios celulares de potássio, minimizando assim a hipercalemia e, de maneira geral, resultando em hipocalemia). Em uma pesquisa com pacientes recebendo TM, 25% estavam hipocalêmicos, 15% hipercalêmicos, e 60% apresentavam um K^+ sérico normal.
   b. **Manifestações:** picos altos de ondas T, complexo QRS ampliado, e depressão de segmentos ST são observados inicialmente. Podem ser observados o desaparecimento das ondas T, bloqueio cardíaco e parada cardíaca diastólica com o aumento dos níveis de potássio.
   c. **Diagnóstico.** Determinação sérica do potássio.
   d. **Tratamento.** Manter um débito urinário adequado e restaurar os déficits observados para a hipocalemia.
6. **Diminuição do trifosfato de adenosina (ATP)**
   a. **Fisiopatologia.** A diminuição da disponibilidade do fosfato secundária a desvios de volume na TM é uma característica de sangue "velho" (> 50 dias).
   b. **Manifestações:** diminuição da deformabilidade da hemácia secundária à perda da forma bicôncava.
   c. **Tratamento.** Geralmente nenhum. Em pacientes com hipofosfatemia, restaurar as perdas de fosfato com hidratação endovenosa, fornecer uma FIO_2 adequada.
7. **Diminuição do 2,3-DPG (2,3-difosfoglicerato).** O 2,3-DPG é um componente da membrana da hemácia que facilita a descarga de oxigênio nos tecidos.
   a. **Fisiopatologia.** A anticoagulação do citrato diminui os níveis de 2,3-DPG com o tempo (Quadro 43.2).
   b. **Manifestações:** diminuição da oferta de oxigênio para os tecidos.
   c. **Tratamento.** Nenhum. Em situações onde a oferta de oxigênio pode ser um problema, empregar o sangue disponível mais fresco.

VI. **O futuro**

A. **Sangue total modificado** pode ser uma opção para o sangue total. Após a separação estéril de papa de hemácias, plaquetas, plasma e crioprecipitados da unidade doadora, os componentes plasmáticos e de hemácias são recombinados. Faltam ao produto plaquetas e fatores V e VIII, e mesmo assim fornece níveis adequados de outros fatores. Seu emprego pode reduzir a exposição do doador em pacientes necessitando transfusões múltiplas e, assim, reduzir as chances de transmissão de doença.

B. **Plasma tratado com solvente e detergente (SD).** O pool de plasma é tratado com TNBP (tri-N-butil fosfato) e Triton-100 a 1%, seguido de extração para remover os agentes SD, o que elimina o risco de transmissão de doença viral.

C. Prolongar a vida de estocagem. Estão sendo feitas tentativas para prolongar a vida de estocagem alterando a mistura empregada de anticoagulante. Também está sendo desenvolvida a tecnologia para rapidamente congelar o sangue, assim conferindo-lhe uma vida de estocagem indefinida. A vida indefinida de estocagem pode ser útil para tipos sangüíneos raros.

D. **Substitutos do sangue.** Soluções baseadas em Hb livre de estroma ou em componentes sintéticos carreadores de oxigênio, como os perfluorocarbonos, estão sendo desenvolvidos, e fornecerão todas as vantagens do sangue sem o risco de efeitos adversos

Axiomas

- Todos os pacientes traumatizados necessitam de restauração de volume, **alguns** necessitam de hemácias, e alguns necessitam de restauração de fator de coagulação.
- Os objetivos principais da reanimação de volume são a restauração do volume intravascular e da massa de hemácias.
- Dos pacientes, 50% apresentam contagens de plaquetas < 50.000/mm^3 após 20 U de PH.
- A administração profilática de plaquetas ou de plasma congelado fresco não altera o resultado no paciente multitransfundido. Entretanto, estas deficiências devem ser corrigidas rapidamente para evitar um sangramento microvascular.

Bibliografia

AuBuchon JP, Birkmeyer JD, Busch MP. Safety of blood supply in the United States: opportunities and controversies. *Ann Intern Med* 1997;127:904-909.

Edna TH, Bjerkeset T. Association between blood transfusion and infection in injured patients. *J Trauma* 1992;33(5):659-661.

Frykberg ER, Dennis JW, Butcher JL. Massive transfusion: history, pathophysiology, and management. *Trauma Quarterly* 1993;10(1):12-31.

Gubler KD, Genitello LM, Hassantasha SA, et al. The impact of hypothermia on dilutional coagulopathy. *J Trauma* 1994;36(6):847-851.

Hebert PC, et al. A multicenter, randomized controlled clinical trial of transfusion requirements in critical care. *N Engl J Med* 1999;340:409-417.

Labadie LL. Transfusion therapy in the emergency department. *Emerg Clin North Am* 1993;11(2):379-406.

Lauer GM, Walker BD: Hepatitis C virus infection. *N Engl J Med* 2001;345:41-52.

Schreiber GB, Busch MP, Kleinman SH, et al. The risk of transfusion-related viral infections. *N Engl J Med* 1996;334:1685-1690.

Simon TL, et al. Practice parameters for the use of red blood cell transfusions. *Arch Pathol Lab Med* 1998;122:130-138.

Wilson RF, Dulchavsky SA, Soullier G, et al. Problems with *20* or more blood transfusions in 24 hours. *Am Surg* 1987;53(7):410-417.

Wudel JH, Morris JA, Yates K, et al. Massive transfusions: outcome in blunt trauma patients. *J Trauma* 1991;31(1):1-7.

44. NUTRIÇÃO/METABOLISMO NO PACIENTE TRAUMATIZADO

Gayle Minard

I. **Introdução.** A nutrição é necessária no paciente traumatizado para manter a homeostasia e prevenir o catabolismo do estoque da massa magra. A nutrição enteral precoce mostrou que diminui a taxa de complicações infecciosas e diminui a extensão da permanência. Os efeitos danosos da desnutrição moderada a severa após um traumatismo incluem morte, imunidade comprometida, diminuição da cicatrização de ferimento e outras condições mórbidas associadas à mobilidade reduzida, pouca força para a tosse e daí por diante. A rapidez com a qual a desnutrição se desenvolve em um paciente se correlaciona com a extensão da lesão, na redução dos hormônios circulantes (fatores insulinóides de crescimento e hormônio do crescimento), a liberação acelerada de catecolaminas, glucagon, cortisol, prolactina, citocinas, radicais de oxigênio e outros mediadores inflamatórios. O estado geral de saúde e nutricional do paciente antes da lesão é um fator-chave. A perda de uma proporção significativa de massa magra pode ocorrer rapidamente no paciente politraumatizado.

II. **Avaliação inicial do paciente.** Avaliar o paciente para determinar a necessidade de suporte nutricional e, se assim for, como deve ser administrado.

A. **O paciente se encontra subnutrido?**

1. **Tipos**

a. Marasmo, que é caracterizado pela perda de gordura e músculo, é provocado pela ingesta inadequada de proteína e calorias. Os exemplos incluem pacientes com síndrome de imunodeficiência adquirida (AIDS), insuficiência renal avançada e os idosos.

b. Kwashiorkor, que é provocado pela ingesta inadequada de proteína, se caracteriza por edema e infiltração gordurosa do fígado. Os exemplos incluem pacientes em dietas com restrição de gordura e aqueles com abuso crônico de álcool.

2. **Avaliação**

a. Muitos marcadores comuns de deficiência nutricional não são úteis em pacientes traumatizados devido a desvios hídricos maciços.

(1) Peso atual.

(2) Medidas antropométricas (espessura da dobra da pele do tríceps), circunferência do braço médio).

(3) Níveis de albumina, transferrina, proteína ligadora de retinol – mais um reflexo do estresse do que do estado nutricional.

b. Melhores marcadores em populações de traumatizados

(1) Peso "normal" – pode ser obtido do paciente, da família, carteira de habilitação.

(2) História de perda de peso não intencional (> 10% nos últimos 6 meses).

(3) Condições comórbidas (p. ex., câncer, doença pulmonar obstrutiva crônica [DPOC], AIDS, diabetes, doença hepática, doença renal, alcoolismo).

(4) Avaliação visual da espoliação muscular: espoliação tenar e de músculo temporal.

(5) O nível de pré-albumina pode ser útil quando o paciente se recupera; vida média muito mais curta do que a da albumina (Quadro 44.1).

B. **O paciente se encontra em risco elevado para desnutrição e complicações infecciosas?** Alimentar o paciente precocemente por via enteral diminui a taxa de complicações infecciosas. Grupos em alto risco:

1. Lesão fechada severa da cabeça (Escala Glasgow de Coma (EGC) ≤ 9).
2. Índice de Traumatismo Abdominal (ATI – *Abdominal Trauma Index*) ≥ 15.
3. Escala de Severidade de Lesão (ISS – *Injury Severety Scale*) ≥ 20.
4. Queimadura ≥ 10%.
5. Infecção ou septicemia atual.

Quadro 44.1 Pré-albumina (mg/dl)

Normal	> 15
Depleção leve	10-15
Depleção moderada	7-10
Depleção severa	< 7

6. Necessidades prolongadas de ventilação mecânica (p. ex., lesão de crânio, lesão de via aérea, contusão pulmonar, síndrome do sofrimento respiratório do adulto [SSRA]).
7. Idades extremas.

C. **Por quanto tempo o paciente estará incapaz de comer?** A maioria dos pacientes com traumatismo sem complicações retomam a alimentação oral dentro dos 4 a 5 primeiros dias após a lesão. Os pacientes incapazes de comer por 5 a 7 dias necessitarão de suporte nutricional. Em pacientes em alto risco, iniciar a alimentação oral assim que estejam estáveis e capazes de tolerar as dietas.

D. **Via de alimentação.** O intestino é preferido devido à facilidade de uso e custo mais baixo. Obviamente, um trato gastrintestinal (TGI) funcionante e um acesso enteral são requeridos para isso. Entretanto, não empregar o trato GI se o paciente estiver hipoperfundido ou sob vasopressores devido ao risco de **necrose maciça de intestino delgado.**

1. **Enteral**
   a. Se o trato GI estiver inteiramente funcionante, a alimentação enteral por uma sonda naso ou orogástrica é preferida.
   b. Os pacientes submetidos à laparotomia devem receber uma sonda de jejunostomia transgástrica, de jejunostomia ou nasojejunal quando se encontram em alto risco (ver acima).
   c. A maioria dos pacientes pode ser alimentada transgastricamente. Os pacientes que apresentam um íleo gástrico, mas por outro lado com o trato GI funcionante e que não necessita de laparotomia, devem receber uma sonda nasojejunal.
2. **Parenteral.** É útil quando a alimentação enteral está contra-indicada devido a qualquer dos seguintes: instabilidade hemodinâmica; reanimação hídrica em curso; peritonite; doses significativas de vasopressores (dose renal de dopamina não incluída); obstrução intestinal (a menos que a sonda de alimentação tenha sido inserida distalmente ao ponto da obstrução); fístulas GI de débito proximal ou alto; e isquemia intestinal.

III. **Prescrição dietética inicial**

A. **Determinar as necessidades calóricas.** A maioria dos métodos se baseia no peso corporal ideal (PCI).

1. PCI
   a. Mulheres = 45 kg/150 cm mais 700 g/cm.
   b. Homens = 50 kg/150 cm mais 700 g/cm.
   c. Obesos (> 1,3 × PCI) = 0,25 (peso corporal atual – PCI) + PCI.
2. Método de kcal/kg/dia
   a. É o método de emprego mais simples (Quadro 44.2).
3. Equações; muitas estão disponíveis, porém Harris-Benedict freqüentemente utilizava
   a. **BEE (homens) = 66 + (13,7 × peso) + (5 × altura [cm]) – (6,8 × idade).**
   b. **BEE (mulheres) = 655 + (9,6 × peso) + (1,7 × altura) – (4,7 × idade).**
   c. Multiplicar pela atividade e por fatores de lesão (Quadro 44.3).
4. A calorimetria indireta mede o consumo de oxigênio e a produção de CO_2 do paciente. É um método melhor de monitoramento do que um guia para iniciar a alimentação. Consome muito trabalho e o paciente deve estar sob ventilação mecânica (ver seção IV).

B. **Estimar as necessidades de proteína**

1. É necessário proteína para reduzir o catabolismo da massa muscular magra. O excesso de proteína pode se refletir como um aumento do nitrogênio de uréia sangüínea (BUN). A distribuição insufi-

BEE (basic energy expenditure – gasto energético basal), peso (kg), altura (cm), idade (anos)

Quadro 44.2 Necessidades nutricionais (kcal/kg/dia)

Manutenção	20-25
Pequena infecção	25-30
Grande cirurgia, septicemia	35
Lesão térmica severa	40

ciente de proteína prolongará o balanço negativo do nitrogênio. A proteína fornece 4 kcal/g. A quantidade de nitrogênio (gramas) é calculada dividindo-se **a quantidade de proteína (gramas) por 6,25. A quantidade de proteína na solução da nutrição parenteral total (NPT) pode ser calculada multiplicando-se a percentagem de aminoácidos pelo volume; por exemplo, 500 ml de uma solução de aminoácidos a 5% seria 0,05 × 500 ml = 25 de proteína (Quadro 44.4).**

C. **Avaliar a proporção de calorias não-protéicas para as proteínas (CNP:P).** Os pacientes severamente traumatizados geralmente necessitam de mais proteína do que um paciente não-traumatizado. Os pacientes com insuficiência renal requerem menos proteína, principalmente se não foi iniciada a hemodiálise (Quadro 44.5).

D. **Carboidratos**
   1. É necessário um mínimo de 75 a 100 g/dia para as células dependentes de carboidratos. Geralmente, 50 a 80% das calorias diárias são fornecidos como carboidratos. Os carboidratos fornecem 3,4 kcal/grama.
   2. A infusão máxima de glicose é de 5 mg/kg/min ou 7,2 g/kg/dia. A distribuição excessiva de carboidrato pode contribuir para a esteatose hepática, o aumento de produção de CO_2, a hiperosmolaridade e a hiperglicemia.
   3. A quantidade de glicose em solução NPT é calculada multiplicando-se a porcentagem de glicose pelo volume; p. ex., 500 ml de D50 forneceria 0,50 × 500 ml = 250 g de glicose. O conteúdo calórico seria 250 × 3,4 kcal/grama ou 850 kcal.

E. **Lipídios**
   1. As necessidades absolutas são mínimas, cerca de 1 a 1,5 g/kg/dia.
   2. As deficiências de ácidos graxos podem ser evitadas durante a nutrição parenteral adicionando-se 500 ml de emulsão lipídica a 20% duas a três vezes por semana. Taxa de infusão parenteral: 500 ml de emulsão a 20% em um período de 16 a 20 horas.
   3. A gordura adequada está presente na maioria das fórmulas enterais.
   4. A gordura fornece 9,0 kcal/grama. A quantidade de calorias em fórmulas-padrão lipídicas endovenosas (e.v.) pode ser calculada multiplicando-se a porcentagem de lipídio pelo volume; p. ex., 500 ml de Intralipid a 10% (Pharmacin & Upjohn. Peapack, NJ) forneceria 0,10 × 500 ml = 50 g de lipídios. O conteúdo calórico seria de 50 g × 9,0 kcal/grama ou 450 kcal.

F. **Eletrólitos**
   1. As fórmulas de nutrição parenteral requerem a adição de eletrólitos. Monitorar os eletrólitos séricos e ajustar a nutrição parenteral de acordo; evitar fazer a sintonia fina das anormalidades eletrolíticas (Quadro 44.6).

Quadro 44.3 Atividade/fatores de lesão

Atividade	1,25
Pequena cirurgia	1,05-1,15
Septicemia	1,2-1,4
Lesão fechada da cabeça	1,3
Politraumatismo	1,4
Síndrome de resposta inflamatória sistêmica	1,5
Lesão térmica severa	2.0

Quadro 44.4 Proteína (g/kg/dia)

Manutenção	1,0
Estresse ou reposição moderados	1,2-1,5
Estresse severo	1,5-2,0
Insuficiência renal	< 1,0

2. A suplementação aniônica, que é definida igualmente com cátions, emprega cloreto (útil na presença de alcalose metabólica com resposta a cloreto) ou acetato (se estiver presente um déficit de bicarbonato).

G. Polivitaminas

1. As polivitaminas são incluídas nas fórmulas enterais mas geralmente são adicionadas diariamente aos líquidos de nutrição parenteral. Exemplo de MVI-12 (Astra, Westborough, MA): vitamina C (100 mg), vitamina A (1 mg), vitamina D (5µg), tiamina (3 mg), riboflavina (3,6 mg), piridoxina (4 mg), niacinamida (40 mg), dexpantenol (15 mg), vitamina E (10 mg), biotina (60 mg), ácido fólico (400 µg), vitamina B_{12} (5 µg). A quantidade adicional de algumas vitaminas pode ser útil no estresse, isto é, vitamina A (sistêmica 10.000 U/dia), vitamina E (400-1.000 UI/dia), vitamina C (1 g/dia), tiamina (5 mg) e riboflavina (10 mg/dia).

H. Elementos traço. Aditivo de NPT por dia

1. Exemplo de MTE-5 (Lymphomed, Deerfield, IL): zinco (1 mg), cobre (0,4 mg), manganês (0,1 mg), cromo (4 µg), selênio (20 µg). Estas quantidades podem ser insuficientes para atender as necessidades de um paciente em estresse. Quantidades suplementares incluem Zn (10-30 mg), Cu (1-3 mg), Se (50-80 µg), Cr (50-150 µg) e Mn (25-50 mg).

I. Outros aditivos possíveis na NPT

1. Vitamina K: 1 mg/dia, conforme o indicado.
2. Insulina. Não empregar na prescrição de NPT inicial. Acrescentar se houver hiperglicemia de difícil controle em uma escala descendente. A insulina necessária é altamente variável e deve ser empregada apenas para fornecer um fundamento para o controle da glicose; o ajuste final deve ser alcançado com outros métodos. A insulina suplementada na NPT requer ajuste e uma correlação estreita com os níveis de glicemia.
3. Histamina, bloqueadores para profilaxia de estresse GI. Ter em mente que o paciente pode não receber doses adequadas se a NPT for interrompida ou reduzida.

J. Fórmulas enterais

1. Os planejamentos dietéticos enterais são definidos e ajustados como descrito para nutrição parenteral. Muitos produtos comerciais estão disponíveis e podem ser agrupados em categorias (Quadro 44.7).

IV. Avaliação durante a nutrição. O planejamento nutricional inicial representa "melhor aproximação" das necessidades de nitrogênio e calóricas do paciente. Basear a continuidade e o ajuste da suplementação nutricional na demanda metabólica continuada (febre, infecção e daí por diante) ou na diminuição das necessidades metabólicas (recuperação do paciente).

A. Balanço do nitrogênio (N) = $N_{entra} - N_{sai}$. As perdas de nitrogênio, que se correlacionam com a severidade da lesão ou do estresse podem ser altas. O balanço positivo do nitrogênio é raramente alcançado na lesão severa; o objetivo prático é minimizar o déficit de nitrogênio.

1. Ingesta de nitrogênio (N_{entra}) é definida por planejamento dietético:

Quadro 44.5 Proporção de calorias não-protéicas para proteína (PROPORÇÃO NPC:N)

Manutenção	150:1
Estresse	90-120:1
Insuficiência renal aguda sem diálise	250-300:1
Insuficiência renal aguda com diálise	200:1

Quadro 44.6 Composição eletrolítica padrão de NPT

Sódio (cloreto ou acetato)	30-130 mEq/l
Potássio (cloreto ou acetato)	30-40 mEq/l
Cálcio	5 mEq/l
Fosfato (sódio ou potássio)	15 mmol/l
Sulfato de magnésio	8-12 mEq/l

NPT = nutrição parenteral total.

N_{entra} = ingesta protéica em gramas × 0,16 nitrogênio/grama de proteína.

Por exemplo, um paciente recebendo uma infusão de NPT-padrão de 500 ml de solução de aminoácido a 5% junto com 500 ml de D20W a 100 ml/hora (2.400 ml/dia), o N_{entra} seria:

1.200 ml aminoácidos × 5% × 0,16 = 9,6 g de nitrogênio.

2. O débito de nitrogênio geralmente é estimado por nitrogênio uréico urinário (NUU) de 3, 12 ou 24 horas, convertido em NUU de 24 horas.
   a. Nem todo o nitrogênio do catabolismo é perdido pela urina; perde-se nitrogênio pelas fezes, pela pele, por exsudação, de ferimentos e daí em diante. A uréia geralmente é responsável por 80 a 90% do nitrogênio urinário, mas pode responder por apenas 65% em pacientes em estresse severo. Devido a estes fatores, a estimativa do NUU é alterada por um adicional de 3 a 6 g, baseando-se na lesão estimada, na severidade do estresse ou por perdas externas; assim, o NUU + (3 a 6) = N_{sai}.
   b. O NUU pode ser uma estimativa falsamente elevada de perda de nitrogênio induzido cataboli-camente se estiverem presentes outras fontes não catabólicas de nitrogênio (p. ex., hematomas em resolução, perda GI de sangue, esmagamento ou queimaduras severos).
   c. O NUU pode subestimar as perdas importantes de nitrogênio se estiver presente uma proteinúria significativa. Solicitar o nitrogênio urinário total (NUT) para determinar o N_{sai}.

B. **Proteínas viscerais**

1. A medida de algumas proteínas produzidas pelo fígado (p. ex., albumina, transferrina, fator de crescimento insulinóide 1, proteína ligadora de retinol e pré-albumina) pode ser útil quando as respostas ao estresse agudo declinam. A albumina apresenta uma meia-vida muito longa para que seja útil. Na realidade, a maioria das outras são empregadas para propósitos de pesquisa e apenas a pré-albumina é clinicamente aplicável (ver a seção II para interpretação).

C. **Calorimetria indireta**

1. A medida direta do consumo de oxigênio (VO_2) e da produção de CO_2 (VCO_2) estima o gasto de energia de repouso (REE – *resting energy expenditure*).
   REE kcal = (3,9 × VO_2 + 1,1 × VCO_2) × 1,44
2. O **quociente respiratório (QR)** também é calculado por VCO2/VO_2. As variações no QR podem ser úteis no ajuste do planejamento dietético (Quadro 44.8).

D. **Triglicerídios séricos**

1. A hipertrigliceridemia pode provocar a disfunção dos macrófagos. Um nível sérico > 350 mg/dl deve levar à redução da ingesta de lipídios, o que se tornou um problema crescente com o emprego de propofol para a sedação.

V. **Complicações do suporte nutricional.** Apesar de o fornecimento de nutrientes poder prevenir a instalação de desnutrição e outras complicações, há sempre algum risco. Alguns problemas podem ocorrer apesar da via de nutrição; entretanto, muitos possuem vias específicas.

A. **Complicações gerais**

1. **Síndrome da realimentação.** Iniciar a repleção nutricional muito agressivamente em pacientes severamente desnutridos pode precipitar a síndrome de realimentação (hipofosfatemia, hipocalemia, hiperglicemia, deficiência de tiamina, hipomagnesemia e insuficiência cardíaca congestiva), o que é raro, mas deve ser considerado em pacientes com uma história de anorexia ou alcoolismo crônico.

Quadro 44.7 Fórmulas enterais comerciais

Tipo	Osmolaridade (mOsm/kg de água)	Densidade calórica (kcal/ml)	Proteína (g/l)	Gorduras	Benefícios	Emprego
Objetivo geral	Isotônica 250-350	1	35-45	MCT LCT	Fácil absorção, custo eficaz	Maioria dos pacientes; alguns podem ser suplementos orais
Alta caloria	Hipertônica 400-700	1,5-2	30-85	Várias	Baixo volume necessário para atender às necessidades	ICC, refluxo severo
Alto nitrogênio	Iso-hipertônica 300-650	1	50-85	MCT LCT	Aumento da quantidade de proteína	Doença severa (queimaduras, traumatismo, septicemia)
Elementares e semi-elementares	Iso-hipertônica 250-650	1	Aminoácidos, peptídios 20-100	MCT de baixa gordura	Pode aumentar a absorção	Má absorção
Contendo fibra	Iso-hipertônica 300-650	1-1,5	40-70	MCT LCT	Pode reduzir a diarréia	Maioria dos pacientes
Hepática	Hipertônica 450-600	1-1,5	Aminoácidos de cadeia ramificada 40-50	Baixa gordura	Pode reduzir a encefalopatia	Pacientes encefalopáticos
Renal	Hipertônica 550-700	2	70-80	MCT LCT	K, Fosfato, Mg mais baixos	Insuficiência renal
Pulmonar	Hiperosmolar 450-650	1,5	60-80	MCT LCT	Gordura elevada, portanto menor produção de CO_2	DPOC severa, retenção de CO_2
Diabética	Iso-hipertônica 300-450	1	40-65	MCT LCT	Fibra elevada, baixa gordura e baixos carboidratos	Diabéticos
Ampliador imunológico	Iso-hipertônica 350-500	1-1,5	Arginina, glutamina, cadeia ramificada de ácidos nucléicos 50-80	Ácidos graxos ômega-3	Incremento da imunidade	Pacientes severamente traumatizados (isto é) ATI > 25, ISS > 20

MCT = triglicerídio de cadeia média (*medium chain triglycerides*); LCT = triglicerídio de cadeia longa (long chain triglycerides); ICC = insuficiência cardíaca congestiva; DPOC = doença pulmonar obstrutiva crônica; ATI = índice de traumatismo de adulto (*Adult Trauma Index*); ISS = escala de severidade de lesão (*injury severity score*).

Quadro 44.8 Interpretação do quociente respiratório (QR)

Substrato	QR
Carboidrato	1,0
Substrato misto (normal)	0,8
Lipídio	0,7
Sobrenutrição (lipogênese)	> 1,0
Subnutrição (lipólise)	< 0,7

2. **Metabólica.** Cerca de 60% dos pacientes desenvolvem ao menos uma alteração metabólica secundária à alimentação. As complicações metabólicas mais freqüentes são:
   a. Hiperglicemia e hiperosmolaridade.
   b. Alterações eletrolíticas: hiponatremia, hipofosfatemia e assim por diante.
   c. Acidose hiperclorêmica de intervalo de ânion normal.

B. **Complicações associadas à NPT**
   1. Complicações de linha central: infecção (incluindo septicemia de linha), pneumotórax, hemotórax, punção arterial, lesão de plexo braquial, lesão de ducto torácico, trombose venosa profunda etc.
   2. As anormalidades funcionais ou de enzima hepática ocorrem em 25 a 90% dos pacientes recebendo NPT; podem manifestar-se por esteatose, colestase intra-hepática, inflamação ou fibrose. Estas anormalidades geralmente estão associadas ao excesso de carboidratdos no planejamento dietético. Os carboidratos que excedem a capacidade oxidativa do fígado precipitarão o acúmulo intrahepático de triglicerídio. Outras causas potenciais para as alterações hepáticas incluem elevação das proporções NPC:N; ingesta inadequada de nitrogênio; hepatotoxinas de translocação bacteriana; redução das secreções biliar, pancreática e intestinal; e os efeitos primários dos aminoácidos ou as alterações provocadas por deficiência seletiva de aminoácido. Se isto ocorrer, deve-se tentar ciclar as dietas ou reduzir a quantidade de carboidratos e substituir a gordura.

C. **Complicações associadas à nutrição enteral**
   1. Complicações da sonda alimentar: sinusite, infecção, sangramento, oclusão da sonda, posicionamento inadequado da sonda.
   2. Aspiração. Alimentar distalmente ao ligamento de Treitz pode aliviar este problema, porém isso é controverso.
   3. Necrose maciça de intestino delgado.
   4. A diarréia e a distensão abdominal são freqüentes tanto com alimentação enteral quanto parenteral, mas a causa pode permanecer obscura.
      a. Causas de diarréia
         (1) Etiologias infecciosas: *Clostridium difficile* ou outras bactérias.
         (2) Medicação hiperosmolar, principalmente aquela misturada com sorbitol (p. ex., aminofilina).
         (3) Agentes pró-motilidade (p. ex., metoclopramida).
         (4) Outros medicamentos (p. ex., guaifenesina).
         (5) Impacção fecal.
         (6) Hiperosmolaridade das dietas; isto era um problema mais comum quando as fórmulas eram muito hiperosmolares (isto é, > 100 mOsm/litro). Ocasionalmente, a hiperosmolaridade de uma dieta jejunal completa provoca diarréia; assim, diluir a fórmula pode ajudar a controlar a diarréia.
         (7) Alimentação de nutrientes complexos após repouso intestinal. Supõe-se que as polipeptidases e as polissacaridases diminuem a borda em escova da luz GI após 10 dias de repouso intestinal (sem nutrientes GI). As alterações histológicas ocorrem quando as vilosidades se tornam hipotróficas e planas. A realimentação com fórmulas que apresentam fontes com-

plexas de proteínas e carboidratos que não podem ser metabolizados ou absorvidos pela borda em escova pode contribuir para a diarréia. Considerar o emprego de uma fórmula elementar se ocorrer diarréia.

b. Tratamento da diarréia
   (1) Alterar o conteúdo de fibras, geralmente mudando para uma fórmula contendo quantidades mais elevadas de fibra. Às vezes, realmente eliminar as fibras pode reduzir a diarréia.
   (2) Rever a medicação do paciente para aquela com diarréia como efeito colateral (p. ex., antibióticos).
   (3) Suspender a alimentação ou reduzir a taxa de infusão.
   (4) Considerar a adição de lactobacilos.
   (5) Agentes antimotilidade: tintura de ópio, paregórico ou bismuto podem ser empregados mas são recomendados apenas quando outras causas, principalmente infecciosas, foram pesquisadas.

Axiomas

- O suporte nutricional introduzido no momento adequado e titulado apropriadamente podem reduzir a comorbidade após traumatismo.
- A nutrição enteral é preferível, ao invés da nutrição parenteral. "Se o intestino estiver funcionando, utilize-o."
- A alimentação deve ser iniciada assim que possível após a estabilização inicial do traumatismo.
- Estimar a quantidade inicial da dieta utilizando o tamanho corporal.
- Titular os ajustes subseqüentes para o planejamento nutricional ao invés dos parâmetros fisiológicos e laboratoriais que refletem o grau do catabolismo vigente.
- A sobrenutrição é tão prejudicial quanto a subnutrição para o paciente.

Bibliografia

The ASPEN nutrition support practice manual 1998. American Society for Parenteral and Enteral Nutrition, Silver Spring, MD 1998.

Grahm TW, Zadrozny DB, Harrington T. The benefits of early jejunal hyperalimentation in the head-injured patient. *Neurosurgery* 1989;25(5):729-735.

Kudsk KA, Croce MA, Fabian TC, et al. Enteral versus parenteral feeding. Effects on septic morbidity after blunt and penetrating abdominal trauma. *Ann Surg* 1992;215:503-513.

Kudsk KA, Minard G, Croce MA, et al. A randomized trial of isonitrogenous enteral diets after severe trauma. An immune-enhancing diet reduces septic complications. *Ann Surg* 1996;224(4):531-543.

Minard G. Enteral access. *Nutr Clin Pract* 1994;9(5):172-184.

Minard G, Kudsk KA. Is early feeding beneficial? How early is early? *New Horizons* 1994;2(2):156-163.

Moore FA, Feliciano DV, Andrassy RJ, et al. Early enteral feeding, compared with parenteral, reduces postoperative septic complications. *Ann Surg* 1992;216(2):173-183.

Moore EE, Jones TN. Benefits of immediate jejunostomy feeding after major abdominal trauma–a prospective, randomized study. *J Trauma* 1986;26(10):874-881.

Moore FA, Moore EE, Jones TN, et al. TEN versus TPN following major abdominal trauma-reduced septic morbidity. *J Trauma* 1989;29(7):916-924.

Young B, Ott L, Twyman D, et al. The effect of nutritional support on outcome from severe head injury. *J Neurosurg* 1987;67:668-676.

45. SUPORTE PARA DOADOR DE ÓRGÃO

Juan B. Ochoa e Patrick M. Reilly

I. **Introdução.** A disponibilidade de órgãos permanece sendo a principal limitação para o emprego amplo de transplante de órgão em muitas doenças. Na década passada, o número de pessoas esperando um transplante de órgão dobrou, enquanto que a disponibilidade do fornecimento de órgão aumentou em um terço. Como resultado, os tempos médios de espera para transplante aumentaram dramaticamente na última década. Mais pessoas morrem esperando por órgãos do que nunca.

A. Os órgãos que podem ser transplantados incluem órgãos vascularizados: coração, pulmão, fígado, rim, pâncreas e intestino delgado. Outros tecidos que podem ser transplantados incluem medula óssea, osso, fáscia, cartilagem, córnea, pele e válvulas cardíacas.

B. Os pacientes traumatizados com lesões severas da cabeça são os doadores de órgãos mais freqüentes, atualmente fornecendo metade dos órgãos transplantados. O número anual de doadores potenciais de órgãos nos Estados Unidos é estimado como sendo tão alto quanto 27.000. Destes, 15 a 20% dos pacientes se tornam realmente doadores. **Portanto, as estratégias que visam aumentar a porcentagem de doadores reais poderiam resultar em um aumento na disponibilidade de órgãos.**

C. O insucesso de conseguir órgãos potenciais é multifatorial, incluindo a recusa da família, a falta de conscientização pelo médico e a reanimação inadequada do doador de órgão com morte cerebral (Quadro 45.1). O médico de trauma desempenha um papel-chave na identificação de doadores potenciais, entrando em contato com a rede de captação de órgãos e mantendo a homeostasia no paciente em morte cerebral à espera da coleta. A rede de captação de órgãos deve ser notificada de todos os doadores potenciais; a rede e os cirurgiões de transplante avaliam a adequação de um doador potencial, não a equipe de trauma. Além disso, a rede tem experiência para abordar a família de doadores potenciais e tem um grande conhecimento sobre morte cerebral. Deve-se entrar em contato com a rede precocemente na avaliação de um doador potencial.

II. **O doador potencial de órgão**

A. Deve-se considerar todos os pacientes identificados que apresentam um processo patológico fatal ou irreversível como sendo doadores potenciais de órgãos. O suporte máximo da vítima de traumatismo craniano antes da morte cerebral garante as melhores chances para a proteção de órgãos. As exceções para a doação incluem:

1. Infecção por vírus da imunodeficiência humana (VIH).
2. Hepatite viral (pacientes positivos para hepatite podem doar para pacientes positivos para hepatite).
3. Tuberculose.
4. Septicemia não tratada.
5. Doenças malignas extracranianas.
6. Abuso de drogas endovenosas.

B. Nos últimos 30 anos, a definição de morte mudou de interrupção das funções cardiorrespiratórias para dano irreversível do cérebro. Uma mudança oficial na atitude sobre o diagnóstico de morte se refletiu na publicação do *Uniform Anatomical Gift Act* (Ato Uniforme de Doação Anatômica) em 1968. Em 1981, A Comissão Presidencial para o Estudo de Problemas Éticos em Medicina e na Pesquisa Biomédica e Comportamental publicou o Ato Uniforme de Determinação de Morte, que fornece a base legal para a declaração de morte. Declara:

> Um indivíduo que sofreu (1) interrupção irreversível das funções circulatória e respiratória ou (2) interrupção irreversível de todas as funções de todo o cérebro, inclusive o tronco cerebral, está morto. Estatutos estaduais ditam o mecanismo para a determinação da morte cerebral.

C. **O processo de doação de órgão** (Quadro 45.2)

1. Nas vítimas de traumatismo, a letalidade da lesão cerebral pode freqüentemente ser determinada logo após a chegada do paciente (principalmente lesão penetrante de crânio).

Quadro 45.1 Insucesso para a doação: causas e estratégias remediadoras

Causas	Estratégias remediadoras
Falha em reconhecer doadores de órgãos em potencial	Educação continuada Desenvolver uma equipe de doação de órgãos baseada em hospital (assistentes sociais, religiosos, rede de captação de órgãos, equipe de UTI)
Recusa da família	
– Abordagem da família por equipe de cuidados primários	Chamar a rede de captação para abordar a família
– Família informada da morte e abordada acerca de doação de órgãos na mesma ocasião	O serviço primário informa a família sobre a morte Separar temporariamente, dizer à família sobre a morte cerebral e indagar sobre doação de órgãos
– Baixa aceitação de doação de órgãos por minorias	Compreender a diversidade cultural
Fracasso em expedir diagnóstico de morte cerebral	Criar diretrizes claras para o diagnóstico de morte cerebral
Fracasso em manter homeostasia de órgãos	Otimizar a perfusão do órgão (volume e pressores) Diagnosticar e tratar anormalidades endócrinas

UTI = unidade de tratamento intensivo.

Uma vez reconhecida, entrar em contato com a Rede de Captação de Órgãos para avaliar o paciente como um doador de órgãos potencial. Informar a família sobre a gravidade da lesão cerebral e a progressão potencial para morte cerebral.

2. Não notificar o atestado de morte cerebral tem como resultado o custo maior para as famílias e a perda de doadores de órgãos devido à deterioração irreversível de função de órgão. A morte cerebral é um diagnóstico clínico. A confirmação da morte cerebral pode necessitar do emprego de testes diagnósticos (ver abaixo).

III. Diagnóstico clínico de morte cerebral

A. A determinação prática de morte cerebral varia de instituição para instituição. Os critérios comuns, grandemente determinados pelo estado, estão listados abaixo (ver Apêndice C).

1. Documentação do coma.
2. Nenhuma resposta motora a estímulos dolorosos.
3. Nenhum reflexo de tronco cerebral.
   a. As pupilas não reagem à luz forte.
   b. Movimentos oculares – sem resposta ao girar a cabeça ou ao teste calórico terapêutico com água gelada.

Quadro 45.2 Passos no processo de doação de órgãos

1. Determinar a severidade de traumatismo de cabeça
2. Determinar a provável irreversibilidade do processo patológico
3. Notificar a rede de captação de órgãos
4. Informar a família
5. Otimizar a função, a perfusão e o transporte de oxigênio do órgão
6. Determinar a irreversibilidade da lesão cerebral. Primeiro exame clínico de morte cerebral
7. Abordagem da família pela rede de captação de órgãos sobre a possibilidade de doação de órgãos
8. Segundo exame clínico de morte cerebral e avaliação laboratorial
9. Consentimento
10. Captação de órgãos

c. Ausência de reflexos corneanos.
d. Ausência de reflexos laríngeos e traqueais.

4. Apnéia – ausência de movimentos respiratórios com um aumento da $PaCO_2$ > 60 mmHg (Quadro 45.3).
5. Nenhum aumento da freqüência cardíaca após administração endovenosa (e.v.) de 2 mg de atropina.

B. Além da avaliação clínica, a catástrofe intracraniana deve ser documentada. A maioria dos pacientes apresentará um procedimento de imagem (tomografia computadorizada [TC] ou ressonância magnética [RM]) confirmando a impressão clínica.

C. Alguns testes podem ajudar a confirmar o diagnóstico de morte cerebral clínica. São particularmente úteis para pacientes nos quais a avaliação clínica completa não pode ser efetivada (isto é, uremia ou encefalopatia, presença de depressores do sistema nervoso central (SNC), pacientes com traumatismo ocular severo, ou quando a causa do coma é incerta). Os testes incluem:

1. Eletroencefalografia (EEG).
2. Angiografia cerebral.
3. Ultra-sonografia Doppler transcraniana.
4. Estudo de fluxo por medicina nuclear ou estudos de fluxo de xenônio.
5. Potenciais evocados somatossensoriais.

D. O diagnóstico de morte cerebral também requer a eliminação de fatores de confusão, que incluem:

1. Intoxicação por drogas ou envenenamento (p. ex., barbitúricos).
2. Hipotermia (temperatura central deve ser ao menos 32°C).
3. Anormalidades eletrolíticas e acidobásicas graves.
4. Distúrbios endócrinos graves.
5. Instabilidade hemodinâmica (pressão sangüínea sistólica < 90 mmHg).

E. A avaliação clínica de morte cerebral deve ser completada em pelo menos duas ocasiões diferentes (tradicionalmente com intervalo de 2 a 12 horas) e por dois médicos qualificados diferentes que não façam parte da equipe de transplante.

F. Declaração do óbito: Após completar os dois exames clínicos e testes confirmatórios adicionais, conforme as indicações, ter confirmado a ausência de atividade cerebral, o paciente é declarado morto. Em muitas instituições, em um paciente com uma lesão cerebral obviamente devastadora, um único exame clínico e um único estudo de fluxo sangüíneo cerebral podem ser o suficiente para declarar a morte cerebral. Dois médicos que não estejam envolvidos com a equipe de transplante devem assinar o atestado de óbito. A permissão do juiz é necessária para a remoção de órgãos para transplante, mas ele ou ela não precisam assinar o atestado de óbito. A autorização deve ser obtida dos parentes próximos.

Quadro 45.3. Teste de apnéia

Pré-requisitos:
– Temperatura central >36,5°C
– Pressão sangüínea sistólica (PSS) > 90 mmHg
– Euvolemia
– PaCO2 normal
– PaO2 normal
Conectar o oxímetro de pulso e desconectar o ventilator
Oferecer oxigênio a 100%, 6 l/min, na traquéia
Observar atentamente os movimentos respiratórios
Medir a PO_2, a PCO_2 e o pH arteriais após ~6 minutos e reconectar ao ventilador
Se houver ausência de movimentos respiratórios e a PaCO2 se elevar a ≥ 60 mmHg ou a $PaCO_2$ se elevar 20 mmHg acima da linha basal, o teste de apnéia é positivo e reforça o diagnóstico de morte cerebral
Se forem observados movimentos respiratórios, o teste de apnéia é negativo
Interromper o teste se houver:
– Instabilidade hemodinâmica (isto é, diminuição da PSS < 90 mmHg ou arritmia ventricular
– Dessaturação de oxigênio

G. Procede-se à notificação da rede de captação de órgãos local se os seguintes dados do paciente estiverem disponíveis: história do paciente, diagnóstico e data de internação, altura e peso, grupo ABO, dados hemodinâmicos, exame de urina, dados laboratoriais, medicação atual e resultados de cultura.

H. Uma solução possível para a carência de doadores de órgãos é o emprego de doadores cadavéricos sem batimentos cardíacos. São pacientes que foram declarados mortos pelos parâmetros cardiopulmonares mais do que por critérios de morte cerebral. O fator limitante nesta situação é o tempo de isquemia quente.

IV. **Cuidados com o doador de órgãos potencial** (Quadro 45.4). As alterações fisiológicas de funções de múltiplos órgãos são freqüentes após a morte cerebral. A parada cardiopulmonar geralmente segue a morte cerebral em algumas horas. O objetivo principal é manter a função do órgão enquanto se evita o dano ao órgão final.

A. Circulatórias. A instabilidade hemodinâmica é secundária à disfunção miocárdica, à perda do tônus vasomotor e a alterações no volume intravascular.

1. Aproximadamente 30% das indicações de doadores para transplante cardíaco são recusados devido à função hemodinâmica muito inadequada. O suporte adequado pode minimizar a débil preservação de órgãos. O objetivo é manter uma pressão sangüínea sistólica adequada e as pressões de preenchimento para assegurar a perfusão dos órgãos, o que é obtido inicialmente pelo restabelecimento do volume intravascular, seguido pelo emprego de quantidades moderadas de suporte inotrópico, de acordo com o necessário (ver Quadro 45.4). Sangue deve ser transfundido para otimizar a oferta de oxigênio. O débito urinário deve ser mantido a > 0,5 a 1 ml/kg/hora. O uso excessivo de drogas vasoconstritoras pode exacerbar a hipoperfusão dos órgãos e contribuir para a deterioração miocárdica. O monitoramento invasivo é freqüentemente necessário (acesso arterial e venoso central) para otimizar a perfusão dos órgãos.
2. As arritmias são freqüentes. Na ausência de hipotensão, as bradiarritmias não necessitam de tratamento. O paciente deve ser reanimado se ocorrer parada cardíaca; a captação de órgão sólido pode ainda, com freqüência, prosseguir.

B. Sistema respiratório. Devem ser instituídas medidas simples para evitar o acúmulo de secreções e atelectasia. A regulagem do ventilador deve minimizar a toxicidade por oxigênio e o barotrauma; alcançar uma PaO_2 de 80 a 100 mmHg com a FIO_2 e a pressão expiratória final positiva mais baixas (PEEP – positive end-expiratory pressure) possíveis. Uma relação $PaO_2/FIO_2 < 250$ e picos de pressão inspiratória > 30 cmH_2O são indicativos de pouca probabilidade de função dos pulmões como

Quadro 45.4 Objetivos fisiológicos no doador de órgãos

Cardiocirculatórios
- Pressão sangüínea sistólica > 100 mmHg
- Pressão venosa central 10-15 cmH_2O
- Suporte inotrópico – dopamina (preferivelmente < 10 mg/kg/min)
  - Dar ao paciente volume hídrico para o desmame ou para minimizar vasopressores
  - Evitar agentes alfadrenérgicos

Pulmonares
- Saturação arterial de O_2 > 95%
- FIO_2 < 60%
- PIP < 30 mmH_2O
- PEEP – o mínimo necessário para atingir uma PaO_2 > 80 mmHg

Manejo hidroeletrolítico
- Evitar a hipernatremia e a hipocalemia
- Débito urinário entre 100 e 250 ml/h

PIP = pressão inspiratória máxima *(peak inspiratory pressure)*; PEEP = pressão expiratória final positiva *(positive end-expiratory pressure)*.

órgãos transplantados. A normocarbia e um pH normal devem ser mantidos. O emprego excessivo de líquidos e.v. pode provocar alteração da função pulmonar e afetar a adequação dos pulmões para doação de órgãos.

C. **Terapia hidroeletrolítica.** O diabetes insípido (DI), com a perda concomitante de água livre, ocorre na maioria dos pacientes com morte cerebral. **O diagnóstico clínico é confirmado pela presença de aumento do débito urinário, baixa osmolalidade urinária e hipernatremia.** O acetato de desmopressina (DDAVP 0,3 mg/kg e.v.) pode ser necessário para tratar o DI. A reposição adequada de volume é essencial. Monitorar os eletrólitos séricos e corrigir conforme o necessário. A hiperglicemia, com diurese osmótica resultante, deve ser evitada.

Axiomas

- As vítimas de traumatismo constituem a maior população de doadores de órgãos.
- Há uma carência extrema de órgãos. A população de pacientes que realmente doam poderia aumentar pelo reconhecimento de doadores potenciais, pelo diagnóstico apropriado e o tempo de morte cerebral, e cuidados fisiológicos adequados para o doador de órgão.
- O médico de traumatismo desempenha um papel essencial na doação de órgãos.
- A morte cerebral é diagnosticada empregando-se um grupo de critérios clínicos e testes confirmatórios.
- A preservação da homeostasia dos órgãos requer a compreensão de que as alterações fisiológicas estão ocorrendo em cada órgão após a instalação da morte cerebral. Manter a homeostasia aumenta as chances para um funcionamento com êxito de cada órgão transplantado.

Bibliografia

Evans RW, Orians CE, Ascher NL. The potential supply of organ donors. *JAMA* 1992; 267(2):239-246.

Gram HJ, Meinhold H, Bickel U, et al. Acute endocrine failure after brain death? *Transplantation* 1992;54(5):851-857.

Grenvik A, Darby JM, Broznick BA. Organ transplantation: an overview of problems and concerns. In: Civetta JM, ed. *Critical care.* Philadelphia: JB Lippincott, 1992:803-813.

Jenkins DH, Reilly PM, Schwab W. Improving the approach to organ donation: a review. *World J Surg* 1999;23:644-649.

Kennedy AP, West JC, Kelley SE, et al. Utilization of trauma-related deaths for organ and tissue harvesting. *J Trauma* 1992;33(4):516-520.

Klufas Chl, Powner DJ, Darby JM, et al. Organ donor categories and management. In: Shoemaker WC, Ayres S, Grenvik A, et al., eds. *Textbook of critical care.* Philadelphia: WB Saunders, 1994:1604-1617.

Lee PP, Kissner P. Organ donation and the Uniform Anatomical Gift Act. *Surgery* 1986;100(5):867-875.

Peitzman AB, Udekwu AO, Darby JM. Organ procurement and transplantation. In: Feliciano DV, Moore EE, Mattox KL, eds. *Trauma.* Norwalk, CT: Appleton & Lange, 1996:989-997.

Pennefather SH, Dark JH, Bullock RE. Haemodynamic responses to surgery in brain-dead organ donors. *Anaesthesia* 1993;48:1034-1038.

Powner DJ, Darby JM, Grenvik A. Controversies in brain death certification. In: Shoemaker W, ed. *Textbook of critical care,* 2nd ed. Philadelphia: WB Saunders, 1994:1579-1582.

Report of the Quality Standards Subcommittee of the American Academy of Neurology. Practice parameters for determining brain death in adults. *Neurology* 1995;45:1012-1014.

Wheeldon DR, Potter CDO, Dunning J, et al. Hemodynamic correction in multiorgan donation. *Lancet* 1992;339:1175.

46. QUEIMADURAS/INALAÇÃO

Kevin Farrell e Linwood R. Haith, Jr.

I. **Introdução**
   A. **Epidemiologia**
      1. Anualmente, ~75.000 pessoas nos Estados Unidos necessitam de hospitalização devido à lesão por queimadura ou inalação, com uma incidência de mortalidade de 10%.
      2. A maioria das mortes por queimadura a cada ano ocorre em incêndios residenciais provocados por mau funcionamento de aquecedor, acidentes de cozinha, incêndio criminoso e tabagismo.
      3. A violência contra crianças deve ser suspeitada em crianças com queimaduras incomuns (Capítulo 47).
      4. Um terço dos pacientes queimados apresenta outras lesões.
   B. **Transferência para centro de queimados**
      1. Aproximadamente um terço dos pacientes hospitalizados necessitam de tratamento em um centro de queimados.
      2. Os critérios da Associação Americana de Queimados (ABA – *American Burn Association*) para se considerar uma transferência:
         a. **Queimaduras de segundo e terceiro graus**
            - Mais de 10% da superfície corporal atingida (BSA)[1] em idades < 10 anos e > 50 anos
            - > 20% da superfície corporal atingida
            - Face, olhos, orelhas, mãos, pés, genitália, períneo, grandes articulações
         b. **BSA > 5% de terceiro grau**
         c. **Queimaduras elétricas e químicas significativas**
         d. **Lesão por inalação**
         e. **Doença ou lesões associadas preexistentes**
         f. **Crianças com necessidades especiais: sociais, emocionais, de reabilitação, vítimas de abuso**

II. **Pré-hospital**
   A. **História**
      1. Hora da lesão (tempo de início para calcular a reanimação hídrica).
      2. Espaço aberto ou fechado (onde a inalação é mais provável).
      3. Fonte: chama, líquido, vapor, química, explosão.
      4. Duração.
      5. Presença de materiais tóxicos: plásticos, cianeto.
      6. Mecanismo de lesão: colisão automobilística, queda, salto.
      7. Quantidade de líquido pré-hospitalar.
   B. **Cuidados na área do acidente**
      1. **Vítimas de queimaduras são pacientes traumatizados e necessitam cuidados de traumatismo.**
      2. **Afastar o paciente da fonte de traumatismo.**
      3. **Retirar a roupa em combustão.**
      4. Avaliar lesões com risco de vida imediato.
      5. Resfriar e enxaguar os ferimentos com água.
      6. Aplicar curativos secos.
      7. Fornecer oxigênio e proteção de via aérea suplementares.
      8. Iniciar o transporte rápido para o hospital.

[1]Burn surce area.

III. Avaliação e reanimação iniciais

A. Geral

1. A queimadura pode ser dramática e desviar a equipe de reanimação das lesões associadas.
2. Os pacientes gravemente queimados podem parecer **equivocadamente estáveis à chegada.** Um paciente pode estar falando (e mesmo fazendo gracejos) na internação com pressão sangüínea estável e taquicardia leve. Dentro de 24 horas, o paciente se encontra profundamente doente, sob ventilação artificial em insuficiência respiratória e circulatória.
3. Oferecer controle precoce da dor com pequenas doses freqüentes de morfina (p. ex., 1-5 mg de sulfato de morfina a cada 5-30 minutos endovenosa (e.v.) conforme o necessário).
4. Elevar a temperatura ambiente para evitar a perda de calor a partir da queimadura.
5. Considerar a descompressão gástrica em pacientes com BSA > 25% após a reanimação inicial de via aérea, respiração e circulação.

B. Via aérea

1. **OBSERVAÇÃO.** Apesar de uma intubação endotraqueal urgente poder às vezes ser necessária, geralmente existe tempo para acessar a via aérea e fornecer uma intubação semi-eletiva, quando necessário.
2. Fornecer oxigênio suplementar para todos os pacientes, o que às vezes é um desafio em pacientes ansiosos e pacientes com queimaduras faciais significativas, devido à inabilidade de se prender a máscara. Pode ser necessário um assistente para manter manualmente a fonte de oxigênio na via aérea.
3. Os critérios para intubação são os mesmos em todos os pacientes traumatizados. As condições clínicas abaixo podem requerer a intubação imediata ou precoce em um paciente queimado.
   a. Apnéia, insuficiência respiratória ou hipoxia profunda.
   b. Pacientes com queimaduras faciais graves podem parecer estáveis no início. Considerar a intubação semi-eletiva porque um profundo edema facial e de língua nas 4 a 8 horas seguintes pode tornar a intubação muito difícil.
   c. Sinais e sintomas de lesão por inalação:
      - História de exposição em espaço fechado.
      - Cílios e pêlos nasais chamuscados.
      - Depósitos de carbono na cavidade oral.
      - Escarro carbonáceo.
      - Sibilos.
      - Apnéia, coloração vermelho-cereja.
   d. A obstrução de via aérea superior freqüentemente ocorre em pacientes com queimaduras da face e do pescoço. O edema de tecidos moles da face, da orofaringe, da glote e da traquéia pode ser dramático, impedindo uma intubação endotraqueal segura e tornando a traqueostomia mais difícil.
4. A fixação adequada de um tubo endotraqueal em um paciente com queimaduras faciais severas é **crucial** no manejo inicial. A extubação inadvertida em um paciente com edema facial grave pode ser uma ocorrência letal. Fixar os tubos com adesivo traqueal, ou umbilical, ou com Velcro. Pode ser necessário fixar o tubo com fita adesiva envolvendo o tubo endotraqueal e fixado à face.

C. Respiração

1. Se intubado, ventilar com oxigênio a 100% (geralmente com pressão expiratória final positiva [PEEP] de 5-8 cmH_2O) com o objetivo de evitar pressões elevadas de vias aéreas e mantendo o conforto do paciente. Realizar gasometria arterial para assegurar uma oxigenação, ventilação e desempenho da acidose adequados.
2. Realizar radiografias de tórax para procurar traumatismos associados, sinais de lesão pulmonar por inalação e a posição dos tubos (p. ex., endotraqueal, nasogástrico, acesso central).
3. Pode ser necessária broncoscopia para avaliar uma lesão por inalação.
4. Queimaduras circunferenciais de tórax com pressão de vias aéreas elevada (> 40 cm H_2O) podem necessitar de escarotomia. **Observação.** Pacientes sem queimaduras circunferenciais completas de tórax também podem requerer escarotomia para fornecer uma ventilação adequada.

D. Circulação

1. **O acesso endovenoso** é obtido, de preferência, com cateteres periféricos de grande calibre (calibre 14-16 em adultos) colocados através de tecido não-queimado. Em queimaduras graves (mais de 25% da superfície corporal afetada), o ideal é obter um acesso central logo antes que ocorra um edema maciço. A colocação através de tecido queimado é aceitável se for a única opção.
2. **Reposição hídrica inicial**
   a. Iniciar com uma solução cristalóide **sem glicose (lactato de Ringer (LR)** preferido pela maioria).
   b. **Como empregar a fórmula de Parkland** (4 ml/kg/% **superfície corporal atingida)**
      - Instalar 1.000 ml de LR todo aberto até haver tempo para calcular a taxa de fluxo.
      - A fórmula é **apenas um guia** para iniciar e estabelecer uma expectativa geral para as necessidades hídricas nas **primeiras 24 horas.**
      - Apenas queimaduras parciais ou de toda a espessura (**segundo e terceiro graus**) estão incluídas na superfície corporal atingida.
      - A **superfície corporal atingida** (BSA) é determinada pela **regra dos noves** (Fig. 46.1)
      - Iniciar com um fluxo que ofereça **metade das necessidades calculadas para** 24 horas nas **primeiras 8 horas.** Conceitualmente, a segunda metade é oferecida nas 16 horas seguintes.
      - As **primeiras 8 horas se iniciam no momento da queimadura,** não no momento em que o paciente é visto pela primeira vez.

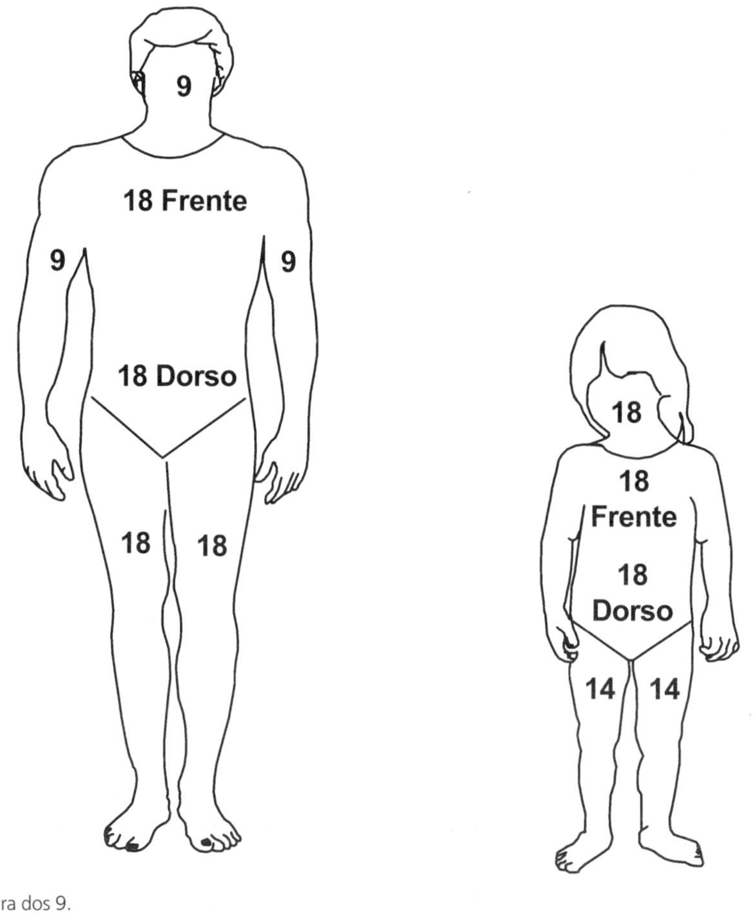

FIG. 46.1. Regra dos 9.

- Incluir o líquido administrado ao paciente (mesmo antes de ser visto) no cálculo das primeiras 8 horas.
- Uma vez iniciada, empregar o **débito urinário** para guiar a taxa de líquido para se obter um **mínimo de 0,5 ml/kg/hora** no adulto.
- Uma bomba de infusão automatizada geralmente é necessária para fornecer o líquido requerido.
- Nas próximas 24 horas após a queimadura, administrar cristalóide a uma taxa de 1 ml/kg/% de área superficial queimada. Se o paciente requerer cristalóide adicional, empregar LR ou soro fisiológico. Evitar a hiponatremia ($Na^+ < 130$ mEq/l). Podem ser empregados SG 5%, SF 0,9%, Lactato de Ringer. Em última análise, após a reanimação, os líquidos contendo sódio devem ser minimizados.

c. Uma subclasse de pacientes (**lesão por inalação, lesão por eletricidade de alta voltagem, atraso na reanimação, queimaduras profundas maciças**) podem requerer reposição hídrica adicional além das recomendadas pelas fórmulas (p. ex., terapia diurética crônica, ileostomias). A presença de hemoconcentração (isto é, hematócrito > 55%) pode indicar déficit hídrico corporal total, o que pode requerer reidratação inicial, além daquela que induz um débito urinário de 50 ml/hora.

d. Qualquer paciente que não responda com débito urinário adequado durante as primeiras poucas horas de reanimação é um idoso ou apresenta uma história de doença cardiopulmonar, e pode necessitar de cateter de artéria pulmonar ou manejo hídrico guiado por ultra-sonografia.

e. A administração de **colóide** (5% albumina, gelatina, e assim por diante) é recomendada por muitos especialistas para ser iniciada **8 horas após-queimadura** a um fluxo de **0,5 ml/kg/% da área da superfície corporal/24 horas** e continuada por 36 a 48 horas pós-queimadura. Está reservada geralmente para grandes queimaduras (> 40% da área de superfície corporal).

f. **A urina com cor** pode ocorrer por hemólise ou mioglobinúria, o que deve levar imediatamente ao **objetivo de débito urinário de 100 ml/hora.** Se a urina não clarear rapidamente, administrar 12,5 g de **manitol**, que pode ser subseqüentemente adicionado a cada 1 l de LR, e pesquisa para síndrome compartimental.

E. **Reanimação hídrica pediátrica (bebês e crianças)** (Capítulo 47)

1. A cabeça apresenta uma proporção maior de área corporal queimada calculada do que em adultos (ver Quadro 7, Capítulo 47).
2. É necessária uma reanimação hídrica cuidadosa para evitar:
   a. Edema pulmonar por administração hídrica excessiva.
   b. Edema cerebral associado à hiponatremia.
3. Fórmula para estimativa líquida = manutenção + 3 ml/kg/% de área corporal queimada/24 horas com Lactato de Ringer.
   a. Manutenção dividida em 24 horas.
   b. Metade do componente de queimado nas primeiras 8 horas.
   c. Para crianças com idade < 1 a, o componente de manutenção é administrado como SG 5% + RL e o componente de queimado como LR.
4. Colóide (albumina a 5%) a 0,5 ml/kg/% da superfície corporal queimada/24 horas é iniciado após 8 horas, continuado até 35 horas de pós-queimadura, e então interrompido ou gradativamente diminuído até as 48 horas após a queimadura (para pacientes com queimadura > 20% de área corporal queimada).
5. Próximas 24 horas
   a. Iniciar SG 5% SF 0,9% na manutenção + 0,8 ml/kg/% de área corporal queimada/24 horas.
   b. O objetivo é um débito urinário de 1 ml/kg/hora.
   c. Se o sódio sérico (Na) < 130 mEq/l em 24 horas, empregar SG 5% e SF 0,9%.
6. **Não empregar SG 5% para reanimar** crianças e bebês queimados.

IV. **Avaliação do ferimento e conduta iniciais**

A. **Avaliação**

1. **Superfície corporal** atingida >10%: é mais bem avaliada pela **regra dos nove** (Fig. 46.1).

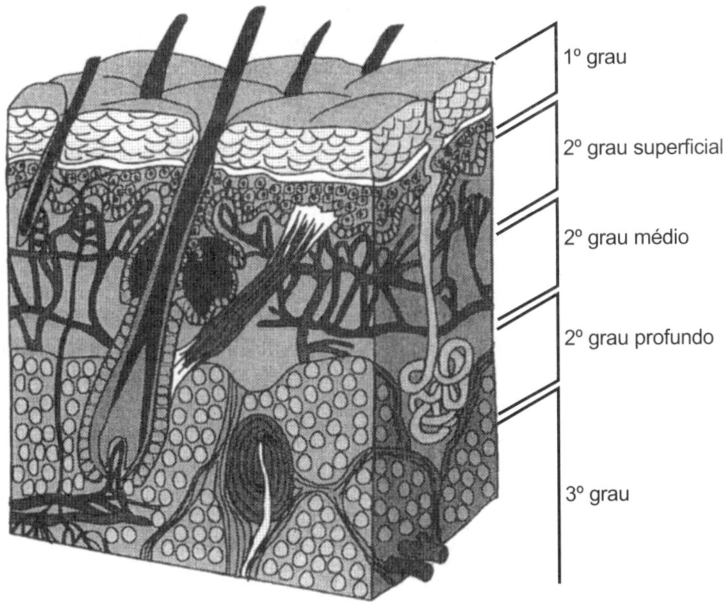

FIG. 46.2. Profundidade da queimadura.

2. Queimaduras menores ou queimaduras não contíguas são avaliadas empregando-se a superfície da **palma** da mão dos pacientes como sendo 1% da área corporal queimada.
3. A terminologia para a profundidade da queimadura empregando "**grau**" está sendo substituída pela descrição da "**espessura**", apesar de que ambos os termos ainda são comumente empregados (Fig. 46.2). A classificação de profundidade no momento da internação é uma estimativa e pode ser imprecisa porque as queimaduras mais profundas tendem a progredir com o tempo a partir do efeito de edema na microcirculação.
4. **Profundidade da queimadura**
   a. **Superficial** (primeiro grau, queimadura de sol).
      - Restrito à epiderme com lesão tecidual mínima
      - Eritema leve à dor é resolvida em 48 a 72 horas
      - A epiderme pode descascar em pequenas escamas sem cicatriz
   b. **Espessura parcial** (segundo grau).
      - Toda a epiderme com camadas variáveis de derme
         1) Superficial
            - Dolorosa, avermelhada, edematosa e com bolhas
            - Grande número de apêndices dérmicos viáveis da pele
            - Cura espontânea em 7 a 14 dias
         2) Profunda
            - Avermelhada, secreção extensa, sem bolhas, menos dor
            - Poucos apêndices dérmicos viáveis da pele
            - Cura demorada, geralmente com cicatriz
   c. **Toda a espessura** (terceiro grau)
      - Toda a epiderme e a derme destruídas
      - Relativamente **indolor**, rija, cerosa ou carbonizada com **vasos trombosados**
      - Não chegará à cura sem excisão e implante

B. **Conduta inicial no ferimento por queimadura**
  1. **No serviço de emergência antes do transporte para um centro de queimados.**
    a. Lavar suavemente com gaze embebida em soro fisiológico ou clorexidina a 4%.
    b. Remover qualquer pele obviamente solta.
    c. Aplicar **agentes tópicos** (ver abaixo) **apenas** se houver previsão de **atraso na transferência** porque a remoção do agente no centro de queimados pode prolongar a assepsia e o debridamento iniciais.
    d. Irrigar os fragmentos do olho anestesiado, se houver tempo.
    e. Cobrir os ferimentos com curativos estéreis secos.
  2. No serviço de emergência do **centro de queimados** ou do **hospital de cuidados definitivos.**
    a. Queimaduras com menos de 10% da superfície corporal podem ser submetidas a assepsia, debridamento e cobertas com agente tópico.
    b. Tratar queimaduras maiores colocando-se o paciente em uma maca especial (geralmente localizada na unidade de queimados), o que permite uma exposição total, aquecimento sobre a cabeça, debridamento rápido da queimadura por equipe especialmente treinada; limpeza, empregando-se um jato suave de mangueira, fornecimento de analgesia adequada e monitoramento contínuo dos sinais vitais.
  3. **Agentes tópicos**
    a. **Creme de sulfadiazina de prata a 1%** (Silvadene, Hoechst Marion Roussel, Inc. Kansas City, MO)
      - O agente tópico mais comum empregado em queimaduras.
      - Geralmente aplicado uma a duas vezes ao dia em uma camada fina, empregando uma luva estéril ou um abaixador de língua.
      - Após isso, envolver com gaze estéril frouxa.
      - Bacteriostático de largo espectro, relativamente indolor.
      - Neutropenia transitória (efeito sulfa) pode ocorrer.
      - Cautela na gravidez e crianças muito pequenas (< 2 meses).
    b. **Creme de acetato de mafenide a 10%** (Sulfamyalon, Dista Products e Eli Lilly, Indianapolis)
      - Geralmente indicado para queimaduras profundas do pavilhão auricular para evitar a otocondrite.
      - Penetra escaras, algo doloroso.
      - Leve acidose metabólica (inibidor da anidrase carbônica).
      - Bacteriostático de amplo espectro.
    c. **Ungüento de bacitracina**
      - O ungüento (não o creme) geralmente é aplicado em pequenas queimaduras superficiais e superfícies difíceis de serem cobertas com gaze (p. ex., rosto).
      - Pode necessitar de várias aplicações por dia devido a remoção inadvertida por exposição
      - É principalmente bacteriostático contra organismos gram-positivos.
      - Os ungüentos de neosporina, polisporina ou gentamicina podem ser substitutos para uma cobertura antibacteriana maior.
    d. **Acticoat**
      - Membrana impregnada de prata.
      - Mantida no lugar sobre o ferimento por 2 a 3 dias.
      - Útil para pequenos ferimentos em pacientes externos.
    e. **Nitrato de prata a 0,1%**
      - Empregar apenas quando outros agentes de amplo espectro estiverem contra-indicados.
      - Caro, "faz sujeira", anormalidades eletrolíticas (p. ex., hiponatremia).
  4. **Escarotomia**
    a. As queimaduras circunferenciais de **toda a espessura** do **tórax** ou das **extremidades** podem provocar uma síndrome compartimental.
    b. Pressões elevadas da via aérea (> 40 cmH_2O) em uma queimadura circunferencial do tronco.

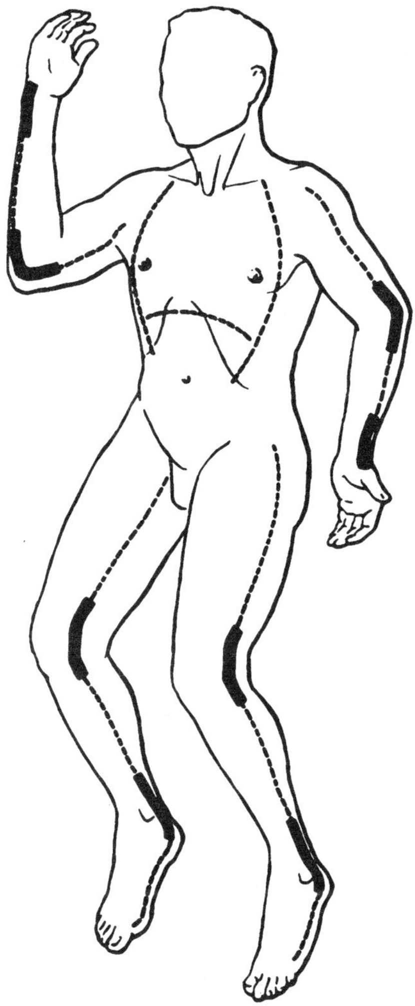

FIG. 46.3. Locais preferidos para escarotomia. (De Martin RR, Becker WK, Cioffi, et al. In: Wilson RF, ed. *Management of trauma. Pitfalls and practice.* Baltimore: Williams & Wilkins, 1996, com autorização.)

c. O pulso distal se encontra acentuadamente diminuído ou ausente em uma queimadura circunferencial de extremidade.
d. Pode ser requerida precocemente no manejo da queimadura.
e. Técnica (Fig. 46.3).
   - Teoricamente, exsangue e indolor (geralmente não é o caso).
   - Fornecer analgesia e sedação.
   - Realizar com eletrocautério, quando disponível.
   - Incluir apenas a escara de pele, não a fáscia.
   - Requer ser coberta com cuidado (firmeza) para minimizar a perda de sangue.
   - A hemostasia inadequada com escarotomias múltiplas pode resultar em perda de sangue significativa, o que pode ser problemático se o paciente for transferido subseqüentemente ao procedimento.

V. **Lesão por inalação**
  A. **Visão geral**
    1. Os resultados da **lesão térmica direta** (inalação de ar ou vapor de água superaquecidos), **produtos químicos tóxicos** em fumaça inalada, ou uma combinação de ambos.
    2. A lesão da via aérea proximal pode provocar edema e obstrução rapidamente.
    3. Os irritantes químicos e o vapor superaquecido estimulam uma resposta inflamatória intensa nas vias aéreas mais distais. A história do ambiente da lesão pode ser preditiva da extensão da lesão.
    4. A lesão de inalação é a **causa mais freqüente de morte** em lesões térmicas.
  B. **Avaliação**
    1. Considerar como presentes lesões por inalação em todos os pacientes em espaço fechado, até prova em contrário.
    2. Os sinais e os sintomas estão delineados na seção **III.B**
    3. Obter dosagem de **carboxiemoglobina** (CO-Hb) junto com os exames laboratoriais iniciais.
      a. O monóxido de carbono apresenta uma afinidade pela Hb 240 vezes maior do que o oxigênio.
      b. Amostra arterial ou venosa (heparinizada).
      c. Níveis:
        - < 5%, normal.
        - < 20%, pode ser assintomático.
        - de 20 a 30%, cefaléia e náusea.
        - 30 a 40%, confusão.
        - 40 a 60%, coma.
        - > 60%, morte.
      d. Pode ocorrer como envenenamento isolado por monóxido de carbono na ausência de exposição térmica. Entretanto, na presença de lesão térmica, uma CO-Hb elevada sugere uma lesão por inalação associada.
      e. Um nível normal não afasta a lesão por inalação.
      f. **Observação.** Os pacientes que sofreram exposição crônica ao CO podem estar obnubilados ou apresentar déficits neurológicos significativos a níveis de CO-Hb consideravelmente mais baixos do que aqueles associados a tais sintomas após exposição crônica.
    4. **A radiografia inicial de tórax pode ser normal**
    5. **Broncoscopia**
      a. Geralmente adiada até que a reanimação esteja em andamento e o paciente esteja hemodinamicamente estável.
      b. Se o paciente não estiver intubado, passe uma cânula endotraqueal junto com o broncoscópio para que se obtenha uma via aérea definitiva se os achados de broncoscopia o indicarem com segurança.
      c. Os achados incluem eritema, edema, ulcerações, material carbonáceo e pregas vocais edemaciadas.
      d. A irrigação com soro fisiológico é indicada para detritos carbonáceos abundantes.
    6. A espirometria pode revelar uma curva de volume de fluxo achatada.
  C. **Tratamento**
    1. Administrar oxigênio a 100% a todos os pacientes até que a CO-Hb seja < 5%.
    2. A intubação precoce e a ventilação mecânica são recomendadas para pacientes sintomáticos.
    3. Em pacientes estáveis com sintomas de envenenamento por CO, o oxigênio hiperbárico pode atenuar as seqüelas neurológicas de longo prazo por exposição ao CO, principalmente se instituído dentro das 6 horas após a exposição. Entretanto, o oxigênio hiperbárico pode ser útil mesmo se o nível de CO-Hb estiver normal no momento da iniciação.

VI. **Lesão por eletricidade**
  A. **Visão geral**
    1. As lesões por eletricidade são raras e freqüentemente apresentam um desafio diagnóstico devido à miríade de apresentações clínicas. Pequenos ferimentos da pele podem esconder uma destruição substancial de músculo e osso subjacentes.

2. Geralmente as lesões por eletricidade são classificadas como de **baixa voltagem (< 1.000 volts) e de alta voltagem (≥ 1.000 volts).**
3. A severidade da lesão aos tecidos depende da **amperagem** (a quantidade de corrente passando através dos tecidos). Amperagem = voltagem/resistência.
4. **A resistência** dos tecidos depende de seu conteúdo de água. Os tecidos com maior resistência tendem a sofrer a maioria dos danos por calor. A resistência em ordem decrescente é:
   a. Osso → tecido adiposo → tendão → pele → músculo → vasos → nervos. (O osso pode sofrer a maior parte do dano por calor, enquanto que o tecido nervoso apresenta pequena resistência à corrente.)
   b. A pele úmida apresenta muito menos resistência do que a pele seca.
5. **O trajeto da corrente** é imprevisível, mas geralmente passa do ponto de entrada através do corpo a um local terra (local com a resistência mais baixa). Entretanto, com a alta voltagem, o trajeto pode ser indiscriminado, exteriorizando em vários locais.
6. De maneira geral, a corrente alternada (AC) é mais perigosa do que a corrente direta (DC).
7. As lesões por eletricidade geralmente estão associadas a importantes lesões traumáticas (p. ex., quedas).
8. As contraturas tetânicas associadas à corrente alternada podem provocar fraturas e luxações.

B. **Lesão de baixa voltagem**
1. Geralmente ocorre no lar (p. ex., secador de cabelo na banheira)
2. A arritmia cardíaca é muito comum, principalmente a fibrilação ventricular, cuja causa não é clara.
3. As contrações tetânicas (AC do lar) podem provocar fraturas e asfixia respiratória.
4. As anormalidades do sistema nervoso central (SNC) são o resultado de qualquer hipoxia associada mais do que a condução de corrente através dos tecidos do SNC.
5. Internar para monitoramento eletrocardiográfico (ECG), a menos que o ECG de internação seja normal.
6. **Queimaduras orais em crianças**
   a. Crianças pequenas sugando um fio elétrico.
   b. Podem envolver todas as estruturas orais, porém mais freqüentemente **os lábios.**
   c. O tratamento inclui:
      - Hospitalizar devido ao risco de **sangramento tardio.**
      - Alimentar por canudinho ou seringa.
      - Adie o debridamento por 1 semana.
      - Pode ser necessária uma tala intra-oral.
      - Profilaxia antitetânica.
      - A profilaxia antibiótica geralmente não é indicada.

C. **Lesão por alta voltagem**
1. **A extensão do dano tecidual geralmente é subestimada** devido ao caminho imprevisível das lesões, que geralmente são **devastadoras.**
2. Os locais de entrada e saída são patognomônicos da lesão, mas podem não ser óbvios. As lesões de entrada geralmente se encontram em pontos de contato e os ferimentos de saída geralmente se encontram em pontos terra.
3. Uma queimadura de pele de um lampejo associado não é rara e pode desviar a atenção da lesão elétrica mais devastadora dos tecidos mais profundos e remotos.
4. A lesão subcutânea ou profunda se caracteriza por uma **mionecrose macular**, principalmente ao longo dos tecidos mais profundos adjacentes ao osso (área de alta resistência). A trombose vascular e a síndrome compartimental (tanto precoce quanto tardia) são seqüelas comuns.
5. Manejo hídrico
   a. Prever necessidades > 4 ml/kg/% de superfície corporal queimada/24 horas
   b. Se mioglobina estiver presente
      - Débito urinário > 1 ml/kg/% de superfície corporal queimada/24 horas
      - Manitol, 25 g e.v. a cada 4 a 6 horas
      - Bicarbonato de sódio na solução e.v. se pH urinário < 7

6. **Manejo do ferimento**
   a. Debridamento precoce agressivo e repetitivo do ferimento.
   b. A fasciotomia de extremidade é requerida com freqüência.
   c. Devido à natureza desigual e macular da necrose tecidual, a amputação de uma extremidade desvitalizada pode ser necessária (mesmo na presença de fornecimento sangüíneo adequado).
7. **Conduta geral**
   a. Profilaxia antitetânica.
   b. Manejo efetivo da dor.
   c. Antibióticos locais na lesão térmica.
   d. Evitar antibióticos sistêmicos de amplo espectro precocemente sem indicação específica.
   e. Prever a necessidade de suporte ventilatório e provável disfunção orgânica.
8. Após a reanimação inicial, a maioria dos pacientes com lesão de alta voltagem deve ser referida a um centro de queimados porque a **experiência** com estas lesões é essencial.

VII. **Queimaduras químicas**

A. **Visão geral**
1. A maioria das queimaduras se deve a ácidos, álcalis e petróleo.
2. A extensão da lesão depende da **concentração** do agente e da **duração** do contato.
3. O dano tecidual é freqüentemente subestimado.
4. As queimaduras por substâncias alcalinas geralmente são as mais graves.

B. **Tratamento**
1. **Remover todo o vestuário e retirar qualquer pó seco.**
2. No local do traumatismo e na chegada ao hospital, irrigar com **água de torneira**.
   a. Queimaduras ácidas: 1 hora
   b. Queimaduras alcalinas: 2 horas
3. Irrigar os olhos e solicitar avaliação oftalmológica.
4. **Não há nenhum antídoto específico** disponível para a maioria das queimaduras químicas, exceto o ácido hidrofluórico.

C. **Queimadura por ácido hidrofluórico**
1. Altamente tóxico e doloroso.
2. Pode provocar hipocalcemia e arritmia com a absorção sistêmica.
3. As concentrações > 40% podem ser letais se a superfície corporal atingida ultrapassar 2%.
4. Tratamento.
   a. Irrigação copiosa com água.
   b. Aplicar gel de **gluconato de cálcio** a 2,5%.
   c. A injeção em tecido mole de gluconato de cálcio (1 g/10 ml) pode ser feita em pequenas áreas em casos de dor persistente. Infundir gluconato de cálcio intra-arterialmente para queimaduras de dedo e mão em casos de espaço tecidual limitado para injeção e perícia apropriada.
   d. As indicações para a infusão intra-arterial de cálcio inclui dor grave, evidência de necrose tecidual e dor que não melhora com gel de gluconato de cálcio.
   e. Método para infusão intra-arterial de gluconato de cálcio:
      - Colocar um cateter na artéria braquial e realizar angiografia para assegurar a adequação da perfusão para dedos envolvidos (uma bifurcação alta da artéria braquial não é rara). Este procedimento geralmente é realizado pela radiologia intervencionista.
      - Como alternativa, pode ser empregado um cateter de artéria radial se apenas o polegar, o indicador ou ambos estiverem envolvidos.
      - Infundir gluconato de cálcio (2 g) em SG 5% (100 ml) por 4 horas.
      - Repetir a cada 4 horas até que a dor tenha diminuído acentuadamente.
      - Infundir heparina (200 U/hora) entre infusões de gluconato de cálcio.
   f. Imobilizar o braço com o cateter de artéria braquial e mantê-lo imobilizado por 6 horas após a remoção.
   g. Monitorar o cálcio ionizado e o magnésio sérico.

VIII. **Cuidados definitivos do paciente queimado**

A. **Ferimento de queimadura**
   1. A profundidade do ferimento por queimadura pode ser óbvia no início, mas vários dias são necessários para diferenciar entre ferimentos superficiais e profundos de espessura parcial profunda.
   2. Os melhores instrumentos diagnósticos são os olhos de um cirurgião experimentado em cuidados de ferimentos por queimadura.
   3. Os ferimentos superficiais (primeiro grau) requerem apenas assepsia e analgesia.
   4. Os ferimentos de espessura parcial superficiais podem cicatrizar espontaneamente com limpeza e cremes antibióticos típicos (p. ex., sulfadiazina de prata).
      a. O aspecto de "brotamento" epitelial é um sinal útil de cura primária.
      b. Geralmente são necessárias várias semanas para a epitelização.
   5. Os ferimentos de espessura parcial profundos (segundo grau) e os de espessura total (terceiro grau) geralmente requerem excisão e implante para fornecer cobertura e cura.
   6. Os agentes tópicos são aplicados uma ou duas vezes ao dia. Quando o acetato de mafenide (Sulfamylon, Dista Products e Eli Lilly, Indianapolis, IN) é empregado alternadamente com a sulfadiazina de prata, em queimaduras profundas extensas, uma aplicação duas vezes ao dia é utilizada. A sulfadiazina de prata freqüentemente é empregada com uma aplicação diária, porém pode ser empregada duas vezes ao dia.

B. **Excisão**
   1. Pequenos ferimentos (< 5% de superfície corporal) podem ser excisados e cobertos com implante de pele parcial assim que o paciente estiver estável.
   2. Os ferimentos maiores (> 10% da superfície corporal) geralmente necessitam de excisões seqüenciais e a colocação de uma cobertura do ferimento temporária ou permanente.
   3. Para evitar a perda excessiva de sangue e a hipotermia, não se deve excisar mais que 10 a 15% da superfície corporal queimada em uma sessão cirúrgica para queimaduras de grandes superfícies (> 25%).
   4. Uma variedade de dermátomos e facas de enxerto estão disponíveis para excisão.
   5. Com uma excisão **tangencial** tenta-se remover apenas o tecido desvitalizado e manter o máximo de elementos dérmicos possível.
      a. Pode ser vista uma quantidade variável de gordura subcutânea.
      b. Apesar de a gordura diminuir a possibilidade de sucesso do implante, ela ajuda a manter a cosmese.
   6. **A excisão da fáscia** pode ser necessária em queimaduras de toda a espessura com necrose gordurosa subjacente.
      a. Apesar de mais rápido e com menor perda sangüínea, o déficit cosmético é substancial.

C. **Cobertura**
   1. **A melhor cobertura permanente** para a maioria das queimaduras é um **implante de pele parcial** (0,010-0,014 pol = ~0,030 ~0,042 cm) e entrelaçados em uma proporção de 1,5:1.
   2. O implante deve proteger bem o ferimento (grampos ou suturas) e ser coberto com um curativo não aderente e acolchoado para evitar que se rasgue.
   3. O posicionamento do paciente (p. ex., em prono) pode ser necessário para proteger o implante.
   4. O implante geralmente é inspecionado em 4 a 6 dias, a menos que sinais de infecção levem rapidamente a uma avaliação mais cedo.
   5. **A cobertura temporária** do ferimento queimado excisado com **pele de cadáver, de porco,** ou materiais sintéticos como Biobrane (Dew Hickam, Inc. Sugarland, TX) e Trancyte (Advanced Tissue Sciences, LaJolla, CA) podem ser úteis nas seguintes circunstâncias clínicas:
      a. Pele de doador autólogo inadequada.
      b. Incerteza sobre a viabilidade do ferimento (p. ex., necessidade potencial de mais excisão).
      c. Necessidade de reduzir a administração de fluidos e a perda de calor, e a demanda metabólica a partir do ferimento.
      d. Fornecer conforto ao paciente.

e. **Integra** (Life Sciences Holding Corp. San Diego, CA) e **AlloDerm** (Life Cell-HealthCare, Branchburg, NJ) estão emergindo como substitutos dérmicos permanentes úteis.
6. Células epiteliais em cultura, apesar de frágeis, têm sido empregadas para fornecer cobertura epitelial em queimaduras maciças onde não há alternativas permanentes disponíveis.
7. As queimaduras graves da face e das mãos geralmente requerem técnicas especiais e a perícia de uma unidade de queimados.

D. **Cuidados críticos**
1. A conduta nos cuidados críticos e a proteção de órgãos encontra paralelo no paciente traumatizado (Capítulo 38).
2. Os tópicos de unidade de tratamento intensivo mais específicos para o paciente queimado incluem:
   a. Os antibióticos profiláticos não estão indicados, a menos que estejam presentes sinais de infecção (p. ex., biópsia/cultura de queimadura).
   b. A presença de inalação e queimaduras de face e pescoço requerem uma abordagem mais conservadora para o desmame e a extubação do que a maioria dos pacientes traumatizados.
   c. Em grandes queimaduras (> 25% da superfície corporal), a analgesia e as necessidades logísticas de mudança de curativo duas vezes ao dia e as excisões cirúrgicas seqüenciais na sala de cirurgia podem necessitar de sedação pesada e suporte ventilatório contínuo.
   d. Um **ambiente aquecido** é necessário para evitar a perda de calor a partir dos ferimentos.
   e. O paciente queimado apresenta uma taxa metabólica muito elevada (até que os ferimentos estejam completamente cobertos), requerendo ~2.000 kcal/m^2 com uma carga de proteína de 1,5 a 2,0 g/kg/dia.
   f. A nutrição enteral é superior ao suporte parenteral na melhoria da ingesta, porém freqüentemente ambos são necessários para atender às necessidades do paciente.
   g. A febre é comum em pacientes queimados, mas não significa necessariamente que existe uma infecção.
   h. É comum uma hipocalcemia ionizada em pacientes queimados, principalmente em reanimação inicial.
   i. Os pacientes com grandes queimaduras geralmente desenvolvem uma incapacidade de concentrar sua urina e podem apresentar um débito urinário obrigatório, o que geralmente ocorre na fase de cuidados críticos e pode ser um parâmetro equivocado de perfusão adequada.

E. **Septicemia por queimadura**
1. De maneira geral, uma colonização bacteriana significativa ocorre somente após vários dias da lesão devido à escara intacta. Entretanto, logo em seguida ocorre a colonização, principalmente por organismos endógenos.
2. Os organismos mais comuns recuperados de queimaduras incluem estafilococos (85%), estreptococos beta-hemolíticos (5%), *Pseudomonas aeruginosa* (25%), *Escherichia coli* (40%), enterococos (55%) e *Candida albicans* (49%).
3. Determina-se melhor a infecção invasiva (contra a colonização) por uma biópsia da queimadura e uma bacteriologia quantitativa demonstrando > 10^5 organismos/grama de tecido.
   a. A septicemia precoce de queimadura (primeira semana) geralmente é provocada por *Staphylococcus aureus*, que se caracteriza por um início insidioso, febre e leucometria elevadas, desorientação e perda de tecido de granulação (mortalidade = 5%).
   b. A septicemia tardia de queimadura (7 a 10 dias) geralmente é provocada por *P. aeruginosa* e se caracteriza por uma instalação rápida (12-36 horas), uma instabilidade hemodinâmica acentuada, temperatura alta ou baixa e leucometria alterada e uma necrose macular preta de superfície (mortalidade = 20 a 30%).
   c. A *Candida albicans* é outra causa de septicemia tardia por queimadura, com instalação mais lenta. As alterações sistêmicas e do ferimento podem ser menos acentuadas do que uma infecção bacteriana, mas a mortalidade varia de 30 a 50%.
4. A melhor prevenção e o melhor tratamento é a aplicação de antibióticos tópicos, como descrito acima, combinados com a excisão precoce do ferimento. Os antibióticos sistêmicos administrados precocemente não são eficazes devido ao pequeno fluxo sangüíneo tecidual na queimadura.

Entretanto, a antibioticoterapia específica está indicada para septicemia invasiva diagnosticada por exame clínico e a biópsia do ferimento com cultura quantitativa.

F. **Reabilitação**

1. A reabilitação do paciente queimado é um dos tópicos clínicos mais desafiadores na medicina moderna porque o processo dura uma vida inteira e as cicatrizes são permanentes.
2. A reabilitação deve se iniciar na internação e incluir os seguintes componentes:
   a. Fechamento precoce do ferimento.
   b. Exercício.
   c. Posicionamento e entalagem.
   d. Cuidados com a pele.
   f. Suporte psicológico.
   g. Restauração da função.
3. Ver Capítulo 50.

Axiomas

- Após a reanimação inicial, os pacientes queimados que se enquadram nos critérios de centro de queimados da ABA (*American Burn Association*, – Associação Americana de Queimados) devem ser fortemente considerados para transferência.
- As queimaduras freqüentemente se apresentam como lesões espetaculares; portanto, é imperativo realizar as pesquisas primária e secundária para avaliar a existência de trauma associado.
- Considera-se que as queimaduras que ocorrem em um espaço fechado (p. ex., edifício, carro) apresentam uma lesão de inalação até que prove o contrário.
- A intubação precoce deve ser considerada em pacientes com queimaduras faciais porque a grande probabilidade de lesão de inalação e o edema orofacial progressivo podem impedir a intubação.
- Documentar o momento da queimadura e a quantidade de fluidos infundidos antes da chegada ao hospital ou ao centro de queimados.
- As fórmulas para reidratação são apenas guias para iniciar a reanimação; o débito urinário adequado é a melhor medida clínica de reanimação hídrica adequada.
- Os pacientes com lesões por inalação associadas ou por descarga elétrica geralmente necessitam de mais fluidos para a reanimação.
- O cálculo inicial da superfície corporal queimada, empregando a "regra dos nove", é projetado para ser uma estimativa de queimaduras de espessura parcial ou total.
- A inalação de fumaça tóxica é a causa mais freqüente de morte por queimadura.
- A severidade das lesões elétricas de alta voltagem é freqüentemente subestimada e são lesões devastadoras requerendo reanimação agressiva e cirurgia.
- Os cuidados definitivos de queimaduras de espessura parcial ou total geralmente requerem excisão e implante com um implante de pele de espessura variável. Aplicar uma cobertura temporária com pele não autóloga ou materiais sintéticos durante o processo de cobertura permanente.

Bibliografia

American Burn Association. *Advanced burn life support manual.* American Burn Association. Chicago. 1998.

American College of Surgeons Committee on Trauma. *Advanced trauma life support manual.* Chicago: American College of Surgeons, 2001.

Demling RH. Thermal injury. In: Wilmore DW, ed. *Scientific American surgery: care of the surgical patient.* New York: Scientific American, 1999;1:III.

Martin RR, Becker WK, Cioffi WG, et al. Thermal injuries. In: Wilson RF, ed. *Management of trauma. Pitfalls and practice.* Baltimore: Williams & Wilkins, 1996:760-771.

Wolfe S, Herndon DN, eds. *Burn care.* Austin, Texas: Landes Bio-Science, 1999.

47. TRAUMATISMO PEDIÁTRICO

Michael G. Scheidler, James M. Lynch e Henri R. Ford

I. **Incidência**

A. O trauma é a primeira causa de mortalidade em crianças entre as idades de 1 e 14 anos nos Estados Unidos: mais crianças sucumbem a lesões e suas seqüelas do que todas as outras doenças pediátricas combinadas. Aproximadamente 16.000.000 de crianças dão entrada em serviços de emergência devido a lesões a cada ano. Destas, 15.000 morrem e 20.000 se encontram temporariamente incapacitadas. A incapacidade a longo prazo é estimada em três vezes a incidência de mortalidade, e é principalmente o resultado de lesão cerebral. Como em adultos, os garotos apresentam trauma mais freqüentemente do que as meninas em uma proporção de 2:1.

II. **Mecanismos de lesão (Fig. 47.1)**

A. O trauma *contuso* é responsável por cerca de 90% das lesões pediátricas.

1. As colisões automobilísticas são a causa mais comum de lesão e morte de crianças.

B. O traumatismo **penetrante** é responsável por 10% das lesões pediátricas.

III. **Visão geral:** diferenças entre crianças e adultos

A. **Diferenças corporais gerais (Quadro 47.1).**

B. Diferenças de órgãos e sistemas (ver abaixo).

IV. **Reanimação.** Os princípios básicos para a reanimação de traumatismo se aplicam a crianças. As considerações específicas estão delineadas abaixo.

A. **Via aérea**

1. **Avaliação**

a. A capacidade de uma criança de falar, chorar e respirar espontaneamente sugere uma via aérea patente. O estridor pode resultar de espasmo laríngeo, presença de secreções nasofaríngea ou orofaríngea ou um corpo estranho. Sibilos podem indicar espasmo brônquico, o que é mais comum em crianças com pequenas vias aéreas.

b. O batimento de asa de nariz ou a retração esternal podem indicar comprometimento respiratório.

c. Em crianças com alteração de estado mental, deve-se considerar a intubação precoce.

2. **Conduta**

a. A obstrução orofaríngea pode ser manejada inicialmente com aspiração oral e posicionamento da cabeça. A queda da língua, uma causa comum de comprometimento de via aérea, pode ser manejada com a manobra de puxar a mandíbula, ou colocando o queixo em posição de "cheirar" com a colocação de um colar cervical, enquanto se mantém a estabilização da coluna cervical.

b. Na maioria dos casos, a ventilação com ambu fornece uma oxigenação adequada para pacientes pediátricos. Mantenha o pescoço na posição neutra para otimizar o diâmetro da via aérea. Manter cuidados com a coluna cervical todo o tempo.

c. Os pacientes com via aérea comprometida que não respondem a medidas conservadoras – (a) ou (b), acima – ou pacientes com lesão cerebral grave (Escala Glasgow de Coma [EGC] < 8) requerem intubação orotraqueal após pré-oxigenação adequada com ventilação com ambu.

3. Considerações durante a intubação orotraqueal

a. Pré-oxigenar, mas não hiperventilar.

b. A laringe se encontra mais anteriormente e repousa mais alto no pescoço em nível da terceira vértebra cervical.

c. A epiglote tem formato de ômega (Ω).

d. A traquéia é curta, portanto, a intubação do brônquio-fonte direito ocorre mais freqüentemente do que em adultos (**Quadro 47.2**).

4. A intubação nasotraqueal **não** é recomendável devido ao ângulo agudo entre a nasofaringe e a orofaringe e o pequeno diâmetro da cânula endotraqueal, que pode ser colocada através das narinas da criança.

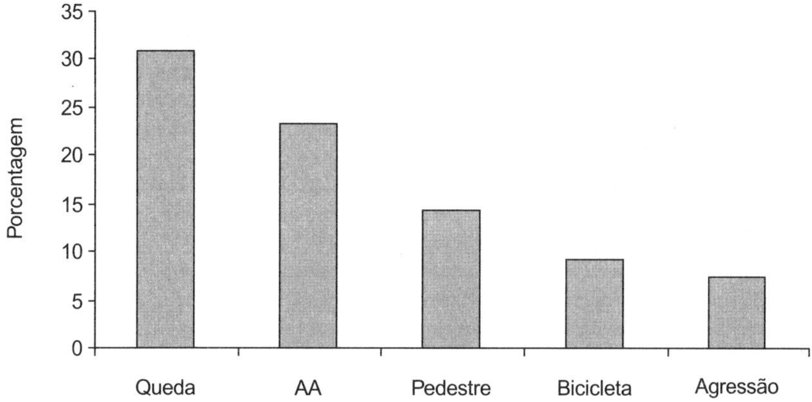

FIG. 47.1. Distribuição das causas mais freqüentes de traumatismo pediátrico: queda, acidente automobilístico (AA), pedestre, relacionado com bicicleta e agressão como uma porcentagem de todas as causas de traumatismo pediátrico. Dados fornecidos pelo *National Pediatric Trauma Registry* (Registro Nacional de Traumatismo Pediátrico), 1999.

Quadro 47.1 Diferenças corporais gerais: crianças e adultos

Fator	Diferença
Tamanho e forma	• Menos gordura e tecido conjuntivo disponível para proteção • A energia é transferida e distribuída sobre uma área de superfície corporal menor • Os órgãos internos estão em relativa proximidade, o que predispõe a lesões de múltiplos órgãos • Os órgãos sólidos são maiores, se comparados com o resto do abdome • O gradil costal é mais elevado, conferindo menos proteção aos órgãos abdominais • A cabeça da criança é proporcionalmente maior se comparada com a do adulto e está sujeita a uma elevada incidência de cortes
Esqueleto	• A ossificação incompleta confere ao osso da criança maior maleabilidade e, por isso, menos propensão a fraturas. Como resultado, as contusões pulmonares e lacerações esplênicas ocorrem freqüentemente sem fratura de costelas • Um rol diferente de fraturas parciais (por exemplo, fraturas incompletas, torções e projeções ósseas) • Lesões das placas de crescimento durante os vários estágios do desenvolvimento da criança resultam em um padrão específico de fraturas
Área de superfície	• A grande proporção da superfície corporal para o peso resulta em maior predisposição à perda de calor (3 vezes maior) e à hipotermia
Desenvolvimento psicológico	• As crianças freqüentemente regridem a um estágio anterior do desenvolvimento durante situações de estresse e ansiedade
Efeitos a longo prazo de lesões	• A esplenectomia em crianças as coloca em risco, por toda a vida, de contrair uma septicemia pós-esplenectomia devastadora

Quadro 47.2 Tamanho da traquéia e tamanho recomendado de cânula endotraqueal, comprimento de inserção e tamanho da lâmina

Idade (anos)	Diâmetro interno da cânula endotraqueal (mm)	Comprimento da traquéia (cm)	Profundidade de inserção (cm a partir dos lábios)	Tamanho e lâmina
Recém-nascido	3,0 sem balonete	3,0	10	1, reta
1	3,5-4,0 sem balonete	4,3	11	2, reta
3	4,0-4,5 sem balonete	5,3	13	2, reta
5	4,5-5,0 sem balonete	5,7	16	3, reta
7-10	6,0-6,5 com balonete	7,0	20	3, reta
Adulto	7,0-8,0 com balonete	10,0+	22+	curva
Regras gerais	Diâmetro do dedo mínimo da criança ou (16 + idade em anos)/4		Idade (em anos) + 10	

(Do Children's Hospital of Pittsburgh, Benedum Pediatric Trauma Program, Pediatric Field Reference, outubro de 1997, com autorização.)

5. Uma via aérea cirúrgica, o que é raramente indicado, é associada a uma elevada taxa de complicações, principalmente em crianças mais jovens (< 8 anos). Em crianças maiores (> 12 anos), as opções incluem a cricotireoidotomia cirúrgica ou a ventilação translaríngea a jato (agulha). **Lembre-se,** a ventilação com ambu é freqüentemente eficaz e, na maioria dos casos, permite tempo suficiente para realizar a traqueostomia "com segurança" na sala de cirurgia.
6. Conduta farmacológica durante a intubação endotraqueal (**Fig.** 47.2).

B. **Respiração**

1. Auscultar na área axilar para reduzir o ruído do tórax oposto.
2. Verificar a simetria da elevação da parede costal a cada respiração.
3. A freqüência respiratória (FR) e o volume corrente (VC) variam com a idade (**Quadro** 47.3).
4. O aumento da complacência pulmonar permite expansão e ventilação pulmonares fáceis. No entanto, uma ventilação assistida vigorosa com grande VC pode provocar barotrauma, levando a rompimento brônquico.
5. A hipoventilação e a hipoxia são causas comuns de parada cardiorrespiratória em pacientes pediátricos traumatizados.
6. A incapacidade de ventilar ambos os campos pulmonares após a intubação endotraqueal deve levantar a suspeita acerca da intubação de brônquio-fonte direito ou pneumotórax. Um estudo radiológico imediato do tórax é recomendável.
7. Se há suspeita de pneumotórax hipertensivo, deve-se realizar a descompressão imediata com agulha (ver seção V.C) seguida de inserção de dreno torácico. Se for encontrado um hemotórax ou um pneumotórax na radiografia, inserir dreno torácico (**Quadro** 47.4).

C. **Circulação**

1. Os sinais vitais são relativos à idade e a resposta ao choque diverge em crianças (**Quadro** 47.5).
2. A freqüência cardíaca (FC) é o indicador precoce mais importante de choque hipovolêmico em pacientes pediátricos traumatizados.
3. A pressão arterial é uma medida inadequada do *status* de volume ou do ponto final da reanimação. As crianças podem manter sua pressão sangüínea até uma perda significativa de volume (≥ 45% do volume sangüíneo). O volume de ejeção é relativamente fixo em bebês e crianças pequenas e depende do retorno venoso. Portanto, a resposta à hipovolemia é aumentar a FC para manter a pres-

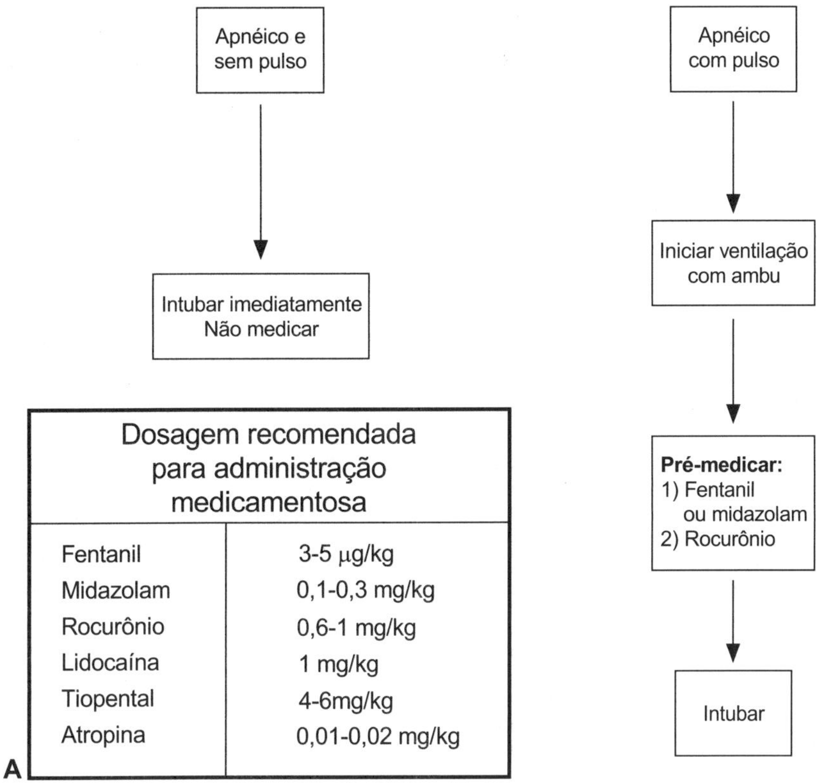

Dosagem recomendada para administração medicamentosa	
Fentanil	3-5 μg/kg
Midazolam	0,1-0,3 mg/kg
Rocurônio	0,6-1 mg/kg
Lidocaína	1 mg/kg
Tiopental	4-6mg/kg
Atropina	0,01-0,02 mg/kg

FIG. 47.2A. Protocolo para conduta na via aérea para **(A)** pacientes apnéicos e **(B)** aqueles respirando espontaneamente com ou sem trauma de crânio associado. O quadro contém recomendações rotineiras para as doses apropriadas de medicação.

são sangüínea. A hipotensão reflete uma perda > 45% do volume sangüíneo ou a falha de mecanismos adaptativos.

4. Reanimação hídrica
   a. O volume sangüíneo é estimado a 80 ml/kg. Considerar choque hipovolêmico se:
      (1) A freqüência cardíaca estiver > 10% do valor calculado para a idade.
      (2) Freqüência cardíaca estiver < 5º percentil (70 + 2 × idade em anos).
   b. Inicial com um *bolus* hídrico com 20 ml/kg de lactato de Ringer, que pode ser repetido até três vezes. Se não houver melhora, transfundir papa de hemácias tipo O negativo (10 ml/kg).
   c. As necessidades básicas de fluidos (manutenção com FEV) podem ser calculadas empregando-se as abordagens seguintes:
      (1) 100 ml/kg/dia para os primeiros 10 kg, mais 50 ml/kg/dia para os próximos 5 kg, mais 20 ml/kg/dia para cada kg acima de 16 kg.
      (2) 4 ml/kg/hora para os primeiros 10 kg; entre 10 kg e 20 kg, 40 ml/hora mais 2 ml/kg/ hora para cada quilograma acima de 10; > 20 kg, 60 ml/hora mais 1 ml/kg/hora para cada quilograma acima de 20.
   d. O fluido de reanimação de escolha é o lactato de Ringer ou solução salina normal. As soluções contendo dextrose não estão indicadas durante o período de reanimação devido à hiperglicemia a partir da resposta elevada de catecolaminas no estresse traumático.

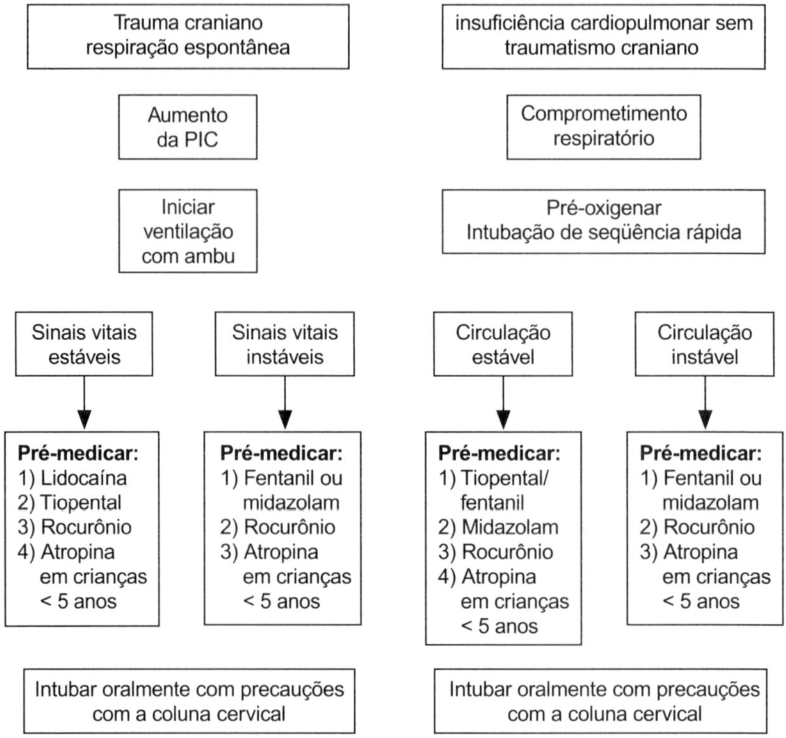

B

FIG. 47.2B. *Continuação.*

5. Acesso endovenoso (e.v.)

   a. Colocar em vasos com o maior diâmetro possível, um de cada lado do paciente, em extremidades superiores ou inferiores.

   b. Na criança hipotensa (< 6 anos) com acesso e.v. difícil, realizar uma punção intra-óssea (i.o.) antes da dissecção venosa para iniciar a reanimação hídrica (ver abaixo). Em crianças maiores, nas quais o acesso venoso não pode ser obtido de outra maneira, a dissecção venosa pode ser necessária. Se for necessário, os locais preferidos de dissecção venosa incluem:

Quadro 47.3 Sinais vitais específicos para a idade

Idade (anos)	Peso (kg)	Pulso (por minuto)	Pressão sangüínea sistólica (mmHg)	Freqüência respiratória	Volume corrente (ml)
Recém-nascido	3	160	70	60	240
1	9	130	85	40	700
3	15	120	89	30	1.200
6	24	110	94	25	2.000
10	35	90	100	20	2.800
Adultos	75	70	120	15-20	5.000

(Do Children's Hospital of Pittsburgh, Benedum Pediatric Trauma Program, Pediatric Field Reference, outubro 1997, com autorização.)

Quadro 47.4 Tamanhos de cânula torácica, sonda nasogástrica e cateter de Foley apropriados

Idade (anos)	Sonda NG (F)	Cateter de Foley	Cânula torácica (F) Hemotórax	Cânula torácica (F) Pneumotórax
Recém nascido	5	5 (de alimentação)		10 ou rabo de porco
1	10	8	10-12	Pequeno ou rabo de porco
3	10	10	16-20	Pequeno ou rabo de porco
6	12	10	20-24	Pequeno ou rabo de porco
Adultos	16	16	28-32	28-32

(1) A veia safena grande anterior ao maléolo medial no tornozelo, ou região inguinal proximal abaixo da junção com a veia femoral.

(2) Veias basilar e cefálica da fossa antecubital.

6. Em crianças < 6 anos, a reposição hídrica i.o. é um método útil para se administrar líquido de reanimação (cristalóide ou sangue) ou medicação.
   - **a.** Colocar o cateter i.o. 1 cm abaixo e medial à tuberosidade tibial.
   - **b.** Para crianças com idade de 0 a 1 ano, empregar uma agulha de coluna vertebral de calibre 18 ou 20. É necessário uma agulha de medula óssea de calibre 13 a 16 para crianças com mais de 1 ano de idade.
   - **c.** As contra-indicações incluem fratura da mesma perna, fraturas pélvicas ou uma criança inconsciente.
   - **d.** Remover a linha i.o. dentro de 4 horas para diminuir o risco de osteomielite.

D. Incapacidade: avaliação neurológica

1. Avaliação rápida.
   - **a.** Graduação da EGC modificada para pacientes pediátricos (**Quadro 47.6**).
2. O objetivo é minimizar uma lesão cerebral secundária. As lesões secundárias podem ser evitadas maximizando-se a pressão de perfusão cerebral (pressão arterial média) [PAM] pressão intracraniana [PIC] aderindo aos princípios básicos de reanimação.). **Evitar o seguinte:**

Quadro 47.5 Resposta sistêmica de crianças ao choque hipovolêmico

Sistema	< 25% perda de volume sangüíneo	25% a 45% perda de volume sangüíneo	> 45% perda de volume sangüíneo
Cardíaco	Débil, pulso fino; aumento da freqüência cardíaca	Aumento da freqüência cardíaca	Hipotensão, taquicardia ou bradicardia
Sistema nervoso central	Letárgico, irritadiço, confuso	Alteração do nível de consciência, embotamento da resposta à dor	Comatoso
Pele	Fria, pegajosa	Cianótica, diminuição do preenchimento capilar, extremidades frias	Pálida, fria
Rins	Diminuição mínima do débito urinário, aumento da gravidade específica	Débito urinário mínimo	Sem emissão urinária

Quadro 47.6 Graduação da Escala Glasgow de Coma

Lactente	Criança
Abertura dos olhos	
4 Espontaneamente	4 Espontaneamente
3 À fala	3 Ao comando
2 À dor	2 À dor
1 Sem resposta	1 Sem resposta
Melhor resposta verbal	
5 Vocalizações, balbucio, sorrisos	5 Orientado
4 Irritação, choro	4 Confuso
3 Gritos à dor	3 Palavras inadequadas
2 Gemidos e resmungos	2 Incompreensível
1 Sem resposta	1 Sem resposta
Melhor resposta motora	
6 Espontaneamente	6 Espontaneamente
5 Afasta-se do toque	5 Afasta-se do toque
4 Afasta-se da dor	4 Afasta-se da dor
3 Flexão (decorticação)	3 Flexão (descorticação)
2 Extensão (decerebração)	2 Extensão (decerebração)
1 Sem resposta	1 Sem resposta

(De the Children's Hospital of Pittsburgh, Benedum Pediatric Trauma Program, Pediatric Field Reference, Outubro de 1997, com autorização.)

a. Hipoxia: manter a saturação de oxigênio > 98%.
b. Hipercapnia ou hipocapnia: manter a $PaCO_2$ entre 32 e 35 mmHg.
c. Hipotensão: manter a pressão sangüínea próxima do percentil 50 para a idade; 80 + 2 × idade em anos.
d. Hipertensão: monitorar o líquido de reanimação; evitar hiper-hidratação. Os agentes anti-hipertensivos raramente são necessários.

3. Indicações para o monitoramento da pressão intracraniana (PIC) na criança com traumatismo craniano contuso:
   a. EGC < 8.
   b. Incapacidade de se monitorar o exame clínico.
4. Manifestações das lesões da cabeça nas crianças:
   a. Convulsões: empregar um benzodiazepínico de ação curta. As convulsões pós-traumáticas geralmente são breves e o tratamento com anticonvulsivantes é desnecessário.
   b. Vômitos: tratar sintomaticamente, assegurando-se de que não ocorreu traumatismo intra-abdominal. Durante os períodos de vômitos, manter as precauções com a coluna cervical e evitar a aspiração do vômito.

E. **Exposição:** evitar a hipotermia em lactentes e crianças.

V. **Pesquisa secundária e conduta**

A. **Cabeça**

1. Das mortes pediátricas traumáticas, 75% são o resultado de traumatismo craniano.
2. A tomografia computadorizada (TC) é a modalidade mais sensível e específica para avaliar crianças com suspeita de lesão cerebral. As crianças com alteração do estado mental ou perda de consciência (com EGC 14 ou 15), EGC ≤ 13, ou convulsões ou vômitos pós-traumáticos requerem uma TC da cabeça. Não existe nenhum papel a ser desempenhado por radiografias de crânio.

3. As lacerações do couro cabeludo podem provocar uma perda significativa de sangue, principalmente em uma criança. Examinar as lacerações para possíveis fraturas de crânio subjacentes.
4. As fontanelas e as suturas estão abertas em crianças com menos de 18 meses de idade.
5. Lesões intracranianas:
   a. Concussão.
   b. Lesão axonal difusa.
   c. Hemorragia intracraniana:
      (1) Os hematomas epidurais são mais prevalentes em crianças do que os hematomas subdurais.
      (2) Os hematomas intracranianos podem ser manejados não-cirurgicamente quando os defeitos focais estão ausentes e a criança está desperta e orientada. A intervenção cirúrgica é necessária em lesões em expansão ou naquelas que provocam um efeito de massa ou produzem déficits neurológicos.
      (3) A perda sangüínea pode ser substancial com uma hemorragia intracraniana, e pode necessitar de transfusão sangüínea.
      (4) As fraturas do osso temporal estão em íntima proximidade com a artéria meníngea média, que é responsável por uma grande proporção das hemorragias epidurais com esta fratura. Os hematomas e as contusões intracranianos geralmente são muito menos comuns em crianças do que em adultos.
   d. Fraturas de crânio:
      (1) Lineares, complexas, deprimidas
      (2) As fraturas de crânio são relativamente comuns, a maioria ocorrendo no osso parietal. Existe um aumento em 10 vezes de risco de hematoma intracraniano quando está presente uma fratura de crânio.
      (3) A intervenção cirúrgica é requerida em casos de laceração superposta de couro cabeludo; lesão intracraniana subjacente, o que requer cirurgia; ou uma depressão maior do que a espessura do crânio.
      (4) Há controvérsia no que diz respeito às conseqüências em longo prazo das lesões de crânio nas crianças. De maneira geral, os resultados nos paciente pediátricos são melhores do que nos adultos.

B. Pescoço

1. Principais diferenças anatômicas em crianças:
   a. Um pescoço mais curto com uma cabeça proporcionalmente pesada que promove flexão do pescoço.
   b. Frouxidão dos ligamentos e menor suporte muscular.
   c. Angulação anterior dos corpos vertebrais.
   d. As facetas de articulação de C1-C4 orientadas horizontalmente.
2. Lesões de coluna vertebral:
   a. **Fraturas de coluna cervical:** a maioria (> 85%) das fraturas de coluna cervical em crianças < 8 anos ocorre entre C1 e C3. Em crianças > 10 anos de idade, a coluna cervical é semelhante, e o padrão de lesão se assemelha à observada em adultos (C4-C7).
   b. **Pseudo-subluxação:** a pseudo-subluxação de C3 sobre C2 ocorre em 40% das crianças < 7 anos como uma variante normal.
   c. **Subluxações:** ocorrem em ~ 10 a 20% das lesões de coluna cervical apenas ou em conjunção com outras fraturas.
   d. **Lesão de medula espinhal sem anormalidade radiológica:** ocorre predominantemente em crianças e é responsável por 4 a 21% das lesões de coluna cervical. Os defeitos neurológicos transitórios ou permanentes ocorrem sem qualquer evidência radiológica.
   e. **Deslocamento atlantoccipital** (DAO): é a separação do crânio da coluna vertebral cervical, produzindo uma lesão proximal de medula espinhal. Esta lesão é predominantemente o resultado da frouxidão do ligamento transverso em crianças. A mortalidade se aproxima de 100%.

C. **Tórax: (85% contundentes; 15% penetrantes)**

1. **Lesões com risco de vida imediato**

a. **Pneumotórax hipertensivo:** o ar seqüestrado sob pressão no espaço pleural desvia o mediastino relativamente móvel em crianças para o lado oposto do tórax, obstruindo o retorno venoso para o coração.

(1) A linha axilar média (LAM) é o local ideal para a descompressão com agulha em lactentes e crianças pequenas. A inserção pelo segundo espaço intercostal, na linha hemiclavicular pode danificar a artéria pulmonar.

(2) Para lactentes e crianças mais jovens, é recomendada uma agulha de calibre 18 ou 20 para a descompressão.

b. **Tamponamento cardíaco:** o tratamento é semelhante ao dos adultos.

c. **Hemotórax:** a drenagem inicial > 20% do volume sangüíneo ou o sangramento contínuo de 1 a 2 l/kg/hora são indicações para toracotomia.

d. **Lesões traqueobrônquicas:** são mais freqüentes em crianças do que em adultos.

(1) a maioria das lesões laríngeas ocorre acima ou no quarto anel traqueal.

(2) após assegurar a via aérea, é indicado proceder a exploração e reparo cirúrgicos precoces.

e. **As lesões penetrantes** do tórax são tratadas de maneira semelhante à dos adultos.

(1) As crianças sofrem muitas lesões de tórax por rifles de ar comprimido (espingardas de chumbo).

(2) Estas lesões potencialmente letais garantem um alto índice de suspeição, com 33 a 50% dos pacientes necessitando de intervenção cirúrgica.

2. **Lesões com risco de vida potencial**

a. **Pneumotórax:** ar seqüestrado no espaço pleural.

(1) Requer descompressão urgente com dreno torácico

(2) Colocar todos os tubos pleurais lateralmente na LAM.

(3) Entrar na cavidade pleural com uma pinça hemostática, não um trocarte, para evitar dano ao pulmão.

b. **Fraturas de costelas:** são raras e indicam lesão grave.

(1) As fraturas de costela representam uma transmissão de energia significativa e estão associadas a uma taxa de mortalidade de 10% por lesões concomitantes.

(2) As fraturas de costela estão relacionadas à violência contra crianças em 20% dos casos.

c. **Contusão pulmonar**

(1) A contusão pulmonar é a lesão torácica mais freqüente.

(2) Responde à conduta conservadora com fisioterapia e oxigenação pulmonares agressivas.

(3) Menos de 5% de todas as crianças com contusão pulmonar requerem intubação (Capítulo 26a).

d. **Asfixia traumática**

(1) Compressão súbita do abdome ou do tórax contra uma glote fechada.

(2) Um aumento súbito da pressão intratorácica que é transmitida à veia cava superior.

(3) Convulsões, alteração do estado mental, e insuficiência respiratória seguem e surgem petéquias na face.

e. **Contusão cardíaca**

(1) A contusão cardíaca não produz arritmias como em adultos; entretanto, o monitoramento cardíaco é aconselhável por 24 horas.

D. Abdome

1. **Até 60% das crianças com lesões intra-abdominais apresentam traumatismo craniano.**

2. A distensão gástrica por ingestão de ar durante o ato de chorar é a causa mais freqüente de distensão abdominal. Se grande, a distensão abdominal pode interferir no esforço respiratório. Nestes casos, é indicada uma descompressão nasogástrica.

3. Os órgãos abdominais superiores são sensíveis à lesão por forças mínimas devido à falta de proteção de um gradil costal e uma musculatura ainda em desenvolvimento.

4. **Avaliação**
   a. Inspecionar, auscultar e palpar.
   b. Estudos radiográficos:
      (1) A tomografia computadorizada é o estudo mais sensível para avaliar lesões intra-abdominais.
      (2) A ultra-sonografia abdominal focalizada para traumatismo (FAST) é útil para detectar líquido intraperitoneal livre, mas seu papel no traumatismo pediátrico ainda está evoluindo.
   c. Exames laboratoriais:
      (1) Amilase ou lipase.
      (2) Aminotransferase-aspartato (AST) e aminotransferase-alanina (ALT).
      (3) Hemoglobina e hematócrito: tipo e cruzamento ou tipo e despistagem.
      (4) EAS.
      (5) Tempo de protrombina (TP) e tempo parcial de tromboplastina (TPT) em pacientes com suspeita de lesão de crânio.

5. **Lesões específicas**
   a. **Baço**
      (1) O órgão abdominal que mais freqüentemente sofre lesão traumática nas crianças (40%).
      (2) Os pacientes se apresentam com dor abdominal ou no ombro (sinal de Kehr) ou encurtamento da respiração.
      (3) Dos pacientes, 30 a 40% apresentam lesões abdominais associadas.
      (4) A TC é 98% sensível e a modalidade de escolha para diagnóstico.
      (5) A maioria dos pacientes pediátricos se apresenta hemodinamicamente estável; 95% podem ser tratados de modo não-cirúrgico, freqüentemente sem transfusão sangüínea.
      (6) A instabilidade hemodinâmica, a deterioração clínica, ou uma lesão associada de víscera oca são indicações mandatórias de cirurgia.
         (a) Menos de 5 a 10% dos pacientes necessitarão de transfusão sangüínea.
      (7) Septicemia devastadora pós-esplenectomia (OPSS – *overwhelming postsplenectomy sepsis*)
         (a) O risco por período de vida é de 0,026%.
         (b) A taxa de mortalidade para aqueles que desenvolvem OPSS é de 50%.
         (c) Profilaxia com penicilina até a idade de 18 anos (controverso).
         (d) Vacinação contra pneumococos, *Haemophilus influenza* e meningococos.
      (8) Conduta de longo prazo
         (a) É desnecessário repetir os estudos radiológicos
         (b) Os esportes de contato ou o exercício vigoroso devem ser restritos por um período que consiste do grau à TC mais 2 semanas, apesar de que alguns autores recomendam até 3 meses.
   b. **O complexo do cinto de segurança**
      (1) Consiste de equimose da parede abdominal acima da espinha ilíaca anterior, lesão intestinal e fratura do corpo de vértebra lombar (fratura de Chance).
         (a) Uma rápida desaceleração resulta em flexão do corpo superior em torno do cinto de segurança, compressão das vísceras abdominais e a um aumento súbito da pressão intraluminal.
         (b) As lesões ocorrem em pontos de fixação dos intestinos com o jejuno, e os cólons descendente e sigmóide são os órgãos que mais freqüentemente sofrem lesão.
      (2) Apenas 60% dos estudos radiográficos serão diagnósticos; o atraso diagnóstico ocorre em 10% dos casos.
      (3) Entre 50 e 70% estão associados a uma fratura de Chance das vértebras L1-L3.

c. **Fígado**

(1) As lesões do fígado são freqüentes (15 a 30%) e requerem reparo cirúrgico mais freqüentemente do que as lesões esplênicas em crianças.

(2) Dos pacientes, 10% chegarão em choque; 30% das crianças apresentarão lesões associadas.

(3) A maioria das lesões (60 a 78%) ocorre no lobo direito.

(4) As indicações para uma intervenção cirúrgica são semelhantes às das lesões esplênicas.

(a) A conduta nas crianças é semelhante à dos adultos, com grande ressecção hepática ocasional.

(b) A taxa de mortalidade é de 25%.

d. **Pâncreas**

(1) Representa 1 a 3% de todas as lesões abdominais contundentes em crianças; a dor epigástrica é o sintoma mais comum.

(2) O mecanismo mais freqüente de lesões pancreáticas envolve uma força contundente ao abdome do guidom da bicicleta.

(3) As lesões pancreáticas incluem transecção e contusão de ducto.

(a) As contusões pancreáticas podem ser tratadas não-cirurgicamente.

(b) A intervenção cirúrgica precoce de lesões ductais importantes resulta em hospitalização mais curta, retorno antecipado à alimentação enteral, e menos complicações do que a conduta conservadora.

(4) A diferenciação entre transecção e contusão pode ser difícil.

(a) A amilase sérica < 200 U/ml, e a lipase < 1.800 U/ml combinadas com o exame físico (dor epigástrica ou abdominal) se correlacionam à transecção pancreática ou lesão ductal importante.

(b) Avaliação tomográfica: 72% sensível e 99% específica.

e. **Duodeno**

(1) Apesar de raras, as lesões duodenais estão associadas a complicações sérias.

(2) Das lesões duodenais, 20% estão relacionadas à violência contra crianças.

(3) A mortalidade (6 a 25%) e a morbidade (33 a 60%), resultando de perfuração duodenal, estão diretamente relacionadas ao momento do diagnóstico e ao tratamento definitivo: a mortalidade aumenta quatro vezes quando o diagnóstico é adiado por 24 horas.

(a) A dor abdominal é o sintoma mais comum (80 a 100%) seguida de vômitos biliosos (80%).

(b) A TC é diagnóstica em apenas 60% dos casos; ar retroperitoneal atrás do duodeno e do cólon direito.

(4) Hematoma duodenal: a compressão extrínseca da luz por um hematoma na parede intestinal provoca a obstrução completa do duodeno.

(a) O traumatismo não-acidental está associado em 50% dos casos.

(b) A maioria resolverá com tratamento conservador, incluindo descompressão de sonda nasogástrica e hiperalimentação.

(c) A obstrução duodenal por hematoma pode levar 3 semanas para resolver. A incapacidade de resolver pode requerer evacuação cirúrgica.

f. **Intestino delgado**

(1) As lesões do intestino delgado geralmente envolvem ruptura ao longo da borda antimesentérica (jejuno).

(a) O intestino delgado se encontra fixado ao ligamento de Treitz e no ceco.

(b) O mesentério do intestino delgado contém menos gordura e é mais friável em crianças.

(2) A ressecção e a anastomose primária podem ser realizadas na maioria dos casos.

E. Fraturas pélvicas

1. Das crianças com fraturas pélvicas, 20% também apresentam lesões abdominais. A menos que sejam deslocadas, estas fraturas são tratadas de maneira conservadora.
2. São raras as lesões uretrais associadas.

F. Lesão do trato geniturinário (TGU)

1. O TGU sofre lesão em 10% dos pacientes pediátricos com traumatismo; 98% por traumatismo contuso (85% por acidente automobilístico).
2. O grau de hematúria não se correlaciona à gravidade da lesão do TGU. Por outro lado, um exame de urina normal não impede a possibilidade de uma lesão do TGU.
   a. **Lesões renais:** os rins são relativamente maiores em crianças e assumem uma posição mais baixa no abdome.
      (1) Dos pacientes pediátricos com traumatismo, 10% sofrem lesões renais significativas.
      (2) As lesões renais ocorrem com mais freqüência em crianças do que em adultos. A cápsula renal (fáscia de Gerota) é menos desenvolvida em crianças do que em adultos.
      (3) As crianças geralmente se apresentam com dor abdominal e com hematúria microscópica ou macroscópica.
      (4) A TC do abdome com contraste e.v. e imagens atrasadas são altamente específicas e sensíveis. É desnecessário um angiograma na maioria dos casos.
      (5) Menos que 5% das crianças com lesões renais requerem reparo cirúrgico.
      (6) A hipertensão pode se desenvolver entre 6 meses e 15 anos após a lesão do pedículo renovascular; a pressão sangüínea deve ser monitorada regularmente após uma lesão renal importante.
   b. **Bexiga:** a pelve estreita e pequena de uma criança permite que a bexiga assuma uma localização intra-abdominal.
      (1) Cúpula vesical é móvel e se distende.
      (2) Das lesões de bexiga, 50% estão associadas a outras lesões abdominais e 75 a 95% estão associadas a fraturas pélvicas.
      (3) A TC convencional não detecta 33% das lesões vesicais; é necessário uma cistografia em todos os pacientes com hematúria macroscópica.
      (4) A bexiga varia de tamanho conforme a idade
         (a) Crianças < 2 anos: volume da bexiga = 7 ml/kg.
         (b) Crianças entre 2 e 11 anos: volume da bexiga = 2 (idade em anos) × 30 ml.
   c. **Lesão de sela:** compressão dos tecidos moles do períneo contra a pelve óssea.
      (1) As lesões ocorrem por quedas, colisão relacionada a ciclismo e atividades associadas a equipamento de *playground*.
      (2) Os pacientes apresentam uma história de sangramento do períneo (50%).
      (3) Examinar sob anestesia com visualização do vestíbulo vaginal.
      (4) As lesões não detectadas podem levar a complicações tardias, incluindo estenose uretral e vaginal.

G. Lesão do sistema musculoesquelético

1. Lesões específicas nas crianças:
   a. Fraturas epifisárias.
   b. Fratura axial.
   c. Deslocamentos.
2. Complicações freqüentes após lesão musculoesquelética em crianças:
   a. Isquemia precoce.
   b. Centros de crescimento durante estágios da infância.
   c. Distúrbios de crescimento.
   d. Necrose vascular.
   e. Instabilidade articular.

3. Tratamento:
   a. Tração e tala.
   b. Restabelecer a circulação antes da estabilização da fratura.

VI. **Queimaduras (Capítulo 46)**

A. As queimaduras resultantes de incêndios domésticos são a causa principal de morte acidental no lar para crianças < 14 anos.

B. Das crianças com queimaduras, 20% são vítimas de abuso.
   1. A maioria das queimaduras ocorre em crianças < 4 anos.
   2. As queimaduras por líquidos escaldantes são a forma mais comum de queimadura.

C. O lactato de Ringer é o líquido de escolha nas primeiras 24 horas, com a quantidade guiada pela fórmula de Parkland:
   1. Reanimar todos os pacientes com queimaduras > 15 a 20% da superfície corporal empregando a fórmula de Parkland com diretriz (**Quadro 47.7**).
   2. Quantidade estimada de líquido nas primeiras 24 horas = 4 ml × % área corporal queimada × peso (kg).

D. Líquidos durante as próximas 24 horas.
   1. Compensar a perda por evaporação e manutenção.
   2. Adicionar colóide e solução salina normal D5¼; evitar a **hiponatremia** e a **hipoglicemia.**
   3. A quantidade de albumina necessária pode ser calculada pela fórmula: 0,3 ml/kg de uma solução de albumina a 5% para queimaduras com área corporal queimada de 30 a 50%.

VII. **Violência e trauma não-acidental na criança**

A. **Aspectos legais**
   1. Qualquer profissional é solicitado a relatar suspeita de violência contra criança para as autoridades civis.
   2. Esta solicitação transcende a relação médico-paciente, gera penalidades para a falta em relatar, e fornece imunidade se relatada de boa fé.
   3. A violência pode consistir em negligência, violência física, violência sexual, ou violência emocional.
   4. A violência sexual ocorre em todos os níveis da sociedade.

B. **Incidência**
   1. Anualmente, 1 a 1,5 milhões de crianças sofrem violência; 60.000 com lesões sérias ou com risco de vida; 1.000 a 2.000 morrem (geralmente < 5 anos de idade).
   2. Uma em cada 10 crianças tratadas no setor de emergência para lesão sofreu lesão intencional.

Quadro 47.7 "Regra dos noves" das queimaduras pediátricas

	Idade (anos)				
	0	**1**	**5**	**10**	**Adulto**
Cabeça	19	17	13	11	7
Pescoço	2	2	2	2	2
Tronco anterior	13	13	13	13	13
Tronco posterior	13	13	13	13	13
Nádegas	2,5	2,5	2,5	2,5	2,5
Genitália	1	1	1	1	1
Braço	2,5	2,5	2,5	2,5	25
Antebraço	3	3	3	3	3
Mão	2,5	2,5	2,5	2,5	2,5
Coxa	5,5	6,5	8	8,5	9,5
Perna	5	5	5,5	6	7
Pé	3,5	3,5	3,5	3,5	35

C. **História**
   1. Pais ou babá evasivos.
   2. Mudanças da história do evento.
   3. Lesão não testemunhada em criança jovem.
   4. O atraso em se procurar cuidados para a criança, freqüentemente várias horas ou dias.
   5. Criança dotada de força física além do desenvolvimento cronológico ou físico.
   6. A história do incidente e o grau de lesão não concordam.
   7. Várias visitas ao setor de emergência ou ao médico.

D. Os padrões de lesão associados com violência física.
   1. Lesões de tecido mole: a maioria das lesões é de tecidos moles.
      a. Equimoses em áreas normalmente não sujeitas a equimoses ou em vários estágios de cura.
      b. Marcas de objetos (p. ex., cigarros, fivela de cinto, chicote).
      c. Perda traumática de cabelo.
   2. Musculoesqueléticas: é o segundo sistema mais afetado.
      a. Fraturas espirais atribuídas à "queda".
      b. Calcificação subperióstea sem história de lesão.
      c. Fraturas múltiplas em vários estágios de cura.
      d. "Alça de balde" ou a separação epifisária-metafisária por tremor ou abalo.
   3. Intracraniana: terceira área que sofre lesão com mais freqüência, porém a causa mais comum de morte.
      a. Hematoma subdural crônico ou bilateral.
      b. Síndrome do bebê sacudido: hemorragia petequial através do parênquima cerebral. Pode demonstrar hemorragia (ou descolamento) retiniano em crianças < 3 anos de idade.
   4. Lesões viscerais: quarta área que sofre lesão com mais freqüência.
   5. Avaliação
      a. TC de crânio e abdome, pesquisa do sistema esquelético, exame óptico para aqueles < 3 anos de idade, e exames laboratoriais (contagem sangüínea, função hepática, amilase e lipase).

VIII. **Graduação pediátrica**

A. Escala de Traumatismo Pediátrico (PTS – *Pediatric Trauma Score*) **(Quadro 47.8)**
   1. Os sistemas atuais de graduação empregados no traumatismo pediátrico não são específicos para a idade.
   2. O *Age-Specific Pediatric Trauma Score* (ASPTS – Escala de Traumatismo Pediátrico Específico para a Idade) incorpora valores específicos para pressão sangüínea sistólica, pulso e freqüência respiratória além da EGC.
   3. Os valores vão de 0 a 3 para cada parâmetro.

C. Outros sistemas freqüentes de graduação incluem o *Injury Severity Score* (ISS – Escala de Gravidade da Lesão) e o *Abbreviated Injury Score* (AIS – Escala Abreviada de Lesão), ambas as quais também correlacionam a lesão com o resultado.

Quadro 47.8 Escala de traumatismo pediátrico

Componente	+2	+1	-1
Via aérea	Normal	Sustentável	Insustentável
Sistema nervoso central	Desperto	Obnubilado	Comatoso
Peso	> 20 kg	10-20 kg	< 10 kg
Pressão sangüínea sistólica	> 90 mmHg	50-90 mmHg	< 50 mmHg
Ferimentos abertos	Nenhum	Menores	Importante ou penetrante
Fraturas	Nenhum	Fechadas	Abertas ou múltiplas

(Do Children's Hospital of Pittsburgh, Benedum Pediatric Trauma Program, Pediatric Field Reference, Outubro de 1997, com autorização.)

Quadro 47.9 Escala de traumatismo pediátrico específico para a idade (ASPTS)

EGC	Pressão sangüínea sistólica (PSS)	Pulso	Freqüência respiratória (FR)	Graduação em código
14-15	Normal	Normal	Normal	3
10-13	Hipotensão leve-moderada (PSS < média – 3 DP)	Taquicardia (pulso > média – DP)	Taquipnéia (FR > média + DP)	2
4-9	Hipotensão severa (PSS < média – 3 DP)	Bradicardia (pulso > média – DP)	Hipoventilação (FR > média – DP)	1
3	0	0	0 ou intubado	0

As variáveis específicas para a idade (PSS, pulso e FR) e a EGC foram estratificadas por grau de gravidade; foram designados valores codificados (0-3) para cada variável. O ASPTS é a soma total de valores codificados para todas as quatro variáveis.
EGC = graduação da Escala Glasgow de Coma; DP = desvio padrão.

Bibliografia

Black TL, Snyder CL, Miller JP, et al. Significance of chest trauma in children. *South Med J* 1996;89(5):494-496.

Kurkchubasche AG, Fendya DG, Tracy TF Jr., et al. Blunt intestinal injury in children: diagnostic and therapeutic considerations. *Arch Surg* 1997;132(6):652-658.

Luerssen TG, Klauber MR, Marshall LF. Outcome from head injury related to patient's age: a longitudinal prospective study of adult and pediatric head injury. *J Neurosurg* 1988;68:409.

Mutabagani KIT, et al. Preliminary experience with focused abdominal sonography for trauma (FAST) in children: is it useful? *J Pediatr Surg* 1999;34:48-52.

Nadler EP, Gardner Mc Schall LC, et al. Management of blunt pancreatic injury in children. *J Trauma* 1999;47(6):1098-1103.

Potoka DA, Schall LC, Ford, HR. Development of a novel age-specific pediatric trauma score. *J Pediatr Surg* 2001;36:106-112.

Sarihan H, Abes M, Akyazici R, et al. Traumatic asphyxia in children. *J Cardiovasc Surg* 1997;38:93-95.

Stylianos S. Evidence-based guidelines for resource utilization in children with isolated spleen or liver injury. The APSA Trauma Committee. *J Pediatr Surg* 2000;35:164.

Tso EL, Beaver BL, Haller A. Abdominal injuries in restrained pediatric passengers. *J Pediatr Surg* 1993;28(7):915-919.

48. CUIDADOS NA PACIENTE GRÁVIDA TRAUMATIZADA

Glen Tinkoff

I. **Introdução.** Ocorre trauma em 6 a 7% de todas as gestações e é a causa não obstétrica principal de morte materna. Além disso, o comprometimento materno e a gravidade do trauma são os principais fatores em perda fetal relacionados à trauma. Assim, o manejo precoce ideal da vítima de trauma grávida produz o melhor resultado possível para o feto; por isso, o ditado "salve a mãe, salve a criança". Apesar de as prioridades iniciais do tratamento permanecerem sendo as mesmas, as alterações anatômicas e fisiológicas que acompanham a gravidez são modificadores importantes dos cuidados de traumatismo em todas as situações.

II. **Alterações anatômicas e conseqüências clínicas potenciais**

A. **Útero:**

1. Aumento de tamanho (7 cm/70 g → 36 cm/1.100 g).
2. Localização intra-abdominal após a 12ª semana (Fig. 48.1).
3. Diminuição da espessura da parede muscular.
4. Aumento do fluxo sangüíneo (60 ml/minuto → 600 ml/minuto).
5. Conseqüências clínicas potenciais:
   a. Aumento da susceptibilidade a lesões.
   b. Aumento do sangramento.
   c. Compressão da veia cava inferior na posição supino (síndrome de hipotensão em supino).

B. **Placenta:**

1. Falta de elasticidade.
2. Sensibilidade às catecolaminas.
3. Conseqüências clínicas potenciais:
   a. Tendência a separar-se da parede uterina (ruptura).
   b. Diminuição do fluxo sangüíneo placentário, com o estresse levando ao comprometimento fetal.

C. **Pelve:**

1. Ingurgitamento venoso.
2. Relaxamento ligamentar.
3. Conseqüências clínicas potenciais:
   a. Aumento da severidade da hemorragia.
   b. Instabilidade de marcha e aumento do risco de quedas.
   c. Aspecto radiológico alterado e diagnóstico equivocado.

D. **Geniturinárias:**

1. Dilatação do sistema coletor.
2. Bexiga deslocada → intra-abdominal.
3. Conseqüências clínicas potenciais:
   a. Aspecto radiológico alterado e equívoco diagnóstico.
   b. Aumento do risco de lesão.

E. **Gastrintestinal:**

1. Deslocamento intestinal para o quadrante superior.
2. Alteração da junção gastresofageana.
3. "Alongamento" peritoneal.
4. Conseqüências clínicas potenciais:
   a. Padrão de lesão alterado.
   b. Diminuição da sensibilidade peritoneal e exame físico equivocado.
   c. Aumento do risco para refluxo e aspiração.

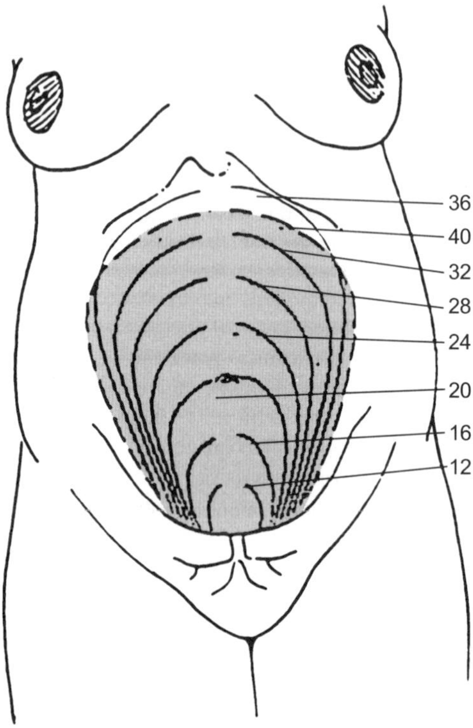

FIG. 48.1. Tamanho do útero. (De Knudson MM. Trauma in pregnancy. In: Blaisdell FW, Trunkey DD, eds. *Abdominal trauma*, 2nd ed. New York: Thieme, 1993:326, com autorização.)

F. **Diafragma:**
   1. Elevado (4 cm).
   2. Aumento da excursão (1-2 cm).
   3. Conseqüências clínicas potenciais:
      a. Marco anatômico alterado (p. ex., dreno torácico mal posicionado).
      b. Diminuição da capacidade residual funcional (CRF).

G. **Coração:**
   1. Deslocado cefalicamente.
   2. Conseqüências clínicas potenciais:
      a. Alterações eletrocardiográficas – desvio do eixo para a esquerda; achatamento da onda T, ou inversão em derivações III e AVF.

H. **Pituitária:**
   1. Aumento de 135%.
   2. Aumento da demanda de fluxo sangüíneo.
   3. Conseqüências clínicas potenciais:
      a. O choque pode provocar necrose do interior da glândula pituitária, resultando em insuficiência pituitária (síndrome de Sheehan).

III. **Alterações fisiológicas ou conseqüências clínicas potenciais**

A. **Cardiovasculares:**
   1. Aumento do débito cardíaco.
   2. Aumento da freqüência cardíaca.
   3. Aumento da pressão sangüínea (segundo trimestre).

4. Diminuição da pressão venosa central.
5. Diminuição da resistência vascular periférica.
6. Aumento da ectopia.
7. Conseqüências clínicas potenciais:
   a. Sinais vitais alterados.
   b. Condição hiperdinâmica preexistente.

B. **Hematológicas:**
1. Aumento do volume sangüíneo, predominantemente provocado por aumento do volume plasmático.
2. Diminuição do hematócrito (32 a 36%) provocada por um aumento do volume plasmático maior do que o volume de hemácias.
3. Aumento da contagem de leucócitos (18-25 leucócitos/mm^3).
4. Aumento dos fatores I, VII, VIII, IX e X.
5. Diminuição dos níveis do ativador de plasminogênio.
6. Conseqüências clínicas potenciais:
   a. Alteração dos parâmetros hematológicos.
   b. "Anemia" fisiológica; "hipervolemia" fisiológica.
   c. Sinais atrasados de hemorragia em curso; um terço do volume de sangue materno pode ser perdido sem alteração da freqüência cardíaca ou da pressão sangüínea.
   d. Aumento das necessidades de volume com a hemorragia.
   e. Hipercoagulabilidade; aumento do risco para tromboembolia venosa.

C. **Respiratórias:**
1. Aumento da ventilação-minuto.
2. Aumento do volume-corrente.
3. Diminuição da capacidade residual funcional.
4. Conseqüências clínicas potenciais:
   a. Alcalose respiratória crônica.
   b. Diminuição da capacidade-tampão respiratória.
   c. Resposta alterada à inalação e aos anestésicos.
   d. Propensão à rápida dessaturação de oxigênio.
   e. Diminuição da tolerância à hipoxemia.

D. **Renais:**
1. Aumento do fluxo sangüíneo renal.
2. Aumento do desempenho de creatinina.
3. Aumento da taxa de filtração glomerular.
4. Diminuição da reabsorção de glicose.
5. Conseqüências clínicas potenciais:
   a. Diminuição do nitrogênio uréico sangüíneo.
   b. Diminuição da creatinina sérica.
   c. Glicosúria.

E. **Gastrintestinais:**
1. Diminuição do esvaziamento gástrico.
2. Aumento da produção de ácido gástrico.
3. Contração da vesícula biliar danificada.
4. Conseqüências clínicas potenciais:
   a. Aumento do risco para refluxo ou aspiração de ácido.
   b. Estase biliar ou aumento da formação de cálculos biliares.

F. **Endócrinas:**
1. Aumento do lactogênio placentário.
2. Aumento da progesterona.
3. Aumento do estrogênio.
4. Aumento do paratormônio.

5. Aumento da calcitonina:
   a. Resistência à insulina ou diabetes induzida por gravidez.
   b. Relaxamento do esfíncter esofagiano inferior.
   c. Atraso do esvaziamento gástrico.
   d. Aumento da absorção de cálcio.

G. **Neurológicas:**

1. Hipertensão induzida pela gravidez (eclâmpsia):
   a. Aumento do risco de hemorragia intracraniana.
   b. Aumento do risco de convulsões.
   c. Mimetiza traumatismo craniano.

IV. **Mecanismos de lesão**

A. **Contundente:**

1. Colisões automobilísticas > quedas > violência.
2. As colisões automobilísticas são a principal causa não-obstétrica de mortalidade materna e fetal.
3. O rompimento placentário é a causa mais freqüente de morte fetal quando a mãe sobrevive.
4. As fraturas pélvicas são a lesão materna mais comum associada à morte fetal.
5. A lesão fetal mais comum é a fratura de crânio, com hemorragia intracraniana.
6. A ruptura de útero está associada à ejeção de veículo e se apresenta com choque materno e sensibilidade uterina.
7. A utilização e a aplicação apropriada do cinto de segurança é o fator mais importante na prevenção de lesão materna e de morte fetal associada.
8. A frouxidão ligamentar pélvica e o abdome protuberante contribuem para a instabilidade da marcha e para o aumento de incidentes de quedas na gravidez.

B. **Penetrante:**

1. Ferimentos por arma de fogo (PAF) > ferimentos perfurocortantes.
2. Freqüentemente associada à violência doméstica.
3. O risco de lesão uterina está aumentado no segundo e no terceiro trimestres.
4. É freqüente a lesão fetal associada a lesão uterina e possui uma alta taxa de mortalidade (40 a 65%).
5. A mortalidade materna é rara.
6. A lesão penetrante abdominal superior está freqüentemente associada a extensas lesões gastrintestinais e vasculares.

V. **Conduta**

A. **Considerações gerais:**

1. Considerar o potencial para gravidez em todas as vítimas mulheres de trauma em idade reprodutiva. Realizar rotineiramente o teste para β-hCG (*beta-human growth hormone* – β-hormônio humano de crescimento).
2. Apesar de dois pacientes estarem sendo atendidos, as prioridades de tratamento inicial permanecem sendo as mesmas (isto é, protocolo de Suporte Vital Avançado para Traumatismo – *Advanced Trauma Life Support* [ATLS]). O melhor tratamento precoce do feto é a reanimação adequada da mãe.
3. Uma consulta obstétrica e uma avaliação fetal imediatas são mandatórias. Os cuidados subseqüentes podem necessitar de especialistas em neonatologia.

B. **Pré-hospital:**

1. Como o feto é excessivamente sensível à hipoxia e à hipovolemia, a conduta pré-hospitalar da vítima grávida traumatizada deve incluir a administração de oxigênio suplementar e reidratação endovenosa assim que possível.
2. Na gravidez avançada, a extração, a imobilização e o transporte podem ser complicados por fatores anatômicos. A síndrome de hipotensão em supino pode ser evitada posicionando-se a paciente grávida para evitar a compressão uterina da veia cava inferior, como, por exemplo, posição em decúbito lateral esquerdo, ou com o quadril direito elevado e o útero deslocado manualmente. Se há suspeita de lesão de coluna vertebral, imobilizar a paciente grávida em uma prancha longa, que é inclinada 15° para a esquerda.

3. A roupa pneumática antichoque pode ser empregada para estabilizar fraturas ou controlar a hemorragia. Entretanto, a insuflação do compartimento abdominal da roupa antichoque está contra-indicada porque o aumento da pressão intra-abdominal compromete ainda mais o retorno venoso.
4. Os protocolos de triagem de campo e da transferência inter-hospitalar devem levar em consideração a gravidez. Se os tempos de transporte forem comparáveis, deve-se transportar as pacientes grávidas para a instituição melhor equipada para lidar com as lesões da paciente e simultaneamente fornecer cuidados obstétricos e de neonatologia. Deve-se notificar a instituição receptora assim que possível para permitir uma preparação e uma resposta em tempo adequado.
5. Não se deve tentar realizar a avaliação fetal no local do traumatismo. A extração rápida, a imobilização adequada e o transporte rápido são as melhores medidas aplicadas para salvaguardar a mãe e a criança.

C. **Hospital**

1. Pesquisa primária
   a. A simultaneidade da reanimação dos sinais vitais, da identificação e do manejo de lesões potencialmente letais é a mesma que para outros pacientes que sofreram traumatismo.
   b. Deve-se considerar a intubação e a ventilação mecânica precoces em qualquer paciente grávida que sofreu traumatismo com via aérea marginal ou condição respiratória para evitar a hipoxia fetal.
   c. Devido à "hipervolemia fisiológica", a paciente grávida traumatizada pode perder uma quantidade significativa do volume sangüíneo (1.500 ml) sem manifestar quaisquer sinais de hipovolemia. **Mesmo que os sinais vitais da mãe estejam normais, o feto pode estar sendo perfundido inadequadamente.**
   d. É preferível o acesso venoso nas extremidades superiores. Deve-se iniciar uma reanimação com volume rapidamente e com vigor. Deve-se considerar uma transfusão precoce de hemácias. Empregam-se transfusões de hemácias tipo O, Rh-negativo, para evitar a isoimunização Rh. Os vasoconstritores reduzem o fluxo sangüíneo placentário e devem ser evitados como uma medida inicial para corrigir a hipotensão materna.
2. Pesquisa secundária
   a. História obstétrica.
      (1) Data da última menstruação.
      (2) Data provável do parto.
      (3) Primeira sensação de movimento fetal.
      (4) Condição desta gravidez e das anteriores.
   b. Determinar o tamanho uterino (Fig. 48.1) avaliando a altura do fundo medida em centímetros a partir da sínfise pubiana, o que fornece uma medida rápida da idade fetal (1 cm = 1 semana de idade gestacional).
   c. O exame do abdome grávido deve incluir a avaliação da sensibilidade e da consistência uterinas, a presença de contrações e a determinação da posição e dos movimentos fetais. Deve-se realizar o exame pélvico interno com atenção especial à presença de sangue vaginal ou líquido amniótico, e para apagamento cervical, dilatação e posição fetal. A presença de líquido amniótico (pH = 7) pode ser confirmada pela alteração em papel de Nitrazina de azul-esverdeado a azul profundo. (O líquido amniótico normal apresenta um pH >7; o líquido vaginal normal tem um pH de 5.)
3. Avaliação fetal
   a. Abaixo de 20 semanas de gestação, os ruídos cardíacos podem ser auscultados com um fetoscópio ou um estetoscópio para determinar a freqüência cardíaca fetal. A variação normal é de 120 a 160 batimentos/minuto. A bradicardia fetal é indicativo de sofrimento fetal.
   b. Deve-se instituir monitoramento fetal eletrônico contínuo para as pacientes grávidas com 20 a 24 semanas de gestação ou mais pelo fato de o feto poder vir a nascer. A equipe obstétrica com experiência em cardiotocografia deve estar disponível para interpretar os traçados de freqüência cardíaca fetal para sinais de sofrimento fetal. Estes sinais incluem uma freqüência basal anormal, desacelerações repetidas, principalmente após contrações uterinas; e ausência de acelerações ou variabilidade batimento a batimento.

Quadro 48.1 Doses de radiação absorvida a partir de estudo de radiacão

Estudo radiográfico	Dose absorvida (rads)
Estudos de coluna cervical	0,0005
Tórax em ântero-posterior	0,0025
Estudos de coluna torácica	0,01
Pelve ântero-posterior	0,2
Estudos de coluna lombossacra	0,75-1,0
TC de cabeça	0,05
TC de tórax	< 1,0
TC de abdome (incluindo a pelve)	3,0-9,0
TC limitada de abdome superior	< 3,0

TC = tomografia computadorizada.

c. **A ultra-sonografia de alta resolução e em tempo real é excelente para avaliar o feto para a idade gestacional, a atividade cardíaca e movimento. Assim como com a cardiotocografia, uma equipe adequadamente treinada e credenciada deve estar disponível para realizar e interpretar este estudo.**

4. Modalidades diagnósticas
   a. **Deve-se realizar estudos radiológicos essenciais, incluindo tomografia computadorizada. Sempre que possível, proteja o abdome inferior com um avental de chumbo e evite duplicar os estudos.**
   b. **A exposição à radiação para o embrião pré-implantado (< 3 semanas) é letal. Durante a organogênese (2-7 semanas), o embrião é especialmente sensível aos efeitos teratogênicos, de atraso de crescimento e neoplásicos pós-natais da radiação. A exposição à radiação < 0,1 Gy é geralmente segura (Quadro 48.1).**
   c. As indicações para a lavagem peritoneal diagnóstica (LPD) ou ultra-sonografia FAST são as mesmas que para a paciente não-grávida. Para as pacientes em seu segundo ou terceiro trimestre, deve-se realizar a LPD do umbigo e de maneira aberta.
   d. A FAST pode ser um método útil, não-invasivo, de determinar a presença de líquido livre no abdome após traumatismo. A localização do transdutor deve ser trocada para permitir o deslocamento anatômico das estruturas.
5. Cuidados definitivos
   a. Proceder com intervenção cirúrgica urgente conforme os achados físicos e estudos diagnósticos.
   b. As pacientes traumatizadas grávidas em estado grave devem ser manejadas em uma unidade cirúrgica ou de cuidados intensivos de traumatismo apropriadas. Os cuidados obstétricos e o monitoramento fetal ao leito no local do traumatismo devem estar disponíveis.
   c. As pacientes de trauma grávidas estáveis requerendo hospitalização devem ser observadas obstetricamente por 24 a 48 horas. Aquelas pacientes cujos fetos ultrapassaram 20 a 24 semanas de gestação devem receber monitoramento cardiotocográfico (MCT) contínuo. É recomendável um mínimo de 24 horas para pacientes que apresentam atividade uterina freqüente (mais de cinco contrações por hora), sensibilidade abdominal ou uterina, sangramento vaginal, ruptura de membranas amnióticas, ou hipotensão.
   d. As pacientes grávidas assintomáticas cujos fetos ultrapassaram 20 a 24 semanas de gestação, com pequenas lesões não requerendo hospitalização, com achados normais no MCT de uma duração mínima de 4 horas, podem ser liberadas com instruções apropriadas e cuidados de *follow-up*.

VI. Parto cesariano e trauma

A. Indicações

1. Fatores fetais:
   a. Risco de sofrimento fetal excede o risco de prematuridade.
   b. Ruptura placentária.

c. Ruptura uterina.
d. Mau posicionamento fetal com trabalho de parto prematuro.
e. Fraturas pélvicas ou de coluna lombossacra graves.

2. Fatores maternos:
   a. Exposição inadequada para controle de outras lesões.
   b. Coagulação intravascular disseminada (CIUD).

B. O parto cesariano *perimortem* pode ser considerado em situações de idade gestacional ≥ 26 semanas, e o intervalo entre a morte materna e o parto podem ser minimizados (<15 minutos). A reanimação cardiopulmonar materna deve ser continuada durante todo o parto cesariano e o suporte de cuidados intensivos neonatais deve ser disponibilizado imediatamente.

C. Técnica:
1. Incisão vertical na linha média do abdome.
2. Praticar a incisão do útero verticalmente.
3. Deve-se expor a cabeça da criança e aspirar a orofaringe com uma seringa.
4. Proceder ao parto da criança.
5. Clampear e seccionar o cordão umbilical.
6. Remover a placenta manualmente.
7. Inspecionar a superfície endometrial para assegurar a remoção de todas as membranas.
8. Fechar o útero em camadas com fios absorvíveis.
9. Administrar ocitocina (dose costumeira = 20 U, via endovenosa) para prevenir um sangramento uterino pós-parto.

D. O parto cesariano prolonga o tempo operatório e aumenta a perda de sangue de pelo menos 1.000 ml.

VII. **Problemas específicos únicos à gravidez**

A. **Ruptura placentária** (*abruptio placenta)* é a causa mais freqüente de morte fetal com sobrevida materna. No final da gravidez, mesmo uma pequena lesão pode estar associada à ruptura. A separação da placenta da parede uterina em mais de 50% geralmente resulta em morte fetal. Os achados clínicos incluem dor abdominal, sangramento vaginal, vazamento de líquido amniótico, sensibilidade e rigidez uterinas, expansão da altura do fundo, e choque materno. Os pequenos graus de descolamento placentário são compatíveis com a sobrevida fetal *in utero* e devem ser cuidadosamente acompanhados por ultra-sonografia seriada, monitoramento fetal externo e observação para transfusão fetomaterno (ver VII.C).

B. **Coagulação intravascular disseminada:** é provocada ou pela liberação de substâncias tromboplásticas durante a ruptura placentária ou pela embolia de líquido amniótico. O choque e a morte maternas podem ocorrer de forma abrupta. O tratamento inclui evacuação de emergência do útero e terapia de componente do sangue para reverter a coagulopatia.

C. **A transfusão fetomaterna,** hemorragia fetal para dentro da circulação materna, é comum após trauma (~26%). A transfusão fetomaterna pode resultar em anemia e morte fetais, assim como a isoimunização de uma mãe Rh-negativa. O teste de Kleihauer-Betke (K-B) mede a hemorragia fetomaterna. Este teste tem sido empregado para determinar a necessidade de imunoglobulina Rh em mães Rh-negativas e como um indicador de ruptura placentária. Entretanto, a quantidade de transfusão fetomaterna suficiente para sensibilizar mães Rh-negativas é muito abaixo da sensibilidade do teste K-B. Portanto, é recomendável tratar todas as mães Rh-negativas que se apresentam com traumatismo abdominal com imunoglobulina Rh (50 μg se gestação < 16 semanas; 300 μg se > 16 semanas). Além disso, deve-se empregar monitoramento cardiográfico e ultra-sonografia de alta resolução e em tempo real em pacientes suspeitas de ruptura, mais do que confiar no teste K-B.

D. **Parto prematuro,** definido como o início de contrações uterinas antes de 36 semanas de gestação que são potentes o bastante para provocar dilatação e apagamento cervicais, é uma complicação freqüente de traumatismo materno. A maioria destas contrações prematuras se interrompe sem tocólise. Os tocolíticos (geralmente agonista β-adrenérgicos ou sulfato de magnésio) são geralmente empregados para permitir um tempo adequado para a avaliação completa do feto pré-termo. Deve-se administrar estes agentes sob a orientação de um obstetra e de uma equipe experiente. A tocólise está contra-indicada no sofrimento fetal, no sangramento vaginal, na suspeita de ruptura placentária, no choque ou na hipotensão maternos, na dilatação cervical > 4 cm, ou nas comorbidades maternas (p. ex., diabetes, hipertensão induzida por gravidez, cardiopatia, hipertireoidismo materno).

E. **A morte fetal intra-uterina** não necessita de intervenção operatória imediata. O parto, via de regra, se dá dentro de 48 horas. Deve-se monitorar os estudos de coagulação de perto se for mantida a observação, pois uma vez desencadeada a CIVD o choque e a morte maternos podem ocorrer de forma abrupta como mencionado acima.

VIII. **Medicação na gravidez**

A. **Analgésicos**

1. Deve-se administrar **narcóticos** (depressão respiratória fetal) e agentes antiinflamatórios não-esteróides (NSAID – *nonsteroidal anti-inflammatory drugs*; inibição de prostaglandinas e plaquetas) com cautela (dosagem mais baixa e monitoramento adequado).

B. **Antibióticos**

1. Penicilinas, cefalosporinas, eritromicina e clindamicina são seguras.
2. Administrar com cautela aminoglicosídeos (ototoxicidade fetal), sulfonamida (kernicterus neonatal), quinolona e metronidazol.
3. O cloranfenicol (toxicidade de medula óssea materna e fetal) e a tetraciclina (inibição do crescimento ósseo fetal) estão contra-indicados.

C. **Anticoagulantes** (Capítulo 51)

1. A heparina está indicada pois não cruza a placenta, apresenta uma meia-vida curta e é imediatamente reversível com protamina. A heparina de baixo peso molecular também é considerada segura para utilização na gravidez.
2. A warfarina está contra-indicada pois cruza a placenta e tem uma meia-vida mais longa e leva um tempo considerável para reverter.

D. **Anticonvulsivantes**

1. Administrar com cuidado **os benzodiazepínicos e os barbitúricos** (depressão respiratória fetal).
2. A fenitoína (teratogênica) está contra-indicada.

E. **Antieméticos**

1. A metoclopramida e a proclorperazina são seguras.

F. Devido ao fato de os anestésicos locais cruzarem a barreira placentária, deve-se administrá-los com cautela e evitar grandes doses.

G. A anestesia geral e os bloqueadores neuromusculares são considerados seguros.

H. Profilaxia do estresse.

1. O sucralfato é seguro.
2. Deve-se empregar os bloqueadores H_2 com cautela.

I. Deve-se administrar a **profilaxia antitetânica** de acordo com as diretrizes-padrão.

Axiomas

- "Salve a mãe, salve o feto."
- Deve-se realizar um teste de β-HCG em todas as mulheres em idade reprodutiva.
- No transporte de pacientes traumatizadas em gravidez avançada, deve-se tomar medidas para deslocar o útero para o lado esquerdo.
- O feto pode estar em perigo, mesmo com uma lesão materna aparentemente pequena.
- Apesar de dois pacientes estarem sendo cuidados, as prioridades terapêuticas iniciais permanecem sendo as mesmas.
- O melhor tratamento precoce do feto é a reanimação adequada da mãe.
- Pode ocorrer uma perda significativa de sangue na paciente grávida sem alteração dos sinais vitais.
- A ruptura placentária é a causa principal de morte fetal em pacientes cujas mães sobrevivem.
- A morte fetal não é uma indicação para parto cesariano.
- Sob nenhuma circunstância deve-se manter uma gravidez que comprometa o tratamento dos ferimentos maternos.

Bibliografia

Knudson MH. Trauma in pregnancy. In: Blaisdell FW, Trunkey DD, eds. *Abdominal trauma*. New York: Thieme, 1993:324-339.

Rozyck GS, Knudson MM. Reproductive system trauma In: Feliciano DV, Moore EE, Mattox KL, eds. *Trauma*. Stamford: Appleton & Lange; 1996:695-709.

Trauma in women. In: Subcommittee on Advanced Life Support of the American College of Surgeons Committee on Trauma. Advanced Trauma Life Support for Doctors. Chicago: American College of Surgeons, 1997:315-332.

Vaizey CJ, Jacobsen MJ, Cross FW. Trauma in pregnancy. *Br J Surg* 1994;81:1406-1415.

Wilson RF, Vincent C. Gynecologic and obstetric trauma. In: Wilson RF, Walt AS, eds. *Management of trauma's pitfalls and practice*. Baltimore: Williams & Wilkins 1996:21-640.

49. TRAUMA GERIÁTRICO

Donald R. Kauder

I. **Aspectos demográficos e epidemiológicos**

A. **Em 1990, 30,9 milhões de pessoas nos Estados Unidos se encontravam acima de 65 anos de idade, respondendo por 12,5% da população total. Por volta de 2020, este segmento da população deve chegar a 52 milhões, dos quais 6,7 milhões terão mais de 85 anos de idade. Por volta de 2040, as pessoas acima de 65 anos de idade estarão compondo 20% da população.**

B. Os idosos estão vivendo mais e com melhor saúde do que no passado, em parte devido aos avanços dos cuidados de saúde, ao melhor suporte social, e uma conscientização mais elevada das implicações médicas e socioeconômicas complexas inerentes a este grupo etário. Estes adultos mais velhos continuam participando de muitas das mesmas buscas e atividades que suas contrapartidas mais jovens e, portanto, estão sujeitos a risco de lesão semelhante e, em alguns casos, maior.

C. Os 12,5% de nossa população de mais de 65 anos de idade respondem por quase um terço das mortes por trauma. Além disso, este grupo se enquadra em taxas mais elevadas de óbito baseadas na população do que qualquer outro grupo etário.

II. **Fisiologia do envelhecimento**

A. **Sistema cardiovascular**

1. O enrijecimento progressivo do miocárdio provocado por um aumento da fibrose leva a uma diminuição da função de bomba e a menor débito cardíaco.
2. A diminuição da sensibilidade a catecolaminas endógenas e exógenas provoca uma incapacidade de estabelecer uma taquicardia apropriada e, desta forma, uma diminuição da capacidade em aumentar o débito cardíaco em resposta a hipovolemia, dor e estresse.
3. A doença aterosclerótica periférica predispõe a:
   a. Redução do fluxo para órgãos vitais e diminuição da reserva fisiológica.
   b. Diminuição basal dos pulsos periféricos, potencialmente levando a um erro de interpretação do caráter do pulso, levando, assim, ao início de uma terapia inadequada.
4. O emprego de medicação comumente prescrita (p. ex., betabloqueadores, bloqueadores de canal de cálcio, e digoxina) pode mascarar ou evitar a resposta fisiológica à lesão e estresse. Em alguns casos, a ingestão de medicação prescrita pode diretamente exacerbar as lesões de um paciente (p. ex., cumadina).

B. **Sistema respiratório**

1. A diminuição da elasticidade pulmonar e o enrijecimento progressivo da parede torácica levam à diminuição da complacência pulmonar e à alteração da capacidade de estabelecer uma tosse eficaz.
2. A coalescência dos alvéolos e a redução do suporte de pequenas vias aéreas levam à diminuição da área de superfície de troca gasosa.
3. A atrofia do revestimento de epitélio pseudociliado dos brônquios contribui para uma diminuição da expectoração de partículas de material estranho e de bactérias.
4. A colonização crônica da via aérea superior com bactérias entéricas Gram-negativas e *Haemophilus species* predispõe a pneumonias.

C. **Sistema nervoso**

1. **O cérebro sofre uma atrofia progressiva** que se inicia na quarta década; por volta dos 70 anos de idade, constata-se uma redução de 10% do tamanho do cérebro.
   a. A distância entre a superfície cerebral e o crânio, portanto, aumenta, distendendo os vasos durais anastomóticos e tornando-os mais suscetíveis de ruptura e sangramento.
   b. A redução do tamanho do cérebro resulta em um aumento do "espaço potencial" intracraniano. Assim, uma quantidade significativa de sangramento intracraniano pode ser mascarada antes que surjam sintomas de aumento da pressão intracraniana. O paciente idoso, inicialmente assintomático, tendo sofrido um mecanismo de lesão que pode predispor a uma lesão intracra-

Quadro 49.1 Critérios pré-morbidos de doença

Doença cardíaca
– História de cirurgia cardíaca
– Qualquer medicação cardíaca
– Infarto do miocárdio nos 12 meses anteriores à internação
– Infarto do miocárdio antes dos 12 meses anteriores à internação
Diabetes mellitus
– Insulino-dependente
– Não-insulino-dependente
Doença hepática
– Bilirrubina > 2 mg/dl (à internação)
– Cirrose
Doença maligna
– História documentada
Doença pulmonar, crônica (asma, doença pulmonar obstrutiva crônica, outras)
– Terapia broncodilatadora
– Terapia não-broncodilatadora
Obesidade
– Mulheres > 100 kg
– Homens > 125 kg
Doença renal
– Creatinina sérica > 2 mg/dl (à internação)
Doença neurológica (acidente cerebrovascular)
– História prévia documentada
Hipertensão
– Qualquer medicação anti-hipertensiva
– História prévia documentada

niana, pode sofrer uma rápida deterioração a partir de um traumatismo craniano fechado insidioso.

2. **A deterioração funcional** ocorre, aumentando a predisposição à lesão.
   a. **Cognição**
      (1) Pouca memória.
      (2) Julgamento prejudicado.
      (3) Aquisição de dados deficiente.
   b. **Audição**
      (1) Diminuição da acuidade auditiva, principalmente para sons de alta freqüência.
      (2) A falta de audição adequada contribui devido a restrições econômicas ou ao acesso limitado a serviços de saúde.
   c. **Visão**
      (1) Diminuição da visão periférica.
      (2) Diminuição da acuidade visual.
      (3) Diminuição da tolerância a clarões.
      (4) Prescrição de lentes inadequadas ou impróprias.
   d. **Propriocepção e coordenação**
      (1) Tendência à falta de equilíbrio.
      (2) Alteração do reflexo de "endireitamento".

D. Renais

1. Ocorre um declínio da massa renal. Por volta dos 65 anos de idade, é comum uma perda de 30 a 40%.

2. Os néfrons que permanecem exibem alterações de envelhecimento e deterioração dos túbulos e glomérulos.
3. Uma creatinina sérica normal não significa uma função renal normal. Uma estimativa da função pode ser calculada empregando-se a fórmula seguinte para depuração da creatinina (C_{cr}):
C_{cr} (ml/min) = (140 – idade) × peso (kg)/creatinina sérica × 72
4. **Exercitar cautela e bom senso** no emprego de agentes potencialmente nefrotóxicos, inclusive:
   a. Soluções de contraste iodado.
   b. Aminoglicosídeos.
   c. Diuréticos.
   d. Vasopressores.

E. **Sistema musculoesquelético**

1. **A osteoporose** predispõe a fraturas com uma transferência de energia relativamente pequena.
2. **A diminuição da altura do corpo vertebral** e a osteoartrite contribuem com alterações significativas da coluna vertebral.
   a. **A cifoescoliose** leva a uma diminuição da mobilidade e à dificuldade de olhar para cima, e em inclinar e virar a cabeça, predispondo a se evitar menos os obstáculos e a um aumento do risco de trauma.
   b. **A estenose da coluna vertebral provocada por osteoartrite** torna a medula espinhal mais suscetível à lesão, principalmente com a extensão cervical. A síndrome da medula central pode ocorrer nesta situação.
3. **A diminuição da massa muscular** e a fibrose progressiva levam à diminuição da força e da agilidade, o que predispõe a não se evitar obstáculos e à incapacidade de evitar trauma grave, principalmente ao cair (alteração do reflexo do "endireitamento").

III. Influência de condições comórbidas

A. Além das alterações típicas que ocorrem com a idade, o desenvolvimento freqüente de estados patológicos significativos podem ter um profundo impacto na resposta do indivíduo idoso ao trauma e ao estresse. Saber dos estados patológicos concorrentes é extremamente importante para o manejo adequado do idoso traumatizado, e uma procura intensa por uma informação destas é vital. Esta informação influenciará as estratégias de reanimação, assim como auxiliará no planejamento dos cuidados uma vez que o paciente traumatizado tenha sido internado. Uma lista útil das condições mais comuns encontradas e como quantificá-las se encontra no Quadro 49.1.

IV. Mecanismos de lesão

A. Queda

1. As quedas são a causa mais freqüente de trauma acidental em pessoas acima de 75 anos de idade e a segunda causa mais freqüente sofrida por pessoas entre as idades de 65 e 74 anos.
2. Enquanto resultam freqüentemente em lesão ortopédica isolada, as quedas, em conjunção com uma transferência significativa de energia (p. ex., um lance de escadas abaixo ou de uma escada de obra ou de um telhado) podem ser devastadoras.
3. A razão para a queda deve ser cuidadosamente investigada. As quedas provocadas pelo processo de envelhecimento são freqüentes, e a instabilidade postural, a diminuição do equilíbrio, a marcha alterada e a diminuição da força muscular e da coordenação podem todas estar implicadas. Entretanto, deve-se considerar as condições comórbidas agudas ou crônicas (p. ex., síncope, crises de quedas, disritmias cardíacas, hipoglicemia, anemia e isquemia cerebral transitória) como causas possíveis. No paciente em uso de anticoagulante, uma queda aparentemente pequena pode ter conseqüências devastadoras.

B. Colisões automobilísticas

1. As pessoas acima de 65 anos de idade respondem por 13% dos motoristas habilitados. Com a mudança da demografia populacional, esta porcentagem aumentará. Os idosos apresentam uma elevada freqüência de colisões, atrás apenas do grupo etário de 16 a 25 anos. Além disso, aqueles com mais de 75 anos de idade apresentam uma taxa mais elevada de colisões fatais do que em qualquer outro grupo etário.

2. Enquanto as quedas são o mecanismo de lesão mais freqüente, uma colisão automobilística é a razão mais comum para que um indivíduo idoso se apresente a um centro de trauma. A maioria das colisões acontecem nas horas de luz solar, com tempo bom e perto de casa. A ingestão de álcool é encontrada com muito menos freqüência do que nas populações mais jovens. Como em qualquer mecanismo de lesão, os eventos que levam ao incidente devem ser elucidados. A diminuição fisiológica da coordenação musculoesquelética e o tempo de reação, o dano visual, as alterações no processamento auditivo, e os déficits na função cognitiva podem contribuir com elevada incidência de colisões. As condições médicas antecedentes também devem ser pesquisadas como uma causa.

C. **Colisão pedestre-automóvel**

1. A colisão pedestre-automóvel observada no idoso pode produzir conseqüências devastadoras. Aqueles com idade acima de 65 anos respondem por um quarto das fatalidades provocadas por este mecanismo nos Estados Unidos a cada ano. Como em outros mecanismos de lesão, os efeitos da idade estão freqüentemente implicados como fatores desencadeantes.
   a. **A osteoartrite da coluna vertebral** e a cifose progressiva levam a uma postura inclinada, tornando mais difícil levantar a cabeça para ver a sinalização de trânsito e identificar e evitar os veículos em movimento.
   b. **As alterações da marcha** combinadas com uma marcha mais lenta tornam difícil chegar até o outro lado da rua antes da mudança de sinal, enquanto que a diminuição de força, agilidade e tempo de reação tornam difícil efetuar uma mudança rápida de direção para se evitar uma colisão.
   c. **As alterações auditivas e visuais** e o bom senso, a cognição e a memória diminuídos também podem estar implicados como fatores contribuintes.

D. **Lesões relacionadas à violência**

1. As lesões resultantes de disparos de arma de fogo, arma cortante-penetrante e ataque contuso respondem por 4 a 14% das internações de idosos traumatizados. Estas mesmas alterações da idade, que predispõem a quedas e traumatismo relacionado a automóvel, tornam os indivíduos mais velhos uma presa fácil para o elemento criminoso. A diminuição da força e da agilidade alteram a capacidade de luta ou fuga. O déficit visual e auditivo e as alterações cognitivas levando a um déficit de julgamento também contribuem para o potencial de vitimização. O suicídio é a causa mais comum para morte relacionada à arma de fogo em indivíduos com mais idade. Os idosos respondem por quase 25% de todas as mortes atribuídas a suicídio e a menos de 3% dos homicídios anualmente.
2. **A violência doméstica contra idosos** é um problema que está ganhando mais reconhecimento. Mais de 240.000 casos são relatados anualmente, mas provavelmente representam apenas 10% dos casos que realmente ocorrem. Assim como com crianças pequenas, um alto índice de suspeita deve ser mantido e pequenos sinais devem ser procurados. Visitas freqüentes ao setor de emergência para "pequenas" lesões, várias equimoses em vários estágios de cura, desnutrição, um aspecto de descuido e uma higiene pessoal insuficiente podem ser sinais de aviso para que o médico consulte a agência de serviços sociais adequada para investigação.

E. **Queimaduras**

1. As queimaduras respondem por ~8% de mortes relacionadas à lesão nos idosos. Quando comparados com uma população mais jovem, os idosos sofrem queimaduras maiores e mais profundas e apresentam uma incidência de mortalidade significativamente mais elevada. Os idosos estão em risco para queimaduras a partir de uma variedade de fatores.
   a. **Mobilidade alterada.** As limitações da força e da coordenação musculares, a diminuição do equilíbrio e a alteração da marcha tornam a fuga de um incêndio mais difícil.
   b. **Alterações neurossensoriais.** A diminuição das sugestões auditivas e visuais podem tornar a identificação de um incêndio menos provável. As alterações de sensação devido à neuropatia periférica ou a doença vascular periférica isquêmica podem levar à exposição prolongada ao calor (p. ex., queimaduras de água de banho escaldante). Além disso, o julgamento deficiente no que diz respeito a quesitos de segurança (p. ex., o emprego não supervisionado de aquecedores a querosene) favorecem o envolvimento de idosos em incêndios.

c. **Alterações da pele.** A diminuição da espessura da pele provocada pela diminuição da proliferação de células epidérmicas torna o idoso mais suscetível a sofrer uma queimadura grave do que um indivíduo mais jovem, em uma exposição ao calor idêntica.

V. **Reanimação e avaliação inicial.** Iniciar precocemente esforços intensos para reanimar o paciente idoso traumatizado, enquanto são feitos esforços para se entrar em contato com membros da família e delinear claramente o nível de função do paciente antes da lesão, o estado de saúde, as condições comórbidas e a presença de uma "vontade de viver" ou outro documento de "predeterminação".

A. **ABCDEs** (*Airway* – via aérea; *Breathing* – respiração; *Circulation* – circulação; *Disability* – déficit; *Exposure* – exposição). A avaliação inicial de vítimas de traumatismo, como foi delineada no Capítulo 13, é o ponto de partida apropriado para a avaliação do paciente geriátrico traumatizado. Entretanto, uma consciência da fisiologia do envelhecimento e a presença de doença comórbida devem ser levados em consideração e o esforço de reanimação deve ser modificado de acordo com o necessário.

1. **Via aérea.** O controle imediato da via aérea é extremamente importante. A falta de reserva pulmonar, combinada com uma probabilidade elevada de que o paciente possa apresentar uma cardiopatia subjacente, pode alterar drasticamente as conseqüências de uma hipoxemia aparentemente "mínima". Um paciente que desenvolve uma taquicardia significativa para compensar lesões e que então desenvolve isquemia miocárdica como resultado, pode ser mais bem servido se intubado precocemente.

2. **Respiração**

a. Uma procura intensa por lesões torácicas severas é vital para assegurar níveis adequados de oxigenação. Os protocolos da avaliação inicial para a identificação e o tratamento de lesões com risco de vida imediato (p. ex., pneumotórax hipertensivo, hemotórax volumoso) devem ser seguidos. Um tórax instável, principalmente tórax anterior instável, pode não ser óbvio no paciente idoso. Uma marca registrada de um excelente tratamento é o controle adequado da dor. Apesar de fraturas de costelas e contusões de parede torácica não serem consideradas um risco imediato de vida, estas lesões finamente dolorosas na situação de pouca complacência de parede torácica, doença pulmonar obstrutiva crônica (DPOC) e colonização bacteriana da orofaringe podem ser letais se não for efetivada uma boa higiene pulmonar.

b. O emprego precoce de analgesia epidural pode ser benéfico nesta situação. Não se deve atrasar a intubação e suporte ventilatório – outra opção viável. O atraso do início do suporte ventilatório pode resultar em um aumento do esforço respiratório e aumento das necessidades miocárdicas de oxigênio.

3. **Circulação**

a. Restaurar a vítima idosa de trauma para um estado de volume normal pode se apresentar como um desafio único. Uma doença preexistente e a senilidade podem levar a uma resposta inadequada à hipovolemia, privando o médico dos sinais comuns (p. ex., taquicardia e baixa pressão sangüínea). O atraso de preenchimento capilar nas extremidades inferiores secundário à doença vascular periférica pode ser equivocadamente interpretado como um sinal de contração de volume, levando a uma reposição hídrica excessivamente zelosa, um problema significativo em um paciente com reserva cardíaca marginal.

b. **A reanimação hídrica deve ser criteriosa.** Deve-se levar precocemente em consideração a transfusão com papa de hemácias para aumentar a capacidade de transporte de oxigênio e o fornecimento de oxigênio, diminuindo assim a necessidade de taquicardia compensatória necessária para aumentar o débito cardíaco.

c. Em muitos pacientes idosos o estado de volume não pode ser determinado com precisão. O emprego precoce de monitoramento invasivo com cateteres de pressão sangüínea de artéria pulmonar e intra-arterial pode ser útil e deve ser realizado como parte da reanimação. Esta informação pode revelar uma hipovolemia ou uma disfunção cardíaca tratáveis e previamente não-detectadas.

4. **Déficit**

a. **A avaliação precoce e precisa do estado neurológico** do paciente geriátrico traumatizado é importante e freqüentemente difícil de ser totalmente cumprida. A história de disfunção mental preexistente (p. ex., demência senil, doença de Alzheimer – ou acidentes cerebrovasculares anteriores) está freqüentemente ausente ou pode ser negada pelo paciente ou sua família. Se os estados patológicos crônicos são equivocadamente interpretados como sendo agudos, pode ocorrer um sobretratamento danoso. Inversamente, um paciente em um estado mental "normal" após um golpe na cabeça pode estar albergando uma lesão intracraniana potencialmente letal que simplesmente não teve tempo para se manifestar devido à presença de extensa atrofia cerebral.

b. **O emprego precoce e liberal de tomografia computadorizada do crânio deve ser parte da avaliação da vítima idosa de trauma com qualquer suspeita de lesão potencialmente séria da cabeça.**

5. **Exposição**

a. Como em qualquer paciente traumatizado, o idoso deve ser inteiramente despido e examinado cuidadosamente tanto anterior quanto posteriormente. Uma quantidade grande de sangue pode se perder nos tecidos moles elásticos dos pacientes idosos. Deve-se dar uma atenção especial na pesquisa por sinais de intervenção cirúrgica anterior, uma vez que isto pode fornecer uma pista sobre a história patológica pregressa do paciente. A presença de uma incisão de esternotomia mediana ou sinais de cirurgia vascular periférica deve alertar para a presença de doença arterioesclerótica sistêmica. A falha em se detectar uma incisão abdominal bem curada pode levar a uma subseqüente interpretação equivocada da TC abdominal ou a uma manobra terapêutica abaixo do ideal (p. ex., lavagem peritoneal diagnóstica).

B. **Pesquisa secundária**

1. **Assim como na avaliação inicial,** deve-se examinar o paciente de maneira sistemática, procurando por lesões sérias (Capítulo 13). Entretanto, deve-se dar uma atenção especial para a história que precede a lesão. Não fazê-lo pode levar a uma terapia inadequada ou contribuir para a recorrência de um evento potencialmente evitável. Investigar os seguintes tópicos:

a. A colisão envolveu um único veículo durante condições de direção "normais"? Este cenário sugere que uma condição médica antecedente pode ter estado envolvida (p. ex., uma isquemia transitória ou uma disritmia cardíaca).

b. Será que esta queda ou colisão automobilística não seria uma entre tantas que ocorreram este último ano? O agrupamento de eventos como estes também pode ser uma pista de que uma condição médica não tratada pode ser um fator contribuinte.

c. A vítima de trauma iniciou uma nova medicação ou teve uma alteração recente da dosagem de uma prescrição antiga? Um diabético recém-diagnosticado pode ter dificuldade em regular a glicemia, enquanto alguns medicamentos anti-hipertensivos podem provocar tontura e hipotensão ortostática.

VI. **Tópicos unicamente relacionados ao paciente geriátrico gravemente traumatizado**

1. **As incidências de mortalidade** são mais elevadas para lesões e escalas de gravidade de trauma comparáveis quando comparando pacientes idosos com pacientes mais jovens.

2. A avaliação de déficit e resultado funcional podem ser medidas mais significativas de sucesso terapêutico do que a mortalidade apenas, porém estão faltando estudos nestas áreas. Está claro que muitas vítimas idosas de traumatismo podem voltar a um nível pré-lesão de função ou, pelo menos, retornar a algum nível de independência funcional. Seria ingênuo encarar a idade de um paciente como o único determinante e prognóstico de retorno ao estado pré-mórbido. Uma abordagem multidisciplinar para o tratamento e a reabilitação é importante.

3. **A propriedade da reanimação**

a. **As implicações morais e éticas** envolvendo os cuidados do idoso traumatizado são difíceis. É apropriado iniciar esforços intensos de reanimação e mantê-los até que se adquira uma noção aprofundada dos desejos do paciente e os de sua família. É raro que as pessoas tragam consigo "testamentos em vida" ou documentos de "predeterminação" no momento de um traumatismo sério, mas um contato imediato com um membro da família ou o clínico particular pode resultar em informação crucial que pode influenciar as decisões médicas. É importante ajudar os membros da família a interpretar estes documentos, principalmente no que diz respeito às especificidades da terapia médica. Para ilustrar, uma família bem-intencionada pode interpretar erroneamente a ventilação mecânica que está sendo utilizada como uma ponte para a recuperação como sendo contra a solicitação de um paciente de não "acabar em um ventilador".

B. **O envolvimento precoce da assistência social**, dos serviços de religiosos e, ocasionalmente, de um especialista em ética médica pode ser útil. A necessidade de uma discussão franca e aberta entre o médico e a família no que diz respeito ao prognóstico e às expectativas de uma recuperação significativa é essencial. Só então podem ser tomadas decisões racionais sobre a propriedade dos cuidados.

C. **Suporte familiar**

1. Uma avaliação da dinâmica da família da vítima de acidente e o envolvimento precoce desta família em discussões de problemas agudos dos cuidados e os tópicos de longo prazo são importantíssimos. Não é raro que os filhos do idoso traumatizado sejam idosos também. Assim, podem não ter a energia física ou os recursos econômicos para participar ativamente da reabilitação e a alta hospitalar do paciente. Como já mencionado, o envolvimento precoce da família também pode servir para esclarecer detalhes da propriedade dos cuidados.

VII. **Uma abordagem dos cuidados do paciente relacionada à idade**

A. Como a resposta ao traumatismo e à doença mudam com o aumento da idade, um certo número de axiomas de tratamento foram desenvolvidos para servir de diretrizes para os cuidados do idoso traumatizado.

1. **Idade entre 55 e 64 anos**
   - a. Presumir uma leve diminuição da reserva fisiológica.
   - b. Suspeitar a presença de algumas doenças comuns da meia-idade (*diabetes mellitus*, doença cardiovascular arteriosclerótica, hipertensão, cirurgia prévia, história de transfusão).
   - c. Suspeitar de ingestão de medicação prescrita e não prescrita.
   - d. Presumir que o paciente é competente para fornecer uma história médica precisa.
   - e. Procure por sinais sutis de disfunção orgânica, principalmente dos sistemas cardiovascular e respiratório. Podem ser necessários a medida de gases arteriais e um eletrocardiograma (ECG).
   - f. Com uma história de perda de consciência ou anormalidades na função cognitiva ou na personalidade, presume-se que haja uma lesão cerebral séria. A TC é essencial; a ressonância magnética pode ser um acessório útil, principalmente na avaliação da medula espinhal.
   - g. Proceder com esquemas-padrão de diagnóstico e tratamento, a menos que seja contra-indicado por informação coletada durante a história.
2. **Idade entre 65 e 74 anos**
   - a. Deve-se aceitar a alteração fisiológica de órgãos e sistemas relacionadas à idade e induzida por doença adquirida.
   - b. Aceitar a presença de doença adquirida e medicamentos para corrigi-la ou controlá-la. Presumir uma incidência mais elevada de cirurgia e transfusões prévias.
   - c. Decidir se o paciente é competente para fornecer uma história médica confiável. Revisar a história assim que possível com os parentes do paciente ou o médico particular.
   - d. Monitorar intensamente o paciente e controlar a fisiologia para otimizar o desempenho cardíaco e o metabolismo do oxigênio.
   - e. Presumir que qualquer alteração do estado mental ou da função cognitiva ou sensorial indica a presença de lesão cerebral. As imagens do cérebro são mandatórias no paciente com estado mental anormal.
   - f. Proceder com os esquemas padronizados de diagnóstico e tratamento, inclusive a conduta cirúrgica intensa precoce.
   - g. Estar ciente de um resultado ruim, principalmente com lesão grave do sistema nervoso central ou uma deterioração fisiológica acentuada secundárias ao trauma. Verificar diretrizes avançadas.
3. **Idade acima de 75 anos**
   - a. Proceder como nos tópicos de **a** até **f** da seção anterior.
   - b. Presumir uma evolução ruim na lesão moderadamente grave, principalmente na lesão de SNC ou qualquer lesão que provoque disfunção fisiológica.
   - c. Após uma reanimação e manobras diagnósticas iniciais intensas, deve-se reavaliar a magnitude das lesões do paciente e discutir a propriedade dos cuidados com o paciente (se competente) e seus familiares.

d. Seja humano e reconheça as controvérsias legais e éticas envolvidas. Considere a consulta precoce com peritos em ética e assistência social para ajudar a família e a equipe médica em decisões difíceis.

Axiomas

- Uma história precisa é essencial.
- Melhor direcionar-se a uma intubação precoce.
- A analgesia para aliviar a dor torácica pode salvar vidas.
- Discussões iniciais e abertas com a família são extremamente importantes.
- O envolvimento precoce e ativo de medicina física e de reabilitação, a fisioterapia, a terapia ocupacional, a assistência social e o planejamento de alta são muito importantes.
- Uma creatinina sérica normal **não** é função renal normal.
- Freqüência cardíaca e pressão arterial normais **não** significam normovolemia.
- Nunca subestimar uma lesão torácica.
- Uma "pequena" lesão de cabeça é um hematoma subdural volumoso em evolução até que se prove o contrário.
- As vítimas geriátricas de trauma não podem tolerar qualquer erro; deve-se considerar o monitoramento invasivo.

Bibliografia

Committee on Trauma, American College of Surgeons: *Advanced trauma life support student manual.* Chicago: American College of Surgeons, 1997.

McMahon DJ, Shapiro MB, Kauder DR. Geriatric in the intensive care unit. *Surg Clin North Am* 2000;80(3):1005-1020.

Milzman DP, Boulanger BR, Rodriguez A, et al. Pre-existing disease in trauma patients: a predictor of fate independent of age and ISS. *J Trauma* 1992;32(2):236-244.

Scalea TM, Simon HM, Duncan AO, et al. Geriatric blunt multiple trauma: improved survival with early invasive monitoring. *J Trauma* 1990;30(2):129-136.

Schwab CW, Kauder DR. Trauma in the geriatric patient. *Arch Surg* 1992;127(6):701-706.

Schwab CW, Shapiro MB, Kauder DR. Injury in aging adults: patterns, care and outcomes. In: Mattox KL, Feliciano DV, Moore EE, eds. *Trauma,* 4th ed. Stamford: Appleton & Lange, 2000:1099-1113.

Smith PC, Enderson BL, Maull KI. Trauma in the elderly: determinants of outcome. *South Med J* 1990;78:171-177.

van Aalst JA, Morris JA Jr, Yates HK, et al. Severely injured geriatric patients return to independent living: a study of factors influencing function and independence. *J Trauma* 1991;31(8):1096-102.

50. REABILITAÇÃO

Louis E. Penrod, Gary Goldberg e John A. Horton, III

O trauma resulta em um decréscimo agudo na capacidade funcional do indivíduo. A patologia resultante freqüentemente o deixa com danos permanentes que afetam sua capacidade de cuidar de si mesmos, de preencher papéis sociais esperados e voltar a um padrão de atividade diária associada com uma existência significativa e gratificante. Algumas lesões (p. ex., lesão de medula espinhal ou cerebral traumática) afetam várias funções fisiológicas, psicológicas, sociais e vocacionais até o grau em que o indivíduo perde sua independência funcional. A equipe de reabilitação é responsável pelo fornecimento de serviços que otimizem a função, maximizem o retorno à independência e capacitem a pessoa a restabelecer uma existência significativa. As intervenções podem envolver o tratamento direto do paciente, a educação de familiares, e equipamento recomendado e modificação ambiental para acomodar as limitações residuais. A equipe de reabilitação deve estar envolvida nos primeiros estágios dos cuidados hospitalares; demonstrou-se que este envolvimento otimiza o resultado para o paciente traumatizado. A atenção dada à prevenção de complicações incapacitantes durante a fase aguda do tratamento pode minimizar a necessidade de intervenções durante a fase de reabilitação do tratamento.

I. **Incapacidades secundárias:** são decréscimos de função que acompanham os déficits que resultam do trauma, mais freqüentemente devido à imobilização prolongada do paciente. Apesar de raramente ameaçar a vida, podem limitar uma função eventual e contribuir para o custo total de assistência médica do trauma, assim como o custo de cuidados agudos.

A. **O descondicionamento cardiovascular** ocorre rapidamente com qualquer período de inatividade quando o coração e os mecanismos vasculares periféricos perdem a capacidade de responder a fatores de estresse. Em certos tipos de traumatismo (p. ex., lesão de medula com sua perda associada de controle do sistema nervoso simpático) a incapacidade de manter a pressão de perfusão nas alterações de postura podem limitar as tentativas de mobilizar o paciente. A abordagem mais importante é minimizar a imobilidade e começar a colocar o paciente em uma posição ereta assim que possível. Os benefícios adicionais por esta ênfase na mobilização precoce incluem um melhor funcionamento respiratório, com diminuição da atelectasia e complicações concomitantes.

1. O decúbito prolongado provoca um aumento progressivo na freqüência cardíaca de repouso de 0,5 batimentos por minuto por dia. Além disso, com o recondicionamento do coração, este responde às demandas com uma elevação maior da freqüência do que antes da lesão. O efeito combinado destas alterações na taquicardia de repouso e na capacidade reduzida de alcançar as demandas de oxigênio com a atividade persiste por 26 a 72 dias após o retorno à atividade.

2. **Os fatores periféricos**, incluindo diminuições no volume vascular, a perda das respostas reflexas adaptativas dos barorreceptores à postura ereta, e aumento do represamento de sangue nas veias dos membros inferiores contribuem para a intolerância do paciente a uma postura ereta após um período de imobilidade.

a. **Em indivíduos saudáveis,** a resposta de adaptação à posição ereta pode estar totalmente perdida após 3 semanas de repouso ao leito completo; pode levar até 72 dias para restaurar a função adequada desta resposta após a remobilização.

b. **Indivíduos mais velhos** perdem esta capacidade de responder mais rapidamente e retornam à linha basal mais lentamente. Uma doença concomitante (p. ex., lesões cerebrovasculares ou cardiovasculares) torna os indivíduos mais velhos menos tolerantes a esta hipotensão postural.

c. **A minimização da imobilidade** é a única técnica de manejo importante. Aumentar os períodos de posição sentada em uma cadeira com os pés dependentes ajuda no recondicionamento para aqueles que estão incapacitados de se manter de pé.

(1) **Em casos graves,** uma mesa de inclinação pode ser empregada para colocar gradativamente a pessoa em uma posição ereta, enquanto a pressão arterial é monitorada.

(2) **Roupas compressivas,** meias elásticas inteiras, e cintas abdominais também são úteis para limitar o represamento venoso.

(3) **Uma alimentação adequada** para manter os níveis de proteína plasmática, a função do sistema imunológico e uma hidratação apropriada também são importantes.

(4) Em casos graves, deve-se aumentar a ingestão de sal e o emprego de agentes simpaticomiméticos (pseudoefedrina, efedrina, midodrine ou fenilefrina) ou mineralocorticóides (fludrocortisona).

B. **Contraturas:** ocorrem quando uma articulação não está sujeita a uma variação freqüente de movimentos, ativa ou passiva. A formação de contraturas é mais freqüentemente uma conseqüência de espasticidade muscular não tratada devido a dano de neurônio motor superior, o que provoca uma tensão mantida e incontrolável. A tensão muscular se torna desequilibrada através das articulações e, portanto, reduz eficazmente a mobilidade da articulação afetada. A contratura produz uma perda de amplitude articular causada por encurtamento e aumento de rigidez de parte mole em torno da articulação. Quando a limitação articular persiste, a parte mole da articulação em si pode se tornar contraído. O remodelamento do tecido conjuntivo em torno da articulação contribui à diminuição da elasticidade.

1. **As contraturas contribuem para o aumento da morbidade.**
   a. As dificuldades em se posicionar o paciente podem levar à formação de úlceras de decúbito.
   b. A higiene, principalmente do períneo, das palmas das mãos e das axilas pode ser difícil.
   c. As contraturas podem limitar a função com a recuperação do controle motor, o que leva a uma reabilitação prolongada e, assim, mais custosa.
   d. **As contraturas devem ser evitadas.**

2. **As contraturas podem ser evitadas**, na maioria dos casos, mobilizando-se inteiramente todas as articulações. A mobilização ativa pelo paciente é preferível, se possível, porque também ajuda a manter a força e o controle motor. Se estiver presente uma força muscular débil, mas voluntária, deve-se empregar a amplitude de movimento ativo assistido. Nos casos de paralisia ou coma, deve ser empregada a mobilização articular passiva.
   a. Após a mobilização, o posicionamento do paciente pode ajudar a reforçar os ganhos da terapia. O decúbito em prono fornece um alongamento prolongado para as contraturas de flexão de quadris. O entalamento de punhos, mãos e tornozelos também é útil. Utilizar talas intermitentemente para evitar rompimentos de pele. Outras modalidades físicas, em conjunto com a mobilização articular, permitem um maior alongamento.
      (1) **Calor superficial:** pode provocar relaxamento reflexo.
      (2) **Calor profundo:** empregando ultra-som pode aumentar a elasticidade do colágeno.
      (3) **O resfriamento** do músculo diminui a atividade do mecanismo rotatório do músculo, diminuindo o tônus muscular.
   b. Os bloqueios locais motores empregando agentes neurolíticos (p. ex., fenol) ou agentes bloqueadores neuromusculares (p. ex., toxina botulínica) são úteis para reduzir temporariamente o tônus muscular em casos onde as anormalidades deste evitam a manutenção da amplitude total de uma articulação.
   c. O engessamento seriado de uma extremidade é útil para fornecer um alongamento prolongado. Após o acolchoamento adequado das proeminências ósseas, uma imobilização com gesso ou fibra de vidro é aplicada. O estiramento é mantido enquanto o gesso solidifica. O gesso geralmente é mantido por 3 a 5 dias antes da remoção, podendo então ser dividido ao meio para servir de calha de repouso.
   d. Deve-se empregar medicação antiespástica para reduzir a imobilização provocada por contrações musculares tônicas por hiper-reatividade do músculo esquelético. Este fenômeno é comum, apesar de estar geralmente atrasado no início, no paciente com trauma cranioencefálico assim como naqueles pacientes com acidente vascular cerebral ou lesão medular. Os medicamentos comuns empregados incluem baclofen, tizanidina, diazepam e dantrolene sódico. (O dantrolene geralmente está limitado à lesão cerebral.)

C. **As úlceras de decúbito (escaras)** são potencialmente evitáveis mas são complicações freqüentes do trauma. **A pressão é o fator mais importante no desenvolvimento de uma úlcera.** As úlceras ocorrem sobre proeminências ósseas quando a pressão do peso corporal não é aliviada por períodos prolongados, provocando dano isquêmico da pele e dos tecidos moles subjacentes. Pressões mais elevadas provocam o rompimento da pele em um tempo menor do que pressões menos elevadas.

1. Uma laceração entre a pele e as superfícies de suporte ou dentro de partes moles pode provocar isquemia em pressões mais baixas do que quando a laceração não está presente.
2. A anemia, a umidade excessiva da pele por transpiração ou urina, infecção, desnutrição, contraturas e falta de sensação contribuem para o desenvolvimento de úlceras de pressão. Uma úlcera não ocorrerá sem pressão excessiva prolongada.
3. **O objetivo deve ser a prevenção da ulceração.**
   a. Deve-se dar uma cuidadosa atenção ao posicionamento do paciente. É essencial virá-lo em um esquema de 2 em 2 horas. Dar uma atenção especial ao occipital, às escápulas, ao sacro, às tuberosidades ísquias, aos grandes trocânteres, aos maléolos e aos calcanhares. Podem ser empregados travesseiros e blocos de espuma para aliviar a pressão ou distribuí-la para outras áreas.
   b. Inspecionar a pele regularmente. Se forem observados sinais de rompimento, deve-se evitar colocar pressão sobre a área até a extensão possível. O sinal mais precoce de dano se encontra em uma área de não branqueamento de um eritema. A palpação pode revelar induração da parte mole subjacente.
   c. O manejo da incontinência urinária e intestinal para evitar contato prolongado entre a pele e a urina ou as fezes é importante para prevenir irritação e infecção da pele.
   d. Para pacientes em alto risco, deve-se considerar o emprego de colchões e superfícies especializados para se sentar, o que se mostrou um componente com custo eficiente de um programa de prevenção de úlceras de decúbito.

D. **A ossificação heterotópica** é um processo patológico; novo osso é formado dentro da parte mole periarticular. Deve ser diferenciado da miosite ossificante traumática, onde o osso é formado dentro de músculos traumatizados, freqüentemente devido à ossificação de hematoma intramuscular.

1. Após lesão medular ou lesão cerebral traumática, a incidência é de 11 a 79%.
2. A fisiopatologia não é bem compreendida. Desenvolve-se osso histologicamente normal nas partes moles.
3. Uma distribuição diferente da ossificação e do período de tempo ocorre em lesão medular *versus* lesão cerebral. Em ambos os casos as lesões se desenvolvem abaixo do nível da lesão neurológica em torno das articulações mais importantes. O processo parece ser mais agressivo nos membros com mais tônus muscular relacionado à espasticidade.
   a. **O envolvimento de extremidade superior é mais comum na lesão cerebral.** A maioria dos pacientes com lesão cerebral exibem um padrão de gradativa recuperação neurológica em vez da imagem estática após lesão medular. A ossificação heterotópica tende a ser mais extensa e persistente após lesão medular.
   b. **As primeiras manifestações de ossificação heterotópica** são a perda dolorosa da amplitude de movimento. Além disso, uma surpreendente semelhança é observada na apresentação clínica de trombose venosa profunda, com um membro quente, edemaciado, eritematoso.
   c. **Um *scan* de tripla fase de osso,** que pode ser útil para confirmar o diagnóstico, é o exame mais precoce e específico. A primeira e a segunda fases são anormais em ossificação heterotópica. O nível de fosfatase alcalina pode ser empregado para revelar a atividade relativa de nova formação óssea, apesar de a elevação desta enzima tender a ser inespecífica.
   d. **As conseqüências** deste processo incluem perda dolorosa da amplitude de movimento e compressão de estruturas vasculares ou neurológicas, o que pode levar a uma trombose venosa secundária. Quando nervos periféricos estão sendo ativamente danificados por compressão, uma ressecção cirúrgica imediata pode ser necessária. A massa óssea também pode levar ao desenvolvimento da ulceração de pressão da pele suprajacente.
4. O parâmetro principal do tratamento é a mobilização intensa das articulações. Quando a sensação está preservada (lesão cerebral traumática), a movimentação pode ser dolorosa, levando a um aumento de agitação. O tratamento farmacológico e a analgesia adequados podem permitir a fisioterapia adequada.

a. **A ossificação heterotópica** é tratada com etidronato dissódico (Didronel), 20 mg/kg por 1 a 3 meses, seguido de 10 mg/kg por 3 meses. A indometacina também tem sido empregada no tratamento, mas a evidência de sua eficácia é mais convincente após a total substituição dos quadris do que no traumatismo.

b. **Radiação,** tanto como profilaxia como tratamento, parece ser eficaz. Quando é necessária a ressecção cirúrgica para reduzir o fenômeno de compressão, a radiação logo após a cirurgia é útil para evitar a recorrência.

c. **A ressecção cirúrgica** para melhorar a amplitude de movimento é útil, principalmente quando a articulação estiver anquilosada. A cirurgia geralmente é adiada para 12 a 18 meses após o trauma, ou até que o *scan* de três fases não mostre nenhuma ossificação ativa. Com uma boa recuperação neurológica, a cirurgia geralmente fornece um bom resultado. A ossificação tende a recorrer em casos de pouca recuperação neurológica ou com ressecção enquanto a ossificação estiver ativa. A radiação pós-operatória pode ser útil na redução do risco de recorrência.

II. **Resposta musculoesquelética à imobilização.** Assim como o exercício leva ao aumento da força, a imobilidade leva à fraqueza tanto de músculo quanto de osso. **O repouso completo ao leito resulta em uma perda de 10 a 15% da força muscular por semana.**

A. Principalmente nas fibras musculares do tipo I (contração lenta), que predominam nos músculos antigravitacionais. Esta redução da capacidade do tipo I, combinada com o descondicionamento cardiovascular, leva a uma pequena resistência quando o paciente é eventualmente remobilizado.

B. Relativa conservação das fibras do tipo II (contração rápida) e a natureza anaeróbia de tarefas do tipo força. O resultado é que no retreinamento, a força retorna rapidamente (semanas), enquanto que a resistência requer muito mais tempo para retornar (meses).

C. Quando um paciente se encontra imobilizado por qualquer espaço de tempo, deve-se manter a força tanto quanto possível com fisioterapia. Mesmo quando a mobilização articular não for possível, os exercícios isométricos podem prevenir a perda de força. Quando um paciente está desperto e cooperativo, as oportunidades para exercícios regulares de partes superior e inferior do corpo podem ser facilitadas com um trapézio pendurado à altura da cabeça e faixas especiais com código de cores feitas de fitas de látex elástico com espessuras específicas (Thera-Band), que podem fornecer exercícios de resistência controlada para o paciente enquanto estiver no leito ou sentado em uma cadeira de rodas.

D. A força esquelética depende das forças de gravidade e a tração muscular agindo sobre os ossos. Com a inatividade, a atividade osteoclástica predomina com a quebra de osso cortical e trabecular. Esta quebra pode ser particularmente profunda na tetraplegia aguda de meninos adolescentes, resultando em uma excreção de cálcio acentuadamente elevada com formação de cálculos ou hipercalcemia.

1. A atividade do músculo voluntário e o exercício com peso são importantes para reverter esta **osteoporose por falta de uso.** Uma vez retomada a atividade, pode levar anos para voltar à densidade óssea basal. A osteoporose por falta de uso é particularmente problemática em indivíduos com osteoporose preexistente por outras razões (mulheres na pós-menopausa).
2. A hidratação adequada e a vigilância sobre as manifestações clínicas de hipercalcemia de imobilização são importantes para prevenir os efeitos adversos desta condição.
3. O emprego profilático de agentes que inibem a atividade osteoblástica ou osteoclástica em pacientes de risco está sendo investigada e mostra promessas em limitar o grau de osteoporose difusa.

III. **Déficits funcionais freqüentemente encontrados**

A. **A agitação após a recuperação de uma lesão cerebral traumática** pode levar a outra lesão do paciente (p. ex., auto-extubação, queda do leito, deslocamento de cateteres vasculares). Estes perigos potenciais transmitem uma pressão intensa sobre a equipe médica para interromper esta manifestação comportamental. Convém sedar ou restringir fisicamente o paciente, porém esta abordagem também pode adicionar mais um risco ao paciente. Deve-se tentar compreender a causa da agitação e controlar a situação através da menor intervenção possível. Primeiro excluem-se causas (p. ex., hipóxia, hipotensão, hipoglicemia) da etiologia da agitação.

1. A agitação freqüentemente é uma resposta a um estímulo específico ou à incapacidade do indivíduo de separar estímulos dominantes. Após uma lesão cerebral, provoca-se, no indivíduo, estímulos tanto externos quanto internos que são distorcidos pela percepção alterada e de difícil interpre-

tação. Além disso, os danos à expressão podem impedir que o indivíduo expresse suas necessidades, o que leva à frustração e ao pouco controle das respostas motoras.

a. Deve-se procurar e eliminar os estímulos internos irritantes como dor (fraturas e escaras não diagnosticadas), um intestino ou uma bexiga cheios, ou uma dificuldade respiratória.

b. A primeira abordagem deve minimizar os estímulos ambientais. Até onde for possível, apresentar um único estímulo, permitindo um tempo adequado para o processamento cognitivo e a resposta. Deve-se reduzir o barulho. A iluminação deve ser suave. Os estímulos verbais devem ser calmos e de conteúdo simples. Uma observação cuidadosa detecta quando o paciente está começando a perder a concentração; a perseverança e a precisão reduzida das respostas são pistas típicas deste problema.

(1) A modificação do ambiente pode ser suficiente para controlar a situação e minimizar o risco para o paciente.

(2) Controlar a resposta emocional da equipe ao comportamento do paciente é freqüentemente parte necessária do controle ambiental.

2. O objetivo do tratamento, quando a restrição farmacológica é necessária, é minimizar tanto a intervenção para que o indivíduo possa participar na recuperação o quanto possível, quanto os efeitos colaterais do tratamento.

a. Os benzodiazepínicos de curta duração são úteis para episódios de agitação aguda.

b. Se a agitação ocorre em um padrão diário específico e reproduzível, a atenção em corrigir os distúrbios do ciclo vigília-sono pode também ajudar a aliviar a agitação. Por exemplo, um paciente que se torna agitado no final da tarde e permanece vigil toda a noite se beneficiaria de uma medicação sedativa como a trazodona, administrada no início da noite, para induzir o sono e limitar a agitação noturna.

c. Tranqüilizantes leves, antidepressivos e betabloqueadores são empregados quando a agitação é freqüente ou persistente. Ao se empregar tranqüilizantes, deve-se iniciar com uma dose baixa e lentamente elevá-la; os indivíduos com lesão traumática cerebral podem apresentar uma resposta maior a uma certa dose que os pacientes psiquiátricos. Alguns dos antidepressivos serotonérgicos podem ser particularmente eficazes se a agitação for uma manifestação de um distúrbio psiquiátrico subjacente.

d. O haloperidol, que é empregado freqüentemente, é eficaz para controlar a agitação, porém deve-se evitar utilizá-lo, se possível, em casos de lesão cerebral traumática. O haloperidol pode retardar a taxa de recuperação da lesão. Deve-se restringir seu emprego a pacientes nos quais todas as outras medidas falharam. O emprego de agentes antipsicóticos neurolépticos em lesão cerebral traumática está associado a um risco elevado de convulsões pós-traumáticas e síndrome neuroléptica maligna.

3. As restrições físicas podem ser necessárias, mas cautela também é necessária. Casos de lesão e morte como resultado do emprego de roupa contentora ou restrições de extremidade têm sido relatados. Além disso, a restrição é um estímulo irritante que pode exacerbar a agitação.

B. **A disreflexia autônoma**, uma emergência potencialmente fatal que pode ocorrer após lesão medular, é o resultado de atividade reflexa simpática patológica em resposta a um estímulo nocivo abaixo do nível da lesão. A interrupção de vias descendentes permite um fluxo simpático não-controlado, levando a um aumento profundo da pressão arterial, da piloereção e da diaforese.

1. **Os sintomas** incluem cefaléia pulsátil grave, congestão nasal, mal-estar geral, ereção peniana mantida e parestesias, além da diaforese e da piloereção. A hipertensão não controlada pode levar à isquemia cardíaca, derrame cerebral ou hemorragia intracerebral fatal.

2. Os barorreceptores dos grandes vasos e o fluxo vagal ainda estão intactos; resultam geralmente em bradicardia associada.

3. Pelo fato de a atividade reflexa ser necessária para provocar disreflexia autônoma, é raramente observada logo após uma lesão quando está presente um choque de coluna vertebral. De maneira geral, a disreflexia autônoma é observada em lesões acima de T6 e é mais freqüente em níveis mais elevados. Nas lesões medulares em níveis baixos, o controle simpático descendente intacto minimiza ou previne a síndrome.

4. **Tratamento.** Por esta síndrome ocorrer em resposta a um estímulo nocivo, deve-se identificá-lo e removê-lo. A causa mais freqüente é uma bexiga ou um intestino superdistendidos. O único tratamento necessário, muitas vezes, é apenas o alívio desta distensão, com o retorno rápido da pressão arterial ao normal.
   a. **Outras causas** incluem fraturas, decúbitos infectados, unhas de artelhos "encravadas", roupa apertada, emergências intra-abdominais, estimulação programada do intestino, dismenorréia e início do trabalho de parto.
   b. Nos casos nos quais a causa não é logo identificada e corrigida, a pressão sangüínea deve ser colocada sob controle farmacologicamente. A nifedipina sublingual (10 mg) é geralmente eficaz, mas pode provocar uma queda acentuada na pressão arterial ou uma arritmia cardíaca. A dose pode ser repetida em 15 a 20 minutos, se necessário. A nitroglicerina sublingual também tem sido empregada. Aplicada na pele, também pode fornecer uma redução mais controlada na pressão sangüínea porque remover a medicação elimina o efeito da nitroglicerina absorvida transdermicamente. Isso pode ser útil quando a eliminação do estímulo nocivo resulta em hipotensão a partir da vasodilatação residual relacionada à medicação. Em casos refratários, o nitroprussiato endovenoso ou a anestesia espinhal podem ser empregados.
   c. Em casos onde as atividades de manejo diário de intestino ou bexiga produzem disreflexia, a utilização de agentes anestésicos tópicos (lidocaína gel ou alternativas) limita os estímulos cutâneos e, assim, o risco de desenvolver estes sintomas. Deve-se empregar a lidocaína gel lubrificante quando se tenta desimpactar o intestino de um paciente para minimizar o estímulo nocivo deste procedimento. Em casos recorrentes (como com as rotinas intestinais), a guanetidina oral, começando com 5 mg diariamente, pode ser utilizada profilaticamente. A mecamilamina, começando com 2,5 mg duas vezes ao dia e aumentando até uma dose total de 25 mg diariamente, é um agente alternativo.
   d. Deve-se monitorar intensamente a pressão arterial. Com o alívio concomitante do estímulo nocivo e a administração de um agente vasodilatador, há perigo de se baixar a pressão muito drasticamente.

C. **Bexiga neurogênica:** é uma das alterações mais sérias de função fisiológica após traumatismo neurológico. Na lesão medular, a causa mais freqüente de morte (após sobrevivência inicial) até recentemente era a insuficiência renal. A insuficiência renal era causada por infecções freqüentes combinadas com refluxo e subseqüente pielonefrite. A insuficiência renal, hoje em dia, é rara, devido ao manejo agressivo da função da bexiga neurogênica. A função coordenada de vias sensoriais, reflexas e motoras voluntárias permite a eliminação normal. As vias incluem os tratos tanto autônomos (simpáticos e parassimpáticos) quanto motores somáticos. A classificação da disfunção vesical requer um conhecimento detalhado destas vias e está além do propósito deste capítulo. O que é apresentado é um protocolo de cuidados para manejo agudo de bexiga neurogênica em lesão medular. Este protocolo permite o manejo seguro da situação enquanto outros problemas agudos são tratados. Para o manejo adequado da bexiga neurogênica, um planejamento mais profundo é necessário.

1. Manter um alto nível de suspeita é o fator mais importante no diagnóstico e no tratamento de bexiga neurogênica. Qualquer processo que possa afetar o controle balanceado da bexiga (lesão cerebral traumática, lesão medular, lesão de plexo lombossacro, acidente vascular encefálico) tem o potencial de provocar bexiga neurogênica. Lembre-se, o paciente com lesão neurológica pode manter um bom débito urinário com uma bexiga que está operando com um volume residual muito elevado, o que aumenta o risco de infecção. O volume residual pós-miccional deve ser verificado para assegurar que a bexiga esteja se esvaziando adequadamente. Vários volumes pós-miccionais maiores que 75 a 100 ml indicam que a função vesical requer atenção mais intensa. O protocolo que segue para lesão medular também se prestará na fase aguda do manejo com outros tipos de trauma.
   a. **Interromper a sonda de Foley ou o cateter suprapúbico** a menos que coexistam lesão uretral ou vesical, diabete insípido, diurese farmacológica, grandes cargas líquidas, ou outras condições onde se espera um alto volume urinário.
   b. **Instituir um programa intermitente de cateterização** assim que possível após a lesão, a menos que haja contra-indicação. A cateterização deve ser estéril quando não realizada pelo paciente.

Quando realizada pelo paciente, a técnica pode ser "limpo apenas". Utilizar um cateter Bard 14F, Mentor ou MMG Nelson-tipo PVC. Para a autocateterização intermitente, o cateter deve ser limpo com água quente após o uso, seco e mantido na embalagem para secar. Pode ser usado até 1 mês.

c. Os volumes urinários obtidos por cateterização não devem exceder 300 ml. Convém ajustar a freqüência da cateterização de acordo com o padrão típico do débito do paciente. Deve-se registrar todos os volumes de débito e episódios incontinentes em um gráfico de freqüência e volume.

d. Restringir a ingestão hídrica do paciente quando em cateterização para que o débito urinário total seja < 1.500 ml/24 horas.

e. Realizar um **estudo fluorourodinâmico** da bexiga do paciente quando estiver fora do choque da coluna vertebral ou pelo menos 6 meses após a lesão. Com a disfunção do trato urinário inferior, evidenciado pela função do detrusor (incontinência) ou disreflexia autônoma, antecipa-se a realização desta testagem. Repetir a testagem 1 a 3 meses após o início de qualquer intervenção como um resultado do estudo urodinâmico inicial, a fim de avaliar a eficácia da intervenção. Conduzir este exame em períodos de um ano pelos primeiros 5 a 10 anos após a lesão e continuar bianualmente, daí por diante, para o monitoramento ideal dos tratos urinários inferiores.

f. Realizar uma **avaliação radiológica basal do trato superior** quando a bexiga do paciente estiver fora do choque medular ou pelo menos 6 meses após a lesão. É recomendável uma ultra-sonografia renal para avaliar anormalidades estruturais. As imagens renais com radioisótopos endovenosos avaliam a função e podem ser quantificadas para fornecer uma estimativa da taxa de fluxo glomerular ou o fluxo plasmático renal eficaz. A tomografia computadorizada é essencial para se avaliar anormalidades estruturais detectadas. A radiografia abdominal simples pode ser útil quando se suspeita de cálculos renais ou vesicais. A pielografia endovenosa avalia tanto a função quanto a estrutura; entretanto, os riscos potenciais de reação adversa ao contraste (reações alérgicas e nefrotóxicas), a exposição à radiação, e a necessidade de preparo do intestino grosso, todos diminuem a utilidade deste exame como exame de despistagem para uma avaliação de primeira linha. Deve-se realizar imagens de *follow-up* com os intervalos de avaliação urodinâmica descritos acima.

g. Realizar uma **cistoscopia flexível basal** no momento da avaliação urodinâmica inicial e repetir pelo menos uma vez ao ano. Com a suspeita de cálculos ou anomalias anatômicas, antecipar a avaliação.

h. Obter **culturas de urina** como base e repetir apenas se ocorrer suspeita de infecção, ou anualmente em pacientes assintomáticos. Não administrar antibióticos profiláticos ou antissépticos urinários a menos que seja documentada uma infecção **complicada** do trato urinário. A infecção complicada do trato urinário é indicada por sintomas que podem incluir:
   - Febre não atribuível à outra patologia.
   - Aumento da espasticidade.
   - Disreflexia autônoma.
   - Retenção ou incontinência urinária como um desvio dos padrões estabelecidos.
   - Hematúria.
   - Mais de 50 leucócitos por campo de alta potência na avaliação microscópica.
   - Evidência de doença calcular.
   - Bacteriúria > 10^2 colônias em material de coleta obtido por cateterização intermitente, ou qualquer crescimento em amostras obtidas de cateteres internos.

   A existência de uma cultura bacteriana "positiva" por si só não é suficiente para levar logo ao tratamento na ausência de qualquer dos sintomas potenciais descritos acima.

i. Administrar **farmacoterapia** para modificar a função vesical, de acordo com os **achados do CMG (cistometrograma).**

D. **O intestino neurogênico** geralmente coexiste em pacientes nos quais a bexiga neurogênica está presente; as vias de controle para a eliminação fecal são semelhantes às do controle da bexiga. O objetivo de um programa intestinal é fornecer a eliminação fecal controlada com períodos ocasionais de continência relativa para que o indivíduo participe das atividades diárias. Devido ao fato de que o indivíduo com lesão medular geralmente apresenta sensação retal e perineal prejudicada ou ausente, os sintomas são geralmente ausentes ou vagos. A falta de apetite e um mal-estar inespecífico podem ser indicações de que existe um problema de fezes retidas.

1. No período inicial após a lesão medular, geralmente há um íleo. Uma vez que o íleo cede, o programa intestinal deve ser iniciado de forma rotineira. Inicialmente, deve ser realizado diariamente. Uma vez o programa intestinal produzindo os resultados esperados, a programação pode ser modificada se desejado. O padrão intestinal do paciente antes da lesão é o melhor guia para a modificação dos períodos. Os indivíduos que tinham movimentos intestinais diariamente, geralmente continuarão com este padrão após a lesão Os indivíduos que apresentam movimentos intestinais menos freqüentes podem requerer um programa intestinal menos freqüente.
2. Fezes líquidas freqüentes podem indicar que a mobilidade intestinal é muito grande ou que fezes espessadas estão bloqueando o reto ou o cólon descendente. As fezes líquidas amolecidas passam em torno deste bloqueio e vazam pelo ânus. Pode ser possível detectar um cólon inteiro no exame, mas o método mais confiável de detecção é obter uma radiografia simples plana do abdome. A abordagem adequada a este problema é evacuar o cólon e então instituir um programa intestinal rotineiro e confiável.
3. Deve-se classificar o intestino neurogênico como uma lesão de neurônio motor superior ou inferior.
   a. Em casos de lesão de neurônio motor superior (tetraplegia), os arcos reflexos sacrais estão intactos. A presença destes reflexos é útil para iniciar a evacuação intestinal. Em alguns caos, o indivíduo pode iniciar a evacuação com estimulação digital (distender) do esfíncter anal ou utilizar um supositório.
   b. Nas lesões do neurônio motor inferior (lesões do cone medular ou da cauda eqüina), os reflexos locais estão perdidos. Esta situação é muito mais difícil de controlar, freqüentemente necessitando de desimpactação digital de forma rotineira.
4. O programa intestinal seguinte para indivíduos com lesão medular também pode ser aplicado para outras entidades clínicas nas quais o controle intestinal é um problema.
   a. Deve-se iniciar o programa intestinal assim que o íleo pós-lesão tenha resolvido e o paciente tenha retomado a alimentação oral ou por sonda. O objetivo do manejo inicial é iniciar um manejo intestinal rotineiro que leve a uma continência previsível.
   b. Um protocolo típico de manejo intestinal consiste de um amaciante fecal titulado para as necessidades do paciente e um laxante leve, administrado oralmente coordenado com um enema laxante (supositório em pacientes selecionados). Inicialmente, isto é feito em um esquema diário para que a evacuação ocorra em uma hora conveniente para o paciente e a equipe de enfermagem. O protocolo para a evacuação noturna é Colace (100 mg) duas vezes ao dia, dois tabletes de Senokot (Purdue Frederick, Norwalk, CT) ao meio-dia, com um enema de bisacodil Fleets (Fleet, Lynchburg, VA) ou supositório de Dulcolax (Ciba, Woodbridge, NJ), em combinação com estimulação retal digital à noite. Se a evacuação matinal é desejável, o Senokot é dado na hora de dormir.

IV. A abrangência da reabilitação após traumatismo

A. A reabilitação de pacientes após trauma ocorre em vários estágios, cada um com suas diretrizes correspondentes.

1. **Reabilitação do paciente internado:** é necessária quando os pacientes, por razões físicas ou cognitivas, são incapazes de manejar seus próprios cuidados básicos ou suas necessidades de mobilidade devido a limitações físicas. O objetivo da reabilitação do paciente internado é restabelecer a capacidade para rotinas básicas da vida diária para que o paciente possa funcionar com segurança na comunidade, com o mínimo de assistência física ou supervisão. O ideal é que os pacientes se recuperem a ponto de se tornarem independentes tanto física quanto cognitivamente, apesar de nem sempre isto ser possível.
   As intervenções de reabilitação são direcionadas em minimizar a quantidade de assistência física ou cognitiva que o paciente necessitará ao seu retorno à comunidade.
2. As fases iniciais da **reabilitação do paciente externo** são direcionadas para aumentar a capacidade do paciente em retornar a uma participação ativa na comunidade fora do lar, e melhorar a capaci-

dade do paciente em manejar atividades instrumentais complexas da vida diária (p. ex., cozinhar, lavar roupa, controlar as finanças, cuidados da casa). Estas tarefas envolvem habilidades organizacionais e executivas complexas que são freqüentemente afetadas na lesão cerebral. Os pacientes podem também necessitar assistência em problemas comportamentais que afetam suas relações interpessoais. Os déficits residuais que limitam a mobilidade na comunidade também podem ser encarados junto com as limitações cognitivas continuadas. Esta fase da reabilitação às vezes é denominada "reentrada na comunidade".

3. A fase final da reabilitação envolve ajudar os indivíduos afetados (agora freqüentemente denominados "clientes" em vez de pacientes) para retornar a alguma forma de emprego competitivo. Denominada como **reabilitação vocacional,** ela envolve o treinamento de habilidades que possibilitam um indivíduo a retornar a seu local de trabalho. Pode também envolver o fornecimento de alguns serviços de assistência (p. ex., local de trabalho e assistência ao trabalho) assim como colocações experimentais em posições voluntárias na comunidade.

Bibliografia

Berrol S, Kraft GH, eds. Traumatic brain injury. *Phys Med Rehabil Clin N Am* 1992;3:2.

Cope N, Hall K. Head injury rehabilitation: benefit of early intervention. *Arch Phys Med Rehabil* 1982;63:433-437.

DeLisa JA, Gans BM, eds. *Rehabilitation medicine: principles and practice,* 3d ed. Philadelphia: JB Lippincott, 1999.

Goldberg G. Symposium on care after neurologic injury. What happens after brain injury? *Postgrad Med* 1998;104:91-105.

Linsenmeyer, TA, Culkin, D. APS recommendations for the urological evaluation of patients with spinal cord injury. *J Spinal Cord Med* 1999;22(2):139-142.

Mackay LE, Bernstein BA, Chapman PE, et al. Early intervention in severe head injury: long-term benefits of a formalized program. *Arch Phys Med Rehabil* 1992;73:635-641.

MacKenzie EJ, Shapiro S, Siegel JH. The economic impact of traumatic injuries. *JAMA* 1988;260(22):3290-3296.

NIDRR Consensus Statement. The prevention and management of urinary tract infections among people with spinal cord injuries. *Journal of the American Paraplegia Society* 1992;15:194-204.

Penrod LE. Medico-legal issues in traumatic brain injury. In: Horn LE, Zasler ND, eds. *Medical rehabilitation of traumatic brain injury.* Philadelphia: Hanley and Belfus *(in press).*

Sandel ME, Robinson KM, Goldberg G, et al. Neurorehabilitation. In: Cruz EJ. *Neurological and neurosurgical emergencies.* Philadelphia: WB Saunders, 1998:503-546.

Staas WE Jr, Ditunno JF Jr, Kraft GH, eds. Traumatic spinal cord injury. *Phys Med Rehabil Clin N Am* 1992;3:4.

51. TROMBOEMBOLIA VENOSA

Jon W. Johnson e Patrick M. Reilly

Trombose Venosa Profunda e Profilaxia

I. **Definição.** Acredita-se clinicamente que a trombose venosa profunda (TVP) seja um coágulo sangüíneo intraluminal obstruindo o fluxo do sistema venoso ilíaco ou femoral. Na realidade, a TVP se refere a qualquer coágulo (obstrutivo ou não) em qualquer sistema venoso profundo, incluindo a extremidade superior e a panturrilha.

II. **Incidência.** A TVP afeta mais de 2,5 milhões de pessoas a cada ano nos Estados Unidos. Provavelmente é uma subestimativa da incidência real, pois muitos casos permanecem insuspeitos por paciente e médico. As pesquisas mostraram que a incidência de TVP chega a 65% no paciente não tratado de trauma grave. Uma das complicações da TVP, a embolia pulmonar (EP), responde por até 200.000 óbitos por ano.

A. **Os fatores de risco, de maneira geral,** incluem a idade avançada, **a imobilização, a anestesia geral, grande cirurgia,** terapia com estrogênio, gravidez, TVP prévia, insuficiência cardíaca congestiva, doença maligna, estados de hipercoagulação e traumatismo tecidual.

B. **Os fatores de risco específicos do trauma** incluem idade avançada, múltiplas transfusões sangüíneas, cirurgia, fratura do fêmur ou da tíbia, fratura pélvica complexa, lesão venosa, imobilidade e lesão medular. Para pacientes traumatizados, os sistemas de graduação e as tabelas de grau têm sido elaborados para se avaliar os fatores de risco e uma melhor estimativa de risco de TVP ou EP (Quadro 51.1).

III. **Complicações.** A TVP é a causa principal de morbidade e mortalidade; a trombose venosa superficial geralmente é uma doença benigna autolimitada. Apesar de a TVP poder estar associada a várias complicações locais sérias (p. ex., *phlegmasia cerulea dolens*), estas geralmente são raras. A maior parte da morbidade está relacionada à EP e à síndrome pós-flebítica.

A. **Embolia pulmonar.** A incidência de EP em todos os pacientes é, segundo relatos, de 0,3%; em pacientes de alto risco, esta incidência pode aumentar para 5%, mesmo com profilaxia de TVP. A incidência de mortalidade para a EP que é diagnosticada e tratada permanece sendo de aproximadamente 10%; pode ser mais elevada no paciente traumatizado de alto risco. Uma morbidade de longa duração pode resultar da EP e inclui hipertensão pulmonar debilitante.

B. **Síndrome pós-flebite.** Fisiopatologicamente, as valvas venosas nas extremidades inferiores são destruídas pela formação de coágulos quando ocorre uma TVP. Após a dissolução do coágulo, a competência valvular está permanentemente eliminada no segmento de veia afetado. Como resultado, edema não depressível, inchaço, coloração e dor ocorrem freqüentemente, o que pode progredir para hipertensão venosa e úlcera venosa de estase. Pode resultar em incapacidade séria a partir destas alterações. Mesmo com terapia com heparina imediatamente após um diagnóstico de TVP, a síndrome pós-flebítica ocorre em até 90% dos pacientes, com seqüelas sérias em cerca de 6%. Como as alterações associadas à síndrome pós-flebítica demoram anos para que se tornem evidentes, estes números podem, na realidade, ser uma subestimativa.

IV. **Profilaxia.** As formas contemporâneas de profilaxia para a TVP incluem deambulação precoce, meias de compressão graduada, dispositivos de compressão seqüencial e bombas de pé, e anticoagulantes em baixa dose. Uma técnica preventiva contra a TVP é a deambulação precoce. Esta atividade rotineira, que representa simplesmente bons cuidados do paciente, pode não ser tão atraente quanto os dispositivos de compressão seqüencial ou heparina de baixo peso molecular, mas é menos dispendiosa e provavelmente tão eficaz quanto os outros métodos freqüentemente prescritos. A profilaxia provou que diminui a incidência de TVP após uma cirurgia geral eletiva, porém sua utilidade em pacientes traumatizados permanece menos clara. Entretanto, devido à alta incidência relatada de TVP após um grande trauma e a morbidade mínima associada com a maioria dos regimes profiláticos, alguma forma de profilaxia deve ser empregada para todos os pacientes traumatizados **com risco** (Fig. 51.1).

A. **Dispositivos de compressão seqüencial (DCS).** A compressão pneumática externa intermitente das pernas (ou dos braços) minimiza a estase venosa e também ativa sistematicamente o sistema fibrinolí-

Quadro 51.1 Categorias de fatores de risco de TVP

Fatores de risco
- Idade 40 anos
- Escala de gravidade de lesão > 9
- Transfusão sangüínea
- Procedimento cirúrgico ≥ 2 horas
- Fratura de extremidade inferior
- Fratura pélvica
- Lesão medular (LM)
- Imobilização
- Gravidez
- Terapia com estrogênio
- História de trombose venosa profunda ou embolia pulmonar
- Doença maligna
- Estado de hipercoagulação (p. ex., deficiência de AT III [Antitrombina III])
- Traumatismo extenso de partes moles
- Insuficiência cardíaca congestiva

Fatores de alto risco
- Idade > 50 anos
- Escala de gravidade de lesão ≥ 16
- Cateter venoso central femoral na reanimação de traumatismo
- Escala abreviada de lesão (EAL) ≥ 3 (qualquer região do corpo)
- Escala Glasgow de Coma ≤ 8
- LM
- Fratura pélvica
- Fratura de fêmur ou de tíbia
- Lesão venosa

Fatores de risco muito alto
- LM
- EAL – cabeça/pescoço ≥ 3 + fratura de osso longo (superior ou inferior)
- Fratura pélvica severa (elemento posterior) + fratura de osso longo (superior ou inferior)
- Fraturas múltiplas (≥ 3) de ossos longos

tico do organismo. Pensa-se que este último efeito explica a eficácia aparente dos DCS na prevenção da formação do trombo quando aplicado em um local remoto do sistema venoso profundo ameaçado. O emprego de DCS não resulta em um aumento dos efeitos colaterais hemorrágicos. Portanto, é o ideal para pacientes que apresentam trauma neurológico. A utilização destes dispositivos está contra-indicada em pacientes com insuficiência arterial ou traumatismo da extremidade inferior, apesar de que podem ser colocados na extremidade superior, como mencionado. A aplicação inadequada dos dispositivos (chegando a 50% em algumas unidades de cuidados gerais) pode ser uma razão freqüente para o insucesso dos DCS.

B. **Bombas pedais AV.** A descoberta de uma bomba venosa na face plantar do pé em 1983 levou ao desenvolvimento de um dispositivo para reproduzir esta ação. Os testes clínicos empregando estes dispositivos estão primeiramente na literatura ortopédica. O aspecto mais atraente da bomba pedal AV é sua utilização no paciente politraumatizado com uma contra-indicação ao anticoagulante junto com a incapacidade de colocar um DCS devido a traumatismo de extremidade ou dispositivos de fixação externa. A evidência recente sugere que podem ser menos eficazes do que os métodos mais tradicionais de profilaxia da TVP na população traumatizada.

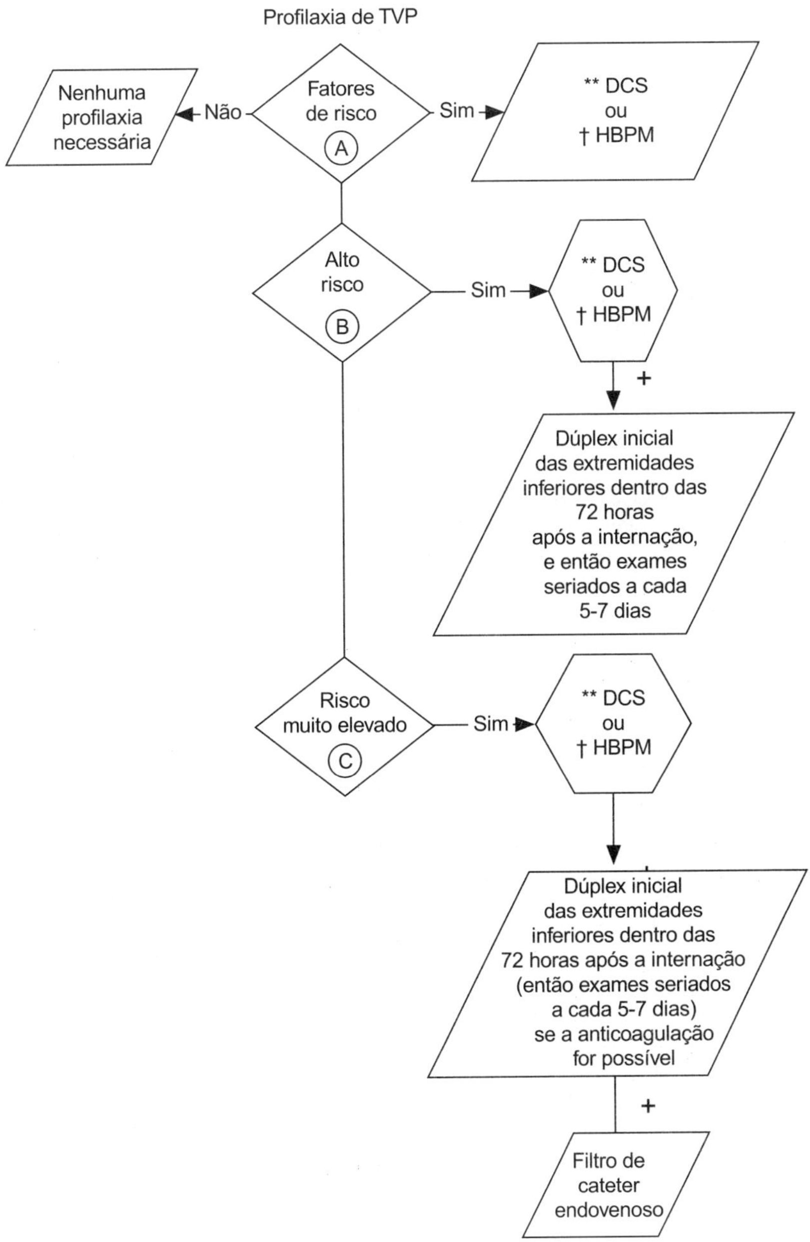

Modificado das Clinical Management Guidelines, Deep Venous Thrombosis Prophylaxias, Division of Trauma and Surgical Critical Care. Hospital of the University of Pennsylvania. Philadelphia, PA, 2000.

Fig. 51.1. Algoritmo para a profilaxia da trombose venosa profunda e da embolia pulmonar. ** Dispositivos de compressão seqüencial (DCS) estão indicados quando um acesso a ambas as extremidades inferiores está disponível. De outra forma, a heparina de baixo peso molecular (HBPM) pode ser empregada. A HBPM está contra-indicada em pacientes com um cateter epidural.

C. **Heparina subcutânea.** A heparina de baixa dosagem, não fracionada (5.000 U subcutânea a cada 8-12 horas), pode representar uma profilaxia no paciente traumatizado de **baixo risco.** Uma evidência convincente indica que a heparina não fracionada pode não ser melhor do que o placebo no paciente traumatizado de **alto risco** e, por isso, não deve ser empregada neste grupo de pacientes. Os efeitos colaterais hemorrágicos são raros (~2%), mas deve-se ter cautela quando se emprega heparina em pacientes com trauma craniano ou da coluna vertebral. A trombocitopenia induzida pela heparina também pode ocorrer, mesmo com heparina de baixa dosagem.

D. **Heparina de baixo peso molecular (HBPM):** está ganhando popularidade como agente profilático de escolha para o paciente traumatizado. A meia-vida mais longa de alguns componentes da HBPM permite dose única diária. A HBPM também reduziu a proporção hemorragia-anticoagulação quando comparada com a heparina convencional. As evidências acumuladas por estudos clínicos sugerem que a HBPM é superior a outras formas de profilaxia após trauma grave e pode ser o agente preferido. A dose-padrão empregada para a profilaxia é de 30 mg por via subcutânea a cada 12 horas de enoxaparina. Deve-se observar que a *US Food and Drug Administration* lançou um aviso acerca da colocação de cateteres epidurais em pacientes recebendo HBPM (complicações hemorrágicas). Além disso, a utilização da HBPM como profilaxia na população de neurotraumatismo (complicações hemorrágicas) foi pouco estudada.

E. **Varfarina de baixa dosagem** (relação normatizada internacional [INR]) ~1,5): é preferível para alguns pacientes com fraturas de extremidade inferior ou pélvicas. O risco de sangramento é pequeno, porém mais elevado do que o risco com heparina de baixa dosagem. Por esta razão, o emprego da varfarina não é rotineiramente recomendado para pacientes que apresentam neurotraumatismo prolongado, grandes contusões pulmonares, ou estão sendo manejados sem cirurgia para uma lesão intra-abdominal de víscera sólida.

F. O objetivo do emprego das **meias de compressão graduada** é minimizar a estase venosa no sistema venoso profundo por desvio de sangue do sistema venoso superficial. Apesar de que as meias de compressão graduada podem fornecer uma profilaxia adequada para pacientes com risco muito baixo para TVP, seu emprego como único meio de profilaxia de TVP no paciente traumatizado não é recomendado.

V. **Diagnóstico.** Os sinais e sintomas de TVP são inespecíficos e freqüentemente inexistentes. Podem ser imitados ou obscurecidos por algumas outras condições. A testagem objetiva é necessária para confirmar o diagnóstico antes que um programa prolongado de anticoagulação (ou outra terapia invasiva) seja empreendido em um paciente traumatizado.

A. **Exame clínico.** O exame físico não é confiável no diagnóstico de TVP. Mais de 50% das TVPs documentadas podem estar clinicamente silenciosas. Mesmo quando um paciente apresenta sintomas na extremidade inferior, menos de um terço dos pacientes apresenta a síndrome clássica de desconforto de panturrilha, edema, distensão venosa e dor à dorsiflexão do pé (sinal de Homans).

B. **Ultra-sonografia dúplex.** As imagens de ultra-sonografia podem ser utilizadas para avaliar tanto o sistema venoso superficial quanto o profundo das extremidades superiores e inferiores. A ultra-sonografia dúplex combina as modalidades hemodinâmica (velocidade de fluxo) e de imagem. A incapacidade de comprimir a veia, a presença concreta de trombo na imagem de ultra-sonografia, e a dilatação da veia são características dúplex de trombose. A metodologia é não-invasiva e portátil. É uma ferramenta eficaz de despistagem. A sensibilidade e a especificidade deste método (quando comparado com a venografia) é de aproximadamente 95%. A capacidade da ultra-sonografia dúplex de avaliar as veias pélvicas para trombose é limitada.

C. **Pletismografia de impedância (PGI):** utiliza um manguito grande de coxa para obstruir o retorno venoso enquanto permite o fluxo interno arterial. A capacitância venosa e o débito venoso máximo são medidos quando o manguito é desinflado. Uma capacitância limitada e um débito venoso máximo retardado são sugestivos de TVP. A PGI tem uma sensibilidade e uma especificidade de aproximadamente 90%, mas não é sensível a trombos não-obstrutivos ou infrapoplíteos. Além disso, sua sensibilidade na população traumatizada tem sido questionada.

D. **Venograma:** é a modalidade diagnóstica mais precisa para a detecção de TVP. Entretanto, é invasivo, freqüentemente doloroso, e pode provocar reações alérgicas. Também envolve uma carga de contraste e deve ser realizado no serviço de radiologia. O papel da venografia como instrumento de triagem é limitado, e seu emprego rotineiro foi em grande parte substituído por métodos diagnósticos não-invasivos.

E. **Tomografia computadorizada (TC) espiral e ressonância magnética (RM).** A tomografia computadorizada pode detectar uma TVP no abdome e na pelve e é considerada superior à venografia para imagens destas grandes veias. A RM também apresenta sensibilidade e especificidade superiores no diagnóstico de TVP proximal. Entretanto, ambas as técnicas são dispendiosas e requerem o transporte do paciente para realizá-las. Sua utilização na população traumatizada, principalmente com instrumentos de triagem é, portanto, limitada. Ocasionalmente, uma TVP é identificada em imagens de abdome e pelve, o que leva automaticamente ao tratamento como para TVP sintomática (ver abaixo).

F. **Dímero D.** A medida do dímero D, um subproduto da fibrina, tem o potencial de alterar bastante a abordagem diagnóstica atual para tromboembolia venosa. O teste é altamente inespecífico, sendo positivo em vários fenômenos de depósito de fibrina. Um resultado negativo, entretanto, exclui seguramente um coágulo clinicamente significativo. São necessários exames laboratoriais simplificados que estão rapidamente se tornando disponíveis. O papel mais importante do teste do dímero D no manejo da tromboembolia venosa ainda está para ser elucidado.

G. **Triagem na unidade de tratamento intensivo (UTI).** Muitos grupos iniciaram a prática de triagem rotineira de vigilância das veias das extremidades inferiores de pacientes na UTI. A ultra-sonografia dúplex é geralmente o método diagnóstico selecionado para esta população. Uma abordagem sensata é um exame ultra-sonográfico basal dentro das 72 horas de internação e, em seguida, exame seriado ultra-sonográfico a cada 5 a 7 dias, principalmente quando o paciente estiver na UTI.

Quadro 51.2 Diretrizes posológicas da heparina

Prescrição inicial
- *Bolus* 70 unidades/kg
- **Infusão** 18 unidades/kg/h

Monitorar a eficácia - 6 a 8 horas após o *bolus* inicial ou uma alteração na dosagem
- Verificar o tempo parcial de tromboplastina (TPT) Faixa terapêutica 51-68 segundos

Ajuste da heparina

– TPT	Ajuste
– < 41 s	*REBOLUS* 35 unidades/kg
	AUMENTAR infusão 3 unidades/kg/h
– 41-50 s	AUMENTAR infusão 2 unidades/kg/h
– 51-68 s	Nenhuma alteração
– 69-96 s	DIMINUIR infusão 1 unidade/kg/h
– 96-120 s	SUSPENDER infusão 30 minutos
	DIMINUIR infusão 2 unidades/kg/h
– > 120 s	SUSPENDER infusão 90 minutos
	DIMINUIR infusão 3 unidades/kg/h

Prescrições concomitantes
- Completar a contagem de células sangüíneas com a contagem de plaquetas a cada dia enquanto sob heparina
- Sem injeções intramusculares
- Deve-se verificar a existência de sangue oculto nas fezes

(Modificado do Protocolo de dosagem de heparina - *Heparin dosing protocol*. Philadelphia; Hospital of the University of Pennsylvania, 2002, com autorização.)

VI. **Tratamento definitivo.** Os objetivos do tratamento definitivo da TVP incluem a prevenção da propagação de coágulos, reduzir o risco de EP, facilitar a lise de coágulos, preservar a função valvar, reduzir o edema, aliviar a dor e evitar a recorrência.

A. **Anticoagulação.** Não havendo contra-indicações para a anticoagulação, os eixos da terapia para TVP são a heparina e, subseqüentemente, a varfarina (Quadro 51.2). Um controle rígido da heparina consome muito trabalho, porém a subcoagulação e a supercoagulação podem ter conseqüências devastadoras. A varfarina pode ser iniciada depois que tenha sido alcançado um tempo parcial de tromboplastina (TPT) terapêutico (se não houver expectativa de necessidade de reversão da anticoagulação). É desejável um INR entre 2 e 3 quando se acompanha o tempo de protrombina (TP). O tempo de anticoagulação terapêutica geralmente varia de 3 a 6 meses. Períodos mais curtos de terapia podem aumentar a incidência de TVP recorrente, enquanto que um período maior de tratamento produz uma proporção risco-benefício desfavorável. Estudos recentes sugerem que a terapia para paciente externo para TVP com heparina de baixo peso molecular pode resultar em economia de custos com eficácia comparável. Para a anticoagulação terapêutica, a dose de enoxaparina é de 1 mg/kg subcutaneamente a cada 12 horas. De maneira geral, nenhum estudo laboratorial é necessário para monitorar a anticoagulação com este regime posológico.

B. **Outras medidas.** É recomendável o repouso ao leito para pacientes com diagnóstico de TVP, porém a deambulação é permitida uma vez alcançado um TPT terapêutico. A elevação da perna e as meias de compressão graduada também são recomendadas para minimizar o edema de extremidade inferior.

C. **Terapia lítica.** Apesar de que a terapia lítica é empregada para diminuir a incidência da síndrome pós-flebítica, o risco de sangramento no paciente traumatizado geralmente impede seu uso.

D. **Filtros de veia cava.** A interrupção de veia cava está indicada para evitar a EP nos pacientes com uma TVP proximal de extremidade inferior que não podem ser anticoagulados com segurança. Outra indicação absoluta para colocação de um filtro de veia cava seria a EP, apesar de uma anticoagulação adequada. As indicações relativas para filtros de veia cava incluem TVP ilíaca proximal, TVP ou EP recorrente, e a presença de uma TVP em um paciente com reserva respiratória mínima. É de se observar que os filtros de veia cava não tratam da TVP subjacente e, se possível, estes pacientes devem receber anticoagulação completa.

VII. **A TVP pode ocorrer em outros locais** além do sistema ileofemoral. Uma morbidade e uma mortalidade significativas podem resultar destes locais menos freqüentes.

A. **Trombose de veia da panturrilha.** A TVP não tratada da panturrilha pode se propagar proximalmente (em 5 a 23% das TVP de panturrilha). A TVP não tratada de panturrilha também pode resolver sem complicações, tornando controverso, portanto, o tratamento da TVP de panturrilha. Se nenhuma terapia é fornecida, os estudos de *follow-up* (p. ex., ultra-sonografia dúplex) são necessários para ter certeza de que o coágulo não se propagou e que o trombo inicial desapareceu. Se for empreendida a anticoagulação, o período mínimo de 3 meses garante a prevenção da recorrência.

B. **Extremidade superior.** A causa mais freqüente de TVP de extremidade superior é a cateterização da veia subclávia. Quando há a suspeita clínica, é empregada a ultra-sonografia dúplex para confirmar o diagnóstico. Uma vez feito o diagnóstico, deve-se remover qualquer cateter agressor e iniciar a terapia lítica ou a anticoagulação sistêmica. A incidência de EP a partir de TVP de extremidade superior é de ~12%. Com esta entidade clínica, a EP pode ocorrer durante o tratamento de anticoagulação.

C. **Veias pélvicas.** A trombose ileofemoral geralmente requer anticoagulação completa.

D. **Outros.** Com uma EP e sem uma fonte identificada, deve-se considerar trombos murais do coração, que são diagnosticados por ecocardiografia.

VIII. **Embolia pulmonar.** Apesar de uma compreensão maior da potagênese, do diagnóstico e do manejo da EP, esta permanece sendo um distúrbio freqüente e muitas vezes fatal. Assim como com a TVP, a pedra angular do manejo é a prevenção.

A. **Incidência.** Mais de 500.000 casos de EP ocorrem anualmente nos Estados Unidos. A incidência de EP na população traumatizada está estimada em 0,3%. Em pacientes traumatizados em alto risco (Quadro 51.1) a incidência aumenta.

B. **Profilaxia – filtros de veia cava.** Apesar do emprego rotineiro de profilaxia mecânica ou farmacológica, o risco de TVP e de EP em pacientes severamente traumatizados é significativo. Por esta razão, os pacientes com quadros de lesões graves (p. ex., lesão óssea complexa, lesão medular) podem se beneficiar de filtros de veia cava colocados profilaticamente. Com a utilização rotineira dos filtros profiláticos de veia cava, a incidência de EP diminuiu (comparada com controles históricos) nestes pacientes em alto risco. Uma vez que o paciente com um filtro profilático de veia cava inferior (VCI) é considerado um candidato aceitável para a anticoagulação, deve-se realizar uma ultra-sonografia de vigilância semanalmente. O tratamento da TVP subseqüente diminui o desenvolvimento da síndrome pós-flebítica. Os estudos prospectivos dos filtros profiláticos da veia cava estão em andamento. As conseqüências em longo prazo dos filtros de veia cava não são conhecidas, principalmente no paciente traumatizado jovem ou grávida. A introdução recente de filtros absorvíveis ou retráteis podem diminuir estas preocupações.

C. **O diagnóstico** de EP no paciente traumatizado é freqüentemente mascarado por vários outros problemas médicos e cirúrgicos. Não raro, os pacientes que tiveram uma EP podem ter uma "sensação de morte iminente". A dispnéia e a dor torácica pleurítica, os dois sintomas mais comuns de EP, estão freqüentemente presentes nos pacientes que sofreram trauma torácico. Os sinais e sintomas de EP freqüentemente sugerem um diagnóstico diferencial que inclui muitas condições comuns (p. ex., pneumonia, atelectasia, isquemia miocárdica). Com freqüência, mais meios sofisticados de diagnóstico são necessários.

1. **Exame físico.** A taquipnéia e a taquicardia são os sinais físicos mais freqüentes associados a EP. Entretanto, estes e outros sinais físicos são inespecíficos. A cianose e a hipotensão ocorrem raramente, e apenas com EP maciça. Deve-se considerar os pacientes sob ventilação artificial que apresentam um aumento no gradiente A-a (*shunt*) sem uma diminuição correspondente na complacência pulmonar em risco substancial para sofrer uma EP.
2. **Exames laboratoriais.** Uma gasometria arterial é o exame laboratorial mais útil para confirmar a suspeita clínica de uma EP. Apenas 10% dos pacientes com EP apresentam uma PaO_2 em ar ambiente > 80 mmHg. Hipocarbia e leve hipoxemia (PaO_2 entre 60 e 80 mmHg) são os achados mais freqüentes na gasometria arterial em pacientes com EP. Diminuições súbitas da PaO_2 sem explicação são altamente sugestivas de EP. Como mencionado anteriormente, medir um dímero D pode ser útil. Um resultado negativo parece excluir com segurança coágulos clinicamente significativos. O papel mais importante do teste do dímero D no manejo da tromboembolia venosa ainda deve ser elucidado.
3. **Estudo radiológico do tórax.** Mais da metade dos pacientes com EP apresentam uma radiografia de tórax anormal. Estas alterações são, na maior parte das vezes, inespecíficas. Entretanto a radiografia de tórax é importante para excluir outros problemas pulmonares (p. ex., pneumonia, atelectasia) que podem simular uma EP.
4. **As alterações eletrocardiográficas,** apesar de freqüentes, são inespecíficas. O desvio clássico de eixo de $S_1Q_3T_3$, bloqueio de ramo direito e desvio de eixo do ventrículo direito são observados raramente.
5. **O *scan* de ventilação e perfusão (V-Q)** pode ajudar a diagnosticar uma EP. Entretanto, outras anormalidades pulmonares podem limitar sua utilidade. Um *scan* de alta probabilidade, que demonstra a ventilação sem a perfusão (desproporção V-Q), apresenta um valor preditivo positivo para EP de 87%. Além disso, um *scan* normal geralmente exclui EP. *Scans* de probabilidade intermediária e baixa deixam o diagnóstico em dúvida. Um angiograma pulmonar pode ser necessário para confirmar o diagnóstico.

4\. **Tomografia computadorizada espiral (intensificação dinâmica).** Dados recentes sugerem que a TC espiral intensificada por contraste pode desempenhar um papel cada vez maior na avaliação de pacientes com suspeita de EP. Além de demonstrar o coágulo, o estudo pode também demonstrar outras razões para uma piora do gradiente A-a em um paciente gravemente enfermo. O teste está prontamente disponível na maioria das instituições, apesar de que devem estar organizados os protocolos para o tempo de injeção de contraste e a aquisição de imagem. Sua sensibilidade para êmbolos proximais é de ~85%, mas declina significativamente quando estão presentes êmbolos mais periféricos (não raros). Estudos recentes sugerem que esta sensibilidade está melhorando com o avanço da tecnologia. A quantidade de contraste necessária é semelhante à do angiograma pulmonar padrão ouro. O papel exato da TC espiral no diagnóstico de EP continua a ser definido e debatido.

7. **Arteriografia pulmonar.** O padrão diagnóstico para EP é a angiografia pulmonar. As pressões venosa central, de ventrículo direito e da artéria pulmonar podem ser obtidas durante o estudo e fornecem informação diagnóstica importante. A incidência de mortalidade da arteriografia pulmonar é de 0,5%, ocorrendo com mais freqüência em pacientes com hipertensão pulmonar. Deve-se realizar técnicas intervencionistas adicionais (p. ex., colocação de filtros de veia cava ou embolectomia por sucção) no momento do diagnóstico, se for indicado.
8. **Ecocardiografia transesofágica** (ETE). Apesar de a ecocardiografia transtorácica poder produzir evidência indireta de EP (p. ex., tensão do ventrículo direito), a ETE possui uma sensibilidade e uma especificidade > 90% para demonstrar coágulos. É um exame útil naqueles pacientes muito comprometidos para serem transportados para o serviço de radiologia ou aqueles alérgicos a meios de radiocontraste. A ETE também ajuda na determinação de outras patologias que podem se apresentar como EP.

D. **O tratamento da EP não complicada** (simples) é semelhante ao da TVP.

1. **A anticoagulação** com heparina e o warfarina é a terapia de escolha para a maioria dos casos de EP. Um TTPA 2 vezes o normal e um INR de 2 a 3 são os objetivos terapêuticos. A terapia deve durar de 3 a 6 meses.
2. **Filtro de veia cava.** Como já discutido, a interrupção da veia cava pode ser mandatória em pacientes que sofreram uma EP e não podem ser anticoagulados (p. ex., pacientes com neurotraumatismo recente) ou desenvolveram EP enquanto estavam sob anticoagulação terapêutica. Apesar de o filtro não tratar a EP já presente, previne 95% de recorrência de EP. Os pacientes com EP **séptica** podem necessitar de interrupção de veia cava mais do que a simples colocação de filtro.

E. **O tratamento da EP complicada** (complexa, com risco de vida), que provoca instabilidade hemodinâmica e pode requerer suporte vital, pode tornar urgentemente mandatória uma intervenção, além da anticoagulação-padrão.

1. **Terapia lítica.** Os pacientes que sofrem uma EP maciça com instabilidade hemodinâmica podem ser candidatos para a terapia lítica. Uma melhora acentuada na oxigenação e na hemodinâmica pode ser observada com a resolução do trombo. O risco de sangramento com a terapia trombolítica é significativo, tornando-a geralmente inaplicável ao paciente traumatizado.
2. **Embolia por sucção.** Se a instabilidade hemodinâmica persiste apesar da terapia trombolítica, ou se os trombolíticos estão contra-indicados em um paciente com uma EP central maciça, a embolectomia por sucção pode ser mandatória. Apesar de que os riscos destes procedimentos heróicos são significativos, a elevada incidência de mortalidade de casos de EP maciça não tratada torna a embolectomia uma opção viável nestes pacientes severamente comprometidos. A capacidade de realizar este procedimento no momento do diagnóstico angiográfico e sem o emprego de *bypass* cardiopulmonar torna-o vantajoso se comparado com a embolectomia cirúrgica.
3. **A embolectomia cirúrgica** pode ser a única opção viável no paciente com EP hemodinamicamente significativa e maciça. Esta técnica geralmente necessita de *bypass* cardiopulmonar. Quando este procedimento é realizado em um paciente com parada cardiopulmonar total (isto é, reanimação cardiopulmonar), o prognóstico é sombrio.

Axiomas

- A incidência de TVP após trauma grave permanece significativa.
- Os pacientes devem ser avaliados para o risco de tromboembolia venosa após lesão, e tratados de acordo.
- A ultra-sonografia dúplex é uma técnica rápida, portátil e não-invasiva para diagnosticar TVP.
- A embolia pulmonar deve sempre ser considerada com hipóxia, hipocarbia e uma "iminente sensação de morte", inexplicáveis.
- A colocação de filtro profilático de VCI pode estar indicada no paciente traumatizado em risco excessivo.

Bibliografia

Geerts WH, Code KI, Jay RM, et al. A prospective study of venous thromboembolism after major trauma. *N Engl J Med* 1994;331:1601-1606.

Geerts WH, Jay RM, Code KI, et al. A comparison of low-dose heparin with low molecular weight heparin as prophylaxis against venous thromboembolism after major trauma. *N Engl J Med* 1996;335:701-707.

Knudson MM, Morabito D, Paiemont GD, et al. Use of low molecular weight heparin in preventing thromboembolism in trauma patients. *J Trauma* 1996;41:446-459.

Levine MN, Raskob G, Landefeld S, et al. Hemorrhagic complications of anticoagulant treatment. Fifth ACCP Consensus Conference on Antithrombotic Therapy. *Chest* 1998;114:511s-523s.

Lipchick RJ, Goodman LR. Spiral computed tomography in the evaluation of pulmonary embolism. *Clin Chest Med* 1999;20(4):731-738.

Owings JT, Gosselin RC, Batttistella FD, et al. Whole blood D-dimer assay: an effective noninvasive method to rule out pulmonary embolism. *J Trauma* 2000;48:795-800.

Philbrick JT, Becker DM. Calf deep venous thrombosis–a wolf in sheep's clothing? *Arch Intern Med* 1988;148:2131-2138.

Raskob GE, Hull RD. Diagnosis of pulmonary embolism. *Curr Opin Hematol* 1999;6(5):280-284.

Rogers FB. Venous thromboembolism in trauma patients. *Surg Clin North Am* 1995;75:279-291.

Rogers FB, Shackford SR, Ricci MA, et al. Routine prophylactic vena cava filter insertion in severely injured trauma patients decreases the incidence of pulmonary embolism. *J Am Coll Surg* 1995;180:641-647.

Tuttle-Newhall JE, Rutledge R, Hultman CS, et al. Statewide, population-based, time series analysis of the frequency and outcome of pulmonary embolus in 318,554 trauma patients. *J Trauma* 1997;42:90-99.

Velmahos GC, Kern J, Chan LS, et al. Prevention of venous thromboembolism after injury: an evidence-based report. Part II: analysis of risk factors and evaluation of the role of vena cava filters. *J Trauma* 2000;49:140-144.

Winchell RJ, Hoyt DB, Walsh JC, et al. Risk factors associated with pulmonary embolism despite routine prophylaxis: implications for improved protection. *J Trauma* 1994;37:600-606.

52. PREVENÇÃO DE ACIDENTES

Therese S. Richmond

I. **Introdução.** O trauma continua sendo uma das 10 causas principais de morte nos Estados Unidos. O conjunto de mortes não-intencionais, por suicídio e homicídio foi a causa principal de morte naqueles entre 1 e 44 anos de idade (dados dos *Centers for Disease Control and Prevention*, Atlanta, GA). O trauma não-intencional por si só foi a quinta causa principal de morte para todas as faixas etárias e, quando combinado com suicídios, é a quarta causa principal de morte. Em 1997, 146.000 mortes relacionadas ao trauma foram documentadas. As quatro causas mais importantes de mortes por trauma nos Estados Unidos foram:

- Acidente automobilístico (42.473).
- Relacionada a arma de fogo (32.436).
- Intoxicação (17.692).
- Quedas (12.555).

O trauma epidêmico não se restringe aos Estados Unidos. No mundo inteiro, estima-se que 5,8 milhões de pessoas morreram por trauma em 1998; uma incidência de 97,9/100.000 indivíduos. Em todo o mundo, quase 16.000 indivíduos morrem diariamente por trauma; 1 em 10 mortes são por traumatismo. Em todas as faixas etárias, o trauma é uma causa significativa de morte. Em 1998, em países desenvolvidos (que incluem os Estados Unidos), o trauma por acidentes automobilísticos foi a principal causa de morte naqueles com idades entre 5 e 44 anos. Nestes mesmos países, os acidentes de trânsito, as lesões auto-infligidas, e a violência interpessoal foram as três causas mais importantes de morte na faixa etária de 15 a 44 anos.

A mortalidade por si só não caracteriza adequadamente os profundos efeitos físicos, psicossociais e econômicos do trauma. O trauma, no mais das vezes, afeta os indivíduos cedo na sua vida produtiva (p. ex., adultos jovens). Os anos de vida produtiva perdidos por todas as lesões superam 3,5 milhões, ultrapassando doenças como câncer, cardiopatias e vírus da imunodeficiência humana (VIH), cada uma com menos de 2 milhões de anos de vida produtiva perdidos. Mais recentemente, a metodologia de anos de vida ajustados para incapacidade (DALY – *disability-adjusted life years*) tem sido empregada para indicar a carga da lesão. A DALY combina o número de anos de perda de vida por morte prematura com a perda de saúde e a presença de incapacidade em sobreviventes de trauma. De forma simplista, 1 DALY equivale a 1 ano perdido de vida saudável e produtiva. De acordo com a Organização Mundial de Saúde (OMS), empregando a metodologia DALY, 16% da carga mundial de saúde em 1998 foram atribuídos ao trauma. As principais causas de DALY relacionadas ao trauma são acidentes automobilísticos, quedas, violência interpessoal e lesões auto-aplicadas. A OMS projeta que o trauma terá um peso ainda maior por volta do ano 2020.

Os médicos geralmente focalizam a reanimação e o tratamento definitivo do trauma. Entretanto, uma vez que a importância do problema foi exaustivamente reconhecida e o fato de que até 50% das mortes acontecem no local do trauma ou a poucos minutos da ocorrência, a missão dos cuidados de trauma devem se expandir para incluir a prevenção do problema.

II. **Responsabilidade pela prevenção de acidentes.** A prevenção é a maneira ideal para aliviar as conseqüências do trauma. A prevenção de todos os tipos de trauma é uma prioridade e uma expectativa do pessoal em hospitais, tanto em centros de trauma quanto naqueles que não o são. O Comitê de Trauma (CDT) do *American College of Surgeons* determina que o pessoal do centro de trauma deve educar as pessoas acerca do trauma como uma epidemia de saúde pública. Os médicos são os líderes naturais na expansão dos cuidados de trauma através da inclusão da prevenção primária. O CDT indica que os médicos devem se mobilizar além da educação pública para atividades que incluam vigilância, epidemiologia, pesquisa intervencionista e avaliação da eficácia do programa de prevenção.

III. **A ciência da prevenção de acidentes.** O conhecimento sobre as estratégias de êxito para reduzir a lesão em trauma específicos aumentou. O declínio da incidência de trauma por acidentes automobilísticos é um dos casos. Apesar de que os acidentes automobilísticos continuam sendo a principal causa de morte por trauma nos Estados Unidos, as incidências têm diminuído consideravelmente nos últimos 25 anos. (Fig. 52.1). Esta diminuição é o resultado dos esforços sistemáticos e multifacetados de prevenção que incluem a obtenção de dados adequados de vigilância (pelo *Fatality Analysis Reporting System* – Sistema de Notificação de Análise de Fatalidades), a implementação de política e regulamentação, introdução de dispositivos de segurança ativos e passivos, desenho melhor das rodovias, e campanha popular a favor de mudanças de comportamento.

Este sucesso não se estende a todos os mecanismos de trauma, como pode ser visto no aumento concorrente das fatalidades por arma de fogo durante o mesmo período de tempo em que as fatalidades por acidentes automobilísticos diminuíram (Fig. 52.1). Entretanto, os precedentes e os passos empregados na redução do trauma por acidente automobilístico podem ser utilizados para outros traumas importantes (p. ex., lesões por arma de fogo, quedas de idoso).

A prevenção de acidentes é multifacetada, incluindo o desenvolvimento de política pública, regulamentação federal e estadual, e a mudança de componentes do comportamento individual. O trauma não é uma ocorrência fortuita. Construir metodicamente a ciência do combate ao trauma é mais bem fundamentada na vigilância e na epidemiologia de trauma específicos, com estratégias projetadas, testadas e implementadas e então sistematicamente avaliadas. Os quatro passos seguintes podem ser tomados para uma compreensão completa da epidemiologia do trauma e para reduzir as lesões associadas.

A. **Determinar a magnitude, a amplitude e as características do problema.** Os dados de vigilância nacional fornecem uma indicação global da amplitude do trauma nos Estados Unidos. Estes sistemas, como o *Fatality Analysis Reporting System* (Sistema de Notificação de Análises de Fatalidade), um sistema de vigilância para fatalidades automobilísticas e o *National Electronic Injury Surveillance System* (NEISS – Sistema Nacional Eletrônico de Vigilância de Traumatismo), uma amostra estratificada dos serviços de emergência americanos, são ilustrações de dados disponíveis nacionalmente que auxiliam nos esforços de prevenção. Os dados a nível nacional e estadual podem auxiliar na identificação de tendências e alocando recursos para problemas regionais prioritários; no entanto, é muito importante adquirir uma compreensão do trauma na comunidade local. Os Dados dos Serviços Médicos de Emergência, o registro de trauma com base no hospital, e a informação do médico examinador podem ser empregados para estudar lesões específicas da comunidade local.

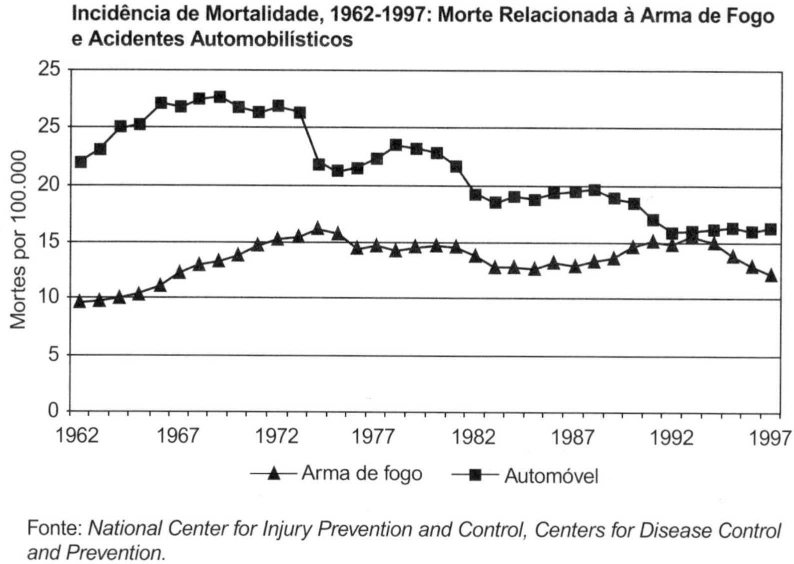

FIG. 52.1. Incidências de mortes relacionadas à arma de fogo e acidente automobilístico. (De *National Center for Injury Prevention and Control, Centers for Disease Control and Prevention*, com autorização.)

B. **Identificar fatores que aumentam o risco de trauma e determinar quais fatores são potencialmente alteráveis.** O modelo de saúde pública fornece uma diretriz útil para identificar e lidar com os fatores alteráveis de risco do trauma (Fig. 52.2). Os componentes são:

- Vítima (indivíduos e comportamentos contribuintes).
- Agente (automóveis, motocicletas, armas de fogo, facas).
- Meio ambiente (físico [p. ex., projeto de estrada, tapetes, pouca iluminação]; econômico [p. ex., desemprego elevado]; social [p. ex., acesso e uso de drogas e álcool]; temporal [p. ex., estação do ano ou hora do dia]).

Categorizando o risco de trauma na vítima, agente e meio ambiente, pode-se construir um perfil detalhado de lesões específicas que valorize a complexidade da cadeia causal de eventos levando ao trauma. A análise destes fatores é um passo importante para se identificar fatores modificáveis de risco. Devido às causas complexas do trauma, é útil trabalhar dentro de uma equipe mutidisciplinar que abrace diversas disciplinas como outros agentes de saúde, epidemiologistas, serviços de saúde e cientistas de políticas públicas, economistas e cientistas comportamentais, para incorporar uma compreensão sólida acerca dos fatores que levam ao trauma e melhor projetar as intervenções.

C. **Avaliar a eficácia das estratégias para reduzir o trauma.** Solicita-se a todos os centros de trauma que participem da prevenção do trauma. É importante, para os centros de trauma, liderar o exame da eficácia da implementação das intervenções a nível local. Na ausência de um programa de pesquisa de prevenção, os centros de trauma podem assumir intervenções que tenham se mostrado eficazes em outras comunidades e examinar se estas mesmas intervenções podem ser transferidas para a sua comunidade. Os indicadores de transferências bem sucedidas de estratégias de intervenção incluem, mas não estão limitadas a, (*a*) a evidência de suporte público para atividades de prevenção, (*b*) compromisso da comunidade e de líderes políticos locais, (*c*) apoio da mídia para as ações de prevenção, e (*d*) monitoramento das alterações de comportamentos. As estratégias podem ser mais bem julgadas se estiverem ligadas a resultados específicos (p. ex., diminuição da incidência de trauma, mortalidade reduzida).

D. **Implementar e avaliar as estratégias mais promissoras.** Algumas estratégias, sabidamente eficazes, podem formar os fundamentos de um programa de prevenção. Estas estratégias, como o uso de cinto de segurança, contenção de crianças, estoque e armazenamento separados de munição e armas, e programas com condutores, são intervenções testadas que podem ser implementadas em todas as comunidades.

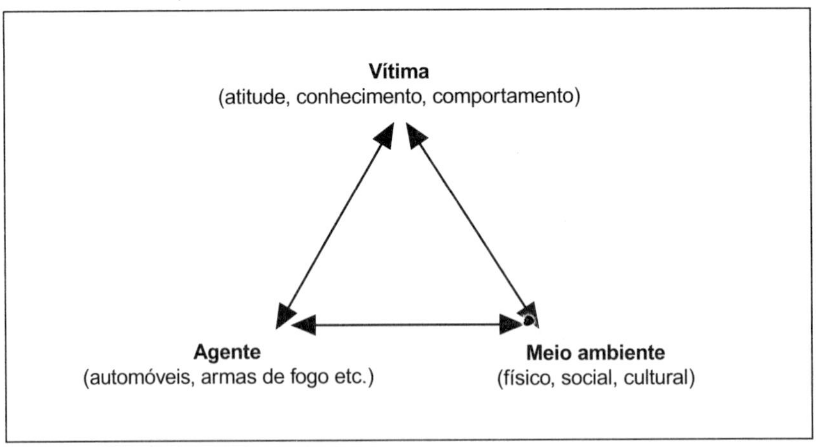

FIG. 52.2. Modelo de saúde pública.

IV. **Responsabilidade dos médicos.** A prevenção de acidentes é uma obrigação importante e os médicos têm dois papéis importantes: são a ponta de lança da prevenção de acidentes a nível comunitário e incorporam a prevenção específica de paciente na prática diária.

A. **Educar o público de que os acidentes são eventos não ao acaso, evitáveis.** Os médicos são membros respeitados da comunidade e podem advogar intensamente para a prevenção de acidentes. Um primeiro passo vital é superar a visão tradicional de que o trauma é um acidente. Não acontece por acaso e raramente é acidental. Remover a palavra "acidente" do vocabulário de todo o pessoal de trauma é uma ação-chave que ajuda a desfazer um mito perigoso e coloca, mais adequadamente, o trauma sobre um pedestal sólido de saúde pública. Apresentar perfis típicos de indivíduos em risco para trauma ajuda a identificar grupos de alto risco e os fatores que contribuem para o trauma.

B. **Recrutar colegas e colaborar com os atores-chave.** Os esforços eficazes de prevenção requerem uma profusão de habilidades que se estendem além das que geralmente os médicos apresentam. Como líderes do centro de trauma e líderes na prevenção, os médicos podem amplificar sua eficácia juntando-se a outras partes interessadas. Por exemplo, envolver o departamento de comunicação do hospital pode ser fundamental para ajudar a estabelecer contatos com a mídia local e realçar as mensagens que precisam ser comunicadas. Estabelecendo conexões com os líderes comunitários e pessoal de agência trará mais idéias, novos contatos, e indivíduos com habilidades e recursos adicionais para facilitar o êxito dos esforços de prevenção.

C. **Identificar as lesões prioritárias para se lidar na comunidade.** Definir o tipo de lesão específico para a comunidade local ajuda a realçar os esforços e mirar os recursos para aqueles traumatismos que apresentam o maior impacto na comunidade local. É importante focalizar sobre uma população em risco. Um bom primeiro passo é utilizar dados que possam ser retirados do registro do Centro de Trauma, o que fornecerá informação acerca da natureza das lesões que chegam a ele. Estes dados podem ser suplementados por outras fontes de trauma fatais e não fatais (p. ex., dados de alta hospitalar no estado, sistemas de médico examinador ou legista, polícia ou de emergência) para criar um perfil específico da comunidade. Os dados locais podem então ser colocados em contexto comparando-os com as estatísticas estaduais e nacionais. Estes dados de registro evidenciarão as lesões de importância para a comunidade servida pelo Centro de Trauma. As lesões que devem assumir importância para as atividades de prevenção são aquelas que ocorrem com freqüência, aquelas com a mortalidade mais elevada, ou aquelas que mais provavelmente resultam em incapacidade prolongada. Os dados que são específicos para a comunidade local são os que mais provavelmente geram interesse e compromisso dos líderes comunitários.

D. **Disseminar a informação importante sobre trauma para a comunidade.** O público geral tem uma compreensão do trauma em sua comunidade local que é moldada pela mídia, seja ela local ou nacional. Portanto, sua compreensão do traumatismo pode estar enviesada, freqüentemente conduzida pelo recente caso de destaque que tenha recebido uma intensa atenção da mídia. Estes casos de destaque, entretanto, podem ser incomuns e freqüentemente não refletem adequadamente a natureza do problema em uma determinada comunidade. Além disso, o público em geral está constantemente exposto a mensagens que realçam seu risco para uma variedade de condições, mas apresentam uma compreensão ou um conhecimento limitado sobre como aquilatar a importância destes diversos riscos para suas comunidades ou suas próprias vidas. Os médicos do trauma estão em uma posição de destaque para comunicar o perfil atual das lesões e para informar o público do risco relativo de várias atividades ou comportamentos.

Deve-se decidir pelas mais importantes mensagens de saúde pública para mirar a comunidade e instruir os colegas profissionais a se tornarem direcionados aos dados, porta-vozes apaixonados. É mais eficaz apresentar mensagens consistentes, claras, direcionadas aos dados, disseminadas por muitos mensageiros em vez de ter apenas um mensageiro.

E. **Assegurar o financiamento e implementar projetos locais.** Em nosso ambiente atual de cuidados de saúde, os hospitais não podem independentemente financiar ou implementar atividades de prevenção direcionadas à comunidade. Deve-se estabelecer um conselho, composto de líderes comunitários de influência e afluência, que podem dar assistência na obtenção de fundo modesto para apoiar as intervenções baseadas na comunidade.

Apesar de que a maioria dos centros de trauma não podem empreender grandes agendas de pesquisa em prevenção de acidentes, podem utilizar programas de prevenção estabelecidos. Empregar programas estabelecidos que foram testados em outros locais é eficiente e pode ser eficaz para garantir o interesse e a verba de líderes locais. Além disso, o melhor uso de recursos limitados é implementar e adaptar programas que já tenham sido avaliados por sua eficácia.

As intervenções ideais são intensamente planejadas, específicas e executadas sistematicamente. A especificidade pode ser alcançada focalizando-se sobre um mecanismo de trauma específico, um fator de risco específico, uma população-alvo, ou o modo de intervenção. A escolha de um programa específico de prevenção é conduzida tanto pelos dados quanto pelo interesse e a vontade da comunidade de apoiar e participar. Junto com colegas, o conselho e os parceiros comunitários, desenvolve-se um plano de implementação que servirá como um guia específico para o que é necessário cumprir e quem é responsável, e estabelecer um cronograma. Este plano de implementação deve ser conduzido por objetivos específicos, estratégias para equipe de treinamento que está envolvida nos esforços de prevenção, e métodos para monitorar e ajustar a implementação. A avaliação da eficácia se focaliza sobre monitoramento de qualidade para certificar que as atividades planejadas estão sendo conduzidas e procedendo de acordo com o plano e a avaliação de resultados.

F. **Ajudar a moldar decisões sensatas de política.** As intervenções mais eficazes são as que salvaguardam passivamente a saúde pública, mais do que aquelas que necessitam uma alteração comportamental ativa. Estas intervenções passivas são freqüentemente legisladas (p. ex., desenho de autovias, *air bags*, leis quanto à direção sob embriaguez). Os implementadores de política com freqüência procuram os especialistas na área para assegurar a informação e ajudar a moldar a política. Assim, os médicos podem ser solicitados para apresentar sua apreciação frente a instituições que determinam as políticas, dando-lhes a oportunidade de apresentar dados relevantes combinando com os aspectos humanos do trauma. O desenvolvimento de políticas adequadas e sensatas é uma função importante que os centros de trauma podem realizar na comunidade.

   Os médicos também podem adotar uma atitude mais pró-ativa e ser a ponta de lança dos esforços para configurar a legislação conseqüente a seus dados. Neste caso é importante assegurar-se do apoio de um ou vários legisladores-chave para patrocinar a legislação. Estabelecer relações com a equipe legislativa, fornecendo informação clara e sucintamente, e trabalhando com ela para desenvolver uma legislação é um papel possível que os médicos podem assumir. Os dados são convincentes quando empacotados de tal maneira que sejam compreensíveis e apresentem um retrato justo e equilibrado sobre a matéria.

G. **Trabalhar com a indústria para melhorar o projeto e a segurança do produto.** Uma estratégia para reduzir as conseqüências do trauma é trabalhar diretamente com a indústria (seja por influência ou por consulta) para criar produtos mais seguros. Obviamente, nem todos os médicos assumirão este papel. Entretanto, isto pode ser uma intervenção eficaz para reduzir o número de acidentes. Trabalhar com a indústria de armas de fogo para estabelecer padrões para indicadores de carga na câmara ou alterando *designs* para reduzir a capacidade de se esconder uma arma são alguns dos exemplos.

H. **Incorporar práticas de prevenção de acidentes na prática diária.** Os médicos podem incorporar a prevenção de acidentes como uma parte nuclear da prática clínica diária. Os pacientes traumatizados podem ser especialmente receptivos para o aconselhamento individual sobre prevenção pela equipe de cuidados de saúde durante este período de crise. Um primeiro passo útil é documentar os fatores de risco que contribuíram potencialmente para o episódio traumático. Dividir os fatores de risco em vítima (p. ex., a presença de drogas ou álcool, falta de utilização do cinto de segurança ou do capacete, comorbidade contribuinte); agente (p. ex., acionamento do air bag, tipo de arma de fogo e dispositivos de segurança); e ambiente (p. ex., tapetes soltos, cruzamentos perigosos). Documentar os fatores específicos de risco orientarão as intervenções potenciais e levarão a estratégias adequadas para reduzir acidentes futuros. Estas estratégias podem incluir aconselhamento, aprendizado e encaminhamento para o conselho tutelar.

I. **Sistematizar as despistagens de rotina para identificar pacientes em risco.** Os médicos devem aplicar despistagens de rotina sistemáticas para identificar pacientes em risco de recidiva. As despistagens para capturar a presença de violência interpessoal (violência doméstica e contra crianças); uso de drogas ilícitas (testes biológicos); queda de idosos (ambiente físico, condições comórbidas, medicação); e abuso de álcool (CAGE, testes biológicos) podem ajudar a identificar pacientes em risco. Por exemplo, comprovou-se que o teste CAGE é eficaz em identificar pacientes com problemas de alcoolismo. CAGE é mnemônico dos seguintes ítens:

- Já sentiu alguma vez que você deveria **C**ortar um pouco sua bebida?
- Já se sentiu **A**borrecido pelas pessoas que criticam seu alcoolismo?
- Já se sentiu mal ou culpado (*Guilty*) por seu alcoolismo?.
- Já tomou, como primeira coisa pela manhã, para acalmar os nervos ou livrar-se de uma ressaca (*Eye-opener*)?

Uma resposta positiva para qualquer uma das perguntas sugere a necessidade de intervenção e uma resposta positiva para duas ou mais destas perguntas deve levar ao imediato encaminhamento a um tratamento antialcoolismo.

J. Reduzir as recidivas encaminhando o paciente em risco elevado para os serviços apropriados. Conectar os pacientes identificados como em risco com serviços comunitários estabelecidos, seja por testes de rotina positivos ou como indicado pelas circunstâncias envolvendo o evento traumático, permite a introdução de rotina das intervenções apropriadas para diminuir o potencial para recidivas. Estas intervenções incluem, porém não estão limitadas a:

- Aconselhamento individual de pacientes em risco (p. ex., uso de cinto de segurança e capacete, armazenamento seguro de arma de fogo).
- Aconselhamento em grupo por profissionais capacitados.
- Encaminhamento para serviços hospitalares adequados (p. ex., abuso de substâncias, *follow-up* psiquiátrico).
- Conexões com recursos baseados na comunidade (p. ex., linhas diretas e abrigos para violência doméstica).

V. **Resumo.** Os médicos desempenham um papel-chave na prevenção de acidentes. Os três componentes centrais para o êxito dos esforços de prevenção são:

- Conhecimento.
- Campanha.
- Pesquisa.

Os médicos, individualmente, podem focalizar sobre um aspecto da prevenção com destaque para a orientação clínica ou de pesquisa. O médico orientado clinicamente que emprega intervenções testadas na prática clínica é tão determinante para um programa bem elaborado quanto o médico orientado para a pesquisa cujo foco é, de forma ampla, construir o conhecimento acerca da prevenção de acidentes. As atividades de prevenção são uma extensão gratificante da missão dos cuidados agudos do traumatismo e incorporam a promessa de reduzir ainda mais a magnitude da morbidade e da mortalidade do traumatismo.

Bibliografia

Bonnie RJ, Fulco CE, Liverman CT, eds. *Reducing the burden of injury: advancing prevention and treatment.* Washington, DC: Institute of Medicine, National Academy Press, 1999.

Cherpitel CJ. Screening for alcohol problems in the emergency department. *Ann Emerg Med* 1995;26(2):158-166.

Committee on Trauma. *Resources for optimal care of the injured patient: 1999.* Chicago: American College of Surgeons, 1998.

Karlson TA, Hargarten SW. *Reducing firearm injury and death.* New Brunswick, NJ: Rutgers University Press, 1997.

Krug EG, Sharma GK, Lozano R. The global burden of injuries. *Am J Public Health* 2000;90(4):523-526.

Meyer M. Death and disability from injury: a global challenge. *J Trauma* 1998;44(1):1-12.

Murray C, Lopez AD. Alternative projections of mortality and disability by cause 1990-2020: global burden of disease study. *Lancet* 1997;349(9064):1498-1504.

Murray C, Lopez AD. Mortality by cause for eight regions of the world: global burden of disease study. *Lancet* 1997;349(9061):1269-1276.

National Center for Health Statistics. *Latest final mortality statistics available.* Available at: http://www.cdc.gov/nchs/releases/99facts/99sheets/97mortal.htm. Accessed January, 2000.

NCIPC (National Center for Injury Prevention and Control): *Ten leading causes of death, United States, 1997, all races, both sexes* Available at: http://www.cdc.gov/ncipc/osp/states/101c97.htm. Accessed January, 2000.

NCIPC (National Center for Injury Prevention and Control): *Years of potential life lost before age 65 (YPLL) by cause of death, U.S. 1995.* Available at: http://www.cdc.gov/ncipc/images/ypll95.gif. Accessed January, 2000.

Rivera FP, Britt J. *You can do it: a community guide to injury prevention.* Available at: http://www.aast.org/YouCan.html. Accessed August, 2000.

World Health Organization: *Injury: A leading cause of the global burden of disease.* Geneva: World Health Report, 1999.

53. RESPONSABILIDADES DA EQUIPE HOSPITALAR

G. Paul Dabrowski e Patrick M. Reilly

As contribuições dos estudantes de medicina, dos residentes e dos médicos para o fornecimento de cuidados ideais ao paciente nos centros de trauma nunca serão exageradas. Confia-se que permaneçam no hospital por muitas horas para preencher a tarefa pouco apreciada de serem aqueles imediatamente disponíveis para cuidar de vítimas traumatizadas em sua "hora de ouro" de necessidade. Para isto, estão freqüentemente munidos de não mais que uma apreciação crescente da cirurgia geral e os fundamentos do curso *Advanced Trauma Life Support* (ATLS – Suporte Vital Avançado de Traumatismo). O que segue são algumas recomendações básicas no que diz respeito à sua contribuição para o serviço.

I. **Necessidades gerais.** As responsabilidades da equipe hospitalar em um serviço de trauma geralmente se enquadram nas duas amplas categorias de **cuidados** e **instrução do paciente.** Suas responsabilidades devem aumentar com o passar do tempo. Espera-se que os estudantes, os residentes, a equipe médica e a equipe geral estejam bem arrumados, sejam pontuais e atentos às necessidades dos pacientes e de suas famílias.

A. **Trajes.** As escovações são muito recomendáveis para a equipe de trauma durante o dia. A qualquer momento sua presença pode ser requerida na área de reanimação, na SC ou na unidade de cuidados críticos para um paciente acidentado. Substituir escovas usadas e capotes de laboratório.

B. **Documentação.** Todos os cuidados dispensados ao paciente devem ser documentados na papeleta (Capítulo 17). Se não estiver na papeleta, **não aconteceu.** Na maioria dos estados, a documentação por estudantes de medicina não é adequada, seja médica ou legalmente. De forma semelhante, nenhum procedimento, não importa o quão básico seja, deve ser realizado por eles sem supervisão. Seu trabalho deve ser corrigido e assinado em conjunto por pelo menos um médico formado e responsável, e uma nota adicional da equipe hospitalar é recomendável. Todas as entradas dos quadros devem ter data e hora.

C. **Conferências.** A maioria dos serviços de trauma de grande atividade possuem um "relatório matinal" ou entrevista diária de informação da equipe de trauma (ver abaixo). Esta conferência é um foro relevante para misturar as especificidades dos cuidados do paciente com a educação da equipe hospitalar. Assistir a esta entrevista diária, assim como a conferências semanais e mensais da cirurgia, é geralmente obrigatório.

II. **Unidades de internação.** A internação em uma unidade específica de trauma depende do nível de gravidade do trauma de um paciente. Os membros seniores da equipe de trauma são responsáveis por esta decisão. Em todas as unidades, a comunicação clara e concisa é de importância crítica para os cuidados apropriados dos pacientes. Na internação ou na transferência para a unidade, **os membros da equipe precisam discutir os planos de conduta com as enfermeiras** e profissionais de saúde aliados, ou outros responsáveis pelos cuidados do paciente. As notas escritas na papeleta não diminuem esta necessidade.

A. **Unidade de tratamento intensivo (UTI).** Os pacientes politraumatizados em estado crítico são internados na UTI. Esta unidade geralmente lida com os muito enfermos e apresenta a mais baixa proporção paciente-enfermeira (isto é, horas máximas de enfermagem por paciente por dia). Apesar de que a maioria das responsabilidades dos cuidados de dia-a-dia do paciente podem mudar da equipe de trauma para a equipe interna responsável pelo serviço de cuidados críticos cirúrgicos, o paciente em última análise permanece sendo da responsabilidade do serviço de trauma. Para este fim, os residentes de trauma, os especialistas e a equipe devem permanecer ativos e envolvidos na formulação de todos os planejamentos de condutas. Além disso, a comunicação entre o serviço de cuidados críticos e o serviço de trauma, que é crucial para garantir a qualidade dos cuidados do paciente, requer uma troca interpessoal de informação, idéias e opiniões. Uma vez formulado o planejamento de consenso dos cuidados, este é articulado para a equipe de enfermagem e outras áreas que atendem ao paciente.

B. **Unidade intermediária:** é muito empregada para cuidar de pacientes que necessitam monitoramento neurológico, cardíaco ou vascular. Além disso, a proporção paciente-enfermeira é mais baixa do que em um serviço de cuidados gerais, porém mais elevada do que na UTI. Como resultado, a avaliação e a intervenção da enfermagem podem ser realizadas com mais freqüência do que na unidade de cuidados gerais. O paciente com lesão cerebral, o paciente debilitado, um paciente com necessidade de cuidados extensos de um ferimento, ou um paciente incapaz de cuidar de si também podem se beneficiar deste aumento de nível de cuidados.

C. **Unidade de cuidados gerais.** A maioria dos pacientes politraumatizados pode ser cuidada com segurança em uma unidade de cuidados gerais de trauma. A equipe deve estar familiarizada com cânulas torácicas, traqueotomias e outros dispositivos comumente empregados no paciente politraumatizado. Devido à maior proporção paciente-enfermeira, a avaliação da enfermagem é feita com menos freqüência. A equipe hospitalar júnior deve ser uma presença constante nesta unidade.

III. **Rotina diária.** As conferências diárias podem requerer alguma flexibilidade da rotina diária, mas na maior parte dos dias devem seguir uma escala como a que segue:

A. **Ronda matinal:** deve ser completada em todos os pacientes antes do relatório matinal (ver abaixo). Todas as notas devem ser escritas, o problemas identificados, e a alta ou planejada ou executada. As ordens de rotina para o dia devem ser escritas neste momento e formulados os planos de conduta. Se não estiver completa ainda, todos os novos pacientes internados nas 24 horas anteriores devem apresentar uma repetição de sua história e do exame físico (pesquisa terciária) durante a ronda matinal para identificar lesões despercebidas durante a avaliação inicial. Deve-se solicitar qualquer estudo radiológico ou exames indicados pela pesquisa terciária.

B. **Relatório matinal:** é uma sessão diária formal onde todos os novos pacientes das últimas 24 horas são apresentados. A presença é obrigatória. Cada paciente é apresentado pelo residente de internação ou pelo residente sênior responsável pelos cuidados do paciente na área de reanimação. Devem ser feitas radiografias pertinentes. Podem ser úteis as imagens com câmera digital. Uma lista de estudos radiográficos ou laboratoriais a serem revisados ou solicitados é resumido. Uma lista direcionada aos problemas dos pacientes da equipe de trauma que inclua todos os diagnósticos, as condições comórbidas, a medicação, as complicações, os consultores e as terapias é útil e pode ser gerada neste momento. Além dos novos pacientes, temas como cirurgias planejadas, resultados de testes diagnósticos e complicações em evolução dos pacientes internados são discutidos.

C. **Rondas da equipe.** As rondas de aprendizado com o serviço de trauma geralmente acontecem após o relatório matinal. Os pacientes são apresentados e reexaminados com o cirurgião da equipe. Seus cuidados são discutidos, pontos de aprendizado feitos, e os planejamentos dos cuidados apoiados ou reformulados.

D. **Trabalho na unidade de cuidados gerais.** Durante todo o dia, são obtidos resultados radiográficos e laboratoriais, e os cuidados do paciente são alterados conforme o adequado. Pequenos procedimentos são realizados (e documentados) conforme a necessidade, sempre com a supervisão de um sênior. Três importantes aspectos de trabalho do serviço merecem atenção.

1. **Coordenação com outros serviços.** A maioria dos pacientes traumatizados é vista por mais de um serviço. O serviço de trauma é responsável pela coordenação dos cuidados do paciente. A comunicação **diária** com os serviços de consultoria (p. ex., ortopedia, cuidados críticos, medicina de reabilitação) é necessária para facilitar os cuidados. Se ocorrer um problema na comunicação ou se surgir qualquer confusão, os especialistas ou o cirurgião da equipe devem ser notificados imediatamente, para que a situação possa ser remediada no nível apropriado.
2. **Transferências.** Quando apropriado e aprovado pelo cirurgião da equipe, os pacientes podem ser transferidos do serviço de trauma para outro serviço, o que é especialmente comum com pacientes com trauma contuso com fraturas múltiplas que são, então, transferidos para o serviço de ortopedia para os cuidados continuados de suas lesões. Todos os pacientes devem permanecer no centro do trauma e ser vistos diariamente pelo serviço de trauma até que o cirurgião da equipe os libere. Para facilitar a comunicação e os bons cuidados gerais, pode ser necessário manter os pacientes com lesões múltiplas no serviço de trauma, simplesmente para coordenar cuidados entre várias consultas. Quando se transfere um paciente para um outro serviço, a nota de transferência resumindo toda informação pertinente acerca dos cuidados administrados até o momento é de valor inestimável para a equipe que vai assumir o paciente. Além disso, deve-se agendar o *follow-up* com a equipe de trauma.

4. **Alta.** O planejamento para a alta eventual, seja para casa ou para uma outra instituição (p. ex., hospital de reabilitação, casa de repouso), deve ser iniciado na internação. Os responsáveis pelo caso, os assistentes sociais e outros profissionais de saúde envolvidos são de valor inestimável para dar assistência na dispensa do paciente.
   a. **Instruções de alta.** O processo de alta é um evento crítico para o paciente e sua família. As instruções de alta precisam ser tanto orais quanto escritas. As perguntas devem ser emitidas para observar se o paciente tem uma compreensão adequada.
   b. **Visitas de retorno.** Os números de telefone apropriados e as visitas de retorno agendadas devem ser listados para o paciente e sua família. Deve-se ter a certeza de que foi feito o planejamento para seguimento com todos os consultores, se necessário.
   c. **As prescrições** devem ser fornecidas para todos os medicamentos necessários após a alta. Certifique-se da prescrição de uma quantidade adequada de analgésicos e de que o paciente e sua família compreendem qual a medicação prescrita e como empregá-la.
   d. **Emergências.** Além do seguimento de rotina com todos os médicos de plantão, deve-se oferecer ao paciente um meio de entrar em contato com ou reinternar-se no Centro de Trauma, se surgir um problema urgente ou emergente no período de convalescença.

E. **Visita no consultório.** O seguimento do paciente é essencial. A continuidade dos cuidados fora do ambiente hospitalar é um aspecto importante da educação médica. Além disso, a documentação dos cuidados de um paciente externo é um requisito do comitê de revisão de residência em cirurgia.

F. **Páginas e consultas da equipe de trauma.** Apesar de que a chegada de um novo paciente pode romper com a rotina diária, a resposta imediata da equipe de trauma na área de reanimação é imperativo. Os papéis específicos da equipe de trauma durante a avaliação e a reanimação são descritas detalhadamente no Capítulo 13.

G. **Sala de cirurgia:** a escala tanto para cirurgia eletiva quanto a de emergência é feita pelo médico graduado ou pelo residente-chefe junto com o cirurgião da equipe.

H. **Passagem de plantão.** Os novos achados laboratoriais e radiográficos e outros pontos importantes devem ser revistos com a equipe de plantão a cada noite. Os problemas potenciais devem ser identificados e discutidos e os planejamentos de conduta formulados.

I. **Rondas noturnas.** Toda noite a equipe de plantão deve passar por cada unidade para ver pacientes selecionados, identificar aqueles prontos para a alta matinal, e identificar e corrigir novos problemas.

IV. **Os estudantes de medicina** são bem-vindos no serviço de trauma. Sua prioridade, entretanto, permanece sendo sua educação médica geral. Para este fim, todas as conferências e as sessões didáticas devem ser assistidas pelos estudantes, apesar da atração pelas emergências por vir e a intensidade do Centro de Trauma.

A. **Cuidados do paciente.** Deve-se permitir que os estudantes de medicina assumam uma parte ativa nos cuidados do paciente. A história e o exame físico e as observações de progresso nas rondas devem ser um requerimento e ativamente supervisionados pela equipe da instituição e os cirurgiões da equipe. As apresentações durante as rondas de plantão são encorajadas. A aquisição de dados durante as rondas de trabalho é feita sob a direção de membros mais experientes. Além disso, os estudantes de medicina são encorajados a assistir a uma reanimação e auxiliar em casos cirúrgicos, Não importa quão básicos, os cuidados do paciente administrados pelos estudantes de medicina devem ser supervisionados. A documentação no registro médico precisa refletir esta supervisão.

B. **Educação.** Os estudantes devem estar familiarizados com os princípios ATLS e possuir o manual, se disponível. Além disso, é recomendável que se familiarizem com a seção "trauma" de um dos mais importantes livros de texto de cirurgia.

V. **R1.** Os residentes de primeiro ano fornecem os cuidados diretos ao paciente na unidade de cuidados gerais. Os pacientes com freqüência se lembram dos cuidados recebidos na unidade de cuidados gerais, assim como do processo de alta, mais do que qualquer outra parte da hospitalização. Como resultado, os residentes juniores freqüentemente deixam a maior impressão no paciente.

A. **Cuidados do pacientes.** Espera-se que os residentes tenham uma ronda matinal completada antes do relatório da manhã. Uma documentação concisa, porém detalhada, das atividades dos cuidados do paciente, incluindo histórias e exame físico, observação sobre o progresso diário, e os resumos de alta, é uma parte vital de bons cuidados do paciente em um serviço movimentado. As anotações dos estudantes de medicina não são um substituto para as anotações da equipe da instituição e, no mínimo, devem ser retificadas e co-assinadas pelo residente. Os residentes de primeiro ano desempenham um papel no atendimento do trauma e nas cirurgias, contingentes em sua capacidade de completar tarefas atribuídas pela unidade de tratamento intensivo, no momento adequado e com eficiência.

B. **Educação.** Os R1 devem obter o certificado de ATLS. Além disso, devem familiarizar-se com os princípios gerais do trauma, conforme o descrito na maioria dos textos importantes de cirurgia.

VI. **R 2/3.** Os residentes juniores funcionam principalmente no serviço de emergência e na UTI do Centro de Trauma.

A. **Cuidados com o paciente.** Como parte do serviço de trauma, os residentes juniores assistem às rondas todas as manhãs. Durante o dia, sua função principal é centrada em torno da avaliação e na reanimação dos pacientes que dão entrada e os cuidados dos pacientes na UTI. Desempenham um papel ativo como um membro importante da equipe de trauma e podem funcionar como líder de equipe de trauma. Também são responsáveis por todas as consultas no serviço de emergência e na área de trauma. As consultas devem ser discutidas com seu residente sênior, graduado ou membro da equipe, e formulado o planejamento de condutas. Os residentes juniores devem também estar ativamente envolvidos em casos cirúrgicos quando são realizados procedimentos de nível intermediário.

B. **Educação.** Os residentes juniores devem obter o certificado ATLS. Sua base de conhecimento deve se expandir além do básico para incluir a conduta inicial e os cuidados cirúrgicos de pacientes com trauma complexo. Os textos sobre trauma devem ser consultados para suplementar textos de cirurgia geral. Sempre que a oportunidade se apresentar, principalmente durante o plantão, espera-se que o residente júnior dê assistência no aprendizado de estudantes de medicina e de R1.

VII. **R 4/5.** A liderança é a marca do residente de êxito no nível sênior no serviço de trauma. Uma boa comunicação é essencial para garantir continuidade e excelência nos cuidados do paciente. Espera-se que o residente sênior o garanta dentro da equipe e nos serviços especializados.

A. **Cuidados com o paciente.** Os residentes seniores são responsáveis por todos os pacientes no serviço de trauma. Supervisionam as rondas da manhã, são responsáveis pela formulação e pela implementação do planejamento de condutas de todos os pacientes, e estão ativamente envolvidos com as tomadas de decisão na SC. Respondem a todas as reanimações de trauma e funcionam como líder de equipe. Revisam todas as consultas com o residente júnior e são responsáveis pela comunicação com a equipe do serviço no que diz respeito a internações e altas do serviço de emergência. Finalmente, são responsáveis em atribuir cobertura apropriada de residente para todos os casos cirúrgicos eletivos e de emergência. O residente sênior deve adquirir experiência com os cuidados cirúrgicos do paciente agudamente traumatizado como parte de sua rotatividade no serviço de trauma.

1. **Coordenação com os serviços especializados.** Uma das funções mais importantes do residente sênior é como agente de ligação entre o serviço de trauma e os vários serviços especializados envolvidos nos cuidados do paciente politraumatizado. De novo, a comunicação é a chave para cuidados ideais do paciente.

B. **Educação.** Os residentes seniores devem obter um certificado ATLS. Sua leitura deve se centrar nos cuidados do paciente com trauma complexo, inclusive opções e técnicas empregadas na SC. Para este fim, os textos sobre trauma são utilizados livremente para realçar os textos de cirurgia geral. Os residentes seniores também são responsáveis pela educação continuada de estudantes de medicina e residentes juniores no serviço de trauma. Parte desta responsabilidade envolve uma participação ativa em todas as conferências de ensino e de melhora de qualidade. Além disso, cada residente sênior se envolverá, de forma ideal, em um projeto de pesquisa clínica enquanto permanecer no serviço de trauma.

VIII. **Graduados.** Se o Centro de Trauma possuir graduados, estes têm papéis tanto clínicos quanto administrativos no serviço de trauma. Além disso, são um recurso educacional valioso para todos os níveis da equipe hospitalar. Cada instituição apresenta suas próprias responsabilidades por graduados que variam amplamente da pesquisa pura até as responsabilidades puramente clínicas em nível de membro júnior da equipe. Em sua grande parte, os deveres administrativos de qualquer centro de trauma requeridos do corpo docente devem envolver também os graduados.

IX. **Equipe.** Cirurgiões do trauma treinados adequadamente, com certificado ou candidato a certificado em cirurgia geral com certificado ATLS, devem compor a equipe docente do trauma. Devem estar sempre disponíveis para dispensar e supervisionar os cuidados de cada paciente politraumatizado.

A. **Plantão.** Os cirurgiões assistentes da equipe devem estar disponíveis imediatamente quando avisados da chegada de pacientes gravemente traumatizados. Com aviso adiantado, é ideal que o cirurgião do trauma esteja presente à chegada do paciente na área de atendimento do trauma para ajudar o residente sênior ou o graduado a coordenar o atendimento.

B. **Rondas.** O cirurgião da equipe de plantão dirige o relatório da manhã e as rondas de assistência. Estas sessões devem ser tão educacionais quando possível e sob medida para ir de encontro com as necessidades de todos os presentes.

C. **Conferências.** Toda a equipe deve assistir ao relatório da manhã, se possível, mas principalmente aqueles com responsabilidades do plantão. O cirurgião da equipe deve estar bem familiarizado com todos os pacientes e seus problemas médicos e psicossociais e supervisionar os cuidados dispensados. Além disso, ele ou ela deve ter uma ampla noção das capacidades individuais de cada profissional da instituição.

Axiomas

- Os excelentes cuidados do paciente são a responsabilidade mais importante de todos os membros da equipe de traumatismo.
- O estudante de medicina e a instrução do residente devem englobar todos os aspectos dos cuidados no trauma.
- É essencial uma comunicação clara entre os membros da equipe de trauma para garantir cuidados excelentes ao paciente.
- A coordenação com os serviços especializados são a chave para o tratamento do paciente.
- A fisioterapia e a terapia ocupacional e a medicina de reabilitação devem estar envolvidas nos cuidados ao paciente assim que este se encontrar clinicamente estável.
- O planejamento da alta se inicia na internação com a ajuda de condutores de caso e outros profissionais de saúde envolvidos.
- O processo de alta e o planejamento da alta são, talvez, as partes mais importantes da estadia hospitalar para o paciente e sua família.
- Tarefa não documentada é tarefa não feita.
- Não abandone os pacientes transferidos para outro serviço. Eles devem continuar sendo acompanhados pela equipe de trauma até que os médicos assistentes assinem a alta e o transfiram.

54. CONSIDERAÇÕES LEGAIS, ÉTICAS E FAMILIARES

G. Paul Dabrowski e Harry L. Anderson, III

Apesar de as leis que governam os assuntos médicos pertinentes aos cuidados a pacientes traumatizados variarem em abrangência ou interpretação dependendo da região política e se esperar que mudem com o tempo, sua intenção subjacente básica é sempre a mesma. Espera-se que os médicos ajam dentro da lei para dispensar cuidados médicos éticos para estes pacientes. Orientados por tais princípios, amplos como *primum non nocere*, os médicos podem ocasionalmente ver seu planejamento terapêutico ir de encontro com os direitos individuais do paciente, como a recusa de uma Testemunha de Jeová em receber uma transfusão de sangue após uma hemorragia com risco de vida. Compreender a base destes conflitos e os recursos disponíveis para assistir os profissionais de saúde em sua resolução é imperativo para dispensar cuidados apropriados e legalmente defensáveis nestas situações freqüentemente emergenciais. Este capítulo realça vários assuntos legais e éticos no que diz respeito aos cuidados a pacientes traumatizados e sugere recursos úteis para quando as questões emergem.

I. Considerações legais

A. Consentimento informado. A natureza aguda do trauma freqüentemente força os médicos em situações nas quais o tempo para se contemplar as opções de tratamento não estão disponíveis. Além disso, o trauma craniano, as intoxicações e o choque podem prejudicar ainda mais uma comunicação eficaz com o paciente. Estes fatores não absolvem os agentes da necessidade de fornecer um consentimento informado, discutir as opções de tratamento e considerar os desejos dos pacientes no que diz respeito a seus cuidados.

A documentação do processo de consentimento informado antes de procedimentos cirúrgicos é vitalmente importante, sem levar em consideração o estado mental do paciente. Deve-se sempre anotar a seguinte informação na papeleta no pré-operatório: (*a*) data e hora de qualquer discussão; (*b*) participantes e sua relação com o paciente; (*c*) como e quando a discussão ocorreu (p. ex., se por telefone, identificar o número de telefone chamado); (*d*) a natureza da lesão necessitando este procedimento; (*e*) o procedimento a ser tentado (identificação e localização do local operatório, se possível); e (*f*) quaisquer procedimentos não previstos ou comumente relatados (p. ex., colostomia). Esta informação, com um formulário de consentimento, é mais do que uma justificativa legal do tratamento proposto. Documenta os processos do pensamento do cirurgião, registra os contatos com o paciente e sua família para referência futura, e ajuda os profissionais subseqüentes de saúde envolvidos com os cuidados aos pacientes a entender os cuidados iniciais.

1. **O paciente intoxicado.** O uso de álcool ou drogas ilícitas não significa automaticamente que o paciente possui incompetência mental, mesmo se o nível sangüíneo de álcool supera o padrão legal para intoxicação. Apesar de intoxicado, se um paciente é (*a*) capaz de tomar uma decisão, (*b*) demonstrar consciência das conseqüências da escolha, e (*c*) a decisão não afeta substancialmente outros por quem o paciente é responsável, estes desejos devem ser respeitados. Para situações nas quais um paciente inflexivelmente recusa o tratamento mas as condições acima não são observadas, o cirurgião deve entrar em contato com membros da família, se possível, e considerar consultar o representante legal do hospital.

   Além disso, os pacientes intoxicados podem mostrar que estão em risco para si mesmos ou outros que eles encontrem, incluindo a equipe de saúde. Apesar de que é importante reconhecer o estado alterado, o tratamento de sua condição médica é sempre a primeira prioridade; as circunstâncias que cercam a natureza da alteração podem ser manejadas mais tarde. Se as contenções, físicas ou farmacológicas são requeridas, um registro médico deve refletir porque foram necessárias, o que é particularmente importante porque a contenção ou o tratamento de pacientes competentes contra sua vontade constitui violência e agressão.

2. **Suplentes de tomadores de decisão.** Se um paciente traumatizado se encontra incapaz de participar nas tomadas de decisão devido à incompetência, inconsciência ou outro impedimento, um suplente para tomadas de decisão ou representante legal deve ser encontrado. Uma esposa legal (atualmente casada e vivendo com o paciente) é geralmente o primeiro representante legal de um

paciente adulto. Outros suplentes adequados podem ser os pais, os irmãos ou os filhos do paciente. Tanto um parente quanto quem tenha a tutela legal pode ser o representante legal de um menor de idade. Se não for encontrado nenhum representante e o tempo o permite, a côrte pode designar alguém para a tutela temporária.

Quando existem emergências com risco de vida, a estabilização e os cuidados adequados do paciente toma precedência, apesar da incapacidade de se obter um consentimento. Os pacientes inconscientes ou incompetentes, assim como menores que necessitam de cuidados de emergência mas não possuem a tutela parental ou legal, devem ser tratados da maneira consistente como a que uma pessoa sensata requereria.

Quando os desejos dos membros da família de um paciente entram em conflito ou um suplente nas tomadas de decisão requer um tratamento que pode ser considerado em conflito com o melhor do paciente, o médico deve considerar procurar aconselhamento legal hospitalar. Estes assuntos legais são complexos. Um adulto competente se encontra dentro de seu direito de recusar qualquer tratamento, mesmo que o tratamento constitua o padrão apropriado de cuidados, e a recusa provavelmente resultará na morte do paciente.

a. **Diretrizes avançadas.** Muitos adultos, não querendo sobrecarregar suas famílias com a necessidade de tomar decisões sobre tratamento ao tornarem-se incapacitados, tornam seus desejos conhecidos na forma de diretrizes avançadas. Diretrizes avançadas são documentos legais e desejos expressos preparados em previsão de situações onde o paciente está incapacitado. Podem falar pelo paciente quando o paciente não o pode. Estes documentos geralmente expressam os desejos do paciente no que diz respeito aos limites dos cuidados médicos a serem administrados (p. ex., reanimação cardiopulmonar [RCP], intubação endotraqueal, cânulas de alimentação, cuidados ventilatórios de longo período). Estas diretrizes devem ser procuradas, revisadas com a família e seguidas explicitamente.

B. **Transferências.** Uma parte do *Consolidated Omnibus Budget Reconciliation Act* (COBRA) passou no Congresso em 1985 e inclui a legislação para desencorajar a "transferência" de pacientes mal segurados ou em débito com hospitais particulares para centros médicos públicos ou municipais somente por sua incapacidade de pagar. Sob o COBRA, a instituição que transfere deve primeiro fornecer os cuidados apropriados, dentro de sua capacidade, para minimizar os riscos à saúde do paciente. O hospital que recebe o paciente deve concordar em aceitar o paciente e apresentar espaço e equipe disponíveis para cuidar do paciente. Finalmente, o paciente e todos os registros médicos relevantes da instituição que transferiu devem ser transportados com equipe e equipamento qualificados. As razões para a transferência de uma instituição para outra devem estar claramente declaradas no registro médico. Sempre que possível, o médico que transferiu e o que recebe devem se comunicar diretamente para otimizar a compreensão do médico que recebe sobre a condição do paciente e os cuidados fornecidos até então.

C. **Morte cerebral.** A determinação de morte cerebral é geralmente um algoritmo complicado definido pela política hospitalar ou regulação estadual (Capítulo 45). Os médicos devem estar familiarizados com as diretrizes aplicáveis em seus estados ou comunidades. A morte, por definição, significa (*a*) interrupção irreversível da função de todo o cérebro, ou (*b*) interrupção irreversível das funções circulatória e respiratória. A determinação da morte por critérios neurológicos geralmente envolve a consulta de um neurologista ou um neurocirurgião, com documentação na ausência de atividade cerebral pelo exame clínico com ou sem confirmação diagnóstica (p. ex., ausência de fluxo cerebral para o cérebro determinada por medicina nuclear ou arteriografia cerebral).

A determinação de morte cerebral é uma responsabilidade médica; não requer consentimento da família do paciente. Como as leis estaduais variam em como e quem pode declarar morte cerebral, os centros de trauma devem elaborar políticas para este processo, de acordo com os estatutos estaduais. A família, não obstante, deve ser informada e a comunicação mantida através do processo de determinação de morte cerebral. Algumas jurisdições obrigam a notificação às agências captadoras de órgãos (o estado da Pennsylvania requer esta ação). Como a "morte cerebral" é sinônimo de "morte", uma vez estabelecida, pode-se interromper o suporte vital sem o consentimento da família.

D. **Gerenciamento de risco.** O gerenciamento de risco do hospital ou o departamento de assuntos legais é o aliado do médico. A assistência especializada do advogado de plantão do hospital é particularmente bem-vinda quando se percebe um risco de ação legal contra o hospital (e, conseqüentemente, contra toda a equipe de cuidados de saúde envolvidos nos cuidados ao paciente). Quanto mais cedo o gerenciamento de risco ou os assuntos legais forem notificados, tanto mais eficaz pode ser sua resposta.

O departamento jurídico deve ser avisado de eventos como, mas não limitado a:

1. Evento desfavorável no serviço de emergência, na sala de cirurgia ou na área de cuidados do paciente (p. ex., erro medicamentoso, diagnóstico equivocado).
2. Família furiosa ou hostil, principalmente quando uma ameaça verbal de ação legal é expressa.
3. Resultados ruins inesperados ou permanência hospitalar com complicações.

II. Problemas éticos

A. Uma grande quantidade de dilemas éticos surgem nos cuidados ao paciente traumatizado. Apesar de temas comuns existirem, cada situação apresenta sua própria variação particular que precisa ser individualizada. Situações comuns após trauma incluem:

1. Morte e estado vegetativo.
2. Medidas fúteis e quando interromper os cuidados.
3. Cuidados do não-segurado.
4. Qualidade de vida.
5. Conflitos entre os membros da família ou entre a família e os profissionais de saúde.
6. Assuntos relacionados às diferenças baseadas em nacionalidade ou religião.

B. **Identificar problemas éticos.** Os problemas éticos com os profissionais de saúde e o paciente precisam ser identificados logo na internação do paciente porque todas as disciplinas (p. ex., médica, de enfermagem, de reabilitação) têm um papel em resolver o problema. Estes problemas devem ser discutidos de uma maneira fechada, porém multidisciplinar. Uma vez que a equipe de saúde tenha identificado, discutido e desenvolvido um planejamento, é necessário encontrar-se com os membros-chave da família (ou o paciente) para envolvê-los na resolução, modificar o planejamento, se necessário, e responder a perguntas para realçar a comunicação.

Muitos hospitais possuem uma comissão de ética para auxiliar na resolução destes problemas. Esta comissão na maioria das vezes é multidisciplinar e composta de indivíduos não diretamente envolvidos nos cuidados do paciente. É recomendável a representação da equipe médica, da enfermagem, do serviço social, dos cuidados pastorais, da administração hospitalar e a comunidade leiga. Uma consulta sobre ética pode ser desencadeada por qualquer profissional de saúde ou mesmo um membro da família. Algumas consultas podem ser realizadas por telefone, enquanto outras requerem que o grupo se junte, revise a papeleta, examine o paciente e entreviste o pessoal-chave de saúde ou membros da família. Esta recomendação da comissão de ética não é dobrar-se perante qualquer partido, porém é projetada para ser uma recomendação refletida imparcial por um grupo familiarizado com estes problemas éticos complexos. A recomendação pode ser dada a indivíduos da equipe de saúde, à família, ou a uma combinação de ambos em um encontro breve, que também permita perguntas de todas as partes envolvidas.

III. Problemas familiares

A. **Abordar a família.** Os membros da família precisam ser informados na primeira oportunidade possível, seja por telefone, seja verbalmente, uma vez que o paciente tenha chegado no serviço de emergência após o trauma. O contato inicial é mais bem feito pelo médico designado para cuidar do paciente (assistente, graduado em trauma ou residente sênior), mas pode ser manejado por qualquer indivíduo designado que se comunique bem com as famílias. O comunicador deve estar familiarizado com as lesões dos pacientes, o planejamento dos cuidados definitivos e o resultado provável. Os representantes do serviço pastoral de cuidados ou o serviço social agem como um recurso excelente para a equipe de trauma, fazendo o primeiro contato com a família do paciente traumatizado, para então coordenar o contato mais importante com a família – o encontro inicial.

Este encontro se realizará melhor em um espaço tranqüilo, confortável, privado, perto mas não na área de tratamento primário (p. ex., uma sala de espera ou consultório contíguos ou perto do serviço de emergência, da unidade de tratamento intensivo ou na área de espera da sala de cirurgia). O ideal é que o comunicador inicial, se não o líder da equipe de trauma, possa combinar e assistir a este encontro e, depois, continuar a coordenar e dirigir a comunicação e os serviços para a família. A informação importante inclui:

1. Iniciar com uma declaração global simples em termos leigos que suavemente dá o tom para aliviar a ansiedade (p. ex., "Seu filho esteve envolvido em um acidente de carro e chegou aqui são. Chegou acordado e falando comigo." Ou, "Seu avô caiu das escadas em casa. Sua freqüência cardíaca e a pressão sangüínea estão ok, mas no momento ele está em coma e não fala comigo.").
2. Deve-se delinear os serviços-chave envolvidos (p. ex., neurocirurgia, ortopedia).
4. Explicar as razões para a sedação do paciente, da paralisia farmacológica, ou a ventilação mecânica. Se necessário, explicar as indicações para quaisquer procedimentos de emergência, como cânulas torácicas, lavagem peritoneal ou cirurgia.
5. Deve-se garantir que a dor está sendo aliviada.
6. Peça aos familiares que façam perguntas.

B. O cirurgião deve comunicar todos os eventos "significativos" (p. ex., instabilidade dos sinais vitais, parada cardiopulmonar, a necessidade de intervenção cirúrgica emergente adicional). Por último, deve-se tentar estabelecer o próximo encontro provável (p. ex., "Eu os verei na sala de espera da unidade de tratamento intensivo [UTI] depois da tomografia computadorizada [TC], ou depois da cirurgia"). Assegure-se de que a família sabe onde dar-se-á o encontro e como entrar em contato com você se e quando surgirem questões. Mais uma vez, o pessoal de apoio dos cuidados da pastoral ou os serviços sociais podem ajudar a orientar a família ao hospital e seus serviços.

Os encontros diários (durante as rondas ou, de preferência, após as rondas) devem ser previstos, encorajados e utilizados para angariar informação, perguntas e daí por diante. Estes encontros devem ser breves, freqüentes e limitados a alguns membros-chave da família. Para o paciente cuja estadia é prolongada, além de 2 ou 3 semanas, ou em cuja estadia houve complicações, às vezes é útil ter um encontro formal com a família envolvendo os participantes-chave da equipe de cirurgia, consultores, enfermagem, assistente social, fisioterapeuta, e daí em diante. Estes encontros mais extensos são úteis para manter a família atualizada sobre os cuidados atuais e o curso planejado ou esperado. Deve-se sempre documentar um encontro com a família no registro médico, não importa o quão breve tenha sido, os nomes de todos os envolvidos e o grau de satisfação com a conversa.

C. **Dando más notícias.** Inevitavelmente, surgem ocasiões quando informações "desagradáveis" (p. ex., complicações, problemas iatrogênicos, um acidente ou mesmo morte) precisam ser passadas aos membros da família, e que devem ser dadas pelo cirurgião assistente. Os membros da família devem ser reunidos fora da área de cuidados ao paciente e o cirurgião deve estar acompanhado de um ou dois membros da equipe (p. ex., enfermeira, capelão). Empregue uma abordagem exibindo empatia (compreensão pelos sentimentos da família), utilizando uma linguagem clara (p. ex., "morreu" e não "veio a óbito"), e com disposição para responder às perguntas depois.

D. Acessórios de informação (p. ex., *folders* sobre o hospital, o Centro de Trauma, ou os recursos comunitários junto com cartões de visita listando os nomes dos fornecedores e os números de telefone das empresas) são de grande utilidade para o paciente e os membros de sua família. Se os assistentes médicos, clínicos, ou gerentes de caso baseados no serviço forem parte da equipe, devem ser incluídos também. Pequenos livretos explicando os cuidados do trauma, com definições básicas de terapias e complicações possíveis, são úteis para as famílias.

Axiomas

- Comunique-se efetiva e repetitivamente com o paciente e sua família para compreender suas necessidades.
- Mantenha a família informada pelo menos a cada dois dias.
- Comunique os eventos importantes para a família, não importa quando tenham ocorrido.
- Uma documentação clara, consistente e completa na papeleta de evolução do paciente é uma parte dos cuidados médicos adequados.
- Faça um planejamento para os cuidados que leve em consideração tanto as necessidades médicas quanto as psicológicas do paciente.
- Quando em dúvida se deve tratar ou não, é melhor tratar de acordo com o padrão de cuidados e depois separar os assuntos médicos, legais ou éticos.

- Utilize e envolva todos os recursos hospitalares, principalmente o gerenciamento de risco e os assuntos legais, o mais prontamente e possível, para se beneficiar de sua experiência no manejo de questões médico-legais difíceis.

Bibliografia

Hospital of the University of Pennsylvania. *Policy regarding determination of death by neurologic criteria.* Philadelphia, 1994.

Jurkovich GJ, Pierce B, Pananen L, Rivara FP. Giving bad news: the family perspective. *J Trauma* 2000;48:865-873.

Nisonson I. Update your record-keeping skills: informed consent and refusal. *Bulletin of the American College of Surgeons* 2000;85:18-20.

Peitzman AB, Arnold SA, Boone DC. *University of Pittsburgh Medical Center trauma manual.* Pittsburgh: University of Pittsburgh Medical Center, 1994.

Razek T, Olthoff K, Reilly PM. Issues in potential organ donor management. *Surg Clin North Am* 2000;80:1021-1032.

Sullivan DJ, Hansen-Flaschen J. Termination of life support after major trauma. *Surg Clin North Am* 2000;80:1055-1066.

Weigell CJ II. Medicolegal issues. In: Mattox KL, Feliciano DV, Moore EE, eds. *Trauma*, 4th ed. New York: McGraw-Hill, 2000:1463-1472.

55. PROCEDIMENTOS DIVERSOS

Glenn Tinkoff e Michael Rhodes

I. **Sonda vesical**
  A. **Indicações**
    1. O paciente não responde a solicitações.
    2. Instabilidade hemodinâmica.
    3. Indicação óbvia para intervenção cirúrgica (p. ex., abdome distendido, fraturas expostas).
    4. Sinais externos de grande traumatismo do tronco.
    5. Fraturas vertebrais.
  B. **Contra-indicações**
    1. **Paciente estável com evidência mínima de trauma.**
    2. Grande suspeita de lesão uretral no homem.
      a. Sangue no meato uretral.
      b. Equimose escrotal extensa.
      c. Próstata flutuante ao exame retal.
  C. **Inserção de sonda vesical no paciente masculino**
    1. Preparar a glande.
    2. Estire o pênis um pouco e estenda-o para cima. Mantenha o pênis com a mão não dominante.
    3. Lubrifique adequadamente a sonda vesical (a prática de espremer lubrificante dentro do meato não é recomendável).
    4. Mantenha a sonda perto do meato e, com a mão dominante, insira delicadamente a sonda com avanços curtos e freqüentes de 1 cm com os dedos próximos do meato.
    5. A resistência encontrada no esfíncter uretral posterior pode ser superada parando o avanço temporariamente e aplicando uma pressão suave para frente, sobre a sonda, até que o esfíncter relaxe, o que pode levar vários segundos.
    6. Continue com avanços curtos, freqüentes e suaves da sonda até que se obtenha urina (em um paciente do sexo masculino, deve-se inserir o cateter o mais profundamente possível para evitar a inflação do balonete na uretra.) Deve-se inflar o balonete e, então, retroceder ligeiramente a sonda até que esteja suavemente fixa pelo balonete. Dispense os 5 ml iniciais da urina e examine os 5 ml restantes para sangue com uma fita. O exame laboratorial de urina é desnecessário no homem (Capítulo 31).
    7. Com sangue na uretra ou suspeita de rompimento de uretra, pode ser inserida suavemente uma sonda de Foley através da qual pode ser realizado um uretrograma (Capítulo 31). O residente em urologia, o médico assistente, ou o membro mais experiente da equipe, se necessário, pode avançar o cateter para distender a uretra, que pode espontaneamente passar para dentro da bexiga. Evitar forçar a passagem da sonda vesical nesta situação, pois um rompimento incompleto da uretra pode se converter em um rompimento uretral completo.
  D. **Inserção de sonda vesical na paciente mulher**
    1. A posição anatômica da uretra feminina é variável e pode ser difícil de visualizar.
    2. Este é um procedimento a ser feito por duas pessoas.
    3. Com uma iluminação adequada, prepare a uretra com anti-séptico. As dobras labiais devem ser abertas por um assistente com a paciente em abdução dos membros inferiores, quando possível.
    4. Coloque o cateter suavemente e infle o balonete com o retorno de urina.
    5. O rompimento uretral é incomum.
  E. **Pediátrica**
    1. Deve-se empregar uma sonda de tamanho adequado para a idade da criança (Capítulo 47).
    2. A micção espontânea em torno da sonda durante inserção é freqüente. O rompimento uretral é raro. Na criança, uma pequena sonda de nutrição de polietileno pode ser empregada, sendo mantida no lugar com fita adesiva.
    3. A delicadeza é essencial.

II. **Sonda nasogástrica**

A. **Indicações**

1. Paciente que não responde a solicitações.
2. Necessidade óbvia para intervenção cirúrgica.
3. Instabilidade hemodinâmica.
4. Paciente com intubação endotraqueal.
5. Qualquer criança com abdome distendido.

B. **Contra-indicações**

1. Fraturas múltiplas medianas da face ou fratura de base de crânio, para as quais uma via orogástrica é uma alternativa sensata.

C. **Técnica**

1. Seja delicado e explique o procedimento para o paciente.
2. Colocar a sonda no gelo permite a pré-formação da sonda em uma curva suave.
3. É útil borrifar criteriosamente com *spray* anestésico a cavidade nasal e a orofaringe.
4. A sonda deve estar bem lubrificada.
5. Colocar a sonda suavemente na narina, visando e dirigindo-a inferiormente, lentamente, até a parte posterior da orofaringe. Empurre em segmentos de 1 ou 2 cm com as mãos e os dedos próximos da narina.
6. Nunca empurre em segmentos longos.
7. Não avance a sonda enquanto o paciente estiver falando ou inspirando ativamente. Se o paciente puder cooperar para engolir, empurre suavemente quando o paciente estiver engolindo. Se o paciente não cooperar e estiver falando, cuspindo ou não cooperando, espere que o paciente pare de falar e engula espontaneamente, o que pode ser realizado observado-se cuidadosamente o paciente e, com o *timing* preciso, avance suavemente a sonda quando o paciente engolir sob uma ordem. A sonda pode ser introduzida. Náuseas são freqüentes, mas, se o paciente perder a voz ou esta se tornar rouca ou apresentar uma tosse violenta, retire a sonda ligeiramente para a parte posterior da orofaringe. Provavelmente a sonda está na traquéia.
8. Após avançar a sonda, a ausculta sobre o estômago é um passo importante, o que deve ser seguido por irrigação da sonda com um seringa Tomey plástica para remover matéria particulada. Muito freqüentemente, uma sonda nasogástrica é inserida, ligeiramente irrigada e colocada em sucção, o que pode não encher o estômago, e criar problemas mais tarde na tomografia computadorizada (TC) ou na cirurgia. Para a reanimação aguda, a sonda nasogástrica mais larga que se adaptará é ideal para evacuar o estômago. Geralmente o tamanho é 18 F para um adulto.

III. **Toracostomia por dreno torácico** (Capítulos 26A, 26B)

A. Quinto espaço intercostal para evitar colocação intra-abdominal.

B. Linha axilar anterior para evitar dissecar através de músculo.

C. Inserir o dreno torácico sem o emprego de um trocarte.

D. No paciente consciente, empregar anestesia adequada com particular atenção para anestesiar a pleura.

E. Apalpar digitalmente antes da colocação do tubo para identificar as estruturas e, possivelmente, um rompimento diafragmático no lado esquerdo.

F. Colocação precisa, visando posterior e cefalicamente.

G. Após a colocação, rodar o tubo 360° para aliviar os enroscamentos.

H. Não colocar curativo sobre o local do tubo torácico se o paciente necessitar de cirurgia imediata.

IV. **Descompressão do tórax com agulha (Capítulo** 7)

A. Segundo espaço intercostal, linha hemiclavicular; ou quarto ou quinto espaço intercostal, linha axilar anterior. Empregar um angiocateter de calibre 14.

B. É temporária e deve ser acompanhada de tubo torácico.

V. **Tala de tração**

A. Procedimento mínimo, de duas pessoas.

B. Preparar a tala antes da aplicação (isto é, comprimento e ataduras).

C. Deve-se empregar analgesia endovenosa (e.v.) no paciente acordado.

D. Avalie os pulsos distais antes de aplicar a tala.

E. Utilizar pelo menos duas pessoas, aplicar tração manual suave pela atadura do pé enquanto se eleva a perna, seguido de posicionamento rápido e preciso da tala em sua posição, o que requer um esforço coordenado e focalizado pela equipe para evitar dor desnecessária para o paciente.

F. A borda proximal coberta da tala deve repousar contra a tuberosidade ísquia.

G. Aplique, então, suave e lentamente uma tração na atadura do pé após fixar o gancho de tração no gancho da atadura do pé.

H. As ataduras da perna têm como propósito garantir que a perna não caia da tala; não devem estar apertadas.

I. Reavaliar os pulsos distais após a aplicação da tala.

VI. **Pino de tração óssea**

A. Pino de tração para emprego temporário; colocar o pino tibial distalmente 1 cm ao tubérculo tibial anterior.

B. Para uma tração mais prolongada (isto é, > 1 semana), colocar no fêmur distal.

C. Técnica para colocação de pino tibial.

1. Alinhar a perna para que se possa visualizar uma linha reta do grande artelho, através da patela até a espinha ilíaca anterior a partir do pé do leito.
2. Colocar uma almofada ou cobertores sob a perna inferior para elevá-la do leito, o que permite que a furadeira gire sem acertar o leito.
3. Preparar e cobrir o joelho e a tíbia proximal.
4. Colocar anestesia local na pele medial e lateral e no tecido subcutâneo a 1 polegada, distalmente ao tubérculo tibial anterior e a ~1 polegada posterior da tíbia anterior.
5. Um pino com rosca é empregado para uma colocação mais permanente (p. ex., fêmur). Para a tíbia, empregar um pino Steinman sem rosca ou um fio de Kirschner, o que pode ser fixado na furadeira empregando uma chave de impacto.
6. A maioria dos cirurgiões procede da lateral para a medial, permanecendo paralelamente ao chão. Deve-se fazer uma pequena incisão da pele medialmente e então empreender o pino contra o osso e furar através de ambas as cornijas. O pino pode então ser visto empurrando contra a pele medial, que sofre incisão com o bisturi. O pino deve se estender além da pele – 3 a 6 cm. Um cortador de pino é necessário para seccionar o comprimento do pino. As extremidades do pino são geralmente cobertas com rolhas ou *stoppers* de borracha para evitar lesão perfurante aos profissionais de saúde.
7. Colocar então o pino no arco de Steinman ou de Kirschner e atar à tração apropriada. Cubra os locais do pino com povidine e uma gaze de 6 × 6 cm.
8. O erro mais freqüente de colocação é não perfurar o suficiente o osso (isto é, não posterior o suficiente da borda tibial anterior).

VII. **Traqueostomia ao leito**

A. **Indicações**

1. Proteção de via aérea.
2. Higiene pulmonar.
3. Suporte ventilatório prolongado.
4. Descontaminação da orofaringe.
5. Trauma orofacial extenso.

B. **Pontos técnicos**

1. Planejar e controlar o tempo de uma traqueostomia ao leito para períodos de enfermagem ideal. Deve-se apresentar uma lista de controle de suprimentos e de passos de procedimentos disponíveis e revisá-lo antes do procedimento.
2. A traqueostomia ao leito pode ser feita pela técnica de dilatação aberta ou percutânea.
3. O paciente deve estar intubado, exceto em condições de emergência.
4. Ter disponíveis recursos para sedação consciente, incluindo monitoramento contínuo da pressão sangüínea, eletrocardiograma (ECG) e oximetria de pulso.
5. Posicione o paciente para estender o pescoço, se possível.
6. Uma pessoa experiente em intubação endotraqueal deve estar posicionada à cabeceira do leito para controlar a cânula endotraqueal e reintubar, se necessário.
7. Ter uma bandeja de instrumentos disponível para traqueostomia aberta, mesmo quando se emprega uma técnica percutânea.
8. Ter iluminação cirúrgica disponível acima da área do pescoço do paciente. Um foco portátil pode ser útil.
9. A cânula de traqueostomia deve ser aberta, testada e preparada para inserção antes de se começar o procedimento.
10. A traqueostomia ao leito é um procedimento cirúrgico e a equipe deve vestir capote, luvas, máscara, touca e protetor de olhos. O paciente deve estar inteiramente coberto. Colocar o equipamento sobre mesas, não diretamente sobre o leito.
11. Tanto a técnica aberta quanto a percutânea devem ser consideradas técnicas de duas pessoas. Tenha um assistente escovado disponível à beira do leito.
12. A enfermeira do leito deve direcionar toda atenção a este procedimento durante sua realização.
13. A pele do pescoço é preparada, coberta e, geralmente, anestesiada com anestesia local.
14. Alguns preferem utilizar a orientação broncoscópica ao realizar a técnica percutânea.
15. Ter cânulas suplementares de traqueostomia, cânulas endotraqueais e bandeja de traqueostomia disponíveis imediatamente.
16. Uma descrição detalhada da traqueostomia aberta e percutânea está além dos limites deste manual.
17. Se for planejada uma gastrostomia endoscópica percutânea (GEP) para a mesma ocasião, geralmente é preferível seguir a traqueostomia porque a cânula endotraqueal terá sido removida, facilitando a endoscopia.

C. **Complicações**

1. A complicação mais séria é **a perda da via aérea** durante o procedimento.
   a. Hipóxia e bradicardia.
   b. Se houver incerteza quanto à posição da cânula endotraqueal ou da cânula de traqueostomia → reintubar.
2. Outras complicações.
   a. Colocação errada da cânula (p. ex., pré-traqueal).
   b. Laceração traqueal.
   c. Desalojamento da cânula.
   d. Sangramento.
   e. Pneumotórax.
   f. Estenose traqueal.

VIII. **Gastrostomia endoscópica percutânea**

A. **A indicação principal** para uma GEP em um paciente traumatizado é fornecer acesso gástrico **duradouro** seja para descompressão, seja para alimentação. De maneira geral, se não se espera que um paciente sobreviva > 30 dias ou que esteja se alimentando em 30 dias, pode não estar indicada uma GEP.

B. **Pontos técnicos**

1. Os recursos para fornecer e monitorar a sedação consciente devem estar disponíveis.
2. Se uma GEP deve ser combinada com uma traqueostomia, a GEP deve ser o segundo procedimento.

3. Rever a lista de verificação para o equipamento apropriado antes de iniciar o procedimento.
4. De maneira geral, deve-se planejar o procedimento nos períodos de funcionamento ideal da equipe para incluir o emprego de enfermeiras de endoscopia gastrintestinal, quando for prático.
5. Um monitor remoto, além do aparelho, facilita a coordenação da equipe que realiza o procedimento.
6. Uma GEP é um procedimento de duas pessoas, além de quem monitora a sedação consciente.
7. Deve-se inspecionar o esôfago, o estômago e o duodeno antes de iniciar a colocação da cânula de GEP.
8. A insuflação gástrica, a iluminação transabdominal e a visualização endoscópica da depressão digital da parede abdominal são essenciais para a colocação apropriada.
9. Uma técnica detalhada do procedimento depende do tipo de cânula de GEP e está além do escopo deste manual.
10. A maioria dos endoscopistas não reintroduzem, de forma rotineira, o endoscópio para inspecionar o estômago após a colocação.
11. Geralmente a alimentação pode ser iniciada imediatamente.

C. **Complicações**

1. Um pneumoperitôneo leve a moderado é freqüente.
2. Uma leve celulite pode ocorrer em torno do local da cânula. Compressas quentes e ajustar a tensão sobre o regulador da cânula são geralmente todo o necessário. Ocasionalmente, um curso curto (três doses) de uma cefalosporina de primeira geração é útil.
3. Raramente, pode ocorrer erosão da cânula através do estômago e deslocamento, o que requer laparotomia.

IX. **Cânula de alimentação nasogástrica, orogástrica ou jejunal**

A. **Indicações**

1. Um paciente traumatizado necessitando de suporte nutricional (Capítulo 44); a via enteral é preferível, se realizável.
2. O período de suporte previsto é de menos de 30 dias (GEP ou sonda gastrojejunal cirúrgica recomendável para suporte estendendo-se por mais de 30 dias).
3. Alcançar o acesso pós-pilórico (no ou além do ligamento de Treitz) em pacientes em alto risco de aspiração (isto é, lesão de cabeça, farmacologicamente sedado, gastroparesia diabética).
4. O acesso pós-pilórico foi alcançado mais freqüentemente com sondas alimentares não pesadas e o emprego de metoclopramida (Reglan, AH Robins, Richmond, VA).

B. Técnica para a inserção pós-pilórica de sonda alimentar não pesada

1. Equipamento
   a. Sonda alimentar nasoentérica de 8, 10 ou 12F (comprimento > 100cm) com y ajustador e estilete.
   b. Metoclopramida 10 mg e.v. (adultos) ou 0,1 mg/kg e.v. (pediátrica).
   c. Uma seringa de 60 ml com ponta Luer.
   d. Estetoscópio.
   e. Luvas de procedimento.
   f. Fitas adesivas para fixar a sonda.
2. Administrar a metoclopramida e.v. em 1 a 2 minutos, ~10 minutos antes da inserção da sonda.
3. Elevar a cabeceira do leito em pelo menos 30°, se possível.
4. Com a abertura lateral da sonda alimentar fechada e o estilete no lugar, dê um *flush* de 5 ml de água esterilizada através da sonda para verificar a patência ou vazamentos e facilitar a retirada do estilete.
5. Lubrificar a ponta e o corpo da sonda.
6. Ver seção II.C, de 1 até 7 para inserção naso e orogástrica.
7. Uma vez confirmada a posição intragástrica da sonda, rolar o paciente para a posição em decúbito lateral direito, se possível.
8. Com o estilete ainda no lugar, insuflar o estômago com 500 a 1.000 ml de ar o mais rapidamente possível, empregando a seringa de 60 ml de ponta regular.

9. Avançar a sonda de alimentação até um ponto em que apenas 10 cm da sonda permanece no exterior.
10. Volte o paciente para a posição em supino com o estilete no lugar e a sonda fixa com fita adesiva.
11. Avaliar a posição da sonda com estudo radiológico de tórax ou abdome.
    a. Se a sonda estiver transpilórica, dê um *flush* com 10 ml de água esterilizada e remova o estilete antes de iniciar a alimentação pela sonda.
    b. Se a sonda estiver no piloro, deve-se esperar 24 a 48 horas para reavaliar.
    c. Se a sonda fizer uma alça em torno do estômago com a ponta fora do piloro, retraí-la para a marca em centímetros estimados da colocação gástrica. Administra-se uma dose repetida de metoclopramida e reavalia-se a inserção da sonda.
12. Quando estiver adequadamente posicionada, fixe a sonda ao nariz e ao queixo do paciente e verifique e anote a marca em centímetros na sonda na ponta do nariz do paciente. Se não tiver êxito na passagem transpilórica, deve-se tentar uma manipulação fluoroscópica ou endoscópica.

X. Broncoscopia com fibra óptica

A. Indicações

1. Acessório da intubação endotraqueal.
2. Avaliação de hemoptise pós-traumática, lesão aguda por inalação, suspeita de lesão brônquica e lesão provocada por intubação prolongada.
3. Extração de corpos estranhos.
4. Remoção de secreções e de rolhas de muco.
5. Diagnóstico de pneumonia nosocomial (ver D abaixo).

B. Contra-indicações

1. Paciente não colaborador.
2. Hipoxemia ou hipercarbia acentuada e persistente.
3. Broncoespasmo severo.
4. Hipertensão pulmonar severa.
5. Isquemia cardíaca.
6. Coagulopatia (relativa).

C. Procedimento

1. A maioria dos pacientes traumatizados nos quais está indicada uma broncoscopia com fibra óptica apresentará a sonda no lugar.
2. Deve-se considerar aqueles pacientes traumatizados não intubados, para os quais está indicada uma broncoscopia com fibra óptica para intubação endotraqueal para o procedimento.
3. Para pacientes não intubados, a broncoscopia com fibra óptica deve ser realizada pelo broncoscopista disponível mais experiente.
4. Deve-se monitorar o coração e a oximetria pelo pulso e ter disponível assistência experiente.
5. Deve-se realizar a broncoscopia com fibra óptica apenas através de uma sonda endotraqueal ou de traqueostomia de $\geq$ 8 mm de diâmetro interno.
6. Manter a FIO_2 em 100% durante o procedimento e minimizar a aspiração da via aérea para evitar a redução dos volumes correntes.
7. Deve-se fazer os ajustes da ventilação mecânica antes do procedimento para manter a ventilação-minuto adequada e evitar o aumento das pressões de inflação.
8. Empregar anestésicos locais equilibradamente; 200 a 300 mg de lidocaína (20-30 ml de solução de lidocaína a 1%).
9. Pré-medicação com analgésicos e sedativos e.v. conforme o indicado.
10. Empregar *spray* de silicone em vez de lubrificante gel.
11. Considerar o emprego de um adaptador giratório, o que minimiza o vazamento de ar.

D. Diagnóstico de pneumonia nosocomial

1. As culturas de aspirados de secreção brônquica ou as amostras de fibra óptica tradicionais não são confiáveis devido à contaminação por secreções das vias aéreas superiores.
2. Cateter de escova protegida (CEP).
    a. Um CEP é um cateter duplo telescópico com uma escova retraída estéril.

b. O cateter interior com escova pode ser avançado nos brônquios subsegmentares para coleta de amostras de infiltrados focais.
c. Evitar a administração proximal de lidocaína e aspiração durante o procedimento.
d. Após a coleta de amostras, retrair o cateter interior e a escova e removê-los do broncoscópio. A escova é separada do cateter para culturas quantitativas (> 10^3 colônias por mililitro).

3. Lavagem broncoalveolar (LBA)
a. A ponta do broncoscópio penetra nos brônquios subsegmentares.
b. Instilar solução salina estéril normal (SSN; 50-100 ml) e remover por sucção.
c. Considerar as culturas quantitativas da amostra (> 10^5 colônias por mililitro).

XI. **Inserção de filtro de veia cava inferior (VCI) à beira do leito**

A. **Indicações**
1. Embolia pulmonar recorrente apesar da anticoagulação.
2. Doença tromboembólica venosa com contra-indicação para anticoagulação completa.
3. Progressão de coágulo ileofemoral, apesar da anticoagulação.
4. Trombo grande, flutuando livremente, na veia ilíaca ou na VCI.
5. Embolia pulmonar (EP) maciça na qual uma embolia recorrente seria comprovadamente fatal.
6. Durante ou após a embolectomia cirúrgica.
7. Profilaxia em pacientes que não podem receber anticoagulação devido a aumento de risco de sangramento e que apresentam um padrão de lesão de risco elevado (p. ex., trauma craniano fechado grave, lesão medular, fraturas pélvicas complexas com fratura associada de osso longo, ou múltiplas fraturas de ossos longos).

B. **A inserção ao leito** de filtros de VCI pode ser realizada com complicações mínimas e, assim, eliminar o risco associado no transporte intra-hospitalar; a aplicação no leito deste procedimento reduz os custos e a utilização da sala de cirurgia.

C. **Técnica**
1. **Equipamento**
a. Intensificador e monitor de imagem fluoroscópica (*Cine-loop* e capacidades de subtração são preferidos).
b. Leito com fluoroscopia.
c. Aventais de chumbo.
d. Barreiras estéreis, capotes, máscaras, toucas.
e. *Kit* de introdução com fio-guia.
f. Material de contraste endovenoso.
g. Solução salina heparinizada (10 U/ml SSN).
h. Marcadores radiopacos para medidas.

Observação: Deve-se estar familiarizado com o sistema de introdução e restrições de tamanho de filtros individuais de veia cava.

2. **Procedimento**
a. Preparar o local de acesso com povidine (solução ou gluconato de clorexidine, preferivelmente abordagem pela jugular interna direita ou veia femoral direita).
b. Identificar T-12 e todas as vértebras lombares sob orientação fluoroscópica.
c. Ganhar o acesso venoso e avançar o fio-guia sob orientação fluoroscópica.
d. Inserir o introdutor com o dilatador previamente lavado com solução de heparina.
e. Realizar venograma (injetado manualmente ou com energia externa) para procurar anomalias, o tamanho da veia cava, e a localização das veias renais.
f. Lavar o introdutor com solução salina heparinizada e avançar o filtro para uma posição infra-renal.
g. Abra o filtro sob orientação fluoroscópica.
h. Remover o introdutor e manter a pressão no local por 10 minutos ou até que o sangramento tenha parado.
i. Confirmar a colocação do filtro da IVC com radiografia de abdome.

Bibliografia

Croce MA, Fabian TC, et al. Using bronchoalveolar lavage to distinguish nosocomial pneumonia from systemic inflammatory response syndrome: a prospective analysis. Trauma 1995;39:1134-1138.

Dellinger PR. Fiberoptic bronchoscopy in critical care medicine. In: Shoemaker WC, Ayers SH, Grenvig A, et al., eds. *Textbook of critical care*. Philadelphia: WB Saunders, 1995:761-769.

Lord LM, Weiser-Maimone A, Pulhamus M, et al. Comparison of weighted vs non-weighted enteral feeding tubes for efficiency of transpyloric intubation. *JPEN* 1993;17:271-273.

Rogers FB, Cipolle MD, et al. Practice management guidelines for the management of venous thromboembolism in trauma patients. Available at http://www.east.org.

Schultz MD, Santatello SA, et al. An improved method for transpyloric placement of nasoenteric feeding tubes. *Int Surg* 1993;78:79-82.

Sing RF, Smith CH, et al. Preliminary results of bedside interior vena cava filter placement. *Chest* 1998;114:315-316.

Apêndice A. ESCALAS DE TRAUMA

Escala de trauma vascular cervical

Grau*	Descrição da lesão	AIS-90
I	Veia tireóidea	1-3
	Veia facial comum	1-3
	Veia jugular externa	1-3
	Ramos arteriais ou venosos inominados	1-3
II	Ramos arteriais da carótida externa (faríngeo ascendente, tireóideo superior, lingual, facial, maxilar, occipital, auricular posterior)	1-3
	Tronco tireocervical ou ramos primários	1-3
	Veia jugular interna	1-3
III	Artéria carótida externa	2-3
	Veia subclávia	3-4
	Artéria vertebral	2-4
IV	Artéria carótida comum	3-5
	Artéria subclávia	3-4
V	Artéria carótida interna (extracraniana)	3-5

*Aumentar um grau para traumatismos múltiplos grau III ou IV envolvendo mais de 50% da circunferência do vaso. Diminuir um grau para menos de 25% de rompimento de circunferência vascular para graus IV ou V.
AIS = *Abbreviated Injury Score* – Escala Abreviada de Lesão.

Escala de trauma da parede torácica

Grau*	Tipo de traumatismo	Descrição do traumatismo	AIS-90
I	Contusão	Qualquer tamanho	1
	Laceração	Pele e tecido celular subcutâneo	1
	Fratura	Menos que três costelas, fechadas; fechada de clavícula não deslocada	1-2
II	Laceração	Pele, tecido subcutâneo e músculo	1
	Fratura	Três ou mais costelas adjacentes, fechadas	2-3
		Aberta ou deslocada de clavícula	2
		Esterno não deslocado, fechada	2
		Corpo escapular, aberta ou fechada	2
III	Laceração	Toda a espessura, incluindo penetração pleural	2
	Fratura	Esterno instável aberto ou deslocado	2
		Segmento instável unilateral (< 3 costelas)	3-4
IV	Laceração	Arrancamento de tecidos de parede torácica com fraturas subjacentes de costelas	4
	Fratura	Tórax instável unilateral (≥ 3 costelas)	3-4
V	Fratura	Tórax instável bilateral (≥ 3 costelas em ambos lados)	5

*Esta escala está confinada apenas à parede torácica e não reflete lesões torácicas ou abdominais internas associadas. Portanto, um delinear mais extenso da parede torácica superior ou inferior, ou anterior ou posterior não foi levado em consideração e não foi garantido um grau VI. Especificamente o esmagamento de parede torácica não foi empregado como termo descritivo; pelo contrário, a geografia e a extensão das fraturas e da lesão de tecidos moles foram utilizadas para definir o grau. Avançar um grau para lesões bilaterais até o grau III.
AIS = *Abbreviated Injury Score* – Escala Abreviada de Lesão.

Escala de lesão cardíaca

Grau*	Descrição da lesão	AIS-90
I	Lesão cardíaca contusa com pequena anormalidade eletrocardiográfica (alterações inespecíficas de onda ST ou T, contração atrial ou ventricular prematura ou taquicardia sinusal persistente)	3
	Ferimento pericárdico contuso ou penetrante sem lesão cardíaca, tamponamento cardíaco ou herniação cardíaca	
II	Lesão cardíaca contusa com bloqueio cardíaco (ramo de feixe direito ou esquerdo, fascicular anterior esquerdo, ou atrioventricular) ou alterações isquêmicas (depressão de onda ST ou inversão de onda T) sem insuficiência cardíaca	3
	Ferimento miocárdico tangencial penetrante até, não estendendo-se através de, o endocárdio, sem tamponamento	3
III	Lesão cardíaca contusa com contrações ventriculares mantidas (≥ batimentos/min) ou multifocais	3-4
	Lesão cardíaca contusa ou penetrante com rompimento septal, incompetência valvar pulmonar ou tricúspide, disfunção do músculo papilar ou oclusão distal de artéria coronária sem insuficiência cardíaca	
	Laceração pericárdica contusa com herniação cardíaca	
	Lesão cardíaca contusa com insuficiência cardíaca	3-4
	Ferimento miocárdico tangencial penetrante até o, mas não se estendendo através de, endocárdio, com tamponamento	
IV	Lesão cardíaca contusa ou penetrante com ruptura septal, incompetência valvar pulmonar ou tricúspide, disfunção do músculo papilar, ou oclusão de artéria coronária distal produzindo insuficiência cardíaca	3
	Lesão cardíaca contusa ou penetrante com incompetência de valva mitral/aórtica	
	Lesão cardíaca contusa ou penetrante do ventrículo direito, átrio direito ou esquerdo	5
V	Lesão cardíaca contusa ou penetrante com oclusão de artéria coronária proximal	5
	Perfuração ventricular contusa ou penetrante	5
	Ferimento radial com mais de 50% de perda de tecido do ventrículo direito, do átrio direito ou do átrio esquerdo	5
VI	Arrancamento contuso do coração; ferimento penetrante produzindo uma perda tecidual > 50% de uma cavidade	6

*Avançar um grau para ferimentos múltiplos de uma única cavidade ou o envolvimento de várias cavidades.
AIS-90 = *Abbreviated Injury Score* – Escala Abreviada de Lesão.

Escala de lesão pulmonar

Grau*	Tipo de lesão	Descrição da lesão	AIS-90
I	Contusão	Unilateral, menos que um lobo	3
II	Contusão	Unilateral, um único lobo	3
	Laceração	Pneumotórax simples	3
III	Contusão	Unilateral mais que um lobo	3
	Laceração	Vazamento de ar persistente (> 72 horas) a partir de via aérea distal	3-4
	Hematoma	Intraparenquimatoso não-expansivo	
IV	Laceração	Principal (segmentar ou lobar) vazamento de ar	4-5
	Hematoma	Intraparenquimatoso expansivo	
	Vascular	Rompimento de ramo primário de vaso intrapulmonar	3-5
V	Vascular	Rompimento de vaso hilar	4
VI	Vascular	Transecção incontida de hilo pulmonar	4

*Avançar um grau para lesões bilaterais até grau III. O hemotórax é graduado sob a escala de lesão vascular torácica.
AIS = *Abbreviated Injury Score* – Escala Abreviada de Lesão.

Escala de lesão vascular torácica

Grau*	Descrição da lesão	AIS-90
I	Veia ou artéria intercostal	2-3
	Veia ou artéria mamária interna	2-3
	Veia ou artéria brônquica	2-3
	Veia ou artéria esofágica	2-3
	Veia hemiázigo	2-3
	Artéria ou veia inominada	2-3
II	Veia ázigo	2-3
	Veia jugular interna	2-3
	Veia subclávia	3-4
	Veia inominada	3-4
III	Artéria carótida	3-5
	Artéria inominada	3-4
	Artéria subclávia	3-4
IV	Aorta torácica descendente	4-5
	Veia cava inferior (intratorácica)	2-4
	Artéria pulmonar, ramo intraparenquimatoso primário	3
	Veia pulmonar, ramo intraparenquimatoso primário	3
V	Aorta torácica, ascendente e arco	5
	Veia cava superior	3-4
	Artéria pulmonar, tronco principal	4
	Veia pulmonar, tronco principal	4
VI	Transecção total incontida de aorta torácica ou hilo pulmonar	4

*Aumentar um grau para lesões múltiplas grau III ou IV se > 50% da circunferência; diminuir um grau para lesões grau IV ou V se < 25% da circunferência.
AIS-90 = *Abbreviated Injury Score* – Escala Abreviada de Lesão.

Escala de lesão diafragmática

Grau*	Descrição da lesão	AIS-90
I	Contusão	2
II	Laceração < 2 cm	3
III	Laceração 2-10 cm	3
IV	Laceração > 10 cm com perda de tecido ≤ 25 cm^2	3
V	Laceração com perda de tecido > 25 cm^2	3

*Avançar um grau para lesões bilaterais até grau III.
AIS = *Abbreviated Injury Score* – Escala Abreviada de Lesão.

Escala de lesão esplênica (revisão de 1994)

Grau*	Tipo de lesão	Descrição da lesão	AIS-90
I	Hematoma	Subcapsular*, < 10% da área de superfície	2
	Laceração	Laceração capsular, < 1 cm de profundidade parenquimatosa que não envolve um vaso trabecular	2
II	Hematoma	Laceração subcapsular, 10 a 50% da área de superfície; intraparenquimatoso, < 5 cm de diâmetro	2
	Laceração	Laceração capsular, de 1-3 cm de profundidade parenquimatosa que não envolve um vaso trabecular	2
III	Hematoma	Subcapsular, > 50% da área de superfície ou em expansão; hematoma rompido subcapsular ou parenquimatoso; hematoma; hematoma intraparenquimatoso ≥ 5 cm ou em expansão	3
	Laceração	Profundidade do parênquima > 3 cm ou envolvendo vasos trabeculares	3
IV	Laceração	Laceração envolvendo vasos segmentares ou hilares produzindo grande desvascularização (> 25% do baço)	4
V	Laceração	Baço completamente abalado	5
	Vascular	Lesão vascular hilar que desvasculariza o baço	5

*Avançar um grau para lesões múltiplas até grau III.
AIS = *Abbreviated Injury Score* – Escala Abreviada de Lesão.

Escala de lesão hepática (revisão de 1994)

Grau*	Tipo de lesão	Descrição da lesão	AIS-90
I	Hematoma	Subcapsular, < 10% da área de superfície	2
	Laceração	Laceração capsular, < 1 cm de profundidade parenquimatosa	2
II	Hematoma	Subcapsular, 10 a 50% da área de superfície; intraparenquimatoso < 10 cm de diâmetro	2
	Laceração	Laceração capsular de 1-3 cm de profundidade, < 10 cm de comprimento	2
III	Hematoma	Subcapsular, > 50% da área de superfície ou em expansão; hematoma subcapsular ou parenquimatoso rompido; hematoma intraparenquimatoso > 10 cm ou em expansão	3
	Laceração	Profundidade parenquimatoso > 3 cm	3
IV	Laceração	Rompimento parenquimatoso envolvendo de 25 a 75% de lobo hepático ou 1-3 segmentos de Couinaud	4
V	Laceração	Rompimento parenquimatoso envolvendo > 75% de lobo hepático ou > 3 segmentos de Couinaud no mesmo lobo	5
	Vascular	Lesões venosas justaepáticas (isto é, veia cava retroepática)/veias hepáticas principais centrais)	5
VI	Vascular	Avulsão hepática	6

*Avançar um grau para lesões múltiplas até grau III.
AIS = *Abbreviated Injury Score* – Escala Abreviada de Lesão.

Escala de lesão de árvore biliar extra-hepática (revisão de 1995)

Grau*	Descrição da lesão	AIS-90
I	Contusão/hematomabiliar	2
	Contusão da tríade portal	2
II	Avulsão parcial da vesícula biliar do leito hepático; ducto cístico intacto	2
	Laceração ou perfuração da vesícula biliar	2
III	Avulsão completa da vesícula biliar do leito hepático	3
	Laceração de ducto cístico	3
IV	Laceração parcial ou completa do ducto hepático direito	3
	Laceração parcial ou completa do ducto hepático esquerdo	3
	Laceração parcial do ducto hepático comum (< 50%)	3
	Laceração parcial do ducto biliar comum (< 50%)	3
V	Transecção do ducto hepático comum (≥ 50%)	3-4
	Transecção do ducto biliar comum (≥ 50%)	3-4
	Lesões combinadas de ductos hepáticos direito e esquerdo	3-4
	Lesões de ducto biliar intraduodenal ou intrapancreático	3-4

*Avançar um grau para lesões múltiplas até grau III.
AIS = *Abbreviated Injury Score* – Escala Abreviada de Lesão.

Escala de lesão pancreática

Grau*	Tipo de lesão	Descrição da lesão	AIS-90
I	Hematoma	Pequena contusão sem lesão de ducto	2
	Laceração	Laceração superficial em lesão de ducto	2
II	Hematoma	Grande contusão sem lesão de ducto ou perda de tecido	2
	Laceração	Grande laceração sem lesão de ducto ou perda de tecido	3
III	Laceração	Transecção distal ou lesão parenquimatosa com lesão de ducto	3
IV	Laceração	Transecção proximal ou lesão parenquimatosa envolvendo a ampola†	4
V	Laceração	Rompimento maciço da cabeça do pâncreas	5

*Avançar um grau para lesões múltiplas até grau III.
†O pâncreas proximal se encontra à direita da veia mesentérica superior do paciente.
AIS = *Abbreviated Injury Score* – Escala Abreviada de Lesão.

Escala de lesão de esôfago

Grau*	Descrição da lesão	AIS-90
I	Contusão ou hematoma	2
	Laceração de espessura parcial	3
II	Laceração de circunferência < 50%	4
III	Laceração de circunferência ≥ 50%	4
IV	Perda ou desvascularização segmentar < 2 cm	5
V	Perda ou desvascularização segmentar ≥ 2 cm	5

*Avançar um grau para lesões múltiplas até grau III.
AIS = *Abbreviated Injury Score* – Escala Abreviada de Lesão.

Escala de lesão de estômago

Grau*	Descrição da lesão	AIS-90
I	Contusão ou hematoma	2
	Laceração de espessura parcial	2
II	Laceração na junção GE ou no piloro < 2 cm	3
	No terço proximal do estômago < 5 cm	3
	Nos dois terços distais do estômago < 10 cm	3
III	Laceração > 2 cm na junção GE ou no piloro	3
	No terço proximal do estômago ≥ 5 cm	3
	Nos dois terços distais do estômago ≥ 1 0 cm	3
IV	Perda de tecido ou desvascularização < dois terços do estômago	4
V	Perda de tecido ou desvascularização > dois terços do estômago	4

*Avançar um grau para lesões múltiplas até grau III.
GE = gastroesofágico.

Escala de lesão de duodeno

Grau*	Tipo de lesão	Descrição da lesão	AIS-90
I	Hematoma	Envolvendo uma única porção do duodeno	2
	Laceração	Espessura parcial, sem perfuração	3
II	Hematoma	Envolvendo mais que uma porção	2
	Laceração	Rompimento < 50% da circunferência	4
III	Laceração	Rompimento 50 a 75% da circunferência de D2	4
		Rompimento 50 a 100% da circunferência de D1, D3, D4	4
IV	Laceração	Rompimento > 75% da circunferência de D2	5
		Envolvendo a ampola ou o ducto biliar comum distal	5
V	Laceração	Rompimento maciço do complexo duodenopancreático	5
	Vascular	Desvascularização do duodeno	5

*Avançar um grau para lesões múltiplas até grau III.
D1 = primeira porção do duodeno; D2 = segunda porção do duodeno; D3 = terceira porção do duodeno; D4 = quarta porção do duodeno.
AIS = *Abbreviated Injury Score* – Escala Abreviada de Lesão.

Escala de lesão de intestino delgado

Grau*	Tipo de lesão	Descrição da lesão	AIS-90
I	Hematoma	Contusão ou hematoma sem desvascularização	2
	Laceração	Espessura parcial, sem perfuração	2
II	Laceração	Laceração < 50% da circunferência	3
III	Laceração	Laceração ≥ 50% da circunferência sem transecção	3
IV	Laceração	Transecção de intestino delgado	4
V	Laceração	Transecção de intestino delgado com perda segmentar de tecido	4
	Vascular	Segmento desvascularizado	4

*Avançar um grau para lesões múltiplas até grau III.
AIS, *Abbreviated Injury Score* – Escala Abreviada de Lesão.

Escala de lesão de cólon

Grau*	Tipo de lesão	Descrição da lesão	AIS-90
I	Hematoma	Contusão ou hematoma sem desvascularização	2
	Laceração	Espessura parcial, sem perfuração	2
II	Laceração	Laceração < 50% da circunferência	3
III	Laceração	Laceração ≥ 50% da circunferência sem transecção	3
IV	Laceração	Transecção do cólon	4
V	Laceração	Transecção do cólon com perda de tecido segmentar	4

*Avançar mais um grau para lesões múltiplas até grau III.
AIS = *Abbreviated Injury Score* – Escala Abreviada de Lesão.

Escala de lesão de reto

Grau*	Tipo de lesão	Descrição da lesão	AIS-90
I	Hematoma	Contusão ou hematoma sem desvascularização	2
	Laceração	Laceração de espessura parcial	2
II	Laceração	Laceração < 50% da circunferência	3
III	Laceração	Laceração ≥ 50% da circunferência	4
IV	Laceração	Laceração de toda a espessura com extensão para dentro do períneo	5
V	Vascular	Segmento desvascularizado	5

*Avançar um grau para lesões múltiplas até grau III.
AIS = *Abbreviated Injury Score* – Escala Abreviada de Lesão.

Escala de lesão vascular abdominal

Grau*	Descrição da lesão	AIS-90
I	Ramos da artéria mesentérica superior ou da veia mesentérica superior inominadas	NS
	Ramos inominados da artéria mesentérica inferior ou veia mesentérica inferior	NS
	Artéria ou veia frênica	NS
	Artéria ou veia lombar	NS
	Artéria ou veia gonadal	NS
	Artéria ou veia ovariana	NS
	Outras estruturas arteriais ou venosas pequenas, inominadas, requerendo ligadura	NS
II	Artéria hepática direita, esquerda ou comum	3
	Artéria ou veia esplênica	3
	Artérias gástricas direitas ou esquerdas	3
	Artéria gastroduodenal	3
	Artéria mesentérica inferior, ou veia mesentérica inferior, tronco	3
	Ramos primários nomeados da artéria mesentérica	3
	(p. ex., artéria ileocólica) ou veia mesentérica	3
	Outros vasos abdominais nomeados requerendo ligadura ou reparo	3
III	Veia mesentérica superior, tronco	3
	Artéria ou veia renal	3
	Artéria ou veia ilíaca	3
	Artéria ou veia hipogástrica	3
	Veia cava, infra-renal	3
IV	Artéria mesentérica superior, tronco	3
	Eixo celíaco característico	3
	Veia cava, supra-renal e infra-hepática	3
	Aorta, infra-renal	4
V	Veia porta	3
	Veia hepática extraparenquimatosa	3/5
	Veia cava, retroepática ou supra-hepática	5
	Aorta supra-renal, subdiafragmática	4

*Este sistema de classificação é aplicável para lesões vasculares extraparenquimatosas. Se a lesão vascular se encontra a 2 cm do parênquima, referir-se a uma escala específica de lesão de órgão. Aumentar um grau para lesões múltiplas grau III ou IV envolvendo > 50% da circunferência do vaso. Diminuir um grau se laceração < 25% da circunferência do vaso para graus IV ou V.
NS = sem escala.
AIS = *Abbreviated Injury Score* – Escala Abreviada de Lesão.

Escala de lesão adrenal

Grau*	Descrição da lesão	AIS-90
I	Contusão	1
II	Laceração envolvendo apenas a córtex (< 2 cm)	1
III	Laceração se estendendo à medula (≥ 2 cm)	2
IV	Destruição do parênquima (> 50%)	2
V	Destruição total do parênquima (incluindo hemorragia intraparenquimatosa maciça)	3
	Arrancamento do aporte sangüíneo	3

*Avançar um grau para lesão bilateral até o grau V.
AIS = *Abbreviated Injury Score* – Escala Abreviada de Lesão.

Escala de lesão renal

Grau*	Tipo de lesão	Descrição da lesão	AIS-90
I	Contusão	Hematúria microscópica ou grosseira, estudos urológicos normais	2
	Hematoma	Subcapsular, não expansivo sem laceração de parênquima	2
II	Hematoma	Hematoma perirrenal não expansivo confinado ao retroperitônio renal	2
	Laceração	Profundidade de parênquima de córtex renal (< 1,0 cm) sem extravasamento urinário	2
III	Laceração	Profundidade de parênquima de córtex renal (> 1,0 cm) sem rompimento do sistema coletor ou extravasamento urinário	3
IV	Laceração	Laceração de parênquima se estendendo através do córtex renal, da medula e do sistema coletor	4
	Vascular	Lesão de artéria ou veia renal principal com hemorragia contida	4
V	Laceração	Rim completamente estilhaçado	5
	Vascular	Arrancamento do hilo renal, o que desvasculariza o rim	5

*Avançar um grau para lesões bilaterais até grau III.
AIS = *Abbreviated Injury Score* – Escala Abreviada de Lesão.

Escala de lesão de ureter

Grau*	Tipo de lesão	Descrição da lesão	AIS-90
I	Hematoma	Contusão ou hematoma sem desvascularização	2
II	Laceração	Transecção < 50%	2
III	Laceração	Transecção ≥ 50%	3
IV	Laceração	Transecção completa com < 2 cm de desvascularização	3
V	Laceração	Avulsão com > 2 cm de desvascularização	3

*Avançar um grau para lesões bilaterais até grau III.
AIS = *Abbreviated Injury Score* – Escala Abreviada de Lesão.

Escala de lesão de bexiga

Grau*	Tipo de lesão	Descrição da lesão	AIS-90
I	Hematoma	Contusão, hematoma intramural	2
	Laceração	Espessura parcial	3
II	Laceração	Laceração de parede extraperitoneal da bexiga < 2 cm	4
III	Laceração	Laceração de parede extraperitoneal (≥ 2 cm) ou intraperitoneal (< 2 cm) da bexiga	4
IV	Laceração	Laceração de parede intraperitoneal da bexiga ≥ 2 cm	4
V	Laceração	Laceração de parede vesical intraperitoneal ou extraperitoneal estendendo-se para o colo vesical ou o orifício ureteral (trígono)	4

*Avançar um grau para lesões múltiplas até grau III.
AIS = *Abbreviated Injury Score* – Escala Abreviada de Lesão.

Escala de lesão de uretra

Grau*	Tipo de lesão	Descrição da lesão	AIS-90
I	Contusão	Sangue no meato uretral; uretrografia normal	2
II	Lesão de estiramento	Alongamento da uretra sem extravasamento na uretrografia	2
III	Rompimento parcial	Extravasamento de contraste de uretrografia no local de lesão com visualização na bexiga	2
IV	Rompimento completo	Extravasamento de contraste de uretrografia no local de lesão sem visualização na bexiga; < 2 cm de separação uretral	3
V	Rompimento completo	Transecção completa com ≥ 2 cm de separação uretral, ou extensão para a próstata ou a vagina	4

*Avançar um grau para lesões bilaterais até grau III.
AIS = *Abbreviated Injury Score* – Escala Abreviada de Lesão.

Escala de lesão de útero (não-grávido)

Grau*	Descrição da lesão	AIS-90
I	Contusão ou hematoma	2
II	Laceração superficial (< 1 cm)	2
III	Laceração profunda (≥ 1 cm)	3
IV	Laceração envolvendo a artéria uterina	3
V	Avulsão/desvascularização	3

*Avançar um grau para lesões múltiplas até grau III.
AIS = *Abbreviated Injury Score* – Escala Abreviada de Lesão.

Escala de lesão de útero (grávido)

Grau*	Descrição da lesão	AIS-90
I	Contusão ou hematoma (sem rompimento placentário)	2
II	Laceração superficial (< 1 cm) ou rompimento parcial da placenta < 25%	3
III	Laceração profunda (≥ 1 cm) ocorrendo no segundo trimestre ou rompimento de placenta < 25% porém > 50%	3
	Laceração profunda (≥ 1 cm) no terceiro trimestre	4
IV	Laceração envolvendo artéria uterina	4
	Laceração profunda (≥ 1 cm) com > 50% de rompimento de placenta	4
V	Rompimento uterino	
	Segundo trimestre	4
	Terceiro trimestre	5
	Rompimento completo da placenta	4-5

*Avançar um grau para lesões múltiplas até grau III.
AIS = *Abbreviated Injury Score* – Escala Abreviada de Lesão.
# Michael Sasso: No original, < 50%.

Escala de lesão de tubas uterinas

Grau*	Descrição da lesão	AIS-90
I	Hematoma ou contusão	2
II	Laceração < 50% da circunferência	2
III	Laceração ≥ 50% da circunferência	2
IV	Transecção	2
V	Lesão vascular; segmento desvascularizado	2

*Avançar um grau para lesões bilaterais até grau III.
AIS = *Abbreviated Injury Score* – Escala Abreviada de Lesão.

Escala de lesão de ovário

Grau*	Descrição da lesão	AIS-90
I	Contusão ou hematoma	1
II	Laceração superficial (profundidade < 0,5 cm)	2
III	Laceração profunda (profundidade ≥ 0,5 cm)	3
IV	Rompimento parcial de suprimento sangüíneo	3
V	Avulsão ou destruição completa do parênquima	3

*Avançar um grau para lesões bilaterais até grau III.
AIS = *Abbreviated Injury Score* – Escala Abreviada de Lesão.

Escala de lesão de vagina

Grau*	Descrição da lesão	AIS-90
I	Contusão ou hematoma	1
II	Laceração, superficial (apenas mucosa)	1
III	Laceração, profunda para dentro de tecido adiposo ou músculo	2
IV	Laceração, complexa, para dentro da cérvice ou do peritôneo	3
V	Lesão até órgãos adjacentes (ânus, reto, uretra, bexiga)	3

*Avançar um grau para lesões múltiplas até grau III.
AIS = *Abbreviated Injury Score* – Escala Abreviada de Lesão.

Escala de lesão de vulva

Grau*	Descrição da lesão	AIS-90
I	Contusão ou hematoma	1
II	Laceração, superficial (apenas a pele)	1
III	Laceração, profunda (até tecido adiposo ou músculo)	2
IV	Avulsão: pele, gordura ou músculo	3
V	Lesão até órgãos adjacentes (ânus, reto, uretra, bexiga)	3

*Avançar um grau para lesões múltiplas até grau III.
AIS = *Abbreviated Injury Score* – Escala Abreviada de Lesão.

Escala de lesão testicular

Grau*	Descrição da lesão	AIS-90
I	Contusão ou hematoma	1
II	Laceração subclínica da túnica albugínea	1
III	Laceração da túnica albugínea com < 50% de perda de parênquima	2
IV	Grande laceração da túnica albugínea com ≥ 50% de perda de parênquima	2
V	Destruição total ou avulsão testicular	2

*Avançar um grau para lesões bilaterais até grau V.
AIS = *Abbreviated Injury Score* – Escala Abreviada de Lesão

Escala de lesão escrotal

Grau	Descrição da lesão	AIS-90
I	Contusão	1
II	Laceração do diâmetro escrotal < 25%	1
III	Laceração do diâmetro escrotal ≥ 25%	2
IV	Avulsão < 50%	2
V	Avulsão ≥ 50%	2

AIS = *Abbreviated Injury Score* – Escala Abreviada de Lesão.

Escala de lesão peniana

Grau*	Descrição da lesão	AIS-909
I	Laceração ou contusão cutânea	1
II	Laceração da fáscia de Buck (*cavernosum*) sem perda de tecido	1
III	Avulsão cutânea	3
	Laceração de glande ou meato	3
	Defeito cavernoso ou uretral < 2 cm	3
IV	Penectomia parcial	3
	Defeito cavernoso ou uretral ≥ 2 cm	3
V	Penectomia total	3

*Avançar um grau para lesões múltiplas até grau III.
AIS = *Abbreviated Injury Score* – Escala Abreviada de Lesão.

Escala de lesão vascular periférica

Grau*	Descrição da lesão	AIS-90
I	Artéria ou veia digital	1-3
	Artéria ou veia palmar	1-3
	Artéria ou veia palmar profunda	1-3
	Artéria dorsal do pé	1-3
	Artéria ou veia plantar	1-3
	Ramos arteriais ou venosos inominados	1-3
II	Veia basilar ou cefálica	1-3
	Veia safena	1-3
	Artéria radial	1-3
	Artéria ulnar	1-3
III	Veia axilar	2-3
	Veia femoral superficial ou profunda	2-3
	Veia poplítea	2-3
	Artéria braquial	2-3
	Artéria tibial anterior	1-3
	Artéria tibial posterior	1-3
	Artéria peroneira	1-3
	Tronco tibioperoneiro	2-3
IV	Artéria femoral superficial ou profunda	3-4
	Artéria poplítea	2-3
V	Artéria axilar	2-3
	Artéria femoral comum	3-4

*Aumentar um grau para lesões múltiplas graus III ou IV envolvendo > 50% da circunferência do vaso.
Diminuir um grau para rompimento de circunferência do vaso < 25% para graus IV ou V.
AIS = *Abbreviated Injury Score* – Escala Abreviada de Lesão.

Referências

Moore EE, Cogbill TH, Jurkovich GJ, et al. Organ injury scaling III: chest wall, abdominal vascular, ureter bladder, and urethra. *J Trauma* 1992;33:337.

Moore EE, Cogbill TH, Jurkovich GJ, et al. Organ injury scaling V: spleen and liver (1994 revision). *J Trauma* 1995;38:323.

Moore EE, Cogbill TH, Malangoni MA, et al. Organ injury scaling. *Surg Clin North Am* 1995;75:293-303.

Moore EE, Cogbill TH, Malangoni MA, et al. Organ injury scaling II: pancreas, duodenum, small bowel, colon, and rectum. *J Trauma* 1990;30:1427.

Moore EE, Dunn EL, Moore JB, et al. Penetrating abdominal trauma index. *J Trauma* 1981;21:439.

Moore EE, Jurkovich GJ, Knudson MM, et al. Organ injury scaling VI: extrahepatic biliary, esophagus, stomach, vulva, vagina, uterus (nonpregnant), uterus (pregnant), fallopian tube, and ovary. *J Trauma* 1995;39:1069-1070.

Moore EE, Malangoni MA, Cogbill TH, et al. Organ injury scaling IV: thoracic vascular, lung, cardiac and diaphragm. J Trauma 1994;36:226.

Moore EE, Malangoni MA, Cogbill TH, et al. Organ injury scaling VII: cervical vascular, peripheral vascular, adrenal, penis testis, and scrotum. *J Trauma* 1996;41:523-524.

Moore EE, Shackford SR, Pachter HL, et al. Organ injury scaling: spleen, liver and kidney. *J Trauma* 1989;29:1664.

Apêndice B. PROFILAXIA ANTITETÂNICA

Marilyn J. Borst

O tétano é uma doença evitável que pode ser letal para suas vítimas. É provocada pelo *Clostridium tetanii*, um bacilo anaeróbio formador de esporos. Em condições ideais do ferimento, o esporo se converte na forma vegetativa, que produz uma exotoxina, a tetanospasmina, que atua no sistema nervoso. O período médio de incubação para o tétano é de 10 dias (média, 4 a 21 dias). Pode surgir em 1 a 2 dias em casos de trauma grave. É importante a atenção para a profilaxia antitetânica em todos os pacientes traumatizados, principalmente aqueles com lesões múltiplas ou trauma de extremidade aberta.

I. **Prevenção**
A prevenção do tétano apresenta dois componentes: cuidados adequados com os ferimentos e imunização.

II. **Características do ferimento e suscetibilidade ao tétano.** Os ferimentos traumáticos podem ser classificados como propensos ao tétano ou não-propensos ao tétano, baseando-se em várias características do ferimento (Quadro A-1). Um ferimento com uma ou mais destas características é um ferimento propenso ao tétano.

III. **Cuidados com os ferimentos**
   A. As técnicas cirúrgicas assépticas devem ser utilizadas nos cuidados de qualquer ferimento. Todo tecido desvitalizado e os corpos estranhos devem ser removidos.
   B. Os ferimentos devem ser mantidos abertos se qualquer dos seguintes estiver presente:
      1. Dúvida acerca da adequação do debridamento.
      2. Um ferimento perfurante.
      3. Um ferimento propenso ao tétano.

IV. **Agentes para a imunização antitetânica**
   A. A imunização ativa é realizada com o toxóide tetânico, que pode ser administrado como um agente único ou combinado.
      1. **Tipos de agentes do toxóide tetânico**
         a. Toxóides diftérico e tetânico e vacina *pertussis* adsorvidos (DTP OU DPT). Este agente é utilizado em pacientes com menos de 7 anos de idade.
         b. Toxóides diftérico e tetânico adsorvidos (DT) (tipo pediátrico). Este agente é empregado em pacientes com menos de 7 anos de idade e para pacientes nos quais a vacina antipertussis estiver contra-indicada.
         c. Toxóides tetânico e diftérico adsorvidos (Td) (tipo adulto). Este agente é utilizado em pacientes com 7 anos de idade ou mais. Esta preparação é preferível ao toxóide tetânico somente porque muitos adultos são suscetíveis à difteria, e a administração simultânea de toxóide diftérico aumentará a proteção contra esta doença.
         d. Toxóide tetânico adsorvido (Tt). Este agente é para uso exclusivo em adultos. O toxóide tetânico é um preparado estéril de toxina inativada. É disponível de forma líquida ou adsorvida. A forma adsorvida é preferida, pois induz a títulos de antitoxina mais elevados e uma duração de proteção mais prolongada.
      2. **Administração.** Os agentes contendo toxóide tetânico adsorvido são administrados por via intramuscular (IM) em doses de 0,5 ml.
   B. **Imunização passiva**
      1. **Agentes**
         a. **Imunoglobulina tetânica (TIG) (humana)** *(Hyper-Tet)*. Este agente é o preferido. O risco de reações de hipersensibilidade é mínimo porque é um preparado humano. A dose para a profilaxia antitetânica é de 250 a 500 U IM.
         b. **Antitoxina tetânica eqüina.** Este agente apresenta um risco significativo de reações de hipersensibilidade e não deve ser utilizado a menos que A TIG (humana) não esteja disponível e a possi-

Quadro A-1 Características dos ferimentos e a suscetibilidade ao tétano

Características dos ferimentos	Ferimentos propensos ao tétano	Ferimentos não propensos ao tétano
Idade do ferimento	> 6 horas	≤ 6 horas
Configuração	Estrelado, avulsão, abrasão	Linear
Profundidade	> 1 cm	≤ 1 cm
Mecanismo de lesão	Projétil, esmagamento, queimadura, hipotermia	Superfície aguda (faca, vidro)
Sinais de infecção	Presente	Ausente
Tecido desvitalizado	Presente	Ausente
Contaminantes (sujeira, fezes, grama, saliva)	Presente	Ausente
Tecido desnervado e/ou isquêmico	Presente	Ausente

bilidade de tétano pesam mais que as reações potenciais do soro de cavalo. Os testes para sensibilidade ao soro eqüino devem ser realizados antes da sua administração.

2. **Uma seringa separada e um local separado de injeção** devem ser empregados quando são administradas simultaneamente Tt e TIG.

V. **Diretrizes de imunização**

A. **Imunização ativa**

1. **Lactentes e crianças.** Para crianças com idade abaixo de 7 anos, a imunização requer quatro aplicações de DTP ou DT. Uma dose de reforço (quinta dose) é administrada aos 4 até os 6 anos (não é necessária se a quarta dose tiver sido administrada aos 4 anos ou depois). Um reforço de rotina de Td é indicado em intervalos de 10 anos, sob a condição de que não tenham ocorrido reações significativas ao Td.
2. **Adultos:** A imunização requer ao menos três doses de toxóide tetânico. Uma dose de Td deve ser repetida a cada 10 anos, se não houverem ocorrido reações significativas ao Td.
3. **Mulheres grávidas.** A imunização ativa da mulher grávida durante os primeiros 6 meses de gravidez evitará o tétano neonatal. Duas doses de Td são dadas com um intervalo de dois meses. Após o parto e 6 meses após a segunda dose, a mãe recebe uma terceira dose de Td para completar sua imunização ativa. Uma dose de Td deve ser repetida a cada 10 anos, com a condição de não haver reações significativas ao Td.

   Se uma criança nasce de uma mãe não imunizada que não recebeu cuidados obstétricos, a criança deve receber 250 U de TIG. A mãe também deve receber imunização ativa e passiva.

B. **Profilaxia contra tétano nos cuidados com ferimentos.** Em pacientes com ferimentos, as diretrizes ilustradas no Quadro A-2 devem ser empregadas para determinar se é necessária a administração de toxóide tetânico com ou sem TIG.

A eficácia dos antibióticos profiláticos não é conhecida. A penicilina retarda a instalação do tétano. Para pacientes que necessitam de TIG como parte do tratamento para a profilaxia do tétano, no entanto sem TIG disponível, a penicilina permite um período de 2 dias para se obter o TIG e iniciar a imunização passiva.

VI. **Contra-indicações**

A. **Toxóides tetânico e diftérico**

1. *Uma história de* reação *neurológica ou de hipersensibilidade grave* a uma dose prévia é a única contra-indicação em um paciente com um ferimento. Os efeitos colaterais locais em si não necessitam da interrupção do uso destes toxóides.
2. A imunização deve ser adiada até que possam ser realizados testes cutâneos adequados se houver suspeita de que uma reação sistêmica represente uma hipersensibilidade alérgica.
3. A imunização passiva deve ser considerada para um ferimento propenso ao tétano se houver uma contra-indicação para o uso de toxóide tetânico.

Quadro A-2 Profilaxia antitetânica nos cuidados de ferimentos

História de toxóide tetânico adsorvido (doses)	Ferimentos propensos ao tétano		Ferimentos não-propensos ao tétano	
	Td[a,b]	**TIG**	**Td**[a,b]	**TIG**
Desconhecida ou < 3	Sim	Sim	Sim	Não
≥ 3[c]	Não[d]	Não	Não[e]	Não

[a]Para pessoas com 7 anos de idade ou mais. O Td é preferível ao toxóide tetânico somente.
[b]Para pessoas com menos de 7 anos de idade, prefere-se o DPT (difteria-*pertussis*-tétano) (ou DT [difteria-tétano] se a vacina *antipertussis* estiver contra-indicada) ao invés do toxóide tetânico somente.
[c]Se tiverem sido administradas anteriormente apenas três doses do toxóide líquido, deve ser dada uma quarta dose, de preferência um toxóide adsorvido.
[d]Sim, se a última dose tiver sido administrada há mais de 5 anos (doses de reforço mais freqüentes não são necessárias e podem acentuar os efeitos colaterais).
[e]Sim, se a última dose tiver sido administrada há mais de 10 anos.
Td = toxóide tétano-difteria (tipo adulto); TIG = imunoglobulina tetânica.

B. **Imunoglobulina tetânica.** Se existe uma história prévia de reação sistêmica ao soro eqüino representando hipersensibilidade alérgica e se for necessário administrar antitoxina tetânica eqüina, a imunização deve ser mantida em suspenso até que seja realizado um teste adequado da pele.

C. **Vacina *antipertussis* no DTP.** O DT, ao invés do DTP, deve ser administrado se houve uma reação adversa prévia após o DTP ou uma vacinação antipertussis com um único antígeno. As reações adversas incluem:

1. **Reação anafilática imediata.**
2. Temperatura ≥ **40,5° dentro de 48 horas.**
3. **Colapso ou estado de choque dentro de 48 horas.**
4. **Encefalopatia dentro de 7 dias,** incluindo alterações graves da consciência com sinais neurológicos generalizados ou focais persistindo por mais de 12 horas.
5. Choro persistente e inconsolável por ≥ **3 horas.**
6. **Choro agudo dentro de 48 horas.**
7. **Convulsão com ou sem febre dentro de 3 dias.**

VII. **Instruções ao paciente**

A. Devem ser oferecidas ao paciente instruções escritas no que diz respeito a:

1. Tratamento recebido, incluindo as imunizações administradas.
2. Consultas de *follow-up* para:
   a. Cuidados com o ferimento.
   b. Complementação da imunização ativa, se necessário.

B. Deve ser dado a cada paciente um cartão de documentação com a dosagem de imunização e a data de administração. Os pacientes devem ser instruídos a carregar este cartão sempre consigo.

Axiomas

- Os ferimentos devem ser classificados como propensos ou não ao tétano, baseando-se nas características do ferimento. Se houver incerteza, administrar imunização ativa.
- Deve-se reconhecer os grupos de alto risco que podem não ter recebido a série primária de imunização quando crianças: as pessoas nascidas fora dos Estados Unidos ou populações neste país que se encontram isoladas por razões religiosas ou outras.
- Os pacientes idosos podem apresentar uma resposta diminuída ao toxóide tetânico.

Referências

Agents for immunization. In *Drug evaluations subscription.* Chicago: American Medical Association, 1991.

Committee on Trauma, American College of Surgeons: Resources Document 6: Tetanus immunization. In *Advanced trauma life support course for physicians.* Chicago: American College of Surgeons, 1993.

Furste W, Aguirre A: Tetanus. In Howard RJ, Simmons RL, eds. *Surgical infectious disease, 3rd ed.* Norwalk, CT: Appleton & Lange, 1995.

Ross SE. *Prophylaxis against tetanus in wound management.* Chicago: American College of Surgeons Committee on Trauma, 1995.

Webb KP: Tetanus prophylaxis. In Lopez-Viego MA, ed. *The Parkland trauma handbook.* Philadelphia: Mosby-Year Book, 1994.

Apêndice C. FORMULÁRIOS FREQÜENTEMENTE UTILIZADOS

Quadro 1 Lista de verificação para diagnóstico clínico de morte cerebral

	Avaliações clínicas	
	1ª	2ª
Causa de morte cerebral ______________________		
Data do exame	_____	_____
Hora do exame	_____	_____
I. Ausência de fatores de confusão		
A. Pressão sistólica sangüínea > 90 mmHg	_____	_____
B. Temperatura > 32°	_____	_____
C. Sem depressores do SNC (p. ex., anestésicos, sedativos, narcóticos, álcool) ou agentes bloqueadores neuromusculares	_____	_____
D. Sem uremia, meningoencefalite, encefalopatias hepáticas ou outras encefalopatias metabólicas	_____	_____
II. Ausência de função cerebral e de tronco cerebral	_____	_____
A. Sem resposta a estímulos dolorosos (p. ex., pressão supra-orbital)	_____	_____
B. Sem movimentos musculares espontâneos, postura ou convulsões	_____	_____
C. Pupilas fixas com a luz	_____	_____
D. Ausência de reflexos corneanos	_____	_____
E. Resposta ausente à estimulação de via aérea superior e inferior (p. ex., aspiração faríngea e endotraqueal)	_____	_____
F. Reflexos oculocefálicos ausentes	_____	_____
G. Reflexos oculovestibulares ausentes (irrigação das orelhas com 50 ml de água gelada)	_____	_____
H. Sem aumento da freqüência cardíaca após atropina e.v. (2 mg)	_____	_____
1. Freqüência cardíaca antes da atropina	_____	_____
2. Freqüência cardíaca após a atropina	_____	_____
I. Apnéia (com $Paco_2$ > 60 mmHg)	_____	_____
1. Teste da $Paco_2$ no final da apnéia	_____	_____
2. Teste da Pao_2 no final da apnéia	_____	_____
III. Exames de confirmação (em situações selecionadas)	_____	_____
A. Um eletroencefalograma demonstrando silêncio eletrocerebral	_____	_____
B. Uma arteriografia revelando ausência de circulação intracraniana	_____	_____
C. Estudo de fluxo sangüíneo cerebral	_____	_____
IV. Observações: ______________________		

Atestado de óbito

Tendo considerado os achados acima, nós, portanto, atestamos o óbito de:

Data ______________________ Hora do óbito ______________________

Assinatura dos médicos ______________________ Dr. ______________________ Dr.

Carimbo ______________________ Dr. ______________________ Dr.

Este documento deve ser assinado por dois médicos licenciados pelo Estado

(Modificado de The University of Pittsburgh Medical Center, Clinical Diagnosis of Brain Death)

UPMC Health System

HISTÓRIA E EXAME FÍSICO DE INTERNAÇÃO POR TRAUMATISMO

Data: ______________________

Hora de entrada: ______________________

História/mecanismo de lesão: ______________________

IDENTIFICAÇÃO DO PACIENTE AQUI

5. HPP: ______________________

Exame físico: ______________________

Alergias: ______________________

Medicamentos: ______________________

Exame físico inicial na sala de trauma: Pulso PA RESP Saturação O_2 Temp

Escala Glasgow de Coma (EGC)

Abertura dos olhos	Espontânea	4
	À voz	3
	À dor	2
	Nenhuma	1
Resposta verbal	Orientada	5
	Confusa	4
	Palavras inadequadas	3
	Palavras incompreensíveis	2
	Nenhuma	1
Respostas motoras	Obedece a comando	6
	Localiza a dor	5
	Retirada (dor)	4
	Flexão (dor)	3
	Extensão (dor)	2
	Nenhuma	1

EGC total

Escala revisada de traumatismo (ert)

Escala Glasgow de coma Encontrar um subtotal para EGC Usar este subtotal para obter uma ERT correspondente Adicione este valor às escalas das duas outras categorias	13-15	4
	9-12	3
	6-8	2
	4-5	1
	3	0
Freqüência respiratória Número de respirações em 15 segundos: multiplicar por quatro	10-29	4
	> 29	3
	6-9	2
	1-5	1
	0	0
Pressão sangüínea sistólica Pressão sistólica no manguito Qualquer braço Palpar ou auscultar	> 89	4
	76-89	3
	50-75	2
	1-49	1
Sem pulso	0	0

ERT total

Pesquisa primária

Exame físico: ______________________

Via aérea: ______________________

Respiração: ______________________

Circulação: ______________________

Página 1

1328-01U FORM2233-3670-0799

FIG. 1. História e exame físico de internação por trauma (página 1).

NOME: ______ REGISTRO MÉDICO Nº ______ DATA: ______

Pesquisa secundária

Cabeça, extremidades, tronco: ______ Pupilas: ______ MT: ______

Pescoço:

Tórax:

Coração:

Abdome:

Pelve:

Períneo:

Reto:

Exame pélvico:

Extremidades:

Exame vascular:

	Carótida	Braquial	Femoral	Poplítea	Dorsal do pé	Tibial posterior
D						
E						

Exame neurológico:

Motor: Sensório:

Dorso:

Página 2

FIG. 2. História e exame físico de internação por trauma (página 2).

NOME: ______ REGISTRO MÉDICO Nº: ______ DATA: ______

Legenda:

E – Escoriação
L – Laceração
C – Contusão
P – Penetrante
PAF – Por arma de fogo
FF – Fratura fechada
FA – Fratura aberta
FI – Ferimento inespecífico

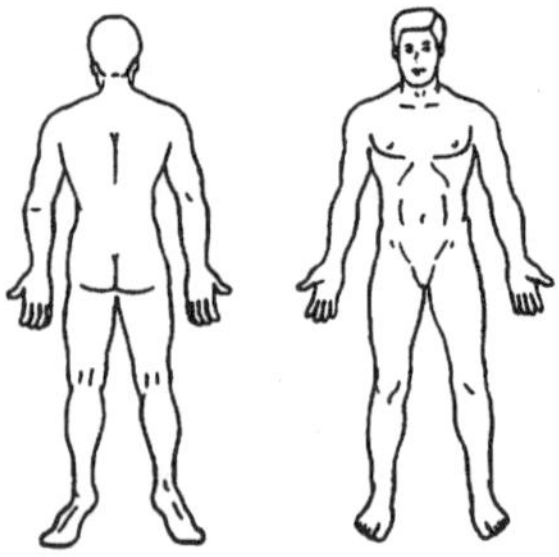

Resultado de gasometria

Hora			
O_2			
pH			
pCO_2			
pO_2			
HCO_3			
BE			
Ht			
Glic			
Na			
K			
Ca			
OSMO			

(Círculo sobre + ou -)

Fita de urina: + – Hematúria macroscópica: ☐ Sim ☐ Não

Hemocultura: + – Hemorragia retal macroscópica: ☐ Sim ☐ Não

HCG: + –

LPD (Resultados): NA ______ Microscópica + – Leucometria Hematimetria

ECG (Resultados): NA ______

Radiologia (estudos preliminares)

Raios X de crânio: NA ______

Coluna cervical: NA ______

Pelve: NA ______

Coluna torácica: NA ______

Coluna lombar: NA ______

Extremidades: NA ______

Outros: ______

TC cabeça: ______

TC abdome: ______

TC (outras): ______

1328-02-U Página 3

FIG. 3. História e exame físico de internação por trauma (página 3).

NOME: ______________________ REGISTRO MÉDICO Nº: ______________ DATA: ______________

Procedimentos invasivos: ____

____

____

Lista de problemas/Avaliação/Planejamento: ______________________________

____

____

Assinatura do médico da instituição: ______________________ Título: ______________

Data: ______________ Hora: ______________ Pager/celular nº: ______________

Assinatura do médico assistente: ______________________ Título: ______________

Data: ______________ Hora: ______________ Pager/celular nº: ______________

Página 4

FIG. 4. História e exame físico de internação por traumatismo (página 4).

UPMC Health System 200 Lothrop Street Pittsburgh, PA 15213-2582

REGISTRO DE FLUXO DE CUIDADOS DE TRAUMA

Data: **Sala de tratamento:**

Mecanismo de lesão:
- ☐ Automobilístico ☐ PAF ☐ Motocicleta
- ☐ Autom/ped ☐ Penetrante ☐ Queda
- ☐ Autom/ônibus ☐ Agressão ☐ Outros

Como chegou
- ☐ Por si só ☐ Lar ☐ Outros
- ☐ Via aérea ☐ Cena
- ☐ Ambulância ☐ Hospital

Detalhes da lesão/Relato pré-hospitalar:

Ectoscopia na cena: EGC na cena:

Perda de consciência: ☐ Sim ☐ Não ☐ Desconhecida

Intervenções pré-hospitalares:
- ☐ RCP ☐ Em curso ☐ Tubo torácico
- ☐ Intubação
- ☐ O_2 ☐ NG ☐ OG
- ☐ Foley
- ☐ Colar cervical ☐ Medicamentos PPT
- ☐ DIC
- ☐ Prancha
- ☐ Tala
- ☐ Roupa pneumática
- ☐ Inflado ☐ Pernas
- ☐ Abdome

Ingesta total	Débito
Cristalóide: ____	
Colóide: ____	

Equipe de trauma ativada: **Tempo Nível I:**

☐ Sim ☐ Não **Tempo Nível II:**

- ☐ Resgate aéreo
- ☐ Sofrimento respiratório ☐ Instabilidade hemodinâmica
- ☐ Mecanismo ☐ Trauma craniano, PDC, LM
- ☐ Trauma penetrante ☐ Vítimas múltiplas
- ☐ Amputação ☐ Lesões múltiplas
- ☐ Requisitado por:

Motivo da atualização:

Identificação do paciente aqui

RESPOSTA DA EQUIPE	NOME	HORA DE CHEGADA
Enfermeira de triagem		
Registro de enfermagem		
Enfermeira de traum. principal		
Enfermeira de traum. secundária		
Atendimento SE		
Atendimento de trauma		
Residente chefe		
Chefe de equipe		
CCM/anestesia		
Serviço social		
Enfermeira assistente		
Sangue bolsa nº	Hora de entrega:	

Consultas	Nome	Hora de chamada	Chamada de retorno	Hora de chegada
Ortopedia				
Neurocirurgia				
Cirurgia plástica				
Maxilofacial				

História médica:

Medicação:

Alergias:

Grávida: Sim Não DUM

Tétano:

HORA DE CHEGADA DO PACIENTE:

3272-01-U Form 1064-2004-0699A

FIG. 5. Registro de fluxo de cuidados de trauma (página 1).

NOME: ______ REGISTRO MÉDICO: ______ DATA: ______

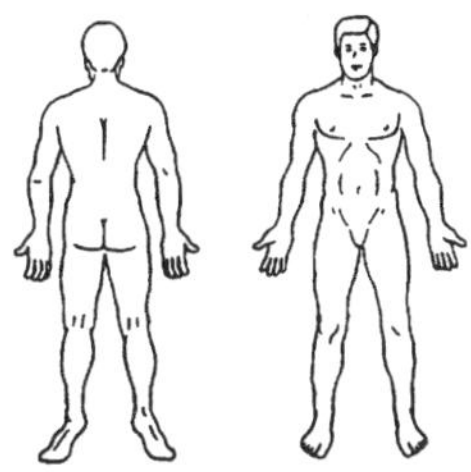

LEGENDA:

E - Escoriação
C - Confusão
L - Laceração
P - Por arma de fogo
FC - Ferimento cortante
Q - Queimadura
F - Fratura
FA - Fratura aberta
AMP - Amputação
T - Intubado
P - Paralisia farmacológica

HORA: PESQUISA PRIMÁRIA

Respiratório — Vias respiratórias ______ O_2 LPM ______

Sons respiratórios	D	E
Claros	☐	☐
Diminuídos	☐	☐
Ausentes	☐	☐

Cardiovascular

Sons cardíacos ______

DVJ ☐ Sim ☐ Não

Desvio traqueal: ☐ Sim ☐ Não

Avaliação torácica:

ESCALA GLASGOW DE COMA

ABERTURA DOS OLHOS	ESPONTÂNEA	4
	À VOZ	3
	À DOR	2
	NENHUMA	1
RESPOSTA VERBAL	ORIENTADA	5
	CONFUSA	4
	PALAVRAS INADEQUADAS	3
	PALAVRAS INCOMPREENSÍVEIS	2
	NENHUMA	1
RESPOSTA MOTORA	OBEDECE A COMANDOS	6
	DOR LOCALIZADA	5
	RETIRADA POR DOR	4
	FLEXÃO POR DOR	3
	EXTENSÃO POR DOR	2
	NENHUMA	1

ESCALA REVISADA DE TRAUMA

ESCALA GLASGOW DE COMA	13-15	4
	9-12	3
	6-8	2
	4-5	1
	3	0
FREQÜÊNCIA RESPIRATÓRIA	10-29	4
	> 29	3
	6-9	2
	1-5	1
	0	0
PRESSÃO ARTERIAL SISTÓLICA mmHg	> 89	4
	76-89	3
	50-75	2
	1-49	1
	SEM PULSO	0

EGC TOTAL: ______ ERT TOTAL: ______

☐ T ☐ P

Neurológico:

Orientado quanto a:

☐ Pessoa ☐ Espaço

☐ Hora ☐ Evento

Comportamento:

PUPILAS:	D	E
TAMANHO	___	___
VIVAS	☐	☐
LENTAS	☐	☐
SEM RESPOSTA	☐	☐

HORA: PESQUISA SECUNDÁRIA

Cabeça/Pescoço: TM D ___ E ___

CABEÇA ______

PESCOÇO ______

FACE ______

GI/GU — Abdome ______

Reto ______ Hemocultura + −

Pelve ______

Musculoesquelético/Pele

Neurovascular	MOVIMENTO	SENSAÇÃO	PULSOS
ESD	___	___	___
ESE	___	___	___
EID	___	___	___
EIE	___	___	___

HORA: PROCEDIMENTOS

Endotraq Tamanho ___ ☐ BBS ☐ CO_2 alteração de detector

Nasotraq Localizado a ___ cm a nível de ______

Toracotomia ECG ______

Traqueotomia

Cricotireotomia Tamanho do tubo ______

Tubo torácico ☐ Tamanho D ___ ☐ Tamanho E ___

Pericardiocentese

ACESSO E.V.

☐ Central Tamanho ___ D E Local ______

☐ Central Tamanho ___ D E Local ______

☐ Periférico Tamanho ___ D E Local ______

☐ Periférico Tamanho ___ D E Local ______

☐ Linha arterial D E Local ______

GI/GU

NG OG Líquido gástrico:

Foley Heme urinário + − HCG + −

LPD Líquido de retorno ______

RESULTADOS LABORATORIAIS

Gasometria				Outros		
Hora de coleta				Hora de coleta		
O_2 LPM				Hb/Ht		
PH				Glicose		
PCO_2				Na		
PO_2				K		
HCO_3				Ca		
BE				ETOH		
Osmo				Despistagem de fármacos		

Resultados confirmados por: Hora: Local:

FIG. 6. Registro de fluxo de cuidados em trauma (página 2).

NOME: ______________ REGISTRO MÉDICO: ______________ DATA: ______________

Hora	Estudo	Relato Preliminar
	Radiografia tórax supino	
	Coluna C Lat.	
	Coluna C AP	
	Odontóide	
	Coluna cervical	
	Coluna torácica	
	Coluna lombar	
	Abdome	
	Pelve	
	RX ereto	
	Extremidades	
	Cistograma	
	TC ☐ Cabeça	
	☐ Abd.	
	Aortografia	
	Angiografia	

Coluna C inspecionada por: ______________

Inspecionada

Radiograficamente ☐ Sim ☐ Não

Clinicamente ☐ Sim ☐ Não

HORA a cada 15 min. 4, em seguida a cada hora													
ABERTURA DOS OLHOS	ESPONTÂNEA	4	4	4	4	4	4	4	4	4	4	4	4
	À VOZ	3	3	3	3	3	3	3	3	3	3	3	3
	À DOR	2	2	2	2	2	2	2	2	2	2	2	2
	NENHUMA	1	1	1	1	1	1	1	1	1	1	1	1
RESPOSTA VERBAL	ORIENTADA	5	5	5	5	5	5	5	5	5	5	5	5
	CONFUSA	4	4	4	4	4	4	4	4	4	4	4	4
	PALAVRAS INADEQUADAS	3	3	3	3	3	3	3	3	3	3	3	3
	PALAVRAS INCOMPREENSÍVEIS	2	2	2	2	2	2	2	2	2	2	2	2
	NENHUMA	1	1	1	1	1	1	1	1	1	1	1	1
RESPOSTA MOTORA	OBEDECER COMANDOS	6	6	6	6	6	6	6	6	6	6	6	6
	LOCALIZAR A DOR	5	5	5	5	5	5	5	5	5	5	5	5
	RETIRADA (DOR)	4	4	4	4	4	4	4	4	4	4	4	4
	FLEXÃO (DOR)	3	3	3	3	3	3	3	3	3	3	3	3
	EXTENSÃO (DOR)	2	2	2	2	2	2	2	2	2	2	2	2
	NENHUMA	1	1	1	1	1	1	1	1	1	1	1	1
Pupila direita													
Pupila esquerda													
ESD													
ESE													
EID													
EIE													
T													
P													

ADMINISTRAÇÃO DE LÍQUIDOS	
LACTATO DE RINGER 1 2 3 4 5 6 7 8 9 10 11	PAPA DE HEMÁCIAS 1 2 3 4 5 6 7 8 9 10
SORO FISIOLÓGICO 1 2 3 4 5 6 7 8 9 10 11	PLASMA FRESCO CONGELADO 1 2 3 4 5 6 7 8 9 10
TOTAL	PLAQUETAS
TOTAL ADMINISTRADO NO DIA	

DÉBITO	
Tórax D	E
NG/OG	
LSE	
URINA	
TOTAL DO DÉBITO DO DIA	

HORA	PA MANGUITO	PULSO	MAPA DINÂMICO DE PRESSÃO ARTERIAL	RESP. ESPONT. / ASSIST.	ECG	SAO_2	O_2/l	EGC TOTAL	TEMP	**MEDICAÇÃO INTERVENÇÕES**	**OBSERVAÇÕES DA ENFERMAGEM RESPOSTA DO PACIENTE AOS TRATAMENTOS**	**INICIAIS**

Iniciais	Assinatura	Iniciais	Assinatura

FIG. 7. Registro de fluxo de cuidados em trauma (página 3).

NOME: ______ REGISTRO MÉDICO: ______ DATA: ______

HORA	PA MANGUITO	PULSO	MAPA DINÂMICO DE PRESSÃO ARTERIAL	RESP. ESPONT. / ASSIST.	ECG	SAO_2	O_2/l	EGC TOTAL	MEDICAÇÕES INTERVENÇÕES	OBSERVAÇÕES DA ENFERMAGEM RESPOSTA DO PACIENTE AOS TRATAMENTOS	INICIAIS

PERTENCES PESSOAIS
(Lista acima)

- ☐ Com o paciente
- ☐ À família
- ☐ À segurança
- ☐ Outros

VESTIMENTAS

- ☐ Com o paciente
- ☐ À família
- ☐ À segurança
- ☐ Outros

NOTIFICADOS

- ☐ Parente
- ☐ Polícia
- ☐ Religiosos
- ☐ Delegado
- ☐ CORE

LISTA DE PERTENCES: ______

______

______

______

DESTINO FINAL: ______ **HORA:** ______

FIG. 8. Registro de fluxo de cuidados em trauma (página 4).

ÍNDICE REMISSIVO

A

B

D

E

F

G

H

I

J

L

M

N

O

P

Q

R

S

U

V